JN333556

圧倒的画像数で診る！

胸部疾患
画像アトラス

典型例から応用例まで、
2000画像で極める読影力！

【編集】櫛橋民生

羊土社
YODOSHA

謹告

本書に記載されている診断法・治療法に関しては，発行時点における最新の情報に基づき，正確を期するよう，著者ならびに出版社はそれぞれ最善の努力を払っております．しかし，医学，医療の進歩により，記載された内容が正確かつ完全ではなくなる場合もございます．

したがって，実際の診断法・治療法で，熟知していない，あるいは汎用されていない新薬をはじめとする医薬品の使用，検査の実施および判読にあたっては，まず医薬品添付文書や機器および試薬の説明書で確認され，また診療技術に関しては十分考慮されたうえで，常に細心の注意を払われるようお願いいたします．

本書記載の診断法・治療法・医薬品・検査法・疾患への適応などが，その後の医学研究ならびに医療の進歩により本書発行後に変更された場合，その診断法・治療法・医薬品・検査法・疾患への適応などによる不測の事故に対して，著者ならびに出版社はその責を負いかねますのでご了承ください．

序

　全画像30分以内の即時読影という環境下でCT，MRI等とともに全単純X線写真の読影を10数年続け，胸部立位，臥位，ポータブル写真を多量に読影し，なれ親しんだ分だけ少し自信が付きました．

　CTはその優れた空間分解能のため，多種多様な胸部病変を細密に描出可能です．

　それでは両者を観察すれば，かなり正確に診断できるかと言えば，難症例山積みです．

　他の領域の画像診断に比較し，胸部領域が難しいというつもりは全くありませんが，とりつきにくく，参考書を読破しても，これは正常，この疾患や状態は何であるとなかなか言い切れず，厄介な領域の一つであることは間違いありません．

　順番通りに年を取り，私も良い年齢となってしまいましたが，ここ数年，多くの学生，研修医，臨床の先生方に胸部画像診断にとりつき易く，興味を持って診断していただけるような参考書を書きたいと考えつつ，まとめてみました．「胸部X線の正常・異常画像を見極める」[1]，「胸部X線写真の読影」[2]，及び「胸部ポータブル写真の読み方」[3]がこれらで，最後がこのCT画像主体の『胸部疾患画像アトラス』となりました．特にポイントとした点を列記しますと，

1. 特に胸部X線写真が有用な病変分布（上肺野，下肺野優位，又は肺野末梢や中枢優位分布）を知る．また大変有用な肺容積の変化（減少や増加）を知る．
2. 日常臨床で良く見る疾患を多量な画像を知ることで充分理解し，やや稀な疾患を区別できるようにする．
3. 代表的な所見のみでなく，一つの疾患が示し得る多種多様な画像所見を，他ではない総数2,000以上の画像を示すことで，参考書とは逆，すなわち所見から疾患にたどりつく日常診断の一助にする．

　画像診断学が全て経験学とは思いませんが，多くの画像を知ることは魅力的です．

　ここまでが本書で目指した点ですが，さらにAFIP等の病理学成書で病態の本質を学べばさらに実力がつき，診断の楽しみも見い出せるでしょう．

　研修医や一般臨床医の先生方のお役に立つとともに，経験豊富な先生方のリフレッシュメントにもなれば最高です．

2016年3月

昭和大学横浜市北部病院放射線科 教授

櫛橋民生

1) 「胸部X線の正常・異常画像を見極める」（櫛橋民生/編）羊土社，2010
2) 「胸部X線写真の読影」（櫛橋民生/編著）中外医学社，2013
3) 「胸部ポータブル写真の読み方」（櫛橋民生/編著）中外医学社，2014

圧倒的画像数で診る！

胸部疾患 画像アトラス

典型例から応用例まで，2000画像で極める読影力！

CONTENTS

序	櫛橋民生	3
執筆者一覧		9
Color Atlas		10

第1章　肺病変分布とその特徴，肺容積の変化，肺血管影の変化

1.	肺病変分布：上肺野優位に分布する疾患	桐生拓司	16
2.	肺病変分布：下肺野優位に分布する疾患	桐生拓司	23
3.	肺病変分布：肺野末梢（胸膜下）優位に分布する疾患	桐生拓司	28
4.	肺病変分布：肺野中枢（肺門側）優位に分布する疾患	桐生拓司	35
5.	胸郭容積の変化：胸郭の容積増大を呈する疾患	桐生拓司	40
6.	胸郭容積の変化：胸郭の容積減少を呈する疾患	桐生拓司	46
7.	肺血管影の変化：増強を呈する疾患	桐生拓司	52
8.	肺血管影の変化：減弱を呈する疾患	桐生拓司	60

第2章　気道系や肺実質の発達異常

1.	肺分画症	谷　千尋，粟井和夫	65
2.	気管支原性囊胞	谷　千尋，粟井和夫	69
3.	先天性肺気道奇形	谷　千尋，粟井和夫	72
4.	気管支閉鎖症	谷　千尋，粟井和夫	75

第3章 肺感染症

1. 大葉性（肺胞性）肺炎 .... 上甲 剛 78
2. 気管支肺炎 .... 上甲 剛 81
3. マイコプラズマ肺炎 .... 上甲 剛 87
4. 気道散布性肺結核（二次性結核） .... 上甲 剛 91
5. 細葉性結核，乾酪性肺炎 .... 上甲 剛 95
6. 浸出性結核 .... 上甲 剛 99
7. 成人初感染結核 .... 上甲 剛 103
8. アスペルギルス感染症 .... 上甲 剛 107
9. ニューモシスティス肺炎 .... 上甲 剛 111

第4章 肺腫瘍

1. 前癌病変 .... 櫛橋民生，藤澤英文，八木進也 114
2. 非特異的肺癌 .... 櫛橋民生，藤澤英文，八木進也 116
3. 末梢型肺癌：膨張性・収縮性発育 .... 坂井修二 119
4. 末梢型肺癌：置換性発育 .... 坂井修二 123
5. 肺門型肺癌 .... 坂井修二 127
6. 転移 .... 坂井修二 131
7. 良性・低悪性度腫瘍，腫瘍類似疾患 .... 坂井修二 134
8. リンパ増殖性疾患 .... 坂井修二 137
9. 間葉系腫瘍 .... 坂井修二 141

第5章 びまん性肺疾患（非感染性）

1. 特発性肺線維症 .... 上甲 剛 144
2. 特発性非特異性間質性肺炎 .... 上甲 剛 148
3. 剥離性間質性肺炎 .... 上甲 剛 152
4. 呼吸細気管支炎間質性肺疾患 .... 上甲 剛 156
5. 特発性器質化肺炎 .... 上甲 剛 161
6. 急性間質性肺炎 .... 上甲 剛 166
7. リンパ球性間質性肺炎 .... 上甲 剛 171

8．慢性好酸球性肺炎 ……………………………………… 上甲　剛　176
9．急性好酸球性肺炎 ……………………………………… 上甲　剛　181
10．サルコイドーシス ……………………………………… 上甲　剛　186

第6章　肺循環障害

1．急性肺血栓塞栓症 …………………………… 米山寛子，坂井修二　191
2．慢性血栓塞栓性肺高血圧症 ………………… 米山寛子，坂井修二　194
3．肺高血圧症 …………………………… 立神史稔，土肥由裕，粟井和夫　198
4．肺水腫 ………………………………… 福本　航，立神史稔，粟井和夫　203

第7章　気道病変

1．肺気腫 ………………………………………… 佐藤　功，室田真希子　206
2．閉塞性細気管支炎 …………………………… 佐藤　功，室田真希子　209
3．気管支拡張症 ………………………………… 佐藤　功，室田真希子　211
4．びまん性汎細気管支炎 ……………………… 佐藤　功，室田真希子　213
5．喘息に伴う変化 ……………………………… 佐藤　功，室田真希子　216
6．嚢胞性線維症 ………………………………… 佐藤　功，室田真希子　219

第8章　代謝性肺疾患

1．肺胞蛋白症 ……………………………………………… 中園貴彦　221
2．アミロイドーシス ……………………………………… 中園貴彦　225
3．異所性石灰化症 ………………………………………… 中園貴彦　229

第9章　外傷，外的因子による肺病変

1．外傷による気胸・血胸 ……………… 佐々木智章，石戸谷俊太，高橋康二　233
2．胸郭骨折（特に肋骨骨折および胸骨骨折）
　　　　　　　　　　　　　　……………… 佐々木智章，石戸谷俊太，高橋康二　237
3．横隔膜損傷 …………………………… 佐々木智章，石戸谷俊太，高橋康二　240
4．カテーテル合併症 …………………… 佐々木智章，石戸谷俊太，高橋康二　243

5.	肺挫傷	石戸谷俊太，佐々木智章，高橋康二	247
6.	肺裂傷	石戸谷俊太，佐々木智章，高橋康二	250
7.	穿通性外傷・銃創	石戸谷俊太，佐々木智章，高橋康二	252
8.	大動脈損傷／気道損傷	石戸谷俊太，佐々木智章，高橋康二	255
9.	圧外傷	櫛橋民生，藤澤英文，児山久美子	259
10.	過敏性肺炎	酒井文和	264
11.	塵肺症	酒井文和	268
12.	誤嚥に関連する病変	酒井文和	273
13.	喫煙の影響	酒井文和	278
14.	薬剤性肺障害	酒井文和	283
15.	放射線肺炎	酒井文和	289
16.	薬物，毒物	酒井文和	295

第10章 縦隔，胸膜，横隔膜，胸壁病変

1.	縦隔内甲状腺腫／胸郭内甲状腺腫	小澤良之	299
2.	胸腺腫	小澤良之	302
3.	胸腺癌	小澤良之	305
4.	神経内分泌腫瘍	小澤良之	307
5.	悪性リンパ腫	小澤良之	310
6.	胚細胞性腫瘍	小澤良之	313
7.	神経原性腫瘍	原　眞咲，小澤良之	316
8.	嚢胞性病変	原　眞咲	323
9.	リンパ節腫大	原　眞咲，小澤良之	331
10.	脂肪をふくむ縦隔病変	原　眞咲，小澤良之	338
11.	胸壁脂肪含有良性病変	原　眞咲	346
12.	胸壁悪性腫瘍	原　眞咲	354
13.	膿胸	中園貴彦	361
14.	胸膜中皮腫	中園貴彦	366
15.	孤在性線維性腫瘍	中園貴彦	371

第11章 新生児，乳児，小児に特異的肺疾患

1. 新生児呼吸障害 .... 野坂俊介 376
2. 新生児期から乳幼児期に認める囊胞性肺病変 .... 野坂俊介 384
3. 円形肺炎 .... 野坂俊介 392
4. 縦隔腫瘤 .... 野坂俊介 396

第12章 胸部領域IVRと胸部画像写真

1. CTガイド肺生検と術後画像 .... 藤澤英文，橋詰典弘，松成一矢 404
2. 経カテーテル治療 .... 藤澤英文，橋詰典弘，渡邉孝太 407
3. カテーテル位置異常 .... 藤澤英文，渡邉孝太，松成一矢 411

略語一覧 415

症例索引（本書で掲載した画像を疾患名から探せます） 418

語句索引 424

執筆者一覧

編　集

櫛橋　民生	昭和大学横浜市北部病院放射線科

執　筆（執筆順）

櫛橋　民生	昭和大学横浜市北部病院放射線科
桐生　拓司	朝日大学歯学部附属村上記念病院放射線診断科
谷　　千尋	広島大学病院放射線診断科
粟井　和夫	広島大学病院放射線診断科
上甲　　剛	公立学校共済組合近畿中央病院放射線診断科
藤澤　英文	昭和大学横浜市北部病院放射線科
八木　進也	昭和大学横浜市北部病院放射線科
坂井　修二	東京女子医科大学画像診断学・核医学講座
米山　寛子	東京女子医科大学画像診断学・核医学講座
立神　史稔	広島大学病院放射線診断科
土肥　由裕	広島大学病院循環器内科
福本　　航	広島大学病院放射線診断科
佐藤　　功	香川県立保健医療大学
室田真希子	香川大学医学部放射線医学講座
中園　貴彦	佐賀大学医学部放射線部
佐々木智章	旭川医科大学放射線医学講座
石戸谷俊太	旭川医科大学放射線医学講座
高橋　康二	旭川医科大学放射線医学講座
児山久美子	昭和大学横浜市北部病院放射線科
酒井　文和	埼玉医科大学国際医療センター画像診断科
小澤　良之	名古屋市立大学大学院医学研究科放射線医学分野
原　　眞咲	名古屋市立西部医療センター放射線診療センター
野坂　俊介	国立成育医療研究センター放射線診療部
橋詰　典弘	昭和大学横浜市北部病院放射線科
松成　一矢	昭和大学横浜市北部病院放射線科
渡邉　孝太	昭和大学横浜市北部病院放射線科

Color Atlas

①小葉中心性肺気腫

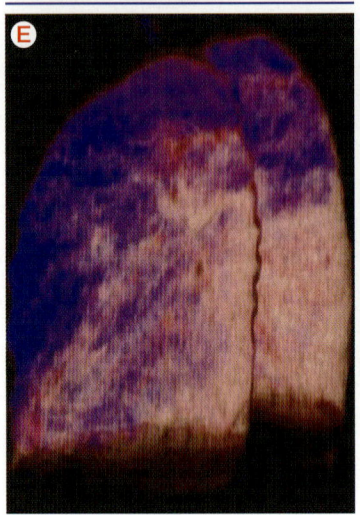

E Color-enhanced 3D VR像

E 両側上肺野優位の病変分布が明らかである（病変部分はダークブルー，正常部分は明るいオレンジで表示）．

Hunsaker AR & Reilly JJ：Images in clinical medicine. Centrilobular emphysema with predominantly upper-lobe involvement. N Engl J Med, 348：2091, 2003 より転載

（p.20症例6参照）

②左上葉無気肺を伴う粘表皮癌（左上幹入口部発生）

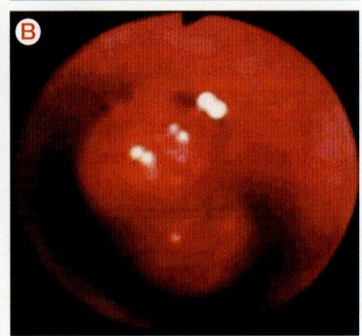

B 気管支鏡

B 左上幹入口部に，気道を狭小化する病変を認める．

（p.49症例11参照）

③小細胞肺癌を合併した蜂巣肺を伴う肺線維症

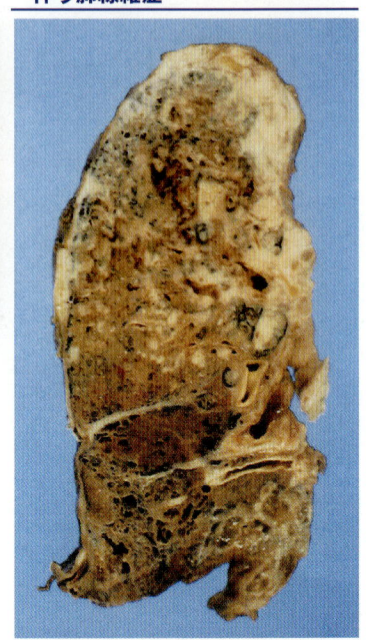

肺線維症により，右上中葉間（Minor fissure）が下方に偏位し，右下葉の容積減少をきたしている．右肺門から上・中肺野に進展する小細胞癌がみられる．

「肺病理アトラス―呼吸器疾患の立体的理解のために 第2版」（山中 晃，横山 武／著），p124，文光堂，1990 より転載

（p.50図1参照）

④気管支動脈蔓状血管腫

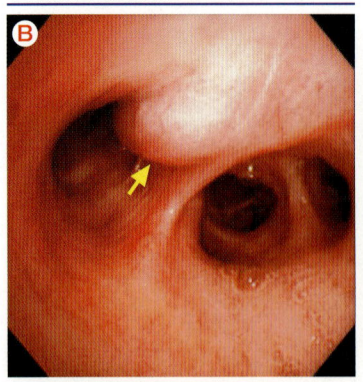

B 気管支鏡所見

B 中葉入口部に正常粘膜に覆われた広基性病変（⇨）がある．

（p.58症例14参照）

⑤肺葉内肺分画症

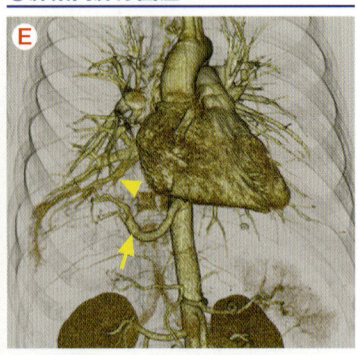

E VR像

E VR像では，異常動脈が明瞭に描出されている（⇨）．静脈は右下肺静脈に還流していることがわかる（▷）．

（p.67症例4参照）

Color Atlas

⑥バルーン肺動脈形成術（BPA）の施行例

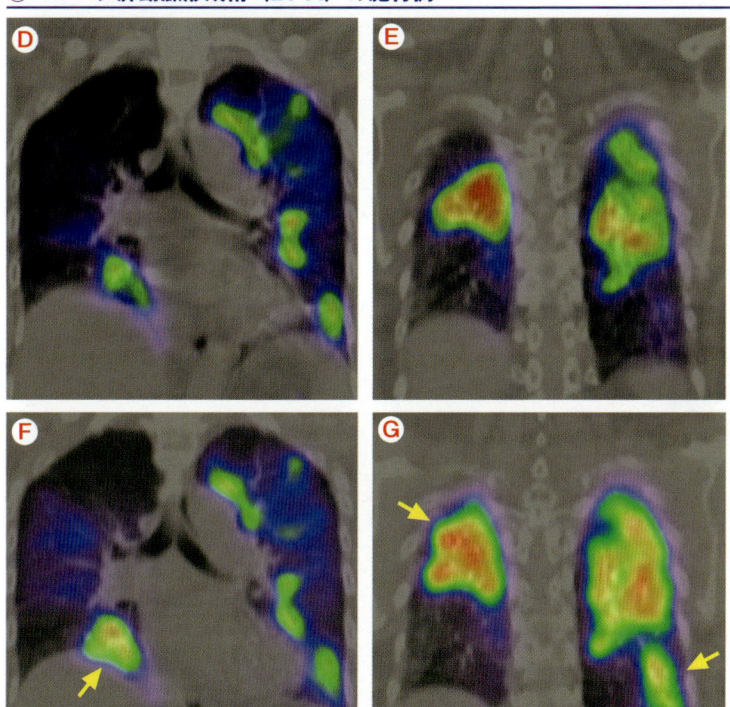

Ⓓ Ⓔ 肺血流SPECT/CT（BPA施行前）
Ⓕ Ⓖ 肺血流SPECT/CT（BPA施行後）

Ⓓ Ⓔ 両肺に広範囲の血流欠損を認める．
Ⓕ Ⓖ 右肺上葉，両肺下葉の一部の血流は改善している（⇨）．
（p.195症例3参照）

⑦CTのモザイク灌流と血流シンチグラフィの対比が可能なCTEPH

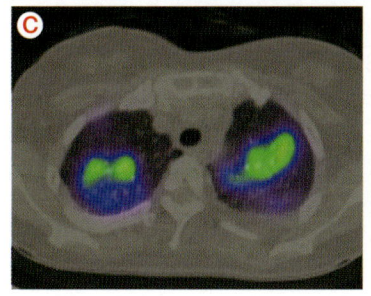

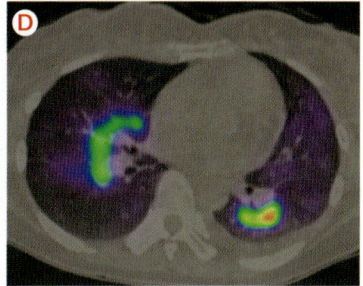

Ⓒ Ⓓ 肺血流SPECT/CT

Ⓒ Ⓓ 高吸収域に血流はみられるが，低吸収域には血流を認めない．
（p.196症例4参照）

⑧慢性血栓塞栓性肺高血圧症（CTEPH）

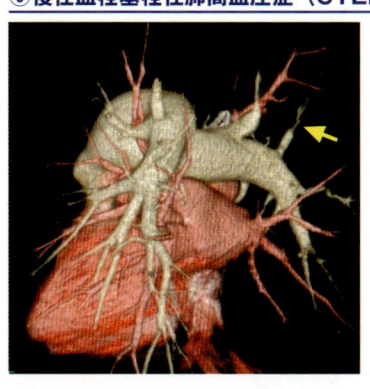

VR像

肺動脈のVR像．血栓による肺動脈の急な狭小化（abrupt narrowing）が認められる（⇨）．
（p.198症例2参照）

⑨ 慢性血栓塞栓性肺高血圧症（CTEPH）

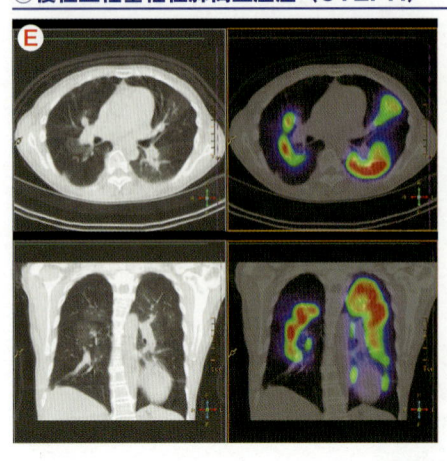

E SPECT/CT

E 肺野の吸収値の高い領域に一致して血流が認められ，吸収値の低い領域では血流が欠損している．
（p.200症例4参照）

⑩ 小葉中心性肺気腫

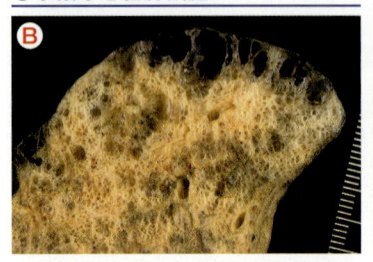

B 伸展固定肺標本（傍壁在性肺気腫）

B 胸膜直下に肺胞の破壊を認める．正常肺胞領域との境には明瞭な壁構造は認めず，正常の肺胞領域に連続している．
（p.206症例2参照）

⑪ 傍壁在性肺気腫

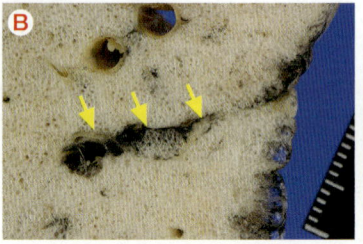

B 伸展固定肺標本（傍壁在性肺気腫）

B 肺内層の小葉間隔壁（⇨）に接する肺気腫病変を認める．小葉間隔壁に接することから小葉の辺縁であり胸膜には接していないものの，この症例も傍壁在性肺気腫といえる．肺内で小葉の辺縁は小葉間隔壁に沿う領域だけでなく，太い気管支や血管に沿う領域も小葉辺縁に相当する．
（p.206症例3参照）

⑫ 伸展固定肺標本（小葉中心性肺気腫）

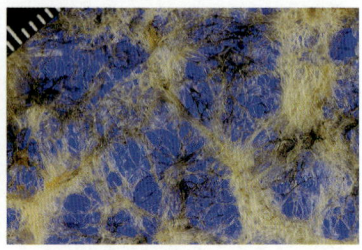

小葉間隔壁に接する小葉辺縁部に肺胞を残し，中心部は著明な破壊を生じている重症の小葉中心性肺気腫症例である．
（p.208図参照）

⑬ 肋骨骨折

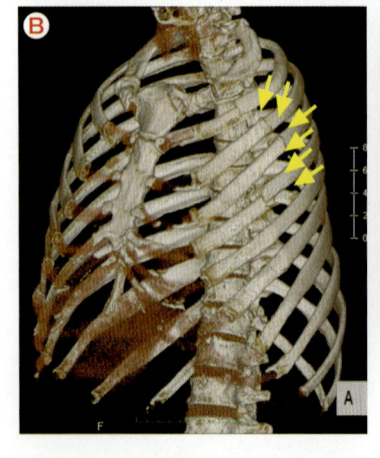

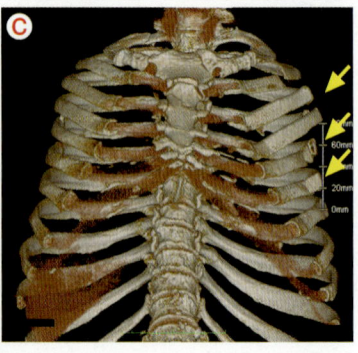

B C 3D-VR像

B 左第2-7肋骨骨折が確認できる（⇨）．
C 角度を変えてみても変形が理解しやすい（⇨）．
（p.238症例3参照）

Color Atlas

⑭ 胸骨骨折

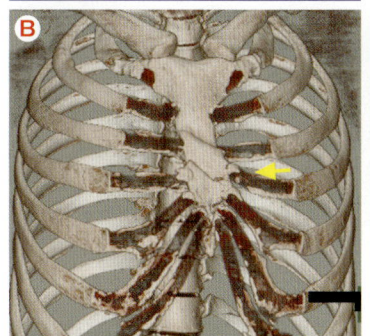

Ⓑ 3D-VR像

Ⓑ 胸骨体部の変形と骨折が把握しやすい（⇨）．
（p.238 症例5 参照）

⑮ 腕頭動脈損傷

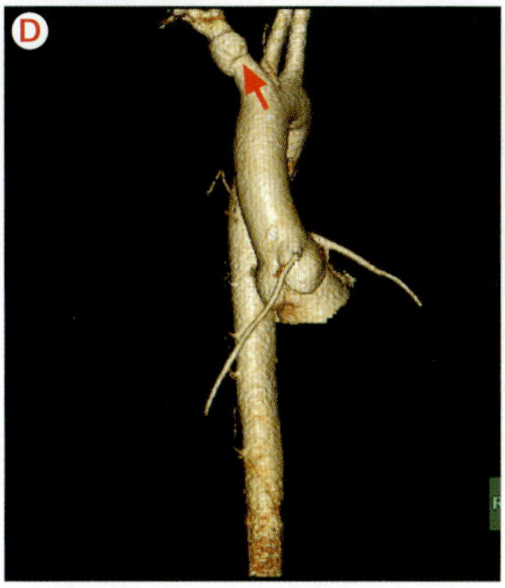

Ⓓ 3D-CTA（心電同期）

Ⓓ 心電同期を行いCTを再撮像すると腕頭動脈に解離がある（→）ことが明瞭に描出される．
（p.257 鑑別1 参照）

⑯ 線維脂肪腫（fibrolipoma）

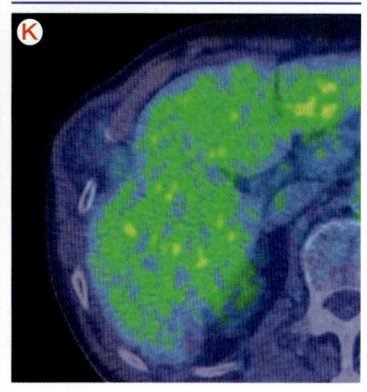

Ⓚ FDG-PET

Ⓚ FDG-PETでは不整形成分にわずかに集積が亢進している．
（p.349 症例3 参照）

⑰ 胸膜中皮腫

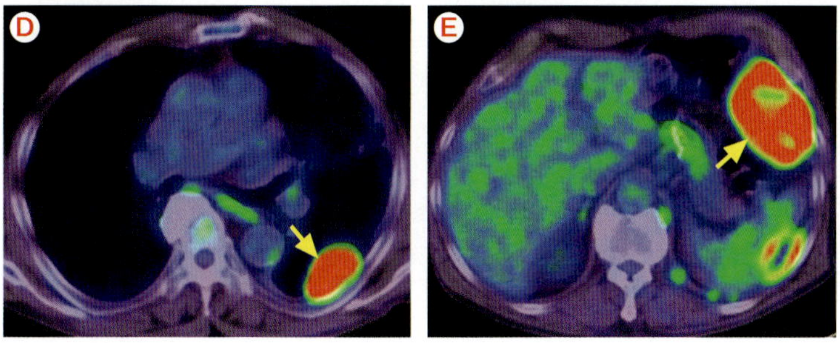

ⒹⒺ FDG-PET/CT

ⒹⒺ 左胸膜の多発腫瘤に強い集積（⇨）を認める（SUV max 20.39）．比較的小さな結節にも弱い集積を認める．
（p.367 症例3 参照）

⑱ 胸膜中皮腫

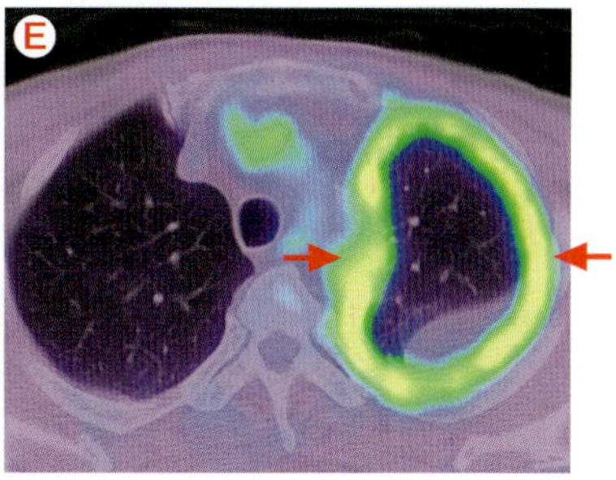

Ⓔ FDG-PET/CT

Ⓔ 左胸膜肥厚に一致して強い集積（→）を認める（SUV max 6.82）．
（p.368 症例4 参照）

⑲ 肺動静脈瘻に対する肺動脈塞栓術

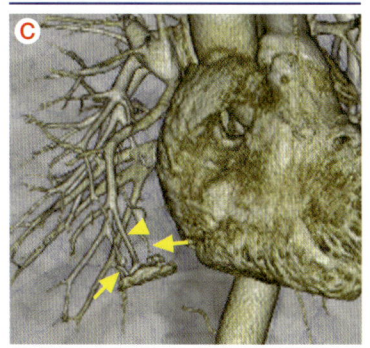

Ⓒ 3D-CT VR像

Ⓒ 拡張した流入動脈が2本描出され（⇨），嚢の形態と流出静脈（▷）も明らかである．
（p.408 症例2 参照）

⑳ カテーテル断裂

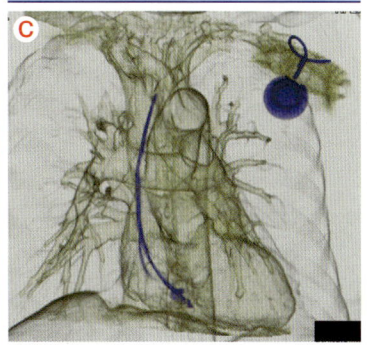

Ⓒ 3D-CT VR像

Ⓒ 3D-CTでは断裂カテーテルの解剖学的位置把握が容易である．
（p.412 症例4 参照）

13

圧倒的画像数で診る!
胸部疾患画像アトラス

典型例から応用例まで、
2000画像で極める読影力!

第1章　肺病変分布とその特徴，肺容積の変化，肺血管影の変化

1 肺病変分布：上肺野優位に分布する疾患
pulmonary diseases predominantly distributed in the upper lung fields

桐生拓司

症例1　二次肺結核（50歳代男性）

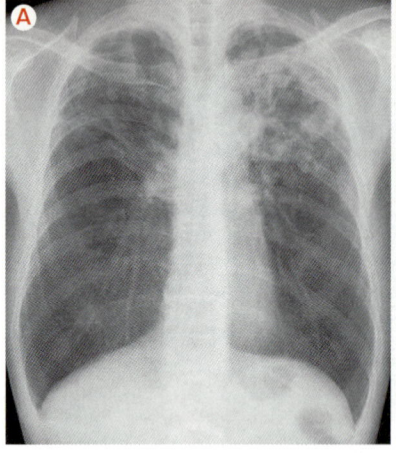

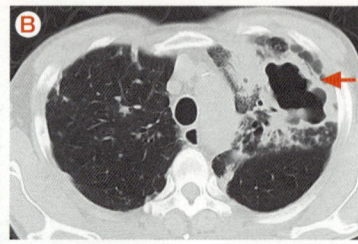

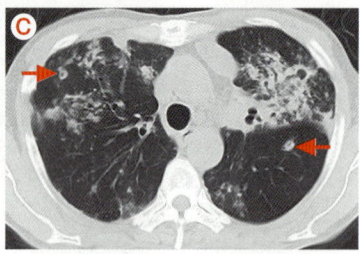

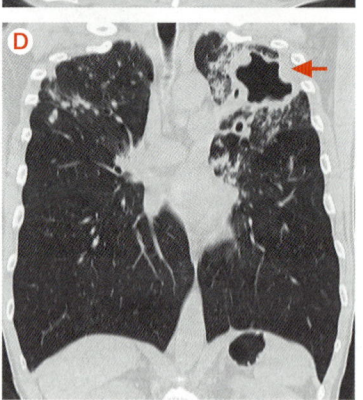

Ⓐ 胸部単純X線写真
Ⓑ Ⓒ 単純CT（肺野条件）
Ⓓ 単純CT冠状断像（肺野条件）

長期化する微熱，喀痰のため受診．基礎疾患なし．

Ⓐ 両側肺尖から上肺野に浸潤影がみられる．左側では空洞形成がある．
Ⓑ 左上葉に巨大な空洞形成（→）を伴う浸潤影がみられる．
Ⓒ 両側上葉に小空洞（→）を伴う気道散布巣がみられる．S^6にも病変をみとめる．
Ⓓ 左上葉に巨大な空洞形成（→），両側上葉に気道散布巣がみられる．病変分布は**上肺野優位**である．

疾患解説

1．疾患概念

　人間は直立して生活する時間が長く，肺換気と肺血流は重力に影響される．そのために，肺尖に比し，肺底部に換気・血流は多く，一見，肺底部に疾患が多く分布するのではないかと考えがちである．しかし，実際には，表に示すように，上肺野に分布する疾患のほうが多い．これは，肺尖，上肺野は換気-血流比が高く，アルカリ環境であり，リンパ流によるクリアランスおよび肺の"動き"が下肺野優位だからである（図1，2）．ところで，肺実質内の頭尾方向の病変分布 "gravitational gradient physiology" に関しての研究は，West, Gurneyらにより精力的に行われてきた．

　肺実質内の頭尾方向の病変分布を決定する因子には以下の7因子がある．
①換気血流（ventilation-perfusion）
②肺内リンパ管の分布と異物除去機能（リンパ流による浄化，lymphatic clearance）
③代謝（代謝性不均衡，metabolism）
④張力（力学的不均衡，mechanics）
⑤体位（立位，臥位など，posture）

症例2　粟粒結核（90歳代女性）

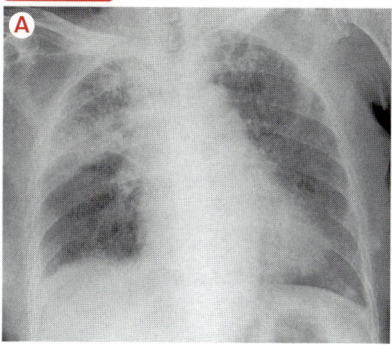

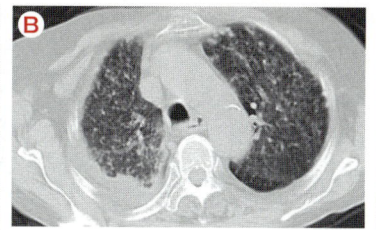

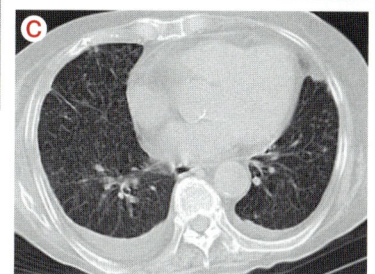

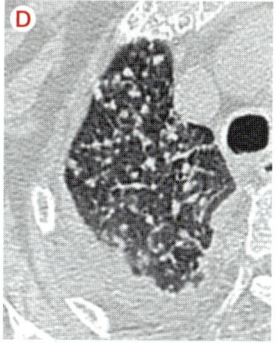

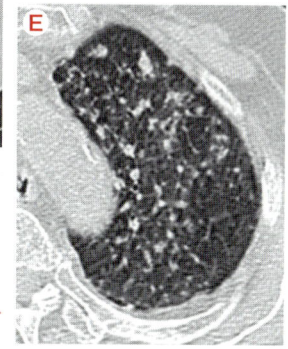

Ⓐ 胸部単純X線写真
Ⓑ 単純CT（肺野条件，上肺野レベル）
Ⓒ 単純CT（肺野条件，下肺野レベル）
Ⓓ HRCT（肺野条件，上肺野レベル，右側）
Ⓔ HRCT（肺野条件，上肺野レベル，左側）

不明熱のため他院より紹介．
Ⓐ **両側上肺野優位**に粒状影がびまん性に分布している．右上肺野には浸潤影を伴っている．
Ⓑ **両側上葉**に粒状影がびまん性に分布している．
Ⓒ **両側下葉**では病変の分布は上葉に比し，疎である．
Ⓓ **右上葉**に不規則に境界明瞭な粒状影が密に分布している．
Ⓔ **左上葉**に不規則に境界明瞭な粒状影が密に分布している．

⑥疾患病期（超急性期，急性期，亜急性期，慢性期）
⑦経気道的に侵入する無機/有機粉塵および微生物，血行性に侵入する"塞栓子"などの"病原体"の形状（morphology），サイズ（size），比重（specific gravity）および毒性（virulence）

①～⑥は，宿主側の因子であり，⑦は病因側の因子である．
図1，2に立位の正常肺におけるガス交換の局所による環境の違いを示す．
上記7因子が独立に，もしくは相補的に関与しながら，上肺野優位に分布する疾患群を形成する．

2．典型的画像所見

表に上肺野優位に分布する疾患を示す．ここでは，日常臨床で遭遇する疾患（common disease）と比較的稀な疾患（uncommon disease）に分けて記載する．この領域には多くの疾患が属する．特に，病態が理解しやすい疾患を中心に解説する．

・**二次肺結核**〔postprimary（secondary）pulmonary tuberculosis，症例1〕：一般にS^1，S^2（左肺ではS^{1+2}），S^6が好発部位となる．その理由は，以下の3点である．

①図1および図2に示すとおり，上肺野では換気優位，下肺野では血流優位である．すなわち換気-血流比が上肺で高く，下肺で低い．そのため上肺野の酸素分圧は高く，偏性好気性菌である結核菌は酸素環境を好むため繁殖しやすい
②リンパ流の主な駆動力は肺動脈圧である．重力の影響を受ける肺動脈圧は，肺尖で最も低く，肺底部で最も高い．ゆえに上肺野のリンパ流は遅く，下肺野は速い．そのため上肺野では，病原体を排

症例3　異所性石灰化（50歳代男性）

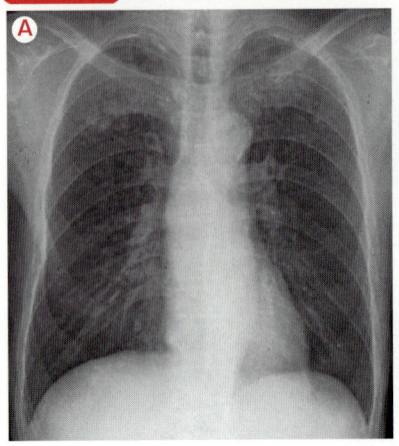

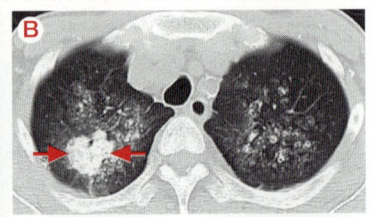

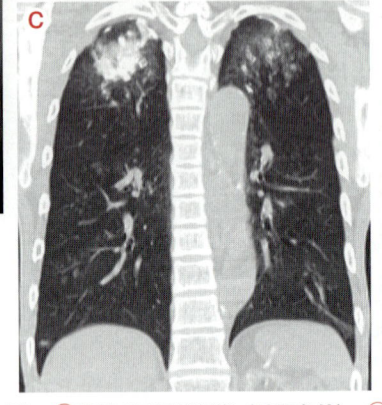

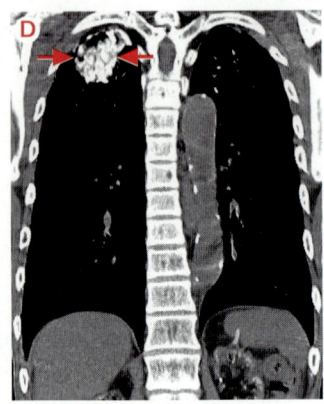

Ⓐ **胸部単純X線写真**　Ⓑ **単純CT（肺野条件）**　Ⓒ **単純CT冠状断像（肺野条件）**　Ⓓ **単純CT冠状断像（縦隔条件）**

慢性腎不全のため長期間，血液透析を施行中，胸部異常影が認められ紹介．
Ⓐ **両側上肺野**に比較的高吸収の粒状影，小結節影が散在している．
Ⓑ **両側上葉**に粒状影および小葉大のすりガラス影がみられる．右側では，腫瘤状石灰化（tumoral calcinosis，➡）を伴っている．
Ⓒ **両側上肺野優位**の病変分布が明らかである．
Ⓓ **右肺尖**に腫瘤状石灰化（➡）がみられる．

除するのに時間がかかり，病原体が停滞しやすい
③肺尖や上肺野背側は，脊椎，肋骨を含む骨格構造のため，呼吸による肺の可動性が乏しく，胸腔内圧も肺底部に比し低い．そのため痰の喀出は，肺底部に比し相対的に困難である

- **粟粒結核（miliary tuberculosis，症例2）**：病期により疾患分布が異なる．急性期は，血流分布の多寡に従い，下肺野／肺底部優位の分布であるが，慢性期では，酸素分圧の相違（肺尖および上肺野で高い）により，肺尖／上肺野で病変が顕在化し，おのおのの病変のサイズも大きくなる．
- **異所性石灰化症（metastatic calcification，症例3）**：上肺野優位に分布する代表的疾患である．上肺野優位の分布は，一見画像が類似する肺胞微石症（下肺野優位）との鑑別に有用な所見である．一般に，カルシウムはアルカリ環境では溶解しにくく，上肺野は換気優位のため二酸化炭素の呼出によってアルカローシスを生み出し，カルシウムの沈着を促す．
- **感染性肉芽腫性肺疾患（結核，ヒストプラズマ症など），珪肺症（silicosis，症例4），サルコイドーシス（sarcoidosis，症例5），慢性過敏性肺臓炎，肺ランゲルハンス細胞組織球症（Langerhans cell histiocytosis）などの肉芽腫を形成する疾患**：病変分布は，リンパ流による浄化（リンパ性除去の遅れ）に影響される．すなわち，二次肺結核のところで前述したようにリンパ流の駆動力は，肺動脈圧と呼吸運動に依存している．上肺野は，下肺野に比し，肺動脈圧が低く，呼吸運動が乏しい．そのため，病原体を排除するのに時間がかかり，上肺野優位に病変が形成される．
- **その他，上肺野優位に分布する日常遭遇する代表的な疾患**：小葉中心性肺気腫（centrilobular pulmonary emphysema，症例6），僧帽弁閉鎖不全に伴う肺水腫（pulmonary edema associated with mitral regurgitation，症例7）などがある．立位では，重力の影響で，肺底部肺胞よりも肺尖部肺胞が大きく拡張している．肺尖部では，より大きな力学的ストレスがかかり（図2），小葉中心性肺気腫

症例 4　珪肺症 4 型（80 歳代男性）

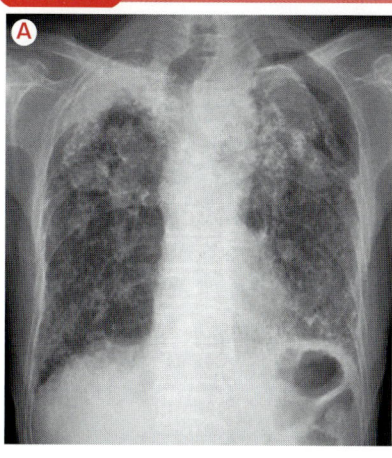

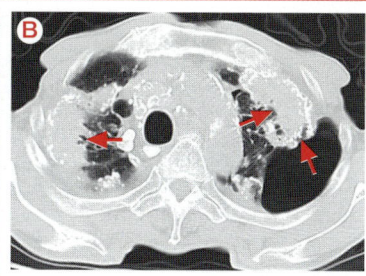

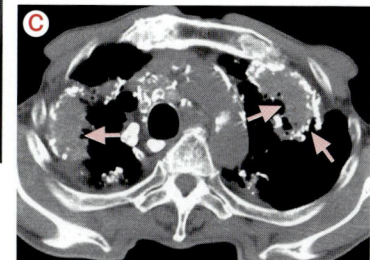

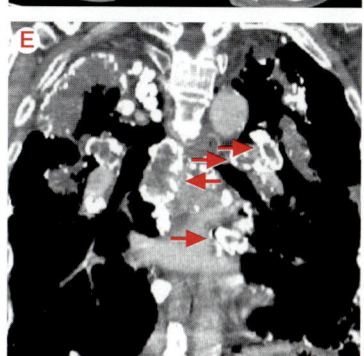

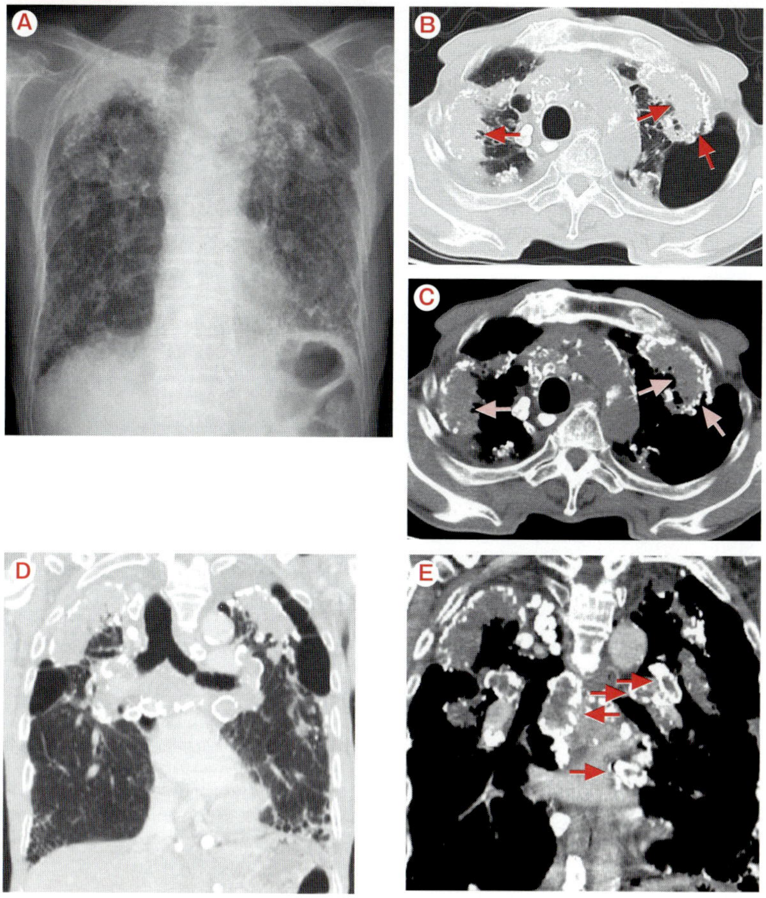

Ⓐ 胸部単純 X 線写真
Ⓑ 単純 CT（肺野条件）
Ⓒ 単純 CT（縦隔条件）
Ⓓ 単純 CT 冠状断像（肺野条件）
Ⓔ 単純 CT 冠状断像（縦隔条件）

長期間，石工に従事．

Ⓐ 両側上肺野優位に石灰化を伴う粗大な病変が認められる．
Ⓑ 両側上葉に石灰化を伴う "大陰影"（→）がみられる．
Ⓒ 石灰化を伴う "大陰影"（→）および石灰化を伴う腫大した縦隔リンパ節がみられる．
Ⓓ 両側上肺野優位の分布が明らかである．
Ⓔ 両側上肺野優位の分布が明らかである．縦隔リンパ節石灰化所見がみられる．典型的な卵殻状石灰化（eggshell calcification）を呈している（→）．

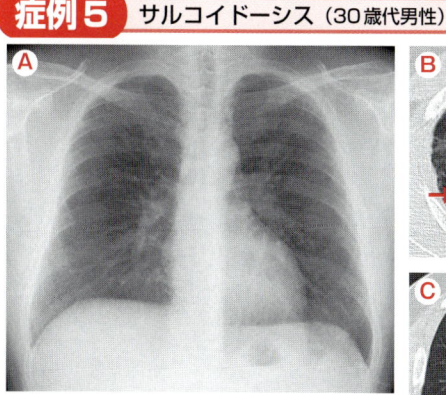

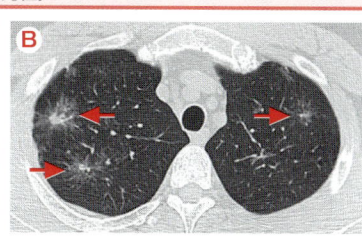

症例 5　サルコイドーシス（30 歳代男性）

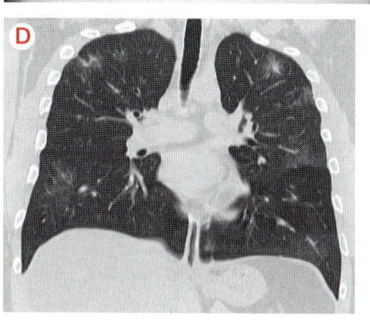

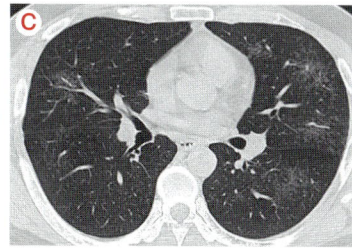

Ⓐ 胸部単純 X 線写真
ⒷⒸ 単純 CT（肺野条件）
Ⓓ 単純 CT 冠状断像（肺野条件）

健診で異常影を指摘．

Ⓐ 両側上中肺野優位にかろうじて肺野濃度の上昇を認識できる．
Ⓑ 両側上葉に，粒状影が星芒状に集簇した所見，すなわち "CT sarcoid galaxy sign"（→）を認める．
Ⓒ 両側下肺野では，病変分布が乏しい．
Ⓓ 両側上中肺野優位の分布が明らかである．

第 1 章　肺病変分布とその特徴，肺容積の変化，肺血管影の変化

19

症例6　小葉中心性肺気腫（60歳代男性）

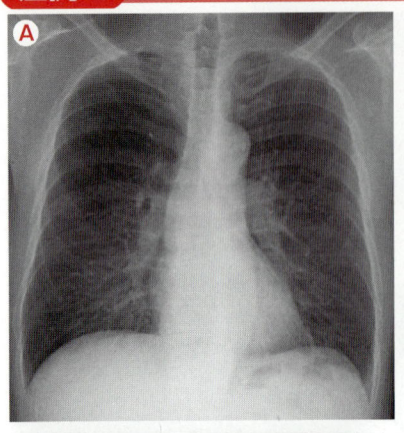

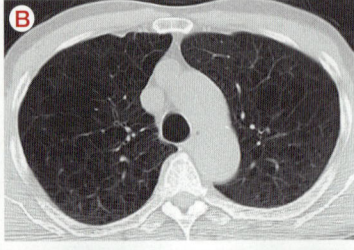

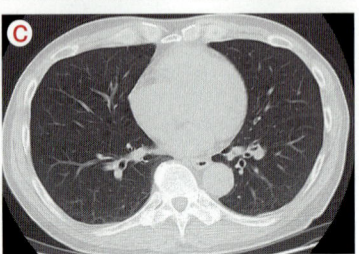

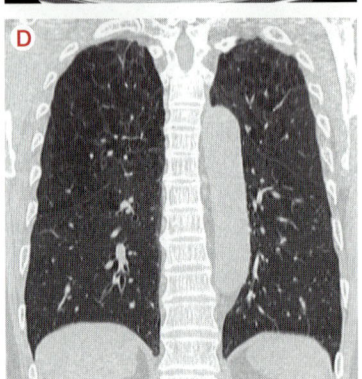

- Ⓐ 胸部単純X線写真
- Ⓑ 単純CT（肺野条件）
- Ⓒ 単純CT（肺野条件）
- Ⓓ 単純CT冠状断像（肺野条件）
- Ⓔ Color-enhanced 3D VR像（別症例，文献5より転載）

労作時呼吸苦，重喫煙者．

- Ⓐ 胸部単純X線上，気腫性変化をかろうじて認識できる．
- Ⓑ 両側上葉に小葉中心性の気腫性変化が明らかである．
- Ⓒ 両側下肺野では，上肺野に比し，気腫性変化は乏しい．
- Ⓓ 両側上肺野優位の病変分布が明らかである．
- Ⓔ 両側上肺野優位の病変分布が明らかである（病変部分はダークブルー，正常部分は明るいオレンジで表示）．

（Ⓔはp.10カラーアトラス①を参照）

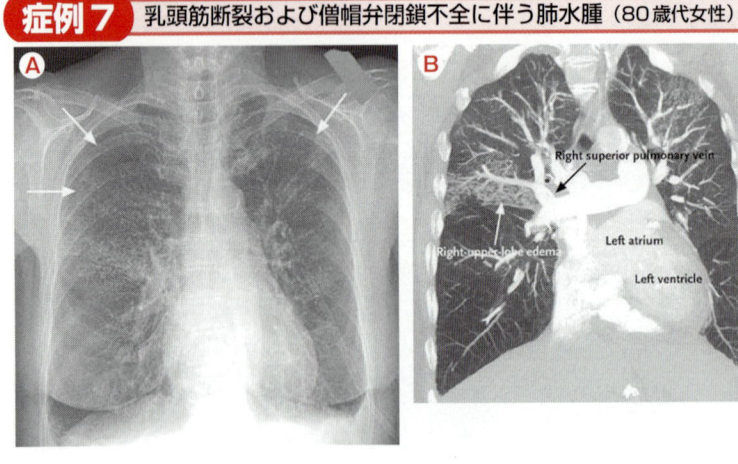

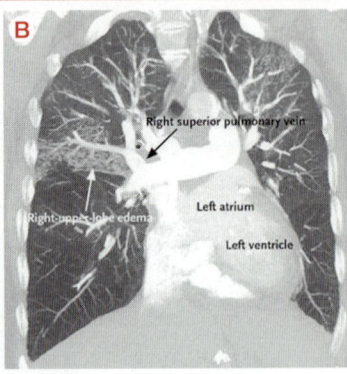

症例7　乳頭筋断裂および僧帽弁閉鎖不全に伴う肺水腫（80歳代女性）

- Ⓐ 胸部単純X線写真（文献6より転載）
- Ⓑ 単純CT MIP冠状断像（文献6より転載）

肺気腫で経過観察中．3日前から労作時呼吸苦が増強した．

- Ⓐ 右上肺野に限局した肺水腫（⇨）がある．
- Ⓑ 左室，僧帽弁，左房，左上肺静脈入口部および限局性肺水腫の直線上の位置関係が明らかである．

表 ● 上肺野優位に分布する疾患

日常診療でよく遭遇する疾患
・二次肺結核（症例 1） ・粟粒結核（慢性型）（症例 2） ・異所性石灰化症（症例 3） ・珪肺症（症例 4） ・サルコイドーシス（症例 5） ・慢性過敏性肺臓炎 ・小葉中心性肺気腫（症例 6） ・僧帽弁閉鎖不全に伴う肺水腫（症例 7）など
比較的稀な疾患
・肺ヒストプラスマ症 ・肺ランゲルハンス細胞組織球症 ・特発性上葉限局型肺線維症（網谷病/pleuroparenchymal fibroelastosis） ・アミオダロン中毒 ・神経原性肺水腫 ・Marfan症候群および強直性脊椎炎に伴う嚢胞形成および線維化 ・防水スプレー吸入後肺障害 ・肺塞栓症（空気・脂肪など） ・嚢胞性線維症/cystic fibrosis およびABPAなどに伴う粘液塞栓 ・ペンタミジン予防吸入中のAIDSに発症したニューモシスチス肺炎 ・チアノーゼ性偽性線維症（pulmonary pseudofibrosis in cyanotic heart disease）など

図 1 ● 立位の正常肺におけるガス交換の局所による違い

$\dot{V}_A$：単位時間あたりの肺胞換気量
$\dot{Q}$：単位時間あたりの血流量
$\dot{V}_A/\dot{Q}$：換気-血流比
文献3, p73 より引用

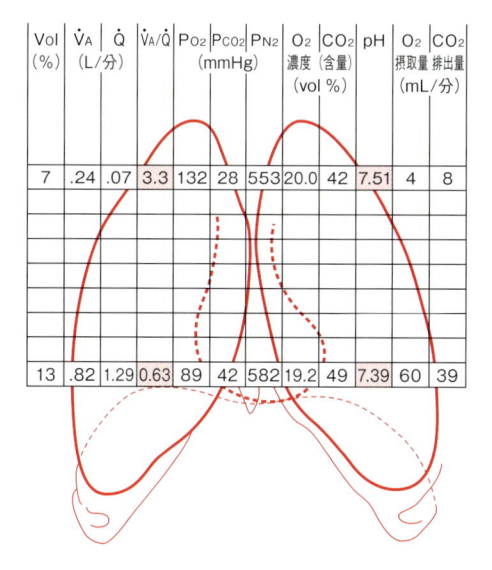

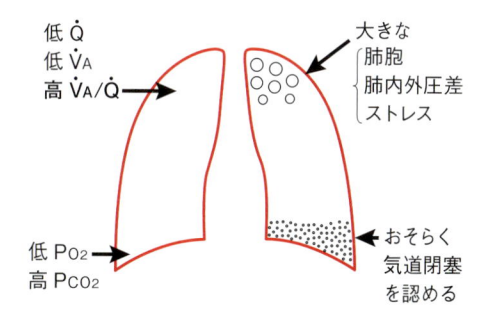

図 2 ● 立位での肺の構造と機能の局所的差異
文献4, p56 より引用

や自然気胸の発症に関与するといわれている．また僧帽弁閉鎖不全に伴う肺水腫は右上肺野に多く発生する．それは，左室，僧帽弁，左房，右上肺静脈および右上肺野の解剖学的位置関係と僧帽弁閉鎖不全症の異常な血行動態によるところが大きい．

表に記した比較的稀な疾患も把握しておきたい．

参考文献

1) Gurney JW & Schroeder BA：Upper lobe lung disease: physiologic correlates. Review. Radiology, 167：359-366, 1988
2) Morgan WK, et al：On paradigms, paradoxes, and particles. Lung, 161: 195-206, 1983
3) 「ウエスト　呼吸生理学入門：正常肺編」（John B. West/著，桑平一郎/訳），メディカル・サイエンス・インターナショナル，2009
4) 「ウエスト　呼吸生理学入門：疾患肺編」（John B. West/著，桑平一郎/訳），メディカル・サイエンス・インターナショナル，2009
5) Hunsaker AR & Reilly JJ：Images in clinical medicine. Centrilobular emphysema with predominantly upper-lobe involvement. N Engl J Med, 348：2091, 2003
6) Raman S & Pipavath S：Images in clinical medicine. Asymmetric edema of the upper lung due to mitral valvular dysfunction. N Engl J Med, 361：e6, 2009

第1章 肺病変分布とその特徴，肺容積の変化，肺血管影の変化

2 肺病変分布：下肺野優位に分布する疾患
pulmonary disease predominantly distributed in the lower lung field

桐生拓司

症例1　誤嚥性肺炎（90歳代女性）

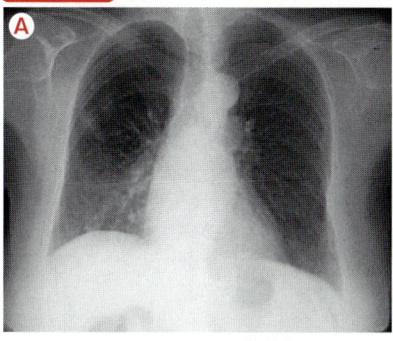

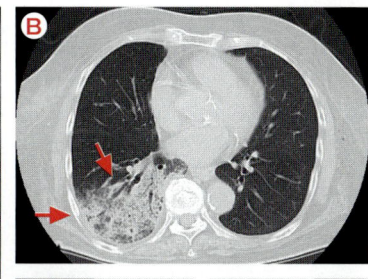

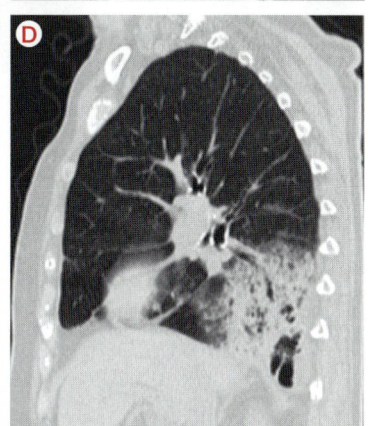

Ⓐ 胸部単純X線写真
Ⓑ 単純CT（肺野条件）
Ⓒ 単純CT 冠状断像（肺野条件）
Ⓓ 単純CT 矢状断像（肺野条件）

誤嚥後の発熱，喀痰のため近医より紹介．

Ⓐ 右下肺野に濃淡不均一な浸潤影がみられる．
Ⓑ 右下肺野縦隔側に濃淡不均一な浸潤影がみられる（➡）．
Ⓒ 下肺野，荷重域優位の分布が明らかである．
Ⓓ 下肺野，背側，荷重域優位の分布が明らかである．

疾患解説

1. 疾患概念

　第1章1で記したように肺実質内の頭尾方向の病変分布を決定する因子には以下の7因子がある．
①換気血流（ventilation-perfusion）
②肺内リンパ管の分布と異物除去機能（リンパ流による浄化，lymphatic clearance）
③代謝（代謝性不均衡，metabolism）
④張力（力学的不均衡，mechanics）
⑤体位（立位，臥位など，posture）
⑥疾患病期（超急性期，急性期，亜急性期，慢性期）
⑦経気道的に侵入する無機/有機粉塵および微生物，血行性に侵入する"塞栓子"などの"病原体"の形状（morphology），サイズ（size），比重（specific gravity）および毒性（virulence）

　①〜⑥は，宿主側の因子であり，⑦は病因側の因子である．
　このなかで，下肺野優位に病変が成立するうえで特に大切な因子は，①，⑤〜⑦である．
　上記7因子が独立に，もしくは相補的に関与しながら，下肺野優位に分布する疾患群を形成する．
　ここで，体位（立位）と下肺野優位の換気が主因をなしたと考えられる発症直後の**バリウム誤嚥例**（図1）と体位（立位）と下肺優位の血流が主因をなしたと考えられる発症直後の**無機水銀自己静注（自殺企図）例**（図2）を呈示する．換気と血流の肺内分布（下肺優位）を反映している．

2. 典型的画像所見

　表に下肺野優位に分布する疾患を示す．第1章1の上肺野優位に分布する疾患同様，日常臨床で遭遇

23

症例2　肺胞微石症（60歳代男性）

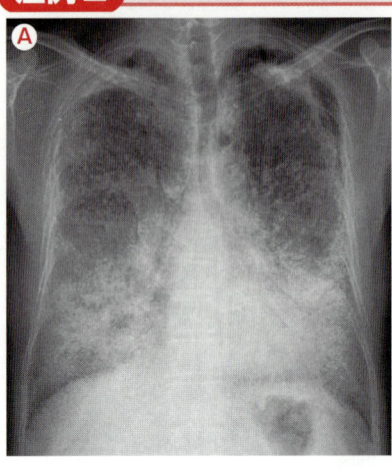

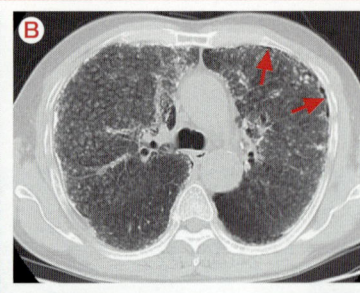

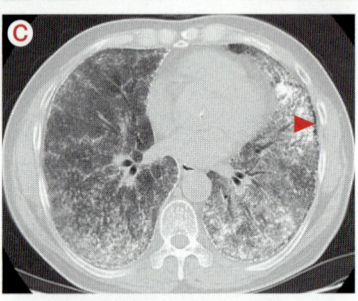

Ⓐ 胸部単純X線写真
ⒷⒸ 単純CT（肺野条件）
Ⓓ 単純CT冠状断像（肺野条件）
Ⓔ 単純CT冠状断像（縦隔条件）

他施設で診断が確定している．弟も同様の疾患がある．現時点で，無症状．

Ⓐ 両側下肺野優位に病変の分布がみられる．

Ⓑ 両側上肺野に微細な一部石灰化を伴う病変がみられる．左側に"black pleural line"（→）がみられる．

Ⓒ 両側下肺野では，病変が癒合し，左側では，粗大な石灰化を呈している．左側に"black pleural line"（▶）がみられる．

Ⓓ 下肺野優位の分布が明らかである．

Ⓔ 両側下肺野に石灰化を伴う病変が認められる．

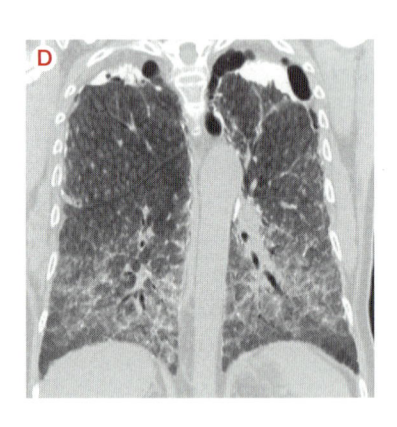

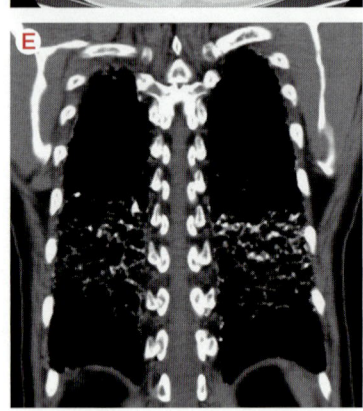

する疾患（common disease）と比較的稀な疾患（uncommon disease）に分けて記載する．特に，病態が理解しやすい疾患を中心に解説する．

　気道末梢に迷入，侵入もしくは沈着した"重さ"のある物質は，荷重域に分布する．代表例が**誤嚥性肺炎（aspiration pneumonia，症例1）**，**肺胞微石症（pulmonary alveolar microlithiasis，症例2）**である．また，**石綿肺（asbestosis，症例3）**では，アスベスト繊維のような"針状"，細長い形状のものはリンパ流では排除できず，局所に沈着するため，呼吸運動が盛んであっても下肺の胸膜直下に分布する．同様に胸膜斑も横隔膜領域を中心に，下肺野優位に分布する．

　また，血行性に塞栓となり得る"物質"には，以下7つがある．①血栓（血栓塞栓症，thromboembolism），②菌塊（敗血症性塞栓症，septic embolism），③腫瘍塊（腫瘍塞栓症，tumor embolism），④異物（異物塞栓症，foreign body embolism），⑤コレステロール塊（コレステロール塞栓症，cholesterol embolism），⑥脂肪塊（fat embolism），⑦空気（空気塞栓症，air embolism）である．一般的に，下肺優位の血流に加え，血液の比重に対し相対的に"重いもの"（①〜④）は下肺野優位の分布をとりやすく，"軽いもの"（⑥，⑦）は上肺野優位の分布をとりやすい．ここでは，**肺血栓塞栓症（pulmonary thromboembolism，症例4）**と**敗血症性塞栓症（septic embolism，症例5）**を呈示する．

　腫瘍塞栓症とは，若干病態が異なるが，血行性に病変が進展する**粟粒型肺転移（miliary pattern of pulmonary metastases，症例6）**を含む多発肺転移も下肺優位の血流を反映して下肺野優位に病変を形成する．

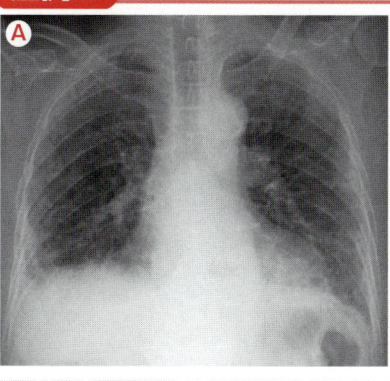

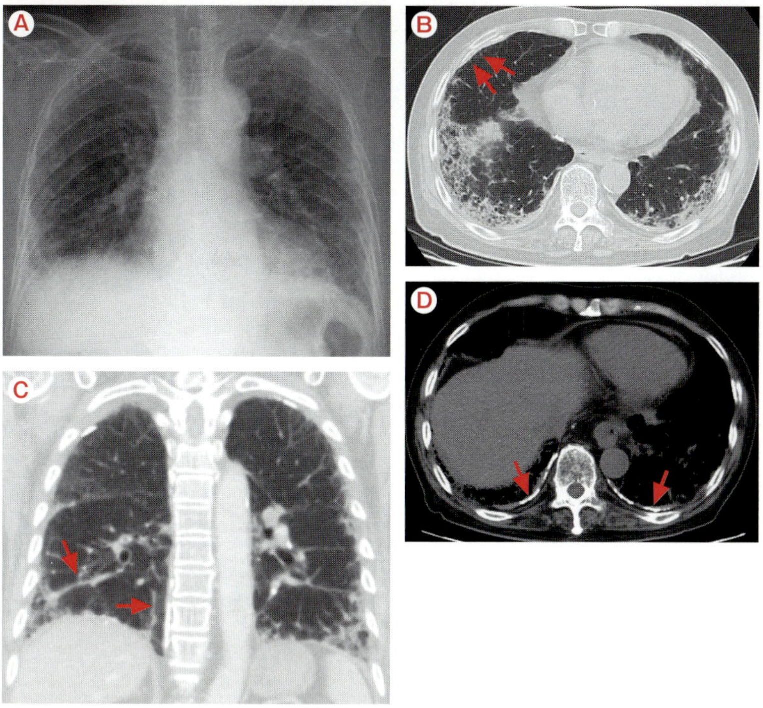

症例3　石綿肺および胸膜斑（80歳代男性）

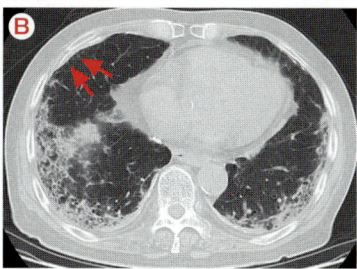

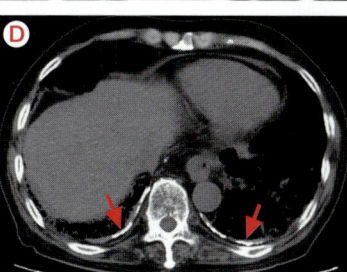

- A 胸部単純X線写真
- B 単純CT（肺野条件）
- C 単純CT冠状断像（肺野条件）
- D 単純CT（縦隔条件）

長期間のアスベスト曝露の職業歴あり．

- A **両側下肺優位**に網状影主体の間質影がみられる．
- B **両側下葉背側外側胸膜下**に間質影がみられる．胸膜下粒状影（subpleural dotlike lesion，→）および胸膜斑を伴っている．
- C **両側下肺野優位**の分布が明らかである．parenchymal band（→）を伴っている．
- D **両側下肺レベル**の外側胸膜に石灰化胸膜斑（→）がある．

症例4　肺血栓塞栓症（20歳代男性）

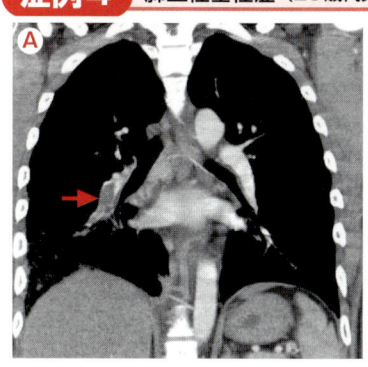

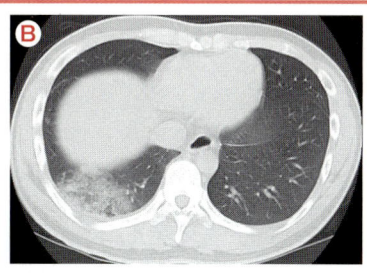

- A 単純CT冠状断像（縦隔条件）
- B 単純CT（肺野条件）

ネフローゼ症候群．突然の胸痛のため受診．

- A **右肺動脈下幹**にfilling defect（陰影欠損，→）を認める．
- B **右下葉横隔膜直上**に梗塞巣がある．

症例5　敗血症性塞栓症（70歳代男性）

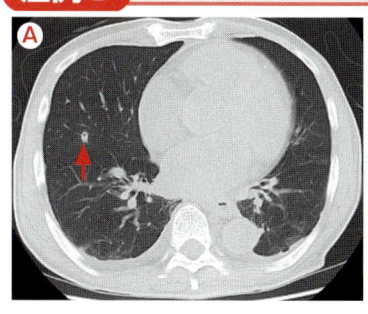

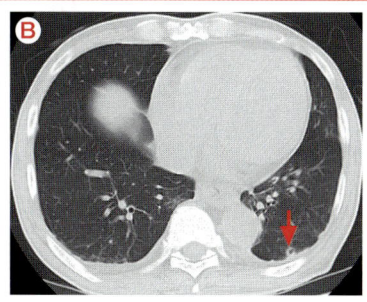

- AB 単純CT（肺野条件）

長期透析症例．長引く不明熱．心臓超音波検査で，僧帽弁に疣贅を認め，心内膜炎の診断が確定した．

- A **中葉背側領域**に小空洞影（→）がみられる．
- B **左下葉外側胸膜直下**に小空洞影（→）がみられる．これら小空洞影は抗菌薬治療により消失した．

症例6　粟粒型肺転移（甲状腺癌）（70歳代男性）

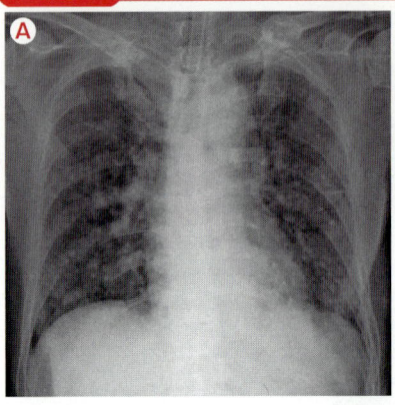

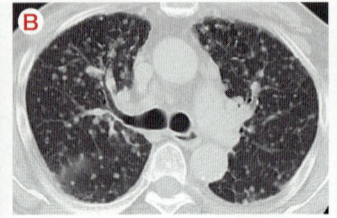

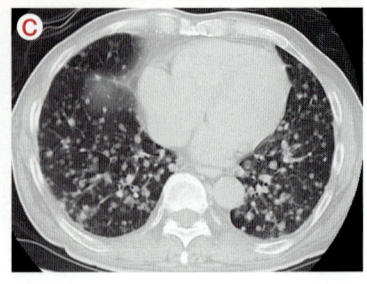

Ⓐ CTスカウト画像　Ⓑ 単純CT（肺野条件，気管分岐部レベル）　Ⓒ 単純CT（肺野条件，横隔膜ドーム上レベル）

甲状腺癌手術歴あり．
Ⓐ **両側中下肺野優位**に大小不同の小結節影の散在所見がみられる．
Ⓑ 下肺に比し，病変分布は疎である．
Ⓒ Ⓑに比し，病変分布が密である．

症例7　特発性肺線維症（80歳代女性）

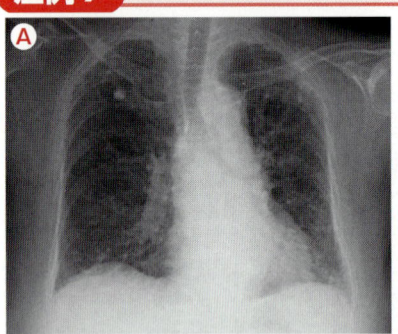

Ⓐ 胸部単純X線写真
ⒷⒸ HRCT（肺野条件）
Ⓓ 単純CT冠状断像（肺野条件）

労作時呼吸苦のため受診．
Ⓐ **両側下肺野優位**に間質性変化を認める．
Ⓑ **右下葉末梢（胸膜下）優位**に蜂巣肺の形成がある．
Ⓒ 左下葉横隔膜上に蜂巣肺の形成がある．
Ⓓ **両側下肺野優位の病変分布**が明らかである．左下葉の結節（→）は，後に肺腺癌が判明した．

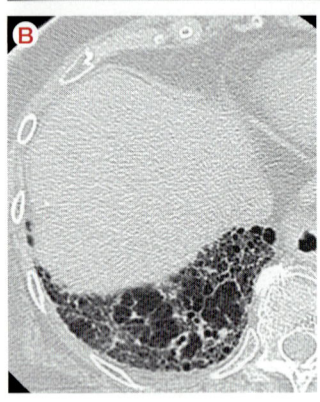

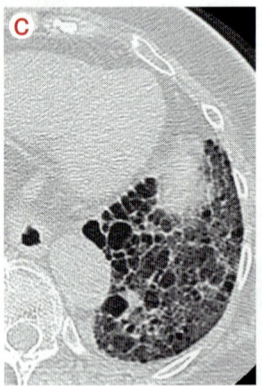

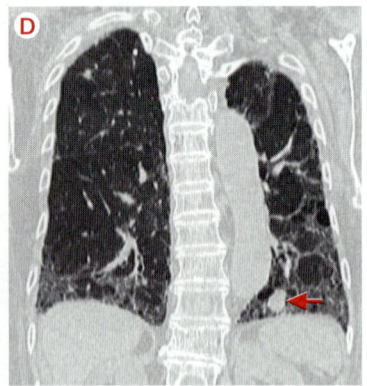

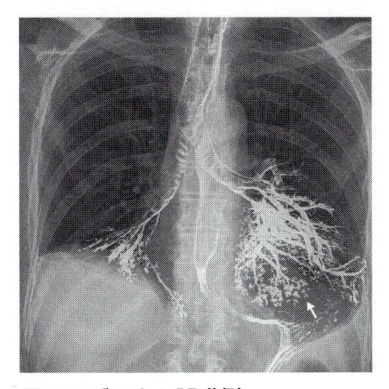

図1 ● バリウム誤嚥例
文献5より転載

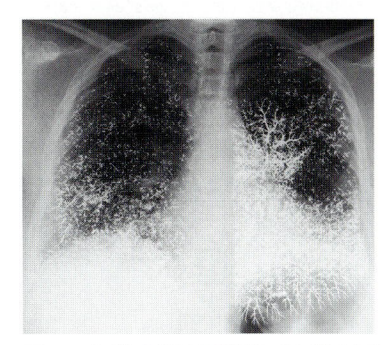

図2 ● 無機水銀自己静注（自殺企図）例
文献6より転載

表 ● 下肺野優位に分布する疾患

日常診療でよく遭遇する疾患
・誤嚥性肺炎／誤嚥性気管支炎／誤嚥性細気管支炎（diffuse aspiration bronchitisを含む）（**症例1**） ・石綿肺および胸膜斑（**症例3**） ・肺塞栓症〔血栓・敗血症性・腫瘍・異物など（**症例4，5**）〕 ・多発肺転移（粟粒型肺転移を含む，**症例6**） ・特発性間質性肺炎（特発性肺線維症など，**症例7**） ・膠原病関連間質性肺炎 ・肺動静脈瘻 ・円形無気肺 ・板状無気肺 など
比較的稀な疾患
・肺胞微石症（**症例2**） ・肺胞蛋白症 ・粟粒結核（急性型） ・juvenile laryngotracheal papillomatosis ・肝肺症候群 など

　また，特発性，二次性を問わず，**間質性肺炎の大部分**〔**特発性肺線維症（idiopathic pulmonary fibrosis，症例7**），非特異性間質性肺炎（NSIP），剥離性間質性肺炎（DIP），特発性器質化肺炎（COP）〕は下肺優位の分布を呈する．

参考文献

1) Gurney JW & Schroeder BA: Upper lobe lung disease: physiologic correlates. Review. Radiology, 167: 359-366, 1988
2) Morgan WK, et al: On paradigms, paradoxes, and particles. Lung, 161: 195-206, 1983
3)「ウエスト　呼吸生理学入門：正常肺編」（John B. West／著，桑平一郎／訳），メディカル・サイエンス・インターナショナル，2009
4)「ウエスト　呼吸生理学入門：疾患肺編」（John B. West／著，桑平一郎／訳），メディカル・サイエンス・インターナショナル，2009
5) Albeldawi M & Makkar R: Images in clinical medicine. Barium aspiration. N Engl J Med, 366: 1038, 2012
6) Gutiérrez F & Leon L: Images in clinical medicine. Elemental mercury embolism to the lung. N Engl J Med, 342: 1791, 2000

第1章　肺病変分布とその特徴，肺容積の変化，肺血管影の変化

3 肺病変分布：肺野末梢（胸膜下）優位に分布する疾患
pulmonary diseases predominantly distributed in peripheral (subpleural) areas

桐生拓司

症例1　血行性多発肺転移（70歳代男性）

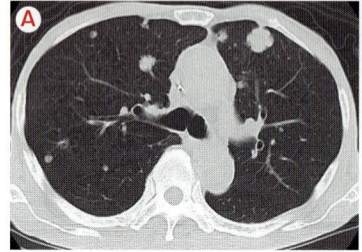

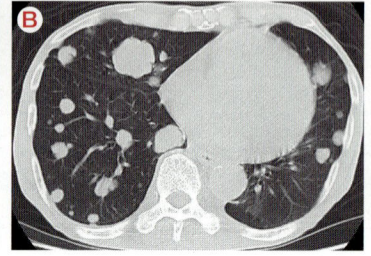

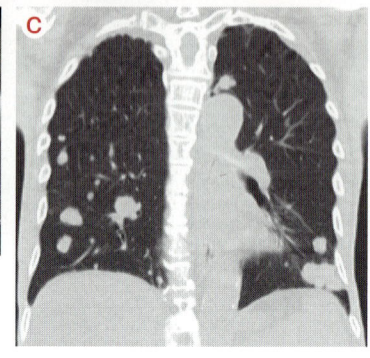

Ⓐ Ⓑ 単純CT（肺野条件）　Ⓒ 単純CT冠状断像（肺野条件）

大腸癌術後多発肺転移．
Ⓐ 上肺野では大小不同の転移巣が**肺野末梢（胸膜下）優位**に散在している．
Ⓑ 中下肺野領域では，**肺野末梢（胸膜下）優位**に病変分布がより多く認められる．
Ⓒ 両側中下肺野，**肺野末梢（胸膜下）優位**の病変分布が明らかである．

症例2　両側石灰化胸膜斑（70歳代男性）

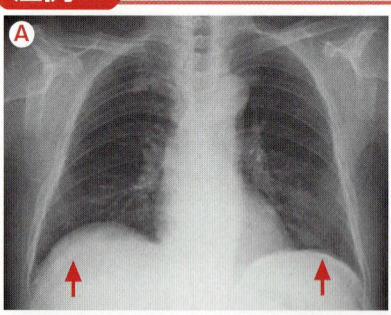

Ⓐ 胸部単純X線写真　Ⓑ Ⓒ 単純CT（縦隔条件）
Ⓓ 単純CT冠状断像（縦隔条件）

長期間のアスベスト曝露の職業歴あり．
Ⓐ 両側外側および横隔胸膜に石灰化胸膜斑（→）がみられる．
Ⓑ 両側外側胸膜に石灰化胸膜斑（→）がみられる．
Ⓒ 両側外側および横隔胸膜に石灰化胸膜斑（→）がみられる．
Ⓓ 両側横隔胸膜に石灰化胸膜斑（→）がみられる．

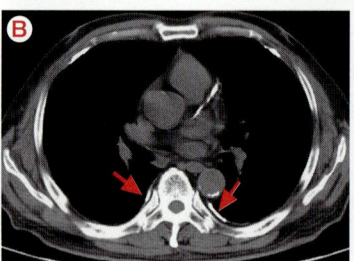

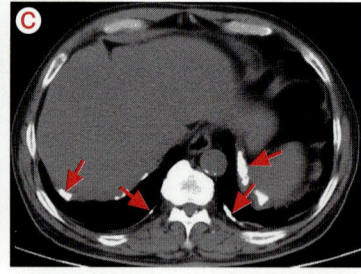

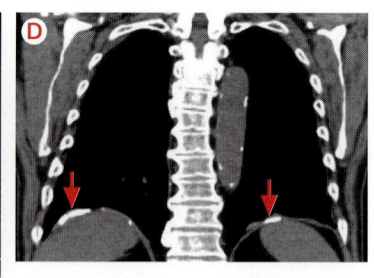

疾患解説

1．疾患概念

　肺の中枢（肺門側）および肺野末梢（胸膜下）の水平方向の病変分布に密接に関係する"cross-sectional physiology"には，第1章1，2の上肺野および下肺野の頭尾方向の病変分布に密接に関係する"gravitational gradient physiology"に比し，未知の領域が多く，各疾患分布の理論的説明が困難なことがある．現時点で，解明されていることを中心に解説する．
　水平方向の病変分布を決定する因子には以下がある．

症例3　特発性肺線維症（70歳代女性）

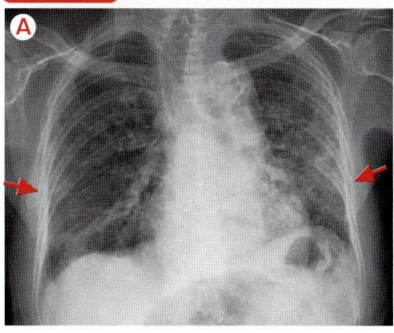

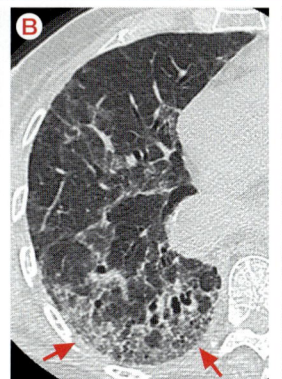

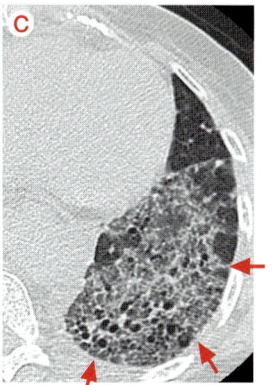

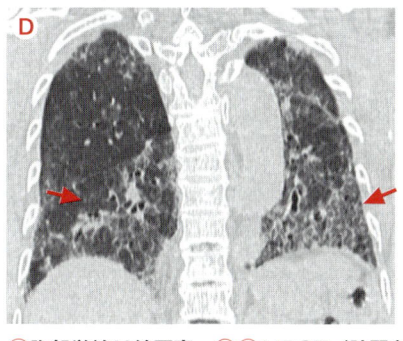

Ⓐ 胸部単純X線写真　**ⒷⒸ** HRCT（肺野条件）　**Ⓓ** HRCT冠状断像（肺野条件）

労作時呼吸苦が徐々に増強．
- Ⓐ 両側下肺野優位に間質性変化がみられる（→）．
- Ⓑ 右下肺野外側胸膜下に蜂巣肺形成を伴う間質性変化がある（→）．
- Ⓒ 左下肺野外側および横隔胸膜下に蜂巣肺形成を伴う間質性変化がある（→）．
- Ⓓ 両側下肺野，左側優位，**肺野末梢（胸膜下）**から中間層優位の分布が明らかである（→）．

症例4　特発性肺線維症急性増悪（70歳代女性）

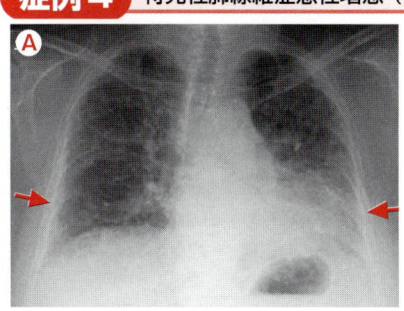

Ⓐ 胸部単純X線写真　**ⒷⒸ** 単純CT（肺野条件）
Ⓓ 単純CT冠状断像（肺野条件）

特発性肺線維症で経過観察中．労作時呼吸苦が急激に増強．
- Ⓐ 間質性変化に加え，すりガラス状の領域が**肺野末梢（胸膜下）**優位に出現している（→）．
- Ⓑ 蜂巣肺形成を伴う間質性変化に加え，**肺野末梢（胸膜下）**優位のすりガラス陰影が出現している（▶）．
- Ⓒ 蜂巣肺形成を伴う間質性変化に加え，**肺野末梢（胸膜下）**優位のすりガラス陰影が出現している（→）．
- Ⓓ 両側，**肺野末梢（胸膜下）**優位のすりガラス陰影が出現している（▶）．

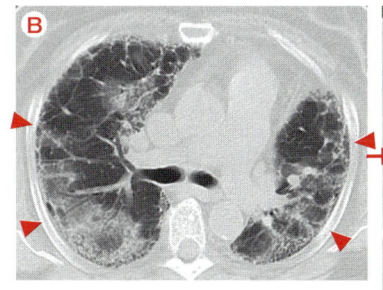

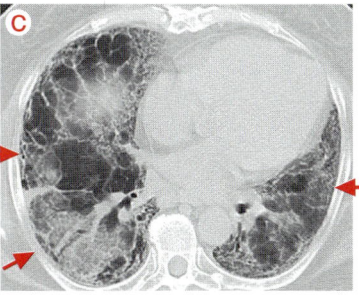

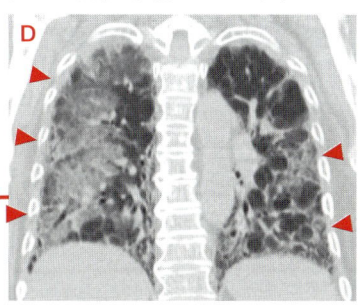

第1章　肺病変分布とその特徴，肺容積の変化，肺血管影の変化

症例5　関節リウマチ合併間質性肺炎（UIPパターン）（70歳代男性）

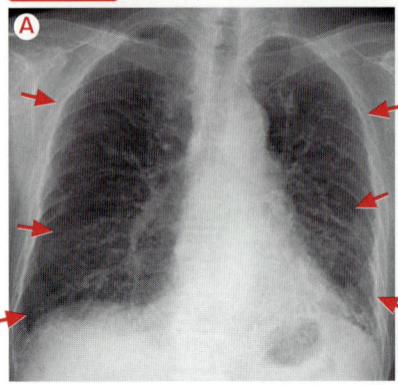

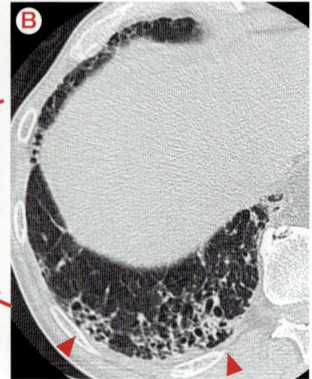

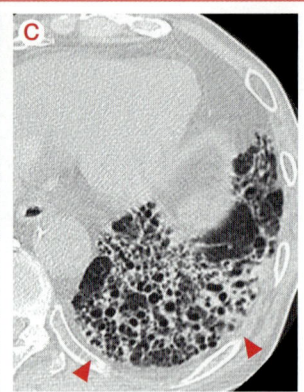

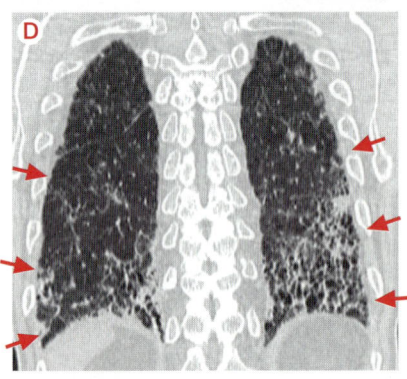

Ⓐ胸部単純X線写真
ⒷⒸHRCT（肺野条件）
Ⓓ単純CT冠状断像（肺野条件）

関節リウマチに長期罹患．労作時呼吸苦増強．
Ⓐ**両側下肺野優位**に間質性変化がみられる（→）．
Ⓑ**右下肺野外側胸膜下**に蜂巣肺形成を伴う間質性変化がある（▶）．
Ⓒ**左下肺野外側胸膜下**に蜂巣肺形成を伴う間質性変化がある（▶）．
Ⓓ両側下肺野，左側優位，**末梢から中間層優位の分布**が明らかである（→）．

症例6　慢性好酸球性肺炎（20歳代女性）

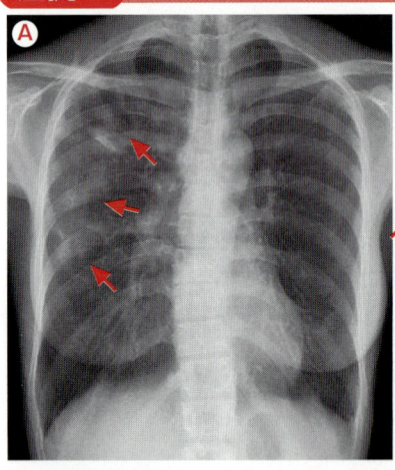

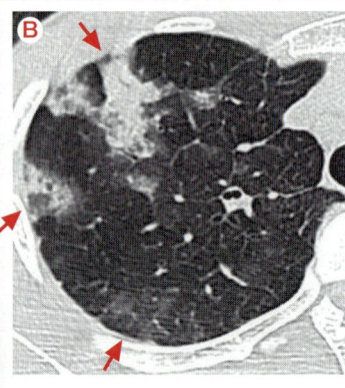

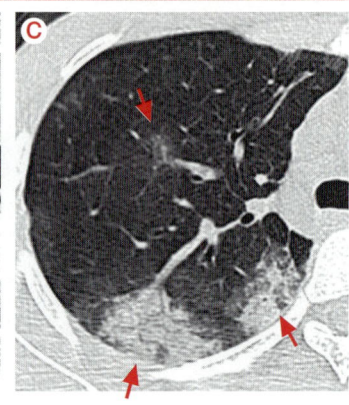

Ⓐ胸部単純X線写真　ⒷⒸHRCT（肺野条件）

長引く乾性咳嗽で受診．
Ⓐ右側，上・中肺野，**胸膜下優位**に浸潤影を認める（→）．
Ⓑ**肺野末梢（胸膜下）優位**の分布を呈する（→，上肺野レベル）．
Ⓒ**肺野末梢（胸膜下）優位**の分布を呈する（→，気管分岐部レベル）．

症例7　乳癌照射後器質化肺炎（70歳代女性）

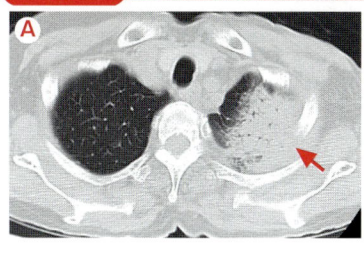

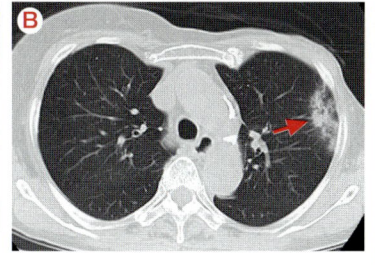

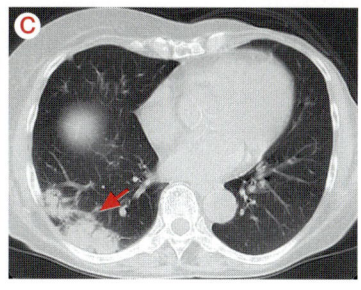

Ⓐ～Ⓒ 単純CT（肺野条件）

左乳癌，乳房切除術後に放射線治療を施行．照射後，乾性咳嗽出現．
- Ⓐ 左肺尖外側胸膜下に斑状の浸潤影が認められる（→）．
- Ⓑ 左上葉外側胸膜下に斑状の浸潤影が認められる（→）．
- Ⓒ 右下葉外側胸膜下に斑状の浸潤影が認められる（→）．

症例8　肺癌を合併した傍隔壁型肺気腫（50歳代男性）

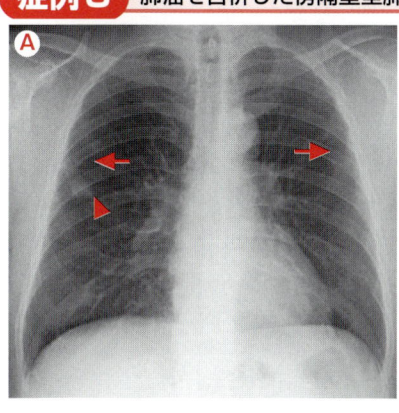

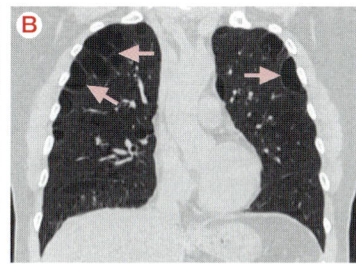

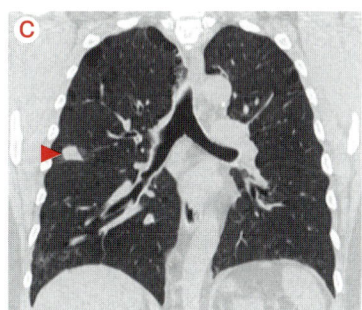

- Ⓐ 胸部単純X線写真
- ⒷⒸ 単純CT冠状断像（肺野条件）

喫煙者．無症状．健診で異常影指摘．
- Ⓐ 両側上肺野外側胸膜下にかろうじて気腫性変化を指摘できる（→）．右中肺野外側胸膜下に結節影がある（▶）．
- Ⓑ 両側肺尖から上肺野胸膜直下に傍隔壁型肺気腫（→）がある．
- Ⓒ 両側肺尖から上肺野胸膜直下に傍隔壁型肺気腫がある．右上葉の結節影（▶）は肺腺癌であった．

①肺野末梢（胸膜下）と中枢（肺門側）の肺血流量の相違
②血管内の"病原体"の停滞時間〔通過時間（transit time）〕
③気道の主軸枝と側枝〔"娘枝"（lateral pathway）〕の肺内分布
④肺内リンパ管の分布と異物除去機能〔リンパ流による浄化（lymphatic clearance）〕
⑤肺野末梢（胸膜下）と中枢（肺門側）の機械的負荷（ストレス）の相違
⑥疾患病期（超急性期，急性期，亜急性期，慢性期）
⑦経気道的に侵入する無機・有機粉塵および微生物，血行性に侵入する"塞栓子"などの"病原体"の形状（morphology），サイズ（size），比重（specific gravity）および毒性（virulence）

　①～⑥は，宿主側の体内（肺内）因子であり，⑦は病因側の体外因子である．
　上記因子が，独立に，もしくは相補的に関与しながら，肺野末梢（胸膜下）優位に分布する疾患群を形成する．
　肺も他の臓器（脳，腎臓，副腎など）と同様に，臓器表面の"皮質（cortex）"と中心部の"髄質（medulla）"から構成されている（corticomedullary organization）．それぞれの領域は，解剖学的，機能

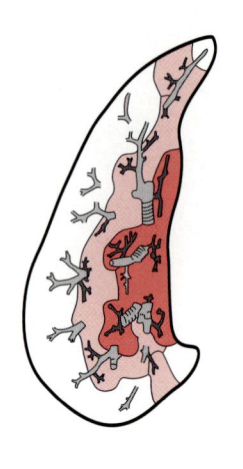

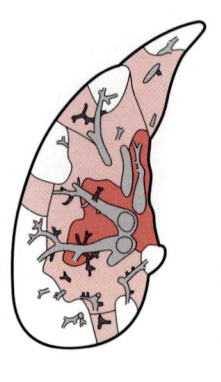

図1 ● 伸展固定肺による形態計測の結果
側枝（娘枝）（濃いグレー）が肺門層（濃赤色）と中間層（淡赤色）を支配している．
文献6より引用

的に異なった側面を有し，疾患分布にも影響を与える（stratified distribution）．

Hakimらのヒトを対象とした肺血流シンチグラフィによる検討では，中枢（肺門側）の肺血流量は，肺野末梢（胸膜下）に比し，約10倍以上であったと報告している．また，"病原体"の停滞時間は距離と流速に関連し，距離が長いほど，流速が遅いほど，停滞時間が長くなる．肺野末梢（胸膜下）領域では，中枢（肺門側）に比し，距離が長く，流速が遅いため，"病原体"は長時間遅滞する．これら肺血流量と停滞時間の水平面での相違は，当然，疾患分布に影響する．

また，肺外層である肺野末梢（胸膜下）領域は，均等に2分岐する"主軸枝"が分布し，肺内層である中枢（肺門側）領域は，気管支および動脈壁（気管支と肺動脈は隣接して併走する）からほぼ直角に分岐する側枝〔"娘枝"（Lateral pathway）〕が分布する．図1に，肺実質水平面での"娘枝"の分布を示す．肺門側を中心に分布しているのが理解できる．

また，肺外層では遠心性，肺内層では求心性にリンパ流が存在し，最終的にマクロファージに取り込まれた微粒子は肺門を経て静脈角にドレナージされる．しかし，上肺野背側領域ではリンパ流が乏しく，外層部を除いた上肺野背側部で除去されにくい．それゆえ，これらの一部は排除されずに，同領域に多く分布する．

また，肺野末梢（胸膜下）領域には，重力方向の肺尖にかかる負荷（ストレス）と同等の負荷（ストレス）がかかるといわれている．これは，肺実質自体の外側下方への"たわみ"とその膨張をさえぎる骨性胸郭の存在に基づくものである．

ところで，経気道的に侵入する無機・有機粉塵および微生物の形状・サイズは病変分布に大きく関係する．一般に，10μm以上の球状に近い"病原体"は鼻咽頭領域で"捕捉（Capture）"され，5～10μmの球状に近い"病原体"は最初の10分岐までの気管支レベル，特に分岐部領域で"埋伏（Impaction）"される．5μm以下の球状に近い"病原体"のみ肺胞レベルに到達し，"沈降（Sedimentation）"して，マクロファージに処理をされる．ただし，唯一の例外は，**アスベスト繊維**（図2）で，形状は20～40μmと大きいながら，"細長"の形状ゆえ，マクロファージによる処理が困難となり，呼吸細気管支レベルに深く進達する．

また，肺動脈の血液の流れは，"定常流"と考えることができる（図3）．よって肺動脈内の腫瘍塊などの"塞栓子"は，定常流内の粒子の分布の原則に従う．すなわち，"塞栓子"のような比較的大きな粒子（100～200μm）は血流の中央に分布し（axial streaming），主軸枝にのって末梢に運ばれやすい．より小さな粒子（10～20μm）は，血流に均等に分布し，動脈壁からほぼ直角に分岐する側枝（娘枝）にも流れ込む．Chilesらは，137μmと15μmの球形の物質をイヌの実験で使用して，137μmの球形物質が肺野末梢（胸膜下）優位に分布したことを証明している．

以上，これらの因子が，独立に，もしくは相補的に関与しながら，肺野末梢（胸膜下）優位に分布する疾患群を形成する．

2. 典型的画像所見

表に肺野末梢（胸膜下）優位に分布する疾患を示す．特に，病態が理解しやすい疾患を中心に解説する．
血行性多発肺転移（hematogenous multiple pulmonary metastases，症例1）の約80％が葉間領域を含む，肺野末梢（胸膜下）の胸膜から2～3cm以内の範囲に分布する．これは，肺野末梢（胸膜下）での腫瘍塊の停滞時間の長さと上記のごとく，定常流内では，中心部の流速が辺縁よりも速く，大きな粒子は中心部に集まる性質（axial streaming）に起因する．100～200 μmの比較的大きな腫瘍塊は，側枝（娘枝）には入りにくく，"主軸枝"にのって末梢に運ばれるためである．

ところで，リンパ流で異物がマクロファージに処理され，排除されるときには，粒子が小さく形状が丸いことが条件である．前述したように**アスベスト繊維のような細長い異物**（図2）はリンパ流では排除されず，肺野末梢の局所に沈着する．よって石綿肺および**胸膜斑**（pleural plaque，症例2）では，下肺の胸膜下はリンパ流が豊富で，呼吸運動が比較的盛んであるにもかかわらず，同領域に病変を形成する．

原因不明の間質性肺炎のなかで，**特発性肺線維症**（idiopathic pulmonary fibrosis，症例3），剥

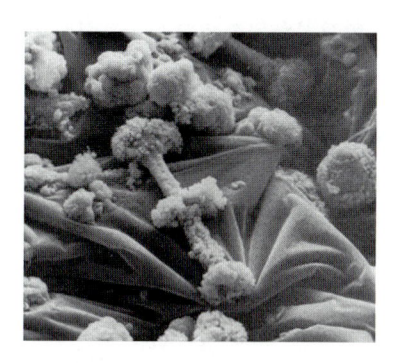

図2● アスベスト繊維
文献5より転載

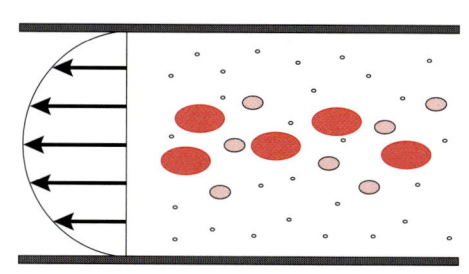

図3● 定常流内での粒子の分布
定常流内では，中心部の流速が辺縁より速く，大きな粒子は中心部に集まる．小さな粒子は均等に血管内に分布する傾向がある．
文献2より引用

表● 肺野末梢（胸膜下）優位に分布する疾患

- 血行性多発肺転移（症例1）
- 敗血症性肺塞栓症
- 石綿肺および胸膜斑（症例2）
- 特発性肺線維症（症例3）
- 剥離性間質性肺炎（DIP）
- 特発性（COP）および二次性器質化肺炎（乳癌照射後器質化肺炎など，症例7）
- 特発性および二次性間質性肺炎急性増悪（症例4）
- 膠原病関連間質性肺炎（UIP/DIP/COPパターン）（関節リウマチ関連間質性肺炎など，症例5）
- 急性呼吸促迫症候群（ARDS）
- 慢性好酸球性肺炎（症例6）
- 傍隔壁型肺気腫（症例8）など

33

離性間質性肺炎（DIP）および特発性器質化肺炎（COP）はおおむね両側下肺野末梢優位に分布する．非特異的間質性肺炎（NSIP）は，胸膜直下優位に分布することもあるが，一般的には，両側下葉に均質に分布する．**特発性肺線維症の急性増悪（acute exacerbation of idiopathic pulmonary fibrosis，症例4**）では，びまん性，多中心性斑状，もしくは末梢優位などさまざまな分布をとり得るが，末梢優位では，びまん性や多中心性斑状より，予後が良好とされている一方で，予後に差がないとする報告もある．

膠原病肺では，特発性間質性肺炎のすべての病型が出現する．膠原病肺のなかでも，関節リウマチ，強皮症，多発性筋炎・皮膚筋炎では，肺病変の出現頻度が高く，そのなかでも，UIPパターン，NSIPパターンを呈することが多い．病理学的には，肺高血圧，リンパ濾胞形成が目立つことを除けば，特発性間質性肺炎とほぼ同一の所見を呈する．ここでは，**関節リウマチに合併した間質性肺炎（UIPパターン）〔rheumatoid arthritis-associated interstitial lung disease（usual interstitial pneumonia pattern），症例5**〕を呈示する．

慢性好酸球性肺炎（**chronic eosinophilic pneumonia，症例6**）は，"the photographic negative of pulmonary edema pattern"（心原性肺胞性肺水腫とは対照的な病変分布，すなわち末梢優位に分布する）という言葉が使われてきた．画像診断のみならず，病理学的にも鑑別が問題になる器質化肺炎〔特発性，二次性〕にも当てはまる．ここでは，**乳腺照射後器質化肺炎（radiation-induced bronchiolitis obliterans organizing pneumonia for breast cancer，症例7**）を呈示する．

肺気腫の3タイプ，すなわち小葉中心性，汎小葉性および傍隔壁型のなかで，**傍隔壁型肺気腫（paraseptal emphysema，症例8**）は，上肺野外側胸膜下優位に分布する．これは，上記のごとく，肺野末梢（胸膜下）領域では，中枢（肺門側）領域に比し，機械的負荷（ストレス）がかかりやすいためといわれている．

参考文献

1) Gurney JW：Cross-sectional physiology of the lung. Radiology, 178：1-10, 1991
2) 栗原泰之，他：肺結節性陰影の診断 胸部CT 病変分布と肺生理．臨床画像，12：1290-1301, 1996
3) Hakim TS, et al：Gravity-independent inequality in pulmonary blood flow in humans. J Appl Physiol (1985), 63：1114-1121, 1987
4) Chiles C, et al：Distribution of 15- and 137-mu diameter microspheres in the dog lung in the axial plane. Invest Radiol, 21：618-621, 1986
5) Anne S, et al：N Engl J Med, 328：1388, 1993
6) 「気管支鏡所見の読み―病理所見と対比に基づいて―」（日本気管支学会中部支部／著），p34，丸善出版，2002

第1章　肺病変分布とその特徴，肺容積の変化，肺血管影の変化

4 肺病変分布：肺野中枢（肺門側）優位に分布する疾患
pulmonary disease predominantly distributed in central (hilar) areas

桐生拓司

症例1　心原性肺水腫（40歳代男性）

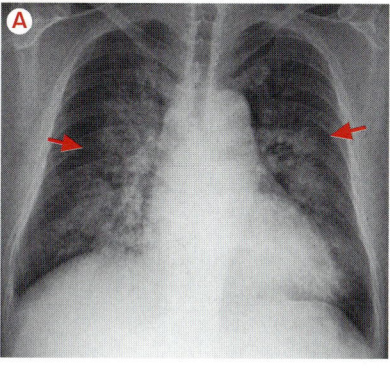

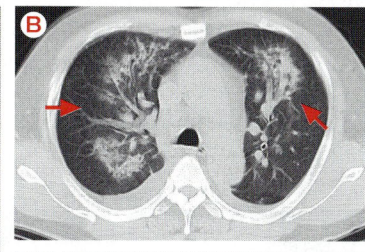

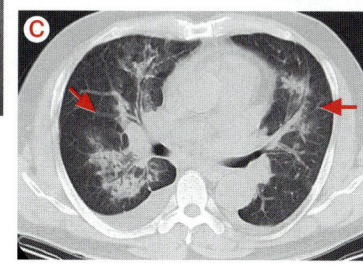

A 胸部単純X線写真
B C 単純CT（肺野条件）

心不全加療中．労作時呼吸苦増強．

A 心拡大および**肺門側優位**に蝶形陰影（butterfly shadow）が認められる（→）．

B **両側肺門側優位**に蝶形陰影（butterfly shadow）が認められる（→，気管分岐部レベル）．

C **両側肺門側優位**に蝶形陰影（butterfly shadow）が認められる．両側少量の胸水がある（→，肺動脈本幹レベル）．

症例2　急性好酸球性肺炎（20歳代女性）（岐阜市民病院放射線科　川口真平先生および防衛医科大学校感染症・呼吸器内科　叶 宗一郎先生のご厚意による）

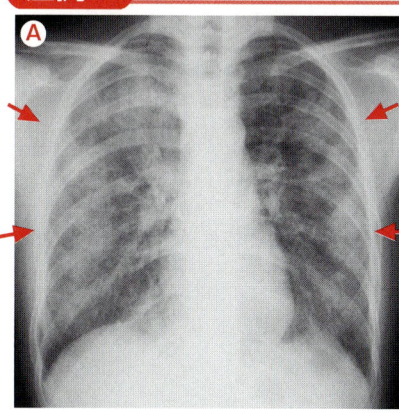

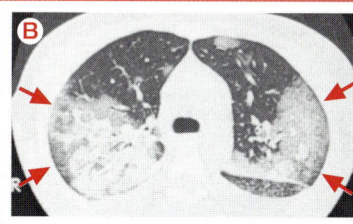

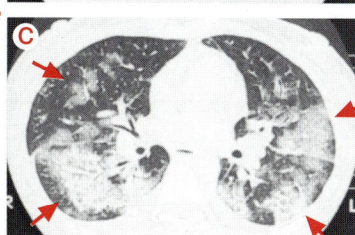

A 胸部単純X線写真
B C 単純CT（肺野条件）

労作時呼吸苦増強．

A 両側肺野，びまん性に斑状の陰影がみられる（→）．

B びまん性に斑状の陰影がみられる（→，気管分岐部レベル）．

C びまん性に斑状の陰影がみられる．（→，左房レベル）．

疾患解説

1．疾患概念

第1章3で述べたように，水平方向の病変分布を決定する因子には以下がある．
① 肺野末梢（胸膜下）と中枢（肺門側）の肺血流量の相違
② 血管内の"病原体"の停滞時間〔通過時間（transit time）〕
③ 気道の主軸枝と側枝〔"娘枝"（lateral pathway）〕の肺内分布
④ 肺内リンパ管の分布と異物除去機能〔リンパ流による浄化（lymphatic clearance）〕
⑤ 肺野末梢（胸膜下）と中枢（肺門側）の機械的負荷（ストレス）の相違
⑥ 疾患病期（超急性期，急性期，亜急性期，慢性期）
⑦ 経気道的に侵入する無機/有機粉塵および微生物，血行性に侵入する"塞栓子"などの"病原体"の形状（morphology），サイズ（size），比重（specific gravity）および毒性（virulence）

症例3　尿毒症肺（20歳代男性）

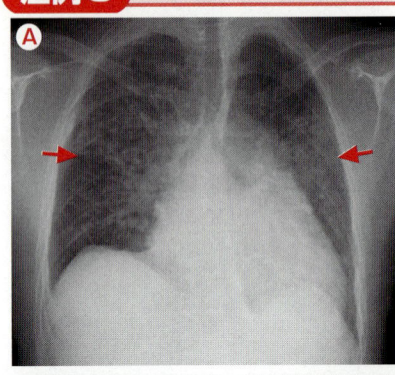

Ⓐ 胸部単純X線写真
ⒷⒸ 単純CT（肺野条件）
Ⓓ 単純CT冠状断像（肺野条件）

急性腎不全および労作時呼吸苦増強．

Ⓐ心拡大および**肺門側優位**の蝶形陰影（butterfly shadow）がみられる（→）．
Ⓑ**肺門側優位**の蝶形陰影（butterfly shadow）がみられる（→）．
Ⓒ**肺門側優位**の蝶形陰影（butterfly shadow，→）および右中等量および左少量胸水がみられる．
Ⓓ両側肺門側から中間層優位に濃淡不均一な蝶形陰影（butterfly shadow）がみられる（→）．

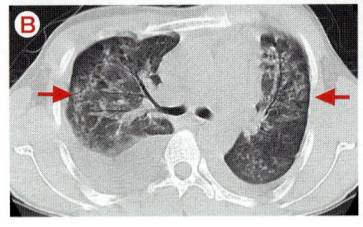

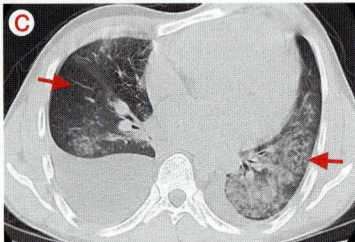

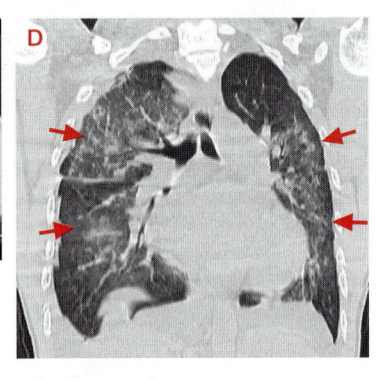

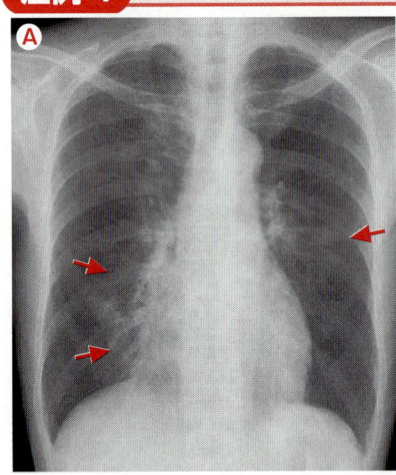

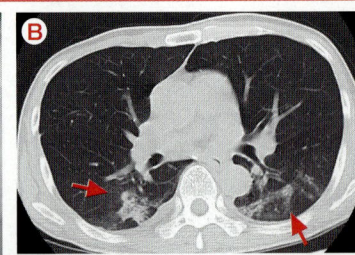

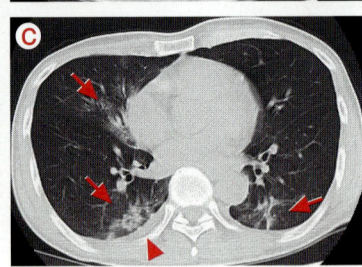

症例4　マイコプラズマ肺炎（60歳代男性）

Ⓐ 胸部単純X線写真
ⒷⒸ 単純CT（肺野条件）

乾性咳嗽および発熱のため受診．

Ⓐ**肺門側優位**の浸潤影を認める（→）．
Ⓑ**肺門側優位**の浸潤影がみられる（→）．
Ⓒ**肺門側優位**の浸潤影（→）および右少量胸水（▶）がみられる．

　①～⑥は，宿主側の体内（肺内）因子であり，⑦は病因側の体外因子である．
　肺外層では遠心性，肺内層では求心性にリンパ流が存在し（図），最終的にマクロファージに取り込まれた微粒子は肺門を経て静脈角にドレナージされる．しかし，上肺野背側領域ではリンパ流が乏しく，外層部を除いた背側部で除去されにくい．それゆえ，これらの一部は排除されずに，上肺野背側領域に多く分布する．
　上記因子が，独立に，もしくは相補的に関与しながら，中枢（肺門側）優位に分布する疾患群を形成する．

症例5　珪肺症4型（70歳代男性）

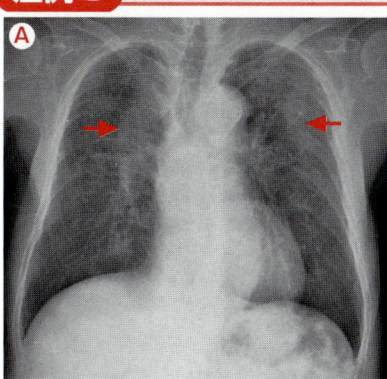

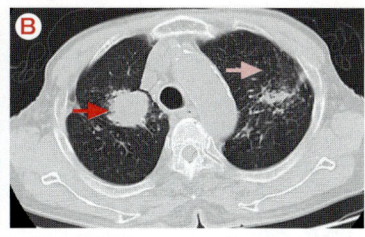

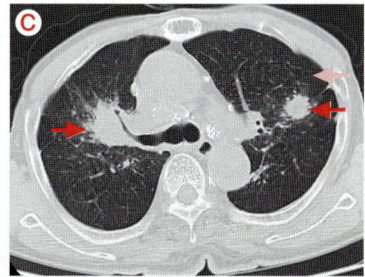

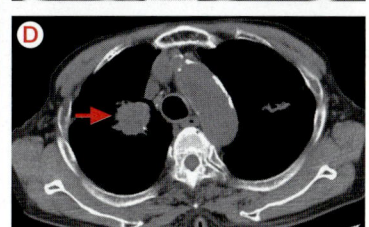

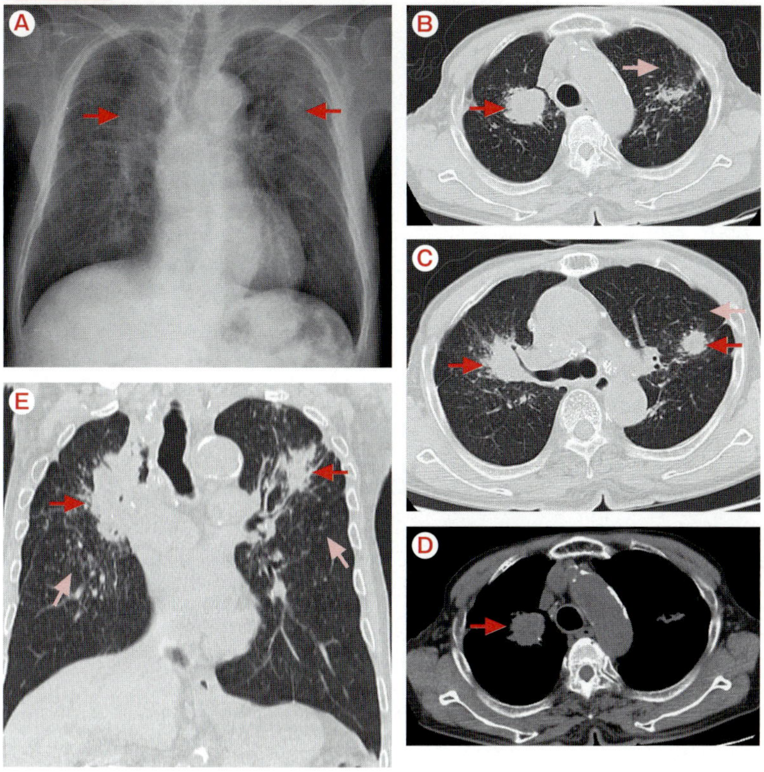

Ⓐ 胸部単純X線写真
ⒷⒸ 単純CT（肺野条件）
Ⓓ 単純CT（縦隔条件）
Ⓔ 単純CT冠状断像（肺野条件）

長期間トンネル工事に従事.

Ⓐ 両側肺野に，上肺野，**肺門側優位**の大陰影（→）がみられる.

Ⓑ 両側上肺野肺門側に，大陰影（→）および小葉中心性の境界明瞭な粒状影を認める（→）.

Ⓒ 両側上肺野肺門側に，大陰影（→）および小葉中心性の境界明瞭な粒状影を認める（→）.

Ⓓ 両側上肺野肺門側に，辺縁に小結節状の石灰化を伴う大陰影（→）を認める.

Ⓔ 両側肺尖から上肺野，**肺門側優位**に，大陰影（→）および小葉中心性の境界明瞭な粒状影を認める（→）.

2．典型的画像所見

　表に中枢（肺門側）優位に分布する疾患を示す（表）．特に，病態が理解しやすい疾患を中心に解説する．

- **心原性肺胞性肺水腫**（cardiogenic pulmonary edema，症例1）や**急性好酸球性肺炎**（acute eosinophilic pneumonia，症例2）：浸出液は当初は肺の内外層に均等に分布すると考えられ，疾患の経過で浸出液は肺外層では求心性と遠心性の2系統のリンパ流があるため速やかに除去され，肺内層優位に浸潤影が分布すると考えられる．しかし，心原性肺胞性肺水腫の蝶形陰影（butterfly shadow）の発生には諸説あり，吸・呼気の推進力で，肺の末梢にある水分がポンプ効果により肺門側へ送り込まれるという説などがある．
- ただし，急性好酸球性肺炎は，肺水腫と類似した臨床経過をとることがあり，画像上，心原性肺水腫との鑑別が問題となることがある．しかしDaimonらの報告では，病変分布は中肺野に多い傾向があるものの，肺門側優位よりは，びまん性分布であるといわれている．慢性好酸球性肺炎のように胸膜下主体の分布を呈することも稀である[3]．呈示した症例もびまん性分布である．
- **尿毒症肺**（uremic lung，症例3）：心原性と非心原性肺水腫の両者の因子が関与するといわれ，肺門側優位の蝶形陰影/butterfly shadowを呈する症例に遭遇することがある．
- **マイコプラズマ肺炎**（Mycoplasma pneumonia，症例4），**クラミドフィラ肺炎**（Chlamydophila pneumonia）：細菌性肺炎と比較すると，病変は末梢領域に加え，肺内層にも分布する特徴がある．これは細菌に比し，病原体が小さく，気管支の娘枝領域にも容易に流入しやすいためといわれている．病変分布は細菌性肺炎との鑑別の一助になる．

症例6　肺胞蛋白症（60歳代男性）

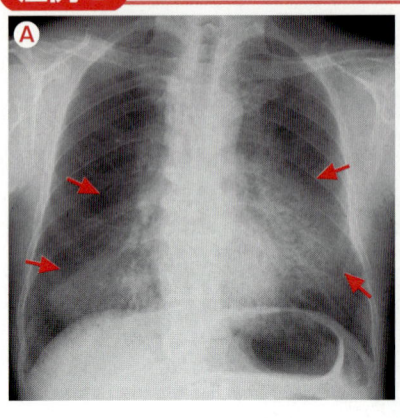

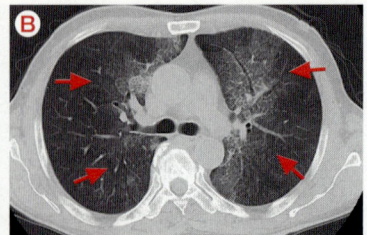

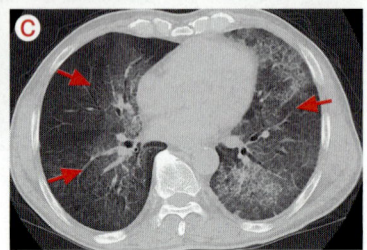

(岐阜市民病院放射線科　川口真平先生のご厚意による)

Ⓐ 胸部単純X線写真
ⒷⒸ 単純CT（肺野条件）
ⒹⒺ 単純CT冠状断像（肺野条件）

亜急性進行性の呼吸困難のため受診．

Ⓐ 両側肺門から中間層，中・下肺野優位に病変の分布がみられる（→）．

Ⓑ〜Ⓔ 両側肺門から中間層優位にcrazy-paving appearanceを伴う間質影がみられる（→）．

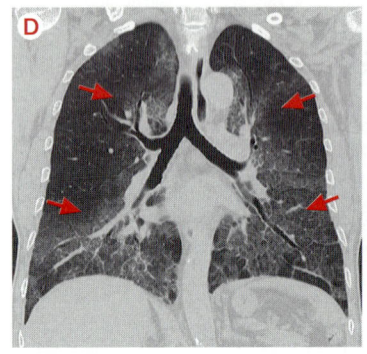

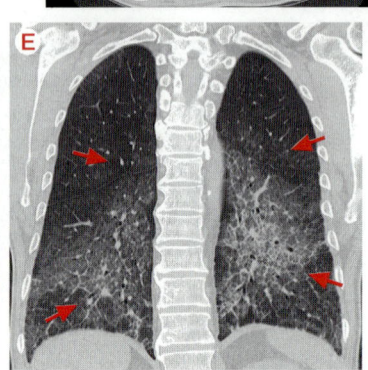

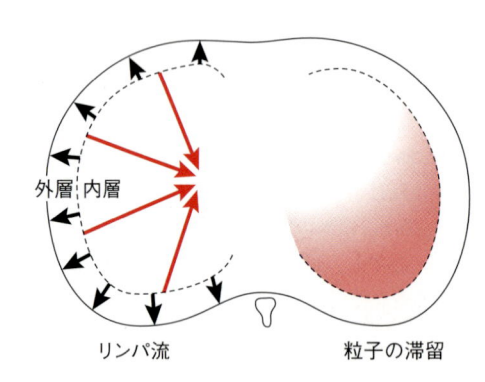

図●肺 "cross-sectionと" リンパ流

外層のおよそ1/3ではリンパ流は遠心性に胸膜へ，内層のおよそ2/3では求心性に肺門に向かい，最終的に肺門へ注ぐ．上肺背側領域ではリンパ流は乏しく，マクロファージに取り込まれた微粒子のクリアランスは最も不良である．
文献5より引用．

外層　内層
リンパ流　　粒子の滞留

表●肺野中枢（肺門側）に分布する疾患

- 心原性肺胞性肺水腫（症例1）
- 急性好酸球性肺炎（症例2）
- 尿毒症肺（症例3）
- マイコプラズマ肺炎（症例4），クラミドフィラ肺炎
- 珪肺症（症例5）
- 肺胞蛋白症（症例6）
- 肺胞出血 など

- **珪肺症**（**silicosis**, 症例5）：2つの理由から，肺尖から上肺野，肺内層および背側領域に病変が分布しやすい．1つは，肺外層では求心性と遠心性の2系統のリンパ流があるため異物は速やかに除去される．他は，胸壁の動きは，前胸壁＞外側壁＞後壁の順で動きがいい．リンパ液の流れは胸壁の動きにも影響されるため，末梢領域では，リンパによるクリアランスが良好で異物は除去されやすい．おそらく，**肺胞蛋白症**（**pulmonary alveolar proteinosis**, 症例6）および肺胞出血においても，それぞれ，サーファクタントおよび出血巣の除去に関して，同様の機序で，肺外層でのクリアランスが良好なため，肺内層優位の病変分布を呈すると考えられる．

参考文献

1) Gurney JW：Cross-sectional physiology of the lung. Radiology, 178：1-10, 1991
2) Fleischner FG：The butterfly pattern of acute pulmonary edema. Am J Cardiol, 20：39-46, 1967
3) Daimon T, et al：Acute eosinophilic pneumonia: Thin-section CT findings in 29 patients. Eur J Radiol, 65：462-467, 2008
4) Gavelli G & Zompatori M：Thoracic complications in uremic patients and in patients undergoing dialytic treatment: state of the art. Eur Radiol, 7：708-717, 1997
5) 佐藤嘉尚，栗原泰之：肺内病変分布．画像診断, 34：826-827, 2014

第1章 肺病変分布とその特徴，肺容積の変化，肺血管影の変化

5 胸郭容積の変化：胸郭の容積増大を呈する疾患
pulmonary disease characterized by volume overload

桐生拓司

症例1　緊張性気胸（90歳代女性）

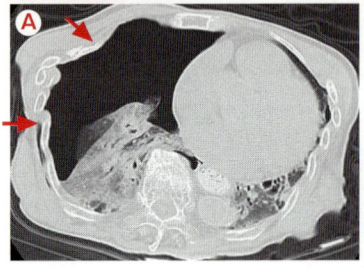

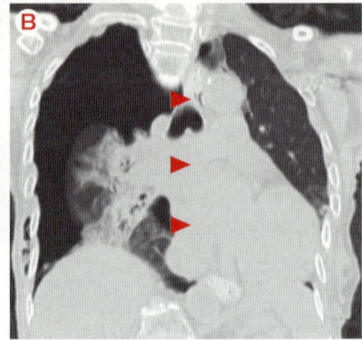

Ⓐ 単純CT（肺野条件）
Ⓑ 単純CT冠状断像（肺野条件）

緊張性気胸と誤嚥性肺炎で救急搬送．Dead on arrival（DOA）．

Ⓐ **右胸郭の容積が増大**し，心臓を含む縦隔構造を左方に圧排偏位する気胸がある（→）．

Ⓑ 縦隔構造が左方へ圧排されている（▶）．

症例2　緊張性胸水（70歳代男性）

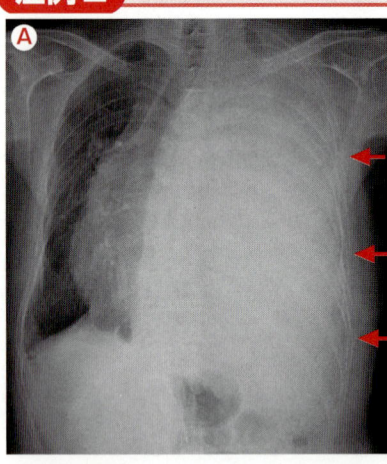

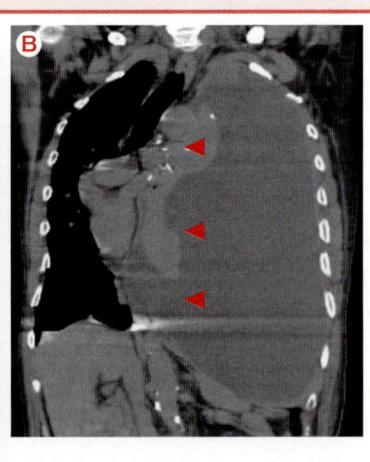

Ⓐ 胸部単純X線写真
Ⓑ 単純CT冠状断像（縦隔条件）

左胸膜中皮腫の診断が確定した．

Ⓐ 左大量胸水（→）のため**胸郭の容積が増大**し，縦隔構造が右方へ圧排されている．

Ⓑ 縦隔構造の偏位が明らかである（▶）．

症例3　胸腔内巨大腫瘍（intrathoracic bulky mass）（50歳代男性）

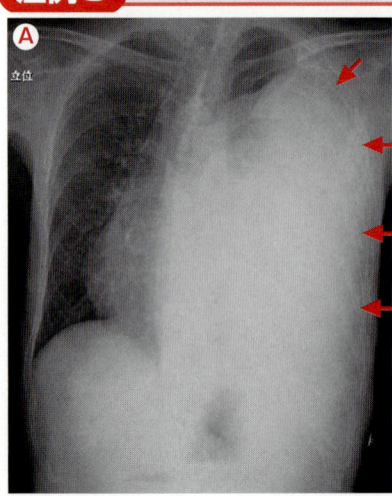

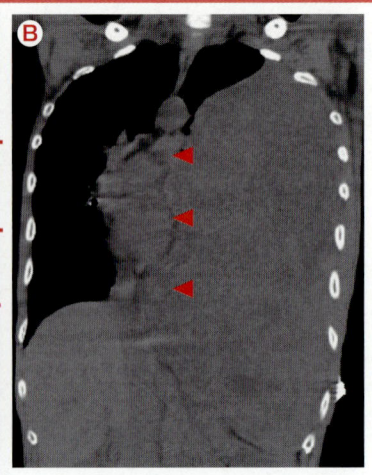

Ⓐ 胸部単純X線写真
Ⓑ 単純CT冠状断像（縦隔条件）

孤在性線維性腫瘍（solitary fibrous tumor/SFT）の診断が確定した．

Ⓐ 左胸腔内巨大腫瘍（→）のため**胸郭の容積が増大**し，縦隔構造が右方へ圧排されている．

Ⓑ 縦隔構造の偏位が明らかである（▶）．

症例4　肺気腫（80歳代男性）

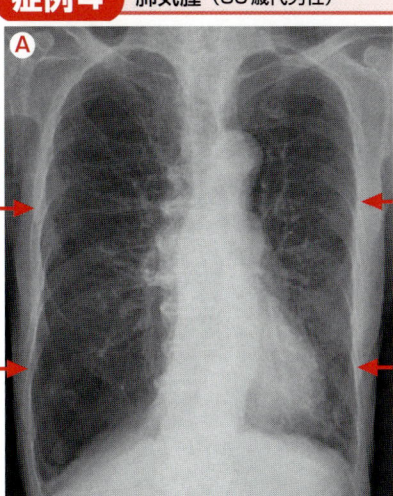

Ⓐ 胸部単純X線写真
ⒷⒸ HRCT（肺野条件）
Ⓓ 単純CT冠状断像（肺野条件）

重喫煙者．労作時呼吸苦．在宅酸素施行中．
Ⓐ 両側横隔膜平低化を伴う"**過膨張肺**"がみられる（→）．
ⒷⒸ 右上葉に高度の**気腫性変化**がみられる（▶）．
Ⓓ 右肺では**過膨張を伴う高度の気腫性変化**が明らかである（▶）．

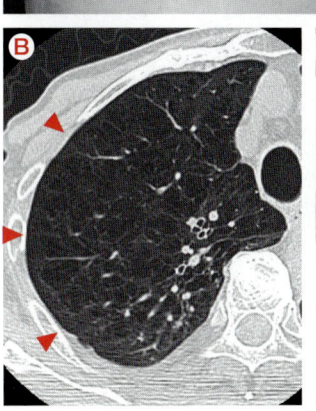

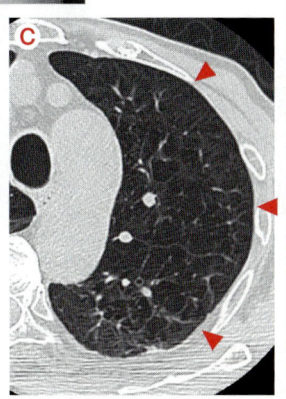

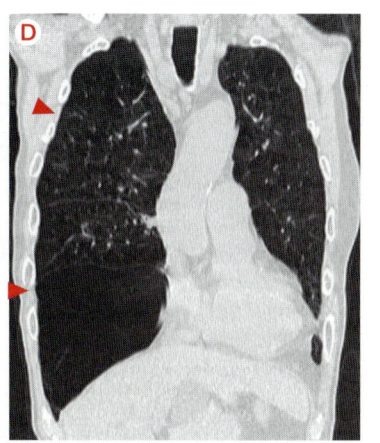

第1章　肺病変分布とその特徴，肺容積の変化，肺血管影の変化

疾患解説

1．疾患概念

　"肺"は約5億個の直径約0.3 mmの肺胞から構成される"スポンジ状"の構造を呈する，主にガス交換を司る臓器である．血液とガスの接点，すなわち肺胞-毛細血管関門はおよそテニスコート1面に相当する50〜100 m²の広大な面積に及ぶ．これは皮膚の表面積の約30倍である．

　ところで，「胸郭の容積増大」を考えるとき，生理的に陰圧である胸腔と大気に開放されている肺実質を分けて考えると，症候と病態を理解しやすい．

　表に「胸郭の容積増大」を呈する疾患を示す．ここでは，「胸腔の容積増大」と「肺実質の容積増大」に分けて記述した．

　呼吸生理学の観点から肺容積は肺気量分画のなかの全肺気量を意味する．全肺気量とは，肺活量と残気量を足した値である．全肺気量は，主に気道抵抗と肺の弾性収縮力に影響を受ける．一般に，気道抵抗が増加し，弾性収縮力が低下する疾患（肺気腫など）では肺気量が増加し，"過膨張肺"を呈する．一方，弾性収縮力が増加する疾患（肺線維症など）では肺気量が低下し，"収縮肺"を呈する．

2．典型的画像所見

・**胸腔の容積増大**："樽状胸郭"のように肺の過膨張に伴い二次的に胸腔が増大した場合と，**緊張性気胸**（tension pneumothorax，症例1），**緊張性胸水**（tension hydrothorax，症例2），**孤在性線維性腫瘍**（solitary fibrous tumor，症例3）などの胸膜腫瘍により胸腔容積が病的に増加した場合がある．

41

症例5　両側嚢状気管支拡張症（80歳代女性）

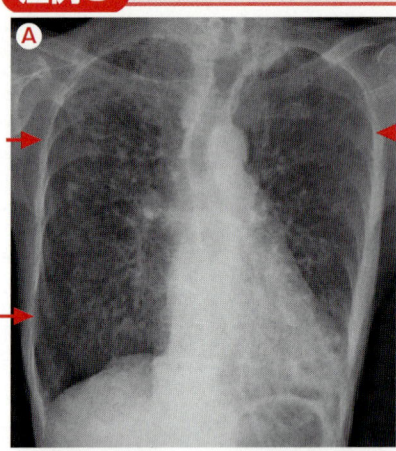

Ⓐ胸部単純X線写真
ⒷⒸ単純CT（肺野条件）
Ⓓ単純CT冠状断像（肺野条件）

嚢状気管支拡張症に長期間罹患している．
Ⓐ両側横隔膜平低化を伴う"**過膨張肺**"がみられる（→）．
Ⓑ右上肺野に嚢状気管支拡張症がみられる（▶）．
Ⓒ左下肺野に嚢状気管支拡張症がみられる（▶）．
Ⓓ右上肺野と左下肺野主体の嚢状気管支拡張症（▶）および**過膨張所見**（→）がみられる．

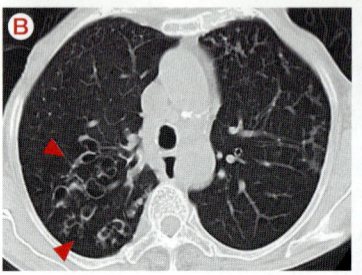

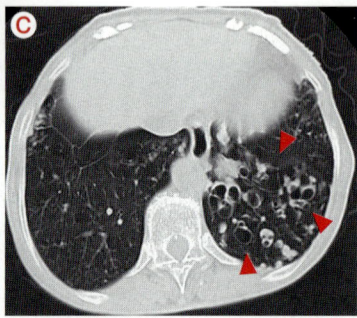

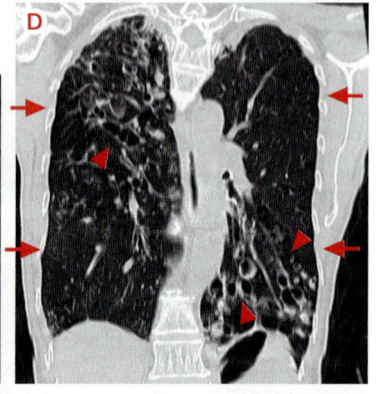

症例6　移植後閉塞性細気管支炎（30歳代女性）
（済生会山口総合病院放射線科　田中伸幸先生のご厚意による）

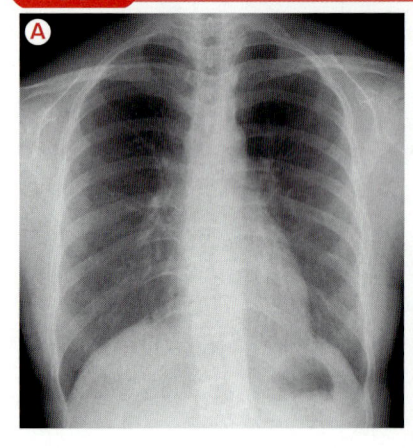

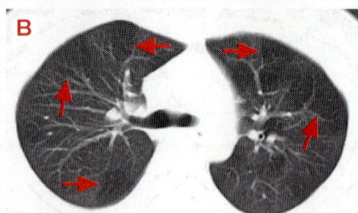

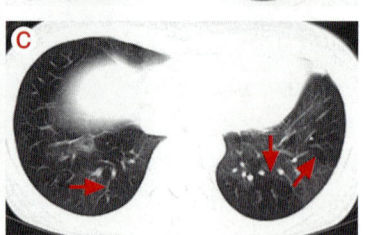

Ⓐ胸部単純X線写真
ⒷⒸ単純CT（肺野条件）

急性リンパ性白血病（ALL）にて骨髄移植後（BMT），閉塞性細気管支炎（BO）発症．
Ⓐ両側横隔膜軽度平低化を伴うわずかな"**過膨張肺**"が示唆される．
Ⓑ両側上肺野にair trappingに伴うmosaic attenuation（perfusion）（→）が認められる．
Ⓒ両側下肺野にair trappingに伴うmosaic attenuation（perfusion）（→）が認められる．

・**肺実質の容積増大**：主に5つの病態がある．①気管から肺胞に至る"気道"の含気容量が生理的（深吸気，加齢，ハードなスポーツ家，無重力状態など）もしくはコンプライアンスの上昇などにより病的に増加した場合〔**肺気腫**（**pulmonary emphysema**，症例4），**気管支拡張症**（**bronchiectasis**，症例5），びまん性汎細気管支炎（diffuse panbronchiolitis）など〕，②気管支，細気管支の高度狭小化もしくは閉塞に伴う"air trapping（閉塞性過膨張）"〔気管支喘息重積発作（status asthmaticus），**移植後閉塞性細気管支炎**（**post-transplant bronchiolitis obliterans**，症例6），中枢気道の異物や新生物（airway foreign body，症例7）など〕，③肺胞の空気が"空気以外の物質"に置換もしくは充填された場合である．具体的に"空気以外の物質"とは，1．水（溺

症例7　気道異物（3歳男児）

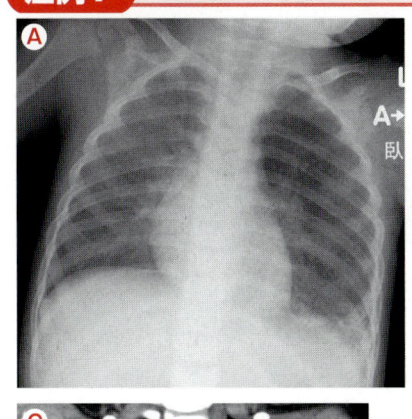

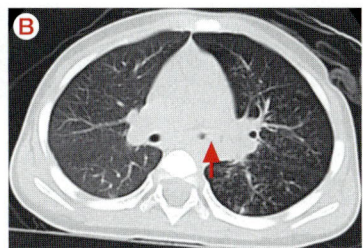

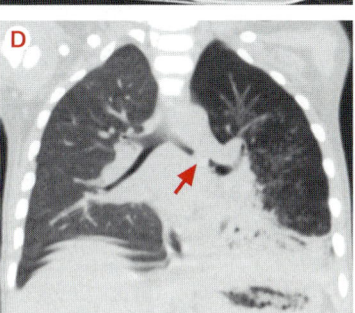

Ⓐ **胸部単純X線写真**
Ⓑ **単純CT（肺野条件）**
Ⓒ **単純CT冠状断像（縦隔条件）**
Ⓓ **単純CT冠状断像（肺野条件）**

夕食中に突然の咳嗽，呼吸苦のため救急搬送．左主気管支異物（巨峰）．

Ⓐ左肺野の**過膨張肺**および透過性亢進を認める．

Ⓑ左主気管支は，"巨峰"（→）により狭小化し，左肺野の透過性はair trappingにより対側に比し亢進している．

Ⓒ左主気管支は，"巨峰"（→）により狭小化している．"巨峰の種"は高吸収域として認識できる．左下葉は閉塞性肺炎をきたしている．

Ⓓ左主気管支は，"巨峰"（→）により狭小化し，左肺野の透過性は対側に比し亢進している．左下葉は閉塞性肺炎をきたしている．

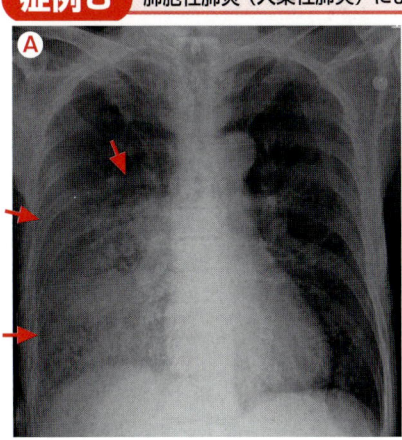

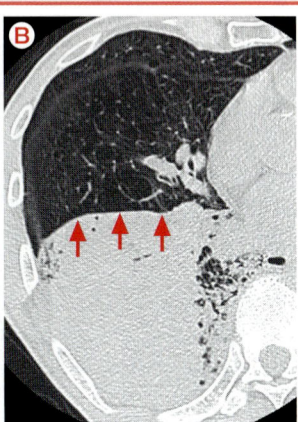

症例8　肺胞性肺炎（大葉性肺炎）による "bulging fissure sign" caused by alveolar pneumonia（60歳代男性）

Ⓐ **胸部単純X線写真**
Ⓑ **単純CT（肺野条件）**

発熱および喀痰のため来院．起炎菌は不明．

Ⓐ右下肺野に浸潤影がみられる（→）．

Ⓑ右下葉に均一な浸潤影がみられ，中下葉間は，**前方へ膨隆**している（bulging fissure sign, →）．

水肺，肺水腫など），2. 血液（肺胞出血），3. 腫瘍細胞（肺胞上皮癌，リンパ腫，肺転移など），4. 膿〔**肺胞性・大葉性肺 bulging fissure sign** など（**bulging fissure sign caused by alveolar pneumonia**, 症例8）〕，5. その他（蛋白：肺胞蛋白症，リン酸カルシウム：肺胞微石症，"脂"：リポイド肺炎など）である．しかし，"空気以外の物質"に対して，生体の反応が乏しいときは，肺容積は変化しないかもしくは増加するが，生体の反応により間質が線維化をきたしコンプライアンスが低下した場合，肺容積は相殺され，変化しないか，もしくはかえって減少する．④無気肺や肺切除後に隣接する領域に過膨張をきたす非閉塞性過膨張（代償性肺気腫），および⑤**気管支閉鎖症**（bronchial atresia, 症例9）および**肺葉内肺分画症**（intralobar pulmonary sequestration,

症例9　気管支閉鎖症（20歳代男性）
（東京慈恵会医科大学放射線医学講座　三角茂樹先生のご厚意による）

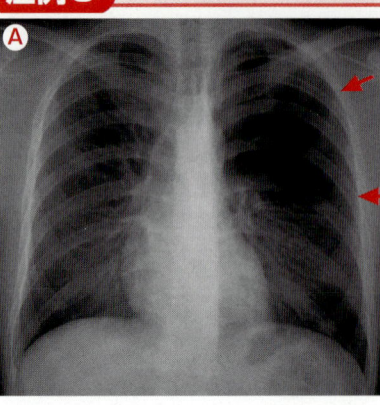

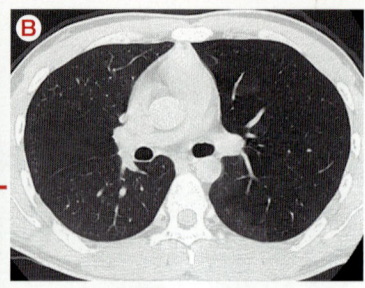

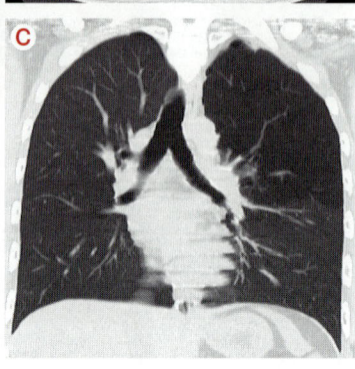

Ⓐ **胸部単純X線写真**
Ⓑ **単純CT（肺野条件）**
Ⓒ **単純CT冠状断像（肺野条件）**

胸部異常影指摘．無症状．

Ⓐ左上肺野の透過性亢進を認める（➡）．

ⒷⒸ左上葉の**過膨張**，透過性亢進および血管狭小化を認める．

症例10　肺葉内肺分画症（30歳代女性）
（東京慈恵会医科大学放射線医学講座　三角茂樹先生のご厚意による）

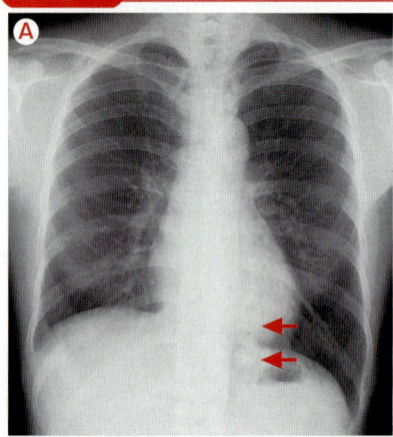

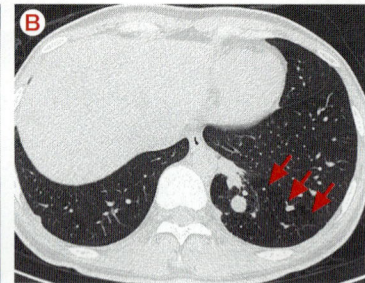

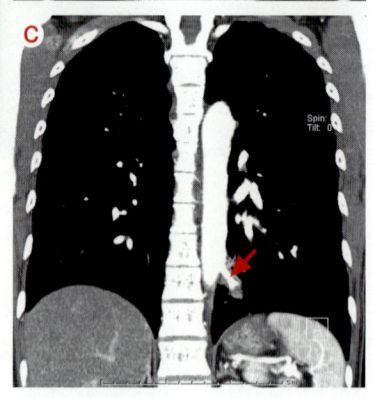

Ⓐ **胸部単純X線写真**
Ⓑ **単純CT（肺野条件）**
Ⓒ **単純CT冠状断像（縦隔条件）**

胸部異常影指摘．無症状．

Ⓐ左下肺野縦隔側に左心および横隔膜に重なる限局性濃度上昇域（➡）がある．

Ⓑ左下葉縦隔背側領域を中心に透過性が亢進している（➡）．

Ⓒ下行大動脈から分岐する"aberrant artery"（➡）を認める．

表 ● 胸郭容積の変化：胸郭の容積増大を呈する疾患

胸腔の容積増大
・肺気腫（"樽状胸郭"） ・緊張性気胸（症例1） ・緊張性胸水（症例2） ・胸膜腫瘍〔悪性胸膜中皮腫，胸膜転移，孤立性線維性腫瘍（症例3）など〕 など

肺実質の容積増大
・生理的変化（深吸気時，加齢，ハードなスポーツ家，無重力状態など） ・肺気腫（症例4） ・びまん性汎細気管支炎（DPB） ・気管支拡張症（症例5） ・重症喘息/重積状態 ・移植後閉塞性細気管支炎（症例6） ・気管・気管支腔内病変もしくは気道異物による air trapping（症例7） ・肺胞性肺炎時の容積増大（症例8） ・無気肺，切除肺に伴う代償性過膨張 ・側副路を介する限局性過膨張〔気管支閉鎖症（症例9），肺分画症（症例10）など〕 など

症例10）などでみられる側副路からの流入により，肺葉性（分葉不全がある場合），区域性，亜区域性に過膨張をきたす場合である．

ただし，①については，肺実質全体の変化，④および⑤については，主に局所（片側肺，肺葉，肺区域，肺亜区域）の変化であるが，②および③については，障害部位により，肺実質全体の容積増大をきたすこともあれば，局所（片側肺，肺葉，肺区域，肺亜区域）の変化をきたすこともある．

参考文献

1) 「フェルソン　臨床胸部X線診断学」（Benjamin Felson/著，石川　徹，蜂屋順一/訳），pp295-348，廣川書店，1977
2) 「ウエスト　呼吸生理学入門：正常肺編」（John B. West/著，桑平一郎/訳），メディカル・サイエンス・インターナショナル，2009
3) 「ウエスト　呼吸生理学入門：疾患肺編」（John B. West/著，桑平一郎/訳），メディカル・サイエンス・インターナショナル，2009
4) Barker AF, et al：Obliterative bronchiolitis. N Engl J Med, 370：1820-1828, 2014

第1章　肺病変分布とその特徴，肺容積の変化，肺血管影の変化

6 胸郭容積の変化：胸郭の容積減少を呈する疾患
pulmonary diseases characterized by volume loss

桐生拓司

症例1　陳旧性肺結核および肺結核後遺症（80歳代女性）

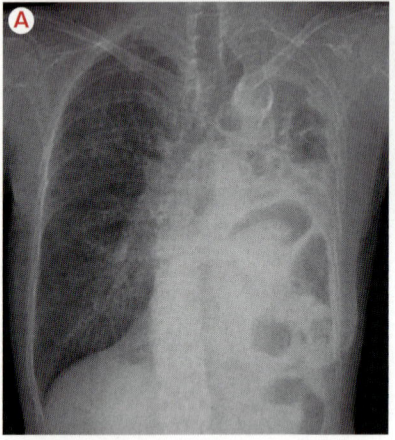

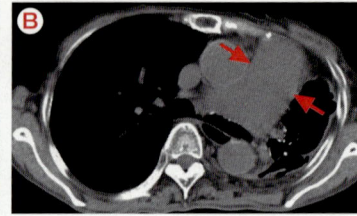

Ⓐ 胸部単純X線写真
Ⓑ 単純CT（縦隔条件）

労作時呼吸苦が徐々に増強している．
Ⓐ 左胸郭の縮小がある．
Ⓑ 肺動脈本幹径は36mm大に拡大し（→），日本人の正常値は，28mm以下），肺結核後遺症が示唆される．

症例2　陳旧性肺結核（90歳代男性）

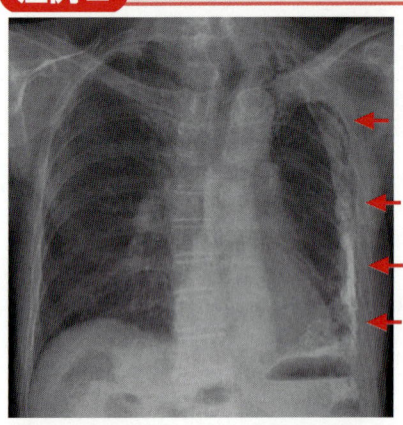

胸部単純X線写真

呼吸器症状はなし．
板状胸膜石灰化（→）および**左胸郭の縮小**が明らかである．

症例3　悪性胸膜中皮腫（70歳代男性）

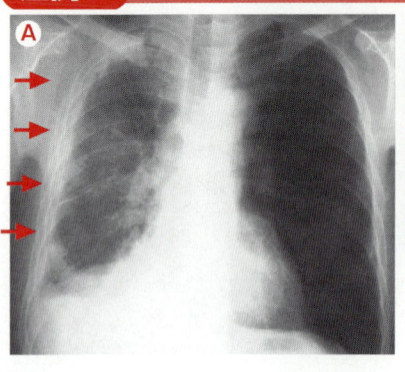

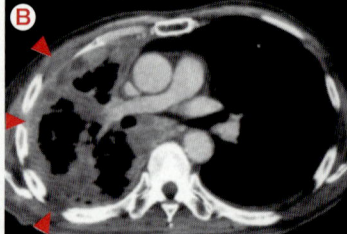

Ⓐ 胸部単純X線写真　Ⓑ 単純CT（縦隔条件）

労作時呼吸苦が徐々に増強している．
Ⓐ 右胸郭の縮小がある（→）．
Ⓑ びまん性胸膜肥厚がある．葉間胸膜も肥厚している（▶）．**右胸郭は著明に縮小している**．

症例4　肺癌胸膜転移（70歳代男性）

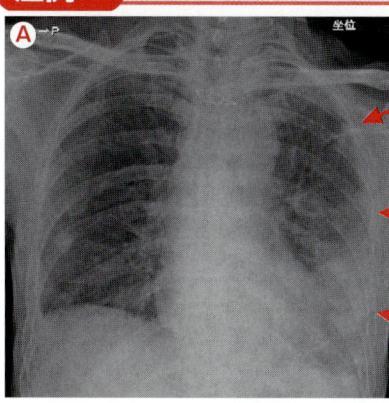

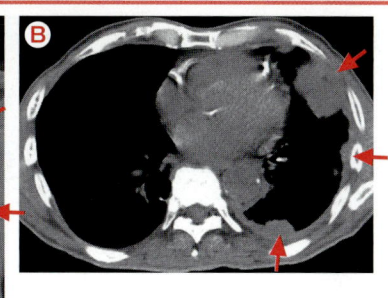

Ⓐ **胸部単純X線写真**
Ⓑ **単純CT（縦隔条件）**

肺癌術後．労作時呼吸苦および左胸痛．

Ⓐ **左胸郭の縮小**がある（→）．
Ⓑ びまん性胸膜肥厚がある．大小不同の結節状の領域がある．**左胸郭は対側に比し，縮小している**（→）．

症例5　生理的最大呼気（40歳代男性）

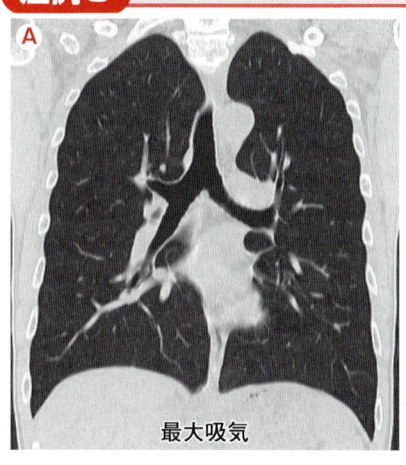

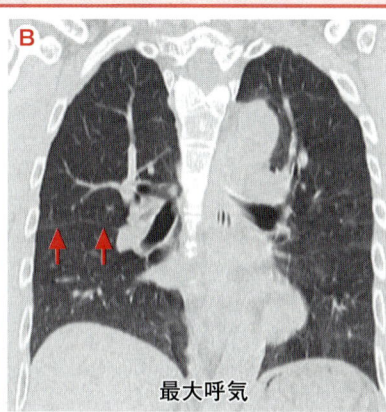

Ⓐ **単純CT冠状断像（肺野条件，最大吸気時）**
Ⓑ **単純CT冠状断像（肺野条件，最大呼気時）**

生来健康，非喫煙者．自験例．

Ⓐ "美しい肺"である．
Ⓑ 最大吸気時に比し，**肺容積が減少している**．透過性が低下し，肺血管径が軽度増加し，右上中葉間（minor fissure）が相対的に下降（→）している．

症例6　特発性肺線維症（80歳代女性）

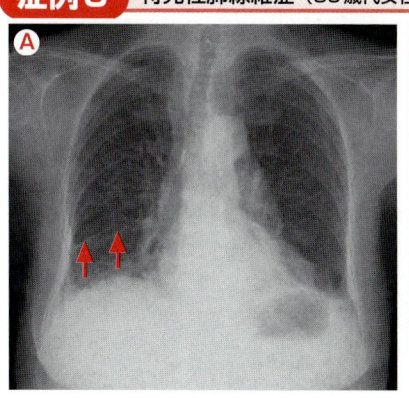

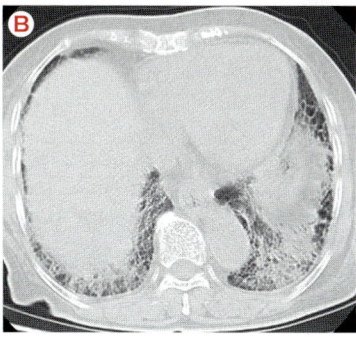

Ⓐ **胸部単純X線写真**
Ⓑ **単純CT（肺野条件）**

肺線維症のため通院中．

Ⓐ 右上中葉間（minor fissure）が下降（→）し，**右下葉の容積減少が示唆される**．
Ⓑ 両側下肺野優位に高度の線維化がある．

第1章　肺病変分布とその特徴，肺容積の変化，肺血管影の変化

47

症例7　術後誤嚥性肺炎に続発したARDS（慢性線維化期）（80歳代女性）

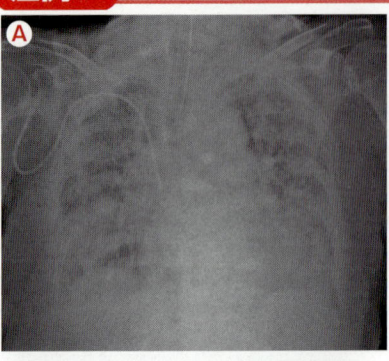

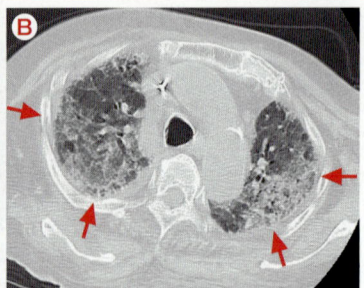

Ⓐ 胸部単純X線写真
Ⓑ Ⓒ 単純CT（肺野条件）
Ⓓ 単純CT冠状断像（肺野条件）

下部胆管癌術後，呼吸困難増強．

Ⓐ 両側肺野の透過性が低下し，**肺容積が減少している**．
Ⓑ 両側肺野に広範な浸潤影がみられる（→，上肺野レベル）．
Ⓒ 両側肺野に牽引性気管支拡張を伴う広範な浸潤影がみられる（→，下肺野レベル）．
Ⓓ 両側肺野の広範な浸潤影（→）と**容積減少**がみられる．

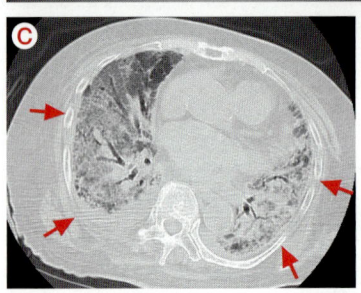

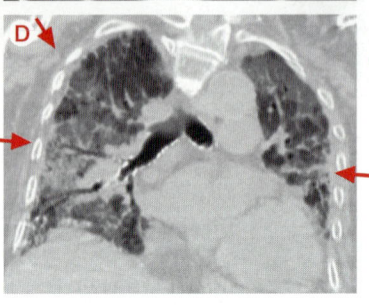

症例8　Swyer-James症候群（50歳代女性）　　（旭川医科大学放射線医学講座　高橋康二先生のご厚意による）

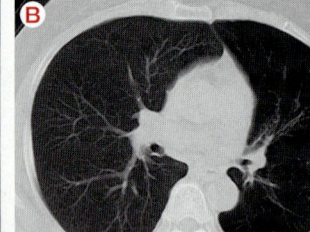

Ⓐ 胸部単純X線写真
Ⓑ 単純CT（肺野条件）

健診で胸部単純X線異常影指摘．

Ⓐ **左肺野の容積減少**がある．
Ⓑ **左肺野の容積減少**がある．

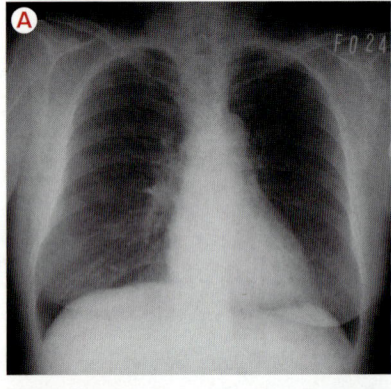

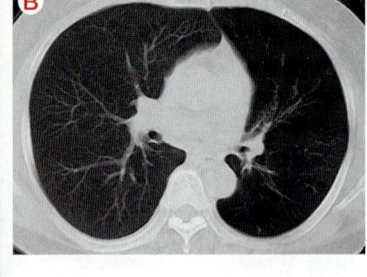

症例9　肺動脈欠損症（proximal interruption of pulmonary artery）（60歳代男性）

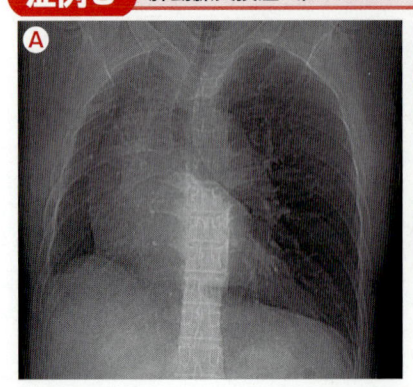

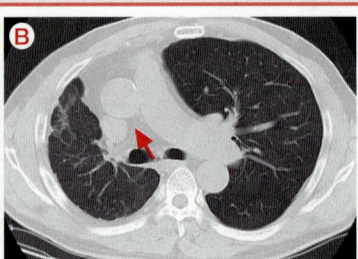

Ⓐ CTスカウト画像
Ⓑ 単純CT（肺野条件）

血痰のため近医から紹介．

Ⓐ **右肺野の容積減少**がある．
Ⓑ **右肺野の容積減少**がある．右肺動脈近位側が欠損（→）している．

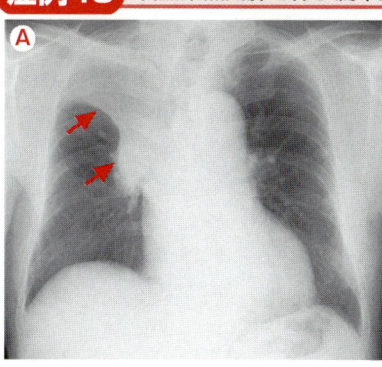

症例10　右上葉無気肺を伴う扁平上皮癌（右上幹入口部発生）（70歳代男性）

Ⓐ 胸部単純X線写真
Ⓑ 単純CT（肺野条件）
Ⓒ 単純CT（縦隔条件）

血痰で受診．

Ⓐ **右上葉無気肺を呈している**．典型的な，"golden S sign（inverted S sign：逆S字サイン）"（→）を呈している．

Ⓑ 上中葉間が頭側，縦隔側に偏位している．

Ⓒ 右肺門の原発巣と**右上葉の無気肺**が明らかである．

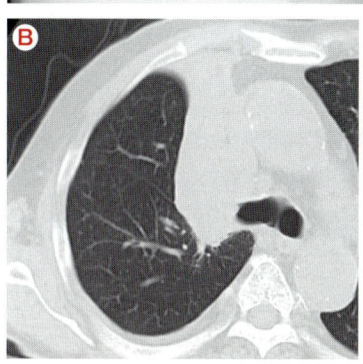

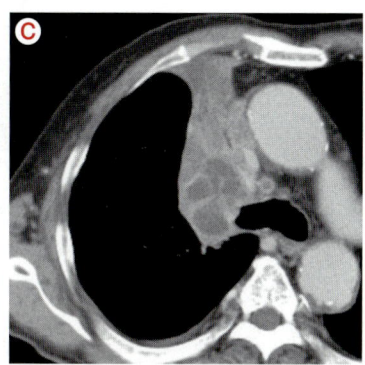

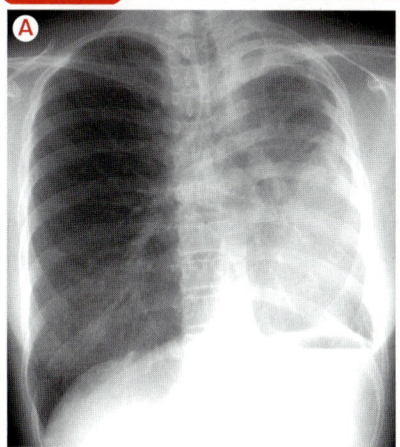

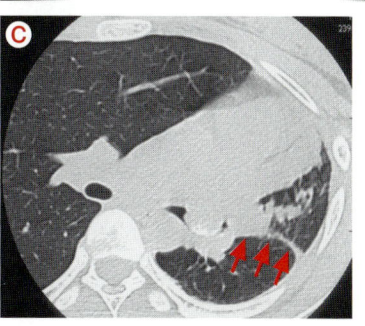

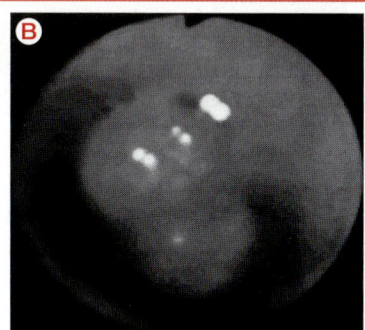

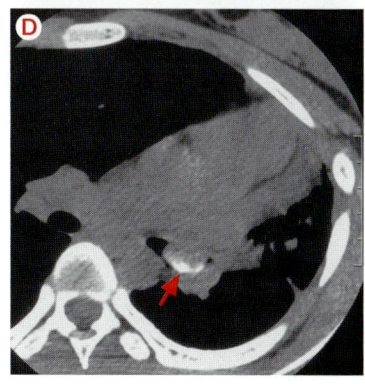

症例11　左上葉無気肺を伴う粘表皮癌（左上幹入口部発生）（14歳女児）

Ⓐ 胸部単純X線写真
Ⓑ 気管支鏡
Ⓒ 単純CT（肺野条件）
Ⓓ 単純CT（縦隔条件）

血痰で受診．

Ⓐ 左肺野の透過性低下，容積減少がみられる．右肺野の透過性亢進，過膨張肺がみられる．縦隔構造の左方偏位が明らかである．

Ⓑ 左上幹入口部に，気道を狭小化する病変を認める．

Ⓒ **左上葉上区支領域は，無気肺を呈している**．縦隔・葉間偏位（→）および同領域の**容積減少**が明らかである．

Ⓓ 左上幹入口部に辺縁に石灰化を伴う原発巣（→）がある．

（Ⓑはp.10 カラーアトラス②を参照）

第1章　肺病変分布とその特徴，肺容積の変化，肺血管影の変化

疾患解説

1. 疾患概念

はじめに，著しい下葉の容積減少をきたした肺癌を伴った肺線維症と（図1）と**右上葉無気肺**を伴った右中枢（肺門）発生の扁平上皮癌（図2）を呈示する．後者は典型的な右上葉の容積減少を伴う"golden S sign（inverted S sign：逆S字サイン）"が明らかである．

第1章5の"胸郭の容積増大"同様，"胸郭の容積減少"を考えるとき，生理的に陰圧である胸腔と大気に開放されている肺実質に分けて考えると，症候と病態を理解しやすい．

表に胸郭の容積減少を呈する疾患を示す．ここでは，胸腔の容積減少と肺実質の容積減少に分けて記述した．

2. 典型的画像所見

胸腔の容積減少は，主に4つの場合がある．①腹腔内容積が増加し，横隔膜が挙上されて減少した場合（妊娠時，大量腹水貯留時など），②肺全摘〔pneumonectomy後（主に肺癌）〕や胸膜肺全摘（pan-pleuropneumonectomy）後（主に悪性胸膜中皮腫），もしくは胸郭形成術後（主に肺結核，ただし現在は施行されない）などの外科的治療に伴う人為的な変化，③主に**陳旧性肺結核**（old tuberculosis，**症例1，2**）でみられる石灰化を伴う瘢痕収縮化による胸腔および肺実質の萎縮所見，④**悪性胸膜中皮腫**（malignant pleural mesothelioma，**症例3**）もしくは**胸膜転移**（pleural metastases，**症例4**）などで認められるびまん性の胸膜肥厚に伴う"鎧状"の胸郭縮小所見がある．

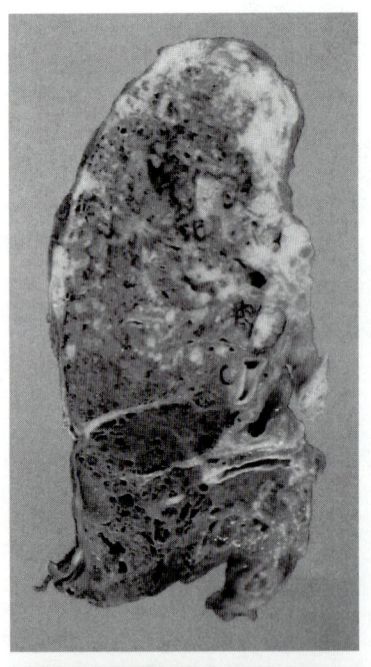

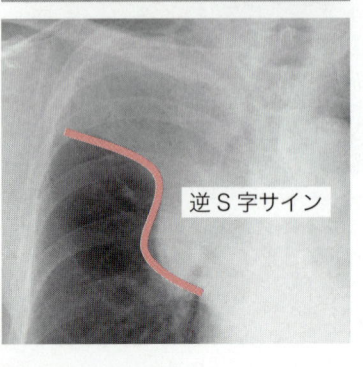

図1● 小細胞肺癌を合併した蜂巣肺を伴う肺線維症
肺線維症により，右上中葉間（Minor fissure）が下方に偏位し，右下葉の容積減少をきたしている．右肺門から上・中肺野に進展する小細胞癌がみられる（p.10カラーアトラス③を参照）．
文献4，p124より転載

逆S字サイン

図2● 右肺門部肺癌に伴う右上葉無気肺と"golden S sign（inverted S sign：逆S字サイン）"

表 ● 胸郭容積の変化：胸郭の容積減少を呈する疾患

胸腔の容積減少
・腹腔内容積増加（妊娠時，腹水貯留時など） ・肺全摘後（主に肺癌に対して） ・胸膜肺全摘後（主に悪性胸膜中皮腫に対して） ・胸郭形成術後（主に肺結核に対して，ただし現在は施行されない） ・陳旧性肺結核（症例1，2） ・胸膜腫瘍〔悪性胸膜中皮腫（症例3），胸膜転移（症例4）など〕など

肺実質の容積減少
全体
・生理的最大呼気（症例5） ・吸気不良（肋骨骨折などの疼痛時，呼吸筋障害時など） ・特発性肺線維症（症例6） ・膠原病関連間質性肺炎 ・ARDS（慢性線維化期，症例7）など
局所
・肺低形成〔Scimitar症候群，Swyer-James症候群（症例8），肺動脈欠損症（症例9）など〕 ・無気肺〔①閉塞性（obstructive），②圧迫性（compressive），③受動性（passive），④癒着性（adhesive），⑤瘢痕性（cicatorical），⑥重力依存性（gravity dependent）〕（症例10，11）など

　肺実質の容積減少は，"全体"と"局所（片側肺，肺葉性，区域性，非区域性など）"に分けて考える必要がある．前者は，**生理的な最大呼気**（症例5），疼痛時などの吸気不良および肺コンプライアンスの低下する病態〔肺線維症，急性呼吸促迫症候群（ARDS）など〕である．後者は，肺低形成をきたす疾患〔Scimitar症候群，Swyer-James症候群，肺動脈欠損症（proximal interruption of pulmonary artery）など〕〕および無気肺である．

- **肺コンプライアンスの低下する疾患**：コンプライアンスとは，単位圧力あたりの肺容量の変化（圧量曲線の傾き）のことである．"肺本来の伸展性を欠いた肺"，"硬くなった肺"といえる．代表的な疾患は，**特発性肺線維症（idiopathic pulmonary fibrosis，症例6）およびARDS慢性線維化期（chronic fibrotic phase in acute respiratory distress syndrome，症例7）**などがあり，肺間質の線維組織が増加することにより，肺の弾性収縮力が増加し，コンプライアンスが低下し，肺容積が減少する．
- **"局所（片側肺，肺葉性，区域性，非区域性など）"の"肺実質の容積減少"**：肺低形成をきたす疾患は先天性疾患が多く，日常診療で遭遇する疾患として，**Scimitar症候群，Swyer-James症候群（症例8），肺動脈欠損症（proximal interruption of pulmonary artery，症例9）**などがある．
- **無気肺**：発生機序により6タイプに分類される．①閉塞性（obstructive），②圧迫性（compressive），③受動性（passive），④癒着性（adhesive），⑤瘢痕性（cicatorical），⑥重力依存性（gravity dependent）である．ここでは，詳述は避けるが，日常臨床で，最も頻度が高く，重要な病態は，中枢気道が主に，新生物により閉塞されて，末梢の領域が"無気肺"に陥る**閉塞性無気肺（症例10，11）**である．

参考文献

1) 「フェルソン　臨床胸部X線診断学」（Benjamin Felson/著，石川　徹，蜂屋順一/訳），pp159-204，廣川書店，1977
2) 「ウエスト　呼吸生理学入門：正常肺編」（John B. West/著，桑平一郎/訳），メディカル・サイエンス・インターナショナル，2009
3) 「ウエスト　呼吸生理学入門：疾患肺編」（John B. West/著，桑平一郎/訳），メディカル・サイエンス・インターナショナル，2009
4) 「肺病理アトラス―呼吸器疾患の立体的理解のために 第2版」（山中　晃，横山　武/著），文光堂，1990

第1章 肺病変分布とその特徴，肺容積の変化，肺血管影の変化

7 肺血管影の変化：増強を呈する疾患
pulmonary diseases characterized by pronounced vascular shadows

桐生拓司

症例1　生理的状態．立位 vs 臥位（upright vs. supine）（40歳代男性）

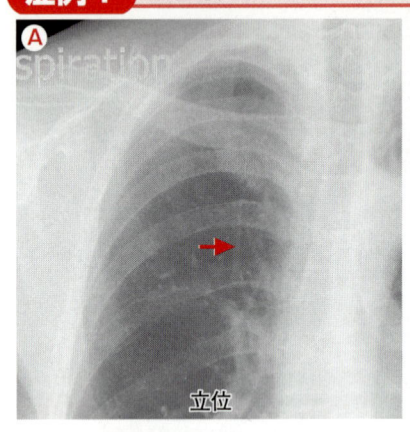

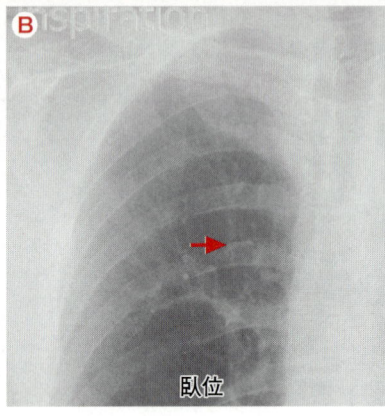

Ⓐ胸部単純X線写真
　（立位，右上肺野拡大）
Ⓑ胸部単純X線写真
　（臥位，右上肺野拡大）

生来健康，非喫煙者．自験例．
Ⓐ臥位に比し，上肺静脈径は細い（→）．
Ⓑ立位に比し，**上肺静脈径は太い**（→）．

症例2　生理的状態．最大吸気 vs 最大呼気（maximal inspiration vs. maximal expiration）（40歳代男性）

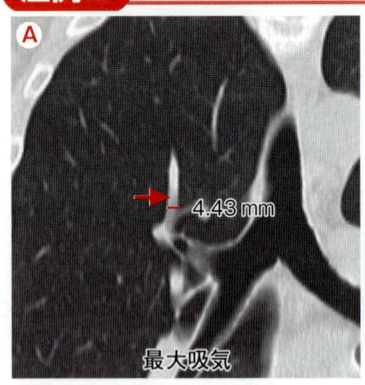

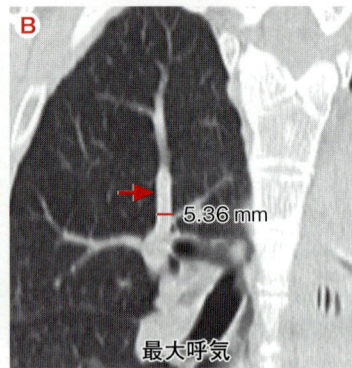

Ⓐ単純CT（最大呼気時，肺野条件）
Ⓑ単純CT（最大呼気時，肺野条件）

生来健康，非喫煙者．自験例．
Ⓐ最大呼気時に比し，上肺静脈径は細い（→）．
Ⓑ最大吸気時に比し，**上肺静脈径は太い**（→）．

疾患解説

1．疾患概念

　Felsonは，『Chest Roentgenology』のなかで，「…血管系のほんのわずかな変化でも，もしそれが発見されれば肺高血圧とか，肺塞栓症等の重篤な疾患の早期診断に導くことがある．ゆえに，どの胸部写真でも血管影を注意深く読むことが最も基本的なことである…」と述べている．

　はじめに，**体循環および肺循環を含む肺の血管系**（図1）および**肺動静脈**（図2）のシェーマを呈示する．肺動脈は，右室から肺動脈幹を経て，左右の肺実質に扇状に分布する．正常では，ほぼ同径の気管支が伴走する．肺静脈は，全肺の血液を集めて，左房に注ぐ．肺静脈と左房は，蟹の"脚"と"甲羅"の形状および位置関係を呈する．肺静脈は，肺動脈に比し，相対的に"寝た走行"であり，走行の把握は，両者の鑑別に役立つことがある．

　胸腔内の血管の変化（増強）を考えるとき次の4点が大切である．
①その変化は，先天性か？後天性か？
②その変化は，生理的変化を含む機能的，可逆的なものか？もしくは，非可逆的な形状および性状の変化を伴うものか？
③全体が両側びまん性に増強するのか？一部（上肺野，中枢領域，局所など）が増強するのか？
④どこが増強するのか？肺循環系か？体循環系か？リンパ管系か？肺循環系であれば，肺動脈か？肺

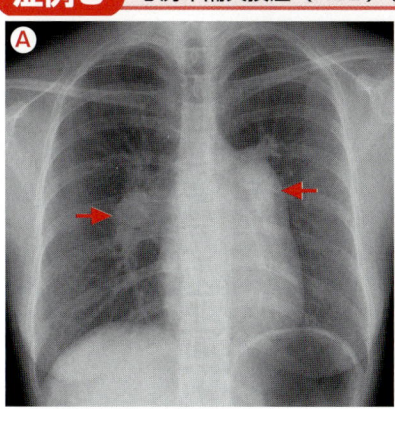

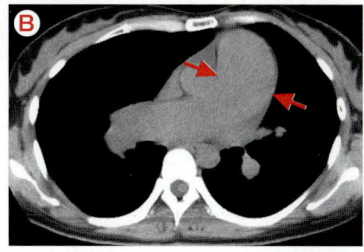

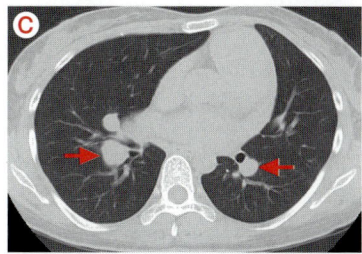

症例3　心房中隔欠損症（ASD）（30歳代女性）
(岐阜市民病院放射線科　川口真平先生のご厚意による)

Ⓐ 胸部単純X線写真
Ⓑ 単純CT（縦隔条件）
Ⓒ 単純CT（肺野条件）
ⒹⒺ 単純CT冠状断像（肺野条件）

幼少時より心雑音指摘．左→右シャント率34％．その後手術施行．

Ⓐ 両側肺動脈幹が著明に拡大（→）し，左2弓の突出を伴う．

Ⓑ 肺動脈本幹径は40 mm大に拡大（→）している（日本人の正常値は，28 mm以下）．

Ⓒ 両側肺動脈幹が拡大（→）している．

Ⓓ 右肺動脈幹が拡大（→）している．

Ⓔ 左肺動脈幹が拡大（→）している．

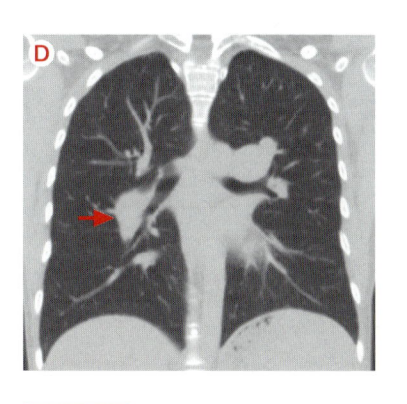

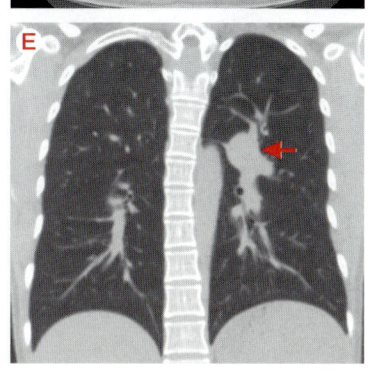

症例4　動脈管開存症（PDA）（20歳代女性）
(昭和大学横浜市北部病院放射線科　櫛橋民生先生のご厚意による)

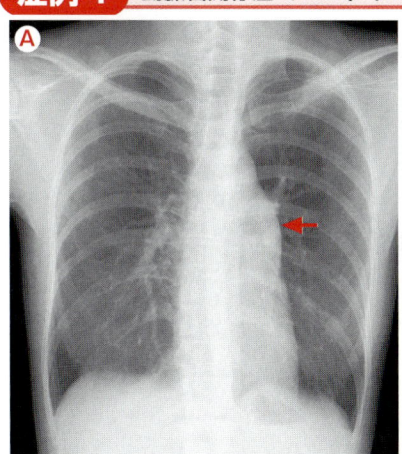

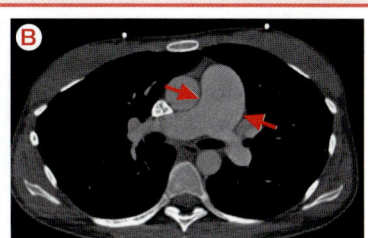

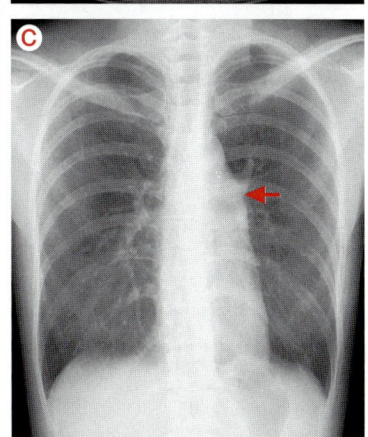

Ⓐ 胸部単純X線写真（術前）
Ⓑ 単純CT（縦隔条件，術前）
Ⓒ 胸部単純X線写真（術後）

動脈管開存症（PDA）に対し，手術施行．

Ⓐ 左2弓の突出所見（→）がみられる．

Ⓑ 肺動脈本幹径は36 mm大に拡大している（→）（日本人の正常値は，28 mm以下）．

Ⓒ 左2弓の突出所見が改善している（→）．両側肺野の血管拡張所見もわずかに改善している．

症例5　特発性肺動脈拡張症（40歳代女性）

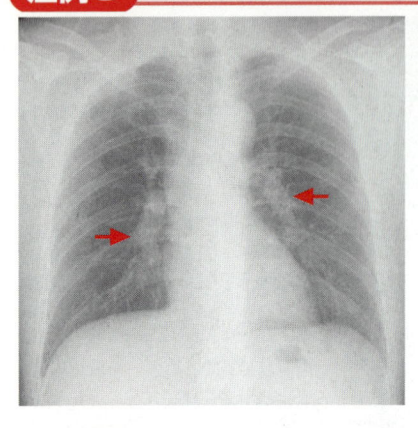

胸部単純X線写真

無症状．
両側肺動脈幹の拡大所見（→）がある．

症例6　先天性肺動脈瘤（50歳代女性）

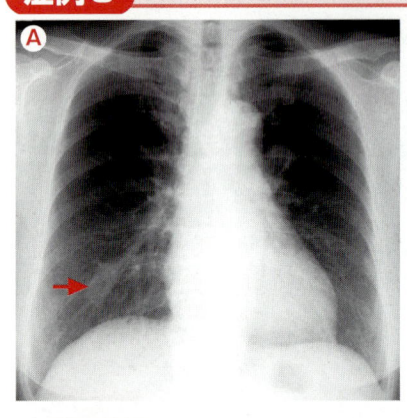

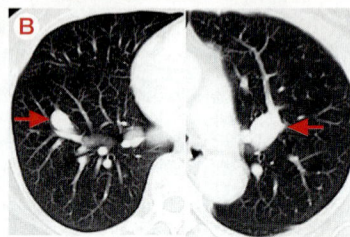

Ⓐ 胸部単純X線写真
Ⓑ 肺動脈造影

無症状．
Ⓐ 右下肺野に境界明瞭，辺縁整の紡錘状の結節影（→）がある．
Ⓑ 嚢状に拡張した動脈瘤が両側下葉（→）にみられる．

症例7　原発性肺高血圧症（50歳代女性）

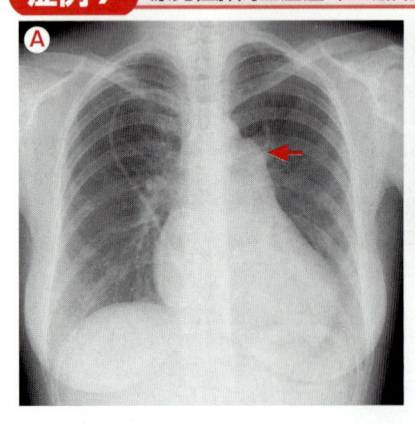

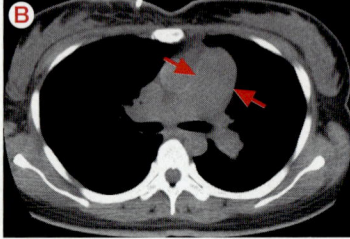

Ⓐ 胸部単純X線写真
Ⓑ 単純CT（縦隔条件）

労作時呼吸困難が増強している．
Ⓐ 左心2弓の突出所見（→）がある．
Ⓑ 肺動脈本幹径が，隣接する上行大動脈よりも太く，径37〜38 mm大に拡大している（→）（日本人の正常値は，28 mm以下）．

静脈か？　もしくは肺動静脈の両方か？　体循環系であれば，胸部大動脈か？　上大静脈／下大静脈か？　もしくは気管支動脈か？　気管支静脈か？

表に肺血管影の増強をきたす疾患を示す．ここでは，"全体"と"部分"に分けて記述した．

2．典型的画像所見

はじめに肺血管影全体が増強する変化として，生理的変化を呈示する．臥位では立位に比し，呼気時では吸気時に比し，相対的に肺血管影は増強する（**症例1，2**）．人間では，一般に，上肺野の血液量は，

症例8　強皮症合併肺高血圧症（40歳代女性）

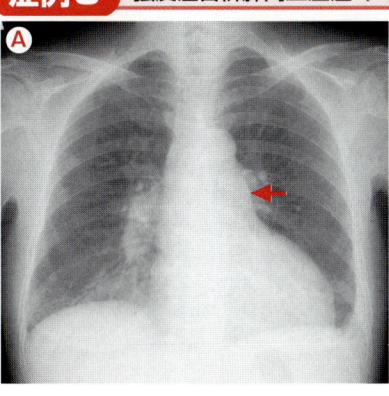

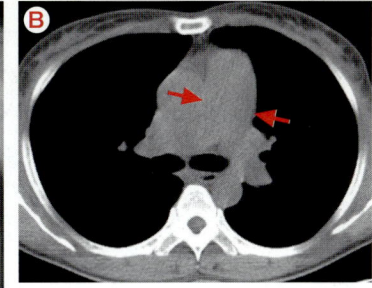

Ⓐ 胸部単純X線写真
Ⓑ 単純CT（縦隔条件）

労作時呼吸苦.

Ⓐ 左心2弓の突出所見（→）がある.
Ⓑ 肺動脈本幹径が，隣接する上行大動脈よりも太く，径38〜39 mm大に拡大している（→）（日本人の正常値は，28 mm以下）.

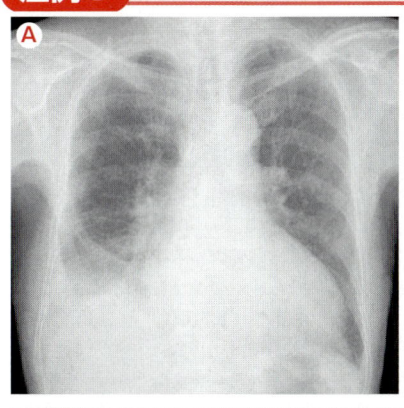

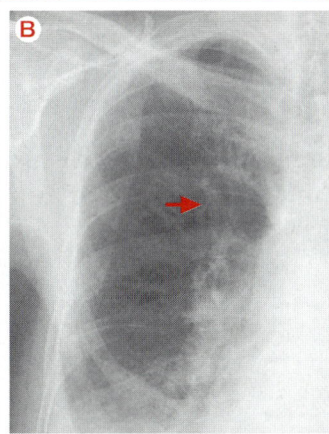

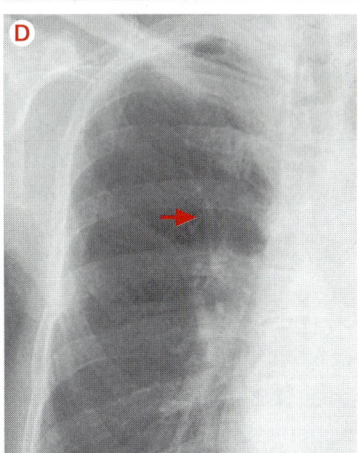

症例9　心原性肺水腫（50歳代男性）

Ⓐ 胸部単純X線写真（初診時）
Ⓑ 胸部単純X線写真（拡大像，初診時）
Ⓒ 胸部単純X線写真（改善時）
Ⓓ 胸部単純X線写真（拡大像，改善時）

労作時呼吸苦のため受診.

Ⓐ 心拡大および右胸水がある．**両側上肺野の血管影が増強**している（cephalization/vascular redistribution）.
Ⓑ **上肺野の血管影が増強**している（→）．改善時のⒹと比較のこと（cephalization/vascular redistribution）.
Ⓒ 心拡大および右胸水が改善し，両側上肺野の血管影が増強所見も改善している．
Ⓓ 上肺野の血管影増強所見が改善している（→）．初診時のⒷと比較のこと.

0.07 L/分，下肺野の血流量は，1.3 L/分であり，下肺野の血液量は上肺野の約18倍である．また，立位では，上肺野と下肺野の血管比は，0.6〜0.8：1であるが，背臥位では，1：1になる.
　また，全体に肺血流量増大をきたす病態は，心臓での左右シャント〔**心房中隔欠損症**（atrial septal defect：ASD，症例3），**心室中隔欠損症**（ventricular septal defect：VSD），**動脈管開存症**（patent ductus arteriosus：PDA，症例4）など〕と心拍出量増大（末梢での動静脈瘻，貧血，発熱，過剰輸液など）である．前者は，"shunt vascularity"といわれる．一般に，肺血管影の増強や心陰影の拡大は，肺動脈血流が大動脈血流の2倍以上になった際に顕在化するといわれている.

症例 10　scimitar 症候群（右肺静脈還流異常）（7歳女児）（旭川医科大学放射線医学講座　高橋康二先生のご厚意による）

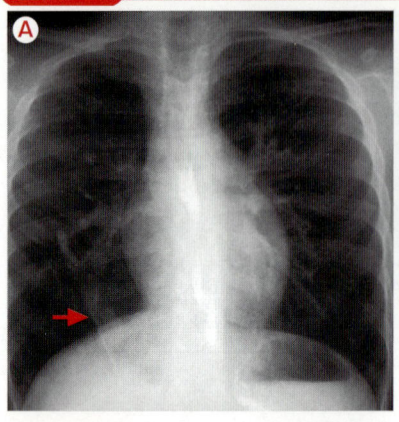

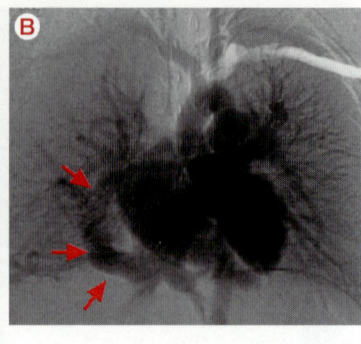

Ⓐ胸部単純X線写真
Ⓑ頸静脈性デジタルサブトラクションアンギオグラフィ（DSA）

胸部異常影指摘．
Ⓐ右中下肺野に斜走する拡大した異常血管（肺静脈）がある（→）．
Ⓑ右肺を下方へ走行する拡大した異常血管（肺静脈）が下大静脈へ還流している（→）．動脈相でも右心系の持続的な描出がみられる．

症例 11　肺動静脈瘻（60歳代女性）

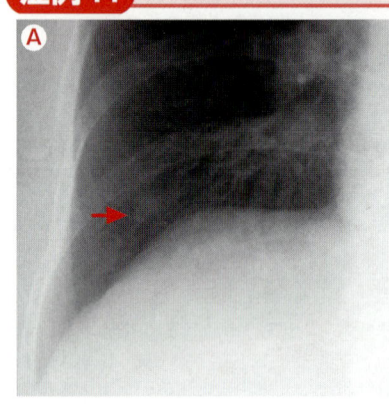

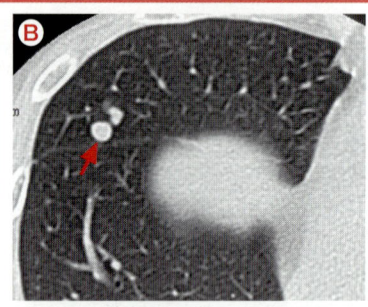

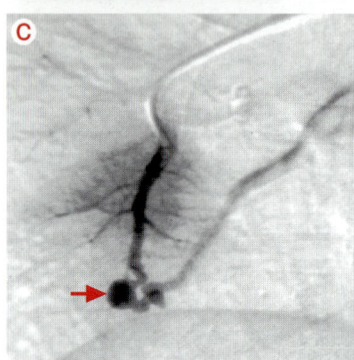

Ⓐ胸部単純X線写真（右下肺野拡大）
Ⓑ単純CT（肺野条件）
Ⓒ肺動脈造影

他疾患経過中，偶然，下肺野異常影を指摘．
Ⓐ右下肺野にかろうじて径10 mm大の結節影（→）が指摘できる．
Ⓑ右下葉に拡大した"双こぶ状"の結節影（→）がみられる．
Ⓒ流入動脈（feeding artery）と流出静脈（drainage vein）が係蹄を形成している（→）．

・**肺動脈**：肺血管が部分的（上肺野，中枢側，局所など）に増強する病態のなかで，肺動脈では，特発性・先天性疾患〔**特発性肺動脈拡張症**（idiopathic dilatation of pulmonary artery，症例5），**先天性肺動脈瘤**（congenital pulmonary artery aneurysm，症例6）など〕，肺高血圧症〔原発性（primary pulmonary hypertension，症例7）および二次性（secondary pulmonary hypertension，症例8）〕，感染症（Rasmussen動脈瘤など），膠原病・血管炎関連（大動脈炎症候群，Behçet病など）などがある．

特発性肺動脈拡張症の診断基準は以下である．①肺動脈主幹部の拡張，②異常な心内外の短絡を認めない，③慢性肺疾患や心疾患を臨床的もしくは剖検で認めない，④動脈壁に梅毒，アテローム変性，動脈硬化などの病変を認めない．

肺高血圧症では，原発性，二次性を問わず，肺高血圧（安静時平均肺動脈圧が25 mmHg以上）が長く続くと，肺動脈中枢部は拡張し，逆に，末梢の肺動脈は急に細くなる（"pruning"，"rapid tapering"，もしくは"knuckle sign"とよばれる）．

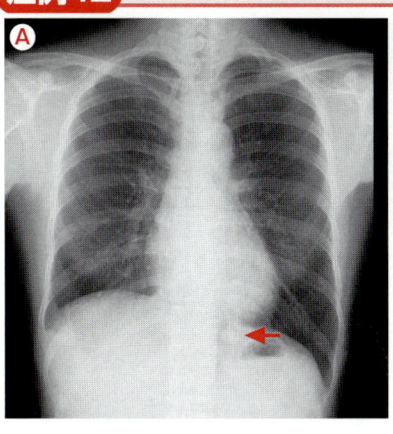

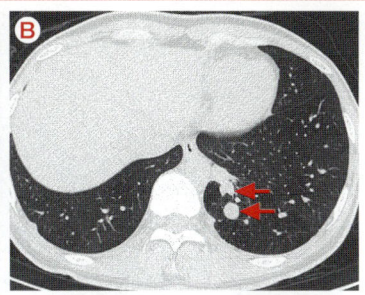

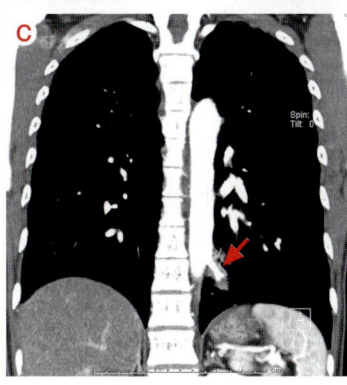

症例12 肺分画症（30歳代女性） （東京慈恵会医科大学放射線医学講座　三角茂樹先生のご厚意による）

Ⓐ 胸部単純X線写真
Ⓑ 単純CT（肺野条件）
Ⓒ 単純CT冠状断像（縦隔条件）

胸部異常影指摘．無症状．

Ⓐ 左下肺野縦隔側横隔膜下に限局性の濃度上昇域（➡）がある．
Ⓑ 左下葉縦隔側に拡大したaberrant artery（➡）を認める．
Ⓒ 下行大動脈から分岐するaberrant artery（➡）を認める．

症例13 肺底動脈大動脈起始症（19歳男性）

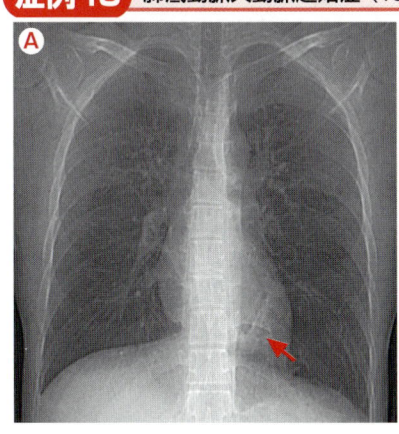

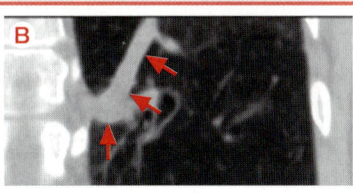

Ⓐ CTスカウト画像
Ⓑ 単純CT冠状断像（肺野条件）

健診にて異常影を指摘され精査目的で来院．

Ⓐ 左下肺野に下行大動脈から分岐し，**頭側へ斜走する拡大した血管影**（➡）がある．
Ⓑ 左下肺野に下行大動脈から分岐し，**頭側へ斜走する拡大した血管影**（➡）がある．

- **肺静脈**：肺うっ血，すなわち，左心系の負荷が生じる心原性肺水腫，僧帽弁狭窄症などでは，肺静水圧（正常では12mmHg以下）が上昇し，**上肺野の肺静脈が拡張，顕在化する**（cephalization, vascular redistribution，症例9）．また，**先天性の病態**（Scimitar症候群を含む肺静脈還流異常など，症例10）でも肺静脈が走行異常を呈し，局所的に拡大する．
- **肺動静脈**：肺動静脈の関与するものに**肺動静脈瘻，肺動静脈奇形**（pulmonary arteriovenous fistula, pulmonary arteriovenous malformation，症例11）がある．肺動静脈奇形は，流入動脈（Feeding artery），毛細血管集簇巣（Nidus）および流出静脈（Drainage vein）からなる．
- **体循環系**：動脈系では，**肺葉内肺分画症**（intralobar pulmonary sequestration，症例12），**肺底動脈大動脈起始症**（systemic arterial supply to normal basal segment of the lung，症例13），**気管支動脈蔓状血管腫**（racemose hemangioma of the bronchial artery，症例14）などがある．

症例 14　気管支動脈蔓状血管腫（50歳代男性）

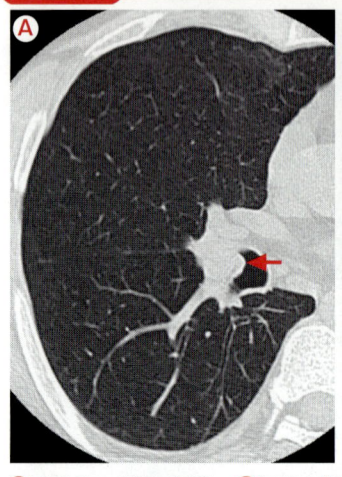

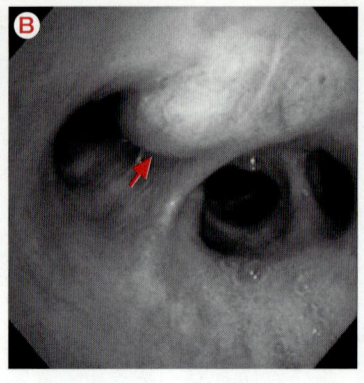

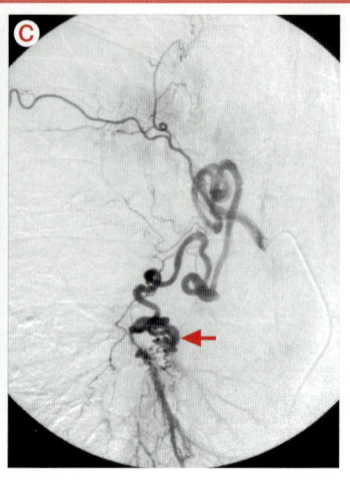

Ⓐ 単純CT（肺野条件）　Ⓑ 気管支鏡所見　Ⓒ 気管支動脈造影

喀血.
Ⓐ 中葉入口部外側領域に**内方に突出する陰影**（→）がある.
Ⓑ 中葉入口部に**正常粘膜に覆われた広基性病変**（→）がある.
Ⓒ 病変に一致した領域に**気管支動脈の増生**（→）がある.
（Ⓑはp.10 カラーアトラス④を参照）

表●肺血管影の増強をきたす疾患

全体
・生理的変化（運動時，臥位，呼気時）（症例1，2） ・左右シャント（ASD，VSD，PDAなど）（症例3，4） ・心拍出量増大（動静脈瘻，貧血，発熱，甲状腺機能亢進症，過剰輸液など）など
部分（上肺野，中枢側，局所（大動脈，上および下大静脈は除く））
・肺循環：肺動脈系 　　特発性肺動脈拡張症（症例5） 　　先天性肺動脈瘤（症例6） 　　肺高血圧症（原発性および二次性，症例7，8） 　　感染症（Rasmussen動脈瘤など） 　　膠原病・血管炎関連（大動脈炎症候群，Behçet病など） ・肺循環：肺静脈系 　　肺水腫に伴う上肺野優位の肺静脈拡張（cephalization, vascular redistribution，症例9） 　　肺静脈還流異常（Scimitar症候群など，症例10） ・肺循環：肺動脈系および肺静脈系 　　肺動静脈瘻（症例11），肺動静脈奇形 ・体循環：動脈系 　　肺葉内肺分画症（症例12） 　　肺底動脈大動脈起始症（症例13） 　　気管支動脈蔓状血管腫（症例14） 　　大動脈縮窄症などに伴う側副血行路（内胸動脈，肋間動脈，気管支動脈など） ・体循環：静脈系 　　気管支静脈瘤 　　奇静脈瘤など

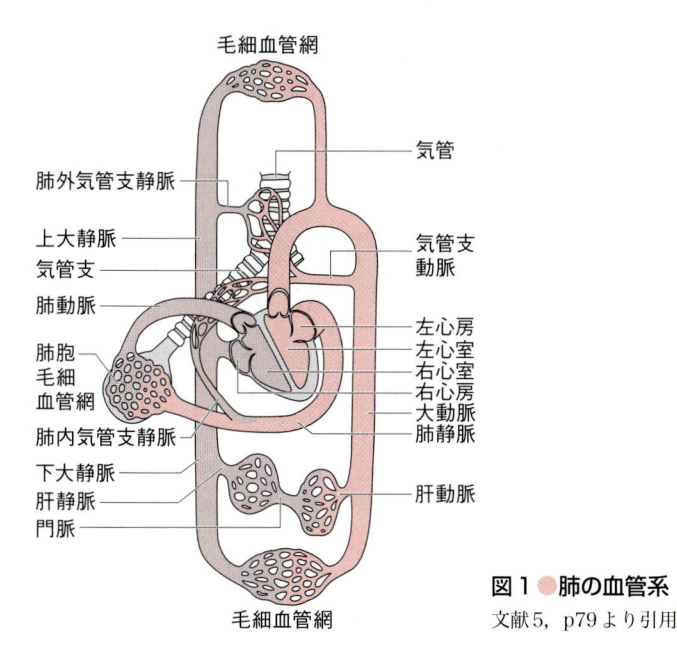

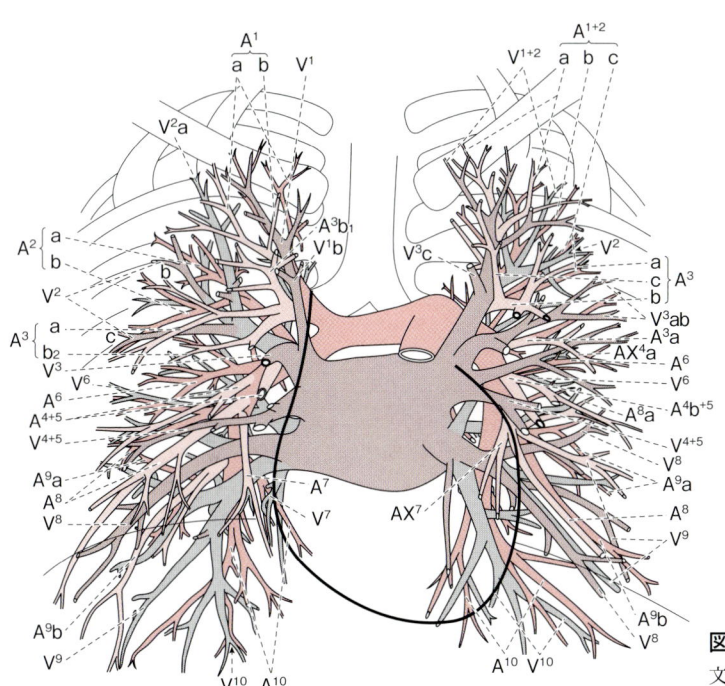

図1● 肺の血管系
文献5，p79より引用

図2● 肺動静脈
文献6，p183より引用

参考文献

1) 「フェルソン　臨床胸部X線診断学」（Benjamin Felson/著，石川徹，蜂屋順一/訳）pp205-278，廣川書店，1977
2) 「ウエスト　呼吸生理学入門：正常肺編」（John B. West/著，桑平一郎/訳），メディカル・サイエンス・インターナショナル，2009
3) 「ウエスト　呼吸生理学入門：疾患肺編」（John B. West/著，桑平一郎/訳），メディカル・サイエンス・インターナショナル，2009
4) Brickner ME, et al: Congenital heart disease in adults. First of two parts. N Engl J Med, 342: 256-263, 2000
5) 「肺癌　その成り立ちと臨床」（岡田慶夫/著），金芳堂，1991
6) Yamashita H：「Roentgenological Anatomy of the Lung」, Igaku shoin, 1978
7) Simonneau G, et al：Updated clinical classification of pulmonary hypertension. J Am Coll Cardiol, 62：D34-D41, 2013

第1章 肺病変分布とその特徴，肺容積の変化，肺血管影の変化

8 肺血管影の変化：減弱を呈する疾患
pulmonary disease by characterized by diminished vascular shadows

桐生拓司

症例1　ファロー四徴症（TOF）（6カ月女児）
（昭和大学横浜市北部病院放射線科　櫛橋民生先生のご厚意による）

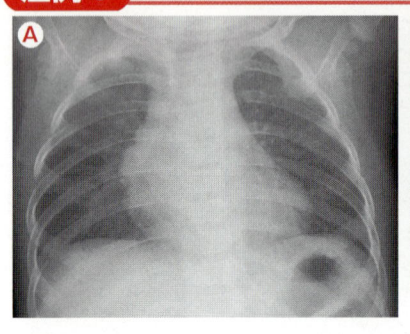

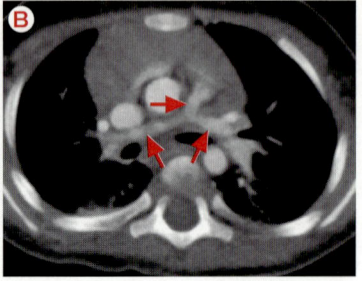

Ⓐ 胸部単純X線写真
Ⓑ 単純CT（縦隔条件）

チアノーゼ．

Ⓐ 木靴型の心陰影が認められる．**末梢領域での肺血管影の減弱**を認める．

Ⓑ **肺動脈本幹および両側肺動脈幹の低形成**（→）が明らかである．

症例2　三尖弁閉鎖不全症（6カ月女児）
（昭和大学横浜市北部病院放射線科　櫛橋民生先生のご厚意による）

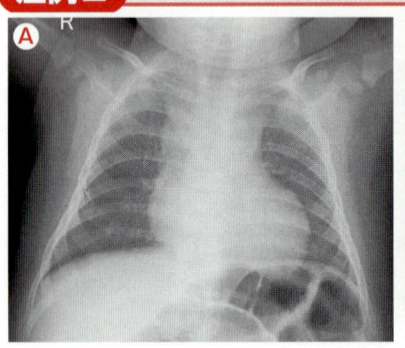

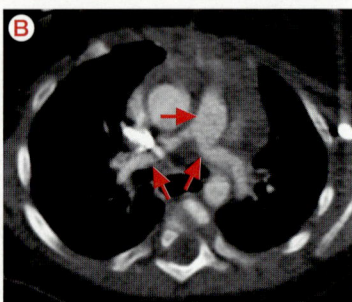

Ⓐ 胸部単純X線写真
Ⓑ 単純CT（縦隔条件）

チアノーゼ．

Ⓐ **両側肺野の肺血管の低形成**が明らかである．**末梢領域での肺血管影の減弱**を認める．

Ⓑ **肺動脈本幹および両側肺動脈幹の低形成**（→）が明らかである．

疾患解説

1．疾患概念

　胸腔内の血管の変化（減弱）を考えるとき次の5点が大切である．
① その変化は，先天性か？後天性か？
② その変化は，生理的変化を含む機能的，可逆的なものか？もしくは，非可逆的な形状および性状の変化を伴うものか？
③ 全体が両側びまん性に減弱するのか？一部（片側性，末梢領域，局所など）が減弱するのか？
④ どこが減弱するのか？肺循環系か？体循環系か？リンパ管系か？肺循環系であれば，肺動脈か？肺静脈か？もしくは肺動静脈の両方か？体循環系であれば，胸部大動脈か？上大静脈/下大静脈か？もしくは気管支動脈か？気管支静脈か？
⑤ 肺循環系では，低酸素性血管攣縮（HPV）という特殊なメカニズムが存在する．これは，体循環とは逆に，低酸素時に血管が収縮するものである．

　肺動脈は，正常では，1分岐すると径が約80％に狭小化してスムーズに末梢に向かう．一般に，肺血管影の減弱は，肺血管影の増強に比し，その客観的判定が困難なことが多い．
　表に肺血管影の減弱をきたす疾患を示す．ここでは，"全体：両側性"と"部分：片側性"に分けて記述した．

症例3　アイゼンメンジャー化した心房中隔欠損症（ASD）（60歳代女性）　（岐阜市民病院放射線科　川口真平先生のご厚意による）

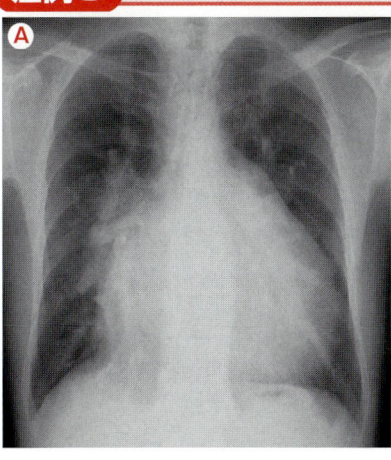

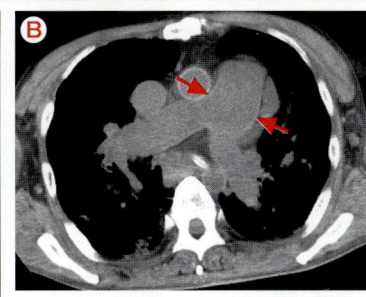

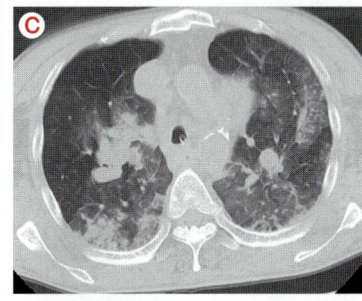

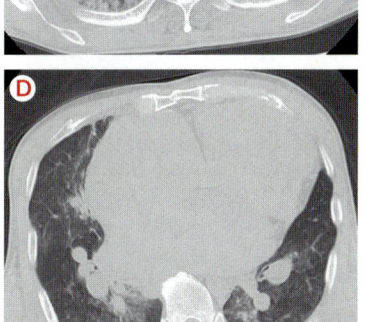

Ⓐ 胸部単純X線写真
Ⓑ 単純CT（縦隔条件）
ⒸⒹ 単純CT（肺野条件）

幼少時より心雑音．心肺停止（CPA）で救急搬送．11年前に手術施行．5年前，平均肺動脈圧34 mmHg．

Ⓐ **著しい心拡大**と**末梢領域での肺血管影の減弱**を認める．

Ⓑ **肺動脈本幹径の著明な拡大**（→）を認める．

Ⓒ 中枢側に対して，**末梢領域で肺血管影が著明に狭小化**している．両側肺炎あり．

Ⓓ 中枢側に対して，**末梢領域で肺血管影が著明に狭小化**している．

症例4　慢性血栓塞栓性肺高血圧症（CTEPH）（50歳代女性）

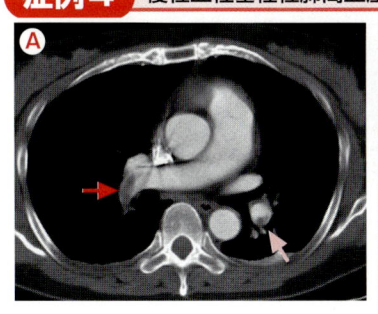

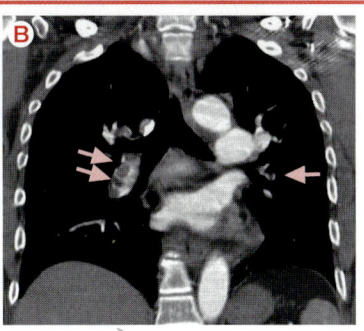

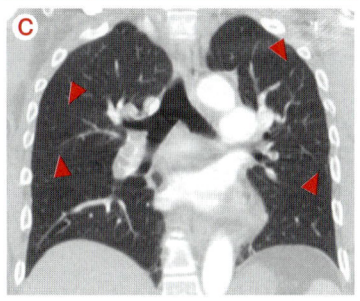

Ⓐ 単純CT（縦隔条件）　Ⓑ 単純CT冠状断像（縦隔条件）　Ⓒ 単純CT冠状断像（肺野条件）

労作時呼吸困難．

Ⓐ 両側肺動脈幹に血栓（→）がある．右肺動脈幹の血栓の立ち上がりがなだらかである（➡）．右側のほうが血栓の範囲は広い．
Ⓑ 両側肺動脈幹に血栓（→）がある．右側のほうが血栓の範囲は広い．
Ⓒ **両側末梢血管の狭小化**（▶）がある．右側上肺野の変化がより強くみえる．

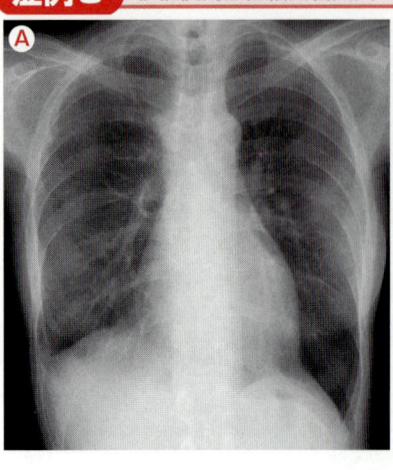

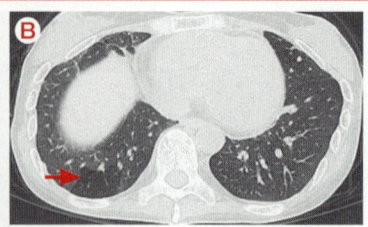

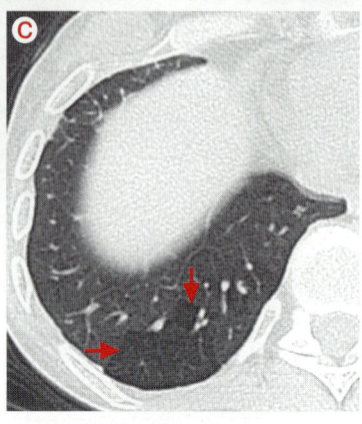

症例5　移植後閉塞性細気管支炎（40歳代女性）　　（済生会山口総合病院放射線科　田中伸幸先生のご厚意による）

Ⓐ 胸部単純X線写真
Ⓑ 単純CT（肺野条件）
Ⓒ HRCT（肺野条件，右肺野）

骨髄異形成症候群にて骨髄移植施行，後に閉塞性細気管支炎発症．

Ⓐ 右側横隔膜の平低化がみられる．
Ⓑ 右下葉外側胸膜下に**末梢血管の狭小化を伴う斑状の低吸収域**がある．"mosaic perfusion（attenuation）"（➡）である．
Ⓒ 低吸収域内の**末梢血管の狭小化**（➡）が明らかである．

症例6　高度肺気腫（60歳代男性）

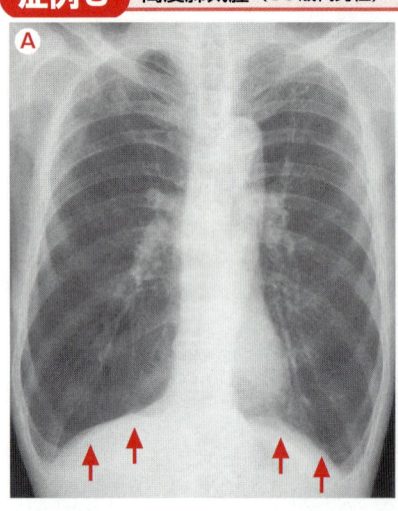

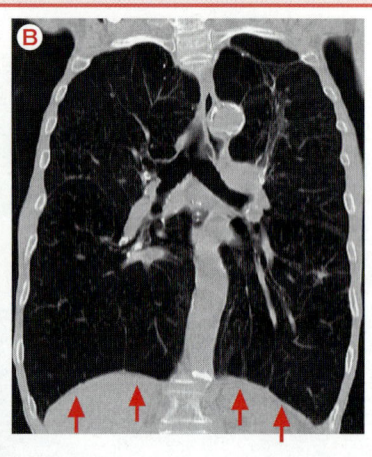

Ⓐ 胸部単純X線写真
Ⓑ 単純CT冠状断像（肺野条件）

重喫煙者．労作時呼吸苦増強．

Ⓐ 両側横隔膜平低化（➡）を伴う過膨張肺がみられる．
Ⓑ 両側横隔膜平低化（➡）を伴う過膨張肺がみられる．特に**右肺野の血管狭小化**が著明である．

2．典型的画像所見

　はじめに肺血管影全体が減弱する変化として，生理的変化がある．**立位**では臥位に比し，**吸気時**は呼気時に比し，相対的に肺血管影は減弱する．第1章7-症例1，2（p.52）を参照していただきたい．
　先天性心疾患のなかで，**ファロー四徴症**（**tetralogy of Fallot**，症例1），ファロー三徴症（心房交通性肺動脈狭窄症），**三尖弁閉鎖症**（**tricuspid insufficiency**，症例2），大血管転位などのチアノーゼを伴う右左短絡心疾患は，弁狭窄および漏斗部狭窄を含む肺動脈影のほぼ均等な減弱をきたす．またこれらは，必然的に肺高血圧症を合併し，以下で記述する肺動脈末梢領域での狭小化（pruning）を伴うことになる．
　ところで，肺高血圧症では，末梢領域で肺動脈影がびまん性に減弱する．すなわち，肺高血圧が長く続くと，肺毛細血管抵抗が増大し，末梢の肺血管影の狭小化が顕在化する．さらに，肺高血圧が長く続

症例7　肺動脈欠損症（proximal interruption of pulmonary artery）（60歳代男性）

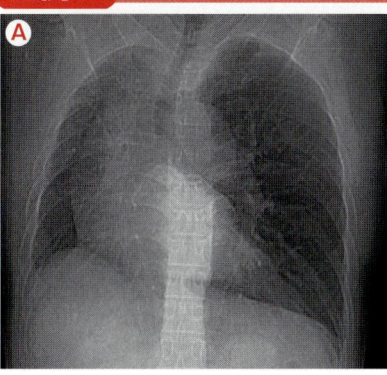

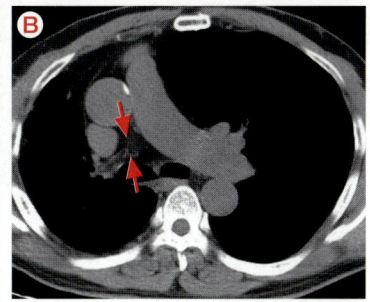

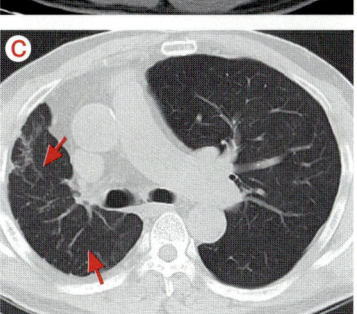

Ⓐ スカウト画像
Ⓑ 単純CT（縦隔条件）
Ⓒ 単純CT（肺野条件）

血痰のため近医から紹介．
Ⓐ 右肺野の容積減少がある．
Ⓑ 右肺野の容積減少がある．右肺動脈近位側が欠損（→）している．
Ⓒ 右肺野の容積減少がある．右肺野の血管影は，対側に比し減弱している（→）．

症例8　Swyer-James症候群（50歳代女性）　　（旭川医科大学放射線医学講座　高橋康二先生のご厚意による）

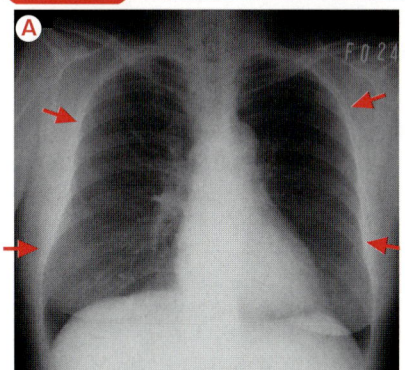

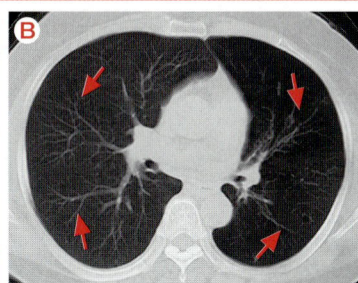

Ⓐ 胸部単純X線写真
Ⓑ 単純CT（肺野条件）

健診で胸部単純X線異常影指摘．
Ⓐ 左肺野の容積減少および**肺血管影の狭小化**所見がある（→）．
Ⓑ 左肺野の容積減少および**肺血管影の狭小化**所見がある（→）．

くと，肺動脈中枢部は拡張し，逆に，末梢領域は肺動脈が急に狭小化する．"pruning"，"rapid tapering"もしくは"knuckle sign"とよばれる病態で，画像所見でも明らかとなる．ところで，肺高血圧症は，国際会議で，安静時平均肺動脈圧が25 mmHg以上と定義されている．肺高血圧症の原因となる疾患はさまざまで，その原疾患により予後は異なる．詳述は避けるが，①肺動脈性肺高血圧症〔特発性，遺伝性，薬物・毒物誘発性，各種疾患（膠原病，HIV感染，先天性心疾患など）に伴うもの〕，②左心性心疾患に伴うもの，③肺疾患および低酸素血症に伴うもの，④慢性血栓塞栓性肺高血圧症，⑤詳細不明な多因子のメカニズムに伴うもの〔血液疾患（慢性溶血性貧血など），全身性疾患，代謝性疾患など〕の5群に分類されている．ここでは，"pruning"を呈した**アイゼンメジャー（eisenmenger）化した心房中隔欠損症**（atrial septal defect：ASD，**症例3**）および**慢性血栓塞栓性肺高血圧**（chronic thromboembolic pulmonary hypertension，**症例4**）の症例を呈示する．

　また，肺循環系では，低酸素性血管攣縮（HPV）という特殊なメカニズムが存在する．これは，肺胞低酸素により肺の小動脈が収縮するもので，血管平滑筋に対する低酸素分圧の直接作用と考えられている．成人では，疾患肺の換気不良な領域から良好な領域へと血流を再分布させる．低酸素性血管攣縮の関与が示唆される末梢血管の狭小化を認めた**移植後閉塞性細気管支炎（post-transplant**

63

表●肺血管影の減弱をきたす疾患

全体・両側性
・生理的変化（立位，吸気時） ・先天性心疾患〔ファロー四徴症（TOF，**症例1**），ファロー三徴症（心房交通性肺動脈狭窄症），三尖弁閉鎖症（**症例2**），大血管転位など〕 ・肺高血圧症（原発性，二次性） 　①肺動脈性肺高血圧症〔特発性，遺伝性，薬物・毒物誘発性，各種疾患（膠原病，HIV感染，先天性心疾患など）に伴うもの〕（**症例3**） 　②左心性心疾患に伴うもの 　③肺疾患および低酸素血症に伴うもの 　④慢性血栓塞栓性肺高血圧症（**症例4**） 　⑤詳細不明な多因子のメカニズムに伴うもの ・移植後閉塞性細気管支炎（**症例5**） ・肺気腫（**症例6**）など

部分・片側性
・急性肺血栓塞栓症（westermark sign） ・肺動脈欠損症（proximal interruption of the right pulmonary artery，**症例7**） ・肺静脈還流異常（Scimitar症候群など） ・Swyer-James症候群（**症例8**） ・高安病による肺動脈炎など

bronchiolitis obliterans，**症例5**）と肺気腫（pulmonary emphysema，**症例6**）を呈示する．肺気腫では，末梢肺血管影の狭小化に関して，低酸素性血管攣縮以外に毛細血管症の直接の破壊が関与する．

　局所の肺血管が狭小化する日常遭遇する可能性のある症例として，**肺動脈欠損症（proximal interruption of the right pulmonary artery，症例7），Swyer-James症候群（Swyer-James syndrome，症例8**）などがある．

参考文献

1)「フェルソン臨床胸部X線診断学」（Benjamin Felson/著，石川徹，蜂屋順一/訳）pp205-278，廣川書店，1977
2) Simonneau G, et al：Updated clinical classification of pulmonary hypertension. J Am Coll Cardiol, 62：D34-D41, 2013
3)「ウエスト　呼吸生理学入門：正常肺編」（John B. West/著，桑平一郎/訳），メディカル・サイエンス・インターナショナル，2009
4)「ウエスト　呼吸生理学入門：疾患肺編」（John B. West/著，桑平一郎/訳），メディカル・サイエンス・インターナショナル，2009
5) Brickner ME, et al：Congenital heart disease in adults. Second of two parts. N Engl J Med, 342：334-342, 2000

第2章 気道系や肺実質の発達異常

1 肺分画症
pulmonary sequestration

谷　千尋，粟井和夫

症例1　肺葉内肺分画症（60歳代男性）

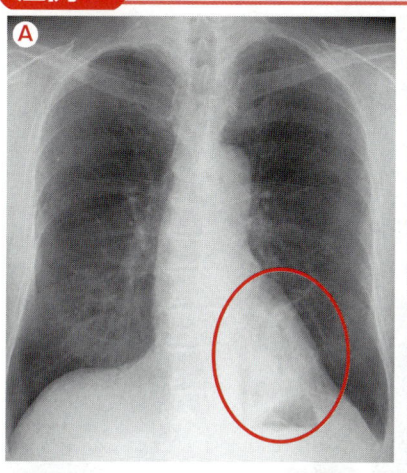

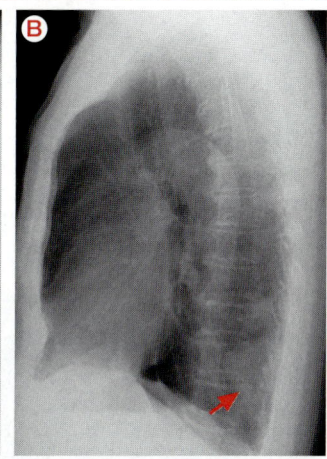

Ⓐ胸部単純X線写真（正面像）
Ⓑ胸部単純X線写真（側面像）
Ⓒ造影CT（肺野条件）
ⒹⒺ造影CT（縦隔条件）

繰り返す肺炎にて精査を施行．

Ⓐ心陰影に重なった左下肺野に浸潤影が認められる（〇）．
Ⓑ椎体と重なるレベルの下肺野に浸潤影が認められる（→）．
Ⓒ左肺下葉S10に内部に空洞を伴う腫瘤状陰影が認められる（〇）．
Ⓓ腫瘤状陰影には，大動脈から直接分岐する流入血管がみられる（→）．
Ⓔ流出する血管は，左下肺静脈へ還流している（→）．

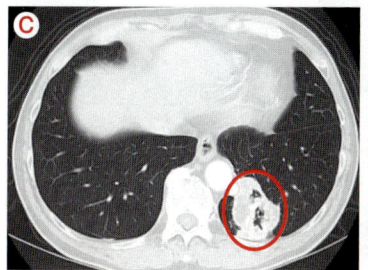

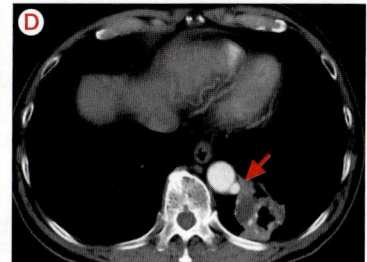

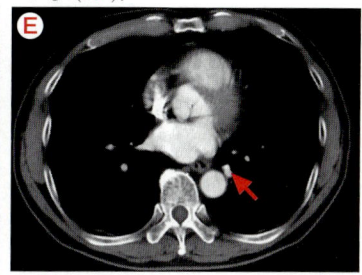

症例2　肺葉内肺分画症（60歳代男性）

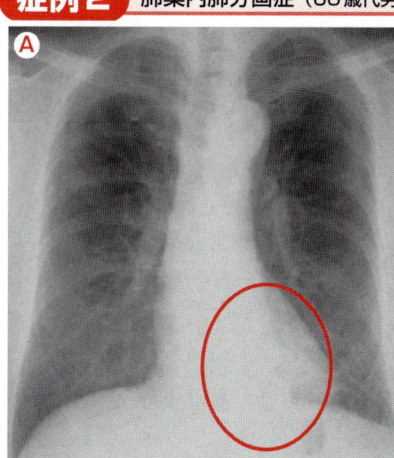

Ⓐ胸部単純X線写真
Ⓑ造影CT（肺野条件）
ⒸⒹ造影CT（縦隔条件）

前立腺癌の術前精査にて，左肺下葉に異常を指摘された．

Ⓐ心陰影に重なった左下肺野内側に濃度上昇が認められる（〇）．
Ⓑ左肺下葉S10に気腫性変化と浸潤影が認められる（〇）．
ⒸⒹ同部には大動脈から分区する太い動脈が流入している（→）．

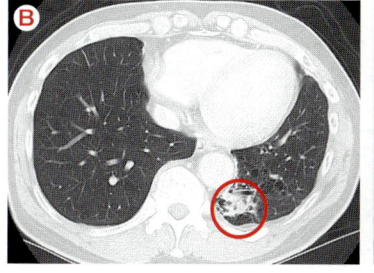

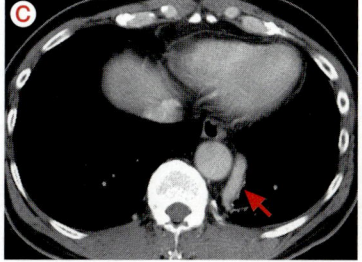

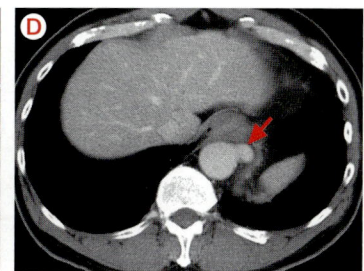

症例3　肺葉内肺分画症（50歳代男性）

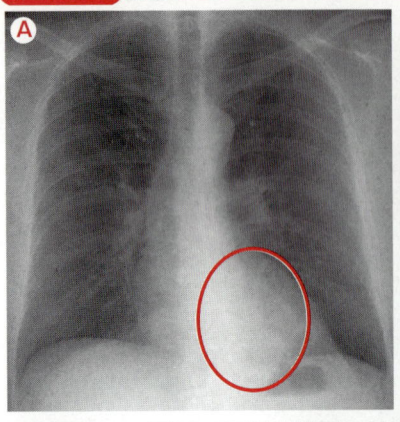

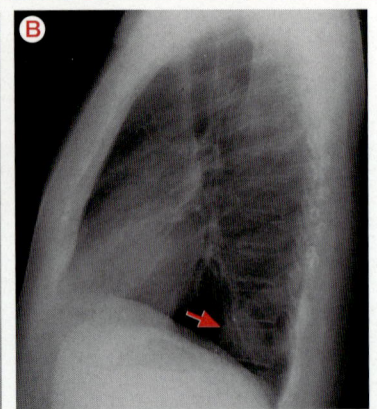

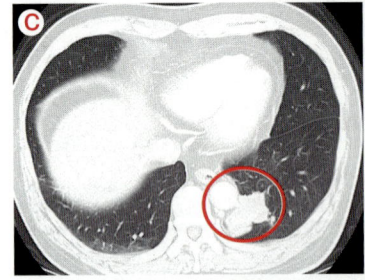

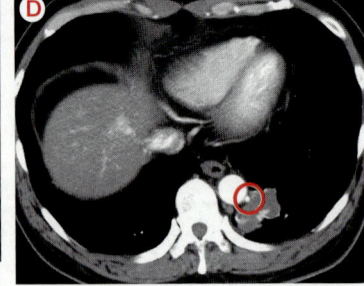

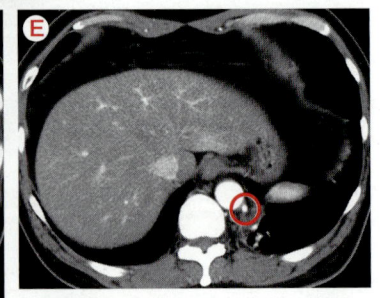

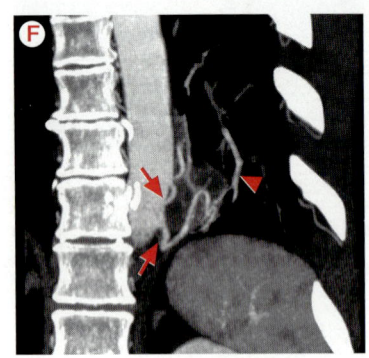

Ⓐ胸部単純X線写真（正面像）　Ⓑ胸部単純X線写真（側面像）
ⒸⒹ造影CT（肺野条件）　ⒹⒺ造影CT（縦隔条件）　ⒻMIP像

健診の胸部単純X線写真にて異常を指摘され，精査を行った．
Ⓐ心陰影に重なった左下肺野内側に腫瘤影が認められる（〇）．
Ⓑ椎体と重なるレベルの下肺野に腫瘤影が認められる（→）．
Ⓒ左肺下葉S10に大動脈に接して不整形な腫瘤影が認められる（〇）．
ⒹⒺ腫瘤影には，大動脈から直接分岐する流入血管が2本みられる（〇）．
Ⓕ2本の流入動脈（→）と左下肺静脈へ還流している静脈（▶）が明瞭に描出されている．

疾患解説

1. 疾患概念

　分画肺は，正常の気管支や肺動脈との交通がなく，異常な肺組織からなる．左肺底部の傍椎体領域に認められることが多い．流入動脈は胸部大動脈〜腹部大動脈の間から分岐する胎生期の遺残血管であることが多く，静脈還流はさまざまである．肺分画症は，正常肺と胸膜によって隔てられているか否かによって，肺葉内肺分画症と肺葉外肺分画症に分類される．

2. 典型的画像所見

・肺葉内肺分画症（症例1〜4）：分画肺への流入動脈は大動脈系から分岐する胎生期の遺残血管であり，静脈は肺静脈や左房など肺静脈系に還流する．

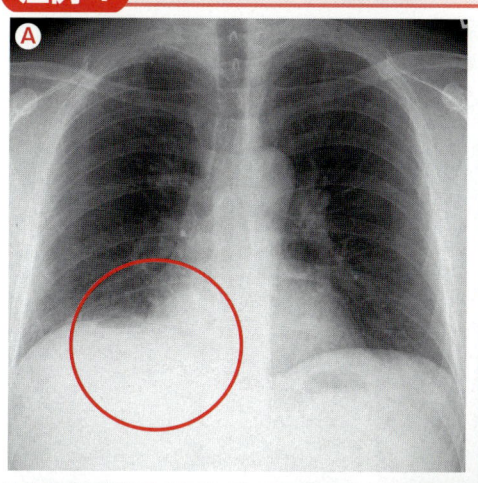

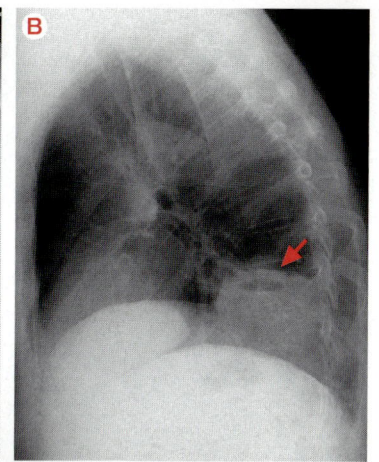

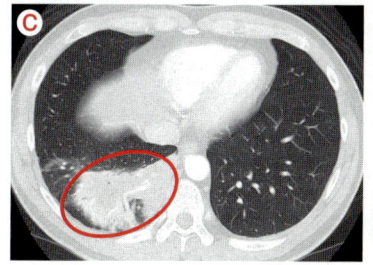

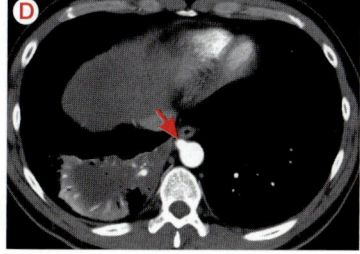

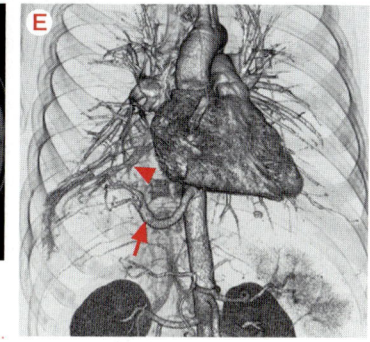

症例 4　肺葉内肺分画症（30歳代男性） （昭和大学横浜市北部病院放射線科　櫛橋民生先生のご厚意による）

Ⓐ胸部単純X線写真（正面像）　Ⓑ胸部単純X線写真（側面像）
Ⓒ造影CT（肺野条件）　Ⓓ造影CT（縦隔条件）　ⒺVR像

Ⓐ右下肺野内側に浸潤影が認められる（○）．
Ⓑ椎体レベルから後方にかけて内部に空気を含む軟部影が認められる（→）．
ⒸCTでは右肺下葉 S^{10} に浸潤影がみられる（○）．
Ⓓ大動脈から異常血管が分岐しているのが確認できる（→）．
ⒺVR像では，異常動脈が明瞭に描出されている（→）．静脈は右下肺静脈に還流していることがわかる（▶）．
（Ⓔはp.10 カラーアトラス⑤を参照）

第2章　気道系や肺実質の発達異常

・**肺葉外肺分画症**（症例5）：分画肺への流入動脈は大動脈系から分岐する胎生期の遺残血管であるが，静脈は下大静脈や奇静脈などの大循環系や門脈に還流する．しかし，肺葉外肺分画症には部分的あるいは完全に肺静脈への還流を認めることもあり，画像のみでは鑑別が難しい．

3．鑑別疾患

・**先天性肺気道奇形**（CPAM，第2章3参照）：画像所見としては，大循環系からの流入血管の有無が鑑別点である．稀にCPAMでも大循環系からの血流支配を受けることがあり，そういった場合は，組織学的にも鑑別困難な場合が少なくない．

症例 5　肺葉外肺分画症（1歳男児）

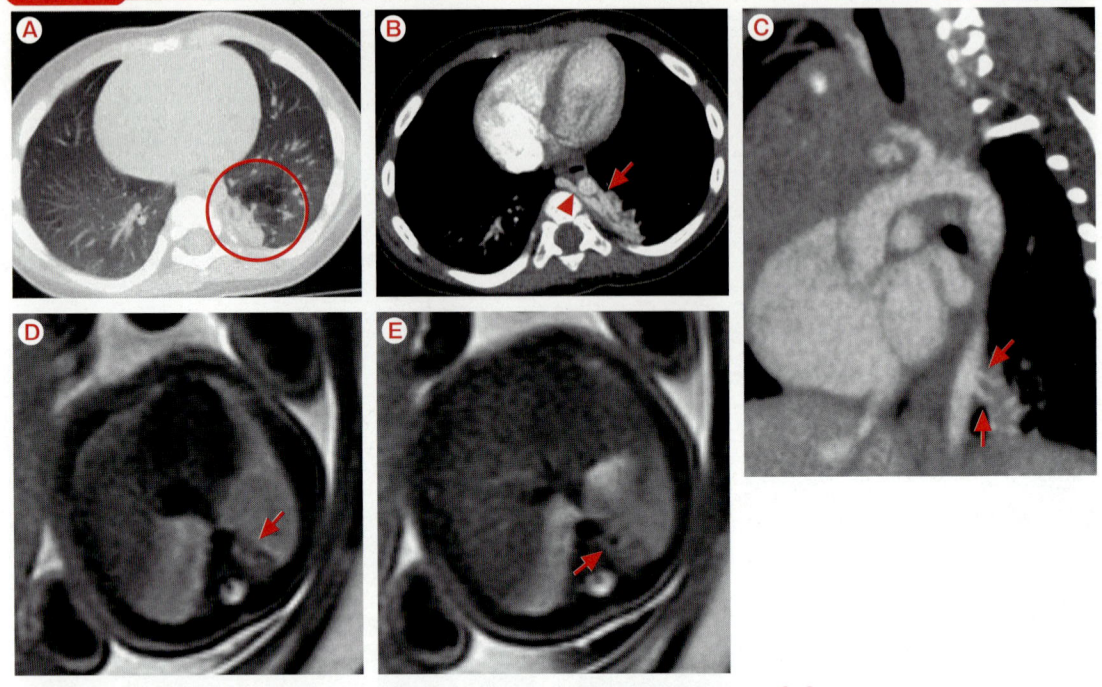

Ⓐ造影CT（肺野条件）　Ⓑ造影CT（縦隔条件）　Ⓒ造影CT再構成斜位矢状断像　ⒹⒺ胎児MRI T2強調像

胎児期より，左肺底部に異常を指摘されていた．

Ⓐ左肺下葉S10に浸潤影がみられ，近傍に気腫性変化もみられる（◯）．
Ⓑ同部には直接，大動脈から動脈が流入し（→），静脈は奇静脈に還流している（▶）．
Ⓒ流入動脈は，2本あることがわかる（→）．
Ⓓ胎児MRIで，左肺下葉S10に異常信号域がみられる（→）．
Ⓔ同部に大動脈から直接流入する動脈も描出されている（→）．

参考文献

1) Felker RE & Tonkin IL：Imaging of pulmonary sequestration. Am J Roentgenol, 154：241-249, 1990
2) Epelman M, et al：Congenital lung anomalies.「Caffey's pediatric diagnostic imaging. 12th edition」(Coley BD, et al, eds) pp550-566, Saunders, 2013
3) Lee EY, et al: Evaluation of angioarchitecture of pulmonary sequestration in pediatric patients using 3D MDCT angiography. Am J Roentgenol, 183：183-188, 2004

2 気管支原性囊胞
bronchogenic cyst

谷　千尋，粟井和夫

症例1　気管支原性囊胞（8歳男児）

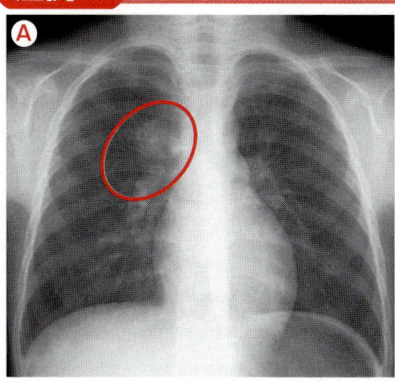

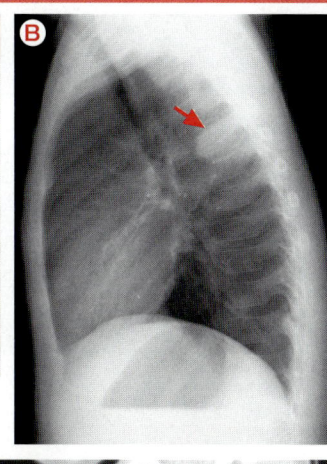

Ⓐ 胸部単純X線写真（正面像）
Ⓑ 胸部単純X線写真（側面像）
Ⓒ 造影CT
Ⓓ CT再構成矢状断像（肺野条件）
Ⓔ T2強調像
Ⓕ T1強調像

右胸痛にて受診．胸部単純X線写真で異常を指摘され，精査となった．

Ⓐ 気管分岐部レベルの右肺門付近に腫瘤影がみられる．
Ⓑ 大動脈弓部レベルで椎体に重なって，腫瘤影がみられる（→）．
Ⓒ 内部に増強効果はみられず，囊胞性病変とわかる．
Ⓓ 胸膜と接していることがわかる．
ⒺⒻ T2強調像で高信号，T1強調像でも高信号を示している（◯）．

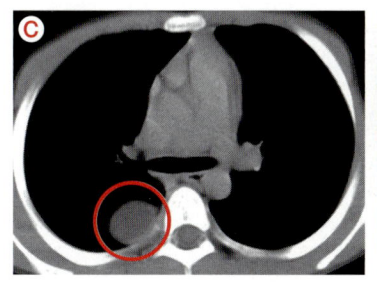

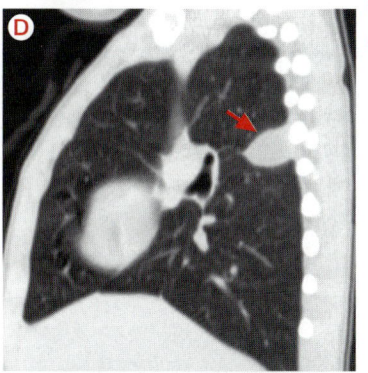

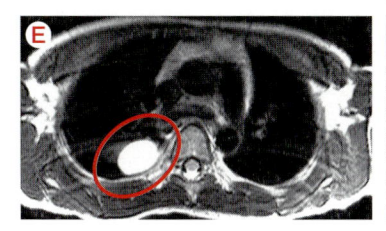

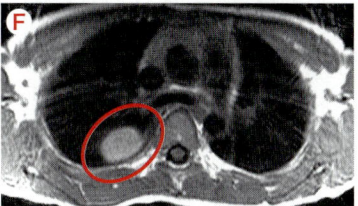

疾患解説

1. 疾患概念

　気管支原性囊胞は気管・気管支系が分岐発育する過程で，異常が生じ，一部が分離し成長が止まって形成されると考えられている．気道の周囲に肺組織がない早期に発生すれば縦隔，肺組織で囲まれた後期に発生すれば肺内に生じる．気管支原性囊胞は，孤立性の単房性囊胞で壁は薄く，球形の形態を示すことが多く，典型例では囊胞壁に気管支上皮，軟骨，平滑筋，気管支腺などの組織が認められる．
　通常は正常気管支との交通はないが，感染を合併すると気管支との間に交通が生じ，空気が入り込む場合がある．

症例2　気管支原性嚢胞（40歳代男性）

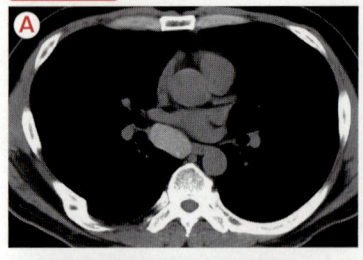

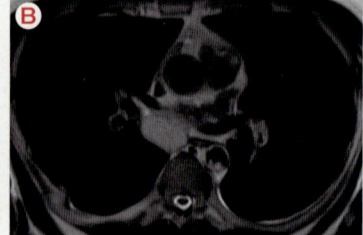

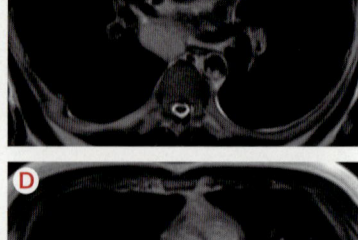

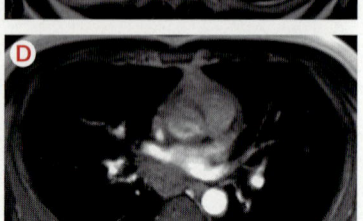

Ⓐ 単純CT
Ⓑ T2強調像
Ⓒ 脂肪抑制T1強調像
Ⓓ 造影後脂肪抑制T1強調像

総胆管結石で入院中，胸部CTで偶発的に異常を指摘され，精査となった．

Ⓐ 中縦隔右側に高吸収の境界明瞭な腫瘤がみられる．

ⒷⒸ 腫瘤は，T2強調像，脂肪抑制T1強調像のいずれでも高信号を呈している．

Ⓓ 増強効果は認められない．

症例3　気管支原性嚢胞（60歳代男性）

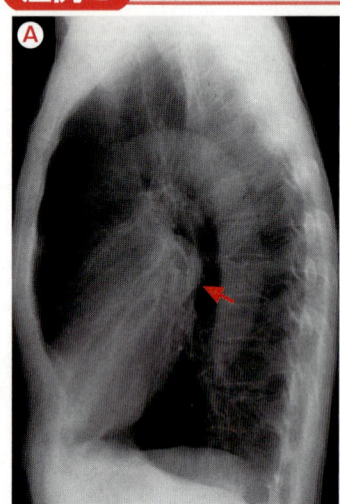

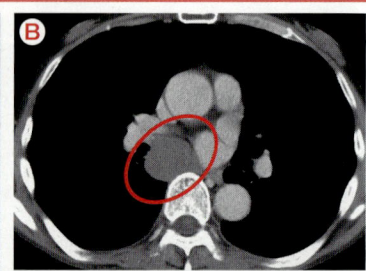

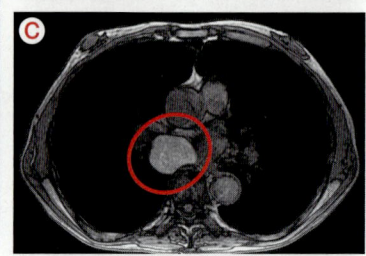

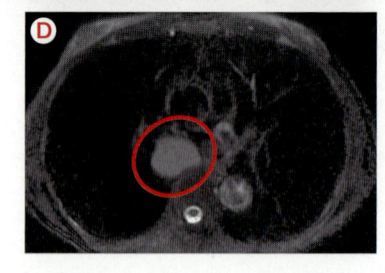

Ⓐ 胸部単純X線写真（側面像）
Ⓑ 造影CT
Ⓒ T1強調像
Ⓓ 脂肪抑制T2強調像

大腸癌のStaging目的で撮影されたCTで異常を指摘された．

Ⓐ 肺門部に腫瘤影が認められる（→）．

Ⓑ 中縦隔に低吸収の境界明瞭な嚢胞性腫瘤がみられる（○）．

ⒸⒹ T1強調像，脂肪抑制T2強調像のいずれでも高信号を呈している（○）．

症例4　気管支原性嚢胞（60歳代男性）

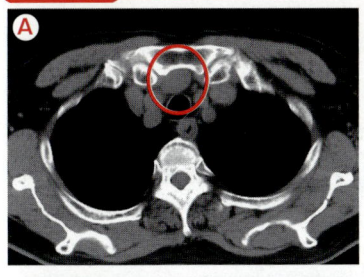

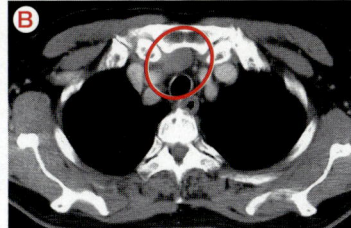

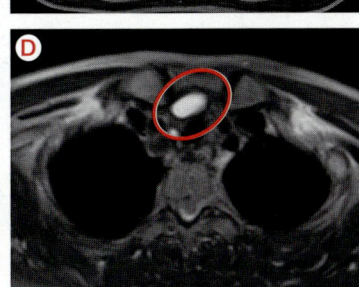

Ⓐ 単純CT
Ⓑ 造影CT
Ⓒ T1強調像
Ⓓ T2強調像

腎癌のStaging目的で撮影されたCTで異常を指摘された．
Ⓐ胸骨と気管の間に低吸収の腫瘤を認める（○）．
Ⓑ増強効果は認められない（○）．
ⒸⒹT1強調像，T2強調像のいずれでも高信号を呈している（○）．

2．典型的画像所見

　気管支原性嚢胞は，単純X線写真，単純CTともに円形の結節影，腫瘤影を示す（症例1～4）．CT値は水成分を示すが，液体成分に含まれる蛋白質やカルシウムを反映して，軟部組織に近いCT値を示すものもあり，充実性腫瘤と誤認しないように注意が必要である．MRIも診断に有用であり，T2強調像で均一な高信号を示し，内容に出血や高蛋白の液体を含むためT1強調像でも高信号を呈することやfluid-fluidレベルの形成を認めることがある．

3．鑑別疾患

　foregut cyst，食道嚢胞，嚢胞性リンパ管腫，神経原性嚢胞などの縦隔に生じる嚢胞性疾患が鑑別にあがる．

参考文献

1) Biyyam DR, et al：Congenital lung abnormalities：embryologic features, prenatal diagnosis, and postnatal radiologic-pathologic correlation. Radiographics, 30：1721-1738, 2010
2) McAdams HP, et al：Bronchogenic cyst: imaging features with clinical and histopathologic correlation. Radiology, 217：441-446, 2000
3) Epelman M, et al：Congenital lung anomalies.「Caffey's pediatric diagnostic imaging. 12th edition」（Coley BD, et al, eds）pp550-566, Saunders, 2013

第2章　気道系や肺実質の発達異常

3 先天性肺気道奇形
congenital pulmonary airway malformation：CPAM

谷　千尋，粟井和夫

症例1　先天性肺気道奇形（CPAM Type 1）（3カ月女児）

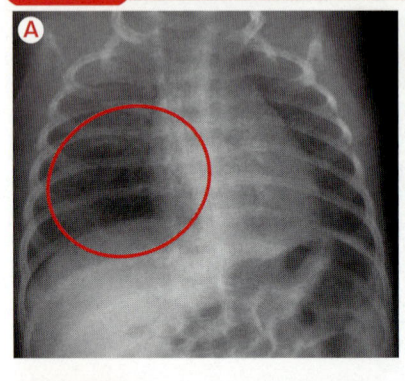

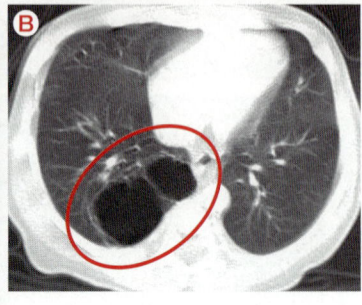

Ⓐ 胸部単純X線写真
Ⓑ 単純CT（肺野条件）

胎児期より右肺下葉に異常を指摘されていた．

Ⓐ 右下肺野の透過性が亢進している（○）．
Ⓑ 右肺下葉に2cm以上の囊胞を含む多房性囊胞性病変が認められる（○）．

症例2　先天性肺気道奇形（CPAM Type 2）（11カ月女児）

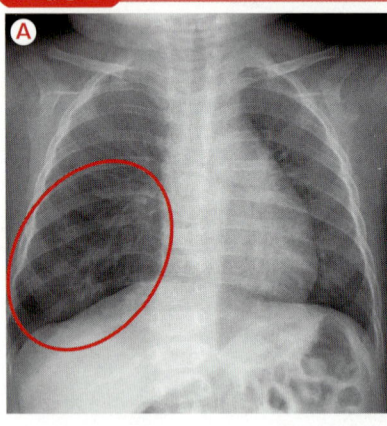

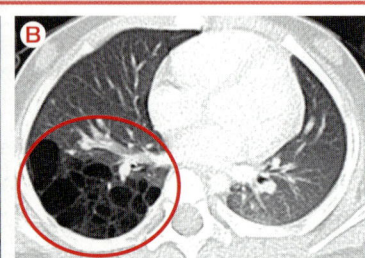

Ⓐ 胸部単純X線写真
Ⓑ 単純CT（肺野条件）
Ⓒ CT再構成冠状断像（肺野条件）
Ⓓ 胎児MRI T2強調像
Ⓔ 胎児MRI T2強調矢状断像

胎児期より異常を指摘されていた．

Ⓐ 右中下肺野の透過性が亢進している（○）．
ⒷⒸ 右肺下葉に2cm以下の多数の囊胞が認められる（○）．
ⒹⒺ 右肺下葉は正常な肺実質よりも高信号を呈している（○）．

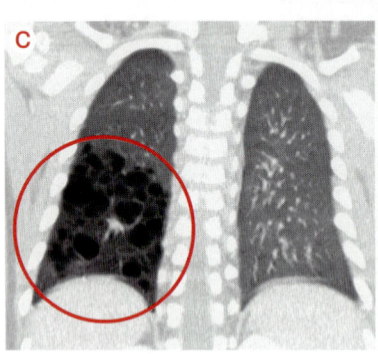

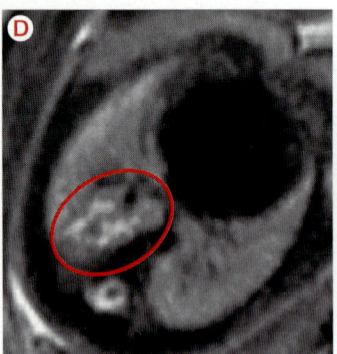

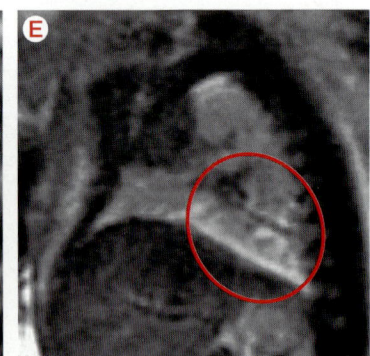

症例3 先天性肺気道奇形（CPAM Type 2）（11カ月男児）

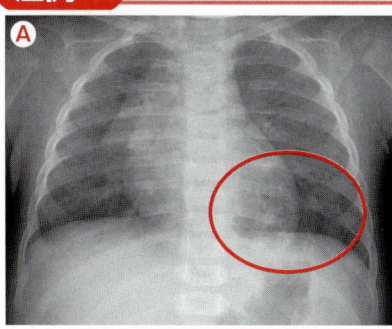

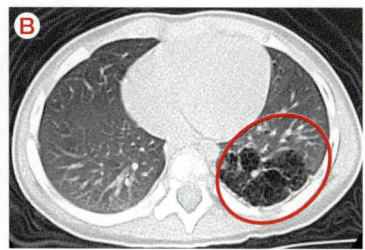

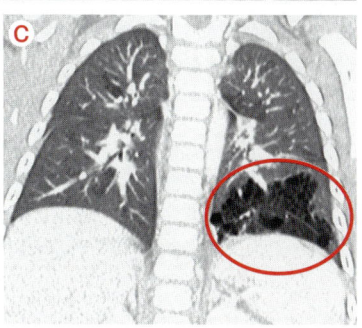

A 胸部単純X線写真
B 単純CT（肺野条件）
C CT再構成冠状断像（肺野条件）

胎児期より左肺下葉に異常を指摘されていた．

A 左下肺野の透過性が亢進している（○）．

B C 左肺下葉に2cm以下の多数の囊胞が認められる（○）．

症例4 先天性肺気道奇形（CPAM Type 2）（生後3日女児）

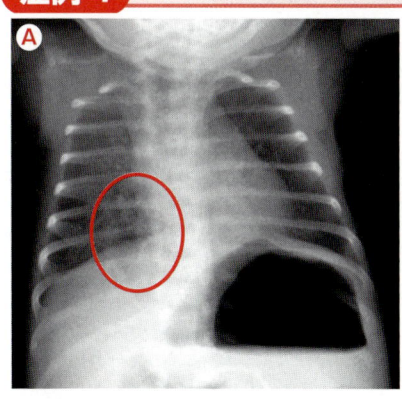

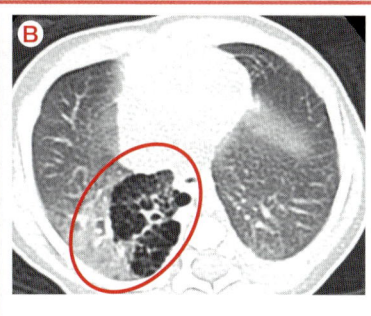

A 胸部単純X線写真
B 単純CT（肺野条件）

胎児期より右肺下葉に異常を指摘されていた．

A 右下肺野内側に透過性が亢進している部分がみられる（○）．

B 右肺下葉に2cm以下の囊胞が多数集簇している（○）．

症例5 先天性肺気道奇形（CPAM Type 2）（生後6カ月女児）

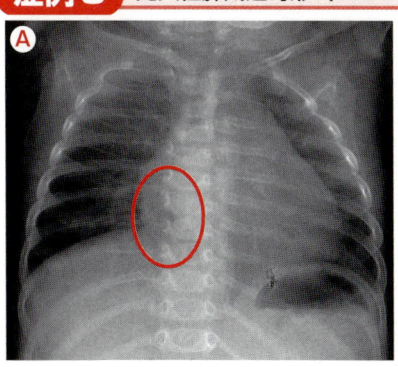

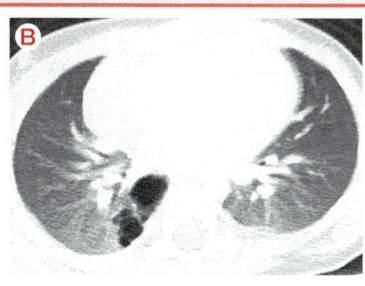

A 胸部単純X線写真
B 単純CT（肺野条件）

胎児期より右肺下葉に異常を指摘されていた．

A 右下肺野内側の心陰影に重なった部分の透過性がやや亢進しているように見える部分が認められる（○）．

B 右肺下葉S^{10}に2cm以下の囊胞が多数集簇している．

第2章　気道系や肺実質の発達異常

1. 疾患概念

　先天性肺気道奇形（CPAM）は，以前は先天性嚢胞状腺腫様奇形（CCAM）とよばれていた疾患である．終末細気管支の腺腫様過形成からなる異常であり，通常は1つの葉全体あるいは一部を占拠する多房性腫瘤として認められる．嚢胞間の交通や気管支との交通があり，血流は肺動脈からが通常であり，肺静脈へと還流する[1]．CPAMの多くは，新生児期に急速に進行する呼吸障害を呈するために発見される．新生児期以降では肺炎が発見の契機となることが多く，同じ部位に繰り返す肺炎を認めた場合は本疾患も考慮に入れる必要がある．出生前診断の発達により胎児期に診断されることが多くなっている．
　CPAMは，Type 0～4の5型に分類される[2]．

- **Type 0**：豊富な間葉組織によって隔てられた軟骨，平滑筋，腺組織を含む気管支構造を伴う充実性組織．
- **Type 1**：1個あるいは複数の大きな2cm以上の嚢胞とその周囲の多数の小さな嚢胞からなる．大きな嚢胞は呼吸上皮などの円柱上皮で裏打ちされ，結合組織の中に弾性線維や平滑筋，軟骨などの成分を含む．小さな嚢胞は拡張した細気管支からなる．
- **Type 2**：拡張した終末細気管支類似の0.5～2cmの多数の嚢胞からなる．分泌細胞や軟骨は通常伴わない．
- **Type 3**：肉眼的な嚢胞は存在せず，充実性病変を呈する．細気管支様構造のほぼ同じ大きさの小さな嚢胞からなる．
- **Type 4**：比較的大きな単房性嚢胞として認められ，肺の末梢に存在する．

2. 典型的画像所見

　充実性病変を示すType 0，Type 3の頻度は少なく，画像診断は困難．よって，CPAMの典型的画像所見は，単純胸部X線写真では，嚢胞性病変を反映して，透過性亢進がみられる．また，CTでは肺内に嚢胞性病変が認められる．嚢胞の大きさ，数によって，Type 1，Type 2，Type 4に分類される．感染を伴っている場合は，嚢胞壁が肥厚したり，浸潤影を伴ったりする．

3. 鑑別疾患

　肺分画症（p.65第2章1参照），気管支原性嚢胞（p.69第2章2参照）などが鑑別にあがってくる．肺分画症とは流入血管によって鑑別可能であるが，肺野型の気管支原性嚢胞とType 4の鑑別は難しい．また，Type 4では，胸膜肺芽腫も鑑別にあがり，これもまた鑑別が難しい．

参考文献

1）Biyyam DR, et al：Congenital lung abnormalities：embryologic features, prenatal diagnosis, and postnatal radiologic-pathologic correlation. Radiographics, 30：1721-1738, 2010
2）Molinari C, et al：The effect of progesterone on coronary blood flow in anaesthesized pigs. Exp Physiol, 86：101-108, 2001
3）Epelman M, et al：Congenital lung anomalies.「Caffey's pediatric diagnostic imaging. 12th edition」（Coley BD, et al, eds）pp550-566, Saunders, 2013

第2章 気道系や肺実質の発達異常

4 気管支閉鎖症
bronchial atresia

谷 千尋, 粟井和夫

症例1　気管支閉鎖症（30歳代男性）

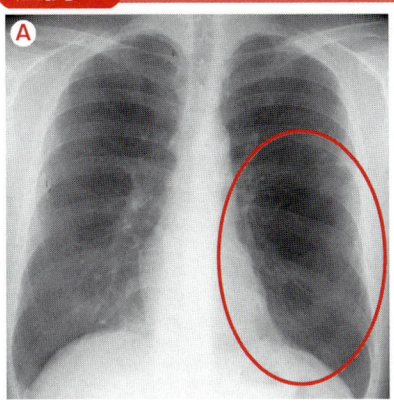

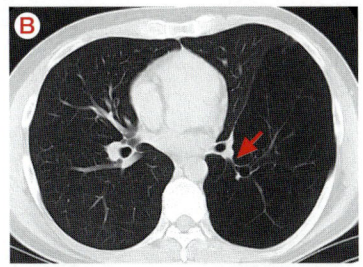

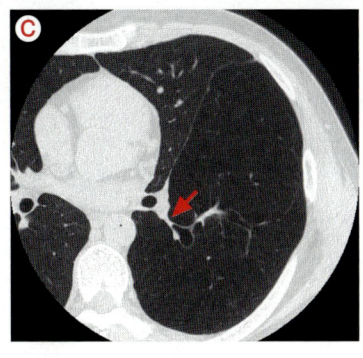

Ⓐ 胸部単純X線写真
Ⓑ 単純CT（肺野条件）
Ⓒ HRCT

Ⓐ 左中下肺野の血管影が対側と比較すると粗であり，気腫性変化が示唆される（◯）．

ⒷⒸ 左肺下葉に気腫性変化がみられる．左下葉B⁶の閉鎖がみられ（→），その末梢の気管支は拡張している．

症例2　気管支閉鎖症（50歳代女性）

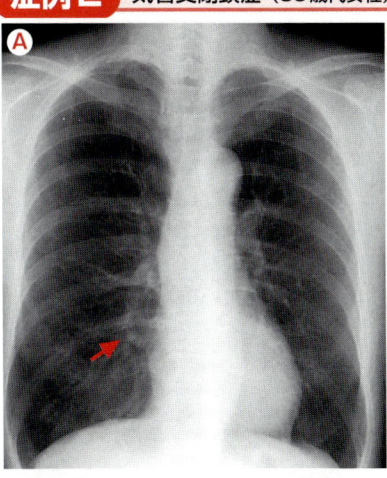

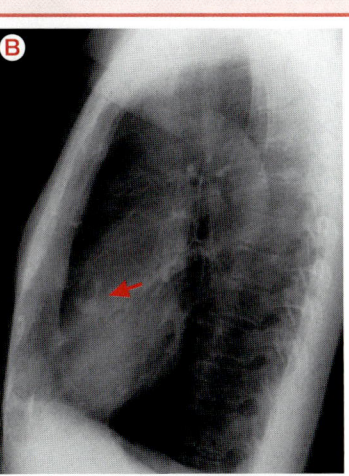

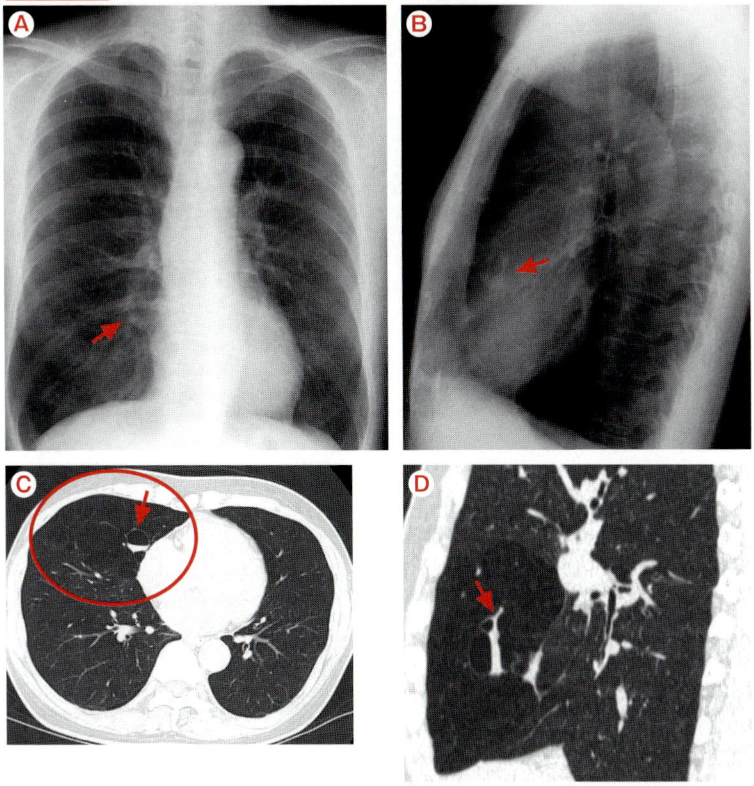

Ⓐ 胸部単純X線写真（正面像）
Ⓑ 胸部単純X線写真（側面像）
Ⓒ 単純CT（肺野条件）
Ⓓ CT再構成矢状断像（肺野条件）

Ⓐ 右下肺野内側に液面形成を伴う空洞性病変がみられる（→）．

Ⓑ 側面像でも心陰影に重なって，液面形成を伴う空洞性病変がみられる（→）．

Ⓒ 右肺中葉に気腫性変化がみられ（◯），内部に液面形成を伴う空洞性病変がみられる（→）．

Ⓓ この空洞性病変は，拡張した気管支であり，この中枢側のB⁵で閉塞がみられる（→）．

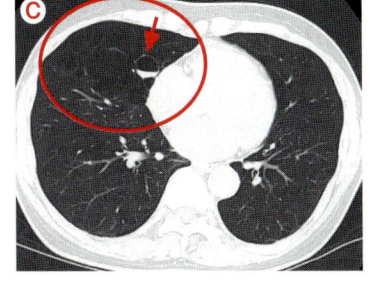

75

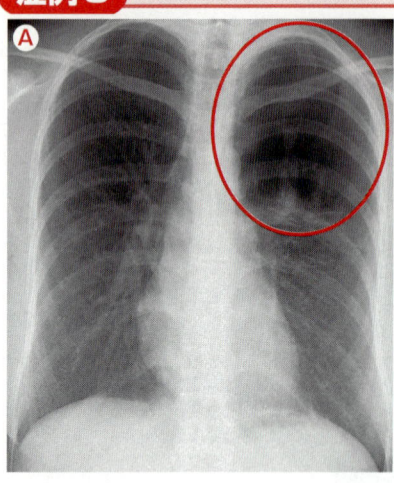

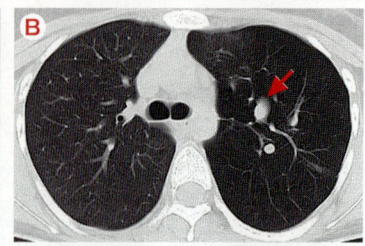

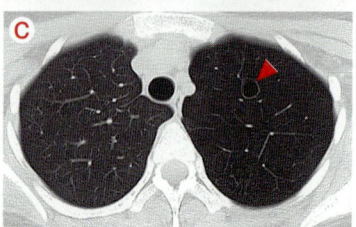

症例3　気管支閉鎖症（16歳男性）
(昭和大学横浜市北部病院　櫛橋民生先生のご厚意による)

- Ⓐ 胸部単純X線写真
- ⒷⒸ 単純CT（肺野条件）

Ⓐ 左上肺野の血管影が対側と比較すると粗であり，気腫性変化が示唆される（○）．

ⒷⒸ 左肺上葉に気腫性変化がみられる．左上葉B³に結節影がみられ（→），その末梢には拡張した気管支と思われる空洞性病変がみられる（▶）．

症例4　気管支閉鎖症（60歳代女性）

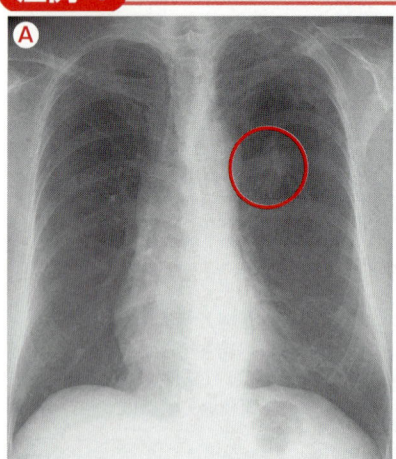

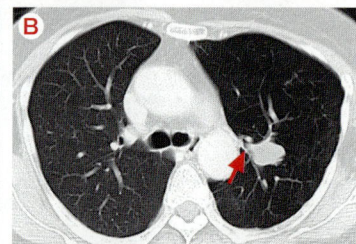

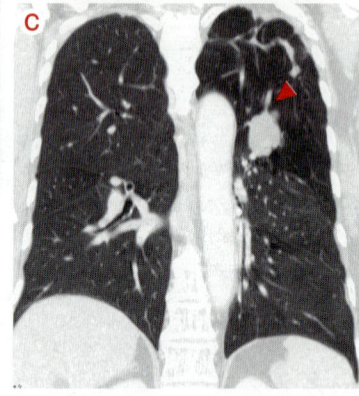

- Ⓐ 胸部単純X線写真
- Ⓑ 単純CT（肺野条件）
- Ⓒ CT再構成冠状断像

Ⓐ 左上肺野に腫瘤影がみられ，周囲の透過性が亢進している．

ⒷⒸ 左肺上葉の肺門寄りに腫瘤影がみられる．左B¹⁺²の気管支内に粘液栓がみられ，腫瘤に連続している（▶）．この腫瘤の中枢側で気管支は閉鎖している（→）．

疾患解説

1. 疾患概念

　一度形成された気管支の一部が何らかの原因で閉鎖する疾患である．発生機序は不明であるが，胎生16～17週頃の気管支動脈の血流障害が原因ではないかと考えられている．葉気管支に生じることは稀であり，区域気管支に生じることが多い．閉塞部の末梢には正常な気管支が存在しており，気管支内に分泌物が貯留すると腫瘤として認められる．球形に近い形態もあれば，樹枝状の形態もあり，腫瘤の形態はさまざまである．Kohn孔などの側副路によって，末梢肺の換気は保たれているため，チェックバルブにより気腫性変化を呈する．

　気管支閉鎖症は，気管支原性嚢胞，肺分画症，CPAMと合併する場合がある．

鑑別1　気管支異物（2歳男児）

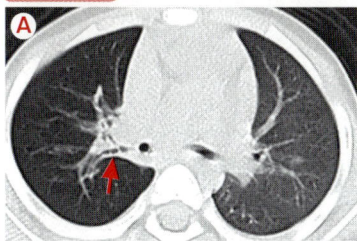

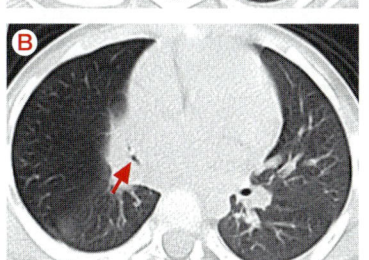

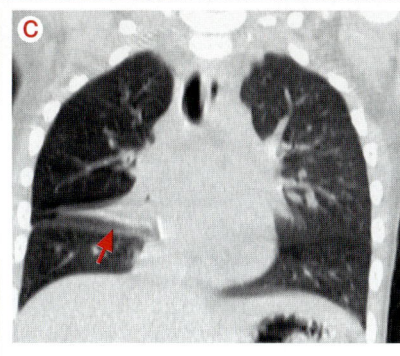

ⒶⒷ**単純CT（肺野条件）**
Ⓒ**CT再構成冠状断像（肺野条件）**

ピーナッツを含んだ製菓を食べた後から咳嗽が出現．

ⒶⒷ右肺は左肺と比較すると透過性が亢進し，過膨張となっている．右上葉，中葉の気管支内には異物と思われる小陰影が認められる（→）．

Ⓒ右肺中葉は無気肺となっていることがわかる（→）．
　画像のみでは難しいが，病歴と併せると診断可能である．

2．典型的画像所見

　腫瘤性病変と末梢肺の気腫性変化が特徴的な所見である．胸部単純X線写真では，気腫性変化の認識が困難な場合があるが，CTでは容易に認識でき，気管支の閉鎖部分も確認できる（症例1～4）．注意事項として，新生児では，局所的な含気低下域として認められることがある．これは胎児期の肺胞液の吸収が遅れるためである．

3．鑑別疾患

　気管支内腔を閉塞するような気管支内腫瘍，気管支異物（鑑別1），アレルギー性気管支肺アスペルギルス症などによる粘液栓が鑑別にあがる．小児の場合，腫瘤性病変が目立たず，過膨張所見のみの場合は，先天性大葉性肺気腫との鑑別が困難となる．先天性大葉性肺気腫のほうが，縦隔や周囲肺，対側肺への圧排の程度が強いことが多いとされている．

参考文献

1) Biyyam DR, et al：Congenital lung abnormalities：embryologic features, prenatal diagnosis, and postnatal radiologic-pathologic correlation. Radiographics, 30：1721-1738, 2010
2) Epelman M, et al：Congenital lung anomalies.「Caffey's pediatric diagnostic imaging. 12th edition」（Coley BD, et al, eds）pp550-566, Saunders, 2013
3) Matsushima H, et al：Congenital bronchial atresia：radiologic findings in nine patients. J Comput Assist Tomogr, 26：860-864, 2002

第2章　気道系や肺実質の発達異常

第3章 肺感染症

1 大葉性（肺胞性）肺炎
lobar pneumonia (alveolar pneumonia)

上甲 剛

症例1　肺炎球菌による大葉性肺炎（70歳代男性）

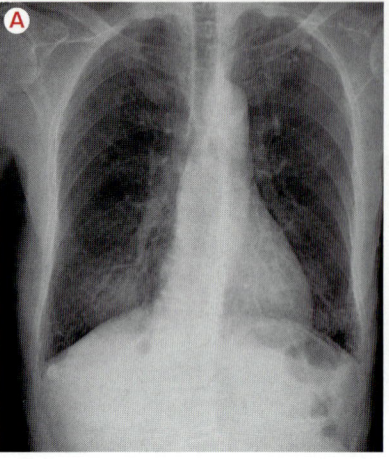

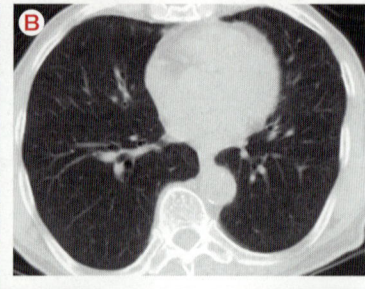

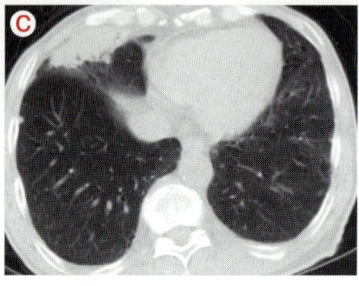

A 胸部単純X線写真
BC 単純CT

数日前から，喀痰，咳嗽が出現し，38℃台の発熱を認め来院．胸部X線写真で異常影を指摘された．

A 右下肺野に横方向に広がり，やや丸いコンソリデーションを認める．肺門周囲はほぼ正常で，非区域性分布を疑う．右心縁，横隔膜ドームとのシルエットサインは陰性である．

B 中葉の区域分岐部あたりまでは正常である．

C 中葉胸膜直下S4, 5を横に連なるようなコンソリデーションを認め，非区域性分布を示すことが確認された．

疾患解説

1. 疾患概念

　細菌性肺炎はその分布から非区域性分布を示す大葉性肺炎（肺胞性肺炎）と区域性分布を示す気管支肺炎に分けられる．**非区域性分布とは，区域を越えて横に広がるものをいい，区域性分布とは肺門付近から末梢まで，ある区域に限局するもので，正常部が介在してもよく，複数区域にみられることがある．多くは小葉単位で広がり直線的な境界を有する小葉性分布を示す**（図）．非区域性分布を示す大葉性肺炎（肺胞性肺炎）の起炎菌は，**肺炎球菌，肺炎桿菌（クレブシエラ），レジオネラ**の3つに限られるが，この3菌種も多くは気管支肺炎型を示すことも記憶に値する[1]．この3菌種は大量の浸出物を産生する一方，細胞浸潤ないし細胞塊が少量であるので，**浸出物はKorn氏孔（肺胞肺胞間）やRambert氏管（肺胞細気管支間）といった側副換気路を通過**できるので，隔壁構造がない限り（胸膜に達するまで），**気道を介さず横に広がることができる**．しかしながらその名称に由来する一葉全体に及べば気管支肺炎との区別は困難である．

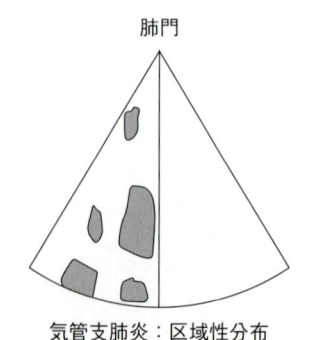

図 区域性分布と非区域性分布

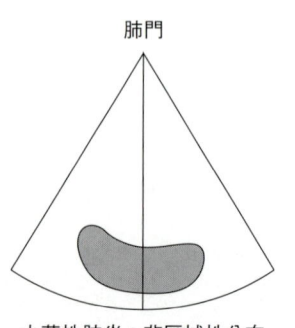

気管支肺炎：区域性分布　　大葉性肺炎：非区域性分布

症例2　肺炎球菌による大葉性肺炎（70歳代男性）

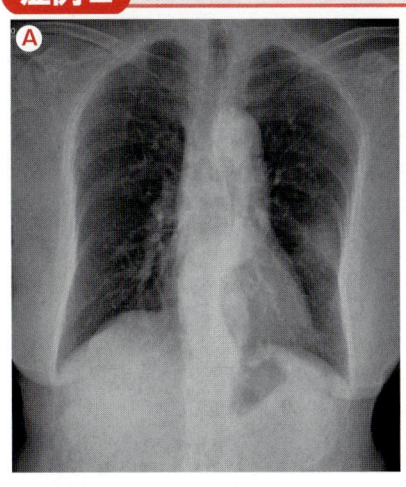

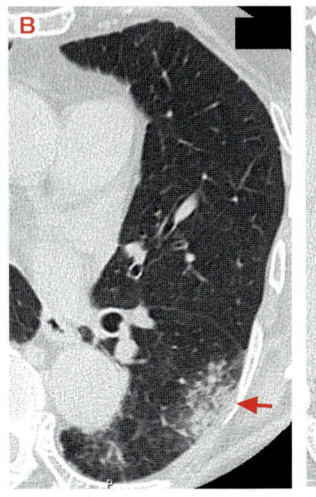

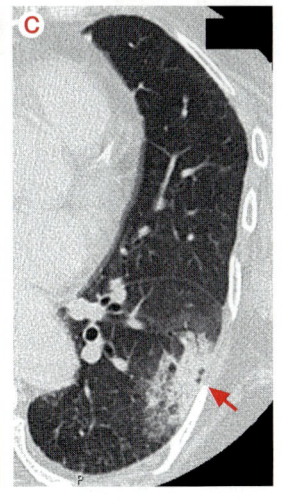

Ⓐ胸部単純X線写真　ⒷⒸ単純CT

Ⓐ左中下肺野に頭尾方向に連なるようなコンソリデーションを認める．肺門周囲はほぼ正常で，非区域性分布を疑う．
ⒷⒸ左下葉区域分岐部付近は正常で，$S^{6, 8, 9}$を貫くようなコンソリデーション（→）を認め，非区域性分布を示すことが確認された．

症例3　肺炎桿菌による大葉性肺炎（80歳代女性）

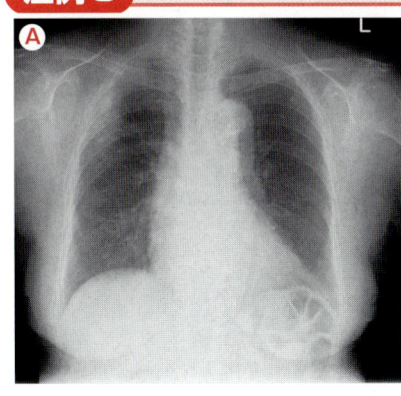

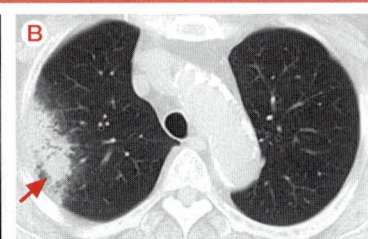

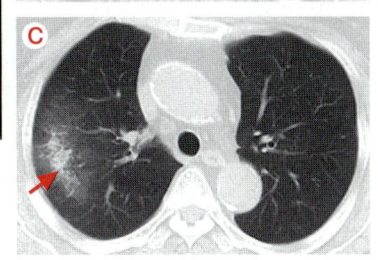

Ⓐ胸部単純X線写真
ⒷⒸ単純CT

Ⓐ右上肺野胸膜直下に頭尾方向に連なるようなコンソリデーションを認める．やや膨隆状の辺縁を有している．肺門周囲はほぼ正常で，非区域性分布と考える．
ⒷⒸ右$S^{1, 2}$を横断するコンソリデーション（→）を認め，肺門側は正常である．非区域性分布を示している．やや膨隆状の辺縁を有している．

2．典型的画像所見

- 胸部X線像：**区域を越えて広がる**コンソリデーション，しばしば円形肺炎を呈する．初期は肺門周囲には異常がないが（症例1～3），すぐに一葉全体に及ぶ（症例4）．
- CT像：上記胸部X線像でみられる所見がより明瞭となる．

3．鑑別疾患

- **好酸球性肺炎**（鑑別1），**特発性器質化肺炎**：多発非区域性コンソリデーションを示すが，単発性が多い細菌性肺炎とはその点で区別される．
- **粘液産生性腺癌**：しばしば，単発例では大葉性肺炎にしばしば類似するが，経過は慢性である．

第3章　肺感染症

症例4　肺炎球菌による多発肺炎（大葉性肺炎＋気管支肺炎）（80歳代男性）

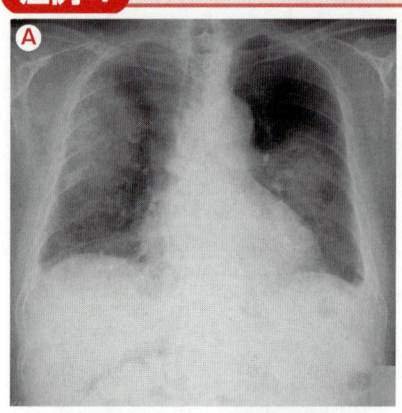

Ⓐ 胸部単純X線写真
Ⓑ～Ⓓ 単純CT

Ⓐ 右肺の比較的末梢よりに頭尾方向に連なるコンソリデーションを認める．肺門周囲は正常である．一方左肺では肺門周囲より中下肺野に広がるコンソリデーションを認める．区域性分布を疑い，気管支肺炎像と考える．

Ⓑ～Ⓓ 右肺では肺門周囲をスペアし，S^1～S^{3}にまたがるコンソリデーション（→）を認め，非区域性分布と考える．左肺では舌区，S^{6}に肺門周囲から末梢まで正常部を混在しながら，小葉単位で広がるコンソリデーション（▶），すりガラス影を認め，区域性分布と考える．小葉中心性分岐粒状影は伴っていない．

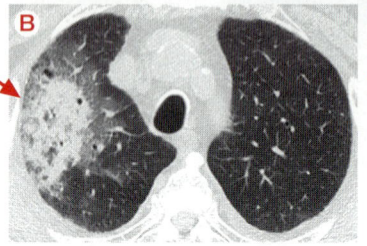

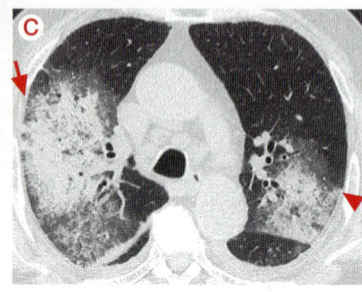

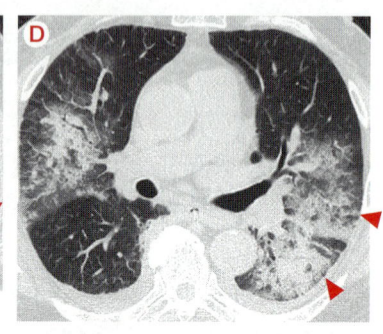

鑑別1　好酸球性肺炎（40歳代女性）

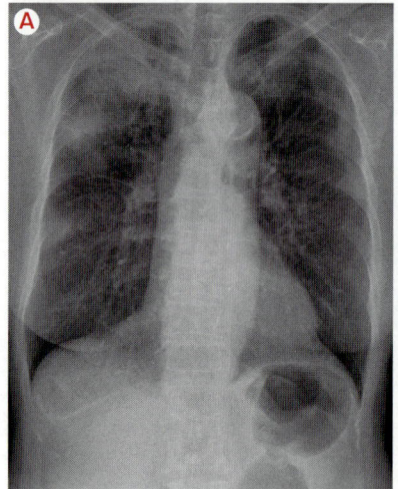

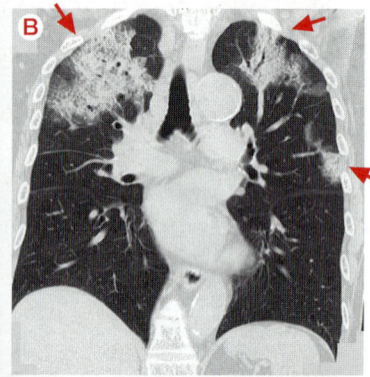

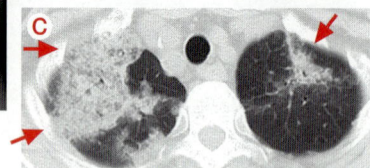

Ⓐ 胸部単純X線写真
Ⓑ 単純CT冠状断像
Ⓒ 単純CT

Ⓐ 両側肺尖胸膜直下にコンソリデーションを認める．
Ⓑ 両側上肺野胸膜直下に非区域性に広がるコンソリデーション（→）が多発している．
Ⓒ 両側上肺野胸膜直下にコンソリデーション（→）を認める．

参考文献
1）「肺炎の画像診断と最新の治療」（藤田次郎／編），医薬ジャーナル，2008
2）「胸部のCT 第3版」（村田喜代史，上甲剛，村山貞之／編），メディカル・サイエンス・インターナショナル，2011

第3章 肺感染症

2 気管支肺炎
bronchial pneumonia

上甲 剛

症例1　肺炎球菌による気管支肺炎（40歳代男性）

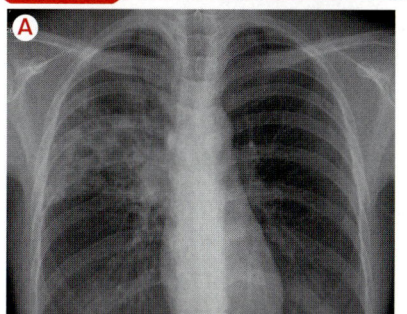

Ⓐ 胸部単純X線写真
Ⓑ～Ⓓ 単純CT

数日前から，喀痰，咳嗽，呼吸困難感が出現し，37℃台の発熱を認め来院．胸部X線写真で異常影を指摘された．

Ⓐ 右肺門周囲より上肺野にかけて正常部を介在して斑状影，コンソリデーションが広がっている．

Ⓑ～Ⓓ 肺門周囲より右上葉，S⁶に正常部を介在しながら斑状影（→），コンソリデーション（▶）が広がっている．正常部との境界部が直線的な部分もある．コンソリデーションには細気管支，気管支の透亮像がみられる．区域性，小葉性分布を示しており，気管支肺炎と考える．

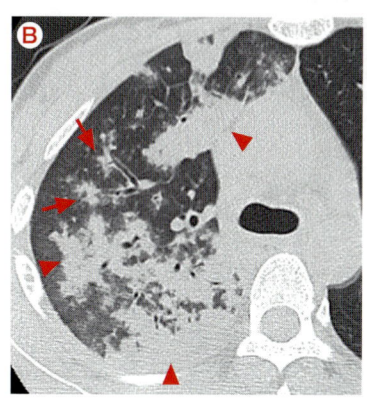

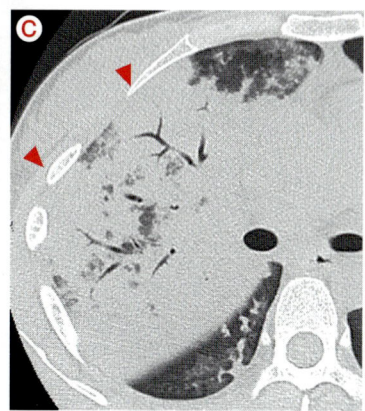

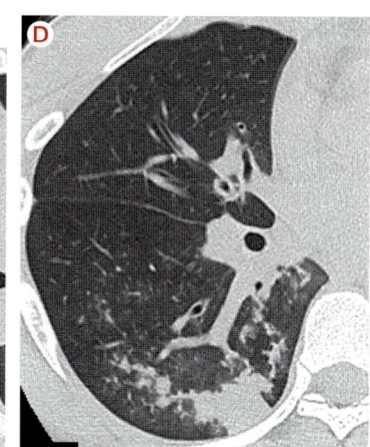

疾患解説

1. 疾患概念

「第3章1．大葉性（肺胞性）肺炎」（p.78）で示したように細菌性肺炎はその分布から非区域性分布を示す大葉性肺炎（肺胞性肺炎）と区域性分布を示す気管支肺炎に分けられる．**区域性分布とは肺門付近から末梢まで，ある区域に限局するもので，正常部が介在してもよく，複数区域にみられることがある．多くは小葉単位で広がり直線的な境界を有する小葉性分布を示す**（p.78，第3章1-図参照）．一般細菌のみならず，マイコプラズマ，抗酸菌，ウイルス，真菌などほぼすべての病原微生物が肺炎発症時気管支肺炎の形態をとるが，**非区域性分布を示す大葉性肺炎（肺胞性肺炎）の起炎菌である肺炎球菌，肺炎桿菌（クレブシエラ），レジオネラも多くは気管支肺炎型を示す**ことも記憶に値する[1]．気管支肺炎を生じる病原微生物は，終末細気管支・呼吸細気管支壁障害を生じる．これは細気管支炎そのものであり，気管支肺炎では細気管支炎の合併が多くCTで小葉中心性分岐粒状影がみられることが多いことを裏づけている．気管支肺炎では，浸出物より病原微生物，白血球，微生物を食べ込んだマクロファージなど**細胞浸潤のほうが多いため，これらの細胞はKohn孔，Rambart氏管を通過できず，まず逆行性に気道をさかのぼり，それから経気管支性に近傍へ進展**するため，区域性分布を生じる．気管支壁の炎症は周囲肺胞に及びやがて小葉全体へ及ぶ[1]．

症例2　インフルエンザ桿菌による気管支肺炎（30歳代男性）

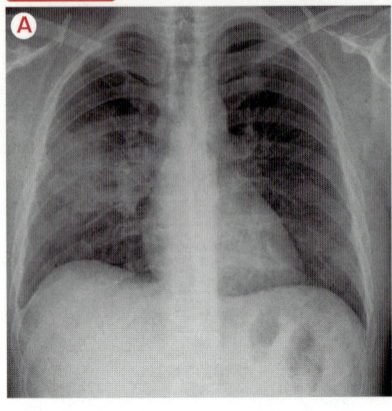

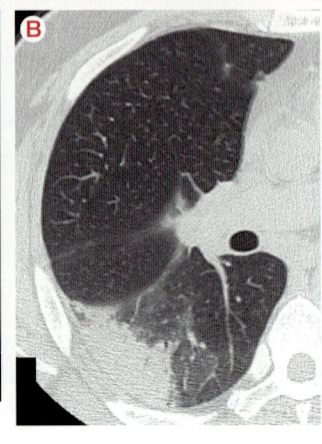

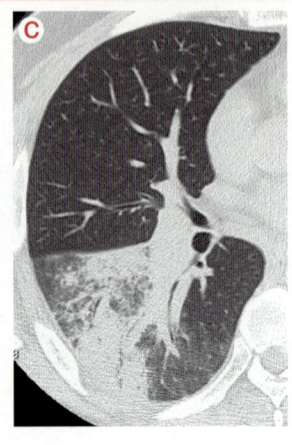

Ⓐ胸部単純X線写真　ⒷⒸ単純CT

Ⓐ右肺門から中肺野中心に上下肺野に及ぶコンソリデーションを認める．陰影内部に明るい部分もあり正常部が一部混在している模様．陰影が比較的高い位置から低い位置まで分布していることに注意．

ⒷⒸ肺門周囲より右S^6に正常部を介在しながらすりガラス影，コンソリデーションが広がっている．正常部との境界部が直線的な部分もある．コンソリデーションには細気管支，気管支の透亮像がみられる．区域性，小葉性分布を示しており，気管支肺炎と考える．

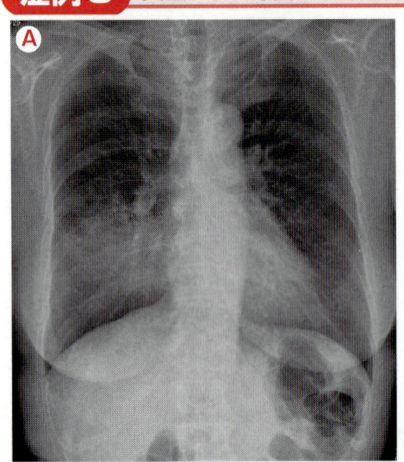

症例3　黄色ブドウ球菌による気管支肺炎（70歳代女性）

Ⓐ胸部単純X線写真
Ⓑ〜Ⓓ単純CT

Ⓐ右肺門周囲から下肺野にかけて扇型に広がるコンソリデーションを認める．右心縁と一部シルエットサイン陽性である．

Ⓑ〜Ⓓ肺門周囲より中葉に正常部を介在しながらすりガラス影，コンソリデーション（→）が広がっている．正常部との境界部が直線的な部分もある．コンソリデーションには細気管支，気管支の透亮像がみられる．区域性，小葉性分布を示しており，気管支肺炎と考える．また末梢には小葉中心性分岐粒状影もみられ，細気管支炎も合併している模様．

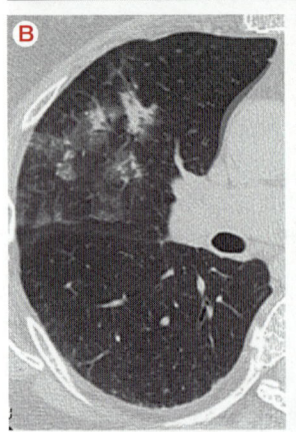

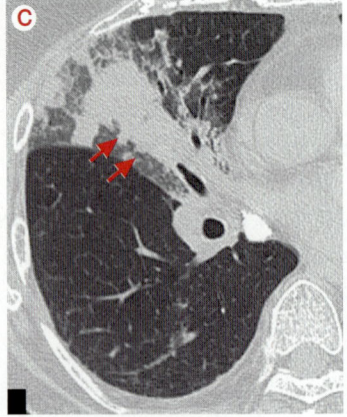

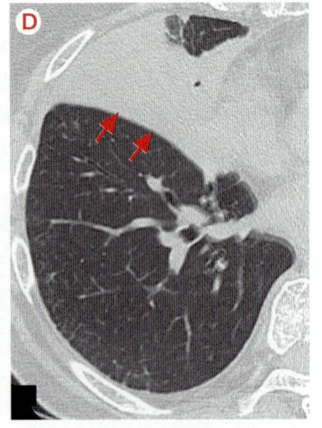

症例 4　黄色ブドウ球菌による気管支肺炎（30歳代男性）

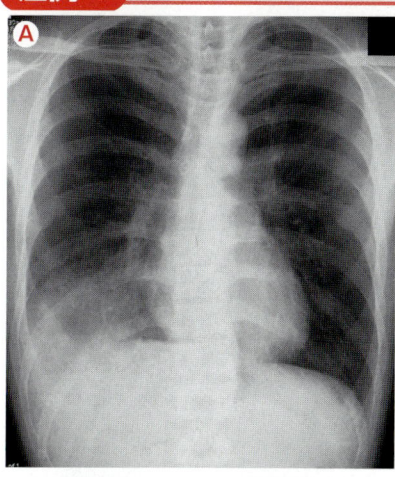

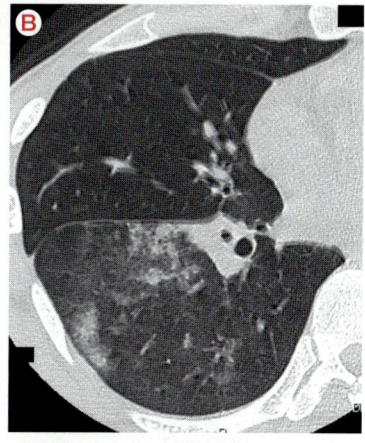

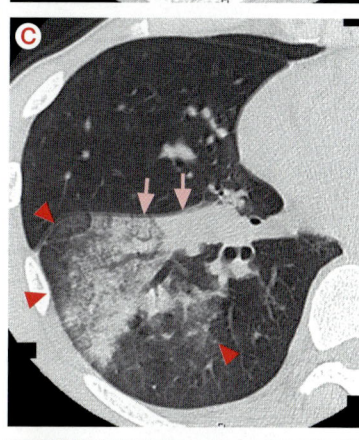

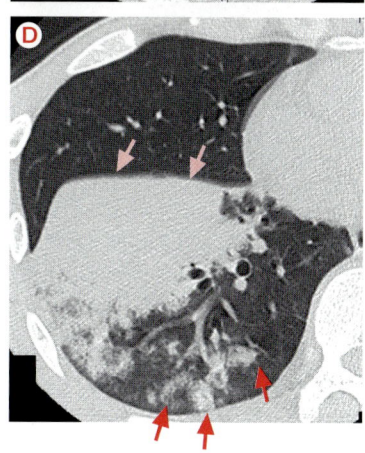

Ⓐ胸部単純X線写真
Ⓑ～Ⓓ単純CT
Ⓔ単純CT冠状断像

Ⓐ右肺門下極より下肺野に広がるコンソリデーション，すりガラス影を認める．右横隔膜ドームとシルエットサインは一部陽性であり，下葉病変を疑う．

Ⓑ～Ⓓ右S$^{8-10}$に肺門周囲から末梢まで正常部を混在しながら分布する斑状影（→），コンソリデーション（→），すりガラス影（▶）を認める．正常部と直線的境界を有する部分もある．小葉中心性分岐粒状影も伴っている．区域性，小葉性分布を示しており，細気管支炎＋気管支肺炎の診断に矛盾はない．

Ⓔコンソリデーションは右横隔膜と接する．

2．典型的画像所見

- **胸部X線像**：肺門周囲から末梢まで，区域に一致してコンソリデーション，斑状影，すりガラス影を認める．区域性の同定は単純X線写真のみでは容易でないが，**肺門周囲に異常があることが，診断の鍵となる**（症例1～6）．
- **CT像**：肺門周囲から末梢まで，区域に一致して（区域性分布）広がるコンソリデーション，斑状影，すりガラス影を認める．区域全体がコンソリデーションないしすりガラス影に覆われる必要はなく，内部に正常部が混ざってもよい．**正常部との境界はしばしば直線状で小葉性分布を示すことがある**．細気管支炎の併発を反映して，**小葉中心性分岐粒状影を伴うことが多い**[2]（症例3，4）．

症例5　インフルエンザ桿菌による気管支肺炎（40歳代女性）

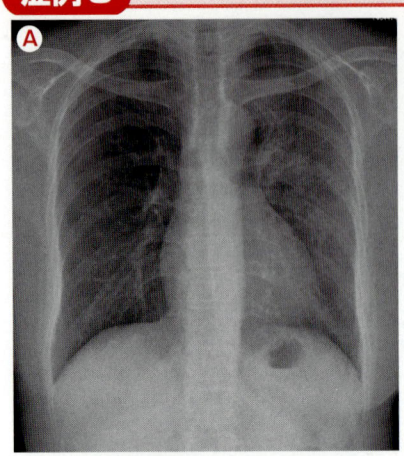

Ⓐ 胸部単純X線写真
Ⓑ〜Ⓓ 単純CT

Ⓐ 左肺門周囲から上中肺野に広汎にコンソリデーションを認める．

Ⓑ〜Ⓓ 左上葉に肺門周囲から末梢まで正常部を混在しながら分布する斑状影（➡），コンソリデーション，すりガラス影を認める．正常部と直線的境界を有する部分もある．区域性，小葉性分布を示しており，気管支肺炎の診断に矛盾はない．

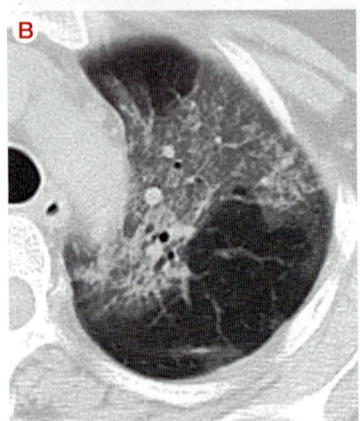

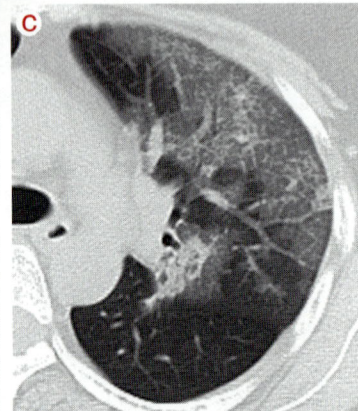

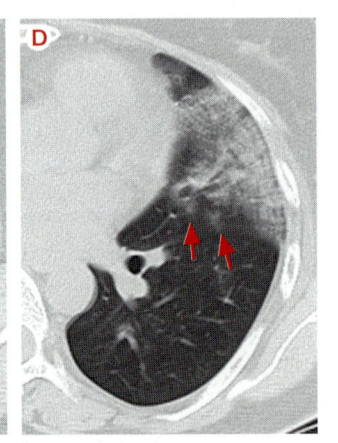

3．鑑別疾患

- **出血の吸い込み**（鑑別1）：出血の吸い込みは，区域性に分布するコンソリデーションやすりガラス影，小葉中心性の淡い陰影を示し，画像のみからの鑑別は困難である．経過のspeedが鑑別には重要で，**1日単位で進展する肺炎に対し，出血は数分時に数秒単位で進展**する．肺胞出血も小葉中心性の淡い陰影から，広汎なすりガラス影，コンソリデーションと出血量に応じてさまざまな陰影を示し，しばしば鑑別は困難である．

- **肺癌の二次性変化**（鑑別2）：閉塞性肺炎，無気肺との鑑別も重要である．閉塞性肺炎は原理上気管支肺炎ともいえるもので，責任腫瘍を同定できない限り画像のみでは鑑別は容易ではない．**無熱，無症状のときには強く閉塞性肺炎を疑う．閉塞性無気肺では，高吸収域内に気管支透亮像がないこと，肺門，横隔膜，縦隔が無気肺方向へ偏移**することが鑑別点である．

症例6　肺炎球菌による気管支肺炎（50歳代男性）

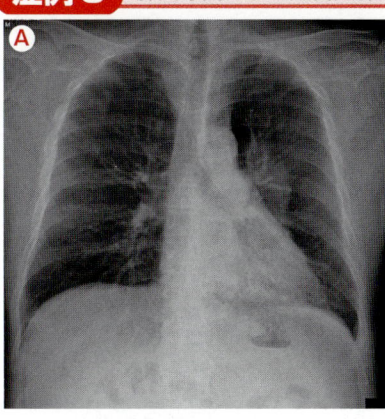

Ⓐ 胸部単純X線写真
Ⓑ〜Ⓓ 単純CT

Ⓐ 上肺野〜下肺野まで内側寄りにコンソリデーション．下行大動脈とのシルエットサインは陽性で，左下葉の病変を疑う．

Ⓑ〜Ⓓ 左下葉に肺門周囲から末梢まで正常部を混在しながら分布するコンソリデーション，すりガラス影を認める．正常部と直線的境界を有する部分もある．区域性，小葉性分布を示しており，気管支肺炎の診断に矛盾はない．

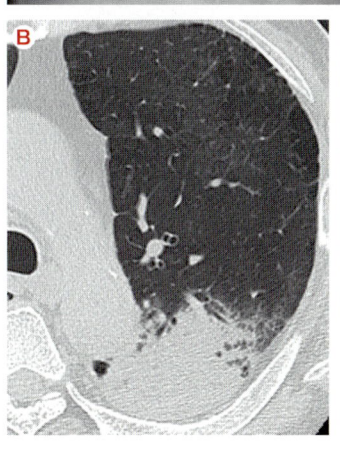

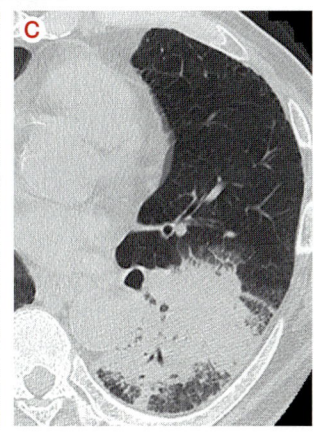

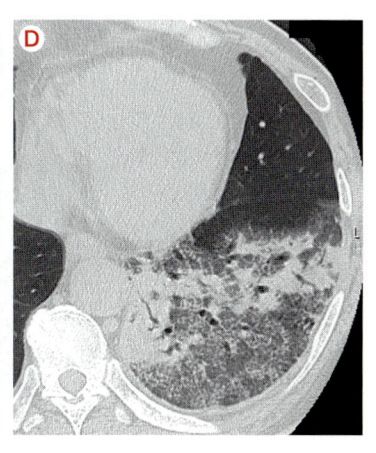

鑑別1　下咽頭癌からの出血の吸い込み（60歳代男性）

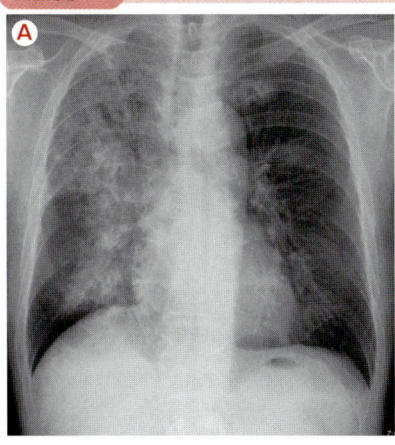

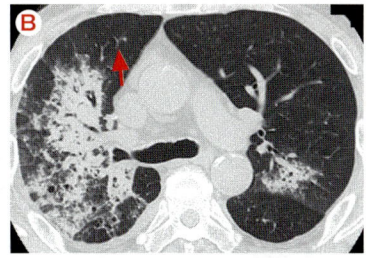

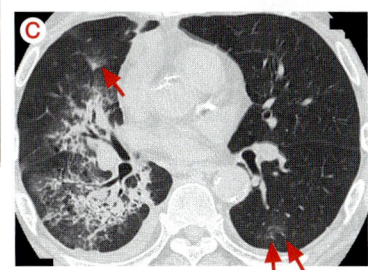

Ⓐ 胸部単純X線写真
ⒷⒸ 単純CT

Ⓐ 右肺全体および左下肺野に肺門から広がるコンソリデーションを認める．

ⒷⒸ 右肺および，左下葉に肺門周囲より正常部を混在しながら，末梢まで扇型に広がるコンソリデーション，すりガラス影を認める．正常部と直線的な境界ももっている．区域性，小葉性の分布を示す．小葉中心性粒状影（➡）も伴っている．画像上，細気管支炎＋気管支肺炎と区別はつかない．

第3章　肺感染症

鑑別2　肺癌による左上葉無気肺（70歳代男性）

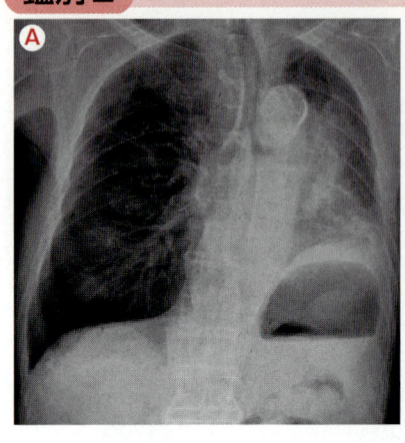

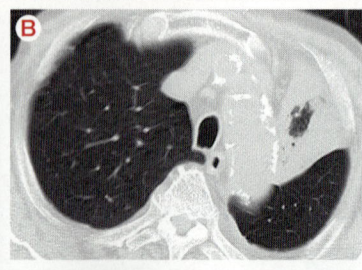

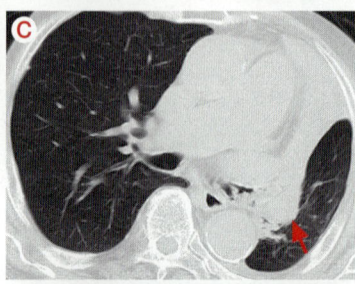

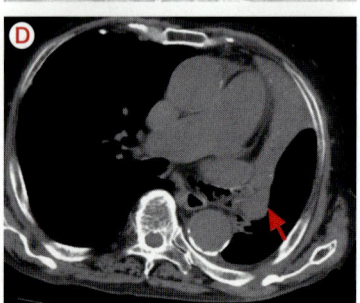

Ⓐ胸部単純Ｘ線写真
ⒷⒸ単純CT
Ⓓ単純CT（縦隔条件）

Ⓐ左上肺野は広汎に高吸収であるが，肺門および横隔膜は挙上し，縦隔は右側へ偏移している．

ⒷⒸ左上葉は無気肺となっている．閉塞性無気肺のため気管支透亮像はない．

Ⓓ責任病巣は同定困難だが，気管支鏡で上葉気管支を閉塞する腫瘍（→）を認めた．

参考文献
1）「肺炎の画像診断と最新の治療」（藤田次郎／編），医薬ジャーナル，2008
2）「胸部のCT 第3版」（村田喜代史，上甲剛，村山貞之／編），メディカル・サイエンス・インターナショナル，2011

第3章 肺感染症

3 マイコプラズマ肺炎
Mycoplasma pneumonia

上甲 剛

症例1 マイコプラズマ肺炎（19歳女性）

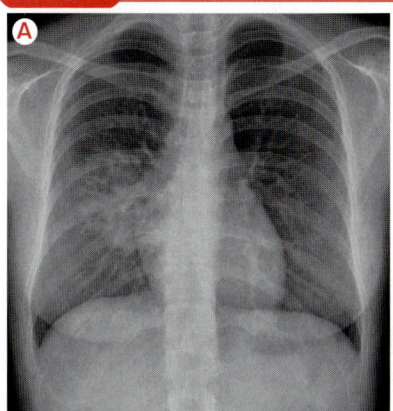

Ⓐ胸部単純X線写真　ⒷⒸ単純CT　Ⓓ単純CT矢状断像

3日前から，咳嗽が出現し，38℃台の発熱を認め来院．胸部X線像で異常影を指摘されたが，末梢血中白血球数は正常であった．

Ⓐ右肺門周囲から中・下肺野にかけて浸潤影，すりガラス影，斑状影を認める．末梢はスペアされ，右心縁とのシルエットサインは陰性．

ⒷⒸ右下葉S⁶に区域性に分布する斑状影（▶），浸潤影，すりガラス影を認め，小葉中心性分岐粒状影（→）も伴う．

Ⓓ右下葉S⁶の区域性分布が明瞭である（→）．

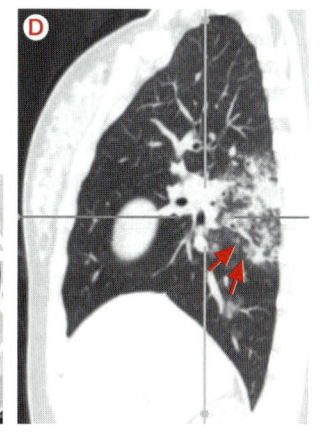

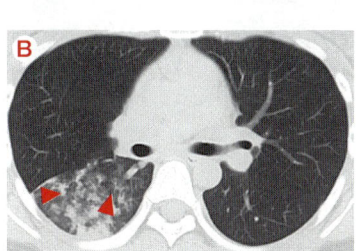

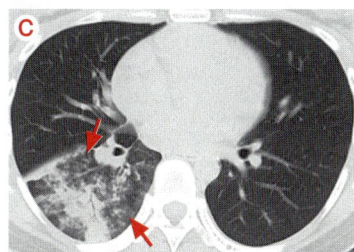

症例2 マイコプラズマ肺炎（70歳代女性）

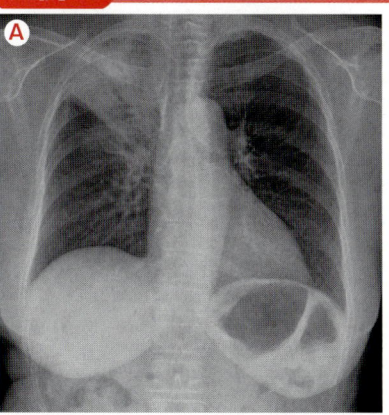

Ⓐ胸部単純X線写真
Ⓑ〜Ⓓ単純CT

Ⓐ右肺門から上肺野に扇型に広がるコンソリデーション，すりガラス影を認める．Minor fissure（副葉間裂）は挙上し，上葉は容積減少を示している．

Ⓑ〜Ⓓ右上葉，S⁶に区域性，小葉性に広がるコンソリデーション，すりガラス影を認め，容積減少を伴っている．小葉中心性分岐粒状影は伴っていない．

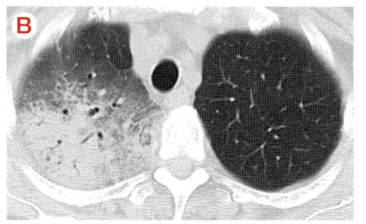

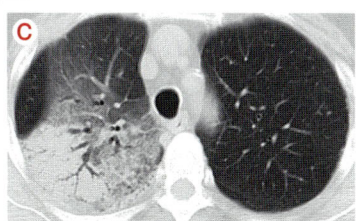

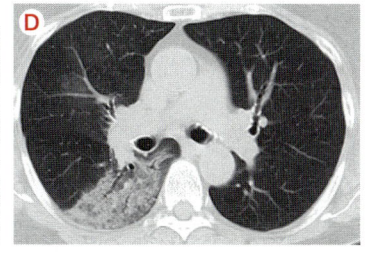

症例3　重症マイコプラズマ肺炎（70歳代男性）

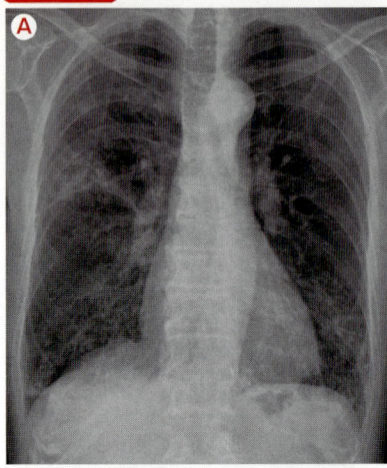

Ⓐ 胸部単純X線写真
Ⓑ～Ⓓ 単純CT

Ⓐ 右肺門から上・中肺野にすりガラス影，斑状影が広がる．両側下肺野には肺門周囲から斑状影，粒状影が広汎に広がっている．

Ⓑ 右上葉には区域性に広がる斑状影（▶）とすりガラス影を認め，小葉中心性分岐粒状影（→）を伴っている．

ⒸⒹ 両側下肺野では広汎にすりガラス影に重なって小葉中心性分岐粒状影（→）が分布している．

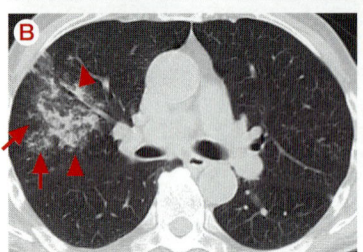

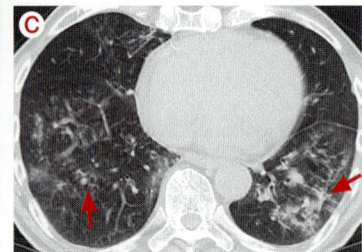

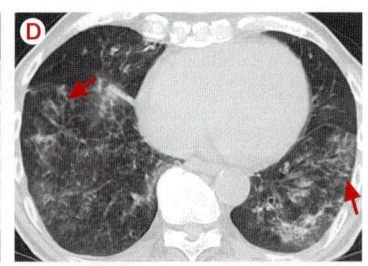

鑑別1　気道散布性肺結核（70歳代女性）

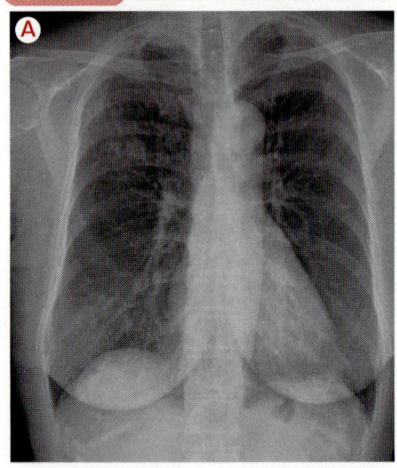

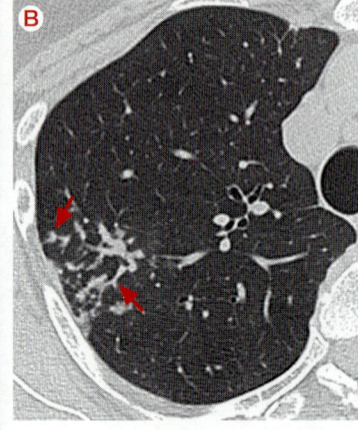

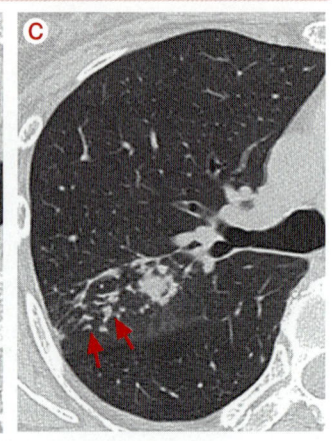

Ⓐ 胸部単純X線写真　ⒷⒸ 単純CT

Ⓐ 右肺門周囲から上肺野に粒状影，結節影が区域性に分布する．

ⒷⒸ 右肺S²に区域性に分布するhigh contrastな小葉中心性分岐状影（→）と1cm程度までの充実性小結節を認める．

鑑別2　MAC症（非結核性抗酸菌感染症）（60歳代女性）

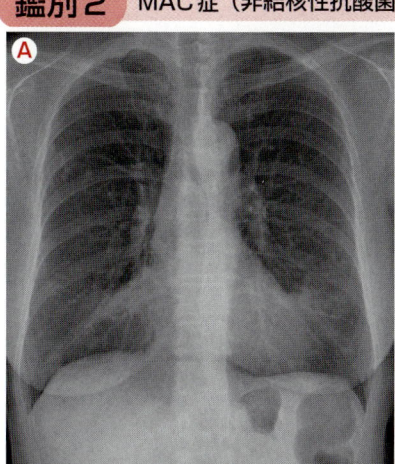

Ⓐ胸部単純X線写真
ⒷⒸ単純CT
Ⓓ単純CT冠状断像

Ⓐ右肺門から下肺野末梢にコンソリデーションを認め，右左心縁とシルエットサイン陽性．微細粒状影が中・下肺野に散在．

ⒷⒸ中葉，舌区に気管支拡張とコンソリデーションを認め，同部および右S²にhigh contrastな小葉中心性分岐粒状影（→），小結節を伴う．

Ⓓ中葉，舌区に気管支拡張とコンソリデーションを認め，小葉中心性分岐粒状影，小結節を伴う．

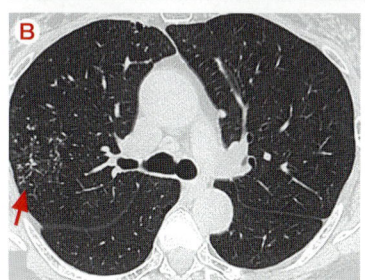

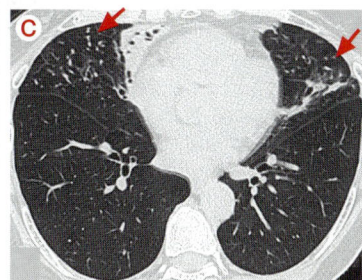

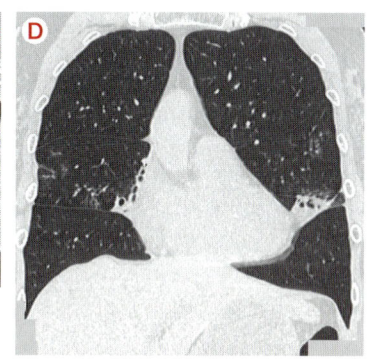

疾患解説

1. 疾患概念

マイコプラズマ肺炎は**白血球上昇の乏しい非定型肺炎**の代表であり，クラミドフィラの単独での病原性がほぼ否定された今日，唯一の非定型肺炎となっている[1]．マイコプラズマは気管支壁に親和性があり，気管支壁内進展を示す．その結果**細気管支炎＋気管支肺炎**の病型をとる．細気管支病変優位と浸出反応優位の2型に分かれるが，**細気管支病変優位型のほうがより重症**である[2]．

2. 典型的画像所見

・**胸部X線写真**：どちらの病型でも区域性分布を示すが，細気管支病変優位型は気管支壁肥厚（tram line, cuffing）や微細粒状影を特徴とし，浸出反応優位型はすりガラス影，コンソリデーションが主体となるが，両者の混合型が最も多い（症例1〜3）．比較的容積減少を示しやすい（症例2）．

・**CT像**：気管支壁肥厚，小葉中心性分岐粒状影，コンソリデーション，斑状影，すりガラス影がさまざまな程度でみられる．比較的容積減少を示しやすい．細気管支病変優位型で特に重症なもの（症例3）は両側肺野広汎に小葉中心性分岐粒状影，気管支壁肥厚がみられる．逆に浸出反応優位型は通常の気管支肺炎と何も区別がつかない[2,3]．

3. 鑑別疾患

・**細菌性気管支肺炎**（p.81 第3章2）：画像上は区別が困難で，白血球上昇がないことで区別される．

・**気道散布性肺結核**（鑑別1）：どちらも白血球上昇がないが，画像上は空洞や大きな結節を伴うこと，乾酪物質の貯留のため**小葉中心性分岐粒状影がhigh contrast**でつまめそうなこと，乾酪性肺炎では**コンソリデーション内に気管支透亮像が乏しいこと**で区別される．また結核の咳は軽いものであるのに，マイコプラズマでは激しいことも重要である．

鑑別3　びまん性汎細気管支炎（DPB）（19歳男性）

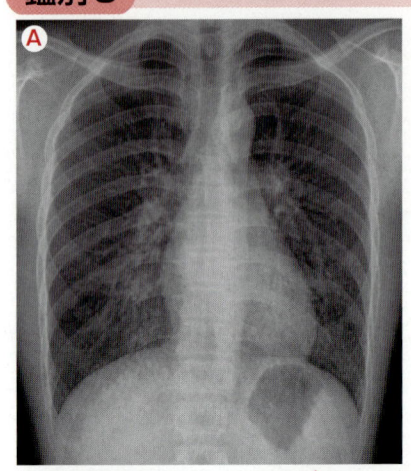

Ⓐ胸部単純X線写真
Ⓑ～Ⓓ単純CT

Ⓐ両側中下肺野に肺門周囲より末梢まで粒状影，斑状影を認める．
Ⓑ～Ⓓ両側広汎に気管支壁肥厚，小葉中心性分岐粒状影（→）を認める．

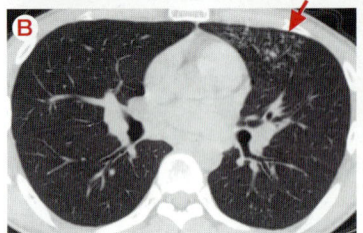

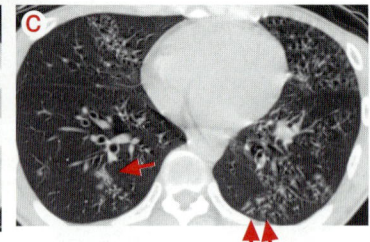

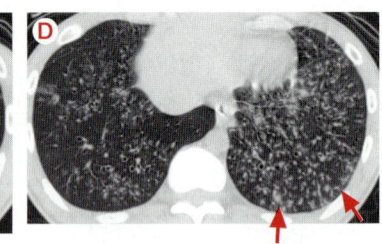

- **非結核性抗酸菌感染症（NTM）**：classic（古典型）ないしfibrocavitary type（空洞形成型）は結核と同様の画像を示す．Nonclassic（非古典型）ないしnodular/bronchial type（小結節・気管支拡張型）は中葉，舌区に気管支拡張を伴い，より広汎に分布することで区別される．もとよりNTMは慢性経過であり，急性であるマイコプラズマとは臨床上鑑別が問題になることは少ない．Classicは高齢男性，nonclassicは中高年女性に多いことも参考になる．
- **びまん性汎細気管支炎（DPB，鑑別3）**：DPBも慢性疾患であり，臨床上問題になることは少ないが，重症型マイコプラズマ感染と画像が極めて類似することは記憶にとどめていただきたい[4]．

参考文献
1)「成人市中肺炎診療ガイドライン」（日本呼吸器学会／編），2007
2)「肺炎の画像診断と最新の治療」（藤田次郎／編），医薬ジャーナル，2008
3) Reittner P, et al：Pneumonia：high-resolution CT findings in 114 patients. Eur Radiol, 13：515-521, 2003
4)「胸部のCT 第3版」（村田喜代史，上甲剛，村山貞之／編），メディカル・サイエンス・インターナショナル，2011

第3章 肺感染症

4 気道散布性肺結核（二次性結核）
endbronchial spread of pulmonary tuberculosis (post primary tuberculosis)

上甲 剛

症例1　気道散布性肺結核（二次性結核）（40歳代男性）

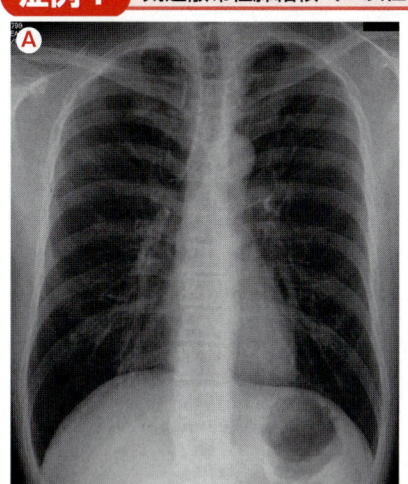

Ⓐ胸部単純X線写真
Ⓑ〜Ⓓ単純CT

半年程前から軽い咳をしており，ときどき37℃台の微熱がみられた．会社検診にて胸部異常影を指摘され来院．

Ⓐ右肺門周囲から中肺野にかけて，微細粒状影，小結節影が集合してみられる．
Ⓑ〜Ⓓ右S^2に区域性に広がるhigh contrastな小葉中心性分岐粒状影を認める．いわゆるtree-in-bud appearanceである．

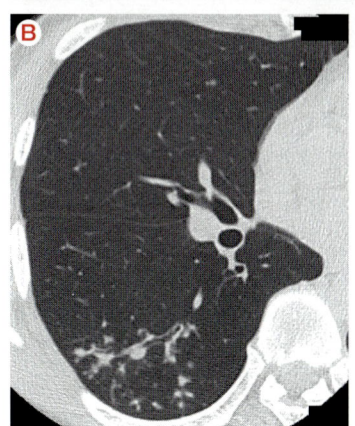

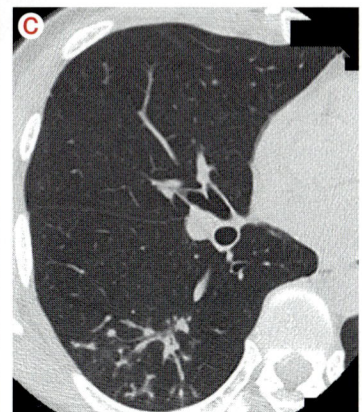

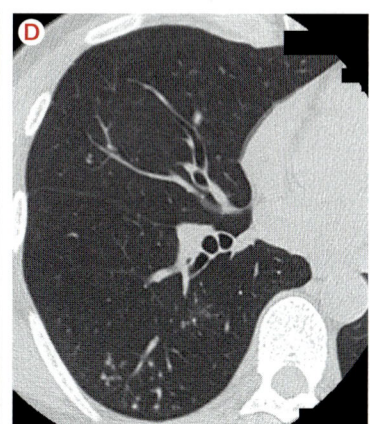

疾患解説

1. 疾患概念

　気道散布性肺結核はいわゆる二次性結核の典型像であり，**結核菌の気道進展による壊死性肉芽腫性炎症**である．二次性結核は結核菌の再感染あるいは陳旧性病変内の病原体の再活性化によるとされている．病巣は$S^{1, 2, 6}$に多く，それはリンパ系によるドレナージが不良のためである．気道の破壊と壊死性物質のドレナージで空洞を形成し，強い線維化を残して治癒することもしばしばである．本邦は他の先進国に比べ，結核の罹患率は極めて高い．

2. 典型的画像所見

　胸部X線像では，肺尖，S^6のpatchyコンソリデーション，辺縁不整な小結節を特徴とする．
　CTでは活動性を示す所見と開放性（菌の外部への放出）を示唆する所見が捉えられる．**活動性を表す所見としては，小葉中心性分岐粒状影と汎小葉性（小葉単位で広がる）の浸潤影**があげられる．この

症例2 気道散布性肺結核（二次性結核）（30歳代女性）

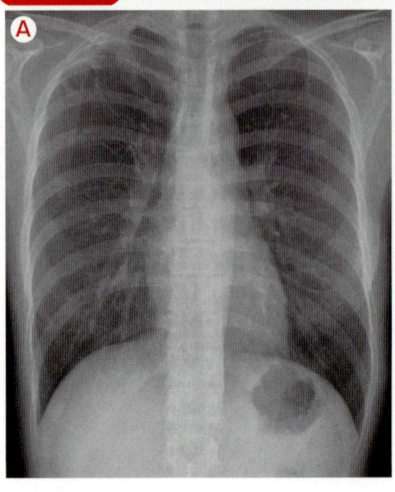

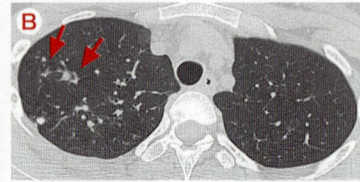

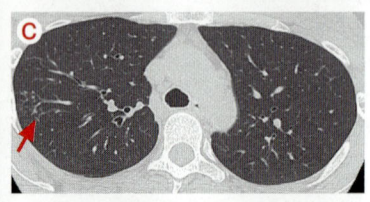

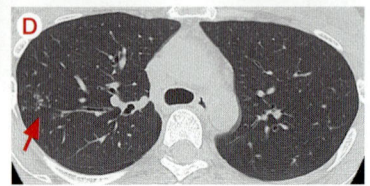

Ⓐ 胸部単純X線写真
Ⓑ〜Ⓓ 単純CT

Ⓐ 右肺尖に微細粒状影，小結節影が集合してみられる．

Ⓑ〜Ⓓ 右S¹に区域性に広がるhigh contrastな小葉中心性分岐粒状影（➡）を認める．いわゆるtree-in-bud appearanceである．

症例3 気道散布性肺結核（二次性結核）（70歳代女性）

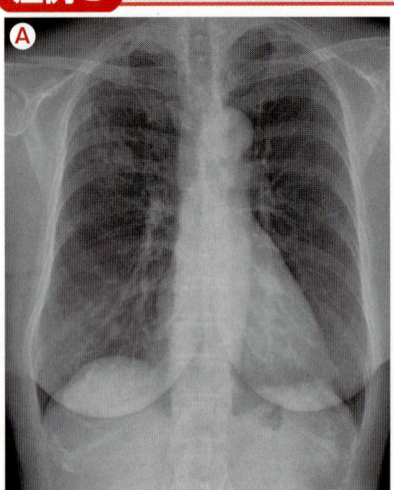

Ⓐ 胸部単純X線写真
Ⓑ〜Ⓓ 単純CT

Ⓐ 右肺門から上肺野末梢まで2cm程度までの結節影，粒状影が広がる．

Ⓑ〜Ⓓ 右S²に区域性に広がるhigh contrastな小葉中心性分岐粒状影（➡）（いわゆるtree-in-bud appearance），2cm程度までの充実性結節を認める．

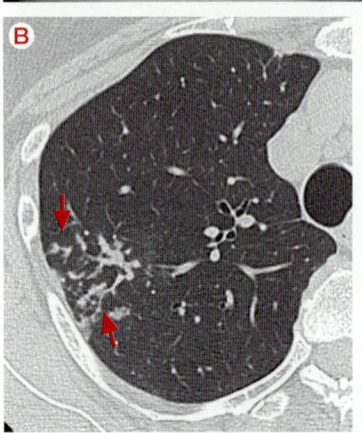

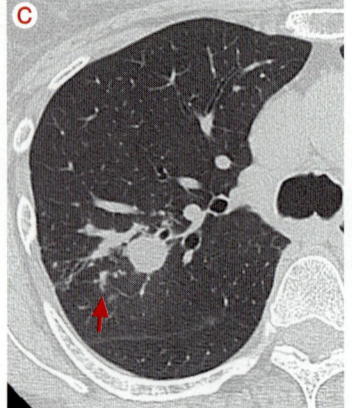

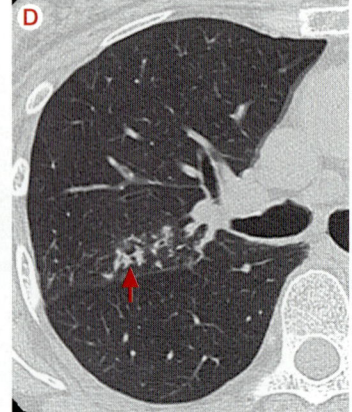

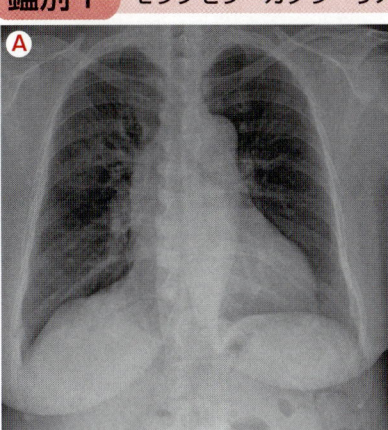

鑑別 1 　モラクセラ・カタラーリスによる細気管支炎＋気管支肺炎（60歳代女性）

Ⓐ胸部単純X線写真
Ⓑ～Ⓓ単純CT

Ⓐ右肺門周囲から上肺野末梢まですりガラス影と斑状影が広がる．
Ⓑ～Ⓓ右肺S²に区域性に広がるすりガラス影，斑状影，淡い小葉中心性分岐粒状影（→）を認める．

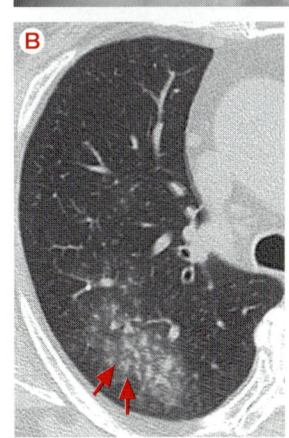

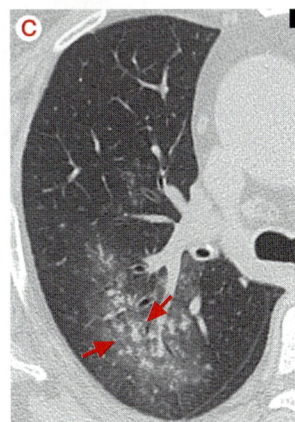

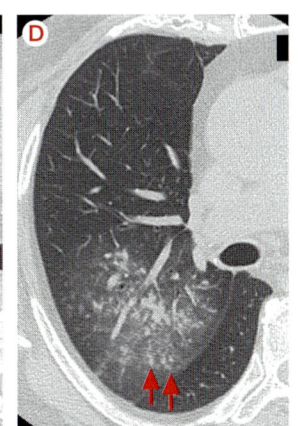

　小葉中心性分岐粒状影はhigh contrastで，あたかもピンセットでつまめそうな印象で，細気管支炎でみられる柔らかい印象のものとは区別される．これは肉芽腫をコアにした密な乾酪壊死物質が気管支内を樹枝状に進展していくことに起因する．このhigh contrastな小葉中心性分岐粒状影は木々の芽ぶきに似ており，tree-in-bud appearanceとよばれる（症例1～3）．開放性結核を表す所見としては，空洞形成に加えて，airbroncho-bronchiologramを伴うコンソリデーション（浸出性結核，p.99第3章6）が知られている．

3．鑑別疾患

- **細菌性気管支肺炎・細気管支炎**（鑑別1）：急性疾患であり，臨床像は大きく異なり鑑別対象となることは少ないが，**小葉中心性分岐粒状影は結核に比べて低コントラストで淡いこと，コンソリデーション内部に細気管支および気管支透亮像が目立つこと**が鑑別の鍵となる．
- **マイコプラズマ肺炎**（鑑別2）：急性疾患であり，臨床像は大きく異なり鑑別対象となることは少ないが，**小葉中心性分岐粒状影は結核に比べて低コントラスト**であり，**気管支壁肥厚像を広汎に伴う**点が鑑別点となる．
- **非結核性抗酸菌感染症（NTM，鑑別3）**：局所的な画像所見では区別困難であるが，nodular bronchial typeだと**中葉舌区に気管支拡張**を伴うこと，病変の分布が異なることが鑑別点となる．Fibro-cavitary typeでは鑑別は困難である．

鑑別2　マイコプラズマ肺炎（30歳代男性）

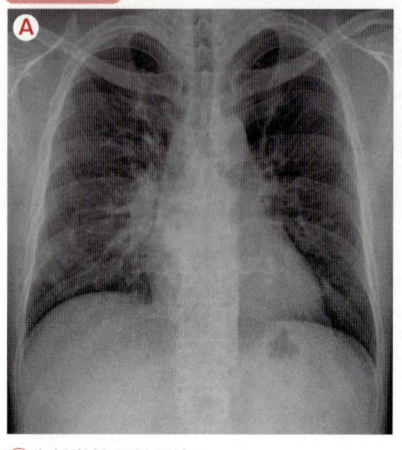

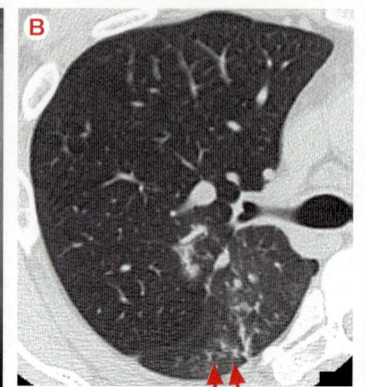

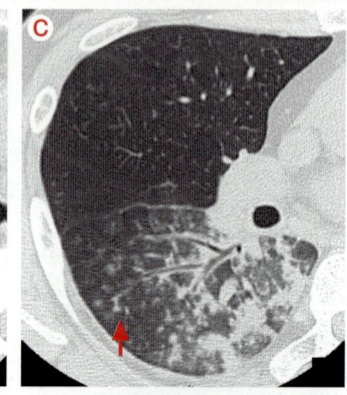

Ⓐ 胸部単純X線写真
Ⓑ〜Ⓓ 単純CT

Ⓐ 右肺門周囲から頭尾方向に長く末梢まで広がる斑状影，すりガラス影を認める．
Ⓑ〜Ⓓ 右S$^{2, 6}$に区域性に広がるすりガラス影，斑状影，コンソリデーション，やや"柔らかい"小葉中心性分岐粒状影を認め，気管支壁肥厚を伴っている（→）．

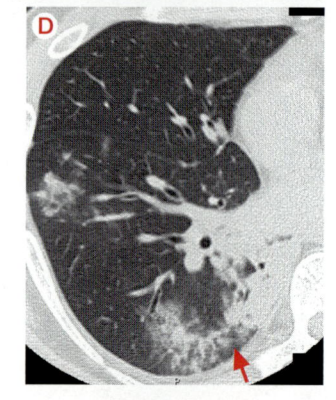

鑑別3　非結核性抗酸菌感染症（NTM）：classicないしfibrocavitary type（60歳代女性）

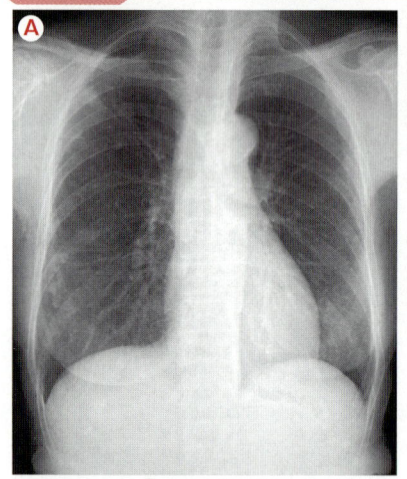

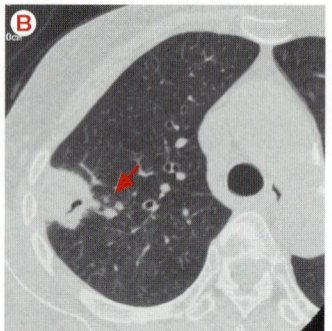

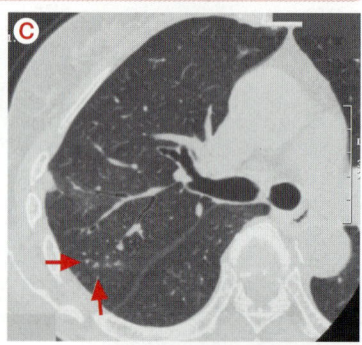

Ⓐ 胸部単純X線写真　Ⓑ〜Ⓓ 単純CT

Ⓐ 右肺門周囲より上肺野に粒状影，小結節影を認める．
Ⓑ〜Ⓓ 右S$^{2, 6}$に空洞性結節，小結節，high contrastな小葉中心性分岐粒状影（→）（いわゆるtree-in-bud appearance）が区域性に広がっている．結核との鑑別は困難である．

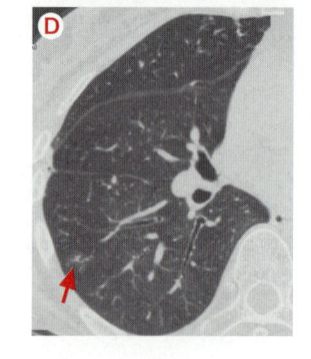

参考文献
1) 伊藤春海：肺結核の画像-呼吸器画像診断学の貴重な教育資源．結核，85：869-879，2010
2) 「肺炎の画像診断と最新の治療」（藤田次郎／編），医薬ジャーナル，2008

第3章 肺感染症

5 細葉性結核，乾酪性肺炎
acinar tuberculosis, caseous pneumonia

上甲 剛

症例1 細葉性結核＋乾酪性肺炎（30歳代女性）

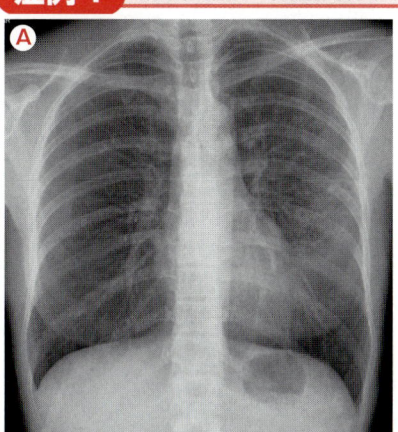

Ⓐ 胸部単純X線写真
Ⓑ～Ⓓ 単純CT

半年ほど前から軽い咳をしており，ときどき37℃台の微熱がみられた．全身倦怠感出現し，近医受診．胸部X線写真で異常を指摘された．

Ⓐ 左上中肺野に微細粒状影，小結節影を認める．左心縁に接してコンソリデーションを認め，一部左心縁とシルエットサイン陽性．

Ⓑ～Ⓓ 左上区，$S^{6,10}$ に high contrast な微細分岐粒状影（→）が密にかつ規則正しく集まっており，その間の距離は小葉中心性分岐粒状影より狭い．左肺S^5 ではコンソリデーションを認めるが，細気管支・気管支の透亮像はみられない．

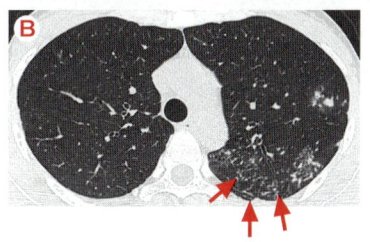

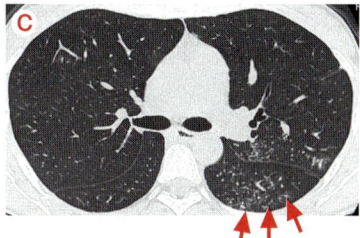

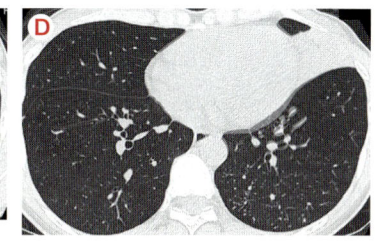

症例2 細葉性結核＋乾酪性肺炎（20歳代男性）

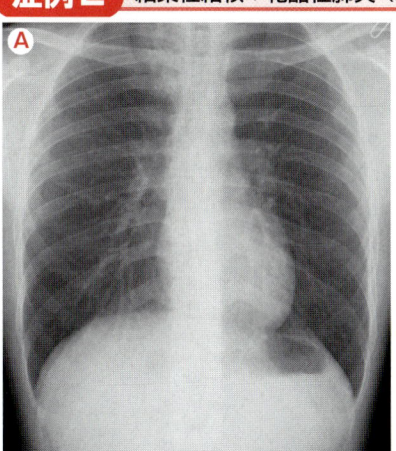

Ⓐ 胸部単純X線写真
Ⓑ～Ⓓ 単純CT

Ⓐ 右肺尖縦隔側寄りにコンソリデーションを認める．

Ⓑ～Ⓓ 右肺S^1 に区域性に広がる，気管支透亮像を伴わないコンソリデーション，high contrast で密な分岐粒状影（→）を認める．小葉中心性分岐粒状影に比べ，分岐粒状影間の間隔は狭い．細葉性結核＋乾酪性肺炎に合致する．

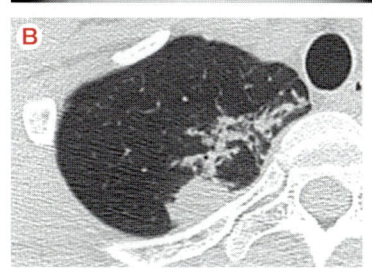

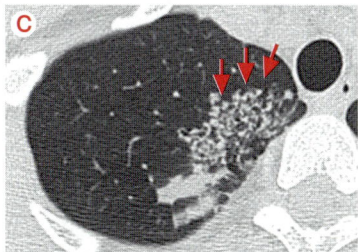

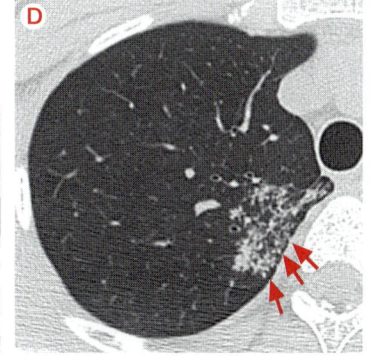

症例3　細葉性結核（30歳代男性）

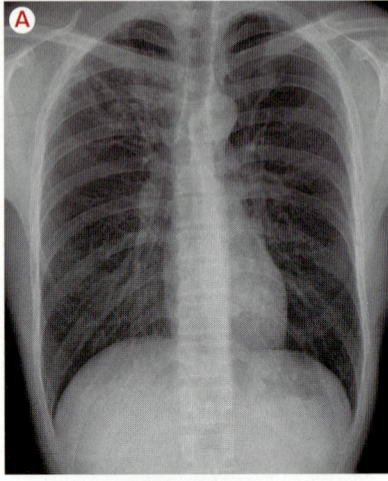

Ⓐ胸部単純X線写真
Ⓑ〜Ⓓ単純CT

Ⓐ右肺門より上肺野に区域性に広がる小結節影，微細粒状影を認める．

Ⓑ〜Ⓓ右S²に区域性に広がる1cm程度までの結節とhigh contrastで密な分岐粒状影（➡）を認める．

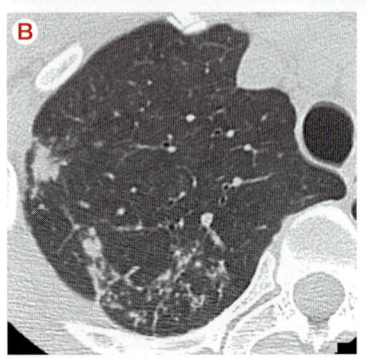

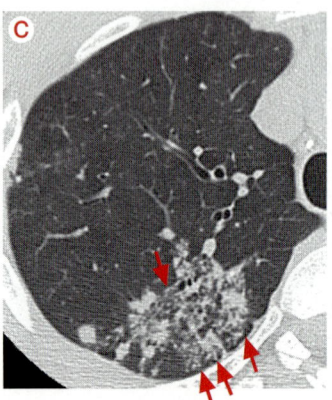

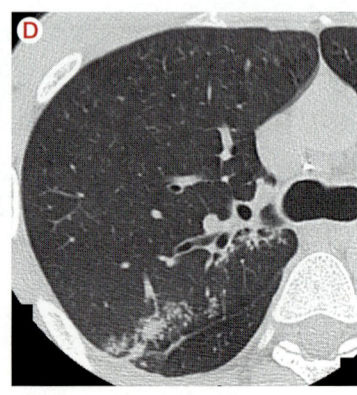

鑑別1　サルコイドーシス（30歳代女性）

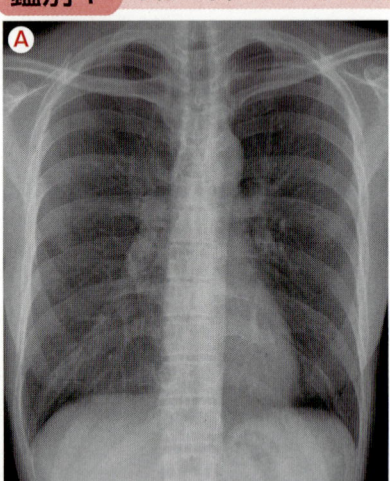

Ⓐ胸部単純X線写真
Ⓑ造影CT
ⒸⒹ単純CT

Ⓐ両側肺門は腫脹．右中肺野の血管影はわずかに不鮮明．

Ⓑ両側肺門と気管分岐部リンパ節腫脹を認める．

ⒸⒹ右S⁶に微細分岐粒状影の集合（➡）を認める．いわゆるgalaxy signに相当する．

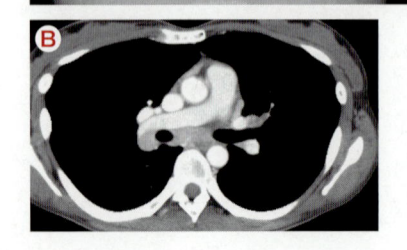

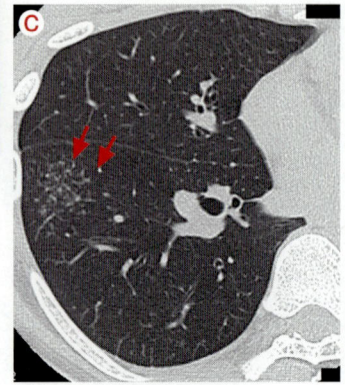

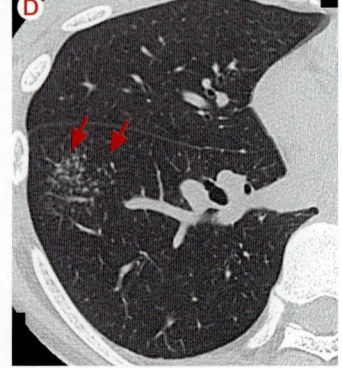

鑑別2　MAC症でみられた細葉性陰影（30歳代男性）

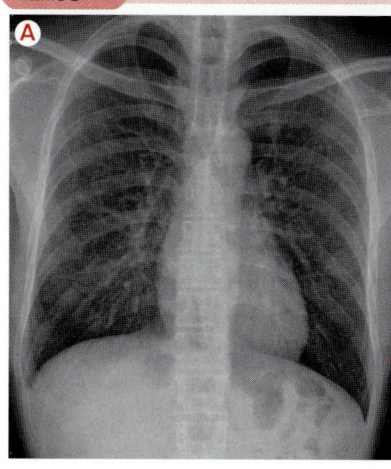

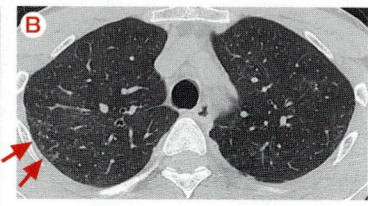

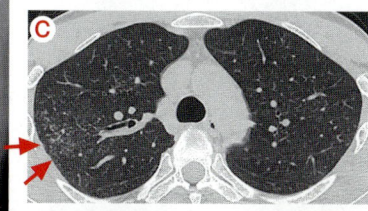

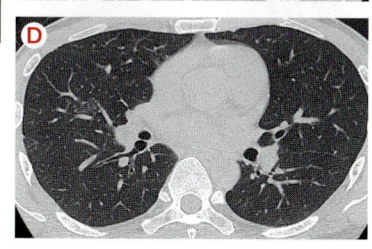

Ⓐ 胸部単純X線写真
Ⓑ～Ⓓ 単純CT

Ⓐ 右上中肺野，左上肺野に肺門周囲より微細粒状影が広がる．
Ⓑ～Ⓓ 右S²⁻⁴，左S¹⁺²，S³に区域性に広がる密な微細分岐粒状影（→）を認める．

鑑別3　MALTリンパ腫（MALToma）（30歳代男性）

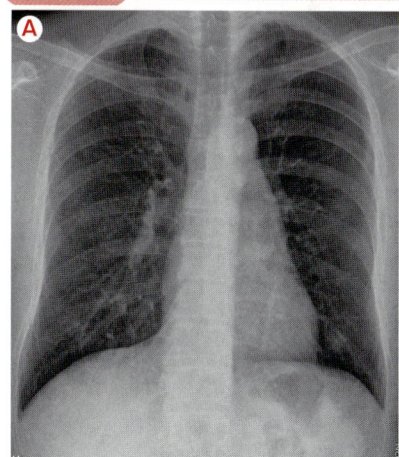

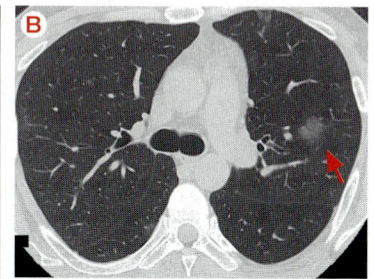

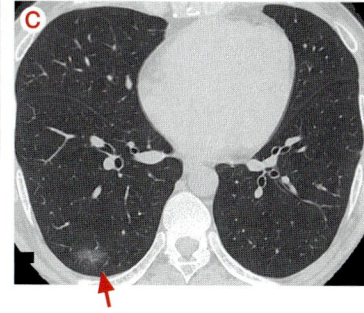

Ⓐ 胸部単純X線写真
ⒷⒸ 単純CT

Ⓐ 両側に限局したすりガラス影が斑状に分布している．
ⒷⒸ 微細粒状影（→）の集合した陰影が散在する．

疾患解説

1．疾患概念

- **細葉性結核**：思春期，若年成人の初感染でみられることが多いが，近年高齢者の二次性結核でもみられることがある．呼吸細気管支から肺胞管内に乾酪壊死物質の貯留を特徴とする．両側広汎にみられるものは，岡ⅡB型とよばれる．これは結核のびまん性播種状病変の分類の1つで，ⅡAは粟粒結核である．全結核の0.5％を占める．
- **乾酪壊死性肺炎**：二次性結核であり，乾酪壊死物質の気腔充満を特徴とする．後述する浸出物の気腔

第3章　肺感染症

充満を特徴とする浸出性結核が初感染結核であることと対をなす．

2．典型的画像所見

- **細葉性結核**：CTでは，小葉（細葉）中心性陰影より**微細で密な分岐粒状影（細葉性陰影）**を特徴とする（症例1～3）が，両側広汎に分布すると粟粒結核と誤認されることがある．
- **乾酪性肺炎**：CTにて区域性小葉性に広がるコンソリデーションを特徴とするが，気道内にも乾酪物質が貯留するため **air bronchogram（気管支透亮像）に乏しい**（症例1，2）．二次性結核であるため通常の気道散布を示す，小葉中心性分岐粒状影を伴う．

3．鑑別疾患

微細な分岐粒状影が集簇する所見はCT galaxy signとよばれサルコイドーシスでまず知られたが，同様な所見は背景の病理学的機序は異なるが，細葉性結核，非結核性抗酸菌症，MALTomaでもみられる．

1）細葉性結核

- **サルコイドーシス**（鑑別1）：サルコイドーシスが両側肺門，縦隔に対称にリンパ節腫大を示すことが重要となるが，細葉性結核が初感染でみられた場合リンパ節結核を伴うことがあり必ずしも容易ではない．その場合リンパ節結核が右側気管傍および肺門リンパ節に多いことは注目すべきである．また集簇した分岐粒状影はサルコイドーシスでは横断面内にて円形，楕円形に配置されるが，細葉性結核は気管支に沿って扇形に分布することも重要な鑑別点である．
- **非結核性抗酸菌感染症**（鑑別2）：極めて困難であるが，nodular bronchial typeでは中葉，舌区の気管支拡張を伴うので鑑別の一助となる．
- **MALToma**（鑑別3）：サルコイドーシス同様集簇した分岐粒状影は横断面内では円形，楕円形に配置されることが鑑別の鍵となる．

2）乾酪性肺炎

- **浸出性結核**（p.99第3章6）：乾酪性肺炎は気道内にも乾酪物質貯留するためair bronchogramに乏しく，二次性結核なのでhigh contrastな小葉中心性分岐粒状影を伴うが，一方，浸出性結核はair bronchogramを認めて，周囲に分岐粒状影を伴わないことが鍵となる．

参考文献

1) 伊藤春海：肺結核の画像-呼吸器画像診断学の貴重な教育資源．結核，85：869-879, 2010
2) 徳田 均：肺結核の画像所見-細葉性病変とその諸相．結核，84：551-557, 2010
3) Nakatsu M, et al：Large coalescent parenchymal nodules in pulmonary sarcoidosis: "sarcoid galaxy" sign. Am J Roentgenol, 178：1389-1394, 2002

第3章 肺感染症

6 浸出性結核
exudative tuberculosis

上甲 剛

症例1　浸出性結核（70歳代男性）

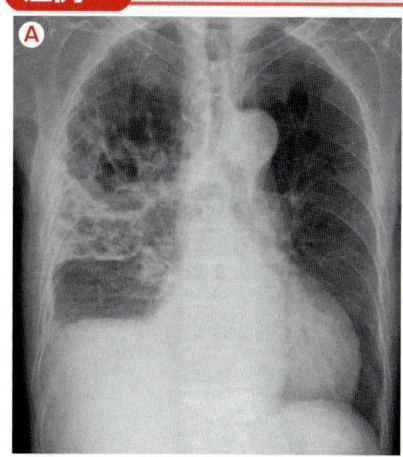

Ⓐ胸部単純X線写真
Ⓑ～Ⓓ単純CT

重喫煙者．1カ月ほど前より喀痰，咳漱が続き，1週間前より37℃台の発熱，全身倦怠感が出現．

Ⓐ右中肺野に肺門から広がるコンソリデーションを認める．

Ⓑ～Ⓓ右中下葉に区域性，小葉性に広がり細気管支の透亮像を伴うコンソリデーションを認める．背景に高度肺気腫を伴っている．大量の胸水も認める．

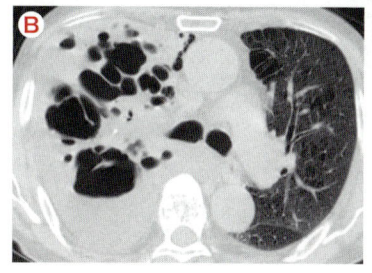

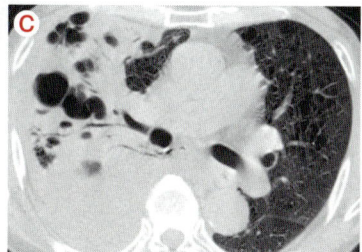

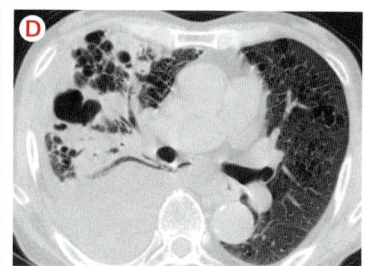

症例2　浸出性結核（70歳代女性）

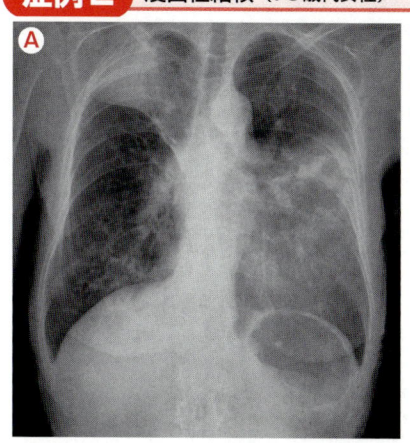

Ⓐ胸部単純X線写真
Ⓑ～Ⓓ単純CT

Ⓐ右上肺野，左中下肺野に肺門から広がるコンソリデーションを認める．右下肺野に肺門から区域性に広がる斑状影を認める．

Ⓑ～Ⓓ右上下葉，左下区下葉に区域性，小葉性に広がり細気管支の透亮像を伴うコンソリデーションを認める．周囲に斑状影もみられる．

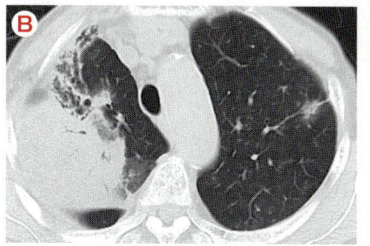

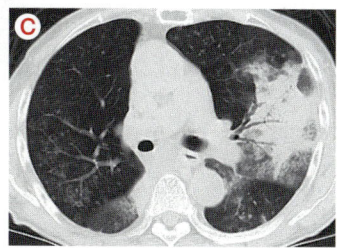

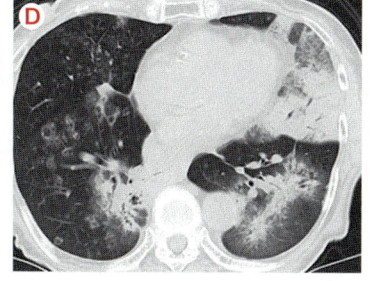

症例3　浸出性結核＋気道散布性結核（20歳代男性）

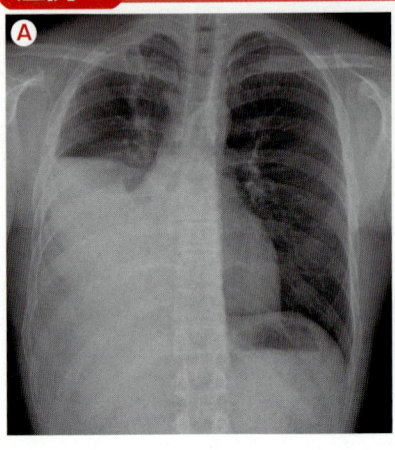

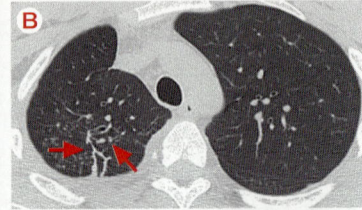

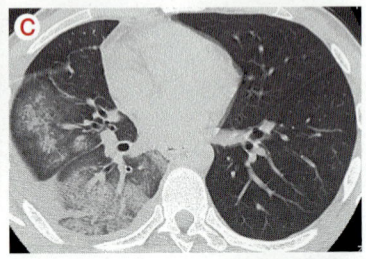

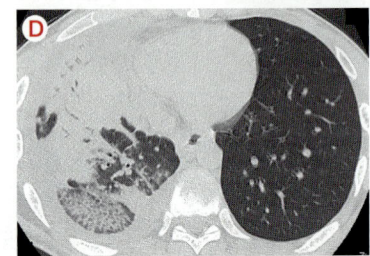

Ⓐ 胸部単純X線写真
Ⓑ〜**Ⓓ** 単純CT

Ⓐ 右肺門上極より上肺野に不整結節，粒状影，線状影が広がっている．右下肺野にはminor fissure（副葉間裂）で明瞭に境されるコンソリデーションを認め，横隔膜，右心縁とシルエットサイン陽性である．右胸水も伴っているようにみえる．

Ⓑ〜**Ⓓ** 右上葉では線状影とhigh contrastな小葉中心性分岐粒状影（→）を認める．中下葉では区域性に広がるコンソリデーション，すりガラス影を認め，コンソリデーションには気管支透亮像が明瞭である．右胸水もみられる．

鑑別1　乾酪性肺炎＋気道散布性結核（50歳代女性）

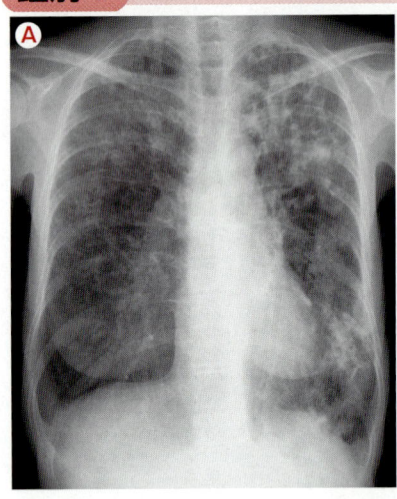

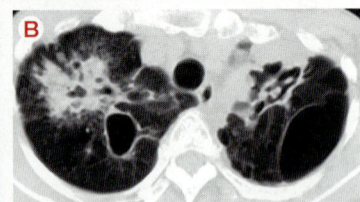

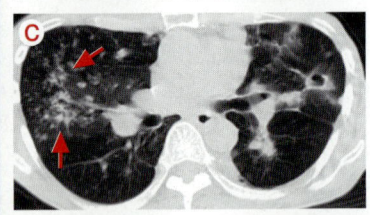

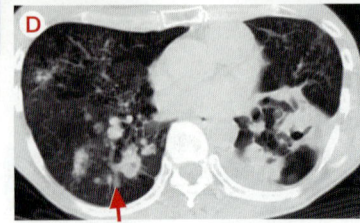

Ⓐ 胸部単純X線写真
Ⓑ〜**Ⓓ** 単純CT

Ⓐ 肺門周囲より右上肺野，左肺に斑状影，コンソリデーションが広がり，全肺に小結節，粒状影が散布している．

Ⓑ〜**Ⓓ** 両側広汎にコンソリデーション，結節影，腫瘤影を認め，一部空洞を伴う．空洞のないコンソリデーションでは，気管支透亮像はなく，乾酪性肺炎と考えられる．周囲にはhigh contrastな小葉中心性分岐粒状影（→, tree-in-bud appearance）を伴う．上肺野では薄壁囊胞も散見される．全体に容積減少も強い．

鑑別2　多発気管支肺炎（70歳代男性）

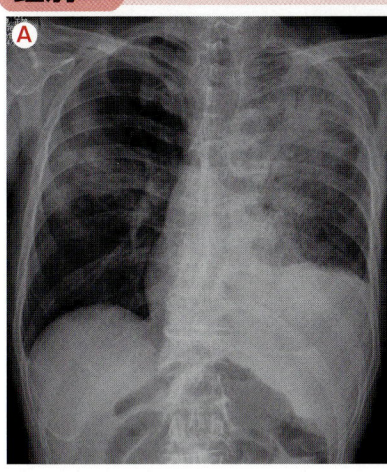

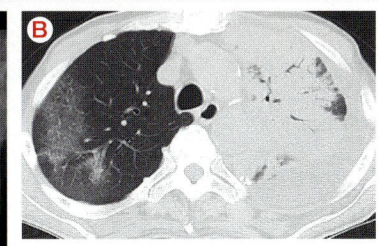

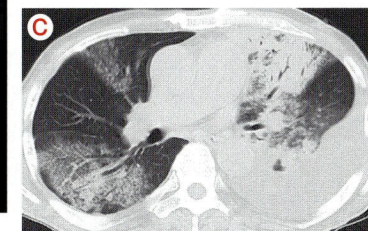

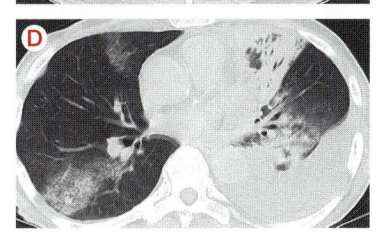

Ⓐ 胸部単純X線写真
Ⓑ〜Ⓓ 単純CT

Ⓐ 肺門周囲より右上肺野，左肺末梢までコンソリデーションが広がる．右下肺野では血管影は不明瞭化している．左胸水を伴う．

Ⓑ〜Ⓓ 中葉を除いて広汎に，区域性に広がるコンソリデーション，すりガラス影を認める．コンソリデーション内には気管支透亮像が明瞭である．

鑑別3　粘液産生性腺癌（70歳代男性）

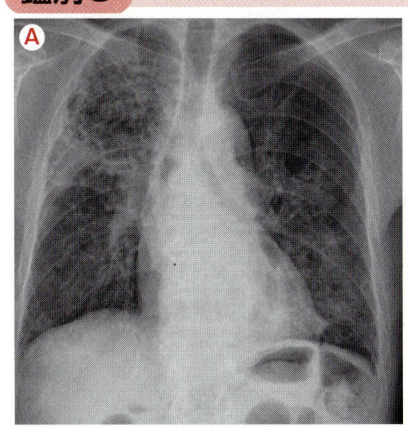

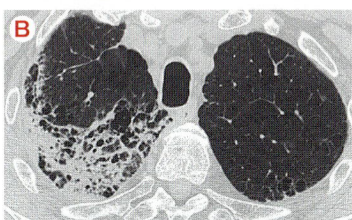

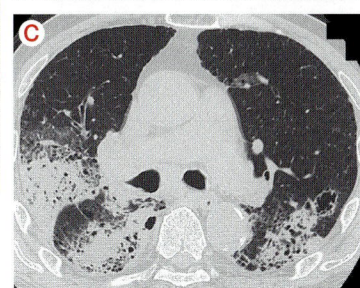

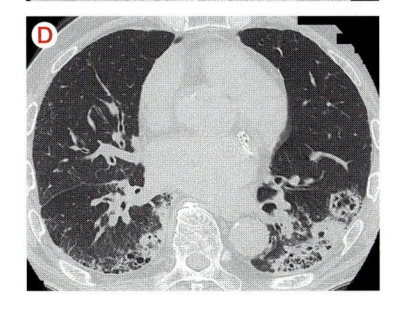

Ⓐ 胸部単純X線写真
Ⓑ〜Ⓓ 単純CT

Ⓐ 肺門周囲より右上肺野，左中下肺野に斑状影，コンソリデーションが広がる．右下肺野でも斑状影がみられる．気腫性変化を反映してか明るい部分が陰影内外に散見される．minor fissureは挙上しており，右上葉容積減少．

Ⓑ〜Ⓓ 気腫を背景に，右$S^{1,2}$，両側下葉に区域性に広がるコンソリデーションを認め，内部に囊胞が散見される．コンソリデーションはやや外に凸の膨隆状の辺縁を有する．

第3章　肺感染症

疾患解説

1．疾患概念

浸出性結核は成人の初感染結核として知られているが，近年高齢者で頻発している．本邦では高齢者でありながら結核に初感染するとは考え難く，これは加齢による免疫低下による再燃と思われる．浸出物の気腔充満を特徴とし，結核が好発する地域ではしばしば"肺炎"として外来に訪れる．経験的には肺気腫の患者にみられることが多く，親族からの感染例が多い．

2．典型的画像所見

- 胸部X線写真：大葉性ないし気管支肺炎像を示す．
- 単純CT：コンソリデーションのみで，気道散布性結核の特徴である分岐粒状影がみられないことが重要である．コンソリデーションは第3章5（p.95）の乾酪性肺炎と異なり，air bronchogram（気管支透亮像）を伴うことも特徴的である（症例1〜3）．浸出性結核で分岐粒状影がない理由としては，①浸出反応主体であること，②肺気腫合併例では末梢気道から肺胞にかけての領域破壊があげられている．

3．鑑別疾患

- 乾酪性肺炎（鑑別1）：乾酪性肺炎は気道内にも乾酪物質が貯留するためair bronchogramに乏しく，二次性結核なのでhigh contrastな小葉中心性分岐粒状影を伴うが，一方本症はair bronchogramを認めて，周囲に分岐粒状影を伴わないことが鍵となる．
- 細菌性肺炎（鑑別2）：大葉性肺炎型であろうが気管支肺炎型であろうが，ほぼ画像では困難である．むしろ結核の多発地域では外来で肺炎像を示した患者が現れ，特に高齢者で重喫煙者の場合は常に浸出性結核の可能性を念頭におくことがそこから導き出されるものであろう．
- 粘液産生性腺癌（鑑別3）：やはり高齢者で重喫煙者に多く，本症との鑑別がしばしば必要となるが，コンソリデーションはやや外に凸の膨隆状の辺縁を有することが多く浸出性結核をはじめとした他の多くの炎症性疾患との鑑別点となり得る．

参考文献

1) 伊藤春海：肺結核の画像-呼吸器画像診断学の貴重な教育資源．結核，85：869-879，2010
2) 「肺炎の画像診断と最新の治療」（藤田次郎／編）医薬ジャーナル，2008

第3章 肺感染症

7 成人初感染結核
primar tuberculosis in adults

上甲 剛

症例1 成人初感染結核（30歳代女性）

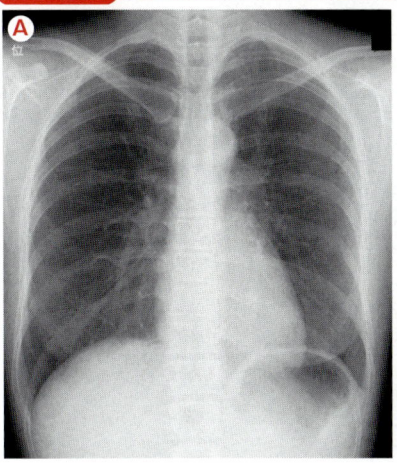

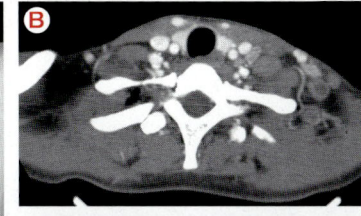

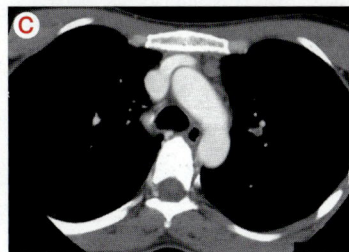

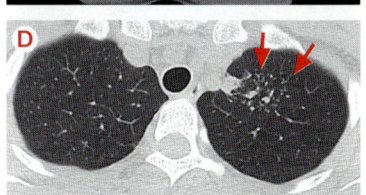

Ⓐ 胸部単純X線写真
ⒷⒸ 造影CT
Ⓓ 単純CT

3カ月程前より全身倦怠感，1カ月程前より微熱が続き，左側頸部腫大に気づき来院．

Ⓐ 左肺尖にすりガラス影と粒状影を認める．大動脈-肺動脈線は外側に張り出している．頸部をみると，胸鎖乳突筋の輪郭が左側で不明瞭となっている．

ⒷⒸ 左鎖骨上，大動脈周囲にring-enhancementされる腫脹リンパ節を認める．

Ⓓ 左肺尖にhigh contrastな斑状影，小葉中心性分岐粒状影（→），細葉性陰影を認める．

症例2 成人初感染結核（20歳代男性）

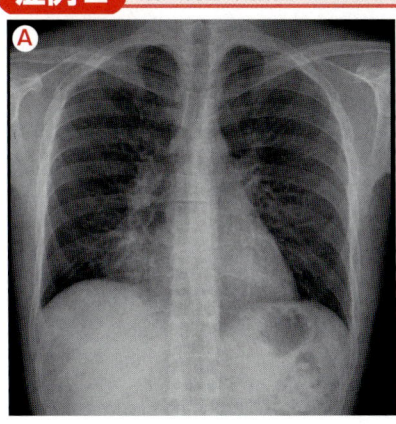

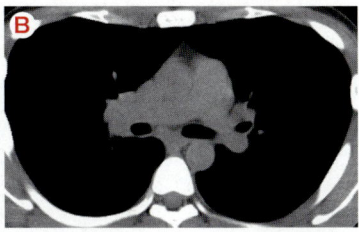

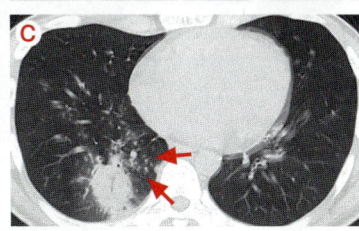

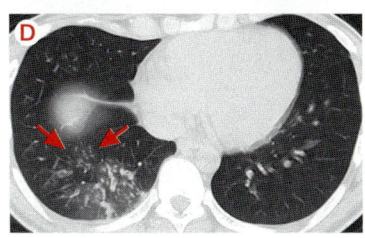

Ⓐ 胸部単純X線写真
Ⓑ 単純CT（縦隔条件）
ⒸⒹ 単純CT

Ⓐ 右肺門は腫脹し，気管分岐角はやや拡大．右下肺野縦隔側に右心縁とシルエットサイン陰性のコンソリデーションを認める．

Ⓑ 右肺門，気管分岐部に腫脹リンパ節を認める．

ⒸⒹ 右下葉S9, 10に区域性に広がるコンソリデーション，すりガラス影．小葉中心性の比較的柔らかい分岐粒状影（→）を認め，一般の細気管支炎・気管支肺炎と変わりがない．

103

症例 3　成人初感染結核（30歳代男性）

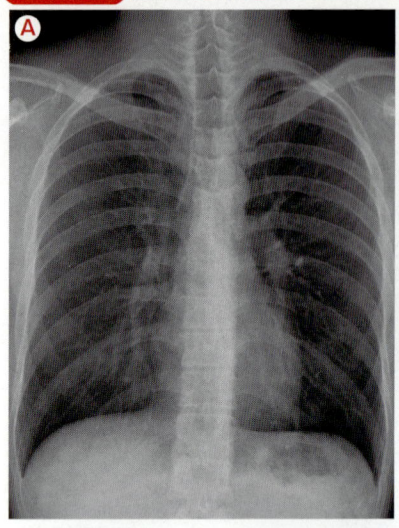

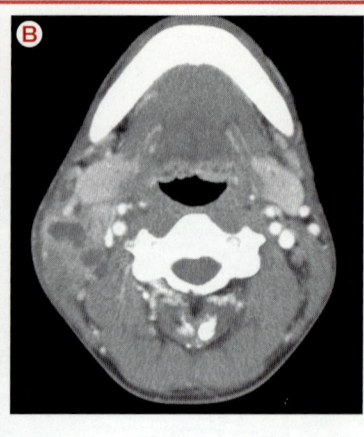

Ⓐ 胸部単純 X 線写真
Ⓑ 頸部造影 CT
ⒸⒹ 単純 CT

Ⓐ 異常は同定困難である．
Ⓑ 右中内深頸リンパ節は腫大し，ring-enhancement されている．
ⒸⒹ 右肺尖に 5 mm 程の結節に加え，狭い範囲に high contrast な分岐粒状影（→）を認め，細葉性結核を示している．

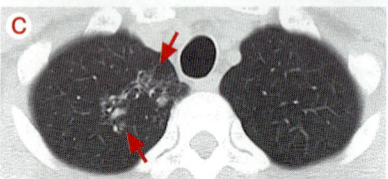

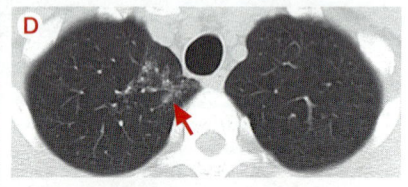

症例 4　成人初感染結核（30歳代男性）

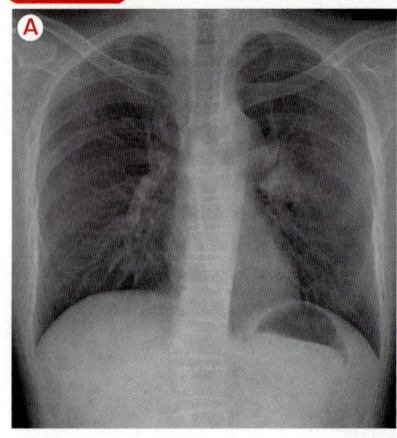

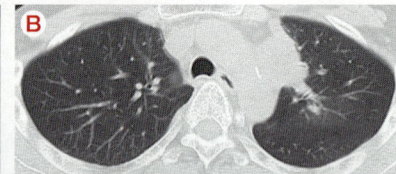

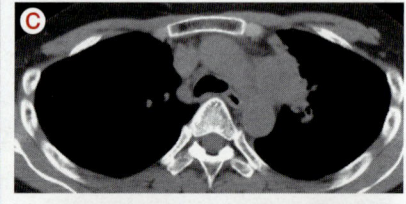

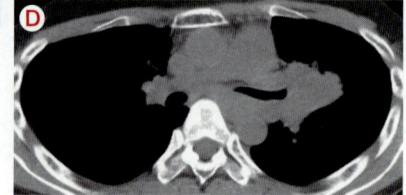

Ⓐ 胸部単純 X 線写真
Ⓑ 単純 CT
ⒸⒹ 単純 CT（肺野条件）

Ⓐ 左肺門より上肺野に腫瘤影を認める．大動脈-肺動脈線，奇静脈食道陥凹は外側へ偏移しており，右肺門，気管分岐部，大動脈下，大動脈傍リンパ節の腫大を疑う．
Ⓑ 末梢肺野には，二次性変化と思われる粘液栓を認める．
ⒸⒹ 大動脈傍，左肺門，気管分岐部に腫大リンパ節を認める．内部は low で壊死を伴っている模様．

鑑別1　Pseudoalveolar sarcoidosis（30歳代女性）

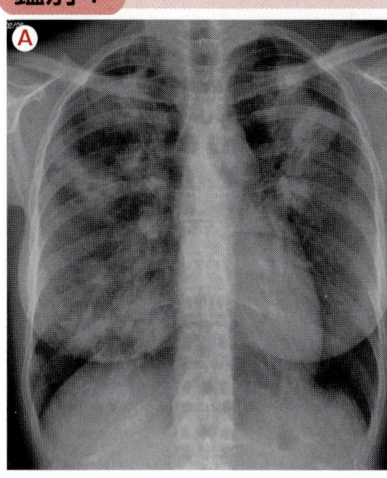

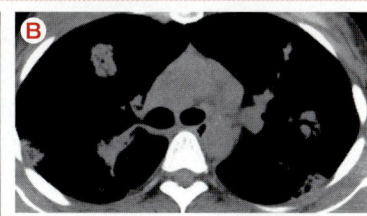

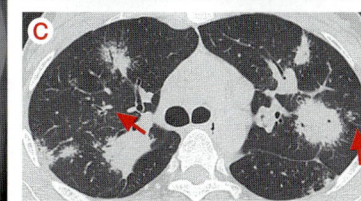

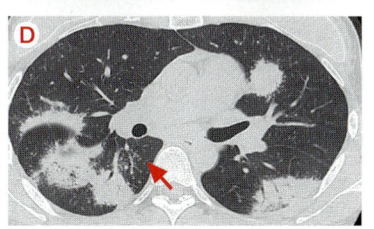

Ⓐ胸部単純X線写真
Ⓑ単純CT（縦隔条件）
ⒸⒹ単純CT

Ⓐ両側に多発するコンソリデーション，腫瘤影を認める．両側肺門は腫大している．

Ⓑ左肺門，気管分岐前，大動脈傍リンパ節は著明に腫大している．

ⒸⒹ両側に多発するコンソリデーション，腫瘤影を認める．コンソリデーション，腫瘤影には細気管支の透亮像を伴い，周囲には微細粒状影がみられる．両側に多数の微細分岐粒状影（→）もみられる．

鑑別2　悪性リンパ腫（60歳代女性）

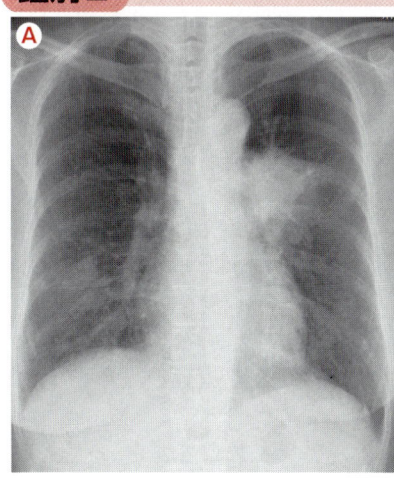

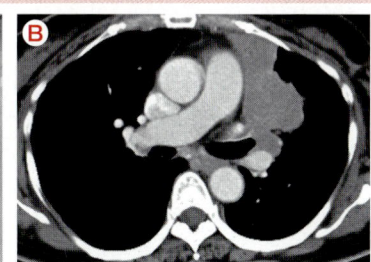

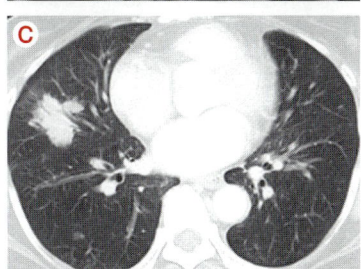

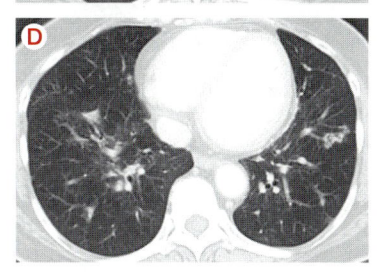

Ⓐ胸部単純X線写真
Ⓑ造影CT
ⒸⒹ単純CT

Ⓐ左肺門上極より中肺野にかけて腫瘤影を認める．両側下肺野には斑状影，結節影，コンソリデーションが散在している．

Ⓑ左肺門から上葉に腫瘤影が広がり，内部に血管像がみえる（angiogram sign）．左肺門，気管分岐部リンパ節は腫大している．

ⒸⒹ細気管支の透亮像を伴うコンソリデーション，不整結節が多発しており，小粒状影や気管支血管束の肥厚もみられる．

第3章　肺感染症

1. 疾患概念

　字義どおり成人で結核に初めて感染した際に発症した場合の病態である．結核初感染時吸入した菌はマクロファージで処理され，肉芽を伴う炎症に囲まれた壊死組織（Ghon focus）が形成される．その病変は中下葉に多いとされている．その後病変は所属リンパ節へ波及する．このGhon focusと感染が波及した所属リンパ節を合わせて，Ranke complexとよばれる．他の臓器へは血行進展により波及する．初感染は当然小児に多いが，BCG接種の徹底解除による結核に免疫をもたない若年成人と，AIDSなどによる免疫不全患者の増加に伴い成人初感染結核も近年増加している．

2. 典型的画像所見

　小児と成人で初感染結核の画像パターンは若干異なるが，初感染結核は以下の3つの特徴的画像を示す．1つめは**リンパ節腫大**であり，これは小児で多く，成人では少ない．**肺門および気管周囲が好発部位**であり特に右側に多い．組織学的には周囲に血行豊富な炎症を有し，かつ内部は壊死していることから，造影CTでは周囲が造影され内部が低濃度であるいわゆる**ring-enhancement**を示す（**症例1, 3**）．2つめはコンソリデーション（浸潤影）であり（**症例2**），浸出性反応を背景としており（浸出性結核），前述の乾酪壊死性肺炎とは異なり細気管支，気管支の透亮像を伴う．これは成人では比較的多いとされている．最後に3つめは，胸水である．これらリンパ節腫大，コンソリデーション，胸水の3つを合わせて，primary complexと称されている．血行性進展も伴うので，二次小葉構造と一定の関係を示さない（ランダムな分布）球状の小結節が広汎にみられる粟粒結核を生じることもある．

3. 鑑別疾患

- Pseudoalveolar sarcoidosis（**鑑別1**）：リンパ節の造影のされ方がポイントとなる．サルコイドーシスでもring-enhancementされることもあるが，多くは均一に軽度造影される．またサルコイドーシスではリンパ節腫大は対称性であるが，初感染結核の腫脹リンパ節には肺門，気管周囲に多く，多くは片側性である（**症例4**）．Pseudoalveolar sarcoidosisではコンソリデーションの辺縁部は小粒状影の集合となっていることが多い．またサルコイドーシスでは心不全をきたさない限り，胸水を伴うことは稀である．
- 悪性リンパ腫（**鑑別2**）：鑑別を，肺野のコンソリデーション，胸水をみて行うのは困難であるが，コンソリデーションが外に凸の辺縁を有し，膨隆状である際には腫瘤性病変を考え悪性リンパ腫を疑う根拠となる．悪性リンパ腫との鑑別でもリンパ節の造影のされ方がポイントとなる．悪性リンパ腫も内部に壊死を伴いring-enhancementされることもあるが，多くは均一に軽度造影される．また悪性リンパ腫ではコンソリデーション内の血管が造影され描出されるangiogram signを示すことも鑑別の参考となる．

参考文献

1) 伊藤春海：肺結核の画像 - 呼吸器画像診断学の貴重な教育資源．結核，85：869-879, 2010
2) 徳田　均：肺結核の画像所見 - 細葉性病変とその諸相．結核，84：551-557, 2010

第3章 肺感染症

8 アスペルギルス感染症
aspergillosis

上甲 剛

症例1 アレルギー性気管支肺アスペルギルス症（ABPA）（70歳代男性）

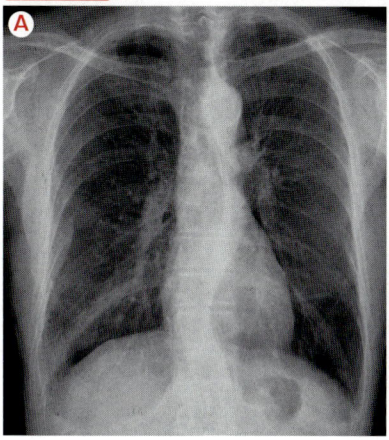

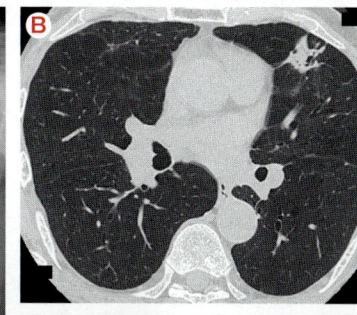

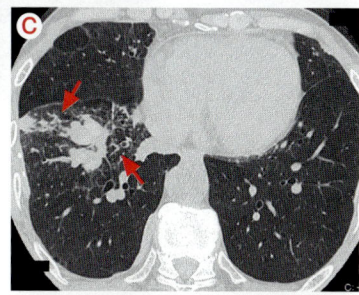

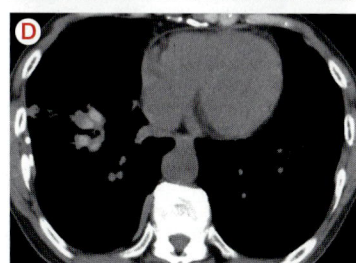

Ⓐ 胸部単純X線写真
ⒷⒸ 単純CT
Ⓓ 単純CT（縦隔条件）

Ⓐ右下肺野に棍棒状陰影をみる．両側中下肺野に粒状影が散在している．

ⒷⒸ両側肺野胸膜直下にコンソリデーション，すりガラス影が散在している．右S⁶では粘液栓と周囲の小葉中心性分岐粒状影（→）を認める．

Ⓓ粘液栓は高吸収を示している．

疾患解説

1．疾患概念

アスペルギルス感染症は発症機序より以下の3種類に分類される．1つめは寄生性感染であるが，これは組織内に進展を示さないもので，菌球症（aspergilloma）ないしmycetomaとよばれる．2つめは，アレルギー性反応によるものでアレルギー性気管支肺アスペルギルス症（allergic brocnhopulmonary aspergillosis：ABPA，**症例1，2**）とよばれる．**アスペルギルスは他の真菌と違い気道に生着しやすく，かつ気管支腺の分泌を促進するため**，ABPAでは粘液栓が多くみられる．最後に3つめは組織浸潤性感染で，広い意味での侵襲性肺アスペルギルス症（invasive aspergillosis）であるが，さらにこれは限局性のものと広汎なものに分けられる．限局性のものは，semi-invasive aspergillosisないし慢性壊死性肺アスペルギルス症（chronic necrotizing aspergillosis：CNA，**症例3**）とよばれるが，局所的に慢性肉芽腫が発生し，周囲に炎症・出血が波及するものと，菌球症に続発するものがある．後者は菌球が存在し，宿主の局所の免疫状態によりその周囲の肺組織へ限局してアスペルギルスが浸潤するものである．一方，広汎なものは侵襲性肺アスペルギルス症（invasive aspergillosis）とよばれ，免疫不全患者にみられる．進展ないし浸潤様式より気道侵襲性肺アスペルギルス症（airway-invasive aspergillosis）と血管侵襲性肺アスペルギルス症（angioinvasive aspergillosis，**症例4，5**）に分けられる．気道侵襲性肺ア

症例2　アレルギー性気管支肺アスペルギルス症（ABPA）（60歳代女性）

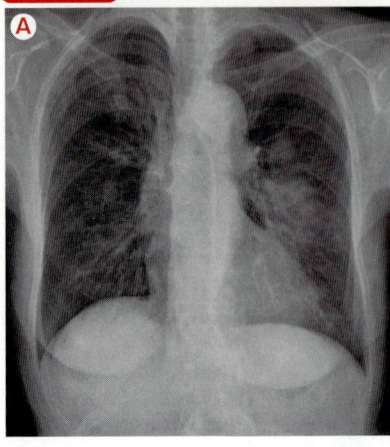

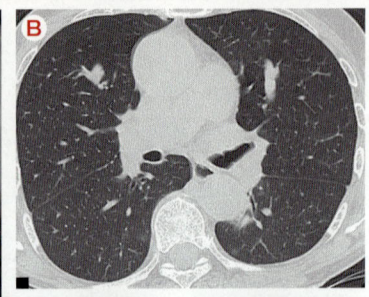

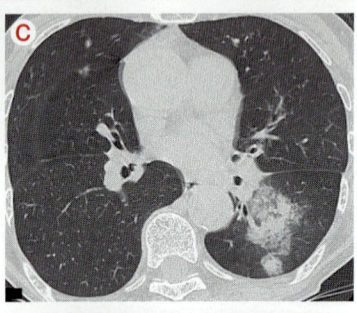

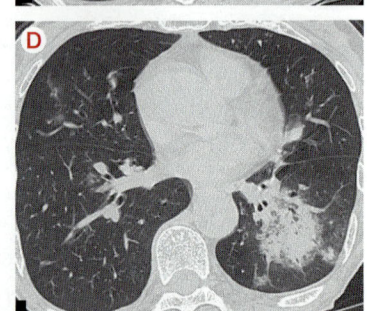

Ⓐ 胸部単純X線写真
Ⓑ～Ⓓ 単純CT

Ⓐ両側に多発するコンソリデーションを認める．

Ⓑ～Ⓓ両側上葉に粘液栓がみられる．左下葉にmass like consolidationを認め，両肺にすりガラス影が散在している．

症例3　慢性壊死性肺アスペルギルス症（CNA）（70歳代男性）

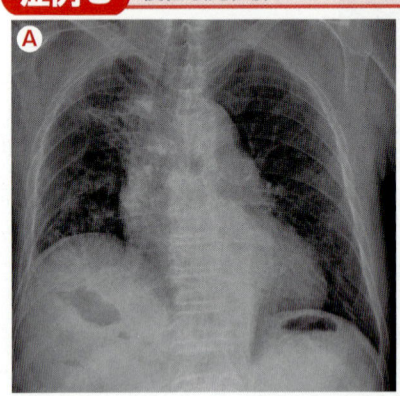

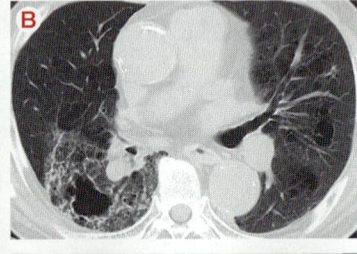

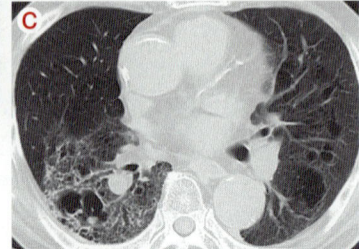

Ⓐ 胸部単純X線写真
ⒷⒸ 単純CT

Ⓐ両側に輪状，網状影が広汎にみられる．右肺は容積減少が強い．右下肺野に斑状影，コンソリデーションがみられる．

ⒷⒸ両側下肺野に牽引性気管支拡張を伴うすりガラス影，網状影が広汎にみられ，容積減少も強い．Fibrosing NSIPの像である．粗大な囊胞も散在し，右肺S⁶のものの中に球状結節をみる．菌球症と思われるが，周囲により濃いすりガラス影，コンソリデーションが広がる．

108　圧倒的画像数で診る！　胸部疾患画像アトラス

症例 4　血管侵襲性肺アスペルギルス症（angioinvasive aspergillosis）（60歳代男性）

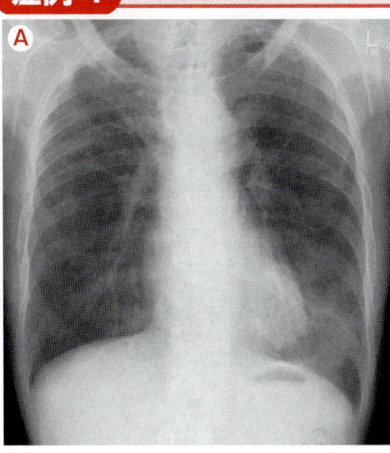

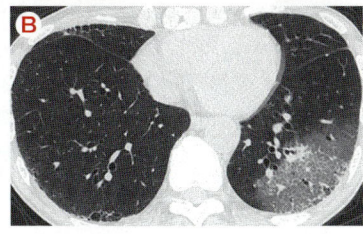

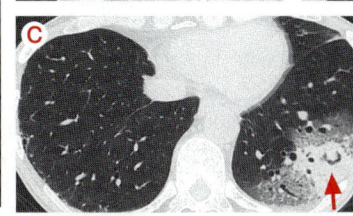

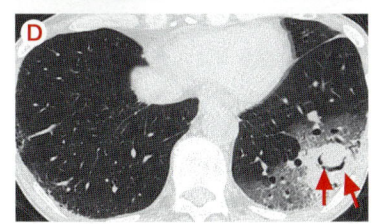

Ⓐ 胸部単純 X 線写真
Ⓑ～Ⓓ 単純 CT

急性骨髄性白血病で化学療法中約 1 週間前より 38℃台の発熱が続き，病棟撮影の胸部 X 線写真では異常を指摘できず，多種類の抗菌薬，抗真菌薬で加療．解熱し，症状改善後の胸部 X 線写真で異常を指摘

Ⓐ 左下肺野にコンソリデーションを認める．左心縁，下行大動脈，横隔膜ドームとのシルエットサインは陰性．

Ⓑ～Ⓓ 左肺 S⁹ に腫瘤影を認め，周囲の S⁹⁻¹⁰ に非区域性にすりガラス影が広がる．いわゆる halo sign である．腫瘤内部に三日月形の空洞〔air crescent sign（→）〕を認める．

症例 5　急性リンパ性白血病の化学療法中にみられた血管侵襲性肺アスペルギルス症（60歳代女性）

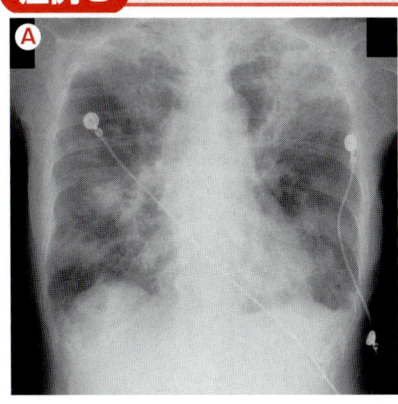

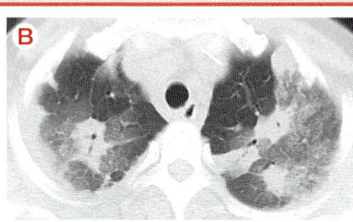

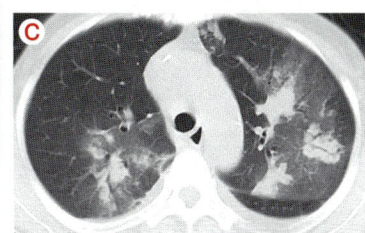

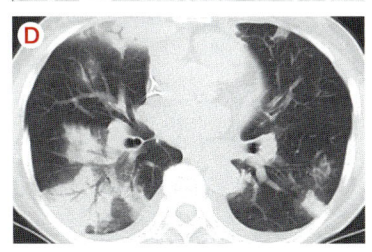

Ⓐ 胸部単純 X 線写真
Ⓑ～Ⓓ 単純 CT

Ⓐ 両側に多発するコンソリデーション，すりガラス影を認める．

Ⓑ～Ⓓ 多発するコンソリデーションと周囲に広がるすりガラス影をみる．いわゆる halo sign である．

第 3 章　肺感染症

スペルギルス症は経気道性に進展し，気管支および周囲肺組織に進展するもので，アスペルギルスによる細気管支炎，気管支肺炎に相当する．理由はわからないが本邦では報告例が少ない．日本人が発症しにくい形質を有することや，本邦でみられる菌種がこの病態を生じにくいものであること，仮に発症しても組織学的診断が行われないので報告例が少ないなどの理由が考えられる．血管侵襲性肺アスペルギルス症は血管浸潤を生じて肺梗塞をきたすのが特徴で，浸潤性壊死性肺炎ともよばれる．従来は予後不良であったが，抗真菌薬の改良により劇的に予後は改善されている．

2．典型的画像所見

- **菌球症**：陳旧性結核などの空洞・囊胞，蜂巣肺の囊胞内に真菌の塊が存在することを反映し，空洞および囊胞内に球状結節ないし腫瘤がみられることが典型像ではあるが，菌塊は**必ずしも球形ではなく，"布が折りたたまれた"ような形状**を示すこともある．
- **ABPA**（症例1, 2）：CTは末梢優位の非区域性コンソリデーションや小葉単位で広がるすりガラス影，コンソリデーションといった**好酸球性肺炎の像**と中枢性気管支拡張および**粘液栓**が特徴となる．この粘液栓は鉄を含むため，**縦隔条件で高濃度**を示す．胸部X線写真では粘液栓はいわゆる"grabbed finger（手袋）"signを示し，血管とは異なる太い棍棒状構造がみられる．
- **CNA**（症例3）：CTは，菌球を有する囊胞ないし空洞あるいは新たに発生した空洞性結節ないし**腫瘤周囲に局所的なコンソリデーションないしすりガラス影**がみられる．**囊胞ないし空洞内に液面形成**がみられることもある．多くは上葉優位である．
- **気道侵襲性肺アスペルギルス症**：CTでは**区域性（気管支血管束に沿った）分布**を示す．画像形態より大きく2つに分けられ，**気管支炎・細気管支炎型**は，小葉中心性の分岐粒状影を特徴とし，**肺炎型**はコンソリデーションと，すりガラス影を示す．実際は両者が混在し多発することが多い．
- **血管侵襲性肺アスペルギルス症**（症例4, 5）：CTでは，胸膜下の単発ないし多発結節，塊状影がみられる．これら結節，塊状影は，周囲にすりガラス影を伴い**halo sign**とよばれる．これは周囲の出血，炎症を反映する免疫能回復期に辺縁部に三日月型の空洞がみられることがあり，"air crescent sign"とよばれる．よい抗真菌薬がなかった時代には本疾患は重篤なものであったが，この所見は回復期にみられるため予後良好の徴候とされた．

3．鑑別疾患

菌球症，CNA，ABPAは比較的特異的な画像を示し，鑑別にあがる疾患は乏しいであろう．

気道侵襲性肺アスペルギルス症は，他の病原微生物による細気管支炎，気管支肺炎との画像での鑑別は不可能であり，診断にはその存在を想起しながら検索を進める以外に手はない．

血管侵襲性肺アスペルギルス症と同様にhalo signを示す疾患としては，肺癌，肺転移，悪性リンパ腫があげられるが，これも画像からの鑑別は困難である．

参考文献

1) Logan PM, et al：Invasive aspergillosis of the airways: radiographic, CT, and pathologic findings. Radiology, 193：383-388，1994
2) Kuhlman JE, et al：Invasive pulmonary aspergillosis in acute leukemia: characteristic findings on CT, the CT halo sign, and the role of CT in early diagnosis. Radiology, 157：611-614，1985

第3章 肺感染症

9 ニューモシスティス肺炎
Pneumocystis pneumonia：PCP

上甲　剛

症例1　ニューモシスティス肺炎（PCP）（30歳代男性）

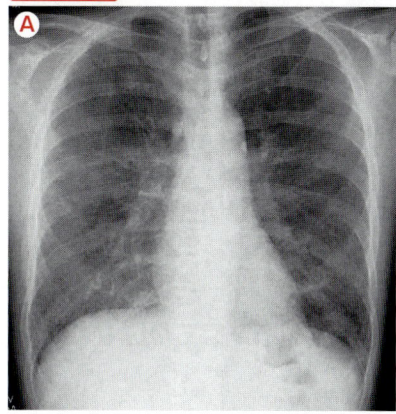

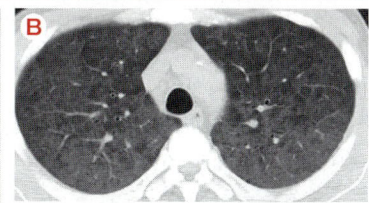

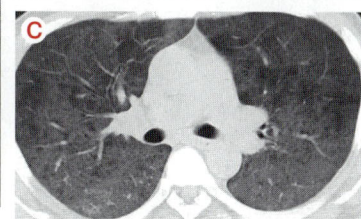

Ⓐ胸部単純X線写真
Ⓑ～Ⓓ単純CT

関節リウマチ（RA）に対して，メトトレキサートおよび生物学的製剤使用中．2，3日前より38℃台の発熱，呼吸困難感出現．

Ⓐ両側で気管支血管影は不鮮明化しており，右下肺野ではすりガラス影をみる．
Ⓑ～Ⓓ濃淡の高吸収域，正常肺が混在し，いわゆる地図状分布を示している．

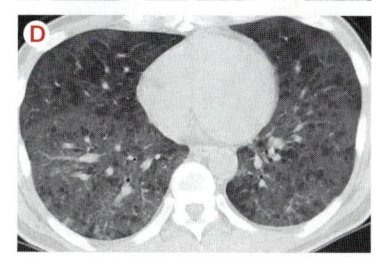

症例2　ニューモシスティス肺炎（PCP）（70歳代女性）

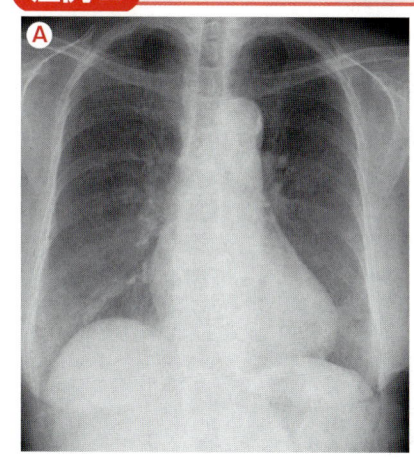

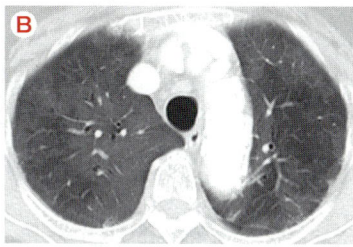

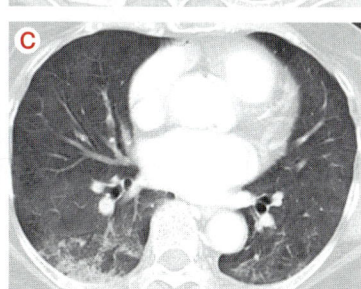

Ⓐ胸部単純X線写真
ⒷⒸ単純CT

Ⓐ両側で気管支血管影は不鮮明化している．
ⒷⒸ濃淡の高吸収域，正常肺が混在し，いわゆる地図状分布を示している．

症例3 AIDSに伴うニューモシスティス肺炎（PCP）（50歳代男性）

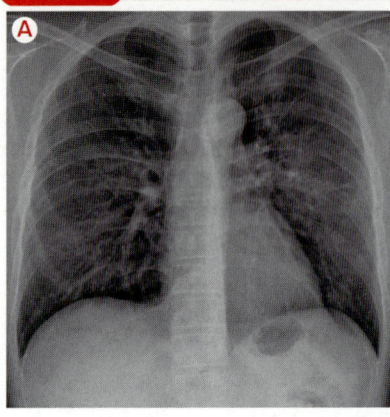

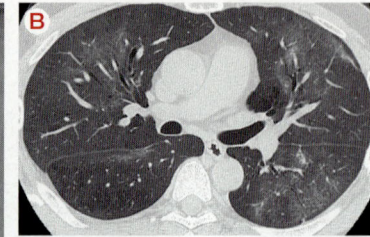

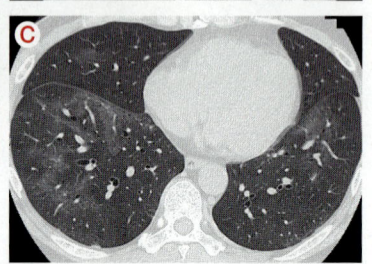

Ⓐ **胸部単純X線写真**
ⒷⒸ **単純CT**

Ⓐ両側で気管支血管影は不鮮明化している．
ⒷⒸ濃淡の高吸収域，正常肺が混在し，いわゆる地図状分布を示している．

鑑別1 RA患者にみられたメトトレキサート（MTX）肺障害（70歳代男性）

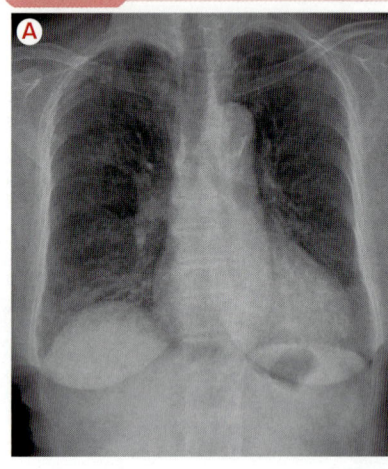

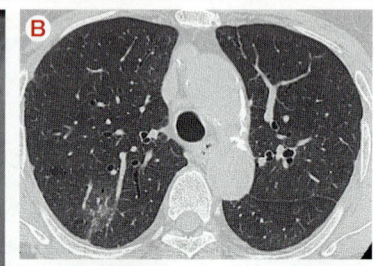

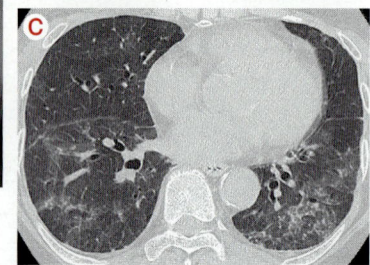

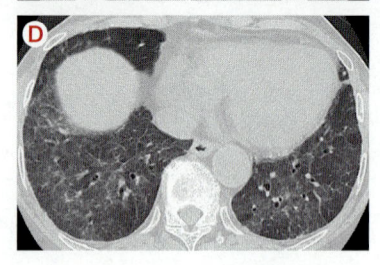

Ⓐ **胸部単純X線写真**
Ⓑ～Ⓓ **単純CT**

Ⓐ右上肺野，両側下肺野にコンソリデーション，すりガラス影が広がっている．
Ⓑ～Ⓓ濃淡の高吸収域，正常肺が混在し，いわゆる地図状分布を示している．小葉間隔壁のスムースな肥厚も認める．

鑑別2　亜急性過敏性肺炎（70歳代男性）

Ⓐ 胸部単純X線写真
ⒷⒸ 単純CT

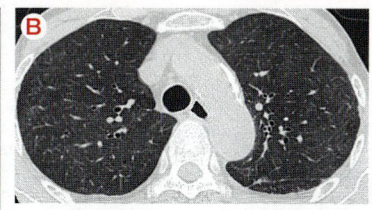

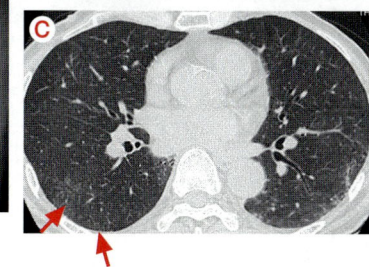

Ⓐ 両側広汎に気管支血管影が不鮮明化している．

ⒷⒸ 両側広汎にすりガラス影が広がり，小葉中心性粒状影（→）もみられる．

疾患解説

1. 疾患概念

日和見感染の代表的なものであり，AIDSや化学療法中の免疫不全患者が発熱，呼吸困難，呼吸不全をきたした場合まず想起すべきものである（症例2, 3）．現在ではメトトレキサート（MTX）ないしそれと生物学的製剤を併用した場合に慢性関節リウマチでの発症も問題となっている（症例1）．以前は病原体は原虫に分類されていたが，現在は真菌に含められている．病理学的には泡沫上の好酸性物質と病原体およびその幼生が肺胞腔内に貯留することが特徴であり，肺胞腔内現象であるが，病原体の胞隔への付着により，結果的には間質性肺炎（胞隔炎）類似の病態をとる．適切な治療法により，従来より予後は劇的に改善されているが，びまん性肺胞障害（diffuse alveolar damage：DAD）を続発することもあり，その場合予後不良である．

2. 典型的画像所見

- **胸部X線写真**：古典的には肺門周囲から上肺野にかけてのすりガラス影を示すとされてきた．
- **HRCT像**：びまん性に**地図状に広がるすりガラス影**がみられるが，AIDSでみられる慢性例では，収縮したコンソリデーション内に融合性の多発空洞を伴う，いわゆる **bull's eye sign** が特徴的である．非AIDSの慢性例ではこの所見を示さないことも記憶しておくべきである．

3. 鑑別疾患

前述のようにMTXないしそれと生物学的製剤を併用した場合に慢性関節リウマチでの発症も問題となっているが，MTX肺障害（鑑別1）との鑑別はどちらもすりガラス影が地図状に分布し，画像所見のみではほぼ不可能である．

免疫不全の想定が容易ではない折には，亜急性過敏性肺炎（鑑別2）との鑑別も問題となるが，亜急性過敏性肺炎でもair trappingを反映してすりガラス影が地図状に分布するが，それに小葉中心性の淡い陰影がsuperimposeするので，典型的な場合，鑑別は容易である．

参考文献

1) Bergin CJ, et al：Pneumocystis carinii pneumonia: CT and HRCT observations. J Comput Assist Tomogr, 14：756-759, 1990
2) Kuhlman JE, et al：Pneumocystis carinii pneumonia: spectrum of parenchymal CT findings. Radiology, 175：711-714, 1990

第4章　肺腫瘍

1 前癌病変
preinvasive lesions

櫛橋民生，藤澤英文，八木進也

症例1　異型腺腫様過形成（AAH）（60歳代男性）

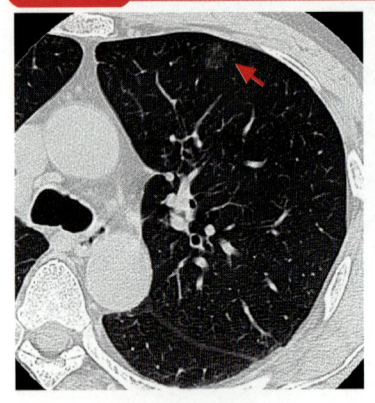

HRCT

CTで偶然すりガラス状陰影からなる結節が指摘され経過観察していた．約2年間経過観察で明らかな変化はみられなかった．患者希望により胸腔鏡下肺部分切除術が施行され，AAHと診断された．

左上葉S^{3}胸膜下に径1cm弱の淡い円形すりガラス状陰影からなる結節がみられる（→）．

症例2　異型腺腫様過形成（AAH）（70歳代男性）

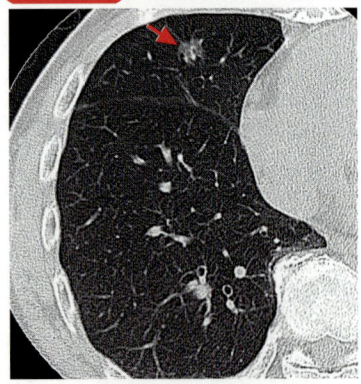

HRCT

半年間の経過ですりガラス状陰影からなる結節に明らかな変化なく，CTガイド下針生検が施行され，AAHと診断された．

右中葉に1cm弱の円形すりガラス状陰影からなる結節がみられる（→）．

症例3　異型腺腫様過形成（AAH）（60歳代男性）

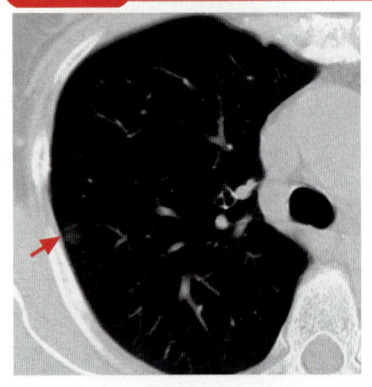

HRCT

右上葉胸膜下に約1cmの淡い円形すりガラス状陰影からなる結節を認める（→）．

症例 4 小型肺腺癌（野口タイプA）

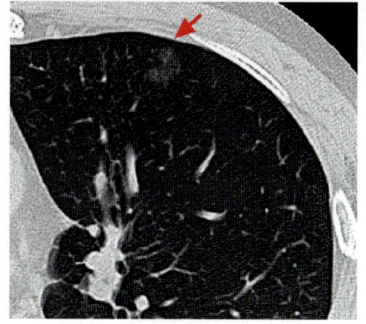

HRCT

手術で確認された小型肺腺癌（野口タイプA）．
左肺に辺縁やや明瞭なすりガラス状陰影からなる結節がみられる（→）．

疾患解説

1．疾患概念

　　WHOによる「肺癌組織分類（第3版）」では前癌病変は前浸潤性病変として，扁平上皮異形成／上皮内癌，異型腺腫様過形成（AAH），びまん性特発性肺神経内分泌細胞過形成が知られている．通常画像（特にCT）所見があるのはAAHである．

2．典型的画像所見

- **AAH**：通常最大径5 mm以下のすりガラス状陰影からなる結節を示す．多発例もあり，肺野の十分な観察が重要である（症例1〜3）．胸部CT検診時の低電圧CTでも検出に問題はない．10 mm径を超えると，小型肺腺癌（野口タイプA）の可能性が大となる（症例4）．

3．鑑別疾患

- **軽微な非特異的肺炎**：カリニ肺炎，ウイルス肺炎
- 炎症後変化
- 軽微な肺胞蛋白症，薬剤性肺障害

参考文献

1) Gibbs AR & Thunnissen FB：Histological typing of lung and pleural tumours: third edition. J Clin Pathol, 54：498-499, 2001

第4章 肺腫瘍

第4章 肺腫瘍

2 非特異的肺癌
atypical lung cancer

櫛橋民生, 藤澤英文, 八木進也

症例1 ブラ壁発生の肺腺癌（40歳代男性）

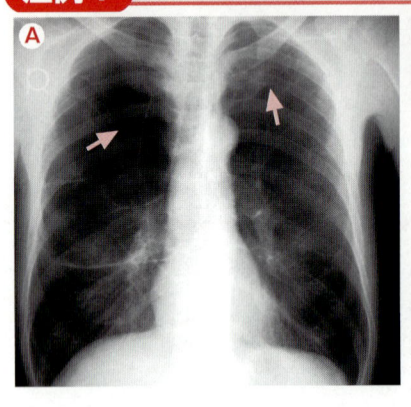

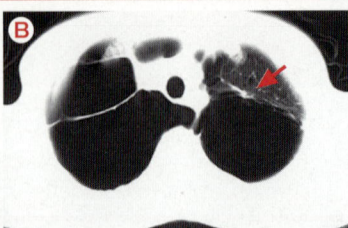

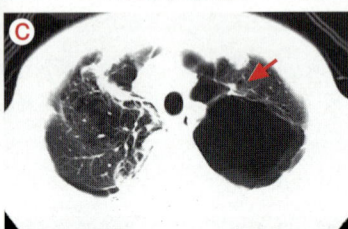

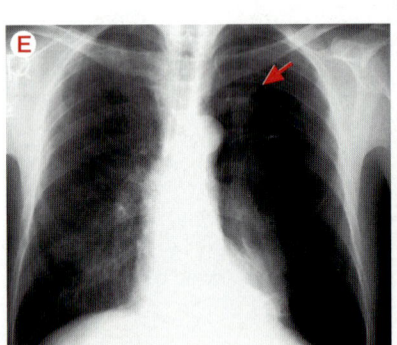

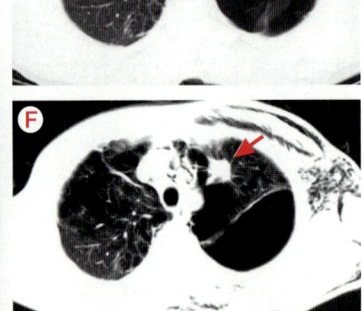

Ⓐ 胸部単純X線写真（初診時）
Ⓑ 単純CT（初診時）
Ⓒ 単純CT（7カ月後）
Ⓓ 単純CT（1年5カ月後）
Ⓔ 胸部単純X線写真（2年4カ月後）
Ⓕ 単純CT（2年4カ月後）

約2年4カ月の経過で両側上肺野の多発ブラの経過観察が行われていた．

ⒶⒷ 初診時の胸部X線写真とCTでは，両側上肺野に多発性の大きなブラがみられる（→）．左ブラ壁の一部は小さな結節様だが，肺癌とは言い切れない（→）．

Ⓒ 約7カ月後に，右上葉のブラに対して，ブラの縫縮術が施行された．CTでは右肺の術後変化がみられる．左のブラ壁の小さな結節は軽度増大傾向がみられる（→）．

Ⓓ 約1年5カ月後のCTでは，ブラ壁の結節はさらに増大している（→）．

ⒺⒻ 初診時より約2年4カ月後に，左気胸を生じたときの胸部X線写真とCTでは，左ブラ壁の結節は2cm大の不整結節となっている（→）．CTではブラ壁の肥厚もみられる．手術でブラ壁発生肺腺癌であった．

疾患解説

1. 疾患概念

種々の疾患と肺癌が偶然に存在し得るより，はるかに肺癌合併が高率とされる基礎疾患がある．ブラと気腫性ブラ，慢性結核性膿胸，肺線維症，肺結核，珪肺症が特に重要である．

2. 典型的画像所見

基本的には基礎疾患の画像に悪性腫瘍を示唆する結節や腫瘤の出現で，過去画像との比較も重要である．

・**ブラ，気腫性ブラ**（症例1〜2）：ブラ壁に接する結節で，ブラ壁の内外にまたがることもある．ブラ壁肥厚，ブラの変形，内部液貯留などの二次的変化も重要な所見である．

・**慢性結節性膿胸**（症例3）：肥厚石灰化した胸膜の内外に生じる結節や腫瘤である．石灰化断裂や胸壁浸潤もみられるが，その存在を知り，過去画像と比較することが重要である．

・**肺線維症**：病変内の結節や腫瘤を示すので，詳細な読影を要する．

症例2　ブラ壁発生の肺大細胞癌（40歳代男性）

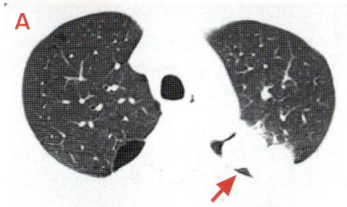

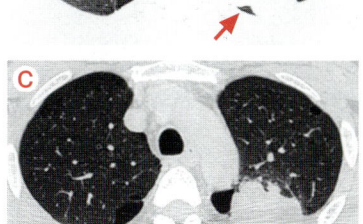

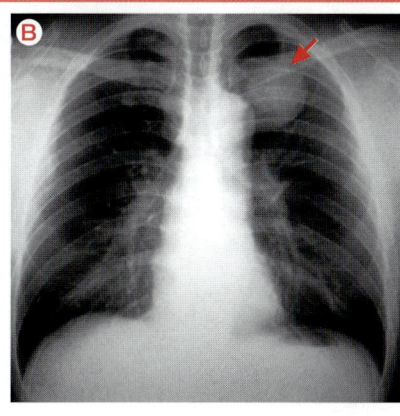

Ⓐ 単純CT（検診時）
Ⓑ 胸部単純X線写真（4カ月後）
Ⓒ 単純CT（4カ月後）

約1年前より，咳嗽，喀痰があり，検診にて，左上肺野の異常影を指摘された．

Ⓐ 当院のCTでは，左肺尖部にダンベル状の腫瘤がみられた（→）．気管支鏡下肺生検では悪性腫瘍はみられず，経過観察された．

ⒷⒸ 約4カ月後の胸部X線写真とCTで腫瘤の増大がみられた（→）．CTガイド下肺生検にて肺腺癌が疑われ，手術が施行された．その結果，肺大細胞癌であった．

症例3　慢性結核性膿胸に合併した悪性腫瘍（扁平上皮癌）（70歳代男性）

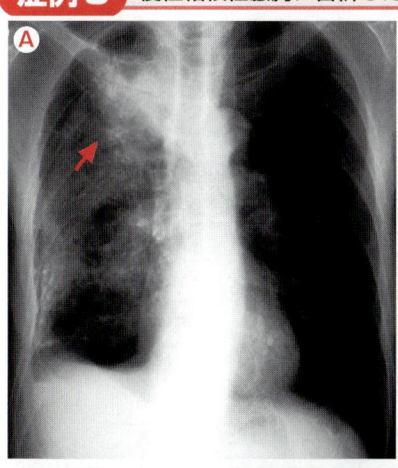

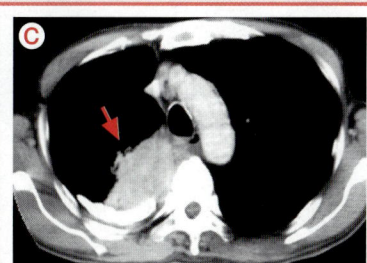

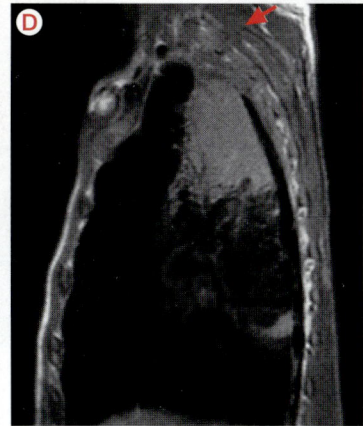

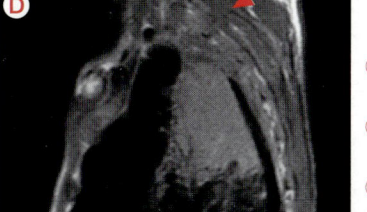

Ⓐ 胸部単純X線写真（7カ月前）
Ⓑ 胸部単純X線写真
Ⓒ 単純CT
Ⓓ T1強調矢状断像

38年前に肺結核の診断のもとに人工気胸術を受けている．その後，慢性結核性膿胸にて経過観察中に背部痛，咳，痰が出現した．

Ⓐ 7カ月前の胸部X線写真では右胸膜石灰化を伴う右上肺野の透過性低下がみられる（→）．

Ⓑ 胸部X線写真では右上肺野透過性低下が増大している（→）．

Ⓒ CTでは肥厚石灰化した胸膜に接して，大きな腫瘤がみられる（→）．

Ⓓ T1強調像では肺尖部で，一部胸壁浸潤が疑われる（→）．CTガイド下肺生検で扁平上皮癌と診断された．

- **肺結核（症例4）**：両者が肺に同時に存在する率は，偶然に両者が存在し得る率よりはるかに高い．臨床上，画像上肺結核の増悪として説明可能なため，診断は大変難しい．その存在を知り，肺結核の治療下の病変増大や，結節や腫瘤の出現が重要な所見である．
- **珪肺症（症例5）**：基本的には結節や腫瘤出現である．

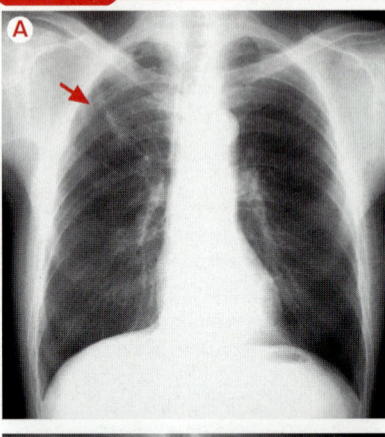

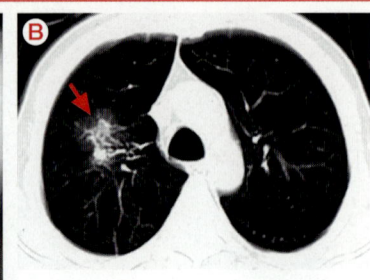

症例4　肺結核巣の部位に生じた肺腺癌（60歳代男性）

Ⓐ 胸部単純X線写真（2年前）
Ⓑ 単純CT（2年前）
Ⓒ 胸部単純X線写真
Ⓓ 単純CT

ⒶⒷ 2年前の検診にて右上葉の異常陰影を指摘される（→）．他院の気管支鏡検査にて結核菌が検出され，抗結核薬の投与を受けた．

Ⓒ 胸部X線写真では，右上葉の陰影は増大し，腫瘤様陰影を呈していた（→）．

Ⓓ CT上も腫瘤影は増大し，胸膜陥入像やspiculationを伴っていた（→）．生検にて低分化型腺癌と診断され，当院受診となった．CTでは周囲の局部的癌性リンパ管症や胸膜播種も疑われた（▶）．

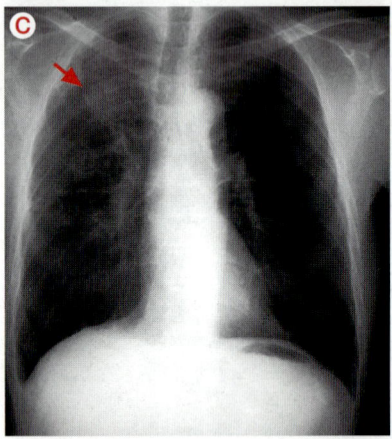

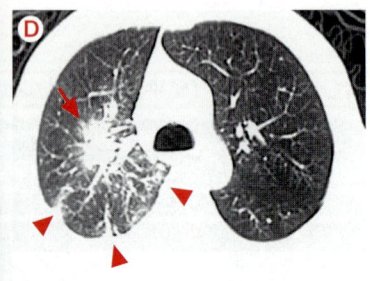

症例5　珪肺症に発生した肺扁平上皮癌（60歳代男性）

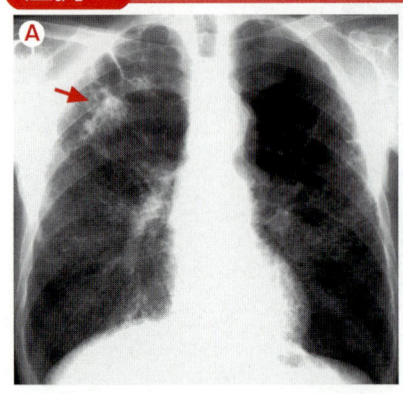

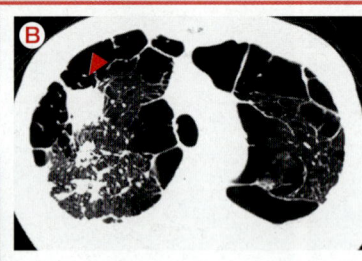

Ⓐ 胸部単純X線写真
Ⓑ 単純CT

珪肺症にて経過観察されていた．

ⒶⒷ 胸部X線写真で右上葉に2 cm強の結節がみられ（→），CTでも確認された（▶）．肺癌が疑われ，手術で肺扁平上皮癌と診断された．

3．鑑別疾患

- **ブラ，気腫性ブラ**：感染ブラや気腫性ブラ，術後変化
- **慢性結節性膿胸**：膿胸再燃，感染合併，気道系との瘻孔形成
- **肺線維症**：炎症合併
- **肺結核**：結核巣増大，再感染，アスペルギローマ
- **珪肺症**：PMF（進行性塊状線維症），炎症（特に肺結核）合併

第4章 肺腫瘍

3 末梢型肺癌：膨張性・収縮性発育
peripheral type lung cancer, expanding or shrinking growth pattern

坂井修二

症例1　スピキュラを伴う腺癌（70歳代男性）

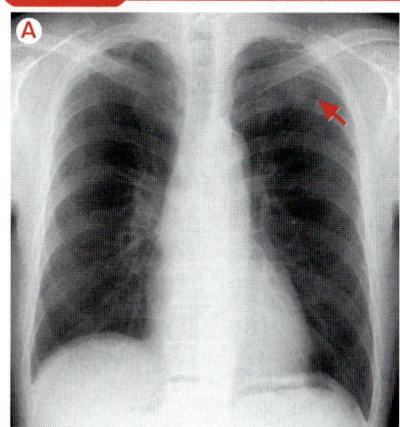

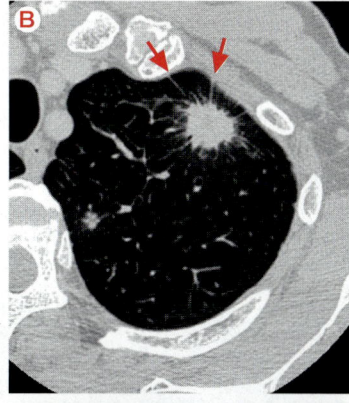

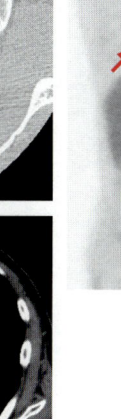

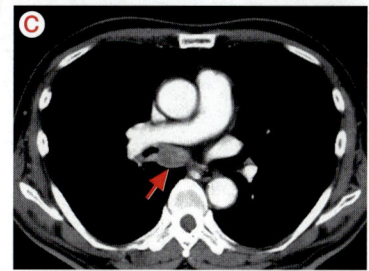

Ⓐ 胸部単純X線写真　Ⓑ HRCT　Ⓒ 造影CT　Ⓓ FDG-PET

検診にて異常を指摘された．
Ⓐ左上肺野に辺縁不整な結節が描出される（→）．
Ⓑ左肺上葉の結節辺縁にスピキュラを伴い，胸膜との間には胸膜陥入像がみられる（→）．
Ⓒ気管分岐下（#7）に腫大したリンパ節が描出される（→）．
Ⓓ左上葉の結節と気管分岐下のリンパ節に高集積がみられる（→）．

疾患解説

1. 疾患概念

　肺癌の分類は，発生部位により肺門型（中枢型）と末梢型に分類される．まず末梢型の肺癌では，膨張性に発育するものと収縮性に発育するものが典型的な発育パターンであり，膨張性発育では周囲肺実質の構造は外方へ圧排され，収縮性発育では周囲肺組織が腫瘍に向かって牽引される．組織で確認される程度の膨張性と収縮性の判断は難しいが，現在撮影されているHRCTでは大まかな発育形態は判断可能である．よって，肺腫瘍をみたときに発育形態を見極めることが大変重要である．

2. 典型的画像所見

- **収縮性発育**（症例1〜4）：腫瘍に向かって周囲肺組織が牽引される状態で，腺癌で高頻度に観察される所見である．胸膜陥入や胸膜陥凹，肺血管の巻き込み，スピキュラなどは収縮性変化の所見と考えてよい．
- **膨張性発育**（症例5）：扁平上皮癌や大細胞癌，分化度の低い腺癌などでみられる発育パターンであり，肺血管や気管支などの周囲肺組織が腫瘍により圧排を受けることで診断できる．

症例2　結節内部に気腔を伴う腺癌（50歳代男性）

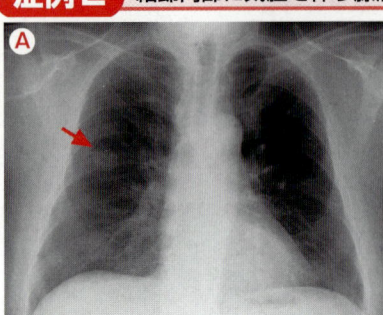

Ⓐ 胸部単純X線写真
ⒷⒸ HRCT
Ⓓ FDG-PET

検診にて異常を指摘された．
Ⓐ 右中肺野に辺縁不整な結節がみられ，内部に気管支透亮像が疑われる（→）．
Ⓑ 右肺上葉に微細分葉状の辺縁を有する結節がみられ，胸膜陥入像を伴っている（→）．内部に多数の気腔が存在する．
Ⓒ 結節尾側のスライスでは，結節の中を気管支が通過している（→）．
Ⓓ 右上葉の結節に高集積がみられる．

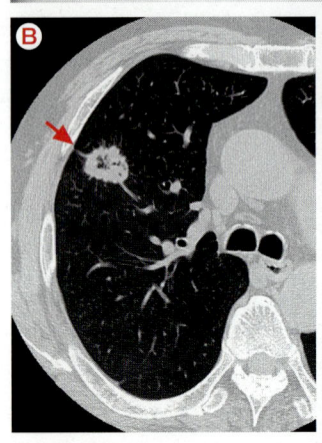

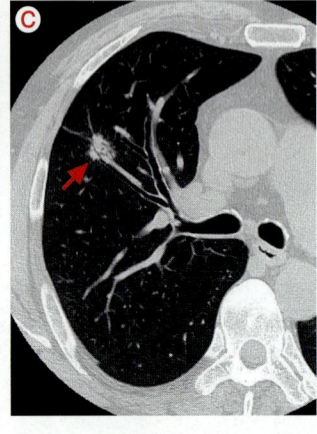

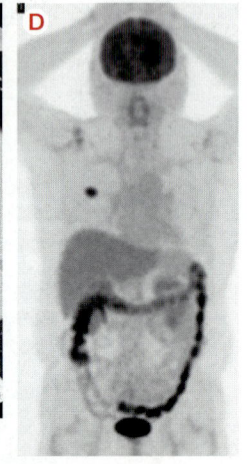

症例3　葉間胸膜から他葉への浸潤がみられた腺癌（30歳代女性）

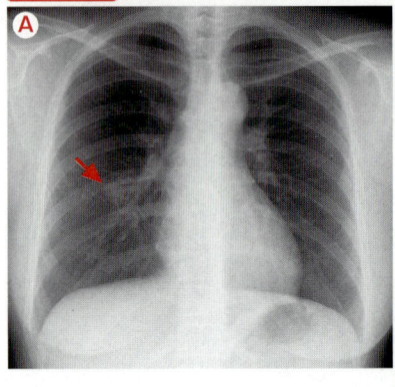

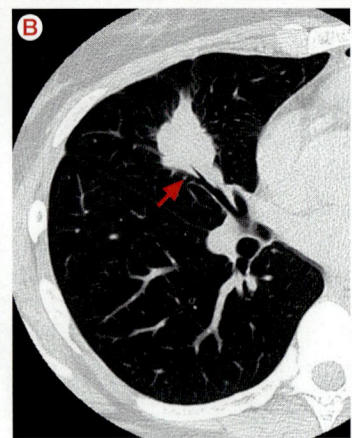

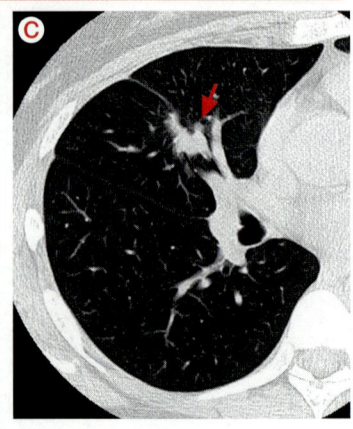

Ⓐ 胸部単純X線写真　ⒷⒸ HRCT

検診にて異常を指摘された．
Ⓐ 右中肺野に血管と重なる結節影がみられる（→）．
Ⓑ 右肺中葉に分葉状の結節がみられ，B⁴気管支の内部への連続がみられる（→）．
Ⓒ 結節頭側のスライスでは小葉間裂の陥凹がみられ，背側では上葉への腫瘍の浸潤を認める（→）．

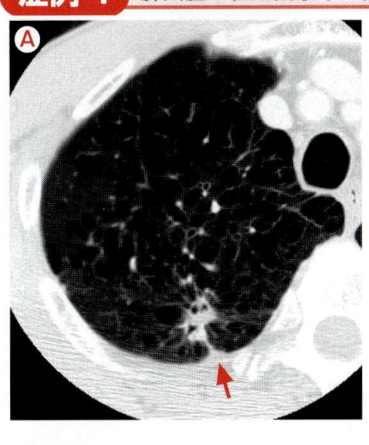

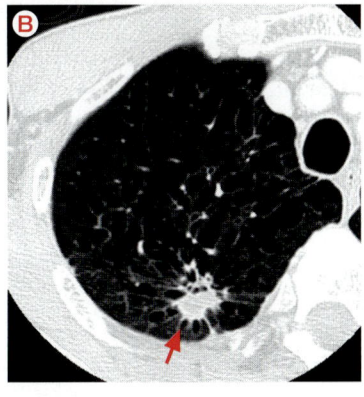

症例 4 肺気腫の経過観察中に出現した腺癌（70歳代男性）

Ⓐ HRCT
Ⓑ HRCT（6カ月後）

肺気腫の外来経過観察中に右肺に結節を指摘された．

Ⓐ 右肺上葉に小葉中心性気腫がみられる．背側に不整形の結節が存在し，内部に気腔が存在する（→）．また，胸膜との間に胸膜陥入像がみられる．

Ⓑ 6カ月後のCTにて，右肺上葉の不整形の結節は増大し，充実成分が増加している（→）．結節辺縁にはスピキュラがより明瞭化している．

症例 5 胸壁浸潤を伴う扁平上皮癌（60歳代男性）

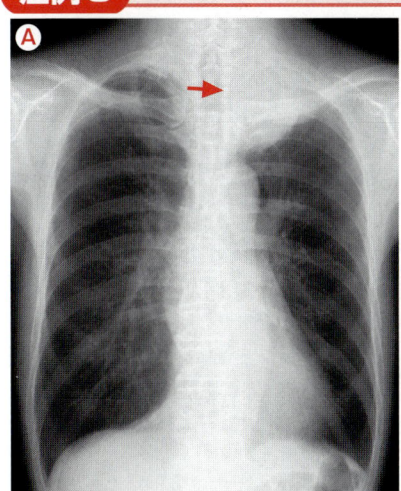

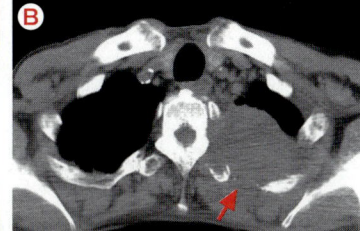

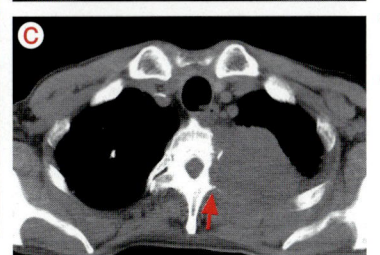

Ⓐ 胸部単純X線写真
ⒷⒸ 単純CT

増悪する左背部痛を訴え近医を受診し，左肺尖に異常陰影を指摘された．

Ⓐ 左肺尖に腫瘤影がみられ，第3肋骨基部の溶解像を伴う（→）．胸壁浸潤を伴う肺癌を強く疑う所見である．

Ⓑ 左肺尖背側に腫瘤がみられ，第3肋骨の溶解を伴っている（→）．

Ⓒ 左肺尖の腫瘤は内側では椎体に浸潤しており横突起も溶解している（→）．

鑑別 1 円形無気肺（60歳代男性）

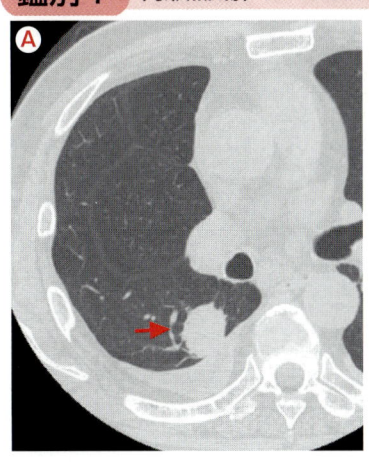

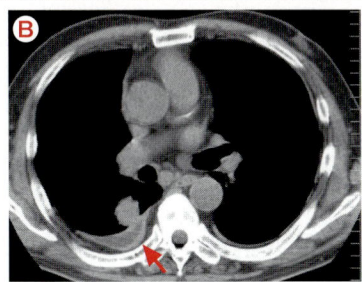

Ⓐ HRCT
Ⓑ 単純CT

胸水の経過観察でCTを撮影された．

Ⓐ 右肺下葉背側に円形の結節がみられる．近接する肺血管は弯曲している（→）．

Ⓑ 右肺下葉の結節は内部均一で，背側に少量の胸水と胸膜の肥厚がみられる（→）．

鑑別2　辺縁にスピキュラを伴う結核（40歳代男性）

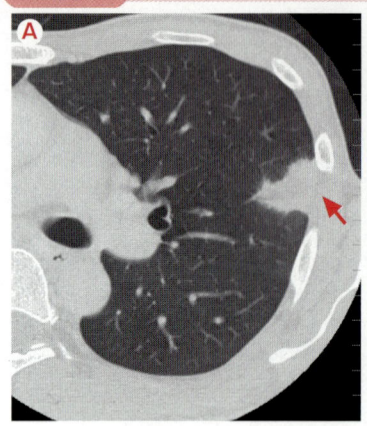

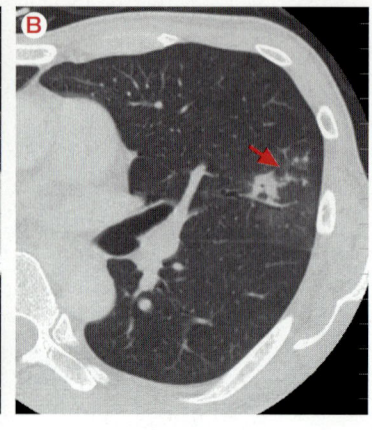

ⒶⒷ HRCT

胃癌術後の経過観察中に発見された左肺結節．
Ⓐ左肺上葉の胸膜と接する部分にスピキュラを伴う不整形の結節がみられる（→）．
Ⓑ尾側のスライスでは，結節周囲に散布巣が描出される（→）．

3．鑑別疾患

　膨張性発育をするものでは，**肺転移**，**間葉系肉腫**，**良性腫瘍**，**過誤腫**などが鑑別の対象となる．原発性肺癌では，石灰化があっても点状で小さいのが特徴であり，粗大石灰化は良性を疑わせる所見である．また内部に気腔や気管支透亮像がある場合は，膨張性発育は否定される．脂肪成分があれば間葉系腫瘍や過誤腫を疑う．

　収縮性発育をするものでは，**円形無気肺**（鑑別1）や**器質化肺炎**，**肉芽形成性感染**が鑑別として考えられる．肺炎の治癒過程では，ある程度の大きさの病変が治癒により縮小するため収縮機転が働き，肺血管の巻き込み像がみられることがあり注意を要す．肉芽形成性感染では，結核（鑑別2），非結核性抗酸菌症（特に*M. kansasii*），クリプトコッカス症，放線菌症，ノカルジア症などが肺癌として精査されることが多い感染症である．また多発血管炎性肉芽腫症（GPA）のような血管炎も単発の結節や腫瘤を形成する症例は肺癌との鑑別診断が問題となる．

第4章　肺腫瘍

4　末梢型肺癌：置換性発育
peripheral type lung cancer, replacing growth pattern

坂井修二

症例1　すりガラス結節の多発例（50歳代女性）

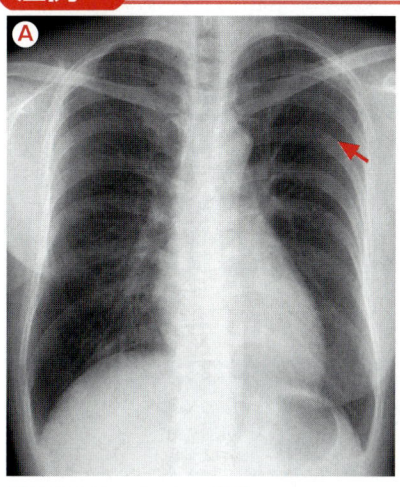

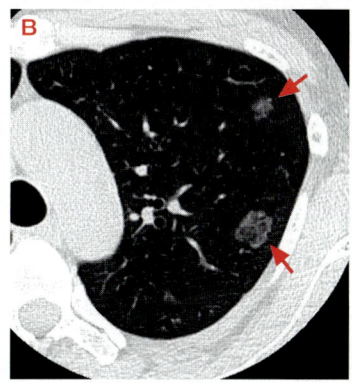

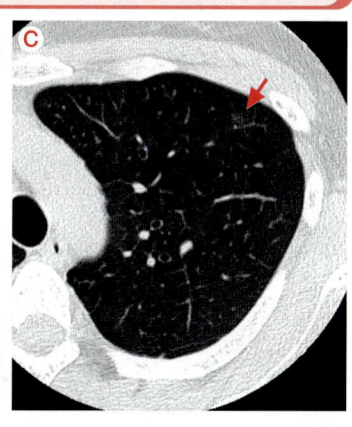

Ⓐ胸部単純Ｘ線写真　ⒷⒸHRCT

検診にて異常陰影を指摘された．
Ⓐ左上肺野に淡い結節影がみられる（→）．
Ⓑ左肺上葉に2個のすりガラス結節がみられる（→）．摘出され組織診断はいずれも置換性増殖優位型腺癌であった．
ⒸⒷの少し頭側のスライスでは，S³にさらに淡いすりガラス結節が描出されている（→）．組織では異型腺腫様過形成（AAH）と診断された．

症例2　充実性腫瘍の周囲に広範なすりガラス域を伴う粘液産生性腺癌（40歳代男性）

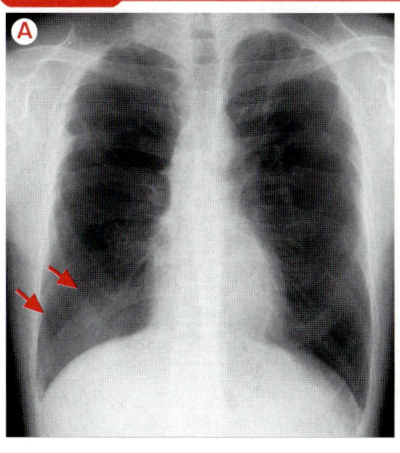

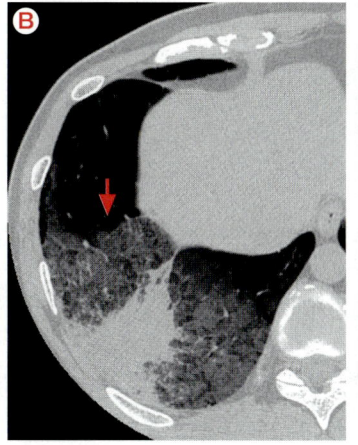

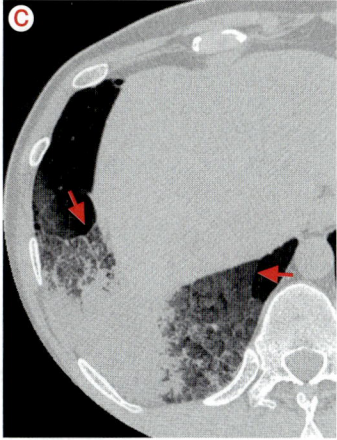

Ⓐ胸部単純Ｘ線写真　ⒷⒸHRCT

右下肺野の浸潤影にてCTで経過観察中であった．
Ⓐ右下肺野に辺縁不明瞭な浸潤影がみられる（→）．
ⒷⒸ右肺底部に中心充実性の不整形の浸潤性病変がみられ，周囲に広範なすりガラス域を伴っている．周囲すりガラス域と正常肺との境界は一部直線状で明瞭である（→）．

123

症例3　経過観察により増大が確認された粘液産生性腺癌（70歳代男性）

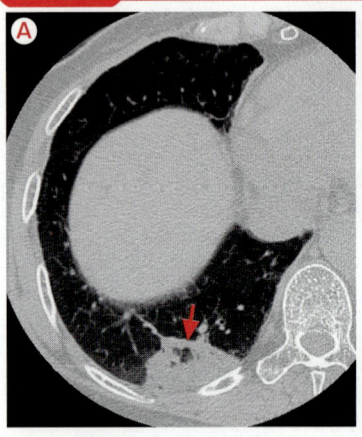

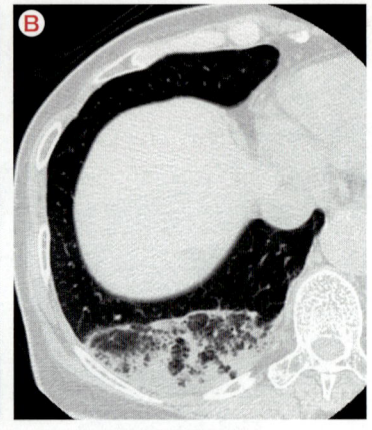

Ⓐ HRCT
Ⓑ HRCT（10カ月後）

右肺底部の病変を経過観察中であった．

- Ⓐ 右肺底部背側に辺縁直線状の腫瘤がみられ，内部に吸収値の低い部分が島状に存在する（➡）．
- Ⓑ 10カ月後のHRCTでは，病変全体が増大しているが，内部の吸収値は低下している．辺縁に高吸収の縁取りがあり，reversed halo signを示している．生検にて悪性が疑われ，摘出組織にて粘液産生性腺癌と診断された．

症例4　経気道性散布を伴った粘液産生性腺癌（70歳代男性）

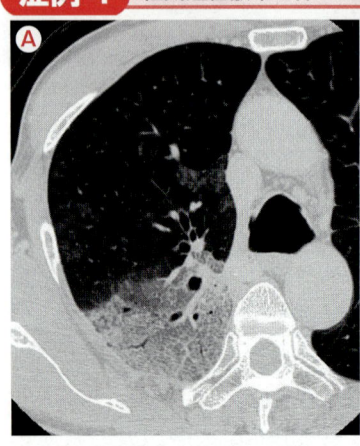

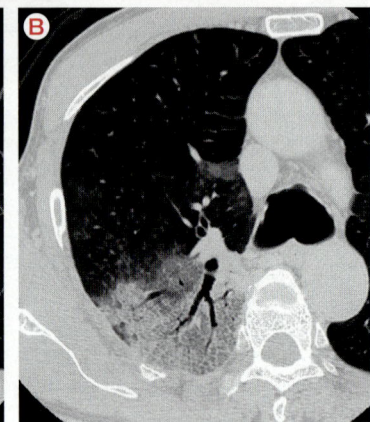

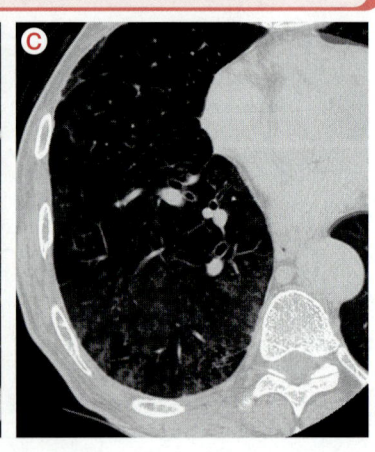

Ⓐ〜Ⓒ HRCT

肺癌にて右肺下葉とS⁶の切除後の経過観察中に浸潤性病変が出現した．

- ⒶⒷ 右肺背側に網状構造を内部に認めるすりガラス域が存在する．病変内部の気管支の含気は良好であり，いわゆる気管支透亮像がみられる．
- Ⓒ 尾側のスライスでは，背側に小葉中心性分布を示す綿状の粒状結節を多数認める．経気道散布の所見である．

症例5　経過ですりガラス主体の結節から充実性結節に発育した腺癌（80歳代男性）

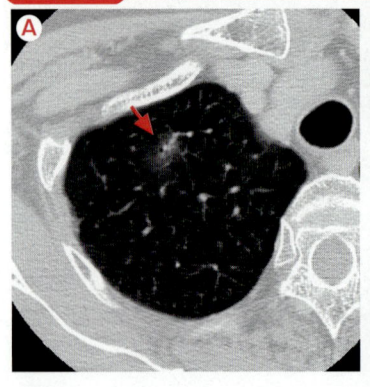

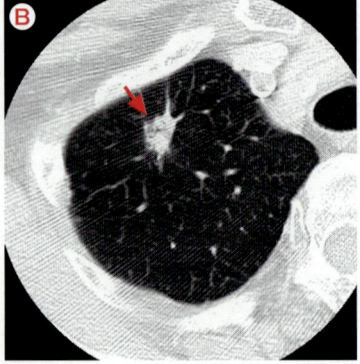

Ⓐ HRCT
Ⓑ HRCT（2年9カ月後）

- Ⓐ 右肺尖に大部分がすりガラス状で一部充実性の結節がみられる（➡）．
- Ⓑ 2年9カ月後では，充実性結節となっており，周囲肺との境界は明瞭である（➡）．

症例6 間質性肺炎に合併の小細胞肺癌（50歳代女性）

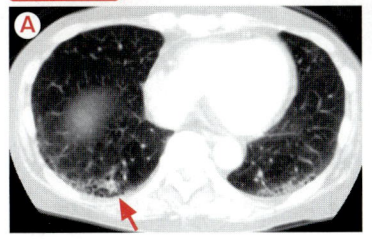

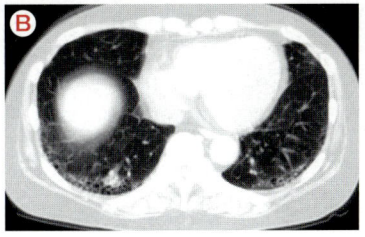

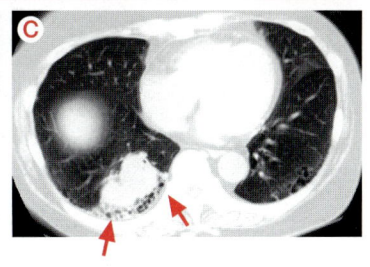

Ⓐ 単純CT　Ⓑ 単純CT（5ヵ月後）　Ⓒ 単純CT（1年後）

Ⓐ 両肺底部背側に胸膜に接して蜂巣肺がみられ，右肺では蜂巣肺の部分的壁肥厚部を認める（→）．
Ⓑ 5ヵ月後では，右肺底部の蜂巣肺の壁肥厚部分に充実成分の増加がみられる．
Ⓒ さらに1年後では，右肺底部に分葉状の膨張性発育を示す腫瘤がみられる（→）．周囲蜂巣肺に広範な壁肥厚を伴い，蜂巣肺に沿った癌の発育と思われる．初期に蜂巣肺の壁に沿った置換性を示す腫瘍がみられた時点での，短期の経過観察や侵襲的検査が望まれる．

鑑別1 粘液産生腺癌と鑑別診断が困難であった器質化肺炎（70歳代男性）

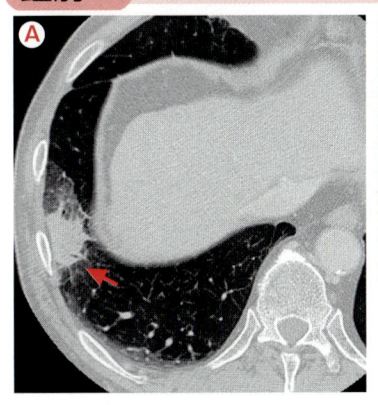

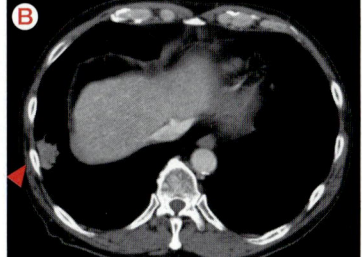

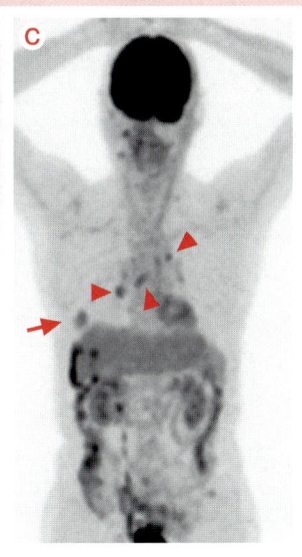

Ⓐ HRCT　Ⓑ 造影CT　Ⓒ FDG-PET

胸痛のため撮影された胸部X線撮影にて異常を指摘された．
Ⓐ 右肺底部の胸膜と接する部分に，充実成分と周囲のすりガラス域からなる病変がみられる（→）．
Ⓑ 右肺底部病変の充実成分（▶）は造影にて31 HUのCT値上昇が認められた．
Ⓒ 右肺底部病変の充実成分（→）はSUVmax 3.6であり，右肺門縦隔リンパ節（▶）にも集積がみられた．胸腔鏡下に切除術が施行され，組織学的に器質化肺炎と診断された．

疾患解説

1．疾患概念

組織では肺胞上皮を置換するように癌細胞が発育する場合に，置換性発育という．しかしHRCTでは上皮の置換は判断できないので，既存の肺構造を温存しながら，発育する型の癌をこのように定義すると理解しやすい．気管支，肺血管などの肺組織が腫瘍内に描出されることで判断可能である．

2．典型的画像所見

- **すりガラス結節（GGN）**（症例1, 5）：腫瘍の大部分が内部の肺血管が透見できるくらいの吸収値であり，組織では置換性増殖優位型腺癌であることがほとんどである．内部の充実成分が増大すれば，微少浸潤性腺癌（浸潤部位が5 mm以下），浸潤性腺癌と診断することになる．これがpart solid noduleとよばれる状態である．1 cm以下の純粋なすりガラス結節はAAH（異型腺腫様過形成）のことが多く，大まかには径1〜3 cmの純粋なすりガラス結節が置換性発育優位型腺癌と診断できることになる．

第4章 肺腫瘍

125

- **粘液産生性（微少浸潤性）腺癌**（症例2〜4）：浸潤部位はあってもわずかであり，mucinous bronchioloalveolar carcinoma（BAC）と以前よばれていたものに相当する．独特の形態を示すため，肺癌との診断が遅れることが多い．このタイプでは気道散布による肺内転移がみられることがある．

 加えて肺気腫や間質性肺炎がある症例では，気腫が存在しない肺実質や間質性肺炎では蜂巣肺の壁に沿って発育する肺癌（症例6）があり，これも置換性発育のパターンとして診断すると理解しやすい．

3．鑑別疾患

- **肺炎**：粘液産生性腺癌の初期は肺炎と診断されていることが多いので，逆に限局性の肺炎との鑑別は難しい．すりガラス域やコンソリデーションの辺縁は明瞭でも不明瞭でも腫瘍の可能性があるため，鑑別の根拠にならない．臨床経過と血液検査が鑑別ポイントである．
- **器質化肺炎**（鑑別1）：癌との鑑別診断がいつも問題となる病態である．器質化した組織は増強効果も良好であり，その点が一層鑑別診断を難しくしている．短期の経過観察が鑑別の鍵となる．
- **肺気腫や間質性肺炎合併例**：限局性の肺炎をこれら病態に合併すると置換性発育を示した肺癌との鑑別が難しい．短期の経過観察やFDG-PETの併用，早期の侵襲的検査の適用などを検討することが重要である．

第4章 肺腫瘍

5 肺門型肺癌
hilar lung cancer

坂井修二

症例1　右肺上葉の無気肺を合併した扁平上皮癌（70歳代男性）

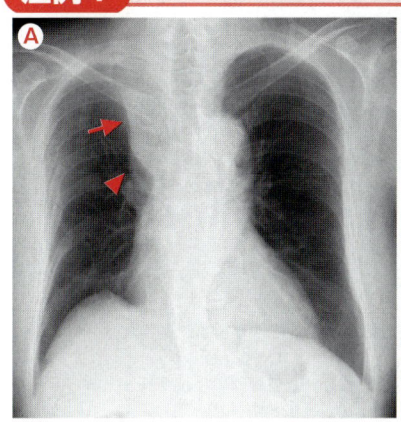

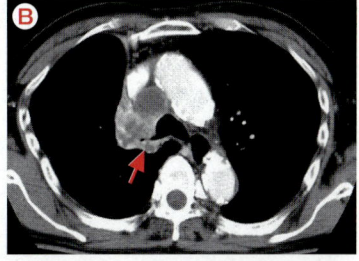

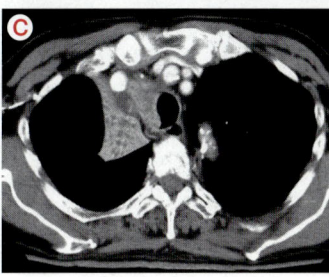

Ⓐ 胸部単純X線写真
ⒷⒸ 造影CT

咳嗽にて胸部X線撮影が行われ，異常を指摘された．

Ⓐ 右肺尖から上肺野内側に境界明瞭な陰影が存在し（➡），右肺上葉の無気肺が疑われる．右傍気管線は不明瞭となり，右上葉気管支は根部から描出されない（▶）．また，横隔膜右側は挙上している．

Ⓑ 右肺門に不均一に増強される腫瘤がみられ，右上葉気管支入口部は閉塞している（➡）．気管と上大静脈の間に腫大リンパ節（#4R）がみられる．

Ⓒ 頭側のスライスでは，虚脱した上葉内部の気管支に粘液が充満し，低吸収域として描出されている．気管右側には転移リンパ節の浸潤により壁肥厚がみられる．

症例2　造影にて無気肺と腫瘍のコントラストが描出された腺癌（60歳代女性）

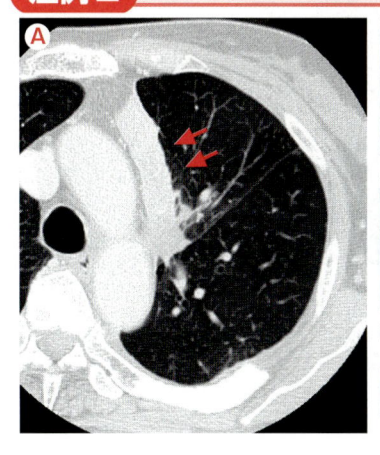

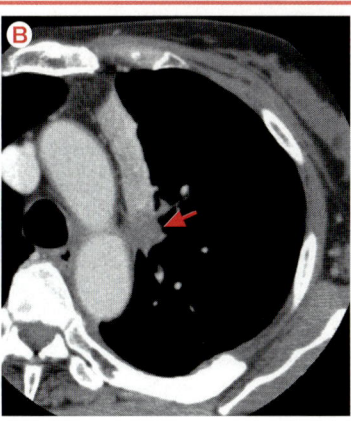

Ⓐ HRCT
Ⓑ 造影HRCT

咳嗽にて胸部X線撮影が行われ，異常を指摘された．

Ⓐ 左肺上葉内側に索状に虚脱した部分がみられる（➡）．肺門側で気管支は閉塞していた．

Ⓑ 左肺門に不整形の結節がみられ，虚脱した肺実質より低吸収値を示している（➡）．手術により腺癌と診断された．

疾患解説

1．疾患概念

　肺門型肺癌とは，肺門周囲の比較的大きな気管支から発生する肺癌のことをさすが，実際には縦隔と接する肺から発生し縦隔に浸潤したものや，縦隔から発生したとしか考えられない肺癌などもこの範疇として取り扱われることが多い．組織型としては，気道から発生するものは扁平上皮癌であることがほとんどで，縦隔リンパ節腫大の形で発見されるものは小細胞肺癌がほとんどである．小細胞肺癌は縦隔に累々と腫大したリンパ節がみられても，肺内に小さな結節しかみられないことが多いので注意が必要である（症例3）．

症例3　多発縦隔リンパ節腫大を伴った小細胞肺癌（60歳代女性）

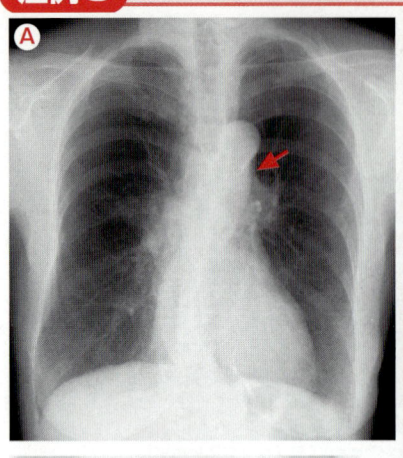

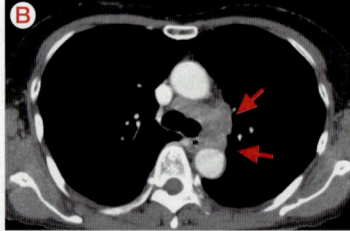

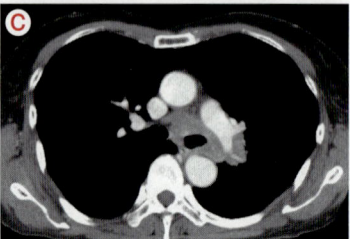

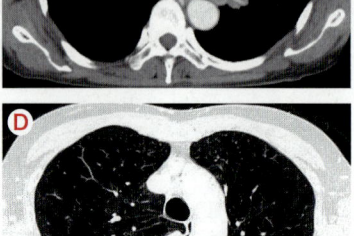

Ⓐ **胸部単純X線写真**
ⒷⒸ **造影CT**
Ⓓ **造影CT（肺野条件）**
Ⓔ **FDG-PET**

検診にて異常を指摘された．

Ⓐ 左肺門に腫瘤影がみられ，APwindowの描出がみられない（→）．

Ⓑ 気管分岐部周囲から大動脈下に累々と腫大したリンパ節が描出される（→）．

Ⓒ 左主気管支および左肺動脈に沿って腫大し融合したリンパ節が描出される．

Ⓓ 左肺上葉背側に不整系の小結節がみられる（→）．

Ⓔ 縦隔から左肺門の腫大リンパ節に一致して集積がみられる．また，左肺上葉背側の小結節にも集積がみられる（→）．

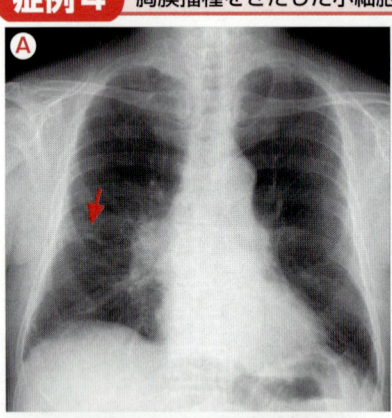

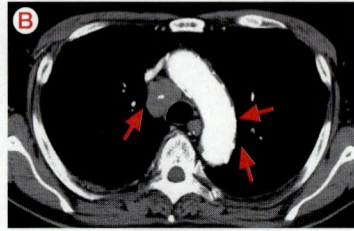

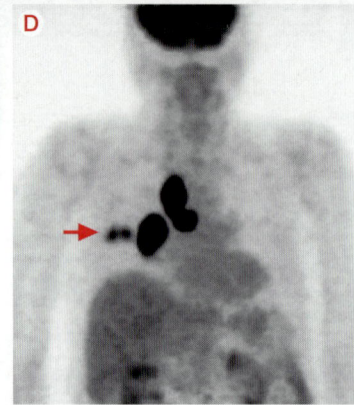

症例4　胸膜播種をきたした小細胞肺癌（70歳代男性）

Ⓐ **胸部単純X線写真**
ⒷⒸ **造影CT**
Ⓓ **FDG-PET**

検診にて異常を指摘された．

Ⓐ 右肺門に腫瘤影がみられ，その外側に小結節の集簇が描出される（→）．

Ⓑ 気管右前方に腫大したリンパ節がみられ（→），中心に石灰化を伴っている．

Ⓒ 右肺門に分葉状の腫瘤があり，その外側に結節が数個みられ，胸膜の不整な肥厚を伴っている（→）．胸膜播種の所見である．

Ⓓ 縦隔リンパ節および右肺門腫瘍に集積がみられる．小葉間裂に一致してみられた播種巣にも集積がみられる（→）．

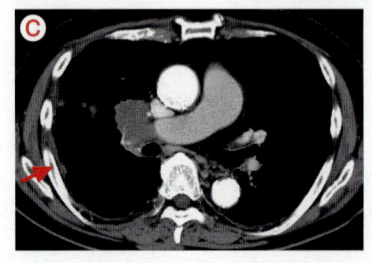

症例 5　気道狭窄をきたした縦隔型肺癌（60歳代男性）

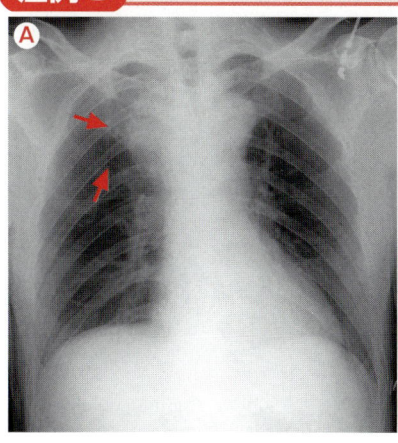

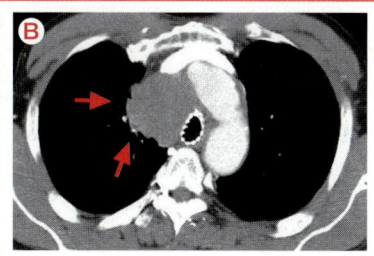

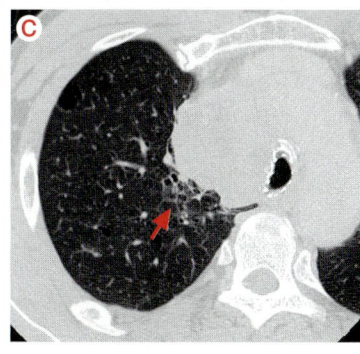

Ⓐ 胸部単純X線写真
Ⓑ 造影CT
Ⓒ HRCT

Ⓐ 右上肺野内側に腫瘤影がみられ（➡），気管の狭窄を伴っている．気管にはステントが留置されているが，右傍気管線は不明瞭化している．

Ⓑ 右肺上葉内側から縦隔にかけて存在する腫瘤がみられ（➡），気管を圧迫している．

Ⓒ 腫瘤周囲の右肺上葉に二次性変化がみられる（➡）．ステントを留置された気管の狭窄と変形が目立つ．

症例 6　気管支壁内扁平上皮癌（60歳代男性）

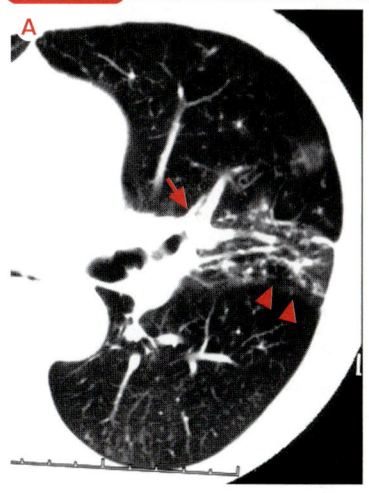

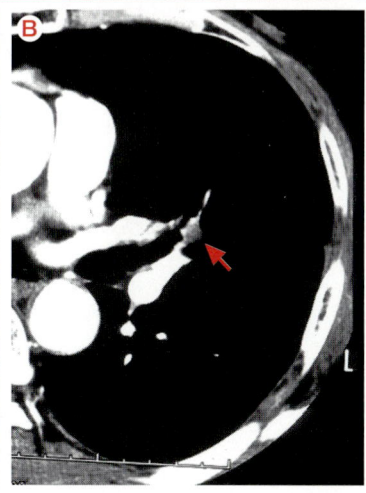

Ⓐ HRCT（肺野条件）
Ⓑ HRCT（縦隔条件）

持続する喘息症状で近医受診し，胸部単純X線撮影が行われ，異常陰影を指摘された．

Ⓐ 左肺B^{4}入口部に狭窄がみられ（➡），S^{4}領域に閉塞性肺炎を併発している（▶）．

Ⓑ B^{4}入口部の狭窄部位に一致して，気管支壁に結節がみられる（➡）．切除にて扁平上皮癌と診断された．

鑑別 1　縦隔Hodgkinリンパ腫（80歳代女性）

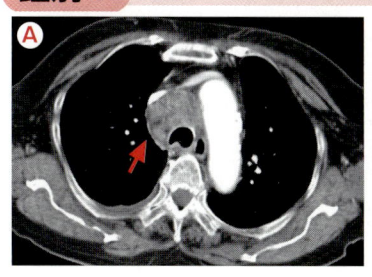

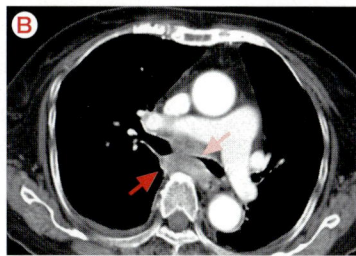

ⒶⒷ 造影CT

Sjögren症候群の経過観察中に縦隔異常陰影を指摘された．

ⒶⒷ 気管周囲（➡）から気管分岐下（➡）にかけて不均一に増強を示す腫瘤を認める．左主気管支分岐部に狭窄がみられる（➡）．

第4章　肺腫瘍

2．典型的画像所見

　気管支を閉塞させ，肺葉や区域を虚脱させることが多い（**症例1，2**）．しかし気管支が閉塞寸前でチェックバルブ機構が働くときは，気管支は閉塞したようにみえても逆に肺は過膨張を示すことがある．早期の肺門型扁平上皮癌は，内視鏡のみで診断することが可能である．ときとして，造影を併用したHRCTを撮影すると気管支壁の部分的肥厚が確認できることもある．喀痰細胞診で扁平上皮癌が検出されたときは，造影したHRCTを用い，気管から比較的大きな気管支の部分的壁肥厚をチェックすることが大変重要である．

　小細胞肺癌では，気管分岐周囲に累々と腫大したリンパ節が描出されることがあり（**症例3**），そのリンパ節はやわらかい印象を受ける．よって，気管支や肺動脈を早期から閉塞させることはあまりみられない．このような所見をみたら，肺内に結節がないか丹念に読影する必要がある．

3．鑑別疾患

- **気管支内腫瘍**：腺様嚢胞癌，粘表皮癌，多形性腺腫，平滑筋腫，過誤腫などが気管支内結節を形成すると肺葉の無気肺をきたすことがある．CTのみによる鑑別診断には限界があり，内視鏡が必要なことが多い．
- **気管支結石**：気管支内に結石があると気管支内腫瘍と同様な所見を呈し，鑑別が難しいことがある．石灰化がCTで描出できるため，HRCTで気道内の石灰化を証明することが重要である．
- **悪性リンパ腫**（**鑑別1**）**やサルコイドーシス**：いずれも腫大したリンパ節はやわらかく，肺に結節を合併することもあり鑑別は難しい．血液検査が鑑別ポイントとなることが多い．

第4章 肺腫瘍

6 転移
metastasis

坂井修二

症例1　分葉状の転移（70歳代男性）

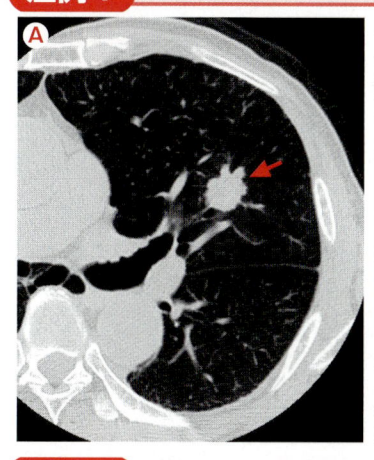

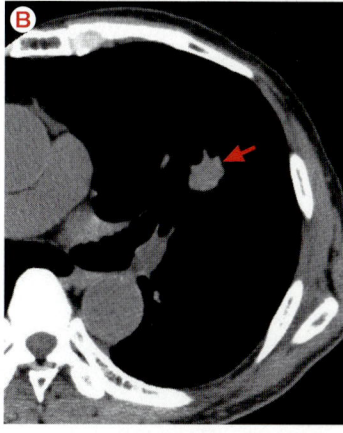

Ⓐ HRCT（肺野条件）
Ⓑ HRCT（縦隔条件）

盲腸癌の術後経過観察中に出現した左肺結節.

Ⓐ分葉状の結節がみられる（→）．内部に気腔は存在しない．

Ⓑ分葉状結節の内部に石灰化は存在せず，単発であったため（→），原発性肺癌との鑑別は難しい．切除にて大腸癌からの転移と診断された．

症例2　石灰化を伴う転移（50歳代女性）

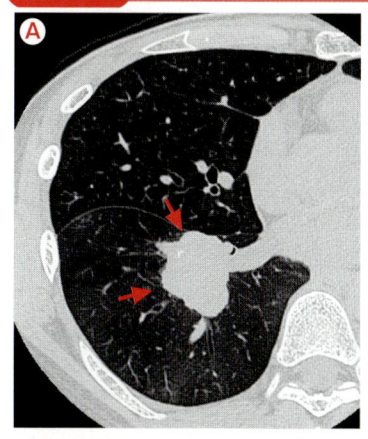

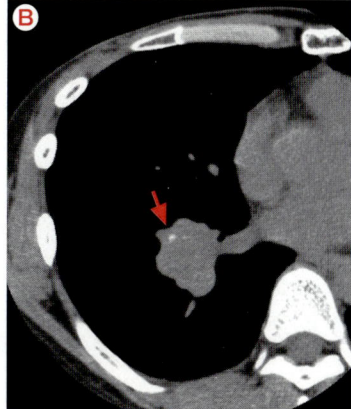

Ⓐ HRCT（肺野条件）
Ⓑ HRCT（縦隔条件）

乳癌術後の観察中に出現した右肺腫瘤.

Ⓐ右肺下葉に分葉状の腫瘤がみられる（→）．発育の形態は膨張性と判断できる．

Ⓑ腫瘤外側に石灰化がみられる（→）．

症例3　気管支・肺動脈に沿って発育する転移（60歳代男性）

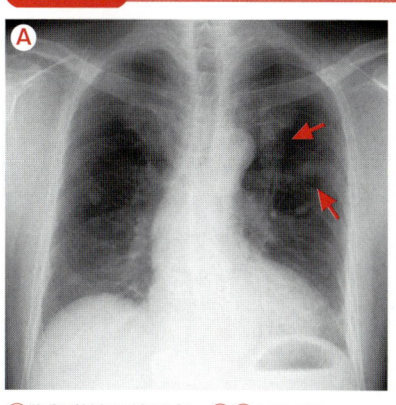

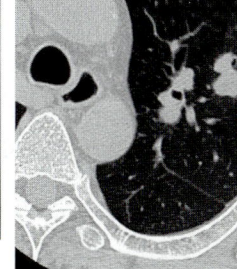

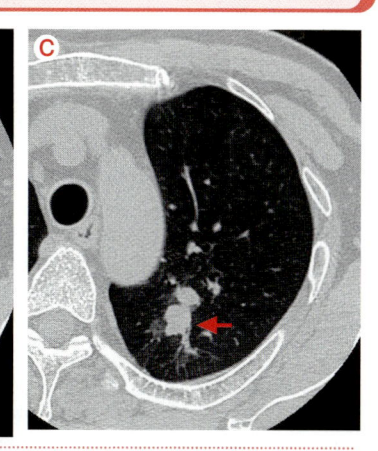

Ⓐ胸部単純X線写真　ⒷⒸHRCT

腎癌術後の経過観察中であった．

Ⓐ両肺に多発する結節影がみられ多発肺転移が疑われた．左中肺野に肺血管影に沿った索状影がみられた（→）．

ⒷⒸ左肺 S^{1+2} に気管支・肺動脈に沿った分枝状の結節が2個描出される（→）．

症例4　癌性リンパ管症をきたした肺癌（70歳代女性）

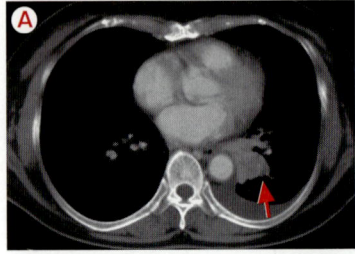

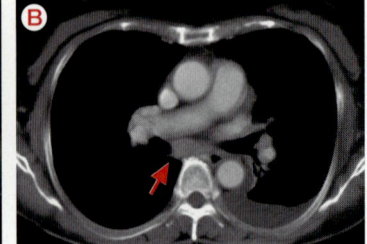

ⒶⒷ 造影CT
ⒸⒹ HRCT

咳嗽にて胸部X線撮影が行われ，異常を指摘された．

Ⓐ 左肺下葉内側に不均一な増強を示す腫瘤がみられ（→），左胸水を伴う．胸膜播種を伴う肺癌が疑われる所見である．

Ⓑ 気管分岐下リンパ節（#7）と左肺門リンパ節に腫大があり（→），転移が疑われた．

ⒸⒹ 左肺に小葉間隔壁の肥厚（→）と気管支壁の肥厚がみられ（→），癌性リンパ管症の所見である．

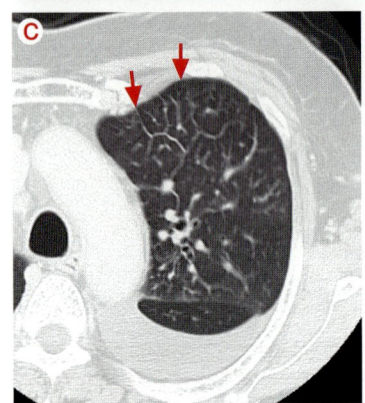

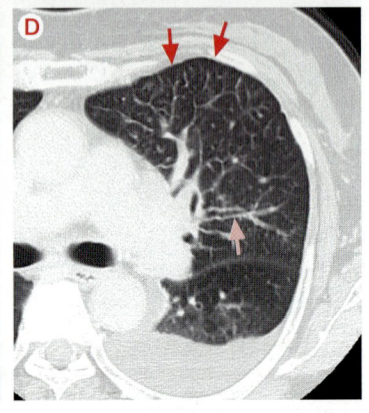

症例5　大腸癌の粟粒転移（50歳代男性）

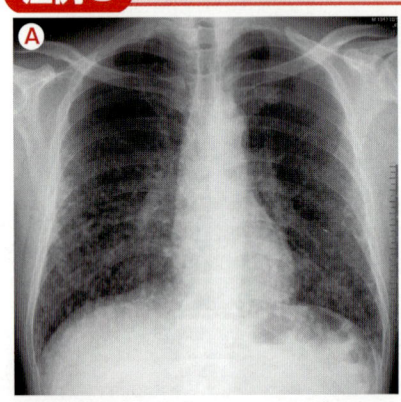

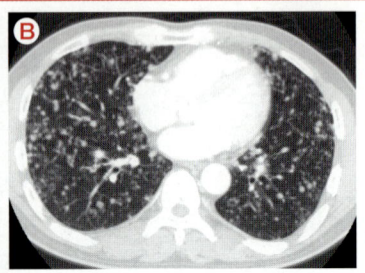

Ⓐ 胸部単純X線写真
Ⓑ 単純CT

咳嗽・喀痰を自覚し近医受診．胸部単純X線撮影で両肺にびまん性の陰影を指摘された．入院後，大腸内視鏡にて直腸にBorrman-2型の進行癌が発見された．

Ⓐ 両肺にびまん性粒状影がみられ，分布は下肺野優位である．粟粒転移を疑わせる．

Ⓑ 両肺にランダム分布を示す粒状結節を認め，直腸癌からの粟粒転移と診断された．

症例6　膵癌からの空洞形成性肺転移（60歳代女性）

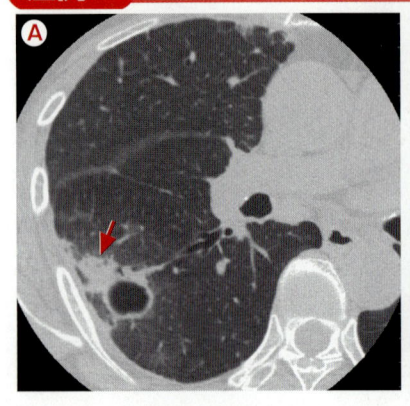

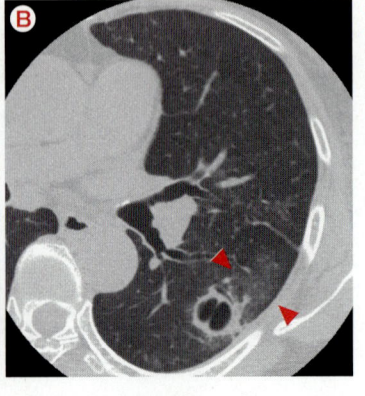

ⒶⒷ HRCT

背部痛のため受診した．胸部X線撮影で異常を指摘された．

ⒶⒷ 両肺に空洞を伴う結節がみられ，周囲肺に限局性のコンソリデーション（→）や，すりガラス域（▶）を伴っている．

症例7　metastasizing leiomyoma（40歳代女性）

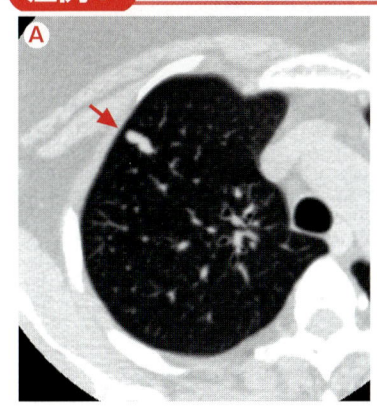

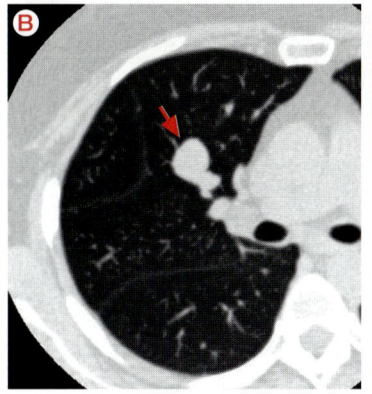

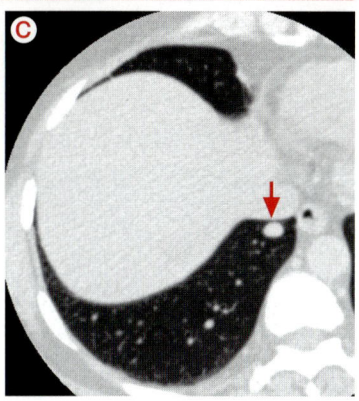

Ⓐ〜Ⓒ HRCT

検診にて胸部異常陰影を指摘された.

Ⓐ〜Ⓒ 右肺に類円形，分葉状の結節が多発している（→）．胸腔鏡下生検によりmetastasizing leiomyomaと診断された．その後子宮に筋腫も確認された．

疾患解説

1. 疾患概念

本稿で取り扱った症例は，悪性腫瘍の経過で，肺に転移をきたしたものである．通常は血行性転移であり，多臓器から血流によって運ばれたがん細胞・組織が肺に生着し増殖することによる．多発することがほとんどであるが，単発のこともある（症例1）．ときとして，粒状結節がびまん性にみられる粟粒転移も有名である（症例5）．また，転移の稀な形式として癌性リンパ管症（症例4）やpulmonary tumor thrombotic microangiopathy（PTTM）もみられる．良性疾患の子宮筋腫では，肺に転移としてmetastasizing leiomyomaをきたすことも大変有名である（症例7）．

2. 典型的画像所見

多発肺結節で，発育の形態は膨張性，分布は下方優位である（症例5）．粘液産生性癌や扁平上皮癌からの転移では小さくても空洞を形成する傾向にある．石灰化がみられる転移として，乳癌，骨腫瘍，甲状腺癌，精巣腫瘍，卵巣癌，粘液産生性大腸癌からの転移が知られている．稀ではあるが気管支や肺動脈に沿った発育を示す転移も知られており，腎癌，肺癌，乳癌，大腸癌などでみられることがある（症例3）．膵癌や小腸癌の転移では，肺胞上皮を置換するように発育することがあり，限局性のコンソリデーションやすりガラス域として描出され，肺原発の粘液産生性腺癌の形態と類似する（症例6）．

3. 鑑別疾患

悪性疾患の経過中に出現した肺結節であれば，多発であろうが単発であろうが転移と診断してほとんど問題ないと思われる．しかし，肺転移を契機に多臓器の原発巣が発見されることもあり鑑別診断を把握することは大変重要である．

- **真菌感染**：多発肺結節をきたす疾患として代表的である．免疫が低下した患者では特に念頭におく必要がある．
- **類上皮血管内皮腫**：多発肺結節をきたす稀な疾患である．肺血管と接して存在することが多いとされる．内部石灰化は，頻度は少ないがみられることがある．
- **血管炎**：多発血管炎性肉芽腫症（GPA）では特に，多発結節を認めることがあり，転移との鑑別は困難なことが多い．
- **サルコイドーシス**：縦隔のリンパ節腫大と多発肺結節をきたす疾患であり，鑑別が必要な場合がある．肺結節にgalaxy signがあればサルコイドーシスを考える．
- **敗血症性肺塞栓症**：胸膜側優位な分布であり，多発することが多いので，やはり鑑別の対象となる．短期の経過で変化がみられることがこの疾患の鑑別ポイントとなる．

第4章 肺腫瘍

7 良性・低悪性度腫瘍, 腫瘍類似疾患
benign or low grade malignancy, tumor like lesion

坂井修二

症例1　硬化性肺胞上皮腫（sclerosing pneumocytoma）（20歳代男性）

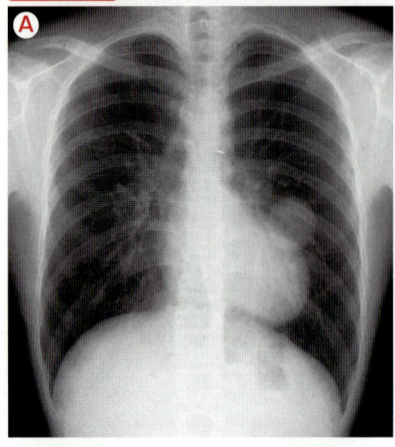

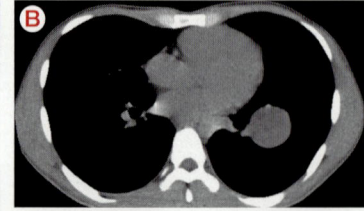

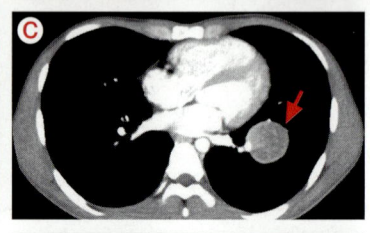

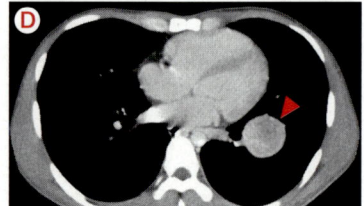

Ⓐ胸部単純X線写真
Ⓑ単純CT（縦隔条件）
Ⓒ造影CT（縦隔条件早期相）
Ⓓ造影CT（縦隔条件遅延相）
Ⓔ単純CT（肺野条件）

心疾患で手術の既往があり，外来にて経過観察中に胸部単純X線撮影にて左中肺野に腫瘤を指摘された．

Ⓐ左中肺野に円形の腫瘤がみられる．心臓とのシルエットサインは陰性で，石灰化は伴っていない．

Ⓑ～Ⓓ単純CTで内部均一であり，石灰化や脂肪の成分は認めない．造影早期で不均一な増強効果を示し（→），遅延相ではさらに増強の程度は増している（▶）．

Ⓔ左肺の腫瘤は膨張性発育を示し，周囲肺実質に変化はみられない．

症例2　硬化性肺胞上皮腫（sclerosing pneumocytoma）（20歳代女性）

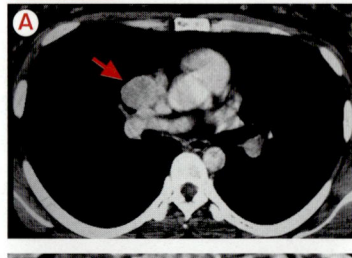

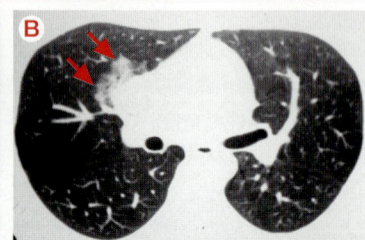

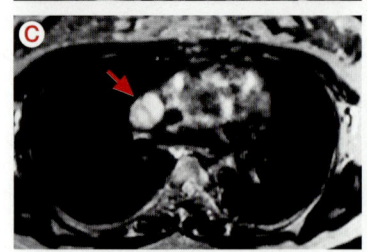

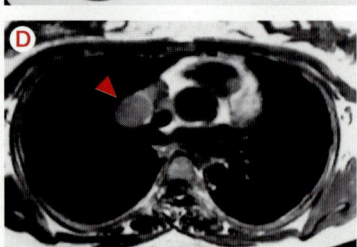

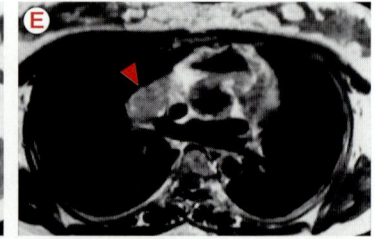

Ⓐ造影CT（縦隔条件）　Ⓑ造影CT（肺野条件）　ⒸT2強調像　ⒹT1強調像　Ⓔ造影T1強調像

検診にて異常を指摘された．

Ⓐ右肺内側に増強効果を示す類円形の結節がみられる（→）．

Ⓑ右肺結節の周囲にすりガラス域がみられ，出血の合併が疑われた（→）．摘出され出血を伴う，硬化性肺胞上皮腫と診断された．

Ⓒ～ⒺT2強調像では高信号を示し，内部に隔壁様の低信号が存在する（→）．T1強調像では均一な低信号を示し，増強効果がみられる（▶）．

症例3　異型カルチノイド（80歳代男性）

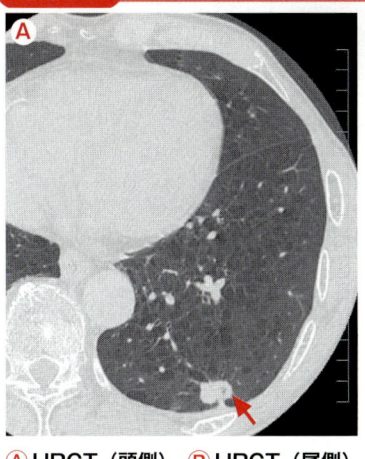

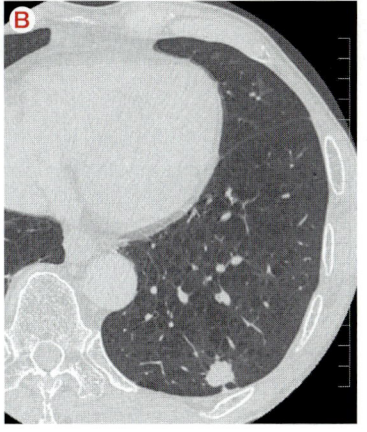

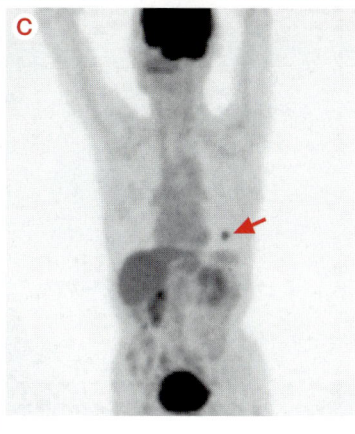

Ⓐ HRCT（頭側）　Ⓑ HRCT（尾側）　Ⓒ FDG-PET

検診にて異常を指摘された．
- ⒶⒷ左肺下葉に胸膜陥入を伴う分葉状の結節がみられる．頭側のスライス（Ⓐ）では内部に低吸収域が存在する（→）．周囲肺には気腫がみられる．
- Ⓒ左肺底部の結節に集積がみられる（→）．

症例4　定型カルチノイド（70歳代女性）

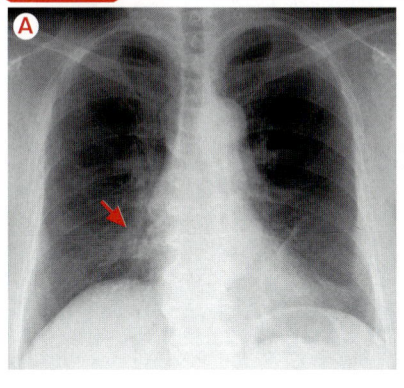

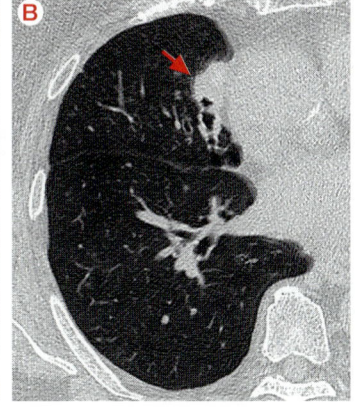

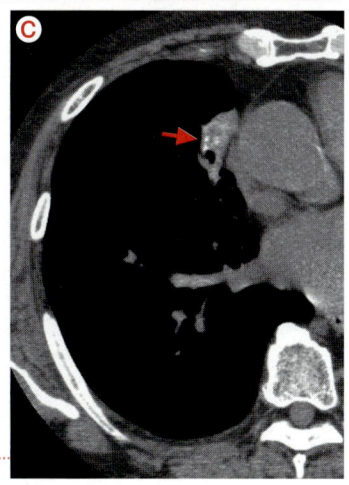

Ⓐ 胸部単純X線写真　Ⓑ HRCT（肺野条件）
Ⓒ HRCT（縦隔条件）

右肺の結節影にて経過観察中であった．緩徐な増大傾向があったため，入院となった．
- Ⓐ右下肺野内側に辺縁不明瞭な結節影がみられ（→），心陰影のシルエットサインは陽性である．
- Ⓑ気管支が一部内部に連続するように結節がみられる（→）．
- Ⓒ結節内部に石灰化がみられる（→）．切除にて定型カルチノイドと診断された．

疾患解説

1．疾患概念

　良性・低悪性度腫瘍，腫瘍類似疾患としては，硬化性肺胞上皮腫，カルチノイド，肺過誤腫などがこの範疇に含まれる．充実性結節・腫瘤で緩徐な増大傾向を示す，もしくはほとんどサイズが変化しない場合これらの疾患を考える．

　硬化性肺胞上皮腫はⅡ型肺胞上皮由来の腫瘍であり，気管支動脈造影で，腫瘍辺縁にマスクメロン様の腫瘍血管が描出されることは有名であるが，現在ではほとんど血管造影をされることはなく，この所見をみることはなくなった．

　カルチノイドは，神経内分泌腫瘍に分類され，他臓器に転移することもある低悪性度腫瘍とされるのはそのためである．組織的には定型的カルチノイドと非定型的カルチノイドに分類される．非定型的カルチノイドの方が予後不良といわれている．

第4章　肺腫瘍

症例 5　肺過誤腫（60歳代男性）

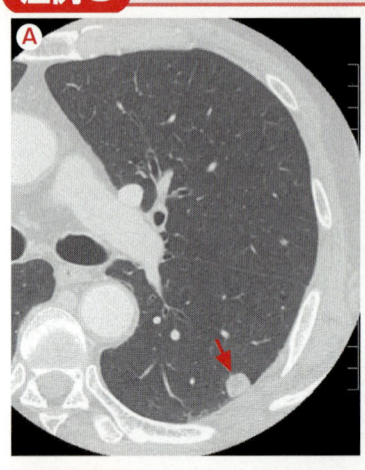

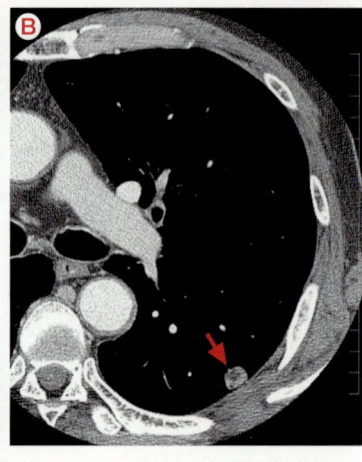

Ⓐ **HRCT（肺野条件）**
Ⓑ **HRCT（縦隔条件）**

検診にて異常陰影を指摘された．
Ⓐ左肺下葉に胸膜に接して類円形の結節がみられる（→）．
Ⓑ結節内部に脂肪の吸収値を示す部分がみられ（→），過誤腫と診断された．

症例 6　気管支内過誤腫（脂肪腫）（50歳代男性）

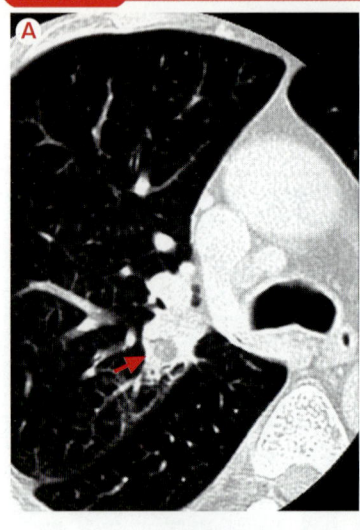

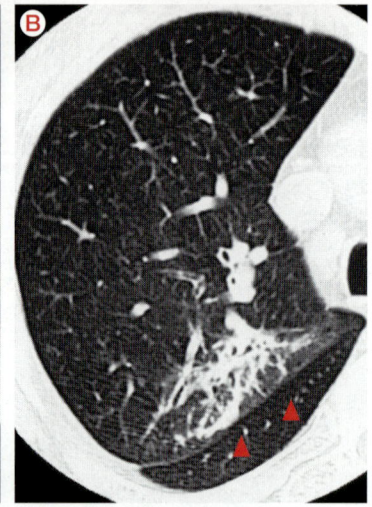

Ⓐ **HRCT（尾側）**
Ⓑ **HRCT（頭側）**

喘息症状を訴え近医受診．胸部単純X線撮影にて異常を指摘された．
ⒶⒷ右肺 B^2 内腔に脂肪の吸収値を示す結節の充満がみられる（→）．末梢側の肺実質には容積減少がみられ（▶），閉塞性肺炎の状態と考えられた．摘出にて脂肪組織を主体とする過誤腫と診断された．

肺過誤腫は，腫瘍と奇形の中間的位置づけで，良性腫瘍として取り扱われることもあったが，現在では，腫瘍として分類される．

2．典型的画像所見

- **硬化性肺胞上皮腫**（症例1, 2）：類円形の結節・腫瘤の形態をとる．点状の石灰化を内部にみることもある．特に周囲肺に出血を思わせるすりガラス域（halo）を認める場合や，気腫性変化を伴っている場合にはこの疾患を疑う．造影にて増強効果は良好である．血管造影でみられるマスクメロン様の腫瘍血管は他の検査で描出することは難しい．
- **カルチノイド**（症例3, 4）：気管支内結節として存在し，造影にて強い増強効果を示すときはこの疾患を疑う．気道との関係を認めない場合は他の疾患との鑑別が難しい．
- **肺過誤腫**（症例5, 6）：単純撮影でみられるポップコーン様の石灰化が有名であり，CTでも分葉状の石灰化として描出される．結節内にCTにて脂肪の吸収値を証明できれば鑑別診断が可能である．気管支内に粘膜下結節として存在する場合は，特にCTが鑑別に有用である．

3．鑑別疾患

硬化性肺胞上皮腫，カルチノイド，肺過誤腫は，互いに鑑別しなければならない疾患である．類円形の膨張性発育を示すものでは，これらの疾患を鑑別診断にあげなければならない．気管支内に発生した場合は，多型腺腫，腺様嚢胞癌，平滑筋腫などが鑑別の対象になる．

- **間葉系腫瘍**：類円形で膨張性発育を示すことが多く，鑑別診断は難しい．しかし，発育速度が速く経過で増大傾向がみられれば，間葉系腫瘍の可能性がより高くなる．
- **原発性肺癌**：原発性肺癌のなかには類円形の膨張性発育を示すものがあり，鑑別の対象になる．

第4章 肺腫瘍

8 リンパ増殖性疾患
lymphoproliferative disorder

坂井修二

症例1　MALTリンパ腫（50歳代男性）

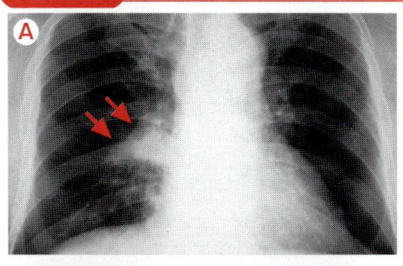

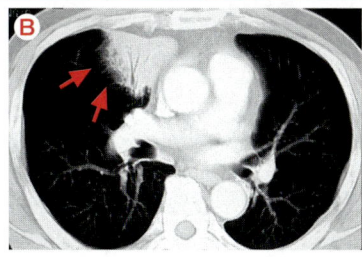

Ⓐ胸部単純X線写真
Ⓑ造影CT（肺野条件）
Ⓒ造影CT（縦隔条件）

右肺門の異常陰影にて長期の経過観察が行われた．

Ⓐ右肺門に辺縁がほぼ直線状の腫瘤影がみられる（→）．
Ⓑ右肺内側に気管支透亮像を伴う辺縁が直線状の腫瘤がみられる（→）．腫瘤の発育は置換性と思われる．
Ⓒ腫瘤内部は均一であり，胸膜外への浸潤傾向はみられない．内部に血管に一致する増強域も描出される（→）．

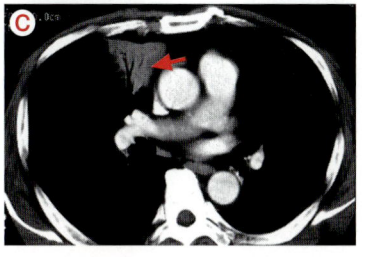

症例2　びまん性粒状結節を示した悪性リンパ腫（20歳代女性）

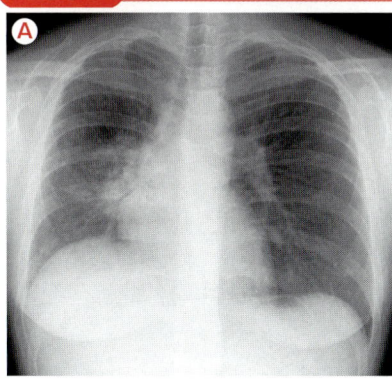

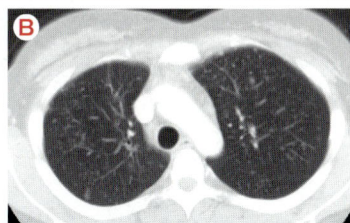

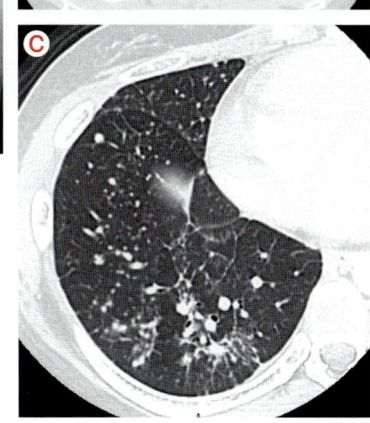

Ⓐ胸部単純X線写真
Ⓑ造影CT（肺野条件）
ⒸHRCT

検診にて異常を指摘された．

Ⓐ右肺下肺野内側に浸潤影がみられ，両肺に多数の粒状結節が分布している．
Ⓑ両肺に多数の粒状結節が分布している．
Ⓒ粒状結節の小葉内における分布はランダム分布と判断できる．背側には斑状のすりガラス域も認める．

症例3　血管内リンパ腫（40歳代男性）

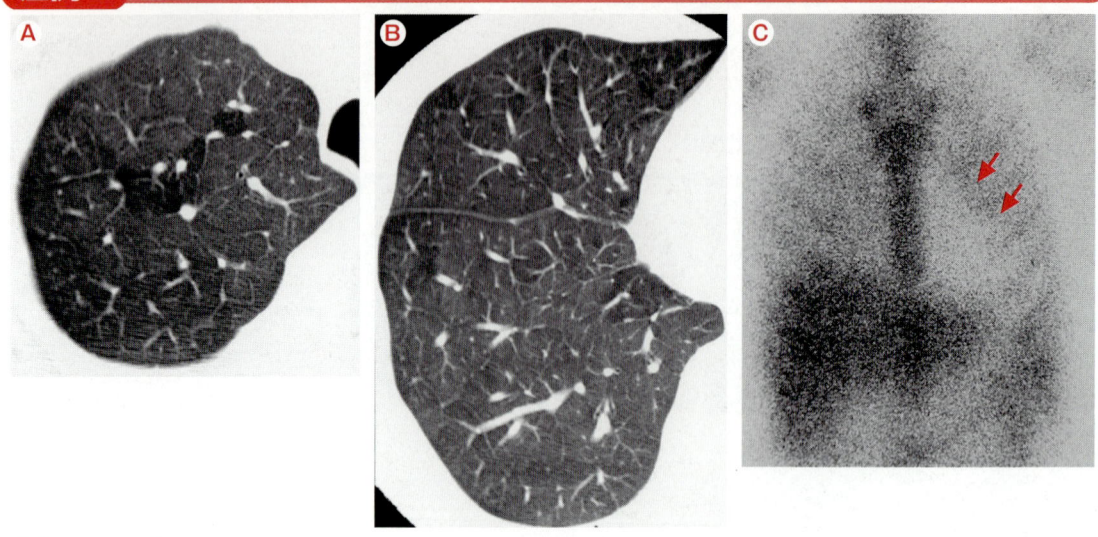

ⒶⒷ HRCT　Ⓒガリウムシンチグラフィ

全身倦怠感を訴え外来受診した．
ⒶⒷ右肺にモザイク吸収値がみられる．しかし，小葉間隔壁の肥厚や粒状結節などはみられない．
Ⓒ両肺の集積が亢進し，心臓の部分に集積の欠損があるようにみえる（→）．

症例4　メトトレキサート関連リンパ増殖性疾患（60歳代女性）

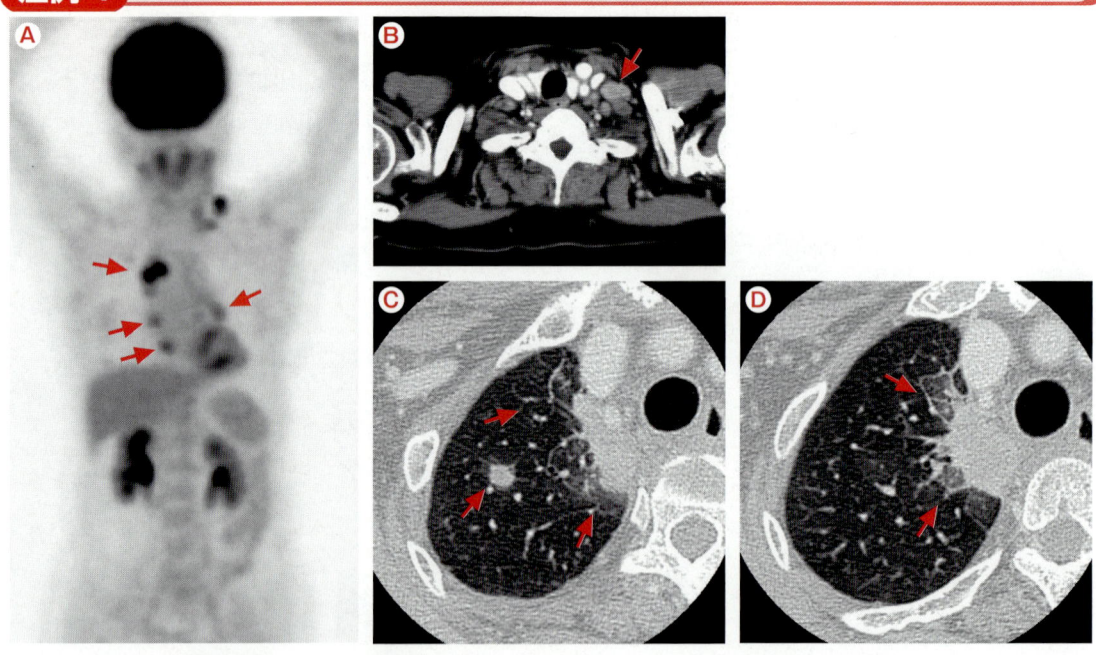

Ⓐ FDG-PET　Ⓑ頸部造影CT　ⒸⒹ HRCT

リウマチにてメトトレキサート投与中であった．頸部リンパ節腫大を自覚したため精査となった．
Ⓐ左頸部，縦隔の複数のリンパ節に集積がみられる（→）．
Ⓑ左傍鎖骨領域に腫大したリンパ節がみられる（→）．
ⒸⒹ右肺上葉に多発結節がみられ，周囲肺に辺縁不明瞭なすりガラス域が存在する（→）．

| 症例5 | Castleman病（30歳代男性） |

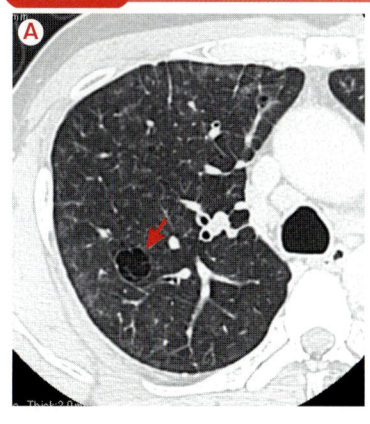

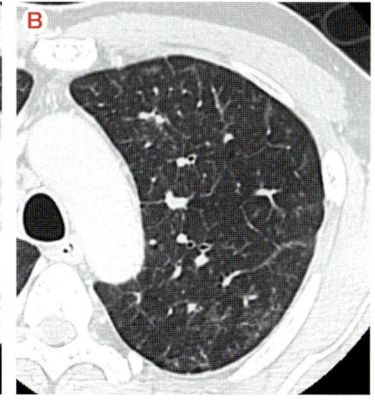

ⒶⒷ HRCT

全身倦怠感を訴え来院．
ⒶⒷ両肺に小葉間隔壁の肥厚がみられ，胸膜側には多数の綿状すりガラス域が存在する．右肺には薄壁空洞がみられる（→）．

| 症例6 | 菌状息肉症（60歳代男性） |

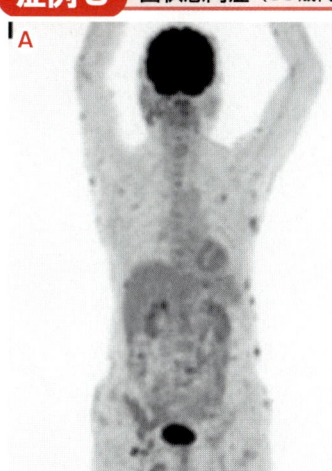

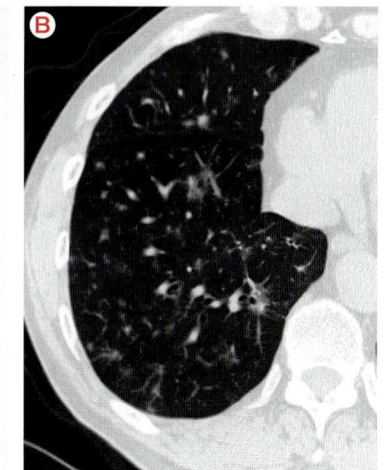

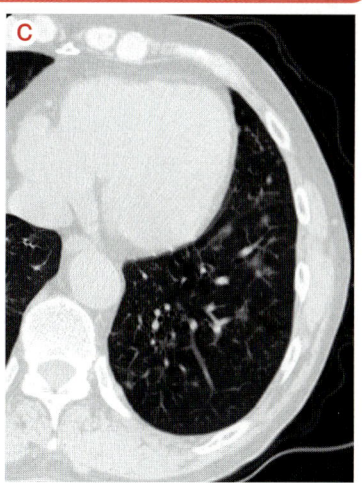

Ⓐ FDG-PET　ⒷⒸ HRCT

全身皮疹にて近医を受診した．
Ⓐ全身の皮膚とリンパ節に多数の集積がみられる．
ⒷⒸ両肺に小結節が多数みられる．結節の辺縁は不明瞭で，内部吸収値は淡い．

第4章 肺腫瘍

疾患解説

1. 疾患概念

　リンパ増殖性疾患は肺に多様な形態で発生する．MALTリンパ腫，悪性リンパ腫，血管内リンパ腫，Castleman病，IgG4関連肺疾患，nodular lymphoid hyperplasia，菌状息肉症など稀なものまで含めるときりがない．悪性リンパ腫がすでに他臓器で診断された患者で，肺浸潤（lung involvement）の形で発症すると鑑別診断として考えやすいが，肺初発の場合は多様な所見をとるため大変診断が難しい．Sjögren症候群などの膠原病患者やリウマチのメトトレキサート投与中の患者では発症の可能性が高くなるし，HIV感染患者でも発症の可能性が高くなる．

2. 典型的画像所見

　大変多様な疾患を包括するため，典型的所見をあげるのは難しい．比較的経験する頻度が多い疾患に関して典型的画像所見を述べる．

・**MALTリンパ腫**：緩徐な経過を示すことが特徴である．シート状の病変，小葉中心性粒状結節の集簇，

気管支血管束の肥厚など多様な所見を呈す．
- **Castleman病**：全身リンパ節の腫大がみられることが多い．肺では小葉間隔壁の肥厚がよくみられる．また，リンパ行性粒状結節の集簇や薄壁空洞病変も特徴的である．
- **IgG4関連肺疾患**：近年報告例が増加傾向にあり，小葉間隔壁の肥厚が高頻度にみられる．また斑状のすりガラス域やコンソリデーションもみられる．膵や唾液腺の腫大のチェックも大変有用である．
- **血管内リンパ腫**：HRCTにて，肺がモザイク吸収値を示す程度の，わずかな異常のみ指摘できる報告が多い．なかには広汎な浸潤性病変を示すものや，まったく異常を指摘できないものまでさまざまである．近年ではFDG-PETを契機に診断に至る例も増加傾向にある．両肺にびまん性に集積がみられ，大変診断に有用である．

3．鑑別疾患

- **癌性リンパ管症**：気管支血管束の肥厚と小葉間隔壁の肥厚がみられるため，Castleman病やIgG4関連肺疾患の鑑別として重要である．
- **サルコイドーシス**：ここではリンパ増殖性疾患に含めていないが，この疾患を含めることもある．小葉間隔壁の肥厚とリンパ行性粒状結節の集簇がみられる．肺門や縦隔リンパ節の腫大もみられるため，鑑別はさらに難しい．
- **粟粒転移**：びまん性粒状結節のパターンの場合は，他臓器からの粟粒転移との鑑別が問題となる．

第4章 肺腫瘍

9 間葉系腫瘍
mesenchymal tumor

坂井修二

症例1　孤在性線維性腫瘍（SFT）（40歳代女性）

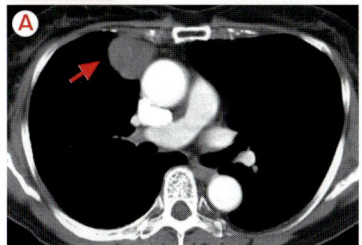

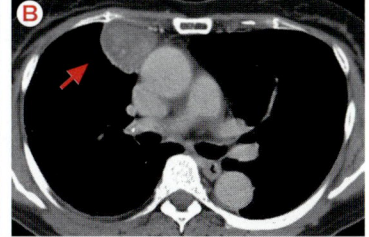

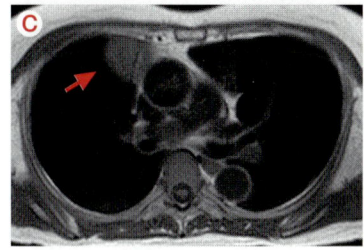

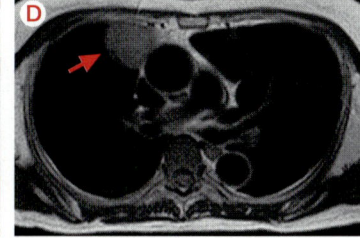

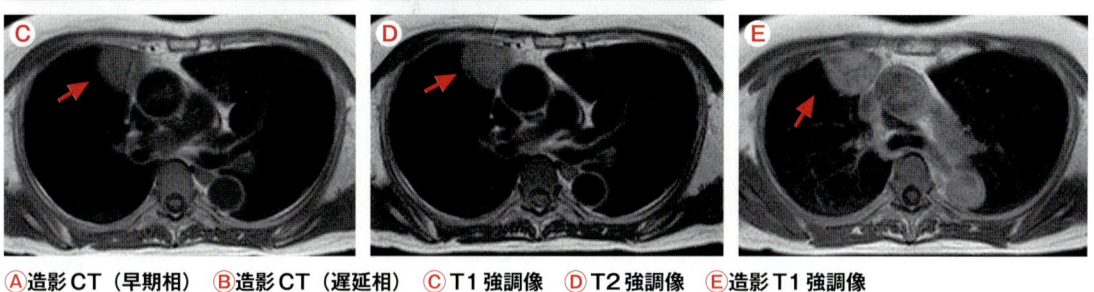

Ⓐ造影CT（早期相）　Ⓑ造影CT（遅延相）　ⒸT1強調像　ⒹT2強調像　Ⓔ造影T1強調像

検診にて異常を指摘された．
Ⓐ右肺内側に類円形の結節がみられ（→），内部吸収値はほぼ均一である．石灰化や出血はみられない．
Ⓑ結節の内部増強は不均一である（→）．
Ⓒ〜Ⓔ結節はT1およびT2強調像で均一な中間信号を示し，造影にて内部ほぼ均一な増強効果がみられる．

疾患解説

1. 疾患概念

　間葉系腫瘍とは，間葉由来の細胞を起源として発生する腫瘍の包括的概念である．類上皮血管内皮腫，血管肉腫，inflammatory myofibroblastic tumor（炎症性筋線維芽細胞腫），滑膜肉腫，孤在性線維性腫瘍（SFT），胸膜肺芽腫，軟骨腫などがこの範疇に属するが，稀なものが多い．Inflammatory myofibroblastic tumorに関しては，以前inflammatory pseudotumor（炎症性偽腫瘍）とされていたものの一部が新たに診断されるようになり，さらにanaplastic lymphoma kinase（ALK）の遺伝子異常との関連が判明し，近年のトピックである．SFTでは，IGF-Ⅱを産生することがあり，そのときは低血糖発作をきたす．

2. 典型的画像所見

　肺実質から発生する間葉系腫瘍は，膨張性発育を示すことが多い．内部に石灰化がみられることも多い．造影CTでの内部吸収値は，均一なものだけでなく，変性をきたし不均一なものもみられる．同一の組織系でも内部の性状はまちまちである．
　SFTではT2強調像にて低信号を示す例の報告が目立った頃もあったが，高信号を示す例も経験することが多く，T2強調像での内部高信号は否定の根拠にはならない．SFTの1割くらいに悪性がみられるが，内部に出血や変性をきたしたものでは悪性をより疑う．またCTの早期相で強い増強を示した場合も，SFTを疑う．これは以前hemangiopericytoma（HPC）と分類されていた肺の腫瘍が，HPC/SFTとして分類されるようになったことからもわかるとおり，SFTと診断されるものの一部は大変腫瘍血管に富んだ腫瘍である．
　滑膜肉腫や血管肉腫は悪性度が高く，増大速度が速い症例が多いので，経過でのサイズの変化が鑑別診断に有用である．

症例2　孤在性線維性腫瘍（SFT）（50歳代女性）

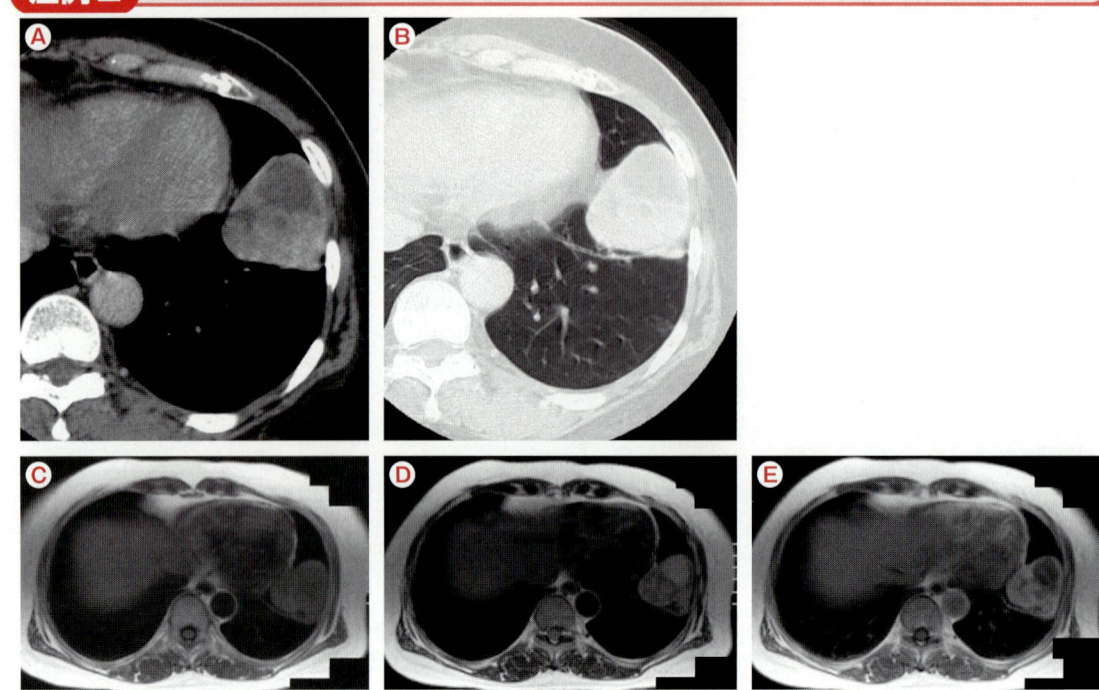

Ⓐ造影CT（縦隔条件遅延相）　Ⓑ造影CT（肺野条件）　ⒸT1強調像　ⒹT2強調像　Ⓔ造影T1強調像

検診にて異常を指摘された．

Ⓐ左肺に類円形の腫瘤がみられ，内部増強の程度は不均一である．胸壁への浸潤はみられない．

Ⓑ左肺腫瘤の発育は膨張性で，周囲肺実質に二次性変化は認められない．

Ⓒ〜ⒺT1強調像では均一な中間信号であるが，T2強調像では腫瘤腹側に高信号を呈す部分があり変性を疑わせる．造影にてT2で高信号を示した部分を除き増強は良好である．

症例3　低血糖発作を契機に発見された孤在性線維性腫瘍（SFT）（60歳代女性）

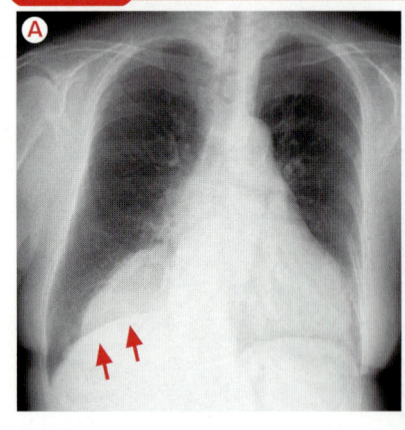

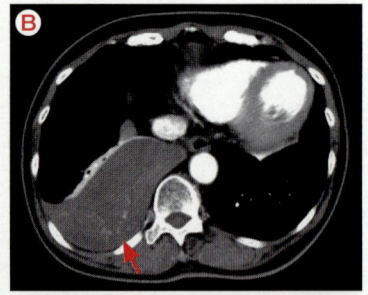

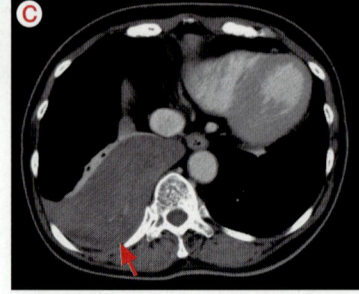

Ⓐ胸部単純X線写真
Ⓑ造影CT（早期相）
Ⓒ造影CT（遅延相）

低血糖にて糖尿病外来を受診し，胸部単純X線撮影にて右肺底部に腫瘤影を指摘された．

Ⓐ右肺底部に巨大な腫瘤影がみられる（→）．横隔膜とのシルエットサインは陰性で背側の腫瘤と思われる．

Ⓑ右胸腔底部に巨大な腫瘤がみられ，内部に豊富な腫瘍血管が描出される（→）．これら腫瘍血管は右横隔動脈からの連続性があり，胸膜由来の腫瘍を疑わせる．

Ⓒ腫瘤内部の増強はほぼ均一である（→）．壊死や出血を疑わせる所見はみられない．

症例4　inflammatory myofibroblastic tumor（15歳男性）

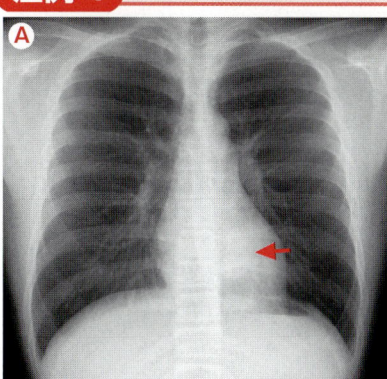

Ⓐ 胸部単純X線写真
Ⓑ HRCT（縦隔条件）
Ⓒ HRCT（肺野条件）
Ⓓ FDG-PET

Ⓐ 心陰影に重なって類円形の腫瘤がみられる（→）．
Ⓑ 下行大動脈左側に接して軽度分葉傾向を示す腫瘤がみられ（→），内部に点状石灰化を伴う．
Ⓒ 腫瘤の発育形態は膨張性であり（→），周囲肺に二次性の変化はみられない．
Ⓓ 腫瘤に一致して高集積がみられる（→）．

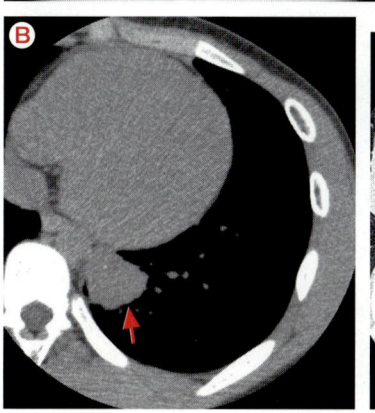

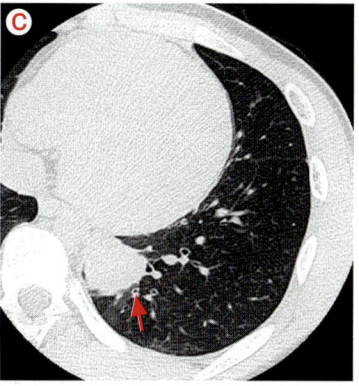

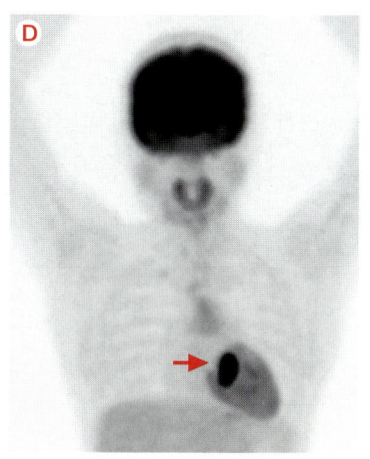

症例5　気管支内平滑筋腫（50歳代女性）

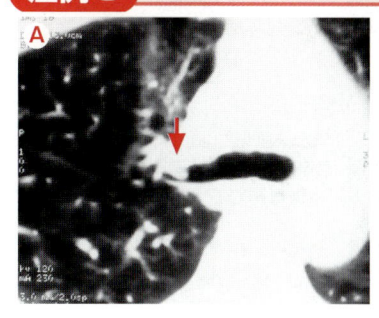

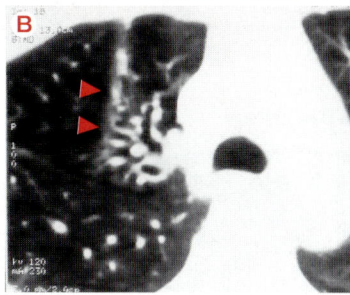

Ⓐ HRCT（肺野条件，尾側）
Ⓑ HRCT（肺野条件，頭側）

以前より繰り返す肺炎があり近医受診．胸部単純X線撮影にて異常を指摘された．
ⒶⒷ 右肺の上葉気管支入口部に内腔への突出がみられる（→）．これにより右肺上葉は容積減少がみられる（▶）．

Inflammatory myofibroblastic tumorは若年者に発生することが多いため，小児では鑑別にあげる必要がある（症例4）．

3．鑑別疾患

間葉系腫瘍はお互いが鑑別診断の対象疾患となる．石灰化，内部の変性，肺内における局在，脂肪成分などを総合して診断すべきである．

- **原発性肺癌**：類円形の膨張性発育を示す肺癌は間葉系腫瘍との鑑別は難しい．
- **転移**：転移は通常膨張性発育を示すため，単発のものでは鑑別が難しい．何といっても悪性疾患の経過で出現したかどうかが鑑別のポイントである．
- **硬化性肺胞上皮腫**：類円形の膨張性発育を示すことが多い．結節・腫瘤周囲にすりガラス域（halo）や気腫性変化を伴うと，硬化性肺胞上皮腫を強く疑う．

143

第5章 びまん性肺疾患（非感染性）

1 特発性肺線維症
idiopathic pulmonary fibrosis：IPF

上甲 剛

症例1　特発性肺線維症（IPF）（70歳代男性）

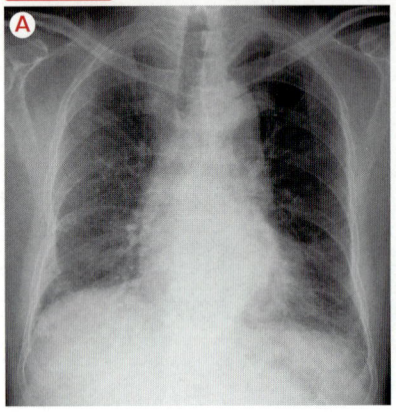

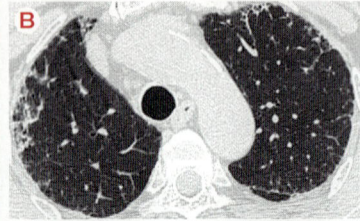

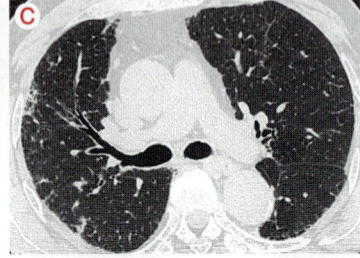

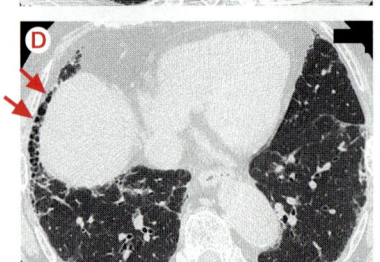

Ⓐ 胸部単純X線写真
Ⓑ〜Ⓓ 単純CT

2年ほど前から，階段の昇降時に息切れ，乾性咳嗽も続き，近医受診．胸部X線写真で異常を指摘された．

Ⓐ 両側下肺野優位に軽微なすりガラス影，網状影を認める．右横隔膜頂部は右第9肋骨後方部と交差しており，下葉の容積減少を疑う．

Ⓑ〜Ⓓ 上肺野では胸膜直下に胸膜から連なる短い線状，網状影が離散的にみられ，下肺野では網状影，軽微なすりガラス影が正常部を介しながら不均等かつ非区域性に広がる．蜂巣肺（➡）もみられる．

症例2　特発性肺線維症（IPF）（70歳代男性）

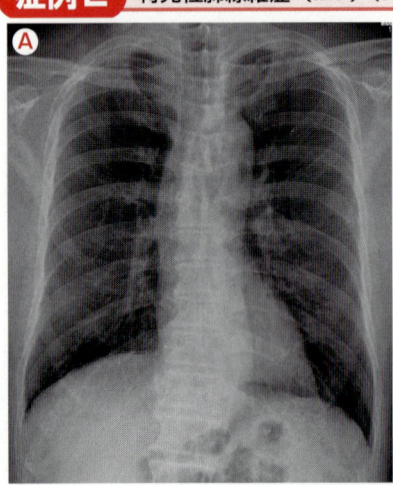

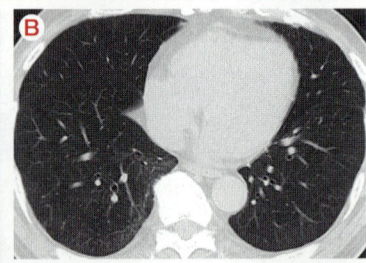

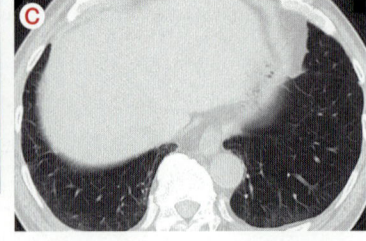

Ⓐ 胸部単純X線写真
ⒷⒸ 単純CT

Ⓐ 異常を捉えることは困難である．

ⒷⒸ 両側下肺野胸膜直下に正常部を介し，非区域性かつ不均等に広がる網状影，軽微なすりガラス影を認める．

症例3　特発性肺線維症（IPF）（70歳代男性）

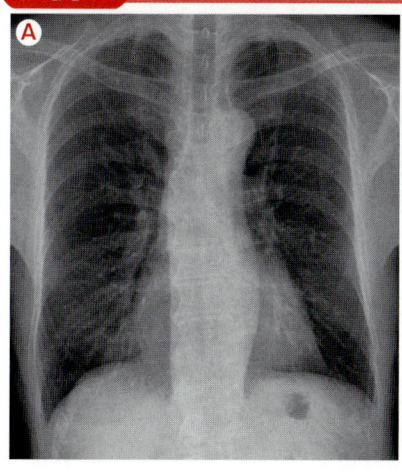

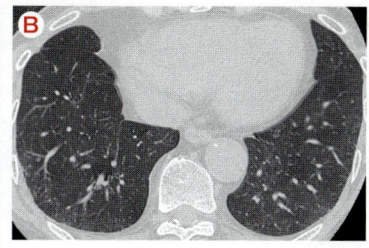

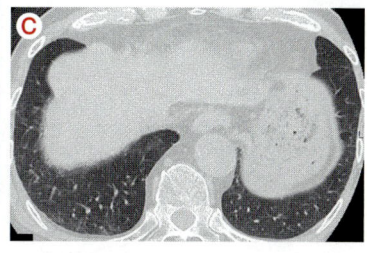

Ⓐ胸部単純X線写真
ⒷⒸ単純CT

Ⓐ本例も異常を捉えることは困難である．

ⒷⒸ両側下肺野胸膜直下に正常部を介し，非区域性かつ不均等に広がる網状影，軽微なすりガラス影を認める．やや右肺に強い傾向がある．

鑑別1　関節リウマチ（RA）に伴う通常型間質性肺炎（UIP）（80歳代男性）

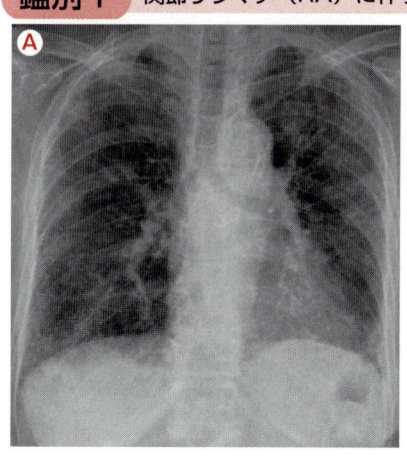

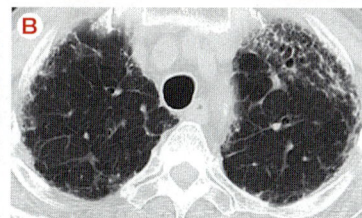

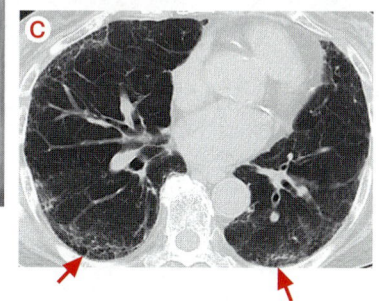

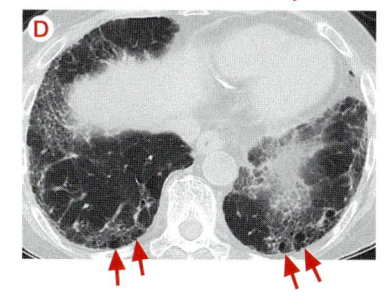

Ⓐ胸部単純X線写真
Ⓑ～Ⓓ単純CT

Ⓐ下肺野優位ではあるが，上肺野まで外側優位に網状影，粒状影，軽微なすりガラス影が広がっている．

Ⓑ～Ⓓ両側下肺野優位ではあるが，頭側では腹側，尾側では背側優位に正常部を介しながら非区域性かつ不均等に胸膜直下に広がる網状影，軽微なすりガラス影をみる．蜂巣肺（→）も伴っている．

第5章　びまん性肺疾患（非感染性）

疾患解説

1．疾患概念

　　特発性肺線維症／通常型間質性肺炎（IPF/UIP）は原因不明の間質性肺炎のなかで最も頻度が高いものである．進行する咳嗽，呼吸困難を示し，悪性腫瘍なみに予後は不良で，5年生存率は50％前後である．
　　病理組織学的には，1つの二次小葉内で正常の肺胞領域から，進行した線維化所見までの，新旧の病変が混在する**空間的・時間的多彩さ**（temporal or spatial heterogeneity）が特徴であり，病変

鑑別2　fibrosing NSIP（非特異性間質性肺炎）（50歳代男性）

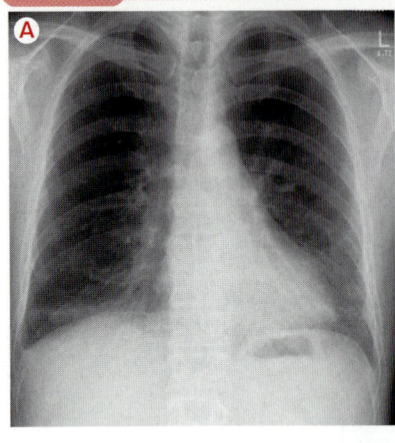

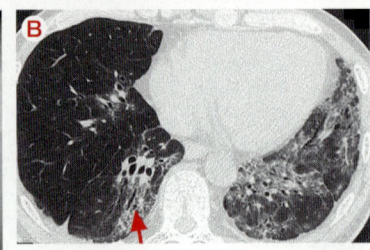

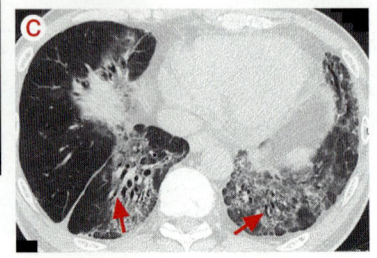

Ⓐ 胸部単純X線写真
ⒷⒸ 単純CT

Ⓐ 両側下肺野に肺門側より扇形に広がるすりガラス影を認める．右肺では一部consolidationもみられる．右横隔膜頂は右第9肋骨後方部と交差し，下葉の容積減少がうかがえる．

ⒷⒸ 両側下肺野に肺門側から扇形に気管支周囲に広がる網状影，すりガラス影を認める．牽引性気管支拡張を伴い，特に右下葉の容積減少が強い．

鑑別3　剥離性間質性肺炎（DIP）（60歳代男性）

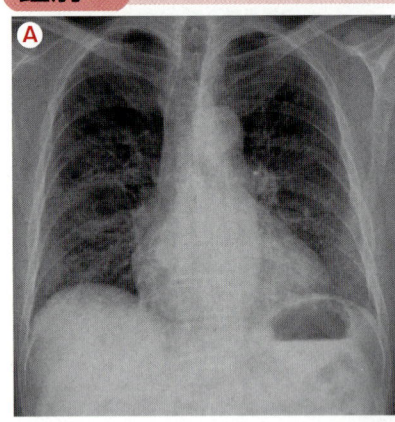

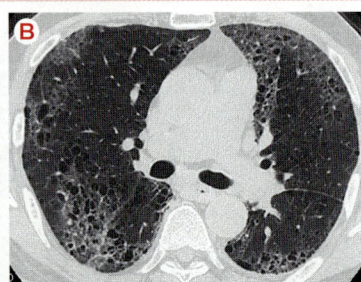

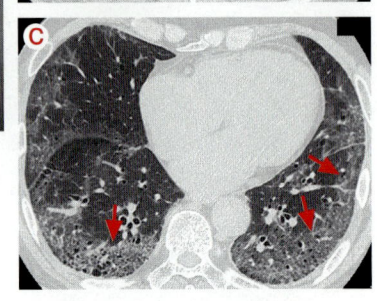

Ⓐ 胸部単純X線写真
ⒷⒸ 単純CT

Ⓐ 両側下肺野末梢優位にすりガラス影を認める．

ⒷⒸ 両側下肺野優位胸膜直下に非区域性に広がる均質なすりガラス影を認める．内部には気腫性嚢胞が散見される．正常部がすりガラス影に向かって凸になる部分（➡）も散在している．

は小葉（細葉）の辺縁に強くperilobular（periacinar）pattern（小葉辺縁性分布）を示す．病変の終末像は蜂巣肺（honeycombing）である．

　肺癌発症，抗癌剤投与時薬剤性肺障害発症および生命予後のリスクとなるので，画像診断医としてはその診断のみならず，肺癌併発の有無，画像でIPF/UIPを発見したときは，抗癌剤投与時薬剤性肺障害発症の注意喚起も重要となる．

2．典型的画像所見

　胸部X線像では，**下肺野優位の微細線状・網状影を認め，容積減少が強い**（症例1）．
　病理学的には空間的・時間的多彩さ，小葉辺縁分布を特徴とするが，画像診断ではそれらは無視され，蜂巣肺のみが重視されてきた．2011年に改訂されたATS-ERS-JRS-ALATのIPFガイドラインでは，下肺野胸膜直下優位に網状影がみられるものをpossible IPF/UIP（症例2, 3），加えて蜂巣肺を伴うものをIPF/UIPとしており，CTで蜂巣肺がみられる場合には診断には外科的生検が不要であるとさ

鑑別4　石綿肺（70歳代男性）

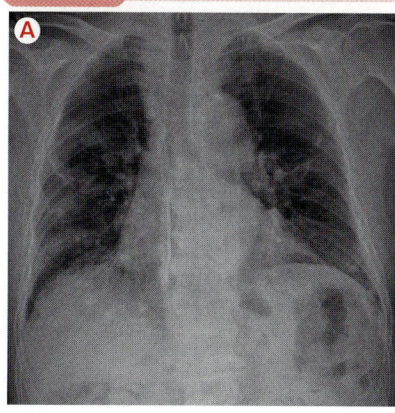

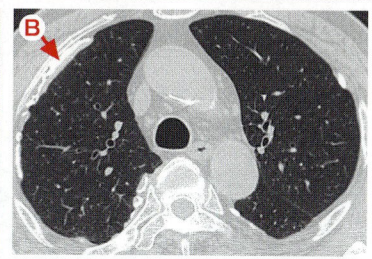

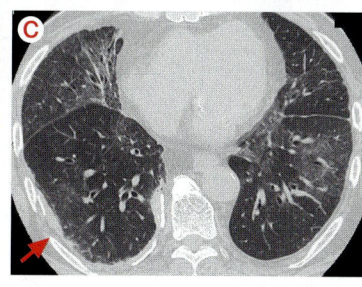

Ⓐ 胸部単純X線写真
Ⓑ〜Ⓓ 単純CT

Ⓐ 両側中下肺野にすりガラス影，網状影を認める．容積減少も伴っている．大きな石灰化も散見される．

Ⓑ〜Ⓓ 両側下肺野に気管支に沿って広がるすりガラス影，網状影を認める．牽引性気管支拡張も伴う．胸膜から伸びる短い線状影もみられる．壁側胸膜側に石灰化を伴う胸膜プラーク（→）も散見される．

れた．しかしながら蜂巣肺の定義を単層の囊胞の集簇まで含めるかどうかや読影者間の診断の一致率の低さより，本症の診断をCT上の蜂巣肺のみに頼るのは，なお慎重を要する．**小葉辺縁分布は胸膜面の不整，小葉間隔壁および気管支・血管の不整な肥厚像に相当する．空間的・時間的多彩さに相当する画像所見としては，①1つの二次小葉に相当する1〜2cmの領域に正常を含めた4つ以上の所見が混在すること，②著明な左右差がみられる**ことがあげられる．

3．鑑別疾患

- **膠原病に伴う通常型間質性肺炎（UIP，鑑別1）**：RAなど膠原病に伴うUIPとIPF/UIPの鑑別は容易ではない．比較的上肺野にまで病変が及んでいたり，すりガラス影が網状影に比べて広汎であったり，細気管支病変を示唆する小葉中心性分岐粒状影が広汎なとき，RAなど膠原病に伴うUIPを想起する．

- **NSIP（非特異性間質性肺炎，鑑別2）**：牽引性気管支拡張を伴い気管支に沿って扇形に広がる網状影，すりガラス影を示し，胸膜直下がスペアされる場合，IPF/UIPと鑑別される．ときにIPF/UIPがfibrosing NSIPと全く同一のCT所見を示すこともあり，fibrosing NSIP所見をみた場合，外科生検の適応がより一層広がる．

- **剥離性間質性肺炎（DIP，鑑別3）**：ほぼ均一なすりガラス影を示すことで，不均一な印象のIPF/UIPとは区別される．

- **石綿肺（鑑別4）**：fibrosing NSIP類似やIPF/UIP類似の所見を示すこともあり，症例によりさまざまな肺野所見を示すが，asbest plaqueがみられると鑑別が容易となる．

参考文献

1) Nishimura K, et al：Usual interstitial pneumonia: histologic correlation with high-resolution CT. Radiology, 182：337-342, 1992
2) Johkoh T, et al：Do you really know precise radiologic-pathologic correlation of usual interstitial pneumonia? Eur J Radiol, 83：20-26, 2014
3) Raguh G, et al：An official ATS/ERS/JRS/ALAT statement: idiopathic pulmonary fibrosis: evidence-based guidelines for diagnosis and management. Am J Respir Crit Care Med, 183：788-824, 2011
4) Watadani T, et al：Interobserver variability in the CT assessment of honeycombing in the lungs. Radiology, 266：936-944, 2013

第5章　びまん性肺疾患（非感染性）

2 特発性非特異性間質性肺炎
idiopathic non-specific interstitial pneumonia：i-NSIP

上甲　剛

症例1　特発性非特異性間質性肺炎（i-NSIP）（60歳代女性）

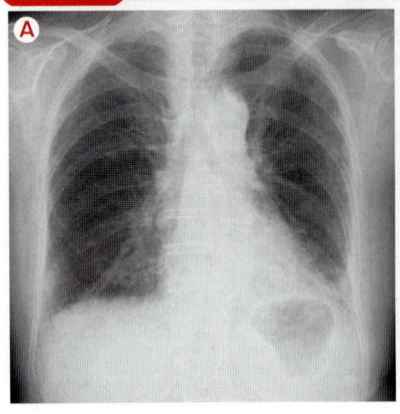

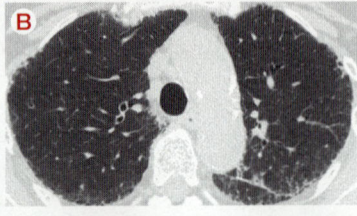

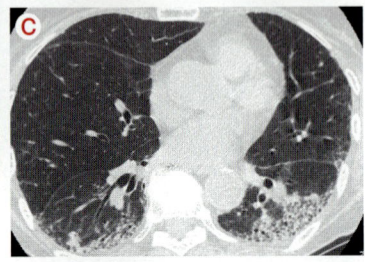

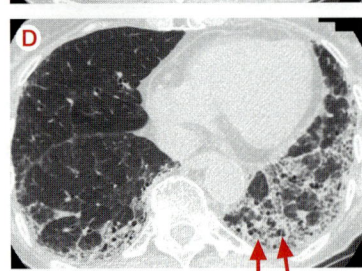

Ⓐ 胸部単純X線写真
Ⓑ〜Ⓓ 単純CT

約3年前から咳と息切れが出現し，近医受診し，胸部X線写真で異常影を指摘．

Ⓐ両側下肺野肺門周囲よりすりガラス影が広がっている．下肺野は軽度容積減少を示す．

Ⓑ〜Ⓓ比較的上肺野では末梢優位，中下肺野では肺門周囲より気管支に沿って扇形に広がる網状影を認める．内部に強い牽引性気管支拡張（→）を伴い，容積減少も示している．

疾患解説

1. 疾患概念

特発性非特異性間質性肺炎（i-NSIP）はKatzensteinにより提唱された疾患概念であり[1]，通常型間質性肺炎（UIP）に次いで特発性間質性肺炎（IIP）では2番目の頻度を示す．病理組織学的には時相の均一な線維化ないし胞隔炎を特徴とし，純粋に胞隔炎からなるGroup 1：cellular，胞隔炎と線維化が混在するGroup 2：cellulo-fibrosing，純粋に線維化からなるGroup 3：fibrosingの3型に分けられる．ATS-ERS 2002のコンセンサス分類では，"provisional"として単位疾患とするのは留保されたが，後の検討でIIPsの1型と認知された．

Katzensteinの原著では亜急性〜慢性の疾患とされていたが，前述のコンセンサス分類の2013年改訂版では，i-NSIPはchronic fibrosing（慢性線維化性）IIPに位置づけられ，Group1と亜急性の経過を示すことが多いGroup2の位置づけが現在問題となっている．

2. 典型的画像所見

画像所見はGroup1では均一なすりガラス影，Group2では均一なすりガラス影にコンソリデーションが混在，Group3では均一な網状影が特徴で，**下肺野優位で比較的気管支に沿って扇形に広がる**（症例1）ことが多く，Group1，2，3と**線維化が増えるにつれ牽引性気管支拡張がより広汎で低次気管支に及ぶ**ことが特徴的である．また**肺底胸膜下がスペア**されることもある．

鑑別1　全身性硬化症に伴う非特異性間質性肺炎（NSIP）（70歳代女性）

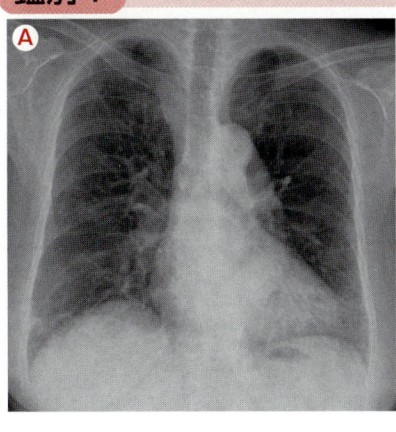

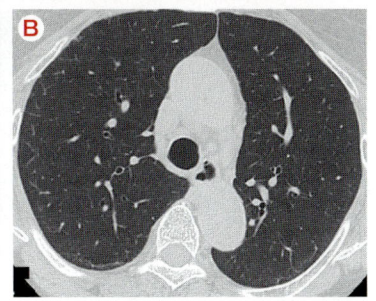

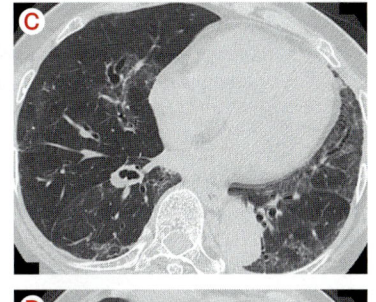

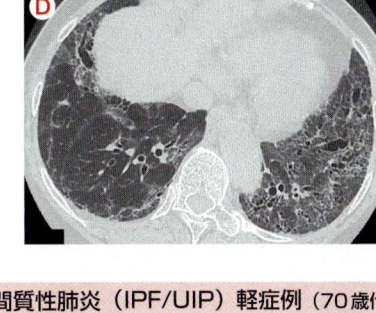

Ⓐ **胸部単純X線写真**
Ⓑ～Ⓓ **単純CT**

Ⓐ 両側下肺野肺門周囲よりすりガラス影が広がっている．下肺野は軽度容積減少を示す．

Ⓑ～Ⓓ 比較的上肺野では末梢優位，中下肺野では肺門周囲より気管支に沿って扇形に広がる網状影を認める．内部に強い牽引性気管支拡張を伴い，容積減少も示している．胸膜直下は一部スペアされている．

鑑別2　特発性肺線維症/通常型間質性肺炎（IPF/UIP）軽症例（70歳代男性）

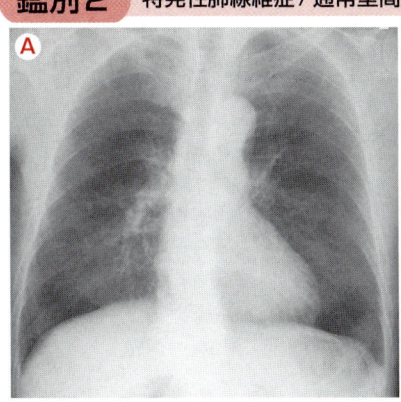

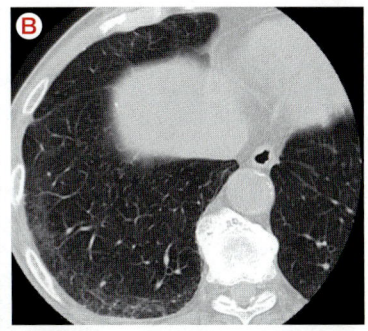

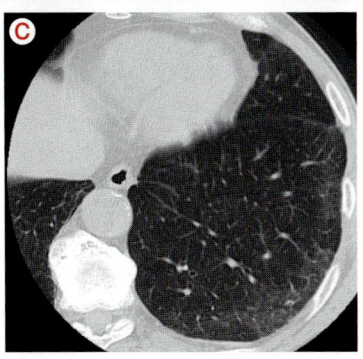

Ⓐ **胸部単純X線写真**
ⒷⒸ **単純CT**

Ⓐ ほぼ異常は指摘困難である．

ⒷⒸ 両側下肺野および胸膜直下優位に非区域性かつ正常部を介しながら不均等に広がる網状影，軽微なすりガラス影を認める．蜂巣肺は伴っていない．

第5章　びまん性肺疾患（非感染性）

鑑別3　剝離性間質性肺炎（DIP）（60歳代男性）

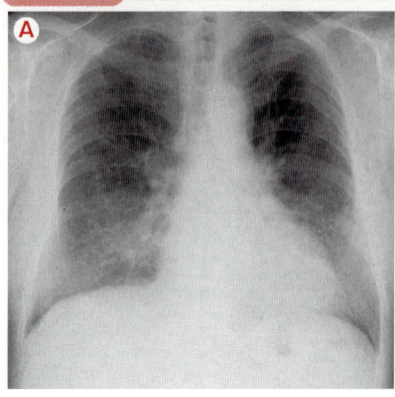

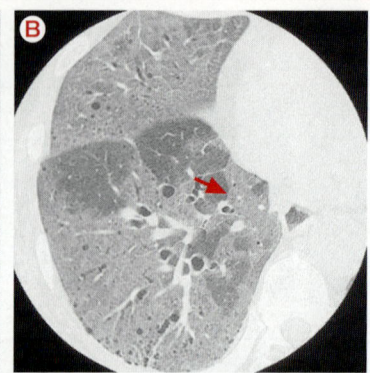

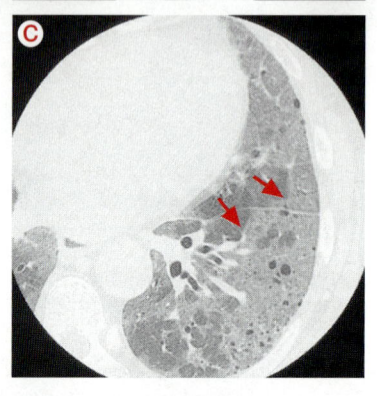

Ⓐ 胸部単純X線写真
ⒷⒸ 単純CT

Ⓐ 両側下肺野対称にすりガラス影が広がっている．

ⒷⒸ 両側下肺野胸膜直下優位に均質なすりガラス影を認め，内部に気腫性囊胞散見．正常部が異常に向かい凸となる辺縁（→）を有する．

鑑別4　石綿肺（80歳代男性）

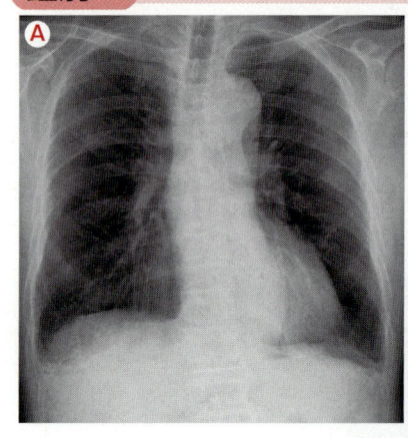

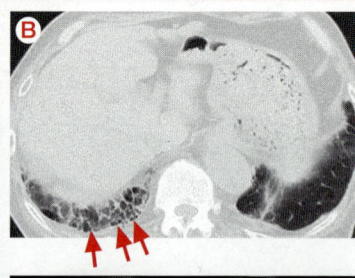

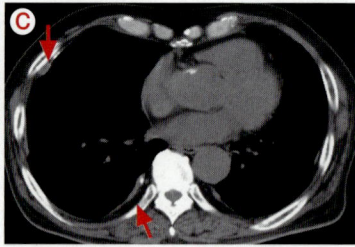

Ⓐ 胸部単純X線写真
Ⓑ 単純CT
Ⓒ 単純CT（縦隔条件）

Ⓐ 両側中下肺野に軽微なすりガラス影，網状影を認める．両側肋骨横隔膜角は鈍となっている．

Ⓑ 両側肺底にすりガラス影，網状影を認める．牽引性気管支拡張も伴う．蜂巣肺（→）もみられる．

Ⓒ 壁側胸膜側に石灰化を伴う胸膜プラーク（→）が散見される．

3．鑑別疾患

- **膠原病に伴うNSIP（鑑別1）**：鑑別はほぼ不可能であり，むしろNSIPをみたら常に膠原病の伏在がないか検索する必要がある．
- **特発性肺線維症/通常型間質性肺炎（IPF/UIP，鑑別2）**：Group3のNSIPでは，牽引性気管支拡張を伴い気管支に沿って扇形に広がる網状影，すりガラス影を示し，胸膜直下がスペアされる場合もあるが，IPF/UIPがGroup3のNSIPと全く同一のCT所見を示すこともあり，Group3のNSIP所見をみた場合，外科生検の適応がより一層広がる．
- **剥離性間質性肺炎（DIP，鑑別3）**：DIPは胸膜直下に均質なすりガラス影が非区域性に広がるため，Group3のNSIPとの鑑別は比較的容易であるが，Group1のNSIPとの鑑別は容易ではない．正常部がすりガラス影に向かって凸に広がる所見はDIPに特徴的で，Group1のNSIPとの鑑別に有用である．
- **石綿肺（鑑別4）**：しばしば，Group3のNSIP類似の画像を示すが，asbest plaqueがみられると鑑別が容易となる．

参考文献

1) Katzenstein AL et al：Nonspecific interstitial pneumonia/fibrosis. Histologic features and clinical significance. Am J Surg Pathol, 18：136-147, 1994
2) American Thoracic Society/European Respiratory Society International Multidisciplinary Consensus Classification of the Idiopathic Interstitial Pneumonias. Am J Respir Crit Care Med, 165：277-304, 2002
3) Travis W, et al：Idiopathic nonspecific interstitial pneumonia: report of an American Thoracic Society project. Am J Respir Crit Care Med, 177：1338-1347, 2008
4) Johkoh T, et al：Nonspecific interstitial pneumonia: correlation between thin-section CT findings and pathologic subgroups in 55 patients. Radiology, 225：199-204, 2002
5) Travis W, et al：An official American Thoracic Society/European Respiratory Society statement: Update of the international multidisciplinary classification of the idiopathic interstitial pneumonias. Am J Respir Crit Care Med, 188：733-748, 2013

第5章 びまん性肺疾患（非感染性）

3 剥離性間質性肺炎
desquamative interstitial pneumonia：DIP

上甲 剛

症例 1　剥離性間質性肺炎（DIP）（60歳代男性）

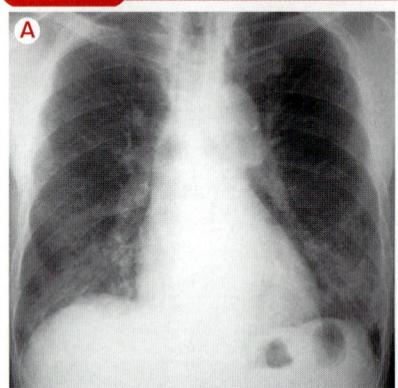

Ⓐ 胸部単純X線写真
Ⓑ〜Ⓓ 単純CT

約2年前より労作時呼吸困難感あり，緩やかに進行するため来院．1日20本，40年の喫煙歴がある．

Ⓐ両側下肺野対称性にすりガラス影が広がっている．

Ⓑ〜Ⓓ両側下肺野胸膜直下優位に均質なすりガラス影を認め，内部に気腫性嚢胞散見．正常部が異常に向かい凸となる辺縁（→）を有する．

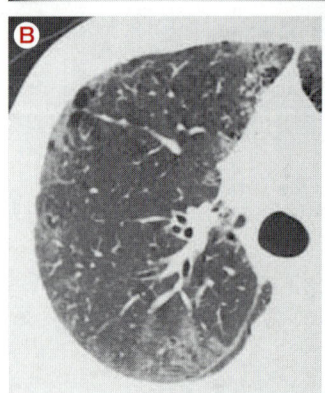

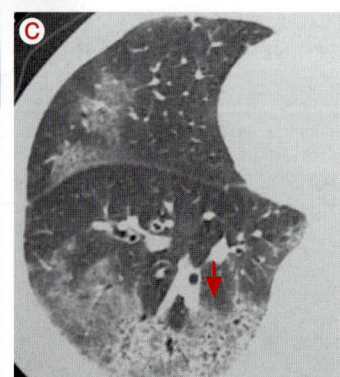

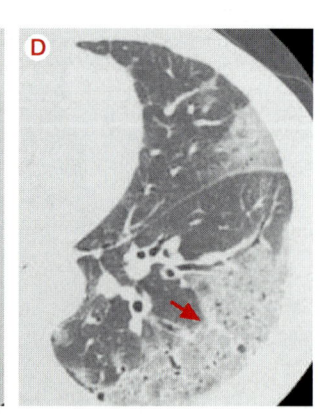

疾患解説

1. 疾患概念

　剥離性間質性肺炎（DIP）は，非常に稀で喫煙者に多い疾患で，予後は比較的良好である．病理組織学的には末梢気腔が大型のマクロファージで充満されるのが特徴で，肺胞隔壁は細胞性に肥厚する．ATS-ERS 2013コンセンサス分類では，respiratory bronchiolitis interstitial lung disease（RBILD）とともに喫煙関連特発性間質性肺炎に分類されたが，全例が喫煙者というわけではない．

　RBILDとは一連のスペクトラムをとると考えられ，DIPは広汎に，RBILDは終末〜呼吸細気管支周囲に病変が強いものとされている．両方のハイブリッド例もみられる．

2. 典型的画像所見

　胸部X線写真では両側下肺野末梢にすりガラス影，コンソリデーションがみられる．CT所見では，両側性の均質な**すりガラス影**，浸潤影が**胸膜直下および肺底優位**に分布することが特徴であり，軽度不整形の線状影や嚢胞性変化を伴うこともある．正常部が異常部にめり込むようで，**正常から異常に凸の辺縁**をもつことも特徴的である（症例1）．

鑑別1　cellular NSIP（細胞性非特異性間質性肺炎）（30歳代男性）

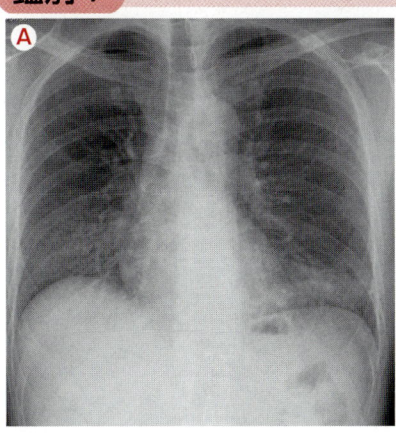

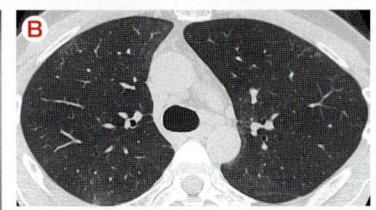

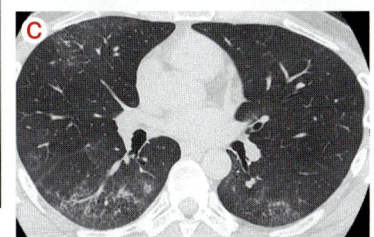

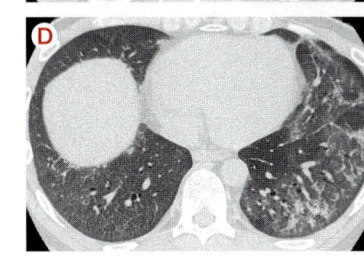

Ⓐ胸部単純X線写真
Ⓑ〜Ⓓ単純CT

Ⓐ両側下肺野対称にすりガラス影，コンソリデーションが広がっている．右横隔膜頂は右後方第8肋間と交差しており，下葉の容積減少が疑われる．

Ⓑ〜Ⓓ両側中下肺野末梢優位に網状影が重なったすりガラス影がほぼ均質に分布している．左肺野では斑状影，コンソリデーションも混在している．

鑑別2　fibrosing NSIP（線維化性非特異性間質性肺炎）（50歳代男性）

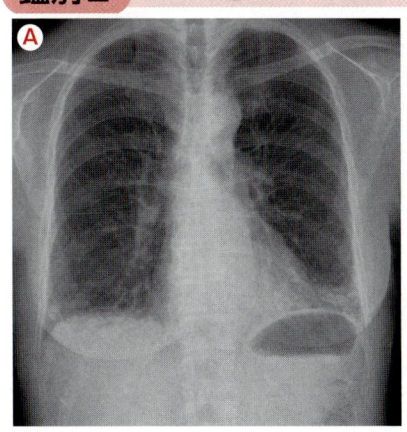

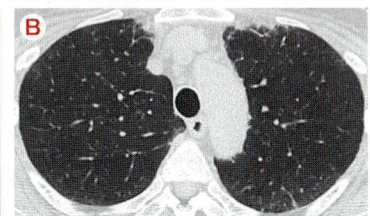

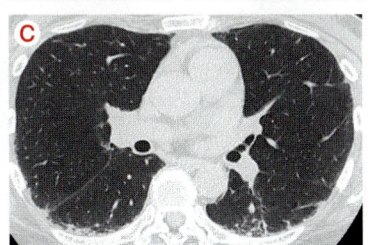

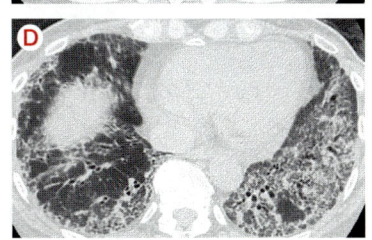

Ⓐ胸部単純X線写真
Ⓑ〜Ⓓ単純CT

Ⓐ両側下肺野に肺門周囲から広がるすりガラス影を認め，内部の気管支は拡張している．右横隔膜頂は右後方第9肋間と交差しており，下葉の容積減少が疑われる．

Ⓑ〜Ⓓ上肺野では胸膜直下，中葉，舌区，両側下葉では気管支周囲に広がる均質な網状影が重なったすりガラス影を認める．内部の気管支は牽引性気管支拡張を示している．Major fissureは後方に偏移し，下葉の容積減少を表している．

| 鑑別3 | 特発性肺線維症／通常型間質性肺炎（IPF/UIP）（70歳代男性） |

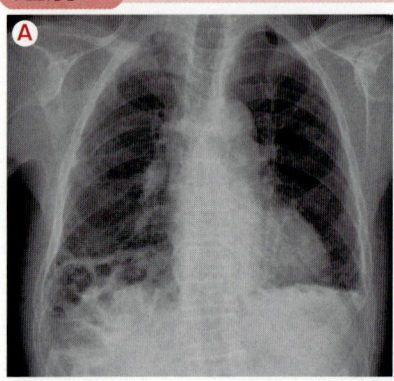

Ⓐ胸部単純X線写真
Ⓑ〜Ⓓ単純CT

Ⓐ両側下肺野末梢胸膜直下に網状影を認める．右横隔膜頂は右後方第9肋骨と交差しており，下葉の容積減少が疑われる．

Ⓑ〜Ⓓ両側下肺野末梢胸膜直下優位に網状影，軽微なすりガラス影が不均等に分布し，蜂巣肺（→）も伴っている．

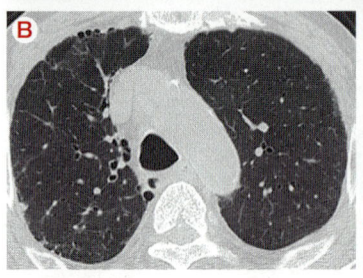

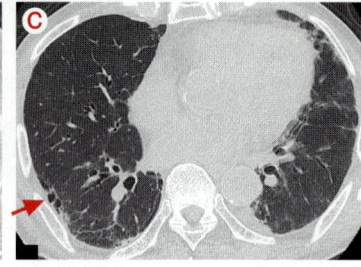

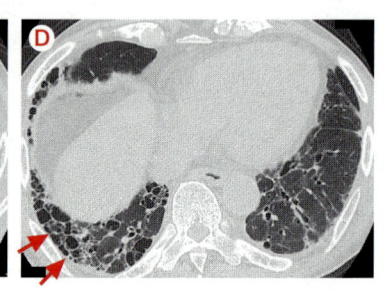

| 鑑別4 | 石綿肺（80歳代男性） |

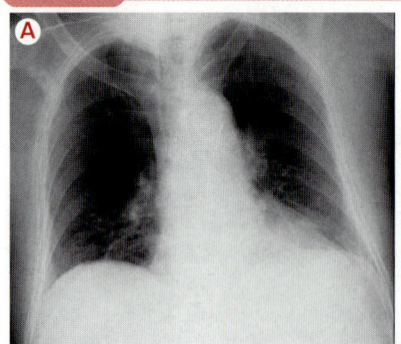

Ⓐ胸部単純X線写真　ⒷⒸ単純CT　Ⓓ単純CT（縦隔条件）

Ⓐ両側下肺野末梢胸膜直下に網状影を認める．右横隔膜頂は右後方第8肋骨と交差しており，下葉の容積減少が疑われる．

ⒷⒸ両側下肺野末梢胸膜直下優位に網状影，軽微なすりガラス影がみられ，胸膜から伸びる短い線状影も多数（→）みられる．

Ⓓ両側に限局した胸膜肥厚が散在し，横隔膜面，肋骨面にも及ぶ．石灰化を伴うものもあるが，軽微なものは壁側胸膜側に位置している．典型的なasbest plaqueの像である．

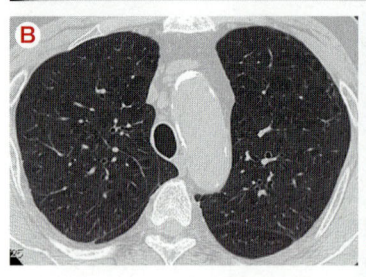

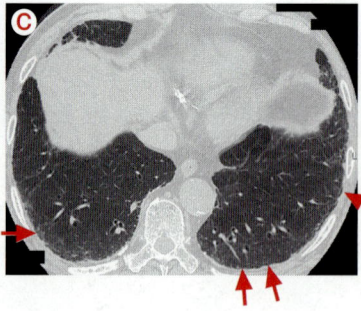

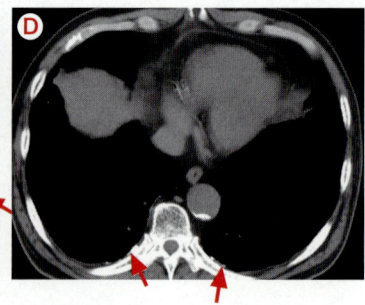

3．鑑別疾患

- **cellular NSIP（細胞性非特異性間質性肺炎，鑑別1）**：胸膜直下に均質なすりガラス影が非区域性に広がる点でDIPは同じである．しかしながら正常部がすりガラス影に向かって凸に広がる所見はDIPに特徴的で，cellular NSIPとの鑑別に有用である．
- **fibrosing NSIP（線維化性非特異性間質性肺炎，鑑別2）**：典型的には牽引性気管支拡張を伴い気管支に沿って扇形に広がる網状影，すりガラス影を示し，胸膜直下がスペアされるので，DIPとの鑑

別は比較的容易である．
- **特発性肺線維症／通常型間質性肺炎（IPF/UIP，鑑別3）**：CTでは網状影，軽微なすりガラス影が不均等に分布し，蜂巣肺を示すのでDIPとの鑑別は容易である．
- **石綿肺（鑑別4）**：asbest plaqueがみられると鑑別が容易である．

参考文献

1) Liebow AA, et al：Desquamative Interstitial Pneumonia. Am J Med, 39：369-404, 1965
2) Travis W, et al：An official American Thoracic Society/European Respiratory Society statement: Update of the international multidisciplinary classification of the idiopathic interstitial pneumonias. Am J Respir Crit Care Med, 188：733-748, 2013
3) Craig PJ, et al：Desquamative interstitial pneumonia, respiratory bronchiolitis and their relationship to smoking. Histopathology, 45：275-282, 2004
4) Hartman TE, et al：Desquamative interstitial pneumonia: thin-section CT findings in 22 patients. Radiology, 187：787-790, 1993
5) Heyneman LE, et al：Respiratory bronchiolitis, respiratory bronchiolitis-associated interstitial lung disease, and desquamative interstitial pneumonia: different entities or part of the spectrum of the same disease process? AJR, 173：1617-1622, 1999
6) Kawabata Y, et al：Eosinophilia in bronchoalveolar lavage fluid and architectural destruction are features of desquamative interstitial pneumonia. Histopathology, 52：194-202, 2008
7) Johkoh T, et al：Eosinophilic lung diseases: diagnostic accuracy of thin-section CT in 111 patients.Radiology, 216：773-780, 2000

第5章 びまん性肺疾患（非感染性）

4 呼吸細気管支炎間質性肺疾患
respiratory bronchiolitis interstitial lung disease：RBILD

上甲 剛

症例1 呼吸細気管支炎間質性肺疾患（RBILD）（50歳代男性）

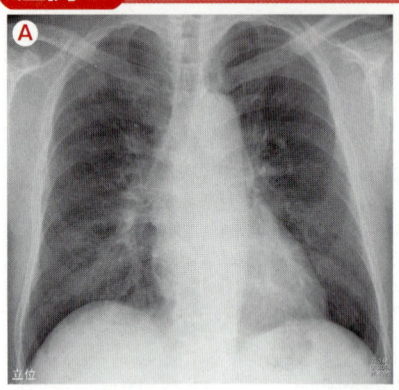

Ⓐ胸部単純X線写真
Ⓑ〜Ⓓ単純CT

数年前より咳，喀痰が持続，検診で異常を指摘されため来院．1日20〜30本，40年の喫煙歴がある．
Ⓐ両側広汎に気管支血管影は不鮮明となっている．一部はすりガラス影と認識される．
Ⓑ〜Ⓓ小葉中心性の淡い陰影が広汎にみられる．

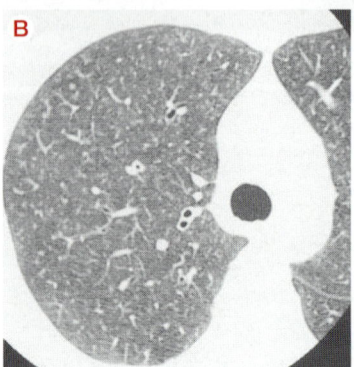

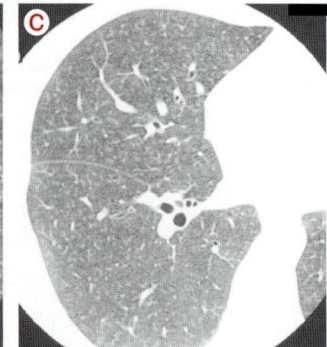

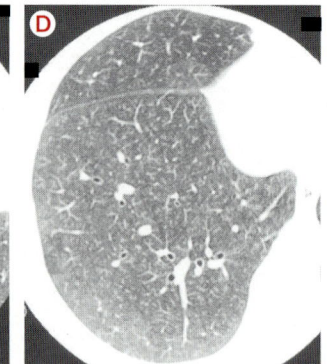

疾患解説

1．疾患概念

呼吸細気管支炎間質性肺疾患（RBILD）は喫煙者にみられる疾患で，病理組織学的には呼吸細気管支領域に限局したマクロファージ集積と肺胞壁肥厚を特徴とする．無症状のとき，病理像をRBとよび，咳，喀痰，呼吸困難などの症状が発現するとRBILDとよばれる．

ATS-ERS 2013コンセンサス分類では，剥離性間質性肺炎（DIP）とともに喫煙関連特発性間質性肺炎に分類された．DIPとは一連のスペクトラムをとると考えられ，DIPは広汎に，RBILDは終末〜呼吸細気管支周囲に病変が強いものとされている．両方のハイブリッド例もみられる．

2．典型的画像所見

胸部X線写真で気管支血管影の不鮮明化を示すのみのことが多い．肺気腫の併発を反映して，肺容積は増加することがある．

HRCTでは比較的**上肺野に強い小葉中心性の淡い陰影**を示し，小葉単位で広がるすりガラス影がみられることもある（症例1）．肺気腫や気腫性嚢胞を伴うこともある．

鑑別1　剥離性間質性肺炎（DIP）（60歳代男性）

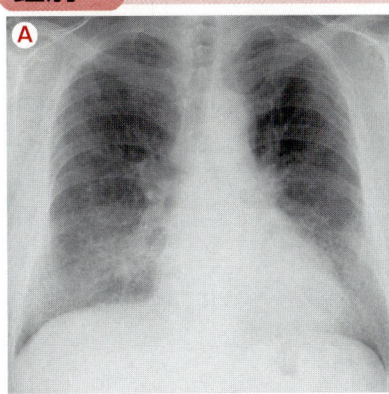

Ⓐ胸部単純X線写真
Ⓑ～Ⓓ単純CT

Ⓐ両側中下肺野末梢優位にすりガラス影がみられる．

Ⓑ～Ⓓ両側下肺野胸膜直下優位に均質なすりガラス影を認め，内部に気腫性嚢胞散見．正常部が異常に向かい凸となる辺縁（→）を有する．

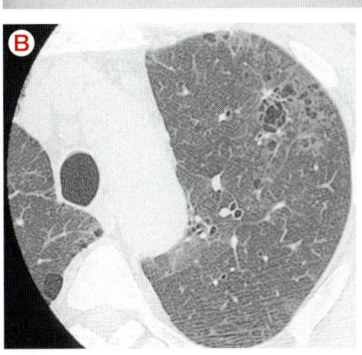

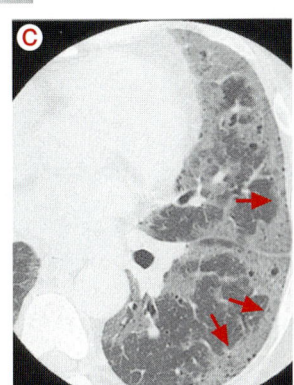

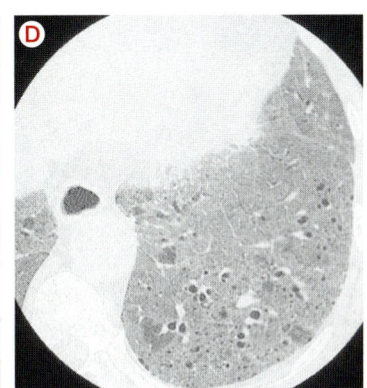

鑑別2　ランゲルハンス細胞組織球症（LCH）（50歳代男性）

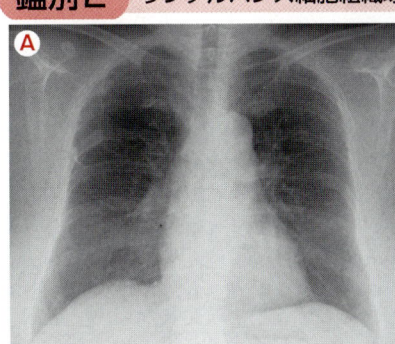

Ⓐ胸部単純X線写真
Ⓑ～Ⓓ単純CT

Ⓐ両側上肺野にわずかに線状影，粒状影を認める．

Ⓑ～Ⓓ両側上肺野優位に小葉中心性分岐粒状影（→），小結節影を認め，小結節影には空洞を伴うものもある（→）．不規則な形状の嚢胞も散見される（▶）．

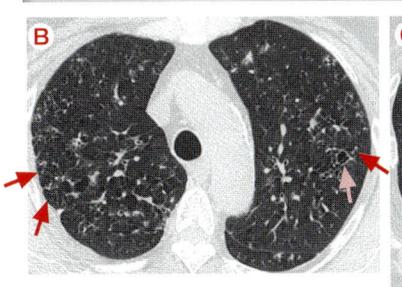

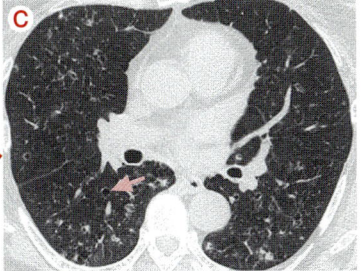

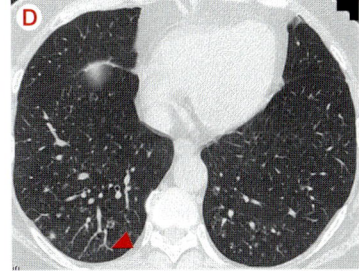

第5章　びまん性肺疾患（非感染性）

鑑別3　亜急性過敏性肺炎（70歳代男性）

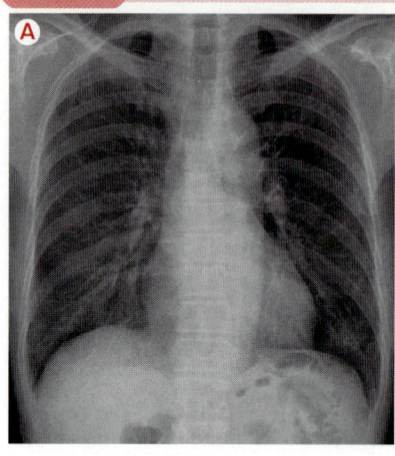

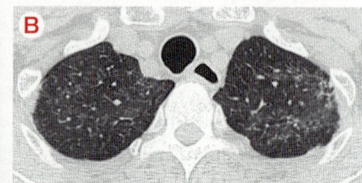

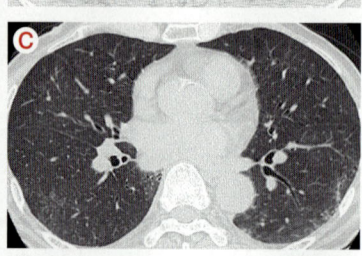

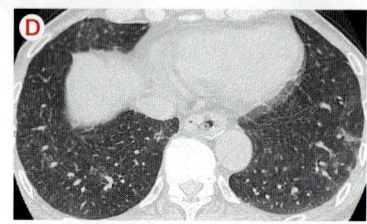

Ⓐ 胸部単純X線写真
Ⓑ〜Ⓓ 単純CT

Ⓐ両側広汎に血管影は不鮮明化し，一部粒状影を認める

Ⓑ〜Ⓓ全肺広汎に小葉中心性の淡い陰影を認める．

鑑別4　p-type pneumoconiosis（混合塵肺）（70歳代男性）

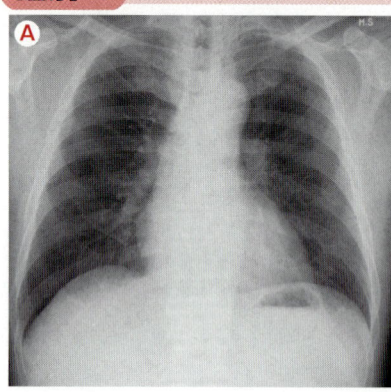

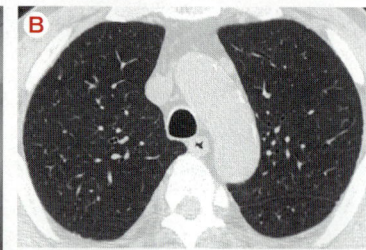

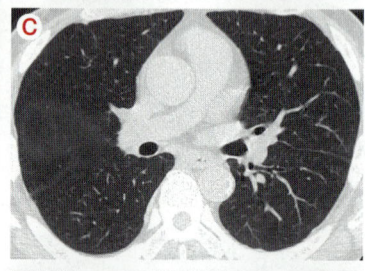

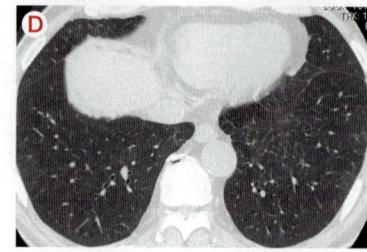

Ⓐ 胸部単純X線写真
Ⓑ〜Ⓓ 単純CT

Ⓐ両側広汎に血管影は不鮮明化している．

Ⓑ〜Ⓓ全肺広汎に小葉中心性のごく淡い陰影を認める．

鑑別5　異所性石灰化症（50歳代男性）

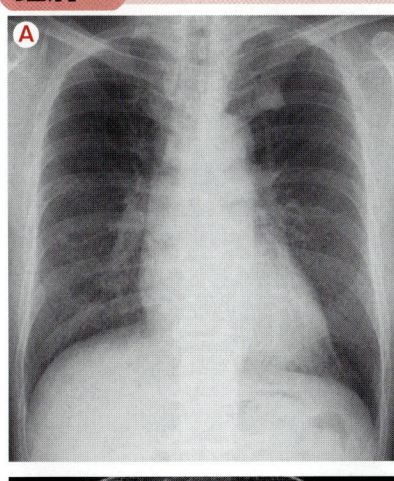

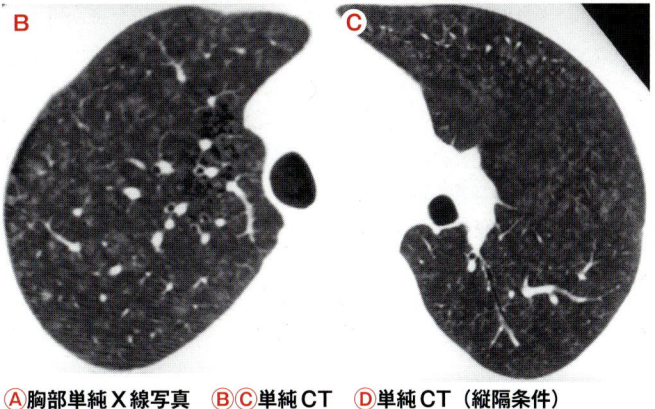

Ⓐ **胸部単純X線写真**　ⒷⒸ **単純CT**　Ⓓ **単純CT（縦隔条件）**

Ⓐ両側上肺野で血管影は不鮮明化している．
ⒷⒸ両側上肺野に広汎に小葉中心性の淡い陰影を認める．石灰化は明らかではない．
Ⓓ胸壁の血管に石灰化（→）を認める．

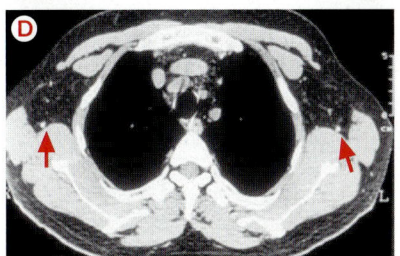

鑑別6　特発性肺出血（20歳代男性）

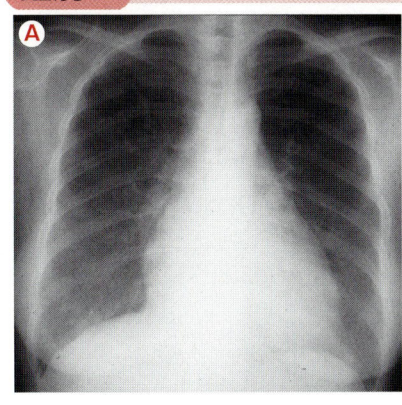

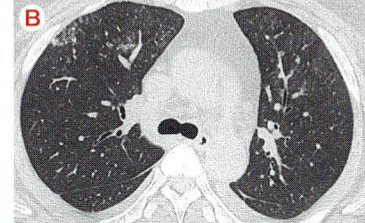

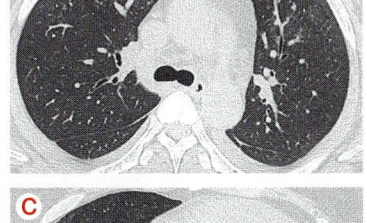

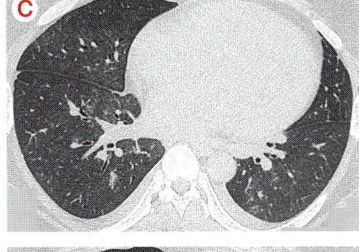

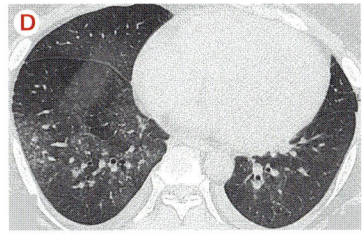

Ⓐ **胸部単純X線写真**
Ⓑ〜Ⓓ **単純CT**

Ⓐ両側広汎に血管影は不鮮明化している．
Ⓑ〜Ⓓ全肺広汎に小葉中心性の淡い陰影を認め，一部小葉単位で広がるすりガラス影もみられる．

第5章　びまん性肺疾患（非感染性）

3. 鑑別疾患

- **剥離性間質性肺炎（DIP，鑑別1）**：両側下肺野末梢優位の均一なすりガラス影をとることが多く，典型的なものでは鑑別が容易であるが，両者のハイブリッドも存在し，上肺野に小葉中心性の淡い陰影，下肺野では末梢優位の均一なすりガラス影をとる症例でDIP＋RBILDのハイブリッドを疑う症例が，生検部位によりRBILDとのみ診断されることがある．
- **ランゲルハンス細胞組織球症（LCH，鑑別2）**：小葉中心性陰影の形状，空洞性結節，不規則な嚢胞の存在で区別されるが，両者のハイブリッドも存在することを念頭に置くべきである．
- **亜急性過敏性肺炎（鑑別3）**：回復期には画像のみからはRBILDとは鑑別が困難である．病勢が強い際には，亜急性過敏性肺炎の小葉中心性陰影はRBILDのそれより濃厚で，広汎なより濃いすりガラス影もみられ鑑別可能であるが，十分な病歴聴取と血清学的検討が重要である．
- **p-type pneumoconiosis（鑑別4）**：画像のみでの鑑別は不可能であり，十分な病歴聴取が重要である．
- **異所性石灰化症（鑑別5）**：肺野病変が石灰化が不明の場合，肺野の陰影のみでは鑑別は困難であり，**縦隔条件でみた血管陰影の石灰化が強い**ことが，異所性石灰化症診断の鍵となる．
- **肺胞出血（鑑別6）**：出血量が乏しいときは肺野の所見のみでは鑑別困難で，現症，検査所見の把握が重要である．出血量が多い際には，小葉中心性陰影はRBILDのそれより濃厚で，広汎なより濃いすりガラス影やコンソリデーションもみられ鑑別可能である．また縦隔条件で心筋の濃度より心内腔の濃度が低く，貧血（ヘマトクリットの低下）が想定されることは，鑑別の一助となる．

参考文献

1) Myers J, et al：Respiratory bronchiolitis causing interstitial lung disease. A clinicopathologic study of six cases. Am Rev Respir Dis, 135：880-884, 1987
2) Travis W, et al：An official American Thoracic Society/European Respiratory Society statement: Update of the international multidisciplinary classification of the idiopathic interstitial pneumonias. Am J Respir Crit Care Med, 188：733-748, 2013
3) Craig PJ, et al：Desquamative interstitial pneumonia, respiratory bronchiolitis and their relationship to smoking. Histopathology, 45：275-282, 2004
4) Heyneman LE et al：Respiratory bronchiolitis, respiratory bronchiolitis-associated interstitial lung disease, and desquamative interstitial pneumonia: different entities or part of the spectrum of the same disease process? AJR, 173：1617-1622, 1999

第5章 びまん性肺疾患（非感染性）

5 特発性器質化肺炎
cryptogenic organizing pneumonia：COP

上甲　剛

症例1　特発性器質化肺炎（COP）（50歳代男性）

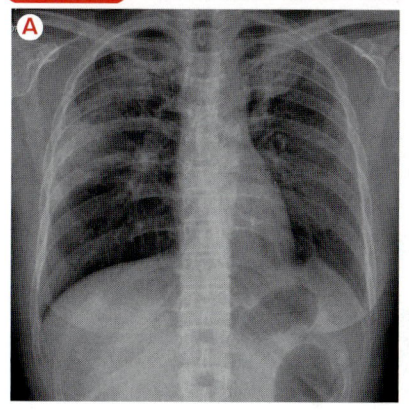

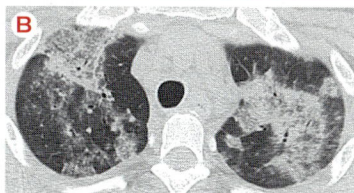

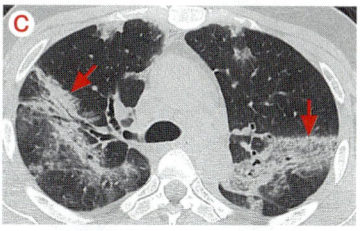

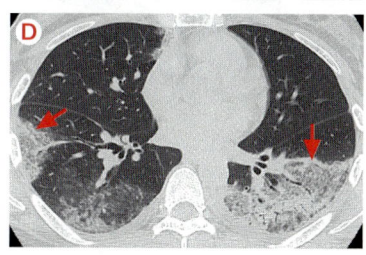

Ⓐ胸部単純X線写真
Ⓑ～Ⓓ単純CT

1カ月前ほどより全身倦怠，乾性咳嗽，38℃台の発熱が出現し，近医受診．胸部異常影を指摘され，精査のため紹介された．

Ⓐ両側上肺野末梢優位に非区域性に広がるコンソリデーションを認める．両側肺門は挙上しており，右横隔膜頂は右後方第8肋間と交差し，上葉の容積減少を疑う．肺門周囲には異常はみられない．

Ⓑ～Ⓓ小葉単位で広がるコンソリデーションが胸膜直下非区域性に分布し，周囲にはすりガラス影がみられる．正常部との境界部に濃厚な陰影が帯状に広がる（→）所見もみられる．

症例2　特発性器質化肺炎（COP）（40歳代女性）

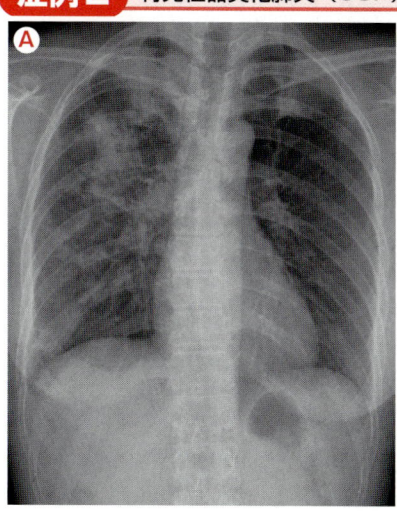

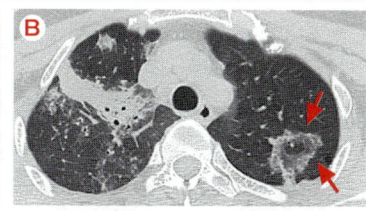

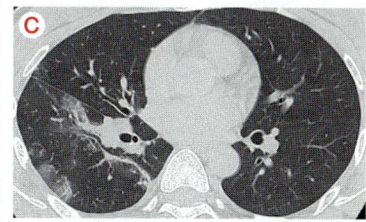

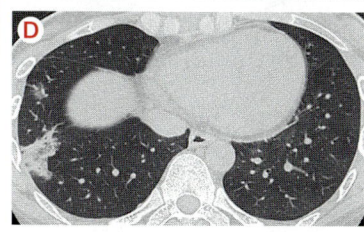

Ⓐ胸部単純X線写真
Ⓑ～Ⓓ単純CT

Ⓐ比較的右側に強く，非区域性に分布するコンソリデーションが斑状に分布している．肺門周囲には異常はみられない．

Ⓑ～Ⓓ小葉単位で広がるコンソリデーション，すりガラス影が斑状に分布している．多くは胸膜直下に位置している．内部が淡く，辺縁が濃厚なreversed halo sign（atoll sign）を示す領域もある（→）．

鑑別1　慢性好酸球性肺炎（CEP）（40歳代女性）

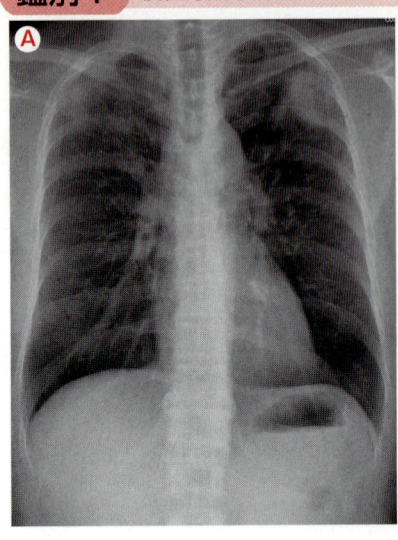

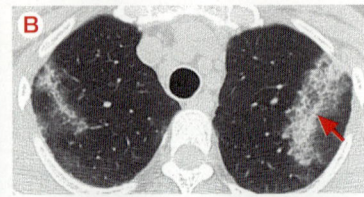

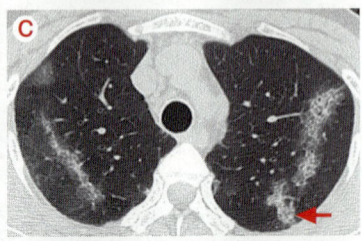

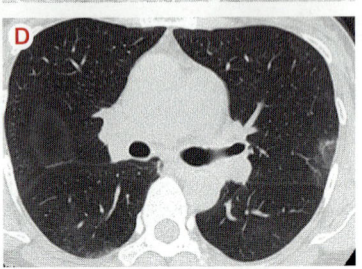

Ⓐ胸部単純X線写真
Ⓑ～Ⓓ単純CT

Ⓐ両側上肺野末梢優位に非区域性に広がるコンソリデーションを認める．肺門周囲には異常はみられない．

Ⓑ～Ⓓすりガラス影とコンソリデーションが非区域性に分布しているが，正常部との境界により濃厚なコンソリデーションが位置しており，いわゆる perilobular pattern（小葉辺縁性陰影）である．内部が淡く，辺縁が濃厚な reversed halo sign（atoll sign）を示す領域もある（→）．

鑑別2　多発気管支肺炎＋細気管支炎（50歳代女性）

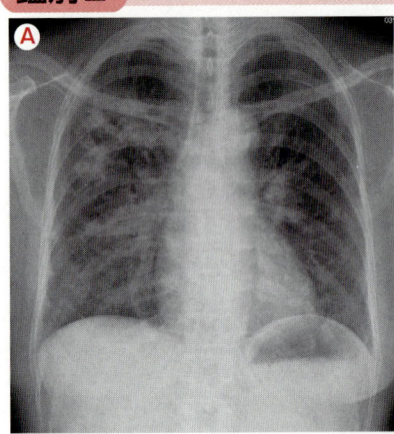

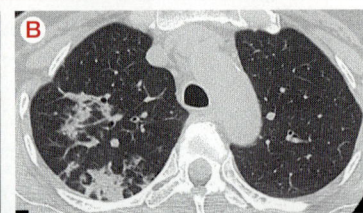

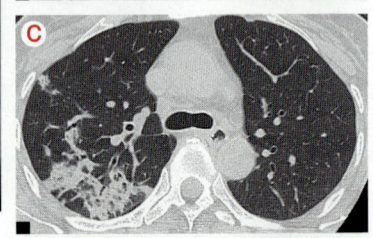

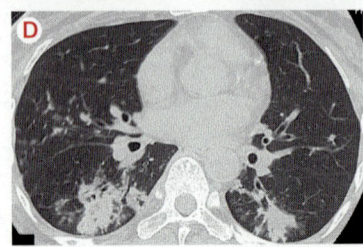

Ⓐ胸部単純X線写真
Ⓑ～Ⓓ単純CT

Ⓐ肺門周囲から末梢まで，正常部を介在しながら，斑状影，コンソリデーションが両側に多発している．

Ⓑ～Ⓓ肺門周囲から末梢まで正常部を介在しながら，すりガラス影，コンソリデーションが分布し多発している．区域性分布を示している．

鑑別3　肺梗塞（70歳代男性）

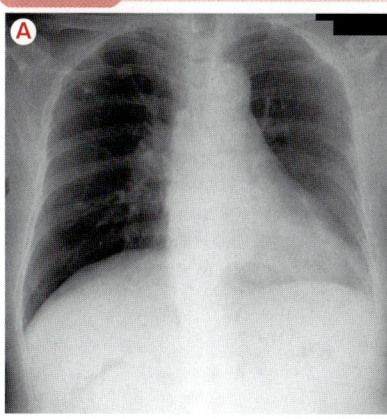

Ⓐ 胸部単純X線写真
Ⓑ 単純CT
Ⓒ 単純CT（縦隔条件）
Ⓓ 造影CT

Ⓐほぼ肺野は正常だが，右肺門はやや拡大している．
ⒷⒸ右肺S^{10}胸膜下に小葉大のコンソリデーションを認める．
Ⓓ右下肺動脈〜A^{10}内部に血栓を認める．

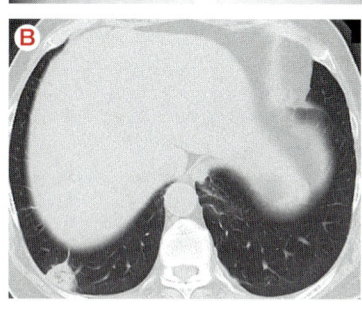

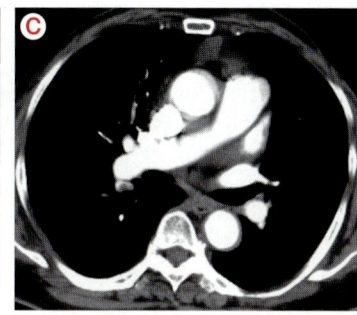

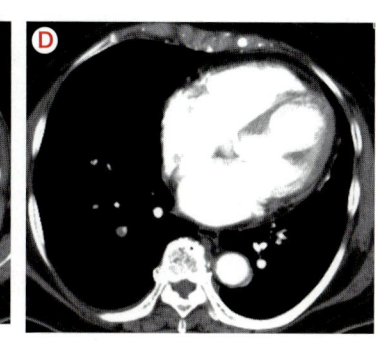

鑑別4　粘液産生性腺癌（70歳代男性）

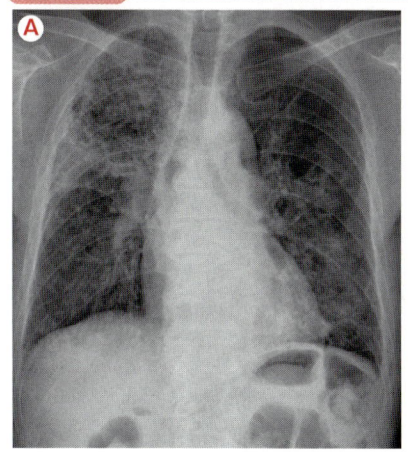

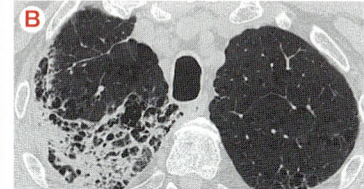

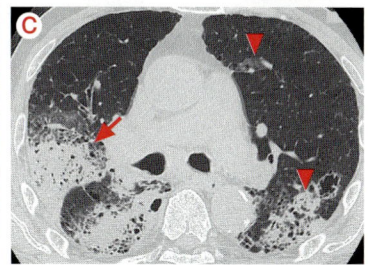

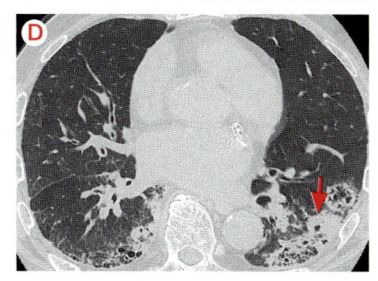

Ⓐ 胸部単純X線写真
Ⓑ〜Ⓓ 単純CT

Ⓐ両側に多発するコンソリデーション，斑状影を認める．コンソリデーション内部に明るい領域が散在する．
Ⓑ〜Ⓓ気腫を背景に多発するコンソリデーションがみられ，いわゆるSwiss-cheese appearanceを示している．膨隆状で外に凸の辺縁を有する（→）部分もあり，結節様に見える部分（▶）もある．

第5章　びまん性肺疾患（非感染性）

鑑別5　膵癌肺転移（60歳代男性）

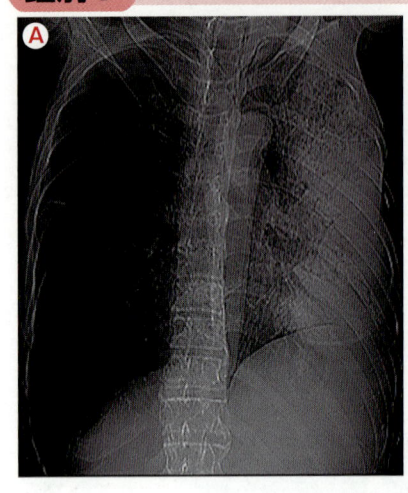

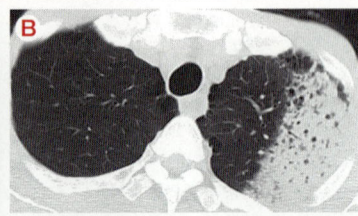

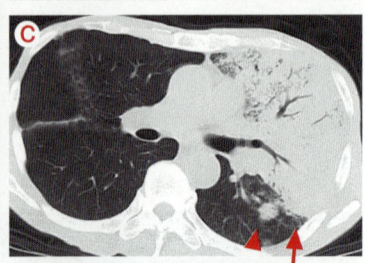

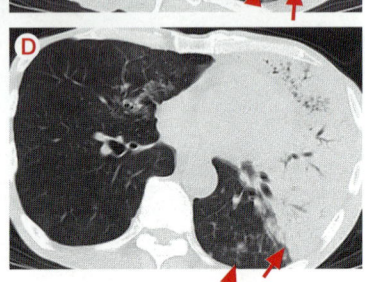

Ⓐ胸部単純X線写真
Ⓑ～Ⓓ単純CT

Ⓐ左肺末梢優位に非区域性に広がるコンソリデーションを認める．

Ⓑ～Ⓓ気腫を背景に多発するコンソリデーションがみられ，いわゆるSwiss-cheese appearanceを示している．膨隆状で外に凸の辺縁を有する（→）部分もあり，結節様にみえる部分（▶）もある．

疾患解説

1．疾患概念

特発性器質化肺炎（COP）はEpler，Colbyらにより提唱された疾患概念であり，臨床的に予後の良好な疾患で，病理組織学的には，①肺胞管内腔を中心とした器質化浸出物の形成，②呼吸細気管支，膜性細気管支の閉塞性細気管支炎，③肺胞構築の改変を伴うような線維化病変を欠くことを特徴とする[1]．当初は，bronchiolitis obliterans organizing pneumonia（BOOP）とよばれたが，閉塞性細気管支炎の病理像とそれに対応する呼吸機能所見はないことが多く，ATS-ERS 2002コンセンサス分類以降，COPとよばれることとなった．

ATS-ERS 2013のコンセンサス分類では，本疾患は急性間質性肺炎（AIP）とともに急性特発性間質性肺炎群に分類されたが，慢性の経過を取るものもあり，その位置付けに疑問が残る．

2．典型的画像所見

胸部X線写真では非区域性で末梢優位に分布するコンソリデーションが特徴的でり，肺門周囲がスペアされることが多い（**症例1**）．

CT所見は，**収縮を伴う濃淡の高吸収域**が特徴であり，すりガラス影が全くない場合もある．ときに小葉中心粒状影がみられることもあるが，ない場合のほうが多い．結節影，塊状影を示すことがあり，その場合nodular forming COPとよばれる．末梢優位に分布することが多いが，気管支周囲に広がることもある．特殊なCT所見として，病変の排除機構の反映である，小葉辺縁に濃厚な陰影がみられるperilobular opacitiesやすりガラス影が濃厚な陰影で囲まれる**reversed halo sign**が知られている（**症例1，2**）．Reversed halo signは珊瑚でできた環礁に似るため，atoll signともよばれる．

3．鑑別疾患

- **慢性好酸球性肺炎（CEP，鑑別1）**：画像では鑑別不可能だが，慢性好酸球性肺炎は上肺野に，COPは下肺野に多い傾向がある．好酸球性肺炎全般は，より広義間質へのinvolvementが多いとされ，COPとは区別される可能性がある．

- **多発気管支肺炎（鑑別2）**：胸部X線では容易ではないが，区域性分布を示すことから肺門周囲に陰影を伴うことが，非区域性分布を示し肺門周囲がスペアされることが多いCOPとの鑑別に有用である．CTにて経気道進展を反映し区域性分布を示すことと，細気管支炎を意味する小葉中心性分岐粒状影を伴うことが鑑別に有用である．

粘液産生性腺癌（**鑑別4**）と膵や卵巣などの粘液産生性腺癌の肺転移（**鑑別5**）の両者の画像はほぼ同一であり，腫瘍の性格として**コンソリデーションが膨隆状の辺縁**を有し，ときに**結節ないし腫瘤様**であることが，COPとの鑑別には有用である．

その他，肺梗塞（**鑑別3**）も鑑別疾患としてあげることができる．

参考文献

1) Epler GR, et al：Bronchiolitis obliterans organizing pneumonia. N Engl J Med, 312：152-158, 1985
2) American Thoracic Society/European Respiratory Society International Multidisciplinary Consensus Classification of the Idiopathic Interstitial Pneumonias. Am J Respir Crit Care Med, 165：277-304, 2002
3) Nishimura K, et al：High-resolution computed tomographic features of bronchiolitis obliterans organizing pneumonia. Chest, 102：26S-31S, 1992
4) Lee KS, et al：Cryptogenic organizing pneumonia: CT findings in 43 patients. Am J Roentgenol, 162：543-546, 1994
5) Ujita M, et al：Organizing pneumonia: perilobular pattern at thin-section CT. Radiology, 232：757-761, 2004
6) Kim SJ, et al：Reversed halo sign on high-resolution CT of cryptogenic organizing pneumonia: diagnostic implications. AJR Am J Roentgenol, 180：1251-1254, 2003
7) Murphy JM, et al：Linear opacities on HRCT in bronchiolitis obliterans organising pneumonia. Eur Radiol, 9：1813-1817, 1999
8) Travis W, et al：An official American Thoracic Society/European Respiratory Society statement: Update of the international multidisciplinary classification of the idiopathic interstitial pneumonias. Am J Respir Crit Care Med, 188：733-748, 2013
9) Arakawa H, et al：Bronchiolitis obliterans with organizing pneumonia versus chronic eosinophilic pneumonia: high-resolution CT findings in 81 patients. Am J Roentgenol, 176：1053-1058, 2001

第5章 びまん性肺疾患（非感染性）

6 急性間質性肺炎
acute interstitial pneumonia：AIP

上甲 剛

症例1　急性間質性肺炎（AIP）（80歳代男性）

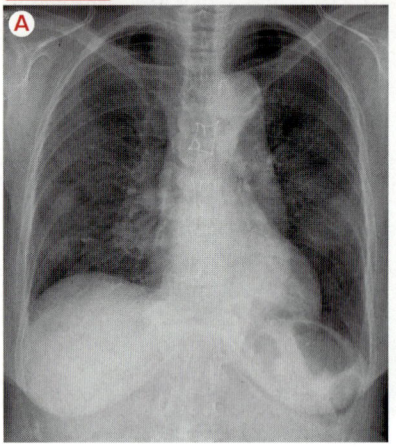

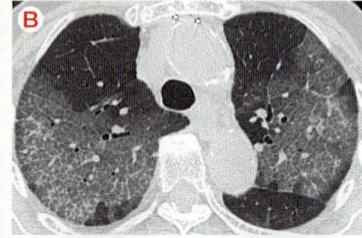

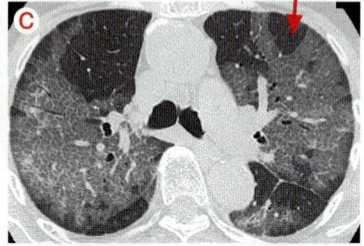

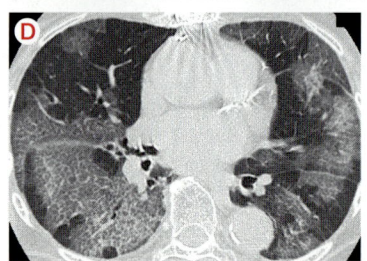

Ⓐ **胸部単純X線写真**
Ⓑ～Ⓓ **単純CT**

1週間前より38℃台の発熱があり，咳，痰はほとんどなかった．息切れが急速に進行し，精査入院となった．

Ⓐ両側広汎にすりガラス影，コンソリデーションが広がっている．右横隔膜頂は右後方第9肋骨と交差しており，肺門の挙上はなく，全体に容積は減少している模様．

Ⓑ～Ⓓ両側に広汎にすりガラス影が広がり，内部には網状影が広がり，いわゆるcrazy-paving appearanceを示している．陰影内部の細気管支は拡張を示している．陰影の境界は内に凸（➡）であり，同部の著明な収縮傾向がうかがえる．

疾患解説

1. 疾患概念

急性間質性肺炎（AIP）はKatzensteinにより提唱された疾患概念であり，上気道症状に続いて急激に呼吸不全に進展する原因不明で予後不良の疾患である．組織像は，多くの急性呼吸促迫症候群（ARDS）同様びまん性肺胞障害（DAD）とされている．DADは硝子膜形成を示す滲出期にはじまり，増殖期ないし器質化期，そして線維化期と組織像は推移する．

両側下肺野対称性のコンソリデーションで始まることが多いが，本疾患はさらに1カ月以内に亡くなることが多い超急性型とそれよりはやや緩やかな経過をとり3カ月以内の経過を示す急性型に分かれるようで，下肺野対称性のコンソリデーションで始まるのものは後者の急性型に多いようである．一方，超急性型は斑状，まばらに分布する収縮傾向の強いすりガラス影ないしコンソリデーションで始まり，短期間に全肺に病変が広がる．

2. 典型的画像所見

胸部X線では進行すると広汎なすりガラス影，コンソリデーションを示すが，斑状に分布するすりガラス影，コンソリデーションで始まるものと，両側下肺野対称性のコンソリデーションで始まるものがある．CTでは，収縮傾向を示し，**拡張した気管支透亮像**を示すすりガラス影，コンソリデーションが特徴的で，しばしばすりガラス影に網状影が重なるcrazy-paving appearanceを示す（**症例1，2**）．局所の容積減少を反映して**陰影の辺縁が内に凸**であることも重要である（**症例1**）．また滲出早期にはCTが正常であることもあり，早期発見が困難である．

症例2　急性間質性肺炎（AIP）（80歳代男性）

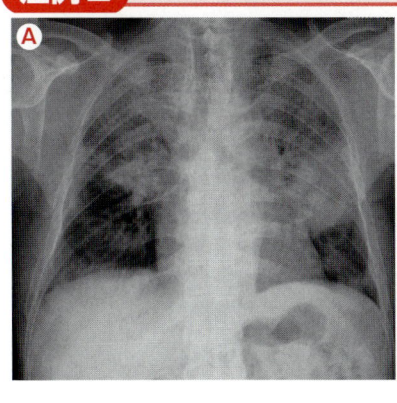

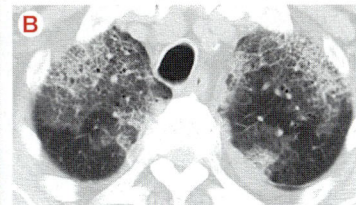

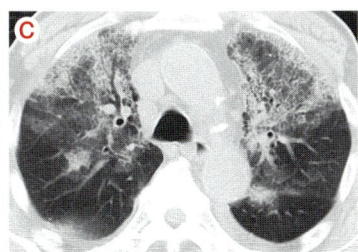

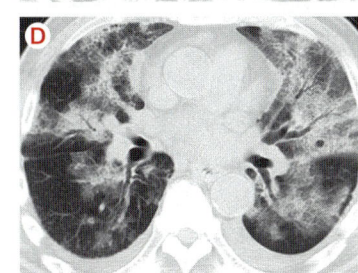

Ⓐ 胸部単純X線写真
Ⓑ〜Ⓓ 単純CT

Ⓐ 両側広汎にすりガラス影, コンソリデーションが広がっている.

Ⓑ〜Ⓓ 両側に広汎にすりガラス影が広がり, 内部には網状影が広がり, いわゆるcrazy-paving appearanceを示している. 陰影内部の細気管支は拡張を示している.

鑑別1　特発性肺線維症/通常型間質性肺炎（IPF/UIP）の急性増悪（70歳代女性）

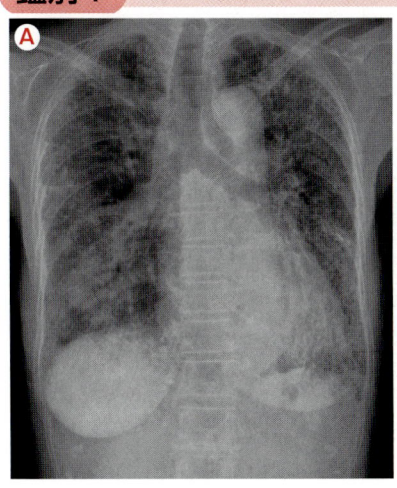

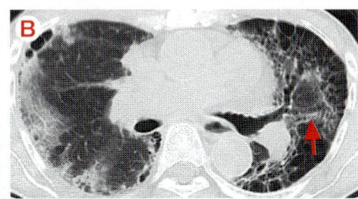

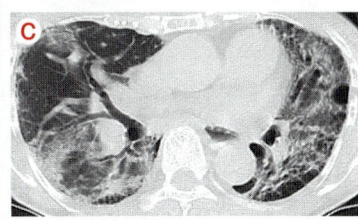

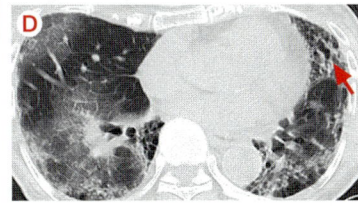

Ⓐ 胸部単純X線写真
Ⓑ〜Ⓓ 単純CT

Ⓐ 両側広汎にコンソリデーション, すりガラス影が広がる. 横隔膜直上に囊胞が並んでいる.

Ⓑ〜Ⓓ 肺底および胸膜直下優位に蜂巣肺がみられる. 加えて広汎にすりガラス影が広がり, 内部には網状影が広がり, いわゆるcrazy-paving appearanceを示している. 陰影内部の細気管支は拡張（→）を示している.

第5章　びまん性肺疾患（非感染性）

167

鑑別2 タキソールによるびまん性肺胞障害（DAD）パターンの薬剤性肺障害（肺癌例）（70歳代男性）

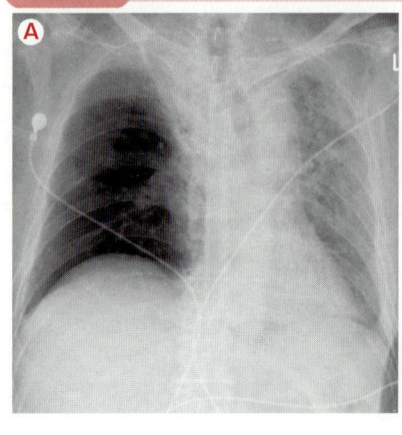

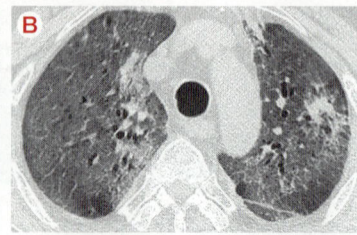

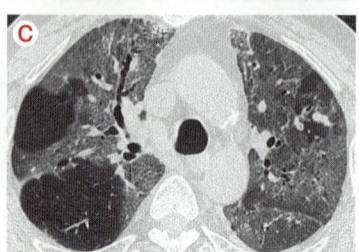

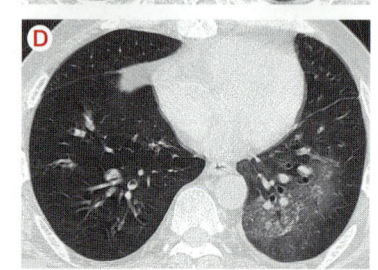

Ⓐ 胸部単純X線写真
Ⓑ〜Ⓓ 単純CT

Ⓐ 左肺に広汎にコンソリデーションがみられる．右上肺野にもすりガラス影が広がる．

Ⓑ〜Ⓓ 右上肺野，左肺に広汎にすりガラス影が広がり，内部には網状影が広がり，いわゆるcrazy-paving appearanceを示している．陰影内部の細気管支は拡張を示している．陰影の境界は内に凸であり，同部の著明な収縮傾向がうかがえる．

鑑別3 特発性器質化肺炎（COP）（70歳代女性）

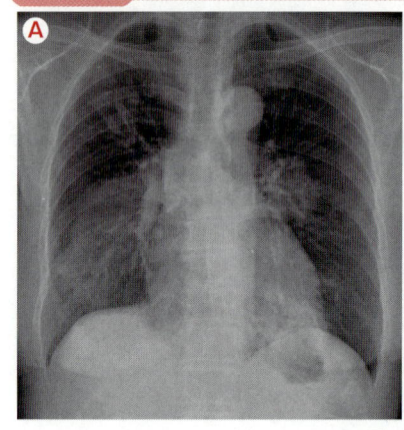

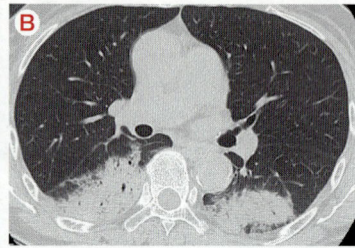

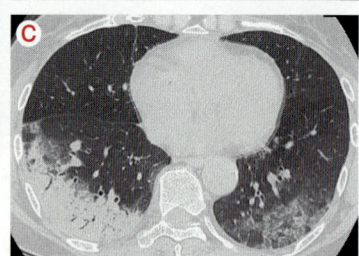

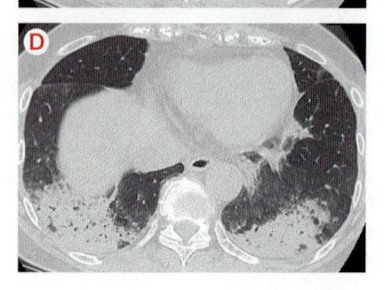

Ⓐ 胸部単純X線写真
Ⓑ〜Ⓓ 単純CT

Ⓐ 右中下肺野，左肺門周囲にコンソリデーションを認める．

Ⓑ〜Ⓓ 両側下肺野に小葉単位で広がるコンソリデーション，すりガラス影が胸膜直下非区域性に分布している．

鑑別4　肺胞出血（60歳代男性）

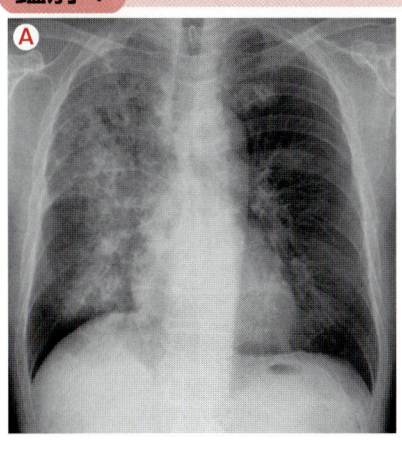

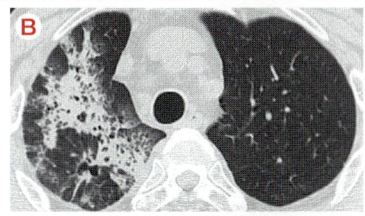

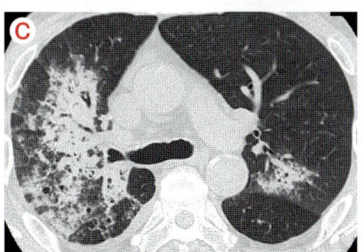

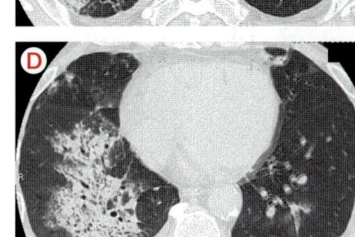

Ⓐ 胸部単純X線写真
Ⓑ〜Ⓓ 単純CT

Ⓐより右側に強く肺門周囲から末梢まで広がるコンソリデーションを認める．

Ⓑ〜Ⓓ肺門周囲から末梢まで正常部を介在しながら，すりガラス影，コンソリデーションが分布し多発している．区域性分布を示している．

鑑別5　ニューモシスティス肺炎（PCP）（60歳代女性）

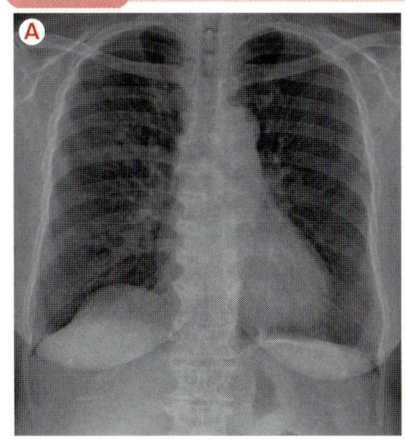

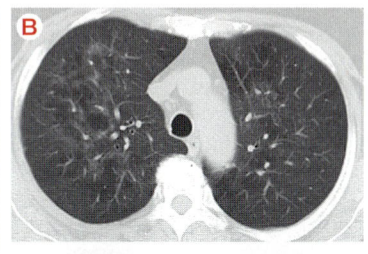

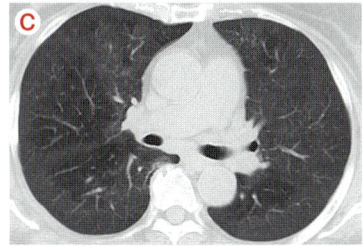

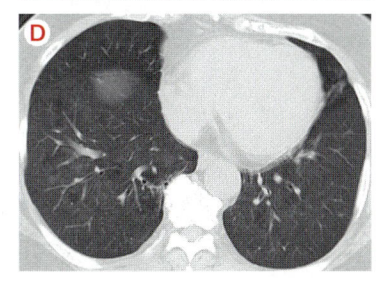

Ⓐ 胸部単純X線写真
Ⓑ〜Ⓓ 単純CT

Ⓐ両肺で気管支血管影は不鮮明になっている．

Ⓑ〜Ⓓ濃淡の高吸収域，正常肺が混在し，いわゆる地図状分布を示している．

第5章　びまん性肺疾患（非感染性）

3. 鑑別疾患

　　DADをきたす多くの疾患とはDADに相当する部分の画像での鑑別は困難であるが，DADをきたす場合予後不良であることは共通しており，各疾患の鑑別よりもDAD自体の診断のほうが重要であることを明記しておきたい．

- **通常型間質性肺炎（UIP，鑑別1）**：UIPの急性増悪との鑑別は蜂巣肺が同定できれば，鑑別は容易ではあるが，しばしば**蜂巣肺は囊胞内を充満する粘液でマスクされ同定困難**なことがあることを記憶されたい．また組織診断で初めて，伏在するUIPを同定できるものもあり，その場合はAIPとの鑑別は不可能である．
- **DADをきたす薬剤性肺炎（鑑別2）**：病歴の細かい精査と悪性腫瘍の存在など原疾患の同定がヒントとなる．
- **特発性器質化肺炎（COP，鑑別3）**：AIPが急速進行性で，強い容積減少，高度の拡張した気管支透亮像をきたせば鑑別は容易だが，浸出早期には鑑別が困難なことがある．
- **肺胞出血（鑑別4）**：容積減少，拡張した気管支透亮像を示さないことと小葉中心性の淡い陰影を伴うことが鑑別点となる．
- **ニューモシスティス肺炎（PCP，鑑別5）**：DADをきたさない限り，収縮傾向のない地図状すりガラス影を示すので比較的鑑別は容易だが，AIPが浸出早期のDADの時期でかなり広汎に広がっていると鑑別は困難である．

参考文献

1) Katzenstein AL, et al：Acute interstitial pneumonia. A clinicopathologic, ultrastructural, and cell kinetic study. Am J Surg Pathol, 10：256-267, 1986
2) Ichikado K, et al：Acute interstitial pneumonia: high-resolution CT findings correlated with pathology. AJR Am J Roentgenol, 168：333-338, 1997
3) Johkoh T, et al：Acute interstitial pneumonia: thin-section CT findings in 36 patients. Radiology, 211：859-863, 1999
4) Tomiyama N, et al：Acute respiratory distress syndrome and acute interstitial pneumonia: comparison of thin-section CT findings. JCAT, 25：28-33, 2001
5) Kobayashi H, et al：Diagnostic imaging of idiopathic adult respiratory distress syndrome (ARDS)/diffuse alveolar damage (DAD) histopathological correlation with radiological imaging. Clinical Imaging, 20：1-7, 1996

第5章 びまん性肺疾患（非感染性）

7 リンパ球性間質性肺炎
lymphoid interstitial pneumonia：LIP

上甲　剛

症例1　リンパ球性間質性肺炎（LIP）（60歳代女性）

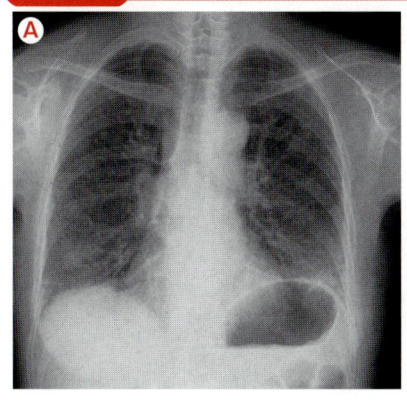

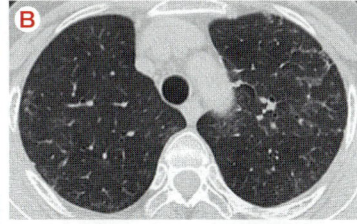

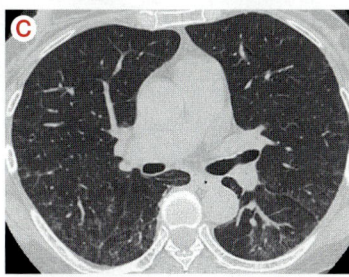

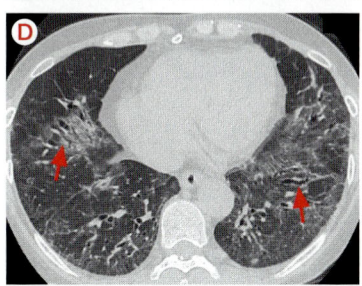

Ⓐ胸部単純X線写真
Ⓑ〜Ⓓ単純CT

数年前より乾性咳嗽が続いていたが，1カ月ほど前より倦怠感が強くなり，近医受診．胸部X線写真で異常影を指摘された．

Ⓐ両側下肺野に肺門周囲から広がるすりガラス影，コンソリデーションを認める．右横隔膜頂は右後方第8肋骨と交差し，両側下葉の容積減少を疑う．両側上肺野には微細粒状影を認める．

Ⓑ〜Ⓓ両側上肺野では小葉中心性粒状影が散見され，下肺野では気管支に沿って扇形に広がるすりガラス影を認め，牽引性気管支拡張（→）と容積減少を伴っている．

疾患解説

1．疾患概念

　リンパ球性間質性肺炎（LIP）は，従来リンパ球の浸潤が広義間質主体のものも含まれていたが，ATS-ERS 2002のコンセンサス分類では間質性肺炎の定義に則して，**リンパ球が高度に肺胞隔壁へ浸潤した病態**と定められた．2013年の改訂においてもその定義は準じられている．そこで，残りの広義間質主体のものは，diffuse lymphoid hyperplasia（DLH），結節を示すものはnodular lymphoid hyperplasia（NLH）として除外するのが現在では適当である．なお今回の改訂コンセンサス分類ではLIPは稀な特発性間質性肺炎群に分類されている．

　LIPの画像診断の検討はすべて2002年のコンセンサス分類以前のものであり，LIPの稀な頻度からみて，ほぼDLHについての検討としたほうが妥当である．

2．典型的画像所見

　CT所見は**下肺野優位**で，**すりガラス影**主体，ときに蜂巣肺や囊胞を示すものが多く，囊胞を除きcellular NSIPに類似している（**症例1**）．**症例2**のように円形，楕円形のすりガラス影を示すこともあり，腫瘍性の性格を反映しているかもしれない．**囊胞**はLIPを含むリンパ増殖性肺疾患共通の画像上の特徴である．広義間質肥厚は目立たない．

症例2 リンパ球性間質性肉炎（LIP）（60歳代女性）

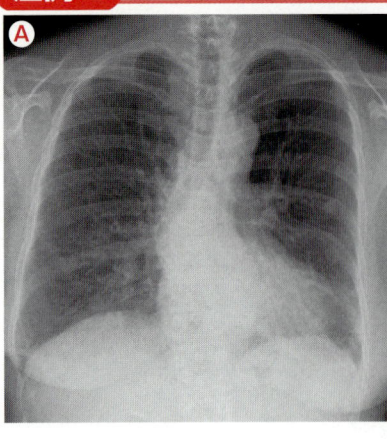

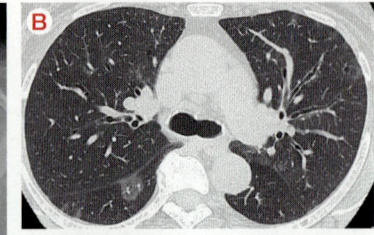

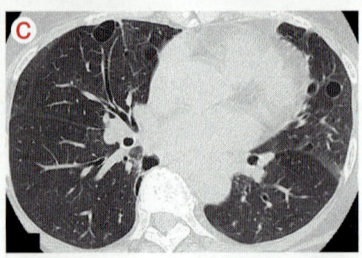

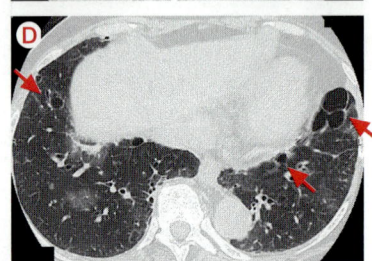

Ⓐ **胸部単純X線写真**
Ⓑ～Ⓓ **単純CT**

Ⓐ両側下肺野で血管影は不鮮明化し，一部すりガラス影を認める．やや下肺野は容積減少．

Ⓑ～Ⓓ両側下肺野に円形，楕円形ないし小葉単位で広がるすりガラス影と大小の囊胞（→）がみられる．

鑑別1 Sjögren症候群に伴うdiffuse lymphoid hyperplasia（DLH）（70歳代女性）

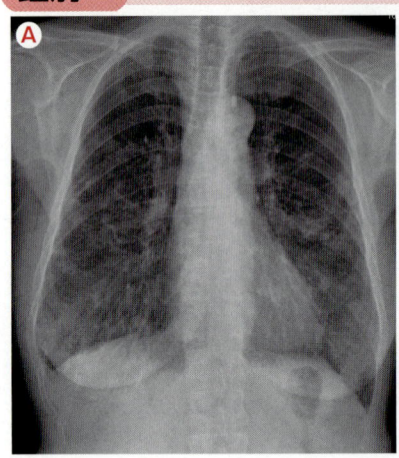

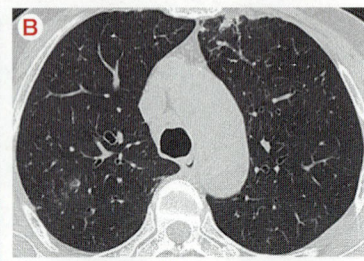

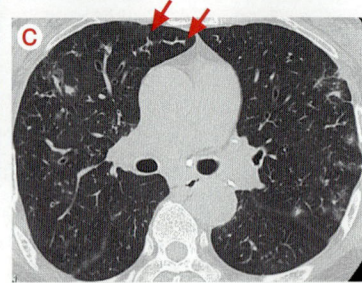

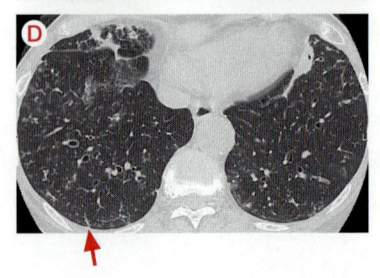

Ⓐ **胸部単純X線写真**
Ⓑ～Ⓓ **単純CT**

Ⓐ両側中下肺野主体に結節影，斑状影を認め，気管支血管影も目立つ．

Ⓑ～Ⓓ小葉中心性の分岐状影，淡い陰影が散在し，小葉単位で広がるすりガラス影もみられる．小葉間隔壁の肥厚（→）も目立つ．

172　圧倒的画像数で診る！　胸部疾患画像アトラス

鑑別2　多中心性Castleman病に伴うDLH（40歳代男性）

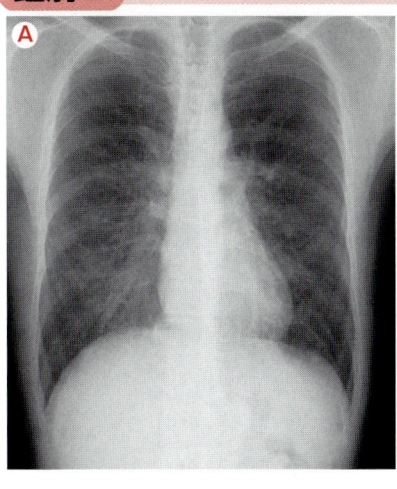

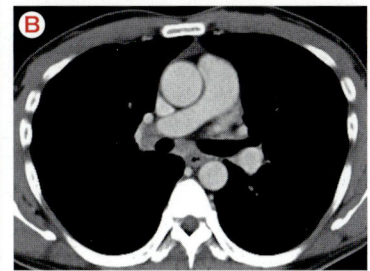

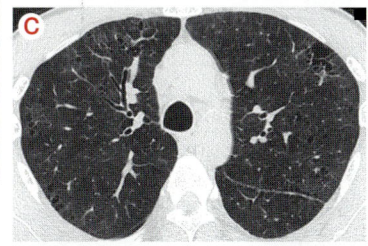

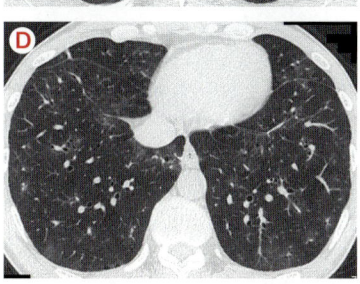

Ⓐ 胸部単純X線写真
Ⓑ 造影CT（縦隔条件）
ⒸⒹ 単純CT

Ⓐ 両側肺門は腫脹している．両側肺野で肺門周囲より広がるすりガラス影を認め，多数の線状影が重なる．

Ⓑ 右肺門，気管分岐部リンパ節は短径1 cmを超える腫大を示している．

ⒸⒹ 小嚢胞が散在し，小葉間隔壁肥厚，小葉中心性分岐粒状影が広汎にみられる．小葉中心性の淡い陰影から小葉大までのすりガラス影も散在している．

鑑別3　IgG4症候群に伴うDLH，nodular lymphoid hyperplasia（NLH）（30歳代女性）

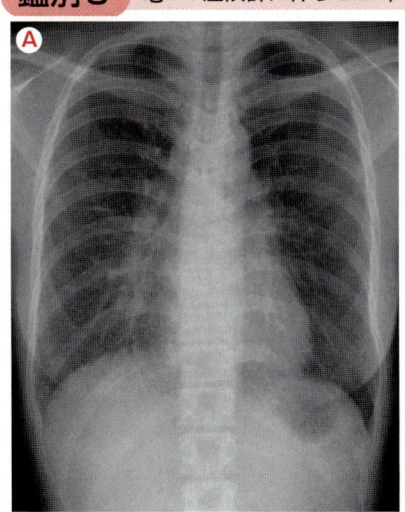

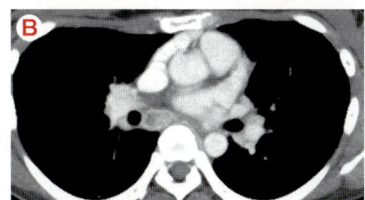

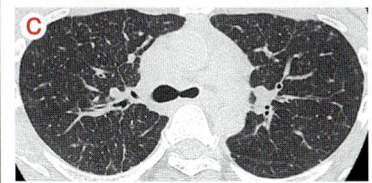

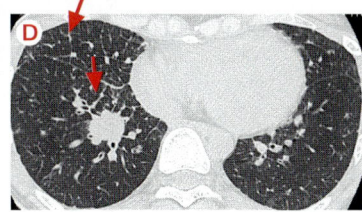

Ⓐ 胸部単純X線写真
Ⓑ 造影CT（縦隔条件）
ⒸⒹ 単純CT

Ⓐ 両側肺門は腫大し，奇静脈弓もやや突出している．右下肺野内側よりに不整形結節を認め，肺野には線状影が散見される．

Ⓑ 両側肺門，気管分岐部に腫大リンパ節を認める．気管分岐部リンパ節は内部低濃度で壊死を伴う可能性がある．

ⒸⒹ 右B⁹B¹⁰分岐部に2 cm程の結節を認める．両側広汎に気管支血管束と小葉間隔壁の肥厚像（➡）を認める．

鑑別 4　Sjögren症候群に伴うアミロイドーシス（70歳代女性）

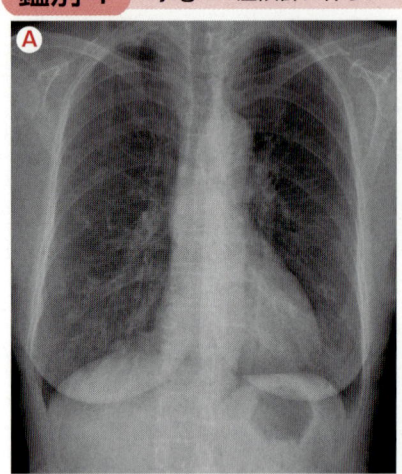

Ⓐ 胸部単純X線写真
Ⓑ〜Ⓓ 単純CT

Ⓐ 右下肺野内側よりに斑状影，小さなコンソリデーションを認める．

Ⓑ〜Ⓓ 両側に2 cm程度までの多発囊胞を認め，囊胞壁の一部に結節様肥厚（→）を認める．中葉では斑状に分布するコンソリデーションを認める．

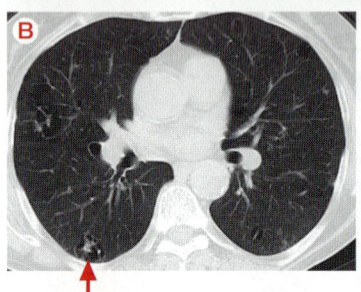

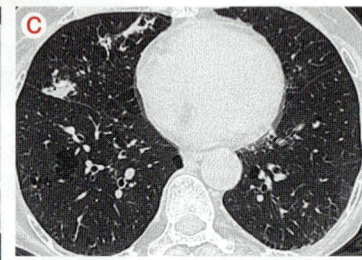

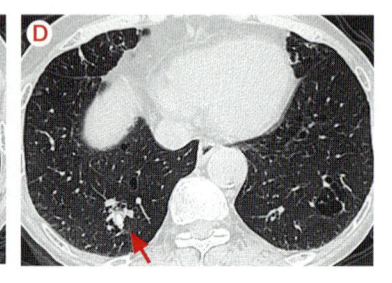

鑑別 5　MALT型リンパ腫（60歳代男性）

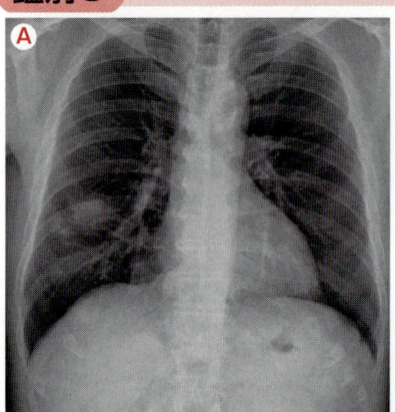

Ⓐ 胸部単純X線写真
Ⓑ〜Ⓓ 単純CT

Ⓐ 右中下肺野にコンソリデーションを認める．

Ⓑ〜Ⓓ 右S^{4}に区域性に広がる収縮したコンソリデーションを認める．内部にはair bronchogram（細気管支透亮像）を伴っている．

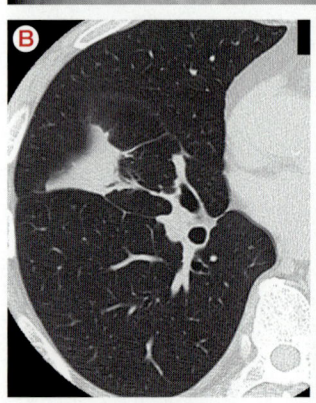

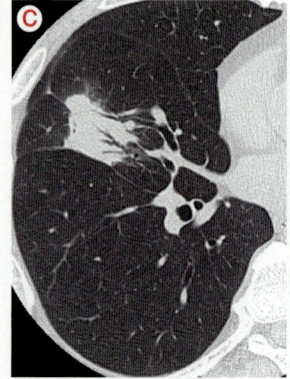

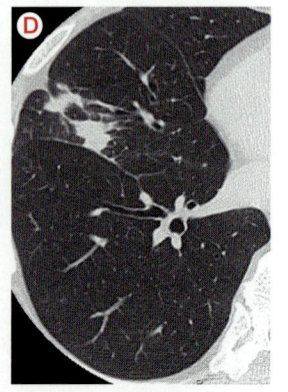

鑑別6 Sjögren症候群に伴うNLH（pseudolymphoma）（70歳代女性）

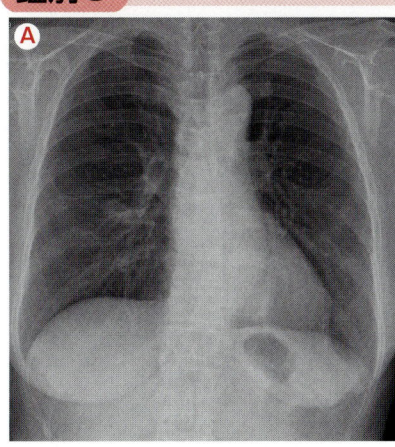

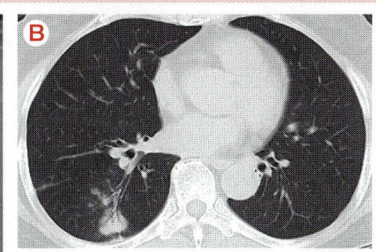

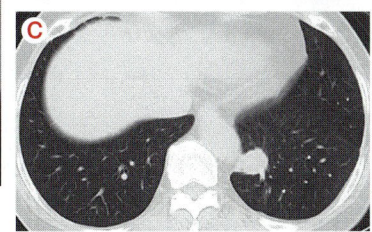

Ⓐ胸部単純X線写真
ⒷⒸ単純CT

Ⓐ右肺門周囲および左下肺野心臓に重なって結節影を認める．

ⒷⒸ右S⁶に細気管支の透亮像を伴う2 cm大までの淡い結節影を認め，左S¹⁰には長径1.5 cmの充実性結節を見る．

3．鑑別疾患

- **DLH**（鑑別1〜3）：原因を問わず，DLHとの鑑別はDLHでは気管支血管束や小葉間隔壁の肥厚が目立つ点が鍵となる．
- **アミロイドーシス**（鑑別4）：嚢胞を除いてアミロイドーシスは結節および腫瘤が主体，LIPはすりガラス影が主体であることで鑑別は容易である．
- **MALT型リンパ腫**（鑑別5）および**NLH**（鑑別3, 6）：これらが濃淡の結節および腫瘤ないしコンソリデーションが主体であることでやはり鑑別は容易である．

しかしながら，これらリンパ増殖性疾患やアミロイドーシスは複合例も多く，生検の部位により異なる診断となることがあることは，鑑別診断にあたって念頭に置くべきである．

参考文献

1) American Thoracic Society/European Respiratory Society International Multidisciplinary Consensus Classification of the Idiopathic Interstitial Pneumonias. Am J Respir Crit Care Med, 165：277-304, 2002
2) Travis W, et al：An official American Thoracic Society/European Respiratory Society statement: Update of the international multidisciplinary classification of the idiopathic interstitial pneumonias. Am J Respir Crit Care Med, 188：733-748, 2013
3) Johkoh T, et al：Lymphocytic interstitial pneumonia: thin-section CT findings in 22 patients. Radiology, 212：567-572, 1999
4) Johkoh T, et al：Rare idiopathic intestinal pneumonias (IIPs) and histologic patterns in new ATS/ERS multidisciplinary classification of the IIPs. Eur J Radiol, 84：542-546, 2015

第5章 びまん性肺疾患（非感染性）

8 慢性好酸球性肺炎
chronic eosinophilic pneumonia：CEP

上甲 剛

症例1　慢性好酸球性肺炎（CEP）（70歳代女性）

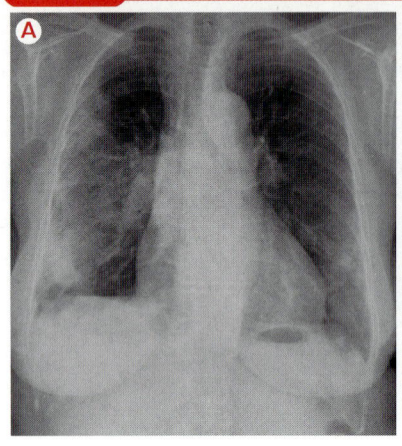

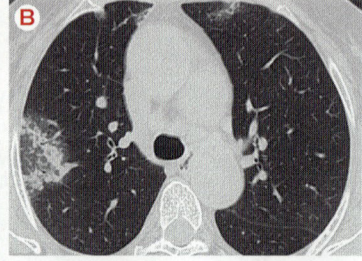

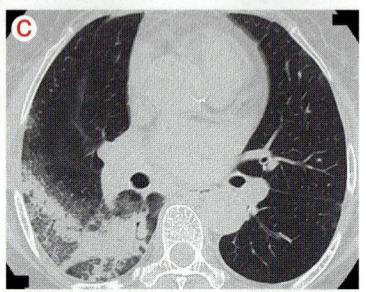

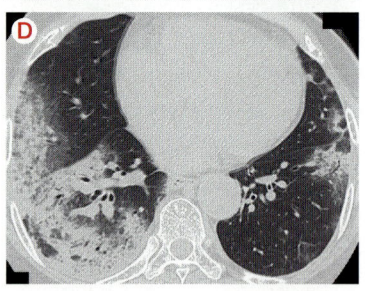

Ⓐ **胸部単純X線写真**
Ⓑ～Ⓓ **単純CT**

3カ月前ほどより全身倦怠，乾性咳嗽，37℃台の発熱が出現し，近医受診．胸部異常影と末梢血好酸球増多を指摘され，精査のため紹介された．

Ⓐ 両側中下肺野胸膜直下に非区域性に広がるコンソリデーションを認める．右側に病変は強い．

Ⓑ～Ⓓ 右上葉から中下葉外側胸膜直下に葉間を越えて連続するようにみえるコンソリデーションとすりガラス影を認める．左下葉胸膜直下にも非区域性コンソリデーションをみる．

症例2　慢性好酸球性肺炎（CEP）（30歳代女性）

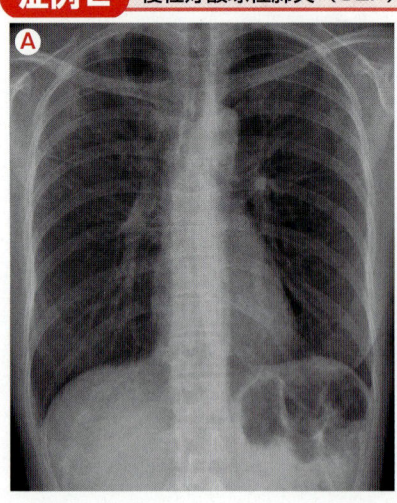

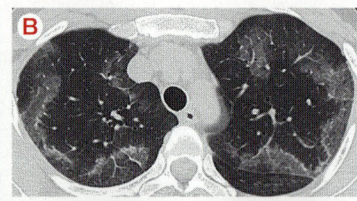

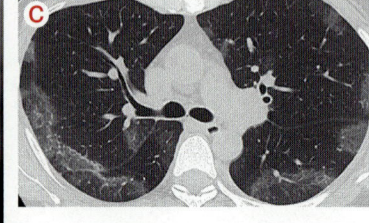

Ⓐ **胸部単純X線写真**
ⒷⒸ **単純CT**

Ⓐ 両側肺尖胸膜直下に帯状影，すりガラス影を認める．

ⒷⒸ 両側上中肺野胸膜直下に内側の正常部との境界に濃い帯状影を伴い非区域性に広がるすりガラス影を認める．いわゆるperilobular pattern（小葉辺縁性分布）を示している．

176　圧倒的画像数で診る！　胸部疾患画像アトラス

症例3　慢性好酸球性肺炎（CEP）（60歳代女性）

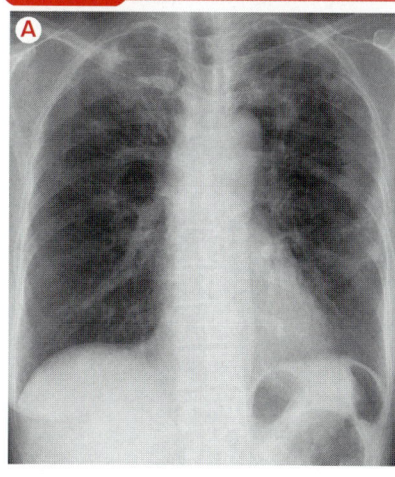

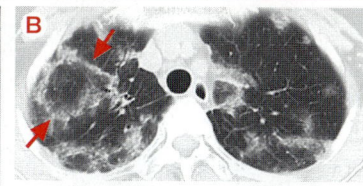

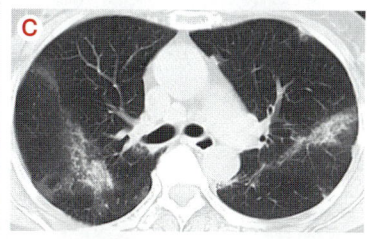

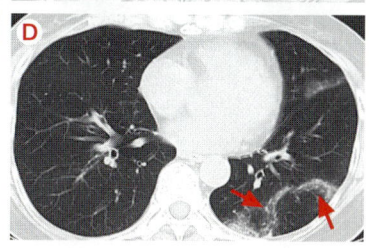

Ⓐ 胸部単純X線写真
Ⓑ〜Ⓓ 単純CT

Ⓐ 両側肺尖から中肺野にかけて胸膜直下に帯状影，すりガラス影，コンソリデーションを認める．

Ⓑ〜Ⓓ 両側上中肺野胸膜直下に内側の正常部との境界に濃い帯状影を伴い非区域性に広がるすりガラス影を認める．いわゆるperilobular patternを示している．また内側が淡く，辺縁部が濃厚なreversed halo signもみられる（→）．

鑑別1　特発性器質化肺炎（COP）（70歳代男性）

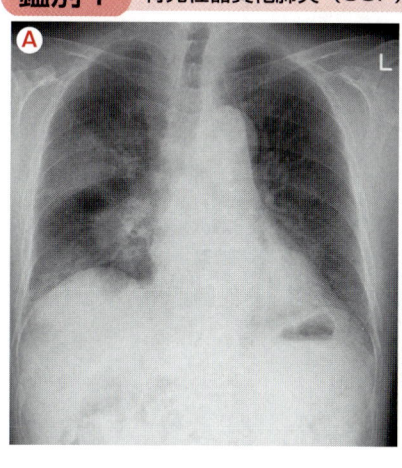

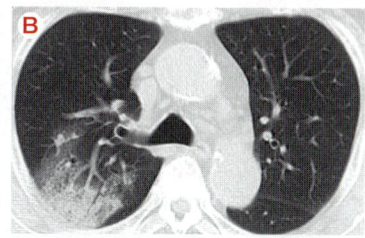

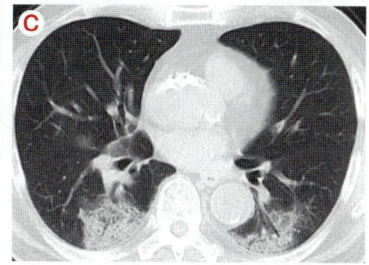

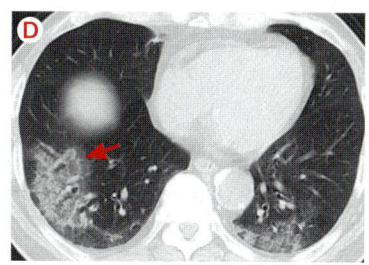

Ⓐ 胸部単純X線写真
Ⓑ〜Ⓓ 単純CT

Ⓐ やや右肺に強いが，多発し，斑状に分布するコンソリデーションがみられる．

Ⓑ〜Ⓓ 右上葉，両側下葉に胸膜直下に非区域性に広がるコンソリデーションをみる．また内側が淡く，辺縁部が濃厚なreversed halo sign（→）もみられる．

第5章　びまん性肺疾患（非感染性）

177

鑑別2　特発性器質化肺炎（COP）（60歳代男性）

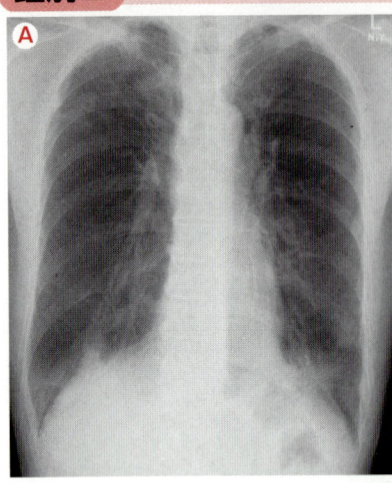

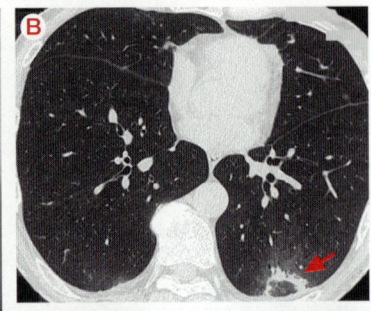

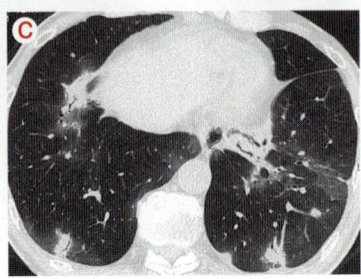

Ⓐ 胸部単純X線写真
ⒷⒸ 単純CT

Ⓐ 両側肺尖，肺底に胸膜直下に非区域性に広がるコンソリデーションを認める．

ⒷⒸ 両側下葉に胸膜直下に非区域性に広がるコンソリデーション，すりガラス影をみる．また内側が淡く，辺縁部が濃厚な reversed halo sign（→）もみられる．

鑑別3　アレルギー性気管支肺アスペルギルス症（ABPA）（60歳代女性）

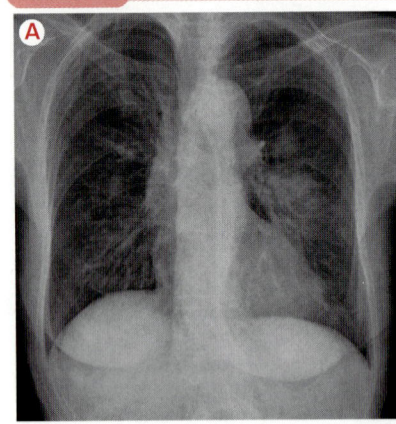

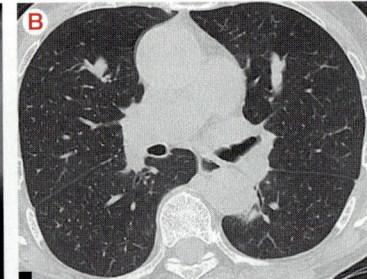

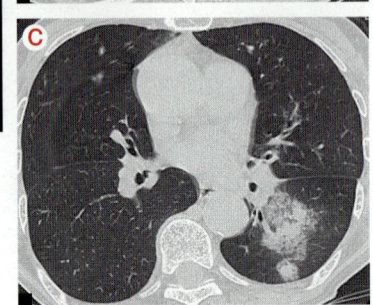

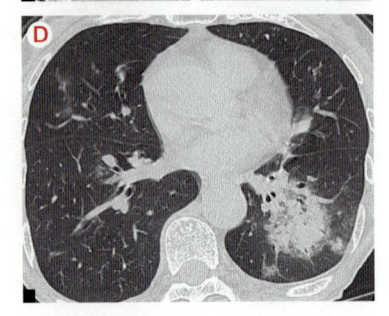

Ⓐ 胸部単純X線写真
Ⓑ～Ⓓ 単純CT

Ⓐ 両側上肺野には棍棒状陰影をみる．左中肺野肺門周囲にコンソリデーションを認める．右中肺野にも斑状に分布するコンソリデーションがある．

Ⓑ～Ⓓ 両側上葉に粘液栓を認める．左下葉に一見区域性にみえるコンソリデーションがある．右中葉にも斑状影の散布を認める．

鑑別4 eosinophilic granulomatous polyangiitis（EGPA）（50歳代女性）

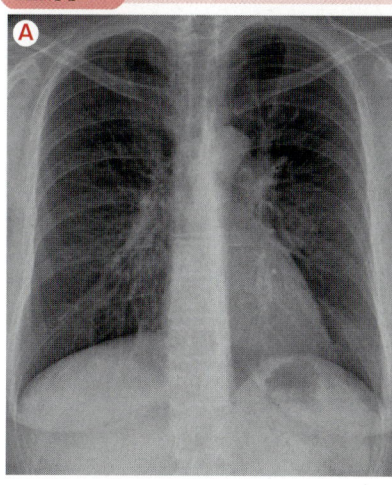

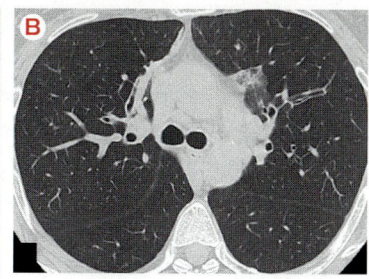

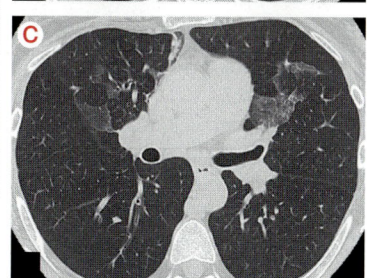

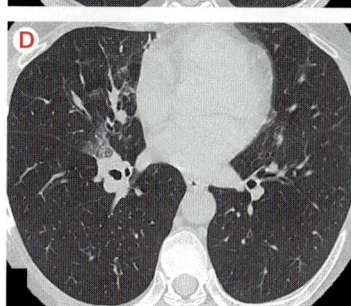

Ⓐ 胸部単純Ｘ線写真
Ⓑ〜Ⓓ 単純CT

Ⓐ 右B³b気管支はcuffing様で，両側肺門周囲から下肺野にtram linesが広がる．同部で気管支血管影は不鮮明．

Ⓑ〜Ⓓ 両側広汎に高度な気管支壁肥厚を認める．中葉，舌区では小葉単位で広がるすりガラス影が散在している．

疾患解説

1．疾患概念

　慢性好酸球性肺炎（CEP）は著明な，肺胞腔内への好酸球浸潤を特徴とし，3カ月以上呼吸器症状が続くもので，末梢血好酸球増加を伴う．ステロイドが奏効し，予後良好である．
　本邦ではCT撮像回数が多いため**早期に診断されることが多いため，3カ月以上経過した"慢性"好酸球性肺炎をみる機会は少ない**．

2．典型的画像所見

　胸部Ｘ線写真では末梢優位のコンソリデーションが特徴で，あたかも肺胞性肺水腫と写真の白黒反転ないしポジネガのようにみえることより"photographic negative pulmonary edema"とよばれる（症例1）．
　CTでは，斑状の片側性あるいは両側性のコンソリデーションが特徴的で，**末梢優位で非区域性分布**を示す．上中肺野優位であるとされている（症例2，3）．ときにすりガラス状陰影に小葉内網状影が重なるcrazy-paving appearanceを示す．特に経過を経た症例では，線状，索状影がみられる．
　画像と発症からの期間の関係を調べた検討では，発症から1カ月以内の症例では末梢優位の均等影，すりガラス状陰影がみられ，一方**発症から2カ月以上たった症例では索状，板状影が多い**ことがわかり，非区域性のコンソリデーションが経過で正常部との境界に広がる帯状影とそれに接するすりガラス影へ変化することが推定される．

3. 鑑別疾患

- **特発性器質化肺炎（COP，鑑別1, 2）**：容易ではないが，CEPでは広義間質肥厚を伴うことが多く，上肺野優位であることが鍵となる．
- **アレルギー性気管支肺アスペルギルス症（ABPA，鑑別3）**：粘液栓をみつけると容易である．
- **EGPA（鑑別4）**：気管支壁肥厚を示すことが多く，鑑別の一助となる．

参考文献

1) Mayo J, et al：Chronic eosinophilic pneumonia：CT findings in six cases AJR Am J Roentgenol, 153：727-730, 1989
2) Ebara H, et al：Chronic eosinophilic pneumonia：evolution of chest radiograms and CT features. J Comput Assist Tomogr., 18：737-744, 1994
3) Arakawa H, et al：Bronchiolitis obliterans with organizing pneumonia versus chronic eosinophilic pneumonia：high-resolution CT findings in 81 patients. AJR Am J Roentgenol, 176：1053-1058, 2001
4) Johkoh T, et al：Chronic eosinophilic pneumonia：evolution of chest radiograms and CT features. Radiology, 216：773-780, 2000
5) Worthy SA, et al：Churg-Strauss syndrome：the spectrum of pulmonary CT findings in 17 patients. AJR Am J Roentgenol, 170：297-300, 1998

第5章 びまん性肺疾患（非感染性）

9 急性好酸球性肺炎
acute eosinophilic pneumonia：AEP

上甲 剛

症例1　急性好酸球性肺炎（AEP）（30歳代女性）

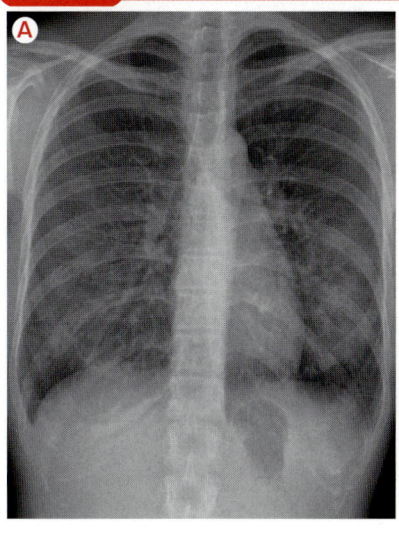

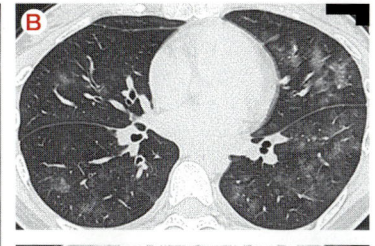

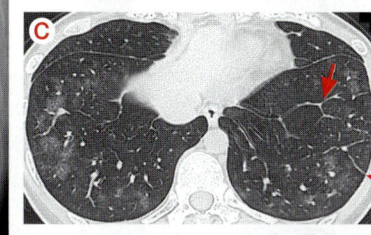

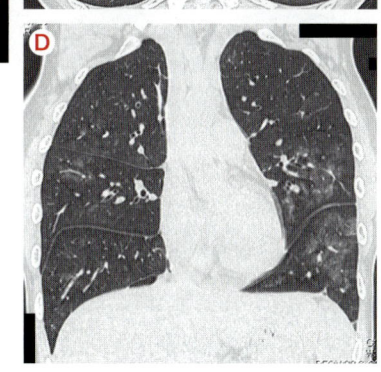

Ⓐ胸部単純X線写真
Ⓑ～Ⓓ単純CT

喫煙経験は今までなかったが，仕事のストレスから喫煙．その後咳，呼吸困難が出現し，38℃の熱発をきたした．末梢血では好酸球増多はない．

Ⓐ両側中枢側優位にすりガラス影と斑状影を認める．Kerley's B line もみられる．

Ⓑ～Ⓓ比較的中枢側優位に小葉中心性の淡い陰影から小葉大のすりガラス影を認める．小葉間隔壁のスムースな肥厚（→）もみられる．

疾患解説

1．疾患概念

　急性好酸球性肺炎（AEP）は，初回喫煙時に発症することが多く，若い男性によくみられる．急速に呼吸不全に至るが，ステロイドが奏効し，予後は良好である．末梢血の好酸球増多はみられないことが多く，その場合診断確定にはBAL（気管支肺胞洗浄）や肺生検が必要である．

2．典型的画像所見

　胸部X線写真では**Kerley's line, cuffing**，**すりガラス影**，**コンソリデーション**がみられ（症例1，2），胸水を伴うことが多い．コンソリデーション，すりガラス影は慢性好酸球性肺炎（CEP）と異なり，末梢優位なものが多くはない．中枢側優位なものが多いが，末梢優位なものもある．中枢側優位なものは"心拡大のない心原性肺胞性肺水腫"の様相を示す．

　CTでは，小葉間隔壁，気管支血管周囲間質のスムースな肥厚，とすりガラス状陰影が特徴的（症例1，2）で，しばしば胸水がみられ，肺門，縦隔のリンパ節腫脹を伴うこともある．

症例2　急性好酸球性肺炎（AEP）（40歳代女性）

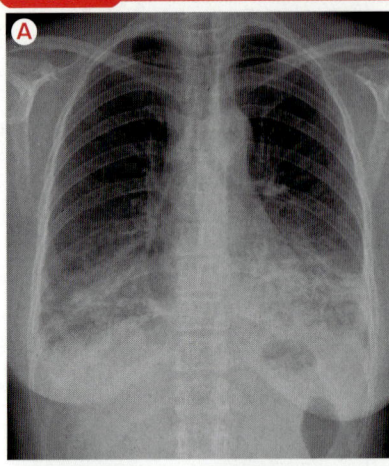

Ⓐ 胸部単純X線写真
Ⓑ〜Ⓓ 単純CT

Ⓐ 両側中・下肺野にコンソリデーション．右心縁，左心縁とシルエットサイン陽性．Kerley's B line と右 B³b に cuffing を認める．

Ⓑ〜Ⓓ 両側広汎に小葉間隔壁と気管支血管束のスムースな肥厚を認め，小葉中心性の淡い陰影，小葉単位で広がるコンソリデーション，すりガラス影が，中枢側優位にみられる．

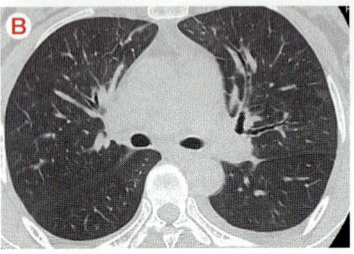

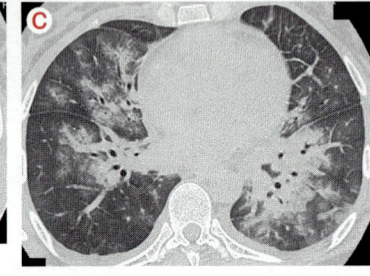

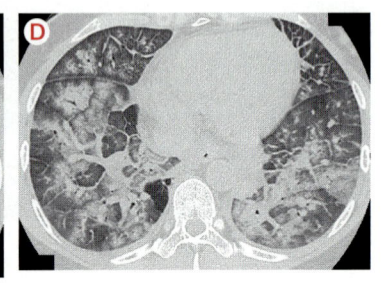

鑑別1　PIE症候群（70歳代女性）

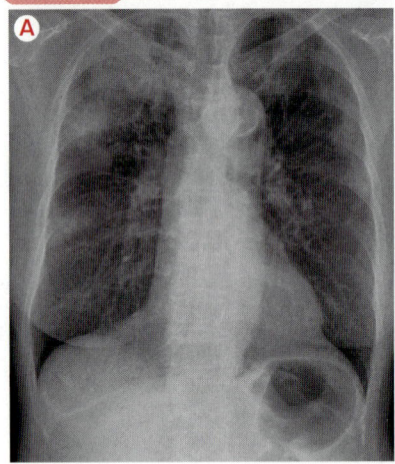

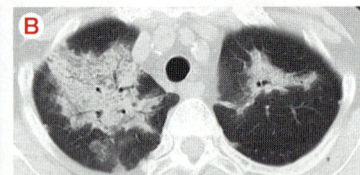

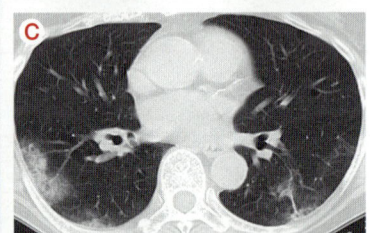

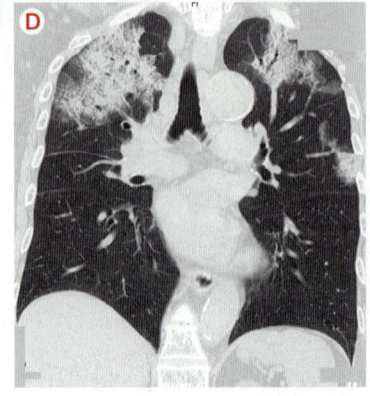

Ⓐ 胸部単純X線写真
Ⓑ〜Ⓓ 単純CT

Ⓐ 両側上肺野末梢優位に非区域性に広がるコンソリデーションを認める．

Ⓑ〜Ⓓ 両側上肺野末梢優位に非区域性に広がるコンソリデーションを認める．

鑑別2　癌性リンパ管症（胃癌肺転移）（50歳代女性）

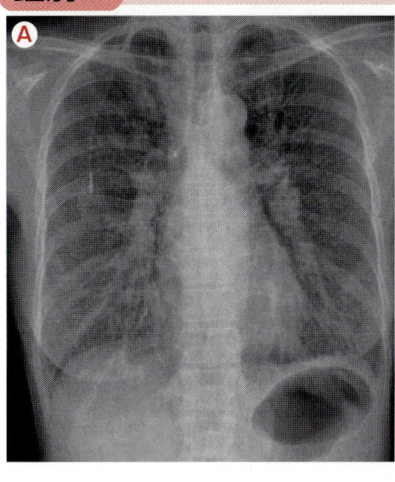

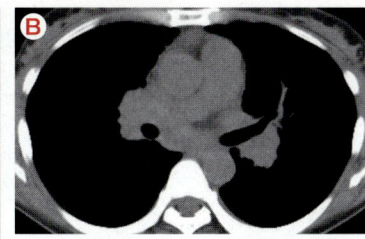

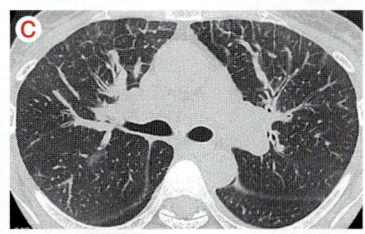

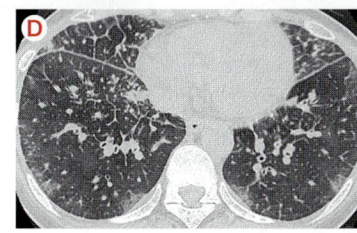

Ⓐ 胸部単純X線写真
Ⓑ 単純CT（縦隔条件）
ⒸⒹ 単純CT

Ⓐ 両側肺門は腫脹し，右気管傍線は肥厚し，上大静脈も右側に張り出している．気管支血管影は目立ち，Kerley's A, B linesがみられる．

Ⓑ 両側肺門，気管分岐部リンパ節は腫大している．

ⒸⒹ 両側広汎に小葉間隔壁，気管支血管束は肥厚し，小葉中心性分岐粒状影もみられる．広義間質の肥厚はnodularな部分もみられる．両下肺胸膜下に小葉大のすりガラス影，コンソリデーションを認めるが，肥厚した小葉間隔壁の横断像と思われる．

鑑別3　多中心性Castleman病（MCD）に伴うDLH（50歳代女性）

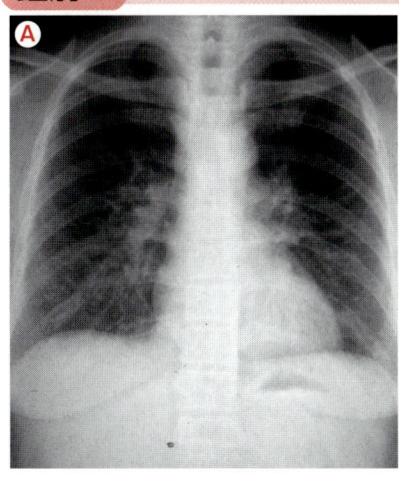

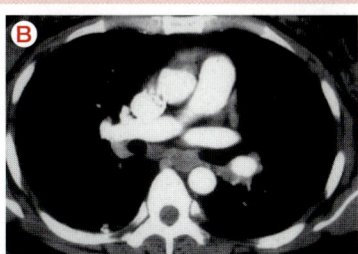

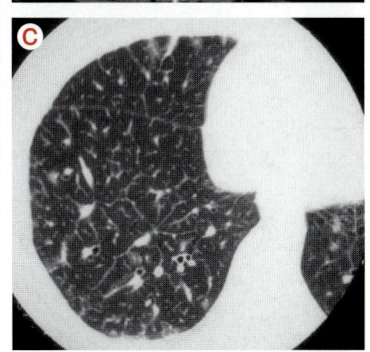

Ⓐ 胸部単純X線写真
Ⓑ 造影CT
Ⓒ 単純CT

Ⓐ 両側肺門は腫脹し，右気管傍線は肥厚し，上大静脈も右側に張り出している．気管支血管影は目立ち，Kerley's B linesがみられる．

Ⓑ 両側肺門，気管分岐部リンパ節は腫大している．

Ⓒ 小葉間隔壁，気管支血管束は両側広汎に肥厚し，小葉中心性分岐粒状影もみられる．下肺胸膜下に小葉大のすりガラス影，コンソリデーションを認めるが，肥厚した小葉間隔壁の横断像と思われる．

第5章　びまん性肺疾患（非感染性）

鑑別4　心原性間質性肺水腫（50歳代男性）

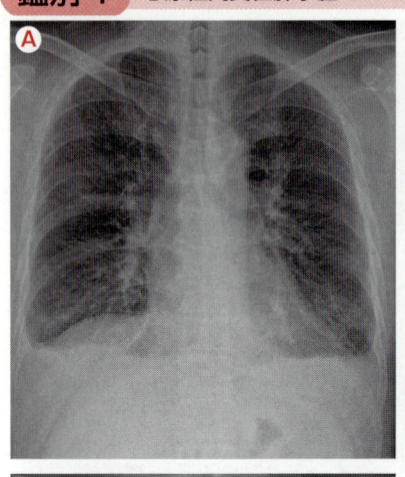

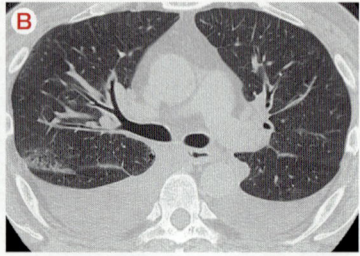

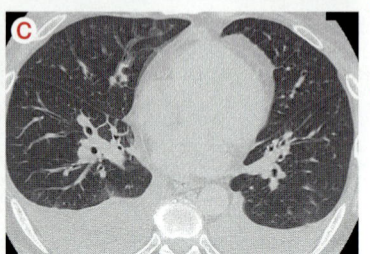

Ⓐ胸部単純X線写真
ⒷⒸ単純CT
Ⓓ胸部単純X線写真（治療後）

Ⓐ心胸郭比は50％以下だが，気管分岐部は軽度開大している．両側胸水を認める．両側広汎に気管支血管影は不鮮明となり，Kerley's A, B lineを認める．

ⒷⒸ両側胸水がみられる．気管支血管束，小葉間隔壁のスムースな肥厚がみられる．

Ⓓ肋骨横隔膜角はシャープになり，心臓はサイズが小さくなっている．肺野はほぼ正常である．

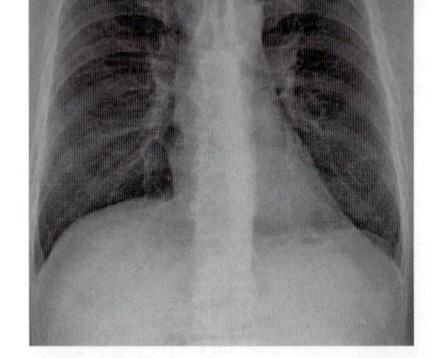

鑑別5　ゲフィチニブによる薬剤性好酸球性肺炎（60歳代男性）

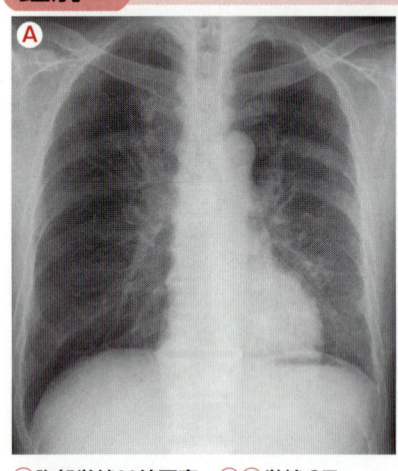

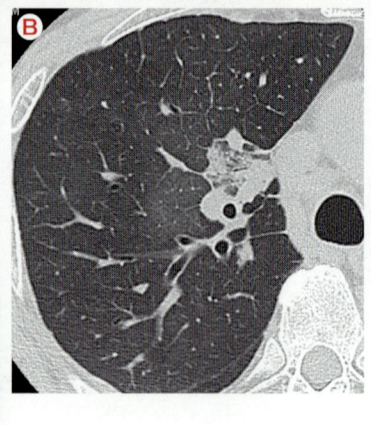

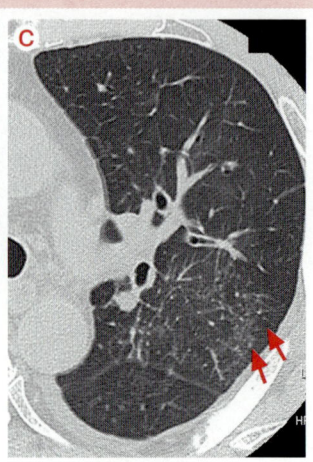

Ⓐ胸部単純X線写真　ⒷⒸ単純CT

Ⓐ右肺門上極周囲，左下肺野では気管支血管影は不鮮明である．
ⒷⒸ右肺S^1に小葉単位で広がるコンソリデーションとすりガラス影，小葉間隔壁のスムースな肥厚を認める．左肺S^{1+2}ではすりガラス影と小葉中心性粒状影（→）を認める．

184　圧倒的画像数で診る！　胸部疾患画像アトラス

3. 鑑別疾患

- **PIE症候群（鑑別1）**：AEP類似の広義間質肥厚が目立つもの，末梢優位の非区域性コンソリデーションを示すもの，単発多発の結節影を示すものと多彩な画像を示し，広義間質肥厚が目立つ場合鑑別は困難である．
- **癌性リンパ管症（鑑別2）**：しばしば急性経過をとり，AEPも肺門・縦隔リンパ節腫大，広義間質肥厚を示すので，鑑別が必要となる局面があるが，広義間質肥厚がnodularな場合，癌性リンパ管症を想起する．
- **多中心性Castleman病（MCD，鑑別3）**：癌性リンパ管症同様，しばしば急性経過をとり，AEPも肺門・縦隔リンパ節腫大，広義間質肥厚を示すので，鑑別が必要となる局面があるが，MCDは嚢胞を伴うこと多いことが鑑別の鍵である．
- **心原性間質性肺水腫（鑑別4）**：心原性肺水腫との鑑別は心拡大を同定できるかどうかだが1pointの胸部X線写真では困難な場合も多い．
- **薬剤性好酸球性肺炎（鑑別5）**：画像上では，薬剤性好酸球性肺炎との鑑別は困難である．

参考文献

1) Allen JN, et al: Acute eosinophilic pneumonia as a reversible cause of noninfectious respiratory failure. N Engl J Med, 321: 569-574, 1989
2) Johkoh T, et al: Eosinophilic lung diseases: diagnostic accuracy of thin-section CT in 111 patients. Radiology, 216: 773-780, 2000
3) Johkoh T, et al: Lymphocytic Interstitial Pneumonia: thin-section CT findings in 22 patients. Radiology, 212: 567-572, 1999

第5章 びまん性肺疾患（非感染性）

10 サルコイドーシス
sarcoidosis

上甲 剛

症例1　サルコイドーシス（50歳代女性）

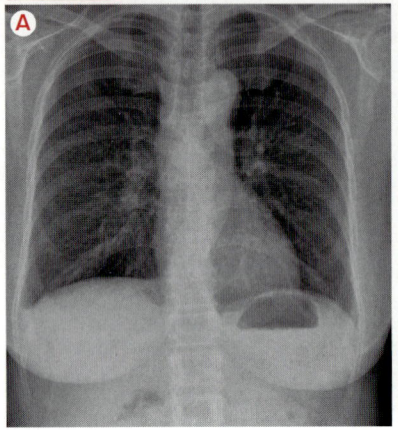

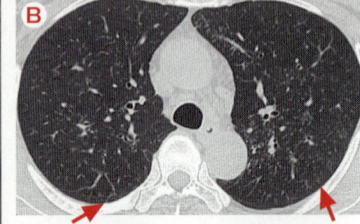

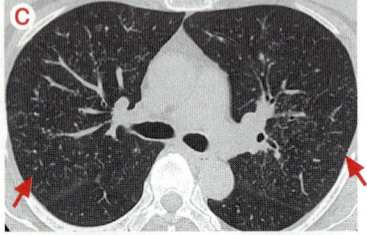

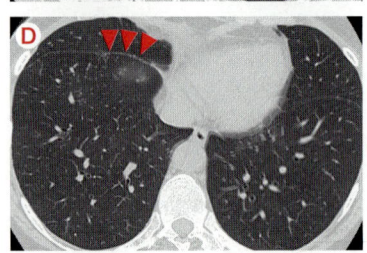

Ⓐ 胸部単純X線写真
Ⓑ〜Ⓓ 単純CT

無症状，検診にて胸部異常影を指摘された．

Ⓐ 両側肺門は腫大し，上中肺野に粒状影が散布する．

Ⓑ〜Ⓓ 両側上肺野に微細分岐粒状影（→）が広汎に分布し，葉間胸膜上にも多数の微細な結節（▶）を認める．

症例2　サルコイドーシス（30歳代女性）

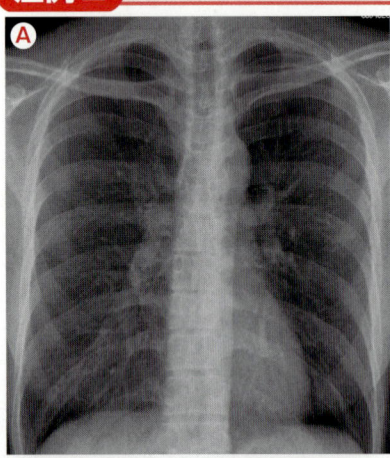

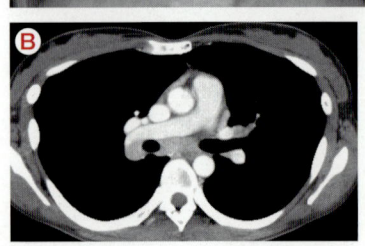

Ⓐ 胸部単純X線写真
Ⓑ 造影CT
ⒸⒹ 単純CT

Ⓐ 両側肺門は腫大し，右気管傍線も肥厚している．両側中肺野では気管支血管影が不鮮明である．

Ⓑ 両側肺門，気管分岐部リンパ節腫大を認める．

ⒸⒹ 右S6に微細分岐状影，粒状影が集簇し，いわゆるCT galaxy signを示している（→）．

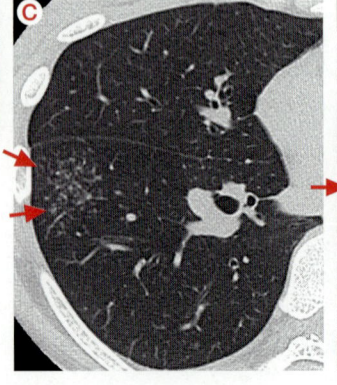

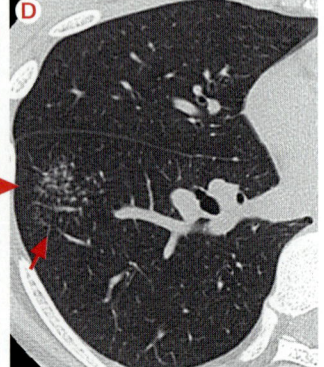

症例3　サルコイドーシス（30歳代女性）

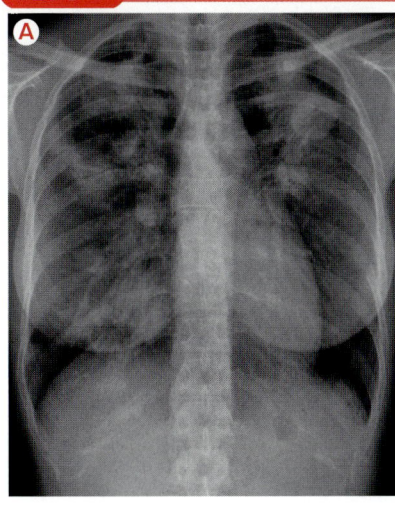

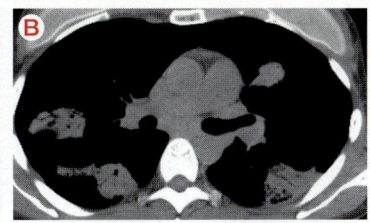

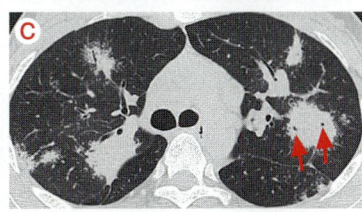

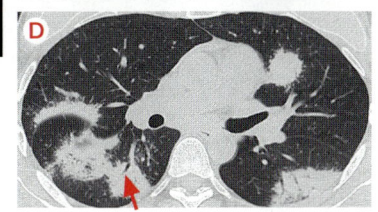

- Ⓐ 胸部単純X線写真
- Ⓑ 単純CT（縦隔条件）
- ⒸⒹ 単純CT

- Ⓐ 両側肺門は腫大しており，右側気管傍線は拡大，大動脈肺動脈本幹線も左上方へ偏移している．肺野には多発コンソリデーションと塊状影，結節影を認める．
- Ⓑ 両側肺門および気管分岐部リンパ節腫大を認める．
- ⒸⒹ 多発するコンソリデーション，腫瘤，結節を認め，内部には細気管支透亮像を伴い（→），辺縁部には微細粒状影の集簇を認める．いわゆるpseudoalveolar patternの画像である．

鑑別1　悪性リンパ腫（60歳代女性）

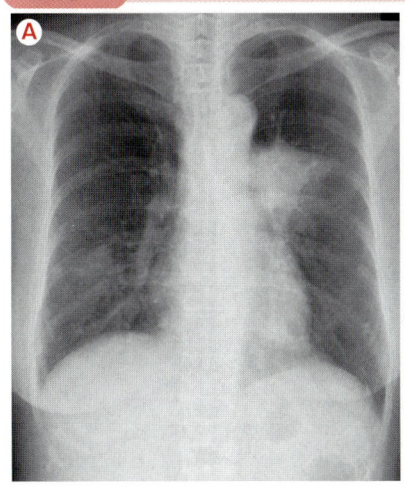

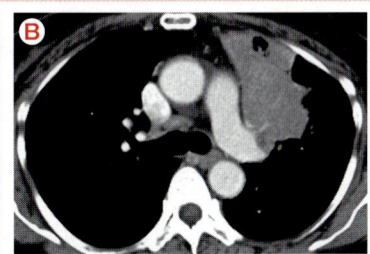

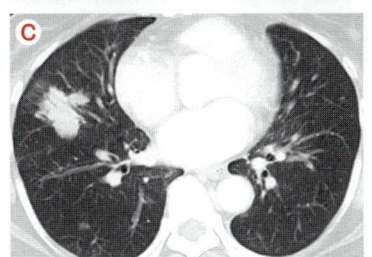

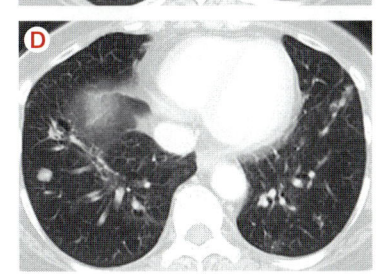

- Ⓐ 胸部単純X線写真
- Ⓑ 造影CT
- ⒸⒹ 単純CT

- Ⓐ 左肺門部に腫瘤を認め，右下肺野には不整結節影を伴う．
- Ⓑ 左上区にコンソリデーションを認めるが，内部の血管が造影されている（angiogram sign）．
- ⒸⒹ 中葉に気管支透亮像を伴うコンソリデーションを認め，両肺に1cm程度までの結節影，限局性すりガラス影が散在している．

第5章　びまん性肺疾患（非感染性）

鑑別2　多中心性Castleman病（MCD）(60歳代男性)

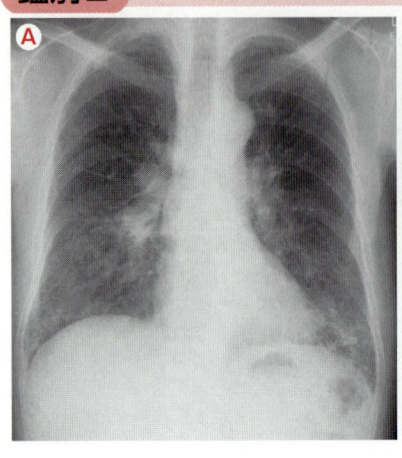

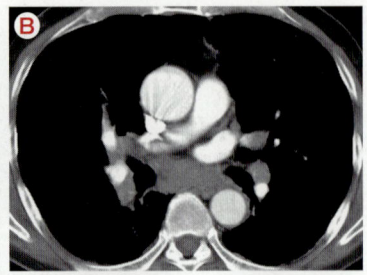

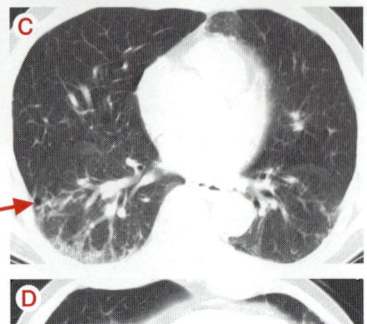

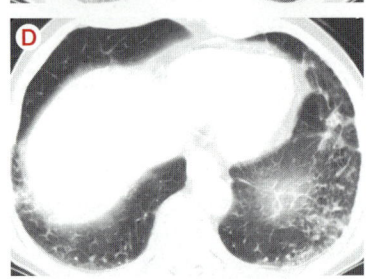

Ⓐ胸部単純X線写真
Ⓑ造影CT
ⒸⒹ単純CT

Ⓐ両側肺門は腫脹し，右気管傍線も拡大している．両側下肺野にすりガラス影が広がっている．

Ⓑ両側肺門，気管分岐部リンパ節は著明に腫大している．

ⒸⒹ両側下肺野に気管支に沿って扇形に広がるすりガラス影，小葉単位で広がるすりガラス影，小葉間隔壁の肥厚を認める．小囊胞（→）も散見される．

鑑別3　直腸癌肺（癌性リンパ管症，血行性肺転移），肺門縦隔リンパ節転移

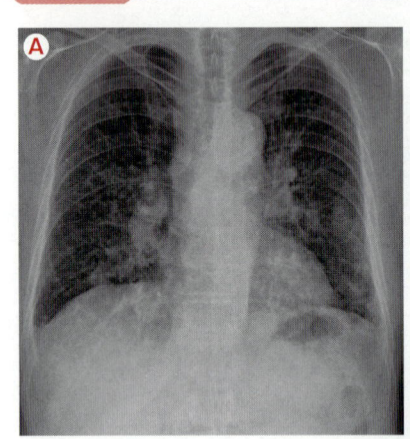

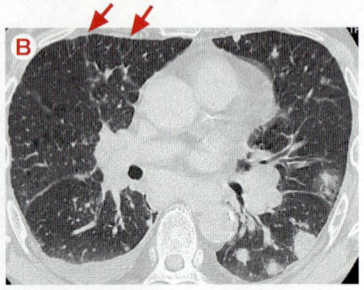

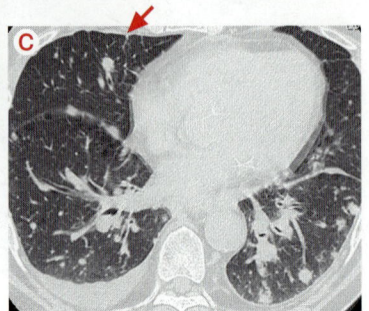

Ⓐ胸部単純X線写真
ⒷⒸ単純CT

Ⓐ両側肺門は腫大し，奇静脈弓も突出し，右気管傍線は拡大している．肺野では2cm程度までの多発結節影を認め，Kerley's B lineもみられる．

ⒷⒸ両側肺門，気管分岐部リンパ節は腫大しており，2cm程度までの結節が多発している．気管支血管束，小葉間隔壁のnodularな肥厚（→）もみられる．右胸水も出現している．

鑑別4　珪肺（sillicosis）（70歳代男性）

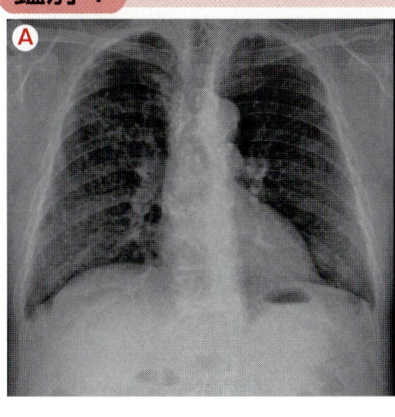

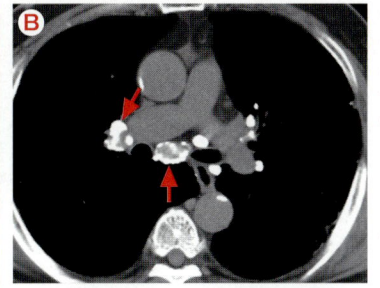

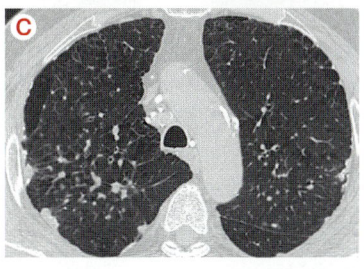

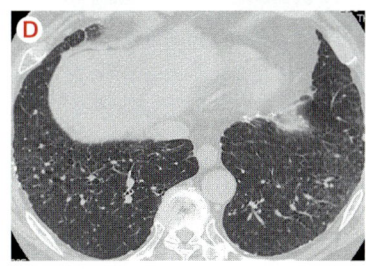

Ⓐ **胸部単純X線写真**
Ⓑ **単純CT（縦隔条件）**
ⒸⒹ **単純CT**

Ⓐ 両側肺門は腫大し，石灰化を伴う．縦隔内に多数の石灰化を認める．肺野では比較的上肺野優位に微細粒状影がみられる．

Ⓑ 両側肺門，気管分岐部リンパ節は卵殻状の石灰化（egg shell calcification，➡）を伴い腫大している．

ⒸⒹ 比較的上肺野優位に小葉中心部および胸膜直下に粒状影，結節影を認め，一部は石灰化を伴う．胸膜直下には気腫性嚢胞を認める．

鑑別5　ランゲルハンス細胞組織球症（LCH）（30歳代女性）

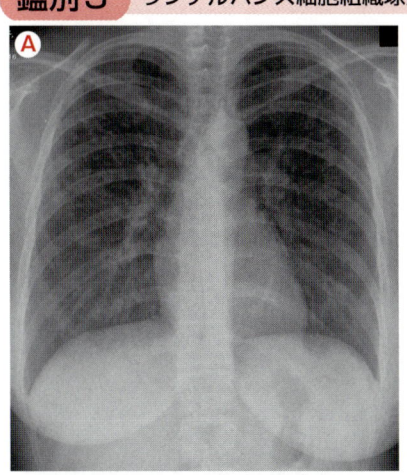

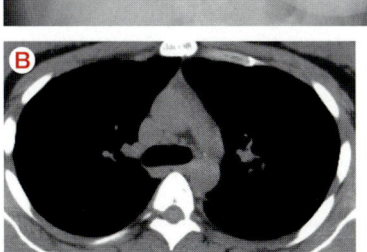

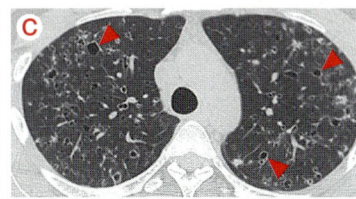

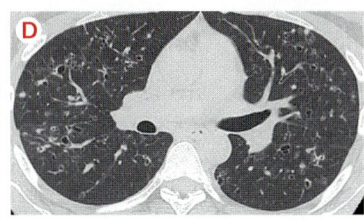

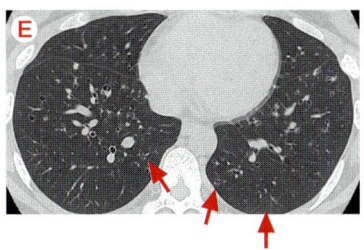

Ⓐ **胸部単純X線写真**
Ⓑ **単純CT（縦隔条件）**
Ⓒ～Ⓔ **単純CT**

Ⓐ 両側肺門は軽度腫大している．両側上肺野に粒状影，輪状影を認める．

Ⓑ 縦隔，肺門に小リンパ節が散在している．

Ⓒ～Ⓔ 比較的上肺野優位に粒状影，小嚢胞（▶）がみられ，病変の乏しい下肺野では小葉中心性分岐粒状影（➡）を伴う．

第5章　びまん性肺疾患（非感染性）

189

疾患解説

1．疾患概念

サルコイドーシスは多臓器における非乾酪性類上皮肉芽腫を特徴とする原因不明の全身性肉芽腫性肺疾患である．肺および肺門，縦隔リンパ節が侵される頻度が高く，全症例の90％以上に及ぶ．患者の1/3は無症状で検診で偶然発見されることが多い．本邦では肺病変により生命予後は良好であるが，アフリカンアメリカンやインド系人種では線維化をきたし予後不良の症例も多い．本邦で生命予後を決定するのは心サルコイドーシスであり，失明の危険性の高い眼サルコイドーシスとともに早期の治療が重要である．

2．典型的画像所見

胸部X線写真では**両側肺門腫大**がみられ，その辺縁は"ごつごつ"した"結節様"の形状を示す（**症例1～3**）．右気管傍リンパ節腫脹を反映して右気管傍線の肥厚（**症例2，3**），奇静脈弓の拡大，上大静脈の右側への偏位がみられ，大動脈傍リンパ節腫脹を反映して大動脈肺動脈幹線の左上方への偏位（**症例3**），気管分岐部リンパ節腫大を反映して気管分岐部開大，奇静脈食道線の右側への偏位などさまざまな縦隔線の偏位がみられる．肺野では上肺野優位に粒状影をはじめとしたさまざまな異常をみる．

CTでは**リンパ路に沿って分布する粒状影**が特徴的で，上肺野優位に分布し，粒状影周囲は**局所的に収縮傾向**を示す．広義間質のnodularな肥厚を示すが，小葉間隔壁よりも気管支肺動脈束に強い．気管支肺動脈束肥厚は小葉中心部の細動脈細気管支周囲でもみられ小葉中心性分岐粒状影となる．微細粒状影，分岐状影が密に集まり，結節様に集合することがあり，CT galaxy signとよばれる（**症例2**）．また気管支透亮像を伴うコンソリデーションや結節影を示すことがあり，pseudoalveolar patternとよばれる（**症例3**）．このpseudoalveolar patternの辺縁部は微細粒状影，分岐状影が密な集合で形成されることが多い．進行し，線維化した症例では上肺野に牽引性気管支拡張を伴った収縮した気道周囲のコンソリデーションを示す．

リンパ節の形状はそれぞれが分離可能なものから，融合したものまでさまざまである．長期経過例では石灰化を伴うことがある．造影では均一に軽度造影されることが多いが，内部に低濃度を伴いring enhancementされることもある．

胸水を伴うことは乏しく，胸水がみられ，小葉間隔壁のスムースな肥厚が出現すると心サルコイドーシスに伴う心不全，間質性肺水腫を想起するべきである．

3．鑑別疾患

- **悪性リンパ腫（鑑別1）**：腫瘤の柔らかさを反映して，CT angiogram signがみられることや腫脹リンパ節が非対称であることが鑑別の参考となる．
- **多中心性Castleman病（MCD，鑑別2）**：肺野に囊胞がみられることが鑑別の鍵となる．
- **転移性肺腫瘍（鑑別3）**：胸水を伴うことが多いこと，血行性転移は下肺野に多いこと，癌性リンパ管症では小葉間隔壁の肥厚と気管支血管束の肥厚が同程度同頻度にみられることが参考になる．
- **珪肺（鑑別4），ランゲルハンス細胞組織球症（LCH，鑑別5）**：サルコイドーシスとともに肺門リンパ節腫脹と上肺野優位な病変を示す疾患であるが，珪肺ではリンパ節がegg shell calcificationを伴うことと胸膜直下の気腫性囊胞の存在，LCHでは奇妙な形の囊胞の存在が鍵となる．

参考文献

1）「胸部のCT 第3版」（村田喜代史，上甲剛，村山貞之／編）メディカル・サイエンス・インターナショナル，2011
2）Honda O, et al：Comparison of high resolution CT findings of sarcoidosis, lymphoma, and lymphangitic carcinoma：Is there any difference of involved interstitium? J Comput Assist Tomogr, 23：374-379, 1999
3）Nakatsu M, et al：Large coalescent parenchymal nodules in pulmonary sarcoidosis: "sarcoid galaxy sign". Am J Roentgenol, 178: 1389-1293, 2002
4）Johkoh T, et al：CT findings in "pseudoalveolar" sarcoidosis. J Comput Assist Tomogr, 16：904-907, 1992
5）Johkoh T, et al：Intrathoracic multicentric Castleman disease: CT findings in 12 patients. Radiology, 212：567-572, 1999

第6章　肺循環障害

1 急性肺血栓塞栓症
acute pulmonary embolism

米山寛子，坂井修二

症例1　CTにて塞栓のみ描出された急性肺血栓塞栓症（40歳代男性）

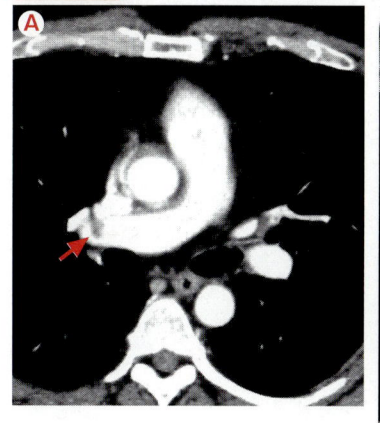

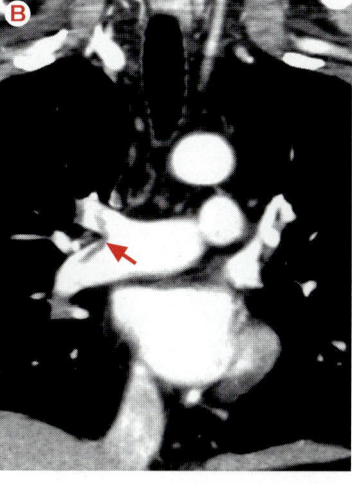

Ⓐ造影CT
Ⓑ造影CT再構成冠状断像

呼吸苦を自覚し近医受診．

ⒶⒷ右肺動脈分岐部に塞栓を認める（→）．肺動脈本幹の明らかな拡張はみられない．

症例2　CTにて肺高血圧症が推測可能な急性肺血栓塞栓症（80歳代女性）

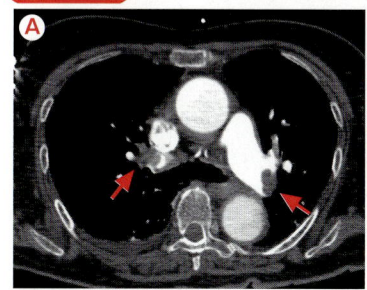

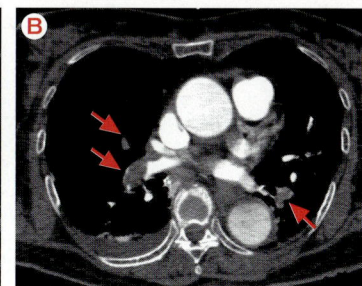

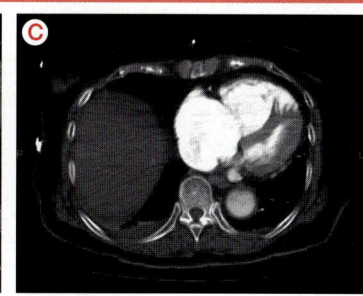

Ⓐ～Ⓒ造影CT

呼吸苦を自覚し近医受診．
ⒶⒷ少量の両側胸水がみられる．両肺動脈に多数の塞栓を認める（→）．
Ⓒ右房，右室の拡張がみられ，心室中隔の左室側への偏位が顕著である．高度の肺高血圧症の状態と判断できる．

疾患解説

1．疾患概念

　下肢静脈，骨盤内静脈や心臓内で形成された血栓が遊離し，肺血管を狭窄・閉塞することにより発症する．特異的な症状はなく，呼吸困難，胸痛，頻呼吸が多くみられるが，無症状から失神，突然死するものまで多彩である．肺血管の狭窄・閉塞が広範な場合，肺高血圧や右室拡大を認める．本症の10～15％に肺梗塞を合併し，末梢肺動脈の閉塞で生じやすいとされる．診断には臨床所見やD-dimer上昇等の血液学的所見だけでは不十分で，肺動脈の塞栓や下肢静脈の血栓の検索に胸部造影CTならびにCT静脈造影（CTV）が施行される．亜区域枝より末梢の血流の評価には肺血流シンチグラフィが有用ともいわれている．従来は換気シンチグラフィとセットで検査され換気と血流のミスマッチを証明していたが，近年SPECT/CTが行われるようになり，CTによる肺の状態と血流シンチグラフィによる血流の状態を総合的に判断して診断されることも多い．治療に関しては，まず抗凝固療法が施行され，深部静脈

症例3　長期経過観察が可能であった肺梗塞合併の急性肺血栓塞栓症（30歳代男性）

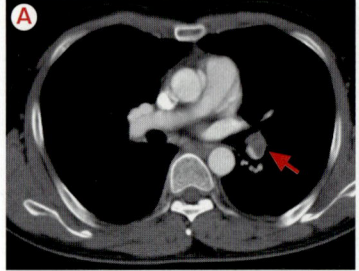

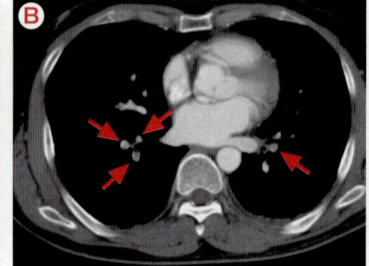

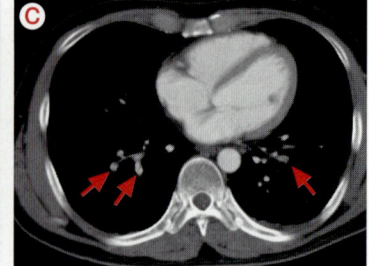

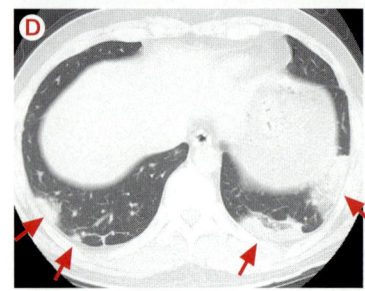

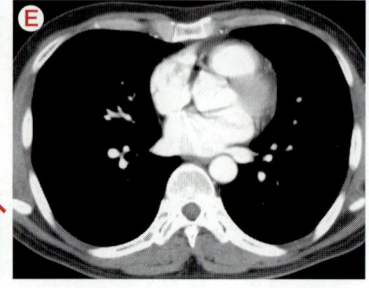

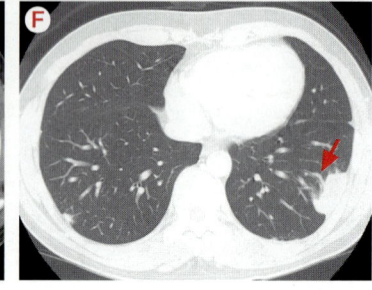

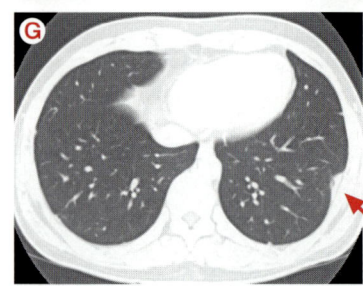

Ⓐ〜Ⓒ造影CT（縦隔条件）　Ⓓ単純CT（肺野条件）　Ⓔ造影CT（縦隔条件，抗凝固療法開始9日後）　Ⓕ単純CT（肺野条件，抗凝固療法開始9日後）　Ⓖ単純CT（肺野条件，発症4カ月後）

左胸痛，血痰，労作時呼吸困難を主訴として受診．
Ⓐ〜Ⓒ左肺動脈下葉枝および両下葉区域枝に多数の塞栓を認める（→）．
Ⓓ両肺下葉の胸膜に接して，多数の楔状コンソリデーションを認める（→）．肺梗塞の所見である．
Ⓔ両側肺動脈下葉区域枝の血栓塞栓は消失している．
Ⓕ両肺下葉の肺梗塞は，収縮機転がみられる．左肺底部の梗塞巣に肺血管の連続がみられる（→）．
Ⓖ両肺下葉の肺梗塞はほぼ瘢痕化し，左肺底部で限局性の胸膜肥厚として描出されている（→）．

症例4　CTにて下肢深部静脈血栓を描出できた急性肺血栓塞栓症（80歳代女性）

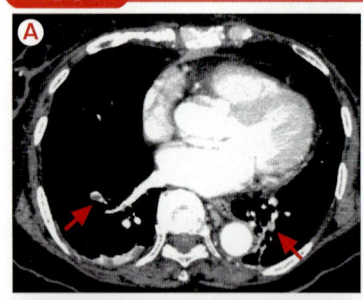

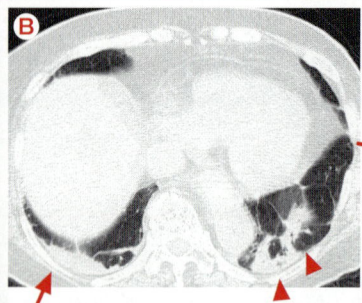

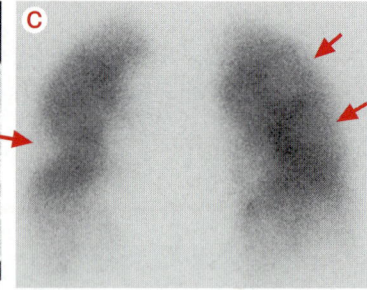

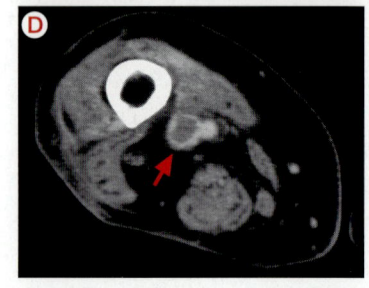

Ⓐ造影CT（縦隔条件）　Ⓑ単純CT（肺野条件）　Ⓒ肺血流シンチグラフィ　Ⓓ下肢静脈造影CT（CTV）（静脈相，胸部造影CTに引き続き撮影）

心肺停止状態で発見され病院へ搬送された．
Ⓐ両肺動脈下葉区域〜亜区域枝に塞栓を認める（→）．
Ⓑ右肺下葉背側には胸膜に接する扁平なコンソリデーション（→）を，左肺底部には気管支に沿って存在するコンソリデーション（▶）を認める．肺梗塞の合併が疑われる．
Ⓒ両肺に楔状の血流欠損を複数認める（→）．
Ⓓ右大腿静脈中央に血栓がみられ，静脈周囲にのみ増強効果を認める（→）．

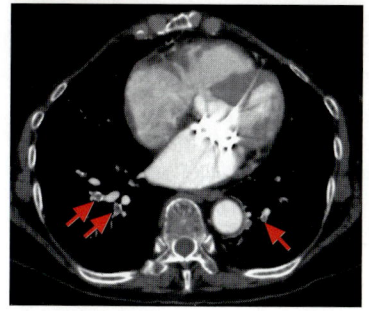

> **鑑別1** 気管支粘液栓（70歳代女性）
>
> **造影CT（縦隔条件）**
>
> 肺動脈と伴走する区域〜亜区域枝レベルの気管支内に低吸収域を認め，気管支粘液栓の所見である（→）．並走する肺動脈の増強は良好であり肺動脈血栓塞栓は否定される．

血栓の再塞栓が予後に起因することから，予防のためガイドラインに従って下大静脈フィルターの留置も行われる．

2．典型的画像所見

造影CTでは，肺動脈内腔の増強欠損・途絶，血管壁に対し鋭角に立ち上がる血栓，閉塞血管の拡張を認める（症例1〜3）．また単純CTでは血栓が周囲肺動脈内腔より高吸収を示す場合もみられ，呼吸困難を訴える患者で肺実質に明らかな異常を指摘できない場合は，単純CTで肺動脈内に高吸収域が存在しないか念入りにチェックすることも重要である．肺梗塞の所見として胸膜に接する増強効果のない楔状のコンソリデーションは有名である．CTVでは，下肢静脈の増強欠損や血管壁の増強効果，上流血管の拡張，血管周囲の脂肪織混濁等も認める（症例4）．肺血流シンチグラフィでは楔状の集積欠損を認め，換気・血流ミスマッチが有用である．換気シンチグラフィの代わりにSPECT/CTにて背景の肺実質に異常がないことを確認しても診断可能となる．

3．鑑別疾患

- **肺動脈肉腫**：臨床症状は肺塞栓症に類似する．造影CTでは中枢または近位の肺動脈に増強欠損を認め，血管径の拡大，増強効果を伴う．FDG-PET/CTで増強欠損部に集積がみられれば可能性が高くなる．
- **肺動脈腫瘍塞栓**：肝癌，乳癌，腎癌，胃癌，前立腺癌，絨毛癌でみられ，胸膜に接するコンソリデーションや多数の結節を認める．
- **気管支粘液栓**（鑑別1）：気管支内に低吸収の粘液栓を伴う．肺動脈との連続性から鑑別できる．

参考文献

1) 「肺血栓塞栓症および深部静脈血栓症の診断，治療，予防に関するガイドライン（2009年改訂版）」，日本循環器学会ホームページ
2) Han D, et al: Thrombotic and nonthrombotic pulmonary arterial embolism: spectrum of imaging findings. Radiographics, 23: 1521-1539, 2003
3) Castañer E, et al: CT diagnosis of chronic pulmonary thromboembolism. Radiographics, 29: 31-50; discussion 50-3, 2009

第6章 肺循環障害

2 慢性血栓塞栓性肺高血圧症
chronic thromboembolic pulmonary hypertension (CTEPH)

米山寛子，坂井修二

症例1　CTにてモザイク灌流を描出したCTEPH（80歳代男性）

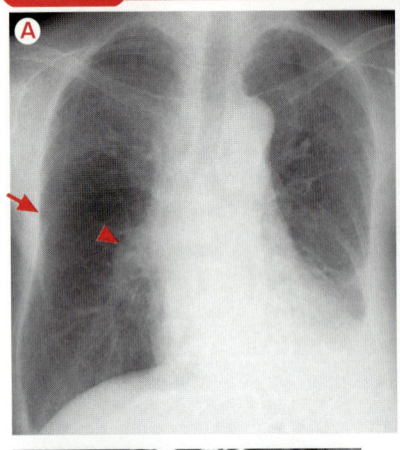

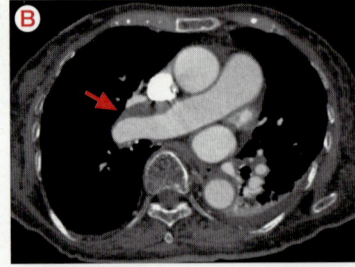

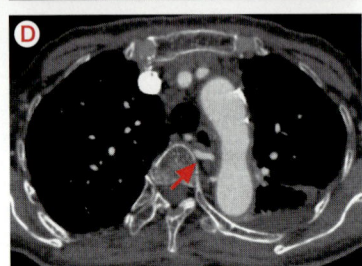

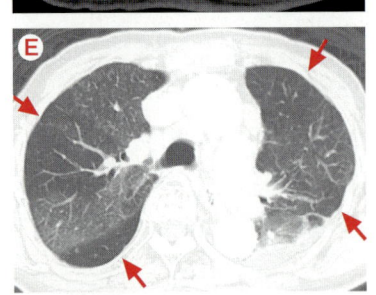

Ⓐ 胸部単純X線写真
Ⓑ 造影CT（縦隔条件）
Ⓒ 造影CT冠状断像（縦隔条件）
Ⓓ 造影CT（縦隔条件）
Ⓔ 単純CT（肺野条件）

緩徐に増悪する労作時呼吸困難と両下腿の浮腫がみられた．

Ⓐ 右肺中肺野に透過性の亢進域を認め，Westermark signが疑われる（→）．右肺門は拡大し，肺血管の急激な狭小化がみられ，knuckle signが疑われる（▶）．左胸水がみられる．

ⒷⒸ 右肺動脈に血管壁に沿って存在する血栓・塞栓を認める（→）．

Ⓓ 気管支動脈は拡張している（→）．

Ⓔ 両肺に低吸収域が多数存在し，モザイク灌流の所見である（→）．低吸収域を占める部分の肺血管に狭小化がみられる．

症例2　肺梗塞を合併したCTEPH（40歳代男性）

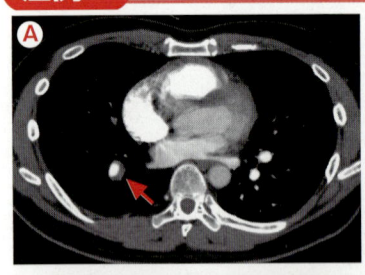

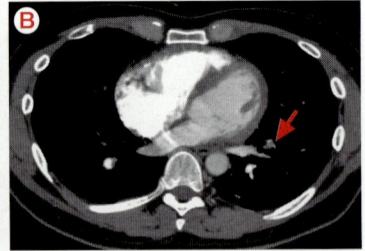

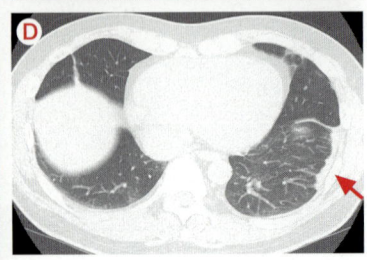

ⒶⒷ 造影CT（縦隔条件）
Ⓒ 造影CT冠状断像（縦隔条件）
Ⓓ 単純CT（肺野条件）

4年前に肺動脈塞栓，深部静脈血栓にて加療後，治療を中断．労作時呼吸困難，咳嗽が出現し受診した．

Ⓐ〜Ⓒ 両肺の肺動脈に，血管壁に沿った血栓・塞栓を認める（→）．

Ⓓ 左肺下葉S8-9の胸膜と接する帯状のコンソリデーションを認め，慢性期の肺梗塞の所見である（→）．

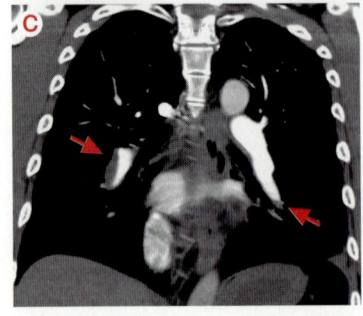

症例3　バルーン肺動脈形成術（BPA）の施行例（60歳代女性）

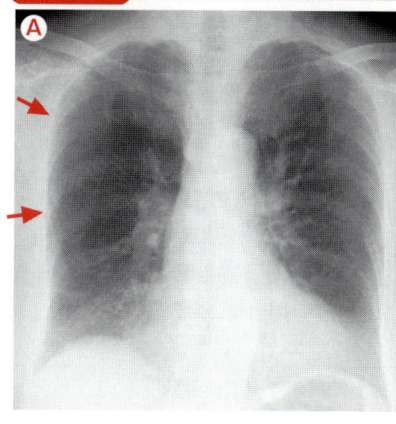

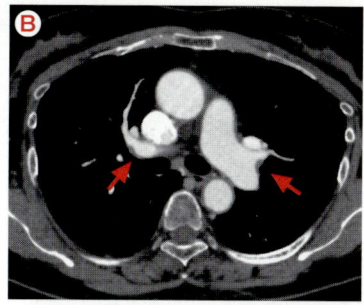

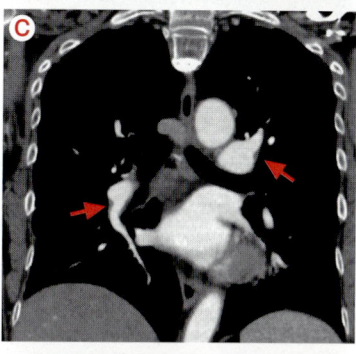

Ⓐ 胸部単純X線写真
Ⓑ 造影CT（縦隔条件）
Ⓒ 造影CT再構成冠状断像（縦隔条件）
ⒹⒺ 肺血流SPECT/CT（BPA施行前）
ⒻⒼ 肺血流SPECT/CT（BPA施行後）

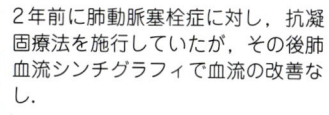

2年前に肺動脈塞栓症に対し，抗凝固療法を施行していたが，その後肺血流シンチグラフィで血流の改善なし．

Ⓐ右肺上中肺野に透過性の亢進を認め，Westermark signが疑われる（→）．同部の肺血管に狭小化も認める．

ⒷⒸ両肺動脈の壁に沿って血栓・塞栓を認める（→）．

ⒹⒺ両肺に広範囲の血流欠損を認める．

ⒻⒼ右肺上葉，両肺下葉の一部の血流は改善している（→）．

（Ⓓ～Ⓖはp.11カラーアトラス⑥を参照）

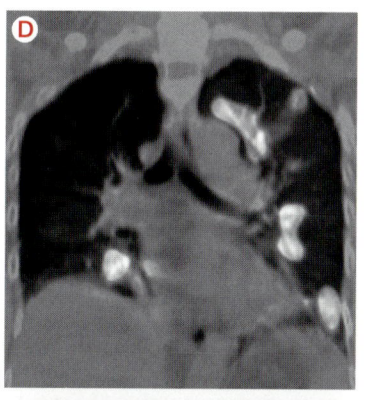

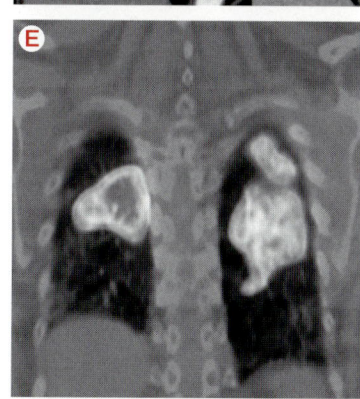

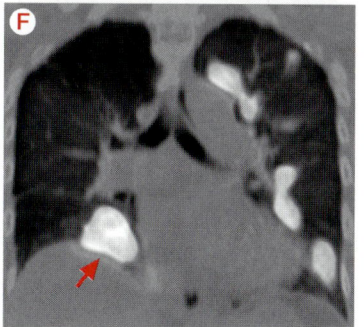

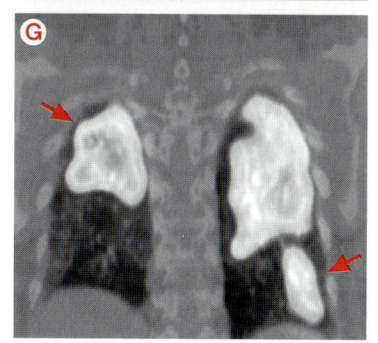

症例4　CTのモザイク灌流と血流シンチグラフィの対比が可能なCTEPH（50歳代女性）

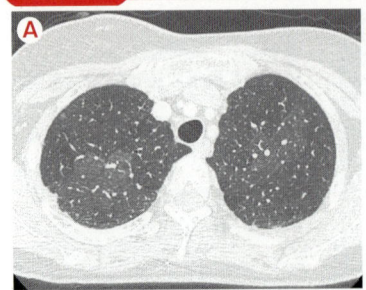

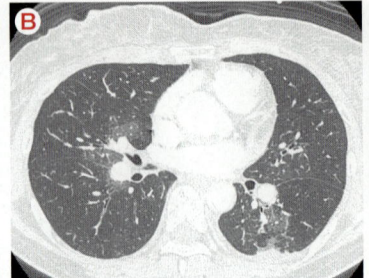

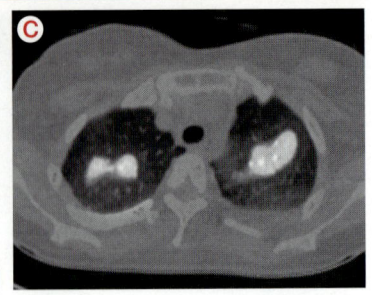

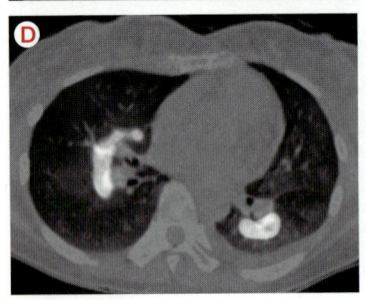

ⒶⒷ単純CT（肺野条件）
ⒸⒹ肺血流SPECT/CT

労作時呼吸苦あり受診．
ⒶⒷ両肺にモザイク灌流を認める．相対的に高吸収の領域の肺血管の径は保たれ，低吸収の領域の肺血管は細い．
ⒸⒹ高吸収域に血流はみられるが，低吸収域には血流を認めない．
（ⒸⒹはp.11 カラーアトラス⑦を参照）

鑑別1　サルコイドーシス（30歳代男性）

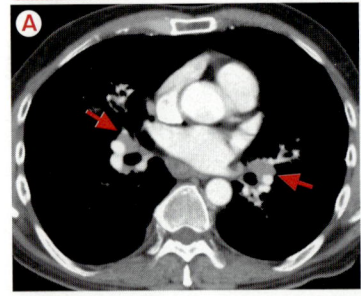

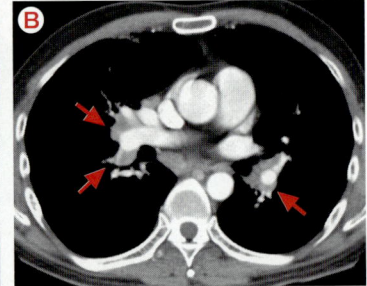

ⒶⒷ造影CT

ⒶⒷ肺動脈に沿った部分の肺門リンパ節腫大を認める（→）．

疾患解説

1．疾患概念

　器質化した血栓により肺動脈が狭窄・閉塞を起こし，6カ月以上肺血流分布や肺循環動態の異常が変化しない病態である．臨床経過により，急性肺血栓塞栓症による症状の既往を有する反復型と，明らかな症状のないまま病態が進行する潜伏型がある．特異的な自覚症状はないが，労作時息切れが高頻度にみられる．血液・生化学所見に特異的なものはなく，動脈血液ガス分析ではA-aDO$_2$の開大が特徴的である．治療対象となるのは，広範な肺動脈血栓・塞栓により肺高血圧症を合併する慢性血栓塞栓性肺高血圧症（CTEPH）である．治療は中枢型CTEPHに対しては肺動脈血栓内膜摘除術が適応となるが，末梢型や軽症で手術適応のない症例，術後に肺高血圧が残存した症例については内科的治療（抗凝固療法，酸素投与，肺血管拡張薬）が施行される．最近では血栓内膜摘除術に代わり，バルーン肺動脈形成術（BPA）が積極的に施行されるようになり，その治療効果のエビデンス形成を行なっているところである．

2．典型的画像所見

　造影CT縦隔条件では，肺動脈内腔の血管壁に沿った増強欠損，不整または結節状の血管壁，血管径の急激な狭小化や肺葉・区域動脈の途絶，血栓化した血管の再開通，血栓の膜状・帯状構造，気管支動脈の拡張を認める（症例1～3）．一方，肺野条件CTでは，気管支拡張，モザイク灌流を認める．モザイク灌流がみられる例では，低吸収域の肺血管に狭小化も認められる（症例4）．右室・右房の拡大や右

房または弁に付着する血栓もみられることがある．肺血流シンチグラフィでは区域枝以上のレベルの楔状の集積欠損領域が単発または多発してみられる．

3．鑑別疾患

- **肺動脈肉腫**や**腫瘍塞栓**は急性肺血栓塞栓症と同様である．
- **サルコイドーシス（鑑別1）**：肺門で肺動脈に沿ってリンパ節腫大がみられるときに，血栓・塞栓様に描出されることがある．腫大した肺門リンパ節により，肺動脈の圧排・狭小化がみられることも経験される．
- **高安動脈炎，片側肺動脈近位途絶**：肺動脈の狭小化や途絶を認め，肺にモザイク灌流を伴うこともある．また，肺の虚血に伴い胸膜直下の線状構造多発（subpleural parenchymal bands）や気管支動脈，内胸動脈，外側胸動脈等の体循環の拡張を認める．
- **ウイルス感染，過敏性肺炎，閉塞性細気管支炎**：肺のモザイク吸収値がみられる代表的疾患である．気道性のモザイク吸収値はエアートラッピングによるため，呼気・吸気CTで吸収値の相対差に変化がみられるが，通常モザイク灌流では呼気・吸気CTで変化しない．

参考文献

1) 「肺血栓塞栓症および深部静脈血栓症の診断，治療，予防に関するガイドライン（2009年改訂版）」，日本循環器学会ホームページ
2) Han D, et al: Thrombotic and nonthrombotic pulmonary arterial embolism: spectrum of imaging findings. Radiographics, 23: 1521-1539, 2003
3) Castañer E, et al: CT diagnosis of chronic pulmonary thromboembolism. Radiographics, 29: 31-50; discussion 50-3, 2009
4) Sakai S, et al: Unilateral proximal interruption of the pulmonary artery in adults: CT findings in eight patients. J Comput Assist Tomogr, 26: 777-783, 2002

第6章　肺循環障害

3 肺高血圧症
pulmonary hypertension

立神史稔，土肥由裕，粟井和夫

症例1　慢性血栓塞栓性肺高血圧症（CTEPH）（50歳代女性）

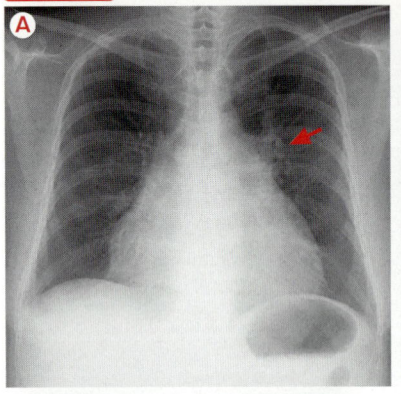

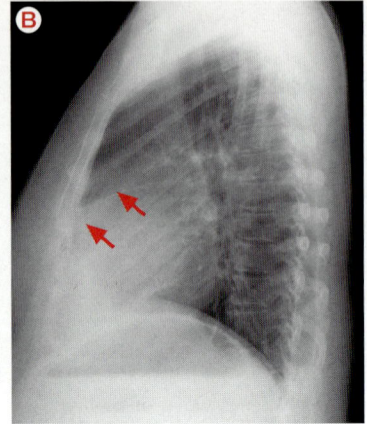

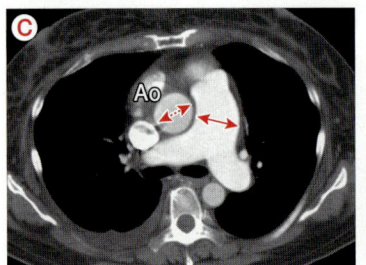

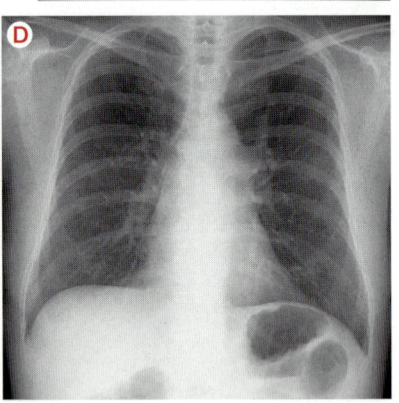

Ⓐ 胸部単純Ｘ線写真（正面像）
Ⓑ 胸部単純Ｘ線写真（側面像）
Ⓒ 造影CT
Ⓓ 胸部単純Ｘ線写真（正面像，BPA施行後）

労作時の息切れと両下肢の浮腫を訴え来院した．

Ⓐ 中枢側肺動脈の拡張（→），心陰影の拡大を認める．

Ⓑ 右室拡大により胸骨と心陰影との接触面が大きくなり，胸骨後腔が狭小化している（→）．

Ⓒ 肺動脈本幹の径は35.2 mmと拡大している（◀▶）．上行大動脈径（Ao：30.1 mm，◀‥▶）より明らかに大きい．

Ⓓ バルーン肺動脈形成術（BPA）施行後，心陰影の拡大や肺動脈の拡張は著明に改善した．

症例2　慢性血栓塞栓性肺高血圧症（CTEPH）（60歳代男性）

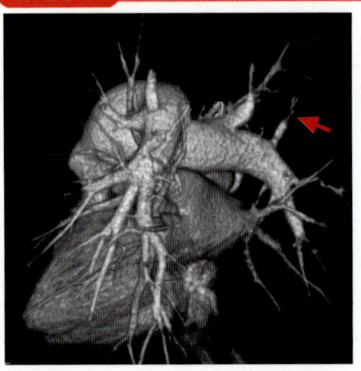

VR像

肺動脈のVR像．血栓による肺動脈の急な狭小化（abrupt narrowing）が認められる（→）．
（p.11 カラーアトラス⑧を参照）

症例3　特発性肺動脈性肺高血圧症（IPAH）（20歳代女性）

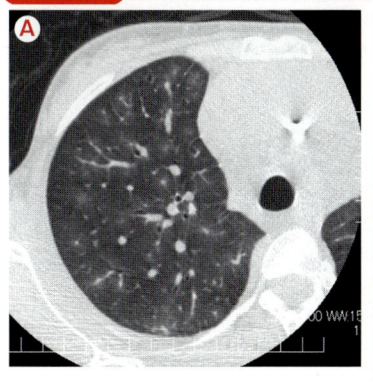

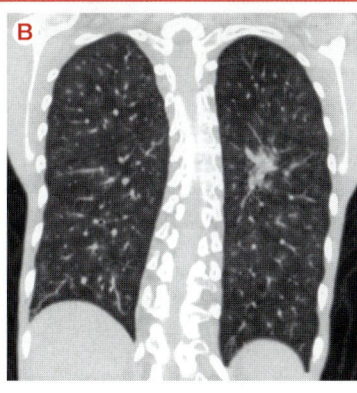

Ⓐ 単純CT（肺野条件）
Ⓑ 単純CT冠状断像（肺野条件）

労作時の息切れとめまいを自覚し，来院した．

Ⓐ Ⓑ 小葉中心性に分布する結節状のすりガラス影が両肺野に広範囲に認められる．

疾患解説

1．疾患概念

　肺高血圧症は，さまざまな原因により肺動脈圧が持続的に上昇した病態で，右心不全や呼吸不全が順次進行する稀な難治性疾患である．**右心カテーテル検査にて安静時平均肺動脈圧が25 mmHg以上の場合を肺高血圧症**と定義し，**さらにそのなかで肺動脈楔入圧が15 mmHg以下の場合を肺動脈性肺高血圧症**と定義する[1]．

　肺高血圧症は病因により5つのグループに分類される（Dana Point分類：**表**）[2]．第1群は肺動脈性肺高血圧症（PAH）で，血管径0.2 mm以下の細動脈の壁肥厚により内腔が狭小化する．特発性，遺伝性，薬物および毒物誘発性，各種疾患に伴うものが含まれる．第2群は左心性心疾患に伴う肺高血圧症で，左室の収縮障害，拡張障害，弁膜症などが原因となる．第3群は肺疾患および低酸素血症に伴うもの，第4群は器質化した血栓により比較的中枢側の肺動脈が狭窄・閉塞することにより肺高血圧症を呈するもので，慢性血栓塞栓性肺高血圧症（CTEPH）が相当する．第5群はその他の原因で発症する肺高血圧症である．

　PAHの好発年齢は30〜50歳，CTEPHでは50〜60歳で，女性の割合が多い（男女比は1：2〜3）．自覚症状は**労作時の呼吸困難や息切れが初期症状**であり，右心負荷が進行すると下腿浮腫や胸痛，失神など多くの症状が生じる．

2．典型的画像所見

1）胸部単純X線写真

　正面像では，中枢側肺動脈の拡大，および末梢肺動脈の先細りが認められる．また右心房・右心室の拡大により右心下縁の張り出し，左心下縁の外側への張り出しを認める（**症例1Ⓐ**）．側面像では胸骨後腔が狭くなり，胸骨と心陰影との接触面が大きくなる（**症例1Ⓑ**）．肺疾患に伴う肺高血圧症の場合は，原疾患である間質性肺炎や慢性閉塞性肺疾患（COPD）などがみられる．

表　肺高血圧症の臨床分類（Dana Point分類）

第1群	肺動脈性肺高血圧症（PAH）
第1'群	肺静脈閉塞性疾患（PVOD）および肺毛細血管腫症（PCH）
第1''群	新生児遷延性肺高血圧症
第2群	左心性心疾患に伴う肺高血圧症
第3群	肺疾患および低酸素血症に伴う肺高血圧症
第4群	慢性血栓塞栓性肺高血圧症（CTEPH）
第5群	その他の肺高血圧症

文献2より引用

第6章　肺循環障害

症例4　慢性血栓塞栓性肺高血圧症（CTEPH）（50歳代女性）

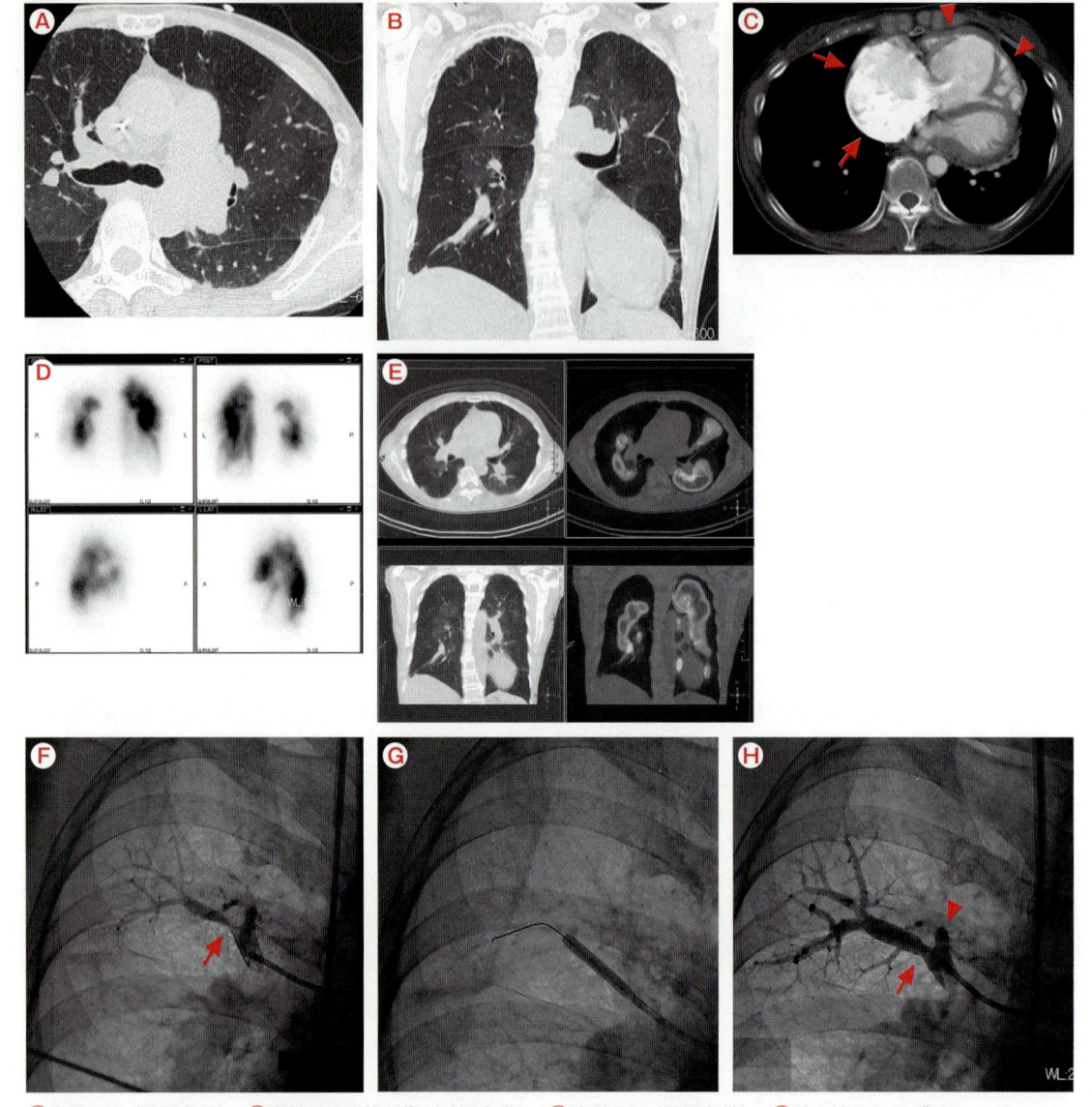

Ⓐ単純CT（肺野条件）　Ⓑ単純CT冠状断像（肺野条件）　Ⓒ造影CT（縦隔条件）　Ⓓ肺血流シンチグラフィ
ⒺSPECT/CT　Ⓕ～Ⓗ肺動脈造影

労作時の息切れと両下肢の浮腫を訴え来院した．
ⒶⒷ吸収値の低い領域と高い領域が混在するモザイク状陰影が両肺野に認められる．
Ⓒ右房（→），右室（▶）の拡大，右室壁の肥厚（7 mm）を認める．
Ⓓ両肺野に多発性の血流欠損を認める．
Ⓔ肺野の吸収値の高い領域に一致して血流が認められ，吸収値の低い領域では血流が欠損している．
Ⓕ右肺動脈（A^3）に狭窄を認める（→）．
Ⓖバルーンで狭窄部位を拡張している．
ⒽⒻで認められた狭窄部位が解除され，良好な血流がみられる（→）．近傍の分枝には鈍な辺縁をもつ血管の途絶像（pouch defect）がみられる（▶）．
（Ⓔはp.12 カラーアトラス⑨を参照）

症例5　慢性血栓塞栓性肺高血圧症（CTEPH）（50歳代女性）

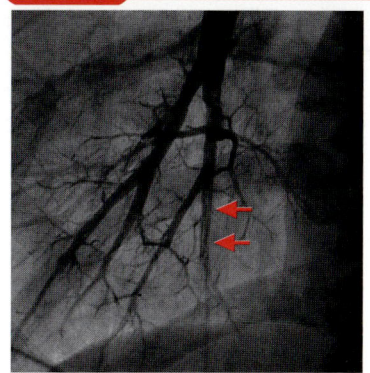

肺動脈造影

右肺動脈（A^{10}）に櫛状の欠損像（web）を認める（→）．

症例6　慢性血栓塞栓性肺高血圧症（CTEPH）（60歳代男性）

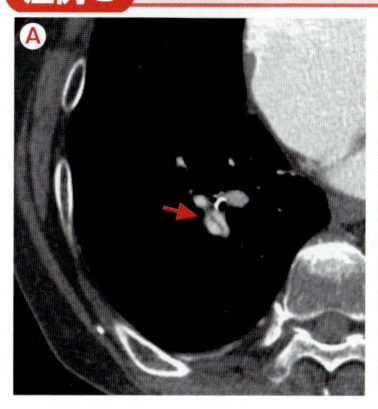

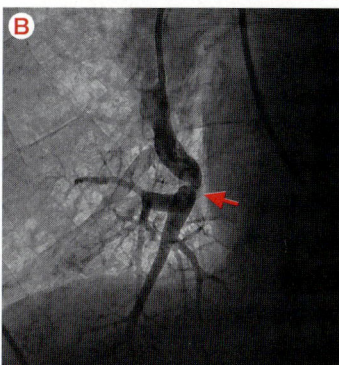

Ⓐ 造影CT（縦隔条件）
Ⓑ 肺動脈造影

Ⓐ 右肺動脈（A^{10}）に血管壁の両端に固定される線状の構造物（band）を認める（→）．
Ⓑ 同部位は強い狭窄病変として認められる（→）．

2）CT所見

- **肺動脈**：中枢側肺動脈の拡張，および肺動脈本幹径の拡大（29 mm以上）がみられる．また，**肺動脈分岐部レベルの最大肺動脈幹径が，同レベルの上行大動脈径（Ao）より大きい**ことが肺高血圧症を疑う指標とされる[3]（症例1Ⓒ）．肺動脈の閉塞性変化に伴って側副血行路の発達（気管支動脈，肋間動脈，下横隔動脈などの拡張）を認めることがある．CTEPHでは，血栓による肺動脈内の造影欠損や血栓部での急な狭小化（abrupt narrowing）などがみられる．肺動脈のVR像はこれらの形態を明瞭に描出できる（症例2）．

- **肺野**：特発性肺動脈性肺高血圧症（IPAH）とCTEPHにおいては，それぞれ以下のような比較的特徴的な所見が認められる．

    IPAHでは小葉中心性に分布する結節状のすりガラス影が広範囲に認められる（症例3Ⓐ）．IPAHでは病理学的に筋性動脈の壁肥厚が生じ，さらに正常では筋層の存在しない細動脈にまで筋層が出現する（筋性動脈化）．また叢状病変（plexiform lesion）とよばれる毛細血管の増生が認められ，肺動静脈シャントと考えられている．これらの像が結節状のすりガラス影として描出されていると考えられている．

    CTEPHでは血流の不均一な還流により，吸収値の低い領域と高い領域が混在するモザイク状陰影が高頻度で認められる（症例4Ⓐ，4Ⓑ）．低吸収値の領域は末梢血管病変による肺血流量の減少を，高吸収値の領域は肺血流量が保たれている領域を示していると考えられる．

- **心臓**：肺高血圧による後負荷と三尖弁逆流による容量負荷が生じる．CT所見としては，**右室拡大，右室壁の肥厚（5 mm以上），心室中隔の左室側への偏位**が主なものである（症例4Ⓒ）．右心不全の存在は肺高血圧症の予後を規定するため，右心負荷に伴う所見の有無を指摘することは重要である．

3）肺換気・血流シンチグラフィ

CTEPHと他の肺高血圧症を鑑別するのに特に有用である．CTEPHでは肺換気シンチグラフィでは集積欠損がみられないが，**肺血流シンチグラフィでは区域性の血流欠損（segmental defects）を呈する**（症例4 D, E）．肺血流シンチグラフィが正常の場合は，CTEPHを除外することが可能である．

4）血管造影

肺高血圧症の確定診断，分類，重症度判定には右心カテーテル検査が必須である．CTEPHでは肺動脈造影も行われ，亜区域レベルの血栓塞栓の確認に有用である．肺動脈の部分閉塞病変では器質化血栓による**血管壁の不整（intimal irregularities）**や**血栓部での急な狭小化（abrupt narrowing）**，**webやband**などがみられる．webは血管の長軸方向に櫛状の構造物として認められる（症例5）．Bandは，血管壁の両端に固定される線状の構造物で，血管造影では強い狭窄病変として認められる（症例6）．完全閉塞病変では袋状の鈍な辺縁をもつ血管の途絶像（pouch defect）がみられる（症例4 H）．

CTEPHにおいて，主肺動脈に器質化血栓が認められた場合には外科的に肺血栓内膜摘除術が施行される．一方，末梢肺動脈病変に対しては，近年バルーン肺動脈形成術（BPA）が行われるようになり，良好な成績を残している．これは肺動脈内の狭窄部をバルーンで拡張する治療法で（症例4 F〜H），自覚症状や生命予後の改善が得られる．

3．鑑別疾患

- **急性肺血栓塞栓症**（p.191）：肺高血圧症は慢性の肺高血圧のみを示し，急性肺血栓塞栓症とは区別される．急性肺血栓塞栓後に血栓が残存し，CTEPHに進展するとの報告もある．
- **肺動脈肉腫**：CTEPHにおいて鑑別が必要となる．極めて稀な疾患であり，予後も不良である．造影MRIが術前診断に有用で，CTEPHとの鑑別には肺血流シンチグラフィが有用とされるが，術前に確定診断に至ることは困難なことが多い．

参考文献

1) McLaughlin VV, et al：ACCF/AHA 2009 expert consensus document on pulmonary hypertension a report of the American College of Cardiology Foundation Task Force on Expert Consensus Documents and the American Heart Association developed in collaboration with the American College of Chest Physicians；American Thoracic Society, Inc.; and the Pulmonary Hypertension Association. J Am Coll Cardiol, 53：1573-1619, 2009

2) Simonneau G, et al：Updated clinical classification of pulmonary hypertension. J Am Coll Cardiol, 62：D34-D41, 2013

3) Ng CS, et al：A CT sign of chronic pulmonary arterial hypertension：the ratio of main pulmonary artery to aortic diameter. J Thorac Imaging, 14：270-278, 1999

第6章　肺循環障害

4　肺水腫
pulmonary edema

福本　航，立神史稔，粟井和夫

症例1　心原性肺水腫（肺胞性肺水腫）（70歳代男性）

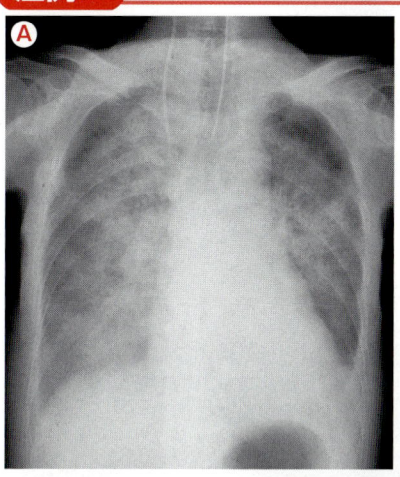

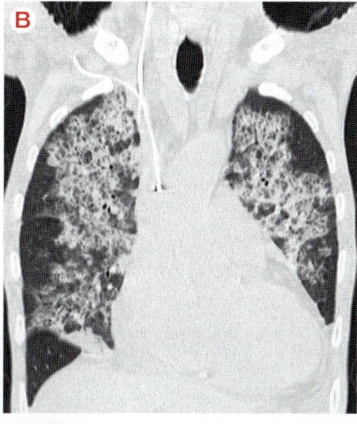

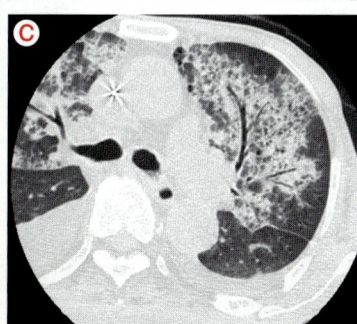

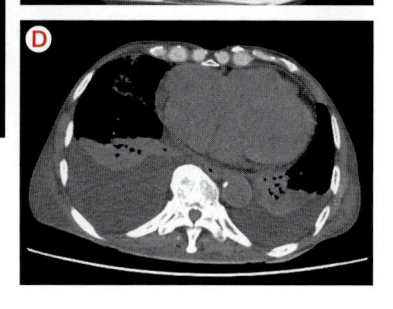

Ⓐ 胸部単純X線写真
Ⓑ 単純CT冠状断像（肺野条件）
Ⓒ 単純CT（肺野条件）
Ⓓ 単純CT（縦隔条件）
Ⓔ 胸部単純X線写真（治療10日後）

S状結腸癌術後再発に対して化学療法中．急速に呼吸不全が進行した．

Ⓐ 心陰影の拡大や両側肺門優位の広範な浸潤影（butterfly shadow）を認める．

Ⓑ 両側に広範な浸潤影を認めるが，末梢肺はスペアされている．

Ⓒ 肺胞が浸出液で満たされるため，気管支透瞭像（air bronchogram）も認められる．肺胞性肺水腫と考えられる．

Ⓓ 両側胸水が貯留しており，両肺下葉は受動性無気肺を呈している．心嚢水も貯留している．

Ⓔ 利尿薬投与により両側の浸潤影は改善し，両側胸水も減少した．

疾患解説

1．疾患概念

　肺水腫は**毛細血管から血液成分が間質，肺胞内に滲出した状態**である．これにより肺での酸素の取り込みが障害され，呼吸困難などの症状を呈する．肺胞間質へ水分が漏出した状態を間質性肺水腫，より進行して肺胞内腔へ水分が漏出した状態を肺胞性肺水腫とよぶ．

　肺水腫の原因は**心原性肺水腫**と**非心原性肺水腫**に分類される．心原性肺水腫は，弁膜症や心筋梗塞，心筋症などの心機能低下によって肺微小血管の静水圧が上昇することで生じる肺水腫である（症例1，2）．非心原性肺水腫は，重症肺炎や敗血症，多発外傷などさまざまな原因で微小血管の透過性が亢進することで生じる肺水腫である（症例3）．後者では原因はさまざまであるが，臨床症状や画像所見は類似しており，一般的に急性呼吸促迫症候群（ARDS）とよばれる．なお，稀ではあるが頭部外傷や脳出血などに併発して肺水腫が生じることがあり，神経原性肺水腫とよばれる（症例4）．詳細な機序は不明で

症例2　心原性肺水腫（間質性肺水腫）（80歳代女性）

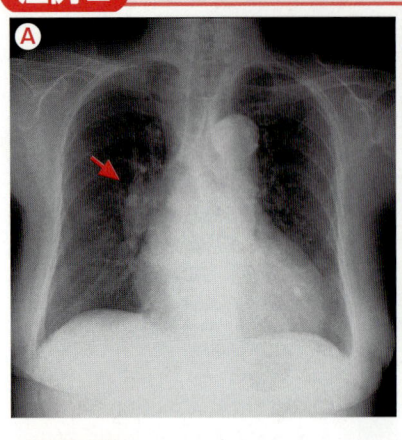

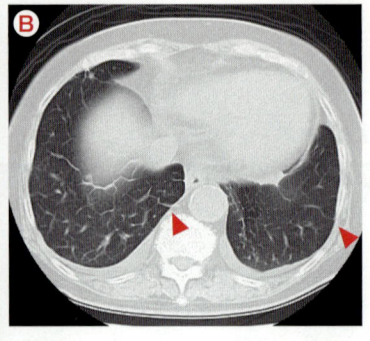

Ⓐ 胸部単純X線写真
Ⓑ 単純CT（肺野条件）

大腸癌術後．高血圧と脂質代謝異常で治療中．労作時の呼吸困難を認め，来院した．

Ⓐ 心陰影の拡大や肺血管影の増強（→）は認めるが，浸潤影は認めない．
Ⓑ 胸膜に垂直な線状影（▶）を認め，小葉間隔壁の肥厚を反映している．浸潤影は認めない．間質性肺水腫と考えられる．

症例3　非心原性肺水腫（40歳代男性）

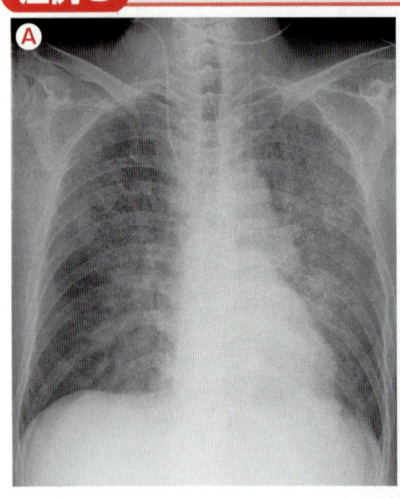

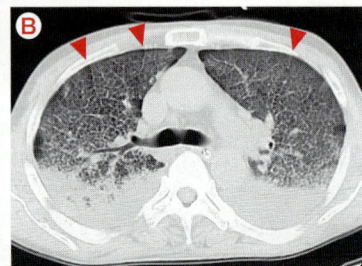

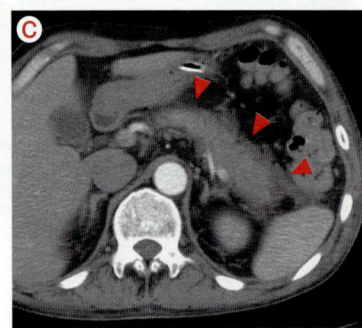

Ⓐ 胸部単純X線写真
Ⓑ 単純CT（肺野条件）
Ⓒ 腹部造影CT

重症急性膵炎で入院加療中．呼吸困難を併発した．

Ⓐ 両側に広範な浸潤影を認める．心陰影の拡大は目立たない．
Ⓑ 両肺野に広範なすりガラス影，小葉間隔壁の肥厚（▶）を認める．両側胸水も貯留している．
Ⓒ 膵腫大，膵周囲脂肪織濃度の上昇を認め，急性膵炎の所見である（▶）．急性膵炎を契機に発症したARDSが疑われる．

症例4　神経原性肺水腫（70歳代女性）

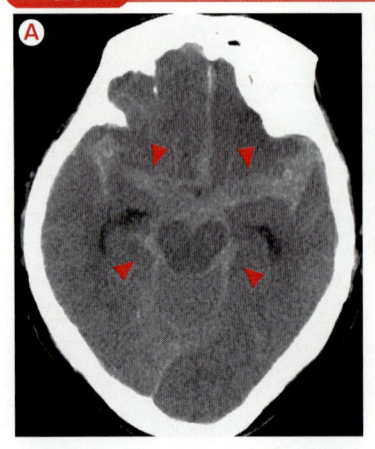

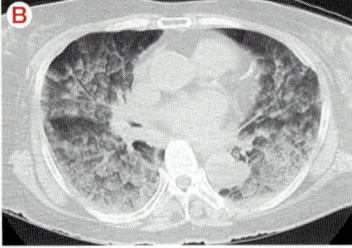

Ⓐ 頭部単純CT　Ⓑ 単純CT（肺野条件）

高血圧で通院中．風呂場で倒れているところを家族に発見され，救急搬送された．

Ⓐ 広範なくも膜下出血を認める（▶）．
Ⓑ 両肺には広範囲に浸潤影が広がっている．心陰影の拡大は目立たず，くも膜下出血も存在しており，神経原性肺水腫が疑われる．

あるが，交感神経刺激の関与が疑われている．肺微小血管の静水圧上昇と血管透過性の亢進の両者によって起こると考えられている．

2．典型的画像所見

1）胸部単純X線写真

- **心陰影の拡大**（症例1，2）：心腔の拡大や心嚢水などを反映し，心陰影が拡大する．
- **Kerly's B line**（症例2）：胸膜側に垂直な線状影として描出される．滲出液が間質へ漏れ出すことにより小葉間隔壁が肥厚する．間質の浮腫を反映している．
- **butterfly shadow（蝶形陰影）**（症例1）：両側の肺門優位に浸潤影やすりガラス陰影が認められる．典型的には末梢肺がスペアされる．

2）CT所見

HRCTでは小葉間隔壁，気管支血管束の肥厚をより明瞭にとらえることができる．肺胞性肺水腫においては，肺胞が滲出液で満たされることにより気管支透瞭像（air bronchogram）が認められる（症例1）．また，CTでは心嚢水や胸水の評価が容易である．多量に胸水が貯留した場合には下葉を中心に受動性無気肺が認められる．

3．鑑別疾患

- **肺炎**：肺炎は区域性の浸潤影やすりガラス陰影を呈することが多いが，肺水腫は広範な肺炎との鑑別が困難な場合が多い．心拡大の有無や末梢肺がスペアされているかなどが鑑別の一助となる．
- **急性好酸球性肺炎**：肺門優位の浸潤影や胸水貯留など肺水腫と類似した画像所見を呈する．若年発症が多いことや喫煙が関与すること，心拡大がみられない点が鑑別のポイントとなる．
- **サルコイドーシス，癌性リンパ管症**：間質性肺水腫の場合には小葉間隔壁の肥厚やすりガラス陰影，気管支血管束の肥厚が認められるため，サルコイドーシスや癌性リンパ管症との鑑別が必要となる．これらの疾患は縦隔，肺門部リンパ節の腫大や結節影，粒状影を伴うことが多く，経過も考慮することで鑑別は比較的容易であると思われる．

参考文献

1）「フェルソン読める！胸部X線写真 改訂第2版」（LR Goodman／著，大西裕満，他／訳），診断と治療社，2007
2）「フレイザー 呼吸器病学エッセンス」（RS Fraser，他／編著，清水英治，他／監訳），西村書店，2009
3）「Imaging of Diseases of the Chest, 4th ed.」（DM Hansell, et al），Elsevier, 2005

第7章 気道病変

1 肺気腫
pulmonary emphysema

佐藤 功,室田真希子

症例1　小葉中心性肺気腫（60歳代男性）

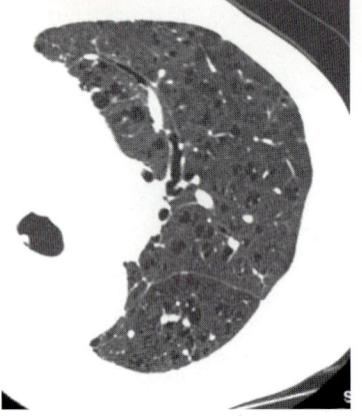

HRCT（肺野条件）

軽度の小葉中心性肺気腫病変である．左上葉に円形の低吸収域が散在し，隣接して肺動脈の存在が認められる．

症例2　小葉中心性肺気腫（70歳代男性）

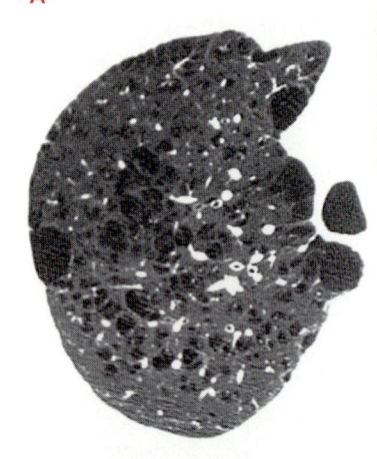

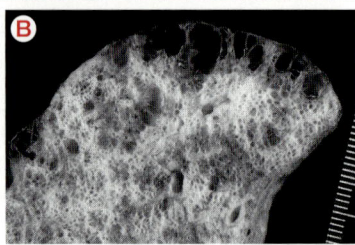

Ⓐ **HRCT（肺野条件）**
Ⓑ **伸展固定肺標本（傍壁在性肺気腫）**

小葉中心性肺気腫で，症例1よりも進行した症例である．

Ⓐ肺胞の破壊が進行するために上葉に優位な**円形の低吸収域**が散在，集合する．胸壁や縦隔の胸膜直下に存在するのは傍壁在性肺気腫である．

Ⓑ胸膜直下に肺胞の破壊を認める．正常肺胞領域との境には明瞭な壁構造は認めず，正常の肺胞領域に連続している．

（Ⓑはp.12カラーアトラス⑩を参照）

症例3　傍壁在性肺気腫（60歳代男性）

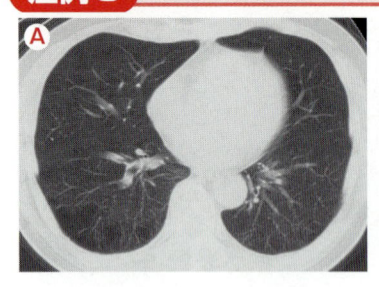

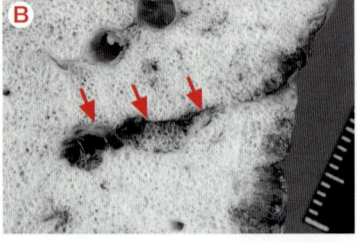

Ⓐ **単純CT（肺野条件）**
Ⓑ **伸展固定肺標本（傍壁在性肺気腫）**

Ⓐ両側下葉肺底区の背側の胸膜直下に低吸収域があり，正常な肺胞領域に連続する．

Ⓑ肺内層の小葉間隔壁（➡）に接する肺気腫病変を認める．小葉間隔壁に接することから**小葉の辺縁**であり胸膜には接していないものの，この症例も傍壁在性肺気腫といえる．肺内で小葉の辺縁は小葉間隔壁に沿う領域だけでなく，太い気管支や血管に沿う領域も小葉辺縁に相当する．

（Ⓑはp.12カラーアトラス⑪を参照）

症例4　肺内層の傍壁在性肺気腫（30歳代男性）

単純CT（肺野条件）

両側上葉の血管周囲に低吸収域を認める（○）．肺内層で小葉中心性肺気腫病変は認めない．

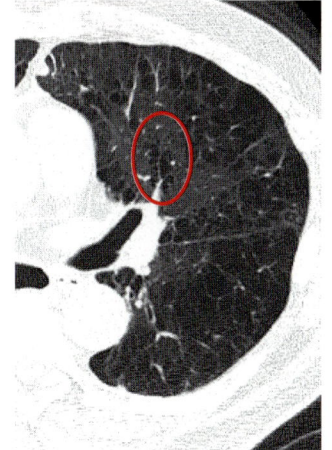

症例5　肺内層の傍壁在性肺気腫が主体と推定される症例（70歳代男性）

HRCT（肺野条件）

低吸収域が癒合，拡大してくるといずれの形態の肺気腫かの判定は容易ではない．しかし本例では血管あるいはそれに連続する小葉間隔壁の両側に低吸収域があり（○），肺内層の傍壁在性肺気腫と判定される．わずかに残存する肺胞領域でも典型的な小葉中心性肺気腫として認められる病変はほとんどなく，広範に拡がる低吸収域は傍壁在性肺気腫が主体と推定した．

症例6　汎小葉性肺気腫（60歳代男性）

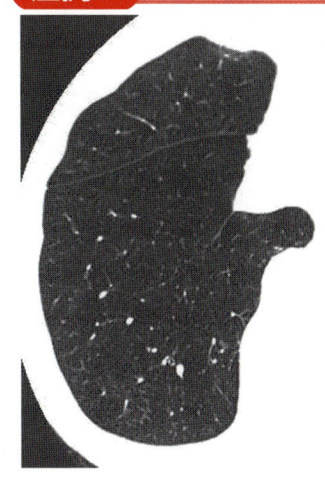

HRCT（肺野条件）

下葉を中心としてびまん性に低吸収域を呈する．

疾患解説

1．疾患概念

　慢性閉塞性肺疾患（COPD）は完全には可逆性ではない気流制限を特徴とした閉塞性疾患で，肺と気道の両者における種々の割合の病変が関係する．肺病変としては肺気腫があり，そのなかでも亜分類として**小葉中心性肺気腫，傍壁在性肺気腫，汎小葉性肺気腫**などがあげられる[1]．

　小葉中心性肺気腫は喫煙と関係する最も多い亜型で，初期は上肺野優位に発症し進行とともに下肺野に及ぶ．小葉中心性肺気腫では軟骨組織がない細気管支を牽引すべき肺胞の破壊により細気管支が虚脱

しやすく，閉塞性障害をきたしやすい一因となる（図）．一方，傍壁在性肺気腫は胸膜直下に存在するものが典型的であるが，小葉の辺縁に位置することが本来の意味であり，当然ながら**肺の内層**にも存在する[2]．この場合気道との関係が少なくなり閉塞性障害をきたしにくいことが考えられる．汎小葉性肺気腫は肺野に均一な肺胞破壊が生ずる．

2．典型的画像所見

肺気腫病変は肺胞破壊による囊胞形成のため，基本的には低吸収域には壁が存在しない．肺胞領域の破壊に比較して血管は強く，破壊されないために，低吸収域に隣接して肺動脈が残存している（症例1）．

傍壁在性肺気腫は小葉辺縁性と理解すればわかりやすい．**肺の内層にも存在する場合は血管，気管支あるいは小葉間隔壁に接した領域に低吸収域**が認められる（症例3）．

肺気腫病変が進行した場合，どの亜型が主となるかの鑑別が容易ではない．CTによる濃度を測定する定量化において考慮すべき点と思われる．一方，汎小葉性肺気腫は我が国では喫煙者の下肺野に優位に発症する（症例6）．

3．鑑別疾患

肺野に低吸収域を呈する疾患は多い．**肺リンパ脈管筋腫症**，**ランゲルハンス細胞組織球症**などは低吸収域の壁の肥厚が認められる．最近注目される疾患に，家族性の気胸の発症を伴う場合は**Birt-Hogg-Dube症候群**を考慮する必要がある．**気管支閉鎖症**では気管支内の粘液栓子が存在することが基本のため，周囲の病変と併せて検討する必要がある．

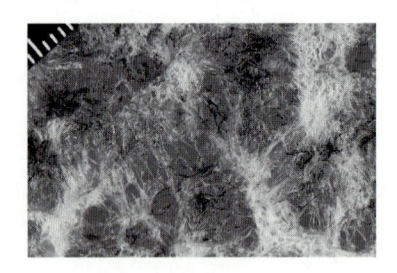

図●伸展固定肺標本（小葉中心性肺気腫）
小葉間隔壁に接する小葉辺縁部に肺胞を残し，中心部は著明な破壊を生じている重症の小葉中心性肺気腫症例である．
（p.12 カラーアトラス⑫を参照）

参考文献

1）Foster WL Jr, et al：The emphysemas: radiologic-pathologic correlations. Radiographics, 13：311-328, 1993
2）佐藤功：肺実質の鑑別診断を進めるうえで知っておくべき解剖の基礎知識．「胸部の画像診断 1．肺」（芦澤和人／編），pp2-10, ベクトル・コア，2011

第7章 気道病変

2 閉塞性細気管支炎
bronchiolitis obliterans

佐藤　功，室田真希子

症例1　閉塞性細気管支炎（30歳代男性）

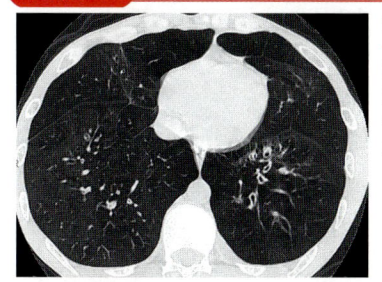

単純CT（肺野条件）

肺野の濃度の不均一なことに加えて，気管支壁の肥厚が認められる．肺野が低吸収域を呈する領域では気管支に伴走する肺動脈の径の減少を認める．

症例2　閉塞性細気管支炎（20歳代男性）

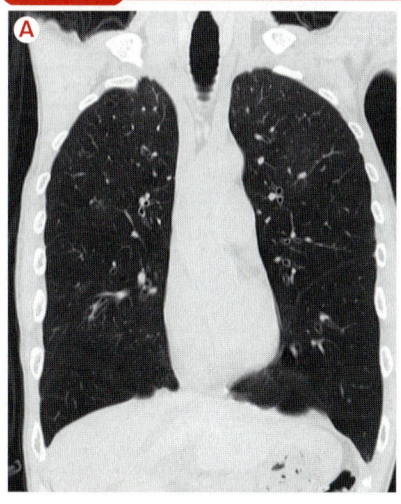

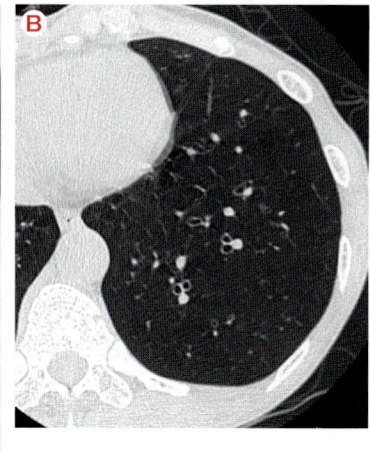

Ⓐ 単純CT冠状断像（肺野条件）
Ⓑ HRCT（肺野条件）

ⒶⒷ 全肺野の濃度は低吸収域が優位である．

症例3　閉塞性細気管支炎（非結核性抗酸菌症合併）（20歳代男性）（KKR高松病院内科　森　由弘先生のご厚意による）

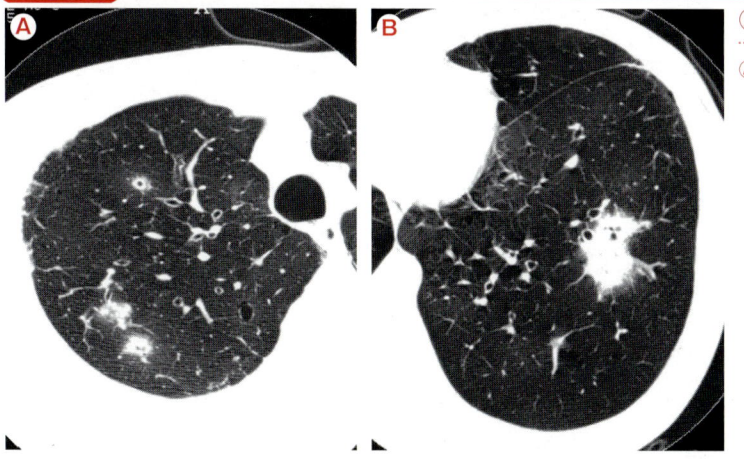

ⒶⒷ HRCT（肺野条件）

ⒶⒷ 肺野の濃度差が不均一となり，**モザイクパターン**を呈する領域もある．小葉中心性の分岐様線状影もみられる．多発の肺野の陰影は非結核性抗酸菌症による．

1. 疾患概念

　閉塞性細気管支炎は細気管支に線維性狭窄をきたす病態で，その原因には膠原病，細菌感染，有機ガスの吸入，さらには肺移植や骨髄移植など移植に関連するものなど，種々の原因があげられる[1,2]．本疾患は発症後，5年生存率が低く予後不良であり，主症状は乾性咳嗽と，慢性または比較的急速に進行する呼吸困難である．臨床上，診断や重症度分類は1秒量の程度で分類され，閉塞性細気管支炎症候群ともいわれる．

2. 典型的画像所見

　初期病変では明らかな異常はないが，進行すれば肺野の過膨張や血管影の狭小化が認められる（**症例1, 2**）．この肺野濃度の差が小葉単位で生ずる場合，**モザイクパターン**とも称される（**症例3**）．また原因疾患により，小葉中心性分岐様陰影や気管支拡張も呈する（**症例3**）．

3. 鑑別疾患

　びまん性の低吸収域を呈する場合は**汎小葉性肺気腫**と類似の画像となることがあるが，喫煙歴や臨床経過から鑑別ができる．

参考文献

1) Oh JK, et al：Multidetector row computed tomography quantification of bronchiolitis obliterans after hematopoietic stem cell transplantation：a pilot study. J Thorac Imaging, 28：114-120, 2013
2) 橋本直純，他：閉塞性細気管支炎・間質性肺疾患．「別冊医学のあゆみ　呼吸器疾患state of arts Ver.6」pp204-206，医歯薬出版，2013

第7章 気道病変

3 気管支拡張症
bronchiectasis

佐藤 功, 室田真希子

症例1　気管支拡張症（40歳代男性）

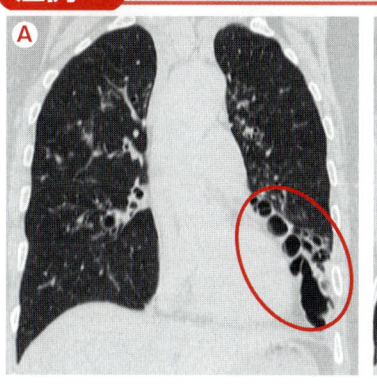

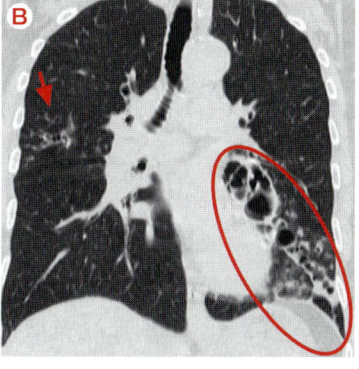

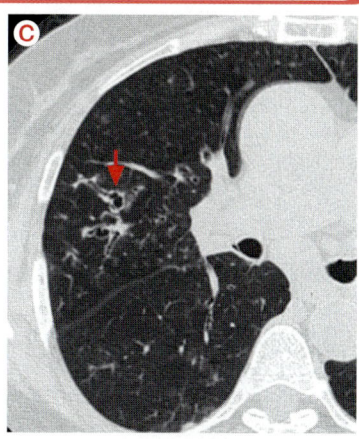

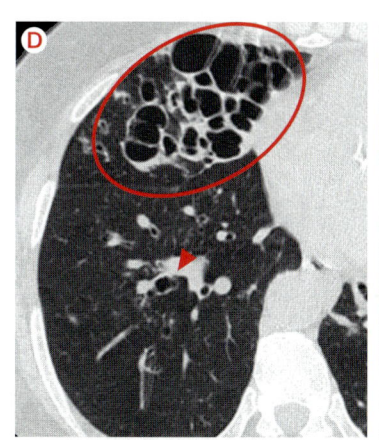

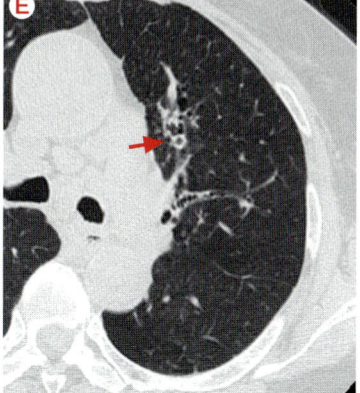

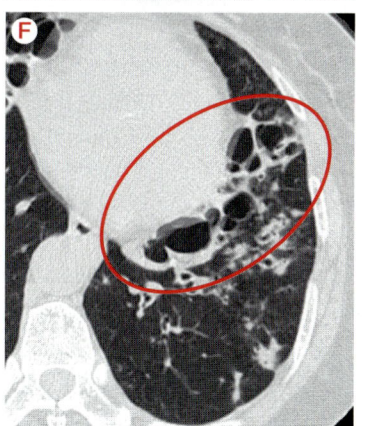

ⒶⒷ単純CT冠状断像（肺野条件）　Ⓒ～Ⓕ HRCT（肺野条件）

両側ともに気管支拡張があり，特に中葉と舌区には囊状に著しく網状影として認められる．

ⒶⒷ舌区の囊胞状に著明に拡張した気管支が，網状影，輪状影の集合像として認められる（◯）．またⒷでは中葉の軽度の気管支拡張像もみられる（▶）．

ⒸⒹ中葉は中枢側の気管支では拡張が軽度である（▶）が，末梢では著明な拡張を呈する（◯）．右下葉B⁹も軽度の拡張を示している（▷）．

ⒺⒻ左上葉では上区の壁肥厚を伴う軽度の気管支拡張（▶）と，舌区の囊胞上に拡張した気管支拡張像が認められる（◯）．その背側の下葉では軽度の気管支拡張像がみられる．

疾患解説

1. 疾患概念

　気管支拡張症は気管支が永続的，不可逆的に異常拡張した状態を呈し，その病因として種々の異なった病態に起因するものである．多くの症例は気管支の慢性炎症が反復することによる2次性変化で，その結果気道感染や喀血，血痰を生ずる．形態学的には円柱状，静脈瘤用，囊状に分類され，同一患者においてもこれらの形態が移行あるいは併存する場合が少なくない．

症例2　気管支拡張症（50歳代男性）

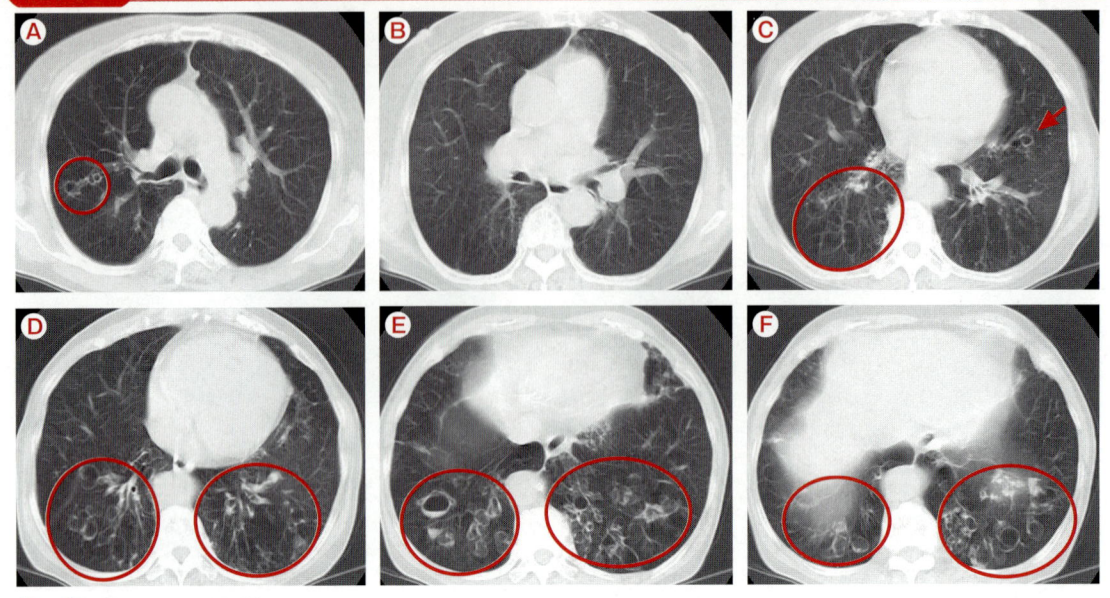

Ⓐ～Ⓕ 単純CT（肺野条件）

両側下葉を中心に気管支拡張がみられる．拡張した気管支内に液面形成も認められる．
Ⓐ右上葉で軽度の気管支拡張像を認める（◯）が，上中肺野には病変は少ない．
Ⓑ右肺では中間気管支幹，左肺では舌区気管支の分岐レベルまでは目立った変化はない．
Ⓒ右下葉B⁶分岐の尾側レベルの下葉内（◯），および左肺の舌区の末梢で気管支拡張像（→）が認められる．
Ⓓ～Ⓕさらに尾側の両側下葉には輪状影を呈する著明な気管支拡張像がみられ，拡張した気管支内に**液面形成**も認められる（◯）．

2．典型的画像所見

　　気管支内腔が中枢側よりも拡張する，伴走する肺動脈よりも径が太い[1]，などが特徴的となる．末梢の気管支では通常はCTにて確認できない領域で描出されるようになり，さらには内腔の粘液貯留で分岐様構造が明瞭になる（**症例2**）．進行すれば正常肺野が消失し，網状影としてのみ描出される（**症例1**）．

3．鑑別疾患

　　気管支拡張症が基礎疾患に伴って発症する場合がある．稿を改めて記載するものに，**びまん性汎細気管支炎**（p.213），**アレルギー性気管支肺アスペルギルス症**（p.216），**囊胞性線維症**（p.219）をあげる．他に結核や**非結核性抗酸菌症**，**先天性γグロブリン症**，**Kartagener症候群**，**William-Campbell症候群**，**慢性リウマチ**などにより生ずることがある．

参考文献

1) Hartman TE, et al：CT of bronchial and bronchiolar diseases. Radiographics, 14：991-1003, 1994

第7章 気道病変

4 びまん性汎細気管支炎
diffuse panbronchiolitis：DPB

佐藤　功，室田真希子

症例1　びまん性汎細気管支炎（60歳代女性）

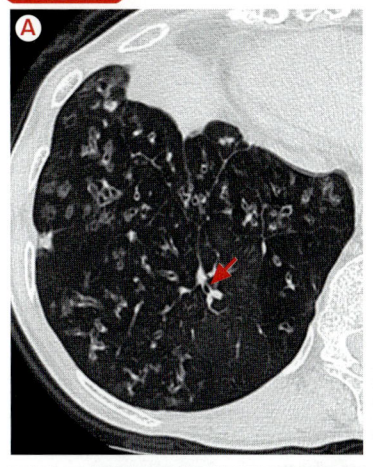

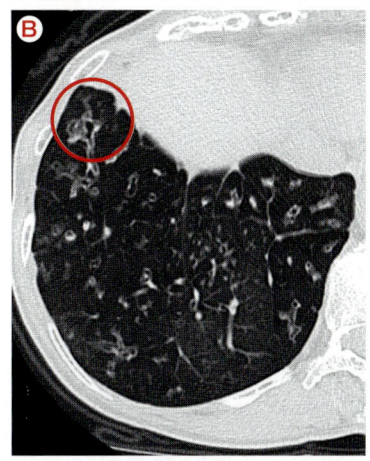

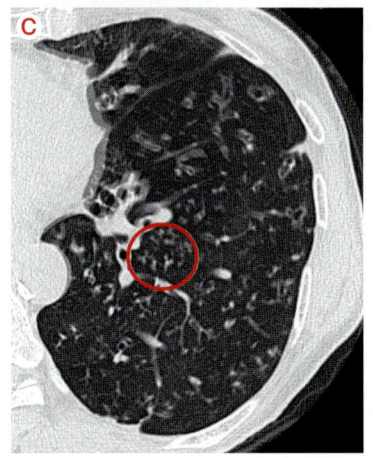

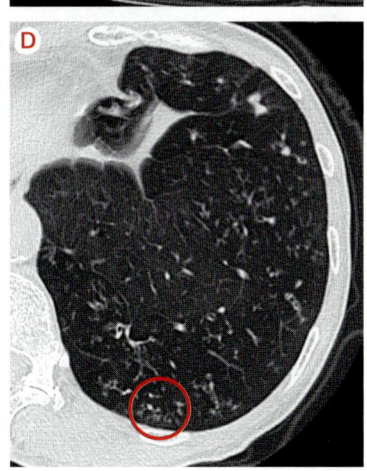

Ⓐ〜Ⓓ HRCT（肺野条件）

Ⓐ右下葉である．気管支，細気管支などの壁肥厚と拡張像が著明に認められる．壁肥厚と拡張像はCT断面に直行する場合は円形として，また断面に平行する場合は2本の線が並行して認められる．これはこのⒶにおいて最も中枢側に位置する正常の気管支の1つと比較することで理解できる（➡）．また粒状影も全体に散在しており，末梢の細い血管影よりも辺縁が不明瞭な淡い陰影として認識できる．また背側の肺野は低吸収域として目立つ部分があり，肺の過膨張所見として捉えることができる．

ⒷⒶの尾側である．全体の所見はⒶと同様であるが，さらに細気管支が拡張しながらの分岐構造が確認できる（○）．

Ⓒ左下葉である．腹側に上葉の舌区の末梢が一部描出される．全体の所見はⒶⒷよりやや軽度である．B⁸とB⁹との分岐間の中枢側に存在する末梢肺において，拡張していない細気管支内に貯留した分泌物が，画像上では短い**分岐様構造**として認められる（○）．

ⒹⒸの尾側である．典型的な小葉中心性粒状影として，**胸壁からわずかな距離が保たれた状態**で容易に確認できる（○）．

疾患解説

1．疾患概念

びまん性汎細気管支炎（DPB）は両側びまん性に呼吸細気管支に主座をおく慢性炎症で，強い閉塞性障害を呈する疾患である．細気管支の炎症による壁肥厚や拡張とそれに伴う粘液貯留も認められるようになる．さらに中枢側の気管支拡張や気管支壁肥厚もよくみられる．また慢性副鼻腔炎を合併し副鼻腔気管支症候群の範疇に入る場合もある（症例3）．

2．典型的画像所見

全肺野にびまん性の小葉中心性粒状影，細気管支や気管支の拡張像が特徴である（症例1，2）．肺の外層にエア・トラッピングがあれば肺野濃度の低下を示す．

3．鑑別疾患

誤嚥性肺炎のなかでもびまん性粒状影を示す症例は高頻度である[1]．びまん性汎細気管支炎と類似した画像で**びまん性誤嚥性細気管支炎（DAB）**（鑑別1，2）では，末梢肺の過膨張所見はDPBに比べると少ない[2]．

213

症例2　びまん性汎細気管支炎（60歳代女性）

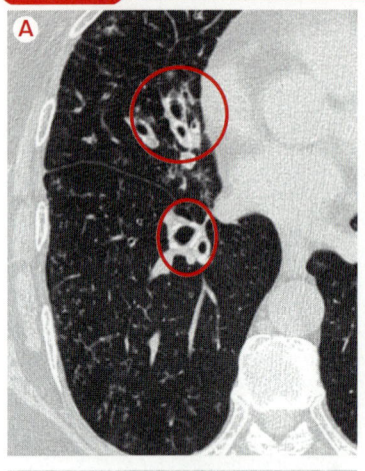

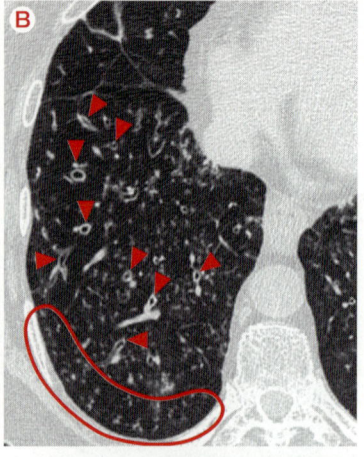

Ⓐ～Ⓓ HRCT（肺野条件）

Ⓐ 中葉と下葉の中枢気道の拡張と壁肥厚が著明である（◯）．小葉中心性粒状影も散布している．背側の胸壁に接する領域の肺野濃度は低吸収域として認められる．

Ⓑ 末梢気管支の壁肥厚と軽度の拡張がみられる（▶）．また胸壁から一定の距離を保つ小葉中心性粒状影が明瞭である（◯）．

ⒸⒹ 左下葉である．右下葉よりは病変が軽度である．小葉中心性粒状影の散布と軽度の気管支拡張像が認められる．

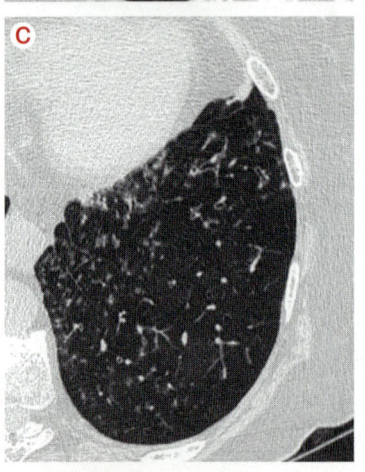

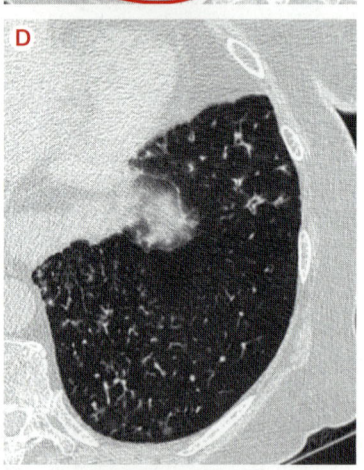

症例3　副鼻腔気管支症候群（50歳代女性）

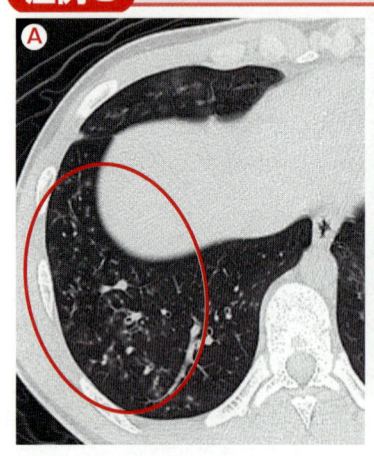

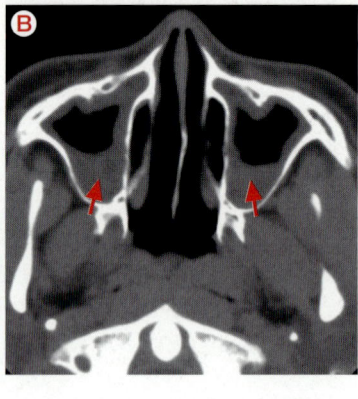

Ⓐ HRCT（肺野条件）
Ⓑ 頭部単純CT

Ⓐ 肺野にはびまん性小葉中心性粒状影があり（◯），びまん性汎細気管支炎の所見を呈する．

Ⓑ さらに副鼻腔炎（▶）を伴っている．

| 鑑別1 | びまん性誤嚥性細気管支炎（DAB）（80歳代女性） | （昭和大学横浜市北部病院放射線科　櫛橋民生先生のご厚意による） |

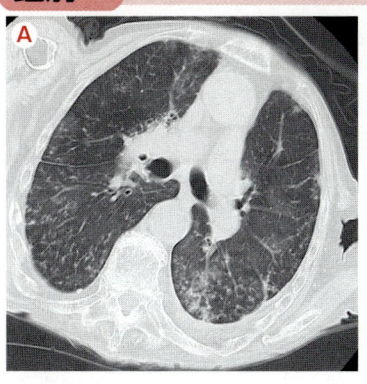

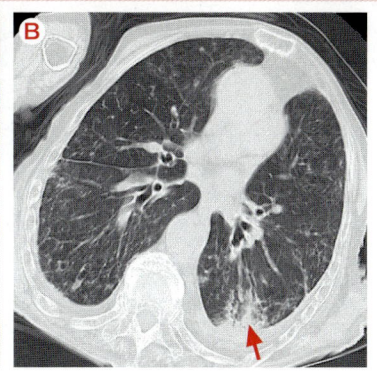

ⒶⒷ単純CT（肺野条件）

ⒶⒷびまん性の小葉中心性粒状影が認められる．症例1，2のびまん性汎細気管支炎に比べて気管支拡張は目立たない．一部コンソリデーション（→）を呈する領域もある．

| 鑑別2 | 片側性びまん性誤嚥性細気管支炎（60歳代男性） | （KKR高松病院内科　森 由弘先生のご厚意による） |

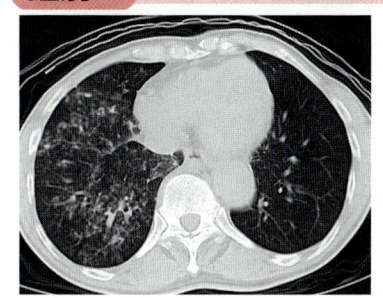

単純CT（肺野条件）

病態はびまん性誤嚥性細気管支炎であるものの，片側性のびまん性粒状影を呈する症例もみられる．

参考文献

1) Komiya K, et al：Computed tomography findings of aspiration pneumonia in 53 patients. Geriatr Gerontol Int, 13：580-585, 2013
2) 野間恵之，他：びまん性誤嚥性細気管支炎（DAB：diffuse aspiration bronchiolitis）のHRCT像．臨床放射線, 41, 129-133, 1996

第7章　気道病変

第7章 気道病変

5 喘息に伴う変化
bronchial asthma and related disease

佐藤 功, 室田真希子

症例1　気管支喘息重責発作に肺炎の併発（60歳代女性）

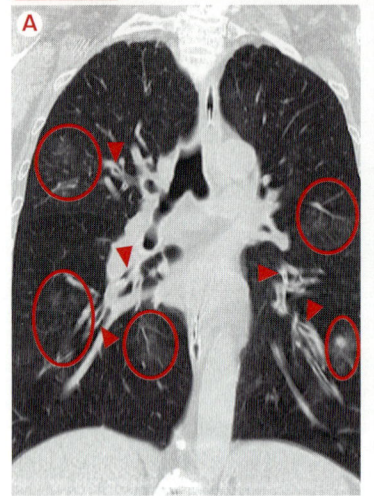

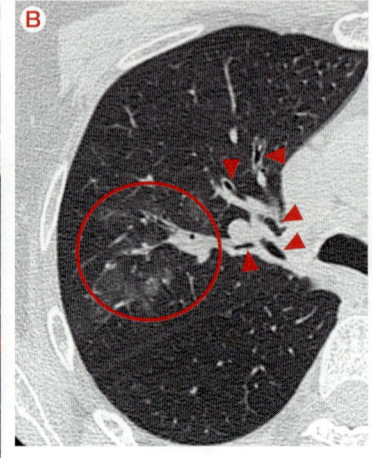

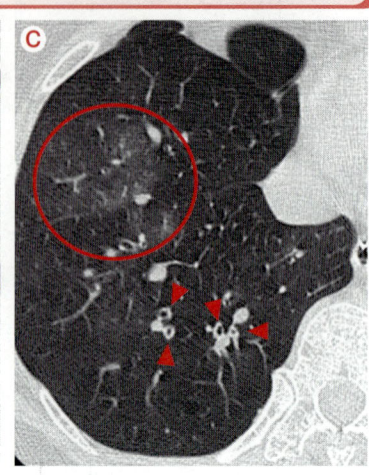

Ⓐ 単純CT冠状断像（肺野条件）　ⒷⒸ HRCT（肺野条件）

喘息の既往があり，自転車走行中に呼吸困難を自覚した．
Ⓐ～Ⓒ気管支壁の肥厚（▶）と，両側肺野に淡い多発するすりガラス様陰影（◯）が認められる．

症例2　アレルギー性気管支肺アスペルギルス症（40歳代女性）　（亀井内科呼吸器科医院　亀井 雅先生のご厚意による）

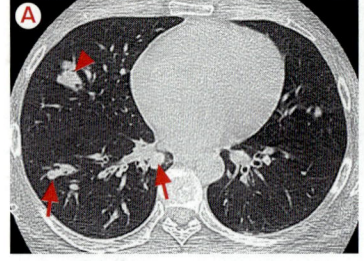

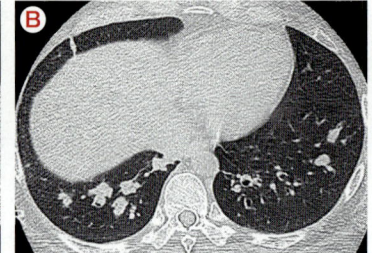

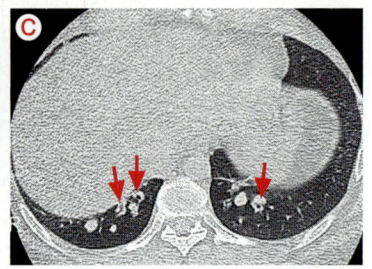

Ⓐ～Ⓒ 単純CT（肺野条件）

Ⓐ右肺の中葉内の粘液栓子であり，末梢で分岐し始めるのが認められる（▶）．右下葉内でも気管支内の**粘液栓子**を認める（→）．
Ⓑ両側下葉内に多発の結節影として描出される陰影も気管支内の**粘液栓子**である．頭尾方向に走行する粘液栓子を水平断に描出することでこのような陰影となる．胸部単純X線写真では上下斜め方向に走行する，あたかも血管影の太まりに似た像となる．
Ⓒ気管支内の**粘液栓子**が途絶えた末梢部分は，再度気管支内腔が描出される（→）．粘液栓子の存在する末梢肺での無気肺の発生は少ない．

疾患解説

1. 疾患概念

　喘息は気道の炎症や過敏性の亢進で可逆性の気流制限を特徴とする．気道の炎症で浮腫や分泌物が増加し，気道過敏性の亢進などにより気道閉塞を，また炎症の遷延で気管支壁の不可逆変化を生ずる．
　また肺炎の合併が，非喘息例よりも多い．生体のアレルギー反応により，アレルギー性気管支肺アスペルギルス症（ABPA）を合併する症例もある．原因がアスペルギルスだけでなく，真菌一般でも生ずることからaspergillosisを**mycosis**に差し替える形でABPMとも称される．

症例3　アレルギー性気管支肺アスペルギルス症（50歳代女性）　（亀井内科呼吸器科医院　亀井 雅先生のご厚意による）

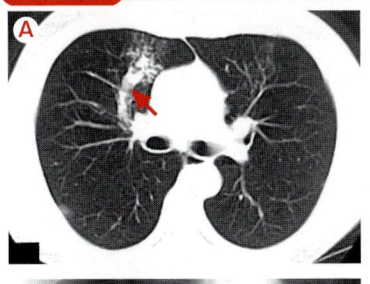

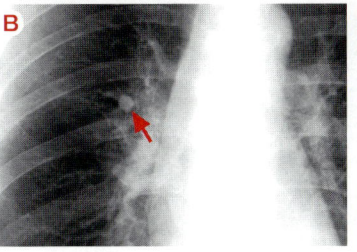

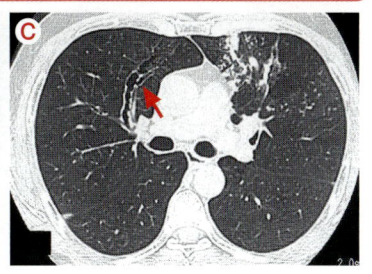

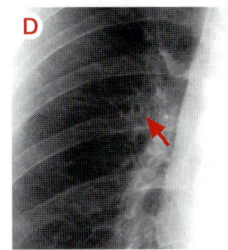

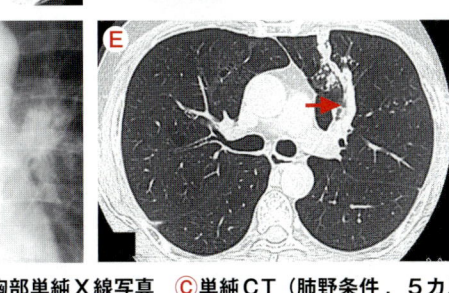

Ⓐ単純CT（肺野条件）　Ⓑ胸部単純X線写真　Ⓒ単純CT（肺野条件，5カ月後）　Ⓓ胸部単純X線写真（5カ月後）
Ⓔ単純CT（肺野条件，5カ月後）

Ⓐ Ⓑ 右上葉の B³b 内に**粘液栓子**が充満している（→）．
Ⓒ 治療5カ月後には右 B³b の**粘液栓子**は消失している（→）．
Ⓓ 単純X線写真では B³b の内腔が確認できる（→）．
Ⓔ 同時に左 B³b 内に**粘液栓子**が出現した（→）．

症例4　アレルギー性気管支肺アスペルギルス症（40歳代女性）　（木村内科呼吸器科医院　木村公一先生のご厚意による）

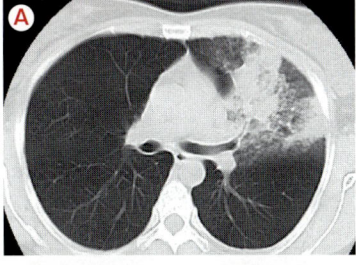

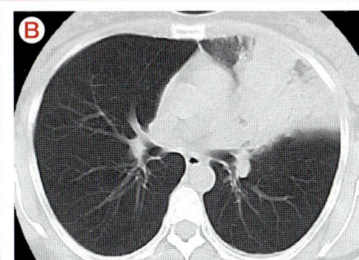

Ⓐ Ⓑ 単純CT（肺野条件）
Ⓒ Ⓓ 単純CT（肺野条件，1年8カ月後）

粘液栓子の充満により無気肺を生じた例である．
Ⓐ Ⓑ 左上葉に無気肺とコンソリデーションを生じている（→）．
Ⓒ Ⓓ 1年8カ月後には対側の中葉に無気肺を生じた（→）．

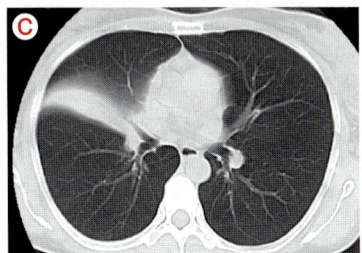

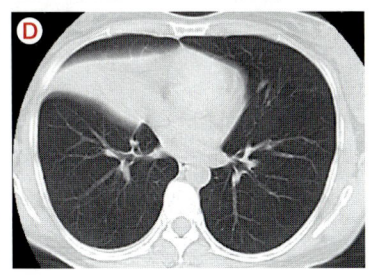

同じアレルギーによる機序から，頑固な喘息に広い意味での気道である副鼻腔にも好酸球性副鼻腔炎の合併が多い（症例5）．

2．典型的画像所見

軽症の場合は異常な陰影は出現しない．リモデリングを生ずると画像上では気管支壁肥厚が認められる．さらに重症例になるとエア・トラッピングを生じ，モザイクパターンをきたすこともある[1]（症例1）．

症例5　好酸球性副鼻腔炎（40歳代女性）　　（亀井内科呼吸器科医院　亀井 雅先生のご厚意による）

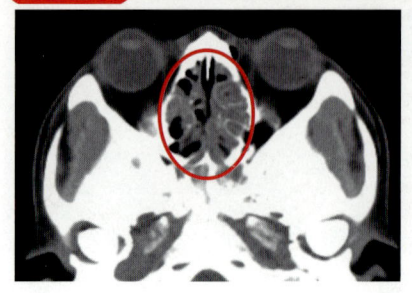

頭部単純CT

喘息患者で篩骨洞に炎症所見を認める（〇）．

アレルギー性気管支肺アスペルギルス症では亜区域支を中心とした中枢性の気管支拡張を呈し，内部に粘液栓子の存在が認められることが多い．稀に粘液栓子により無気肺を呈することもある（症例4）．

3．鑑別疾患

喘息様症状を呈する病態として**アデノイド**や**急性喉頭蓋炎**などの上気道疾患がある．また中枢気道の狭窄に原因があるものがあり，**腺様嚢胞癌**や**カルチノイド**，**扁平上皮癌**など**腫瘍性変化**や**異物**などに注意が必要である．他に**急性左心不全**，**好酸球性肺炎**や**アレルギー性肉芽腫性血管炎**も鑑別にあげられる．

参考文献

1) Mikos M, et al：High-resolution computed tomography evaluation of peripheral airways in asthma patients： comparison of focal and diffuse air trapping. Respiration, 77：381-388, 2009

第7章 気道病変

6 嚢胞性線維症
cystic fibrosis

佐藤 功, 室田真希子

症例1　嚢胞性線維症（20歳代女性）
（琉球大学医学部第一内科　藤田次郎先生のご厚意による）

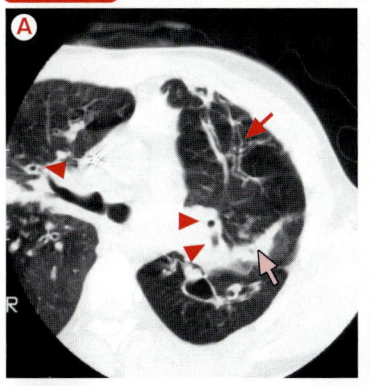

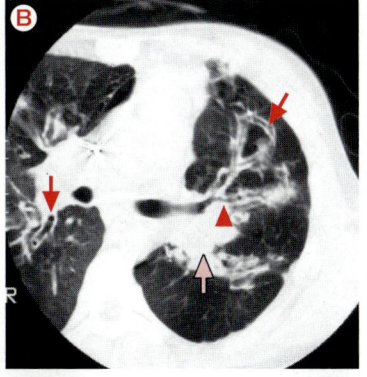

Ⓐ～Ⓓ **HRCT（肺野条件）**

本例と症例2は日本人とドイツ人の両親をもつ双子の姉妹である．

Ⓐ Ⓑ 左上葉には気管支壁の著明な肥厚があり内腔が狭小化する領域がある（▶）．また気管支拡張像も認める（→）．右肺でも同様の変化がみられる．肺野濃度は不均一になり，下葉の一部でコンソリデーションを呈する領域もある（→）．

Ⓒ Ⓓ 気管支拡張像を認める．左肺野での換気血流不均衡による肺野濃度の不均一さが著明となっている．

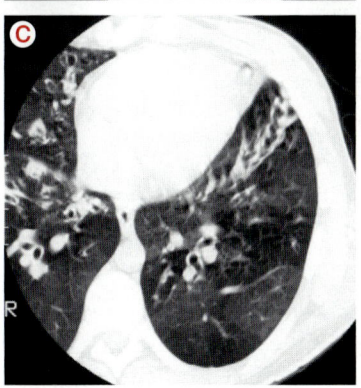

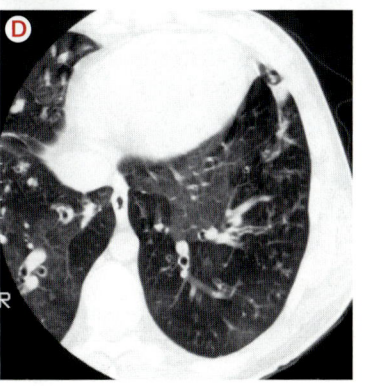

疾患解説

1．疾患概念

　　嚢胞性線維症は白人種に多い**常染色体劣性遺伝形式の疾患**である．欧米では出生児2,500人当たり1人の発症頻度であるものの，日本を含む東南アジアでは極めて稀である[1]．本疾患は呼吸器系だけではなく膵臓，消化管など全身の外分泌器官の障害をきたす多臓器疾患であり，最終的には難治性の反復する慢性反復性気道感染のため多くは20～30歳代で死亡する予後不良の疾患である．

2．典型的画像所見

　　気管支の壁肥厚と拡張像，および周囲の肺野濃度の不均一を認める（症例1，2）．嚢胞やコンソリデーションを呈する領域もみられる（症例1，2）．拡張した気管支内部に粘液栓子を認めることもある[2]（症例3）．

3．鑑別疾患

　　第7章3（p.211）で述べた気管支拡張をきたす疾患が鑑別となる．

症例2　嚢胞性線維症（20歳代女性）
（琉球大学医学部第一内科　藤田次郎先生のご厚意による）

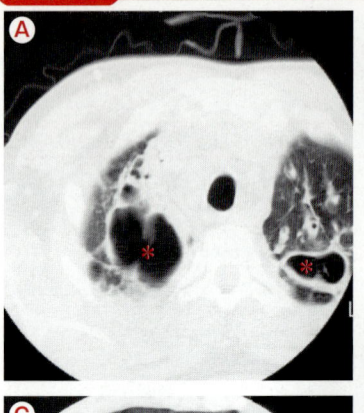

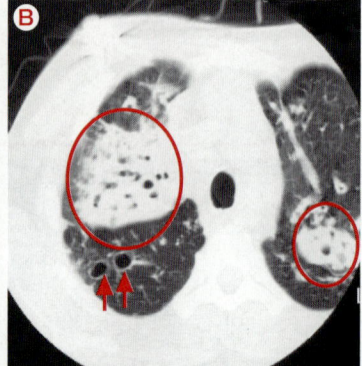

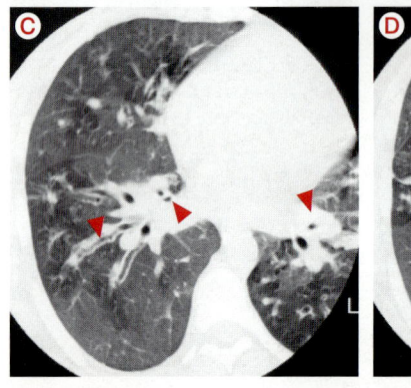

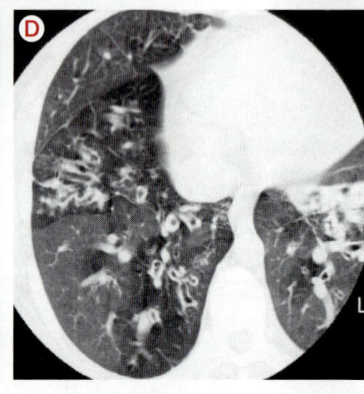

Ⓐ～Ⓓ HRCT（肺野条件）

症例1と同様の所見に加え，空洞性変化を伴うコンソリデーションを呈する容積減少所見もみられる．

Ⓐ 両側肺尖部では嚢胞性変化を認める（＊）．
Ⓑ 両側の上葉でコンソリデーションがあり，内部に拡張した気管支が気管支透亮像として認められる（○）．拡張した気管支が嚢胞状にみられる（→）．
Ⓒ 気管支壁肥厚があり，一部で内腔が狭小化している（▶）．
Ⓓ 右下葉では著明な肺野濃度の不均一さが認められる．

症例3　嚢胞性線維症（20歳代女性）
（琉球大学医学部第一内科　藤田次郎先生のご厚意による）

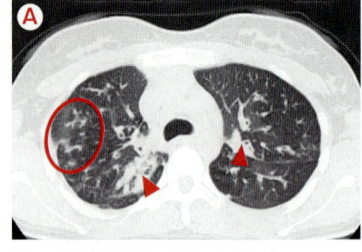

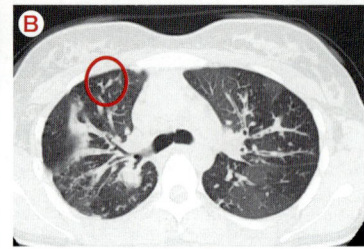

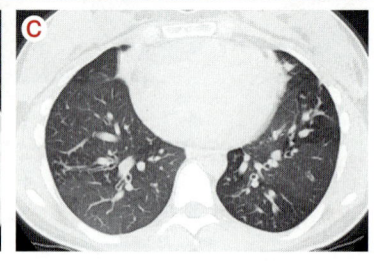

Ⓐ～Ⓒ 単純CT（肺野条件）

白人女性である．症例1，2に比較して病変の程度は軽い．
Ⓐ 両側にコンソリデーション（▶）があり，末梢気管支の拡張による粘液の貯留（○）を認める．肺野濃度の不均一さもある．
Ⓑ 気管支壁肥厚はあるものの，内腔の狭小化は著明ではない．末梢気管支の拡張による粘液の貯留（○）もみられる．
Ⓒ 左下葉の肺野濃度が不均一となっている．

参考文献
1）北条聡子，他：日本人とドイツ人の混血双生児に発症した嚢胞性線維症の2例．日本胸部疾患学会雑誌，35：1259-1264，1997
2）HA Tiddens, et al：Imaging and clinical trials in cystic fibrosis. Proc Am Thorac Soc, 4：34-346, 2007

第8章 代謝性肺疾患

1 肺胞蛋白症
pulmonary alveolar proteinosis

中園貴彦

症例1 自己免疫性肺胞蛋白症（40歳代男性）

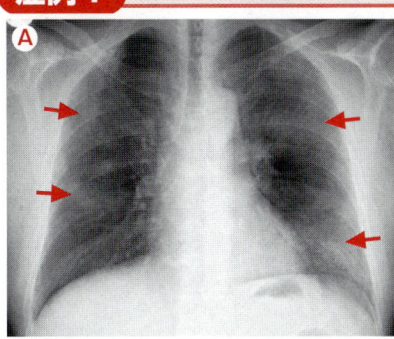

Ⓐ **胸部単純X線写真**
Ⓑ～Ⓓ **HRCT**

咳嗽，呼吸困難感を自覚して近医を受診し，気管支鏡検査で肺胞蛋白症と診断された．

Ⓐ両肺に広範な地図状分布のすりガラス陰影～網状影（→）を認める．

Ⓑ～Ⓓ両肺に広範な地図状分布のすりガラス陰影を認め，内部には網目状の像を認めCPA（メロンの皮様所見）（○）を呈している．

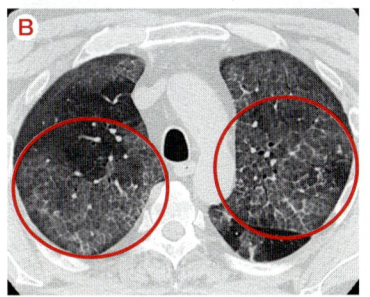

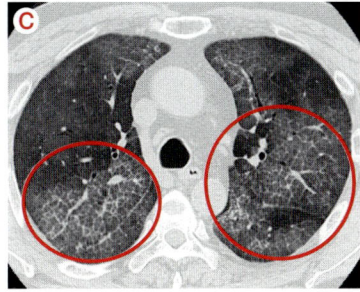

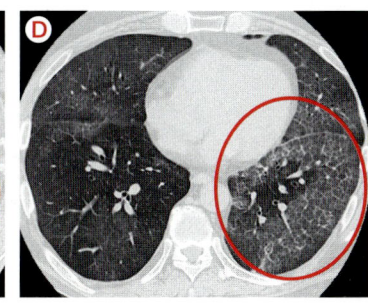

症例2 自己免疫性肺胞蛋白症（70歳代男性）

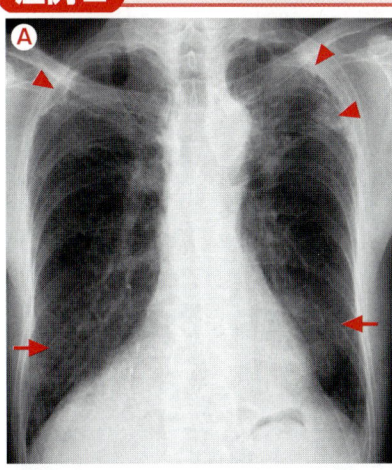

Ⓐ **胸部単純X線写真**
Ⓑ～Ⓓ **HRCT**

健康診断の胸部単純X線にて異常を指摘された．軽度の咳嗽，喀痰もみられた．気管支鏡検査で肺胞蛋白症が証明された．

Ⓐ両側中下肺野にすりガラス陰影，網状影（→）を認める．両側上肺野には容積低下，索状影，胸膜肥厚（▶）を認め，陳旧性炎症性変化が疑われる．

Ⓑ～Ⓓ両肺に広範な地図状分布のすりガラス陰影を認め，内部には網目状の像を認めCPAを呈している．胸膜直下には比較的所見が乏しい．

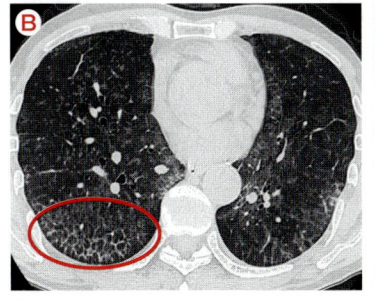

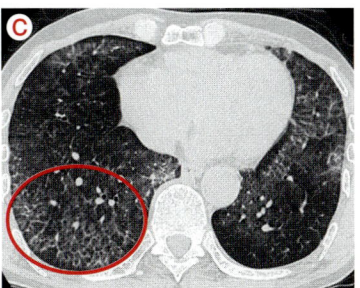

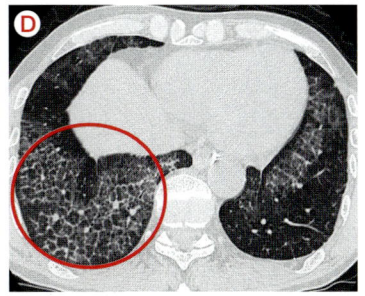

症例 3 自己免疫性肺胞蛋白症（50歳代女性）

文献1より転載

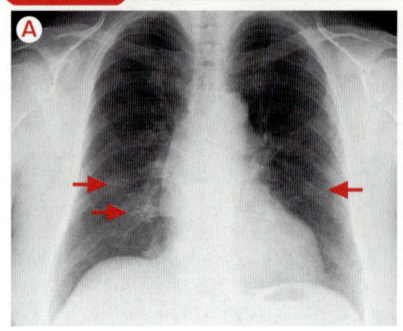

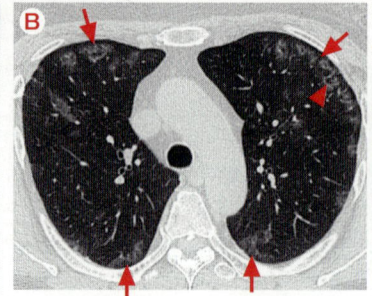

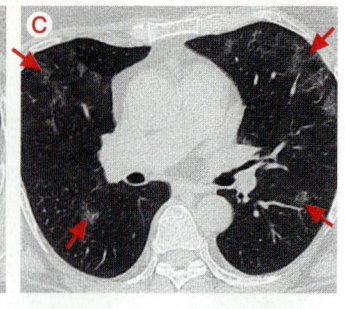

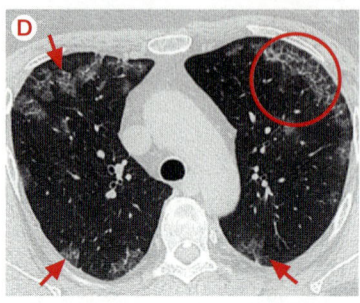

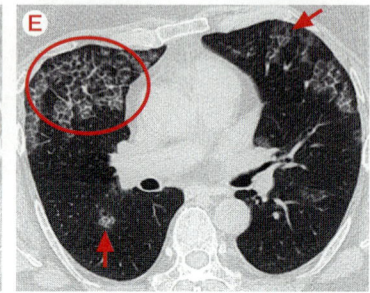

Ⓐ 胸部単純X線写真　ⒷⒸ HRCT（初診時）　ⒹⒺ HRCT（9カ月後）

糖尿病，高血圧で近医を受診中に，胸部単純X線写真で異常を指摘された．気管支鏡で診断がつかず，胸腔鏡下肺生検にて肺胞蛋白症が証明された．

Ⓐ 両側中下肺野に多発性の淡い斑状影（→）を認める．

ⒷⒸ 両肺末梢優位に多発性のすりガラス陰影（→）を認め，胸膜直下には比較的所見が乏しい．一部ではすりガラス陰影内部にわずかに網目状の像（▶）を認めるが，典型的なCPAを呈しておらず肺胞蛋白症の診断が困難であった．

ⒹⒺ 両肺末梢のすりガラス陰影が広がって融合しており，内部の網目状の像が明瞭化してCPA（○）を呈している．

症例 4 続発性肺胞蛋白症（60歳代男性）

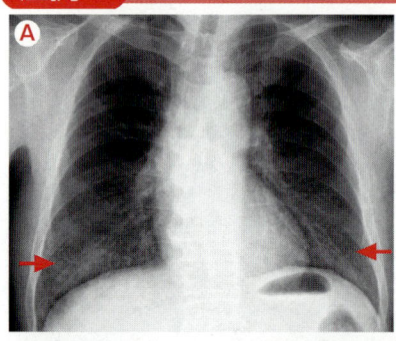

Ⓐ 胸部単純X線写真
Ⓑ〜Ⓓ HRCT

慢性骨髄性白血病の加療中に，胸部単純X線写真で間質性肺炎が疑われた．気管支鏡検査で肺胞蛋白症が証明された．

Ⓐ 両側下肺野にすりガラス陰影〜網状影（→）を認める．横隔膜面直上には比較的所見が乏しい．

Ⓑ〜Ⓓ 両肺に広範な地図状分布のすりガラス陰影を認め，内部には網目状の像を認め，CPA（○）を呈している．胸膜直下には比較的所見が乏しい．

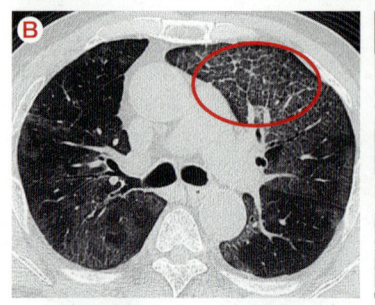

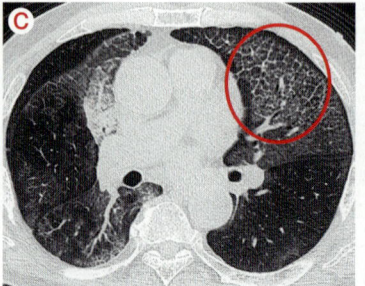

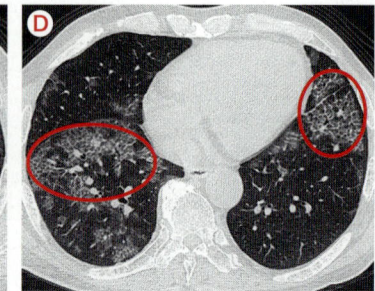

症例 5　続発性肺胞蛋白症（20歳代女性）
（国立病院機構大牟田病院放射線科　熊副洋幸先生のご厚意による）

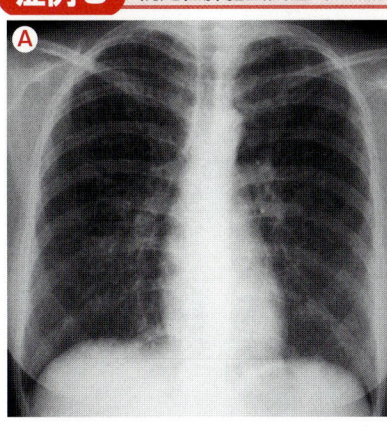

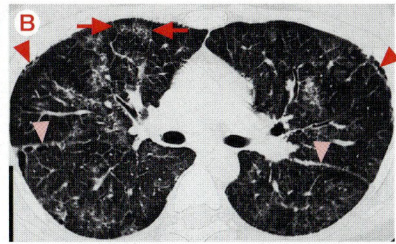

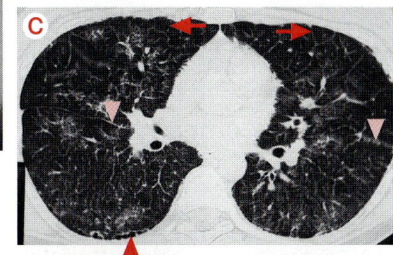

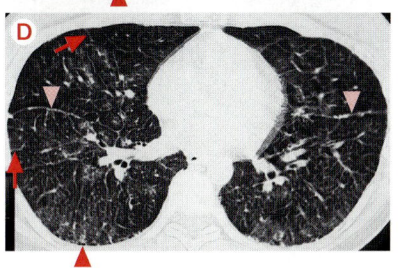

Ⓐ 胸部単純X線写真
Ⓑ～Ⓓ HRCT

1年前の検診の胸部単純X線にて異常を指摘．同時期より咳嗽，喀痰がみられ，徐々に増強してきたため近医を受診．血液検査で汎血球減少がみられ，骨髄穿刺にて骨髄異形成症候群が証明された．

Ⓐ 両肺びまん性に網状影，すりガラス陰影を認める．両側肋骨横隔膜角には比較的所見が乏しい．

Ⓑ～Ⓓ 両肺びまん性に網状影，すりガラス陰影を認める．小葉間隔壁肥厚（→）や葉間胸膜肥厚（▶）がみられ広義間質の肥厚が示唆される．胸膜直下には小嚢胞性変化（▶）も認める．陰影は緩徐に進行し，経気管支鏡的肺生検にて線維化を伴う肺胞蛋白症が証明された．

鑑別 1　薬剤性肺障害（70歳代女性）

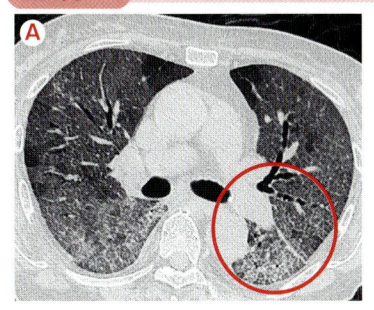

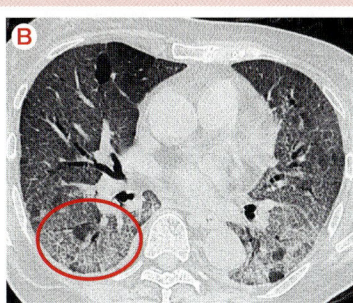

ⒶⒷ HRCT

薬剤性肺障害，卵巣癌にたいして化学療法（カルボプラチン，ドセタキセル）後．

ⒶⒷ 両肺にびまん性のすりガラス陰影を認め，内部には背側優位に網目状の像を認めCPA（○）を呈している．軽度の牽引性気管支拡張も疑われる．

第8章 代謝性肺疾患

疾患解説

1．疾患概念

　肺胞蛋白症は，肺胞腔内にサーファクタント蛋白とリン脂質が集積した状態で，サーファクタントの異常産生や代謝異常，マクロファージによるサーファクタント除去不良などが原因と考えられている．症例の **90％は自己免疫性（特発性）** であり，**抗GM-CSF抗体が陽性** である．その他に血液疾患，感染症，粉塵曝露などに続発してみられる **続発性** が9％，遺伝子異常に関連した **先天性** が1％以下にみられる．好発年齢は20～50歳代，性差はやや男性に多い．約2/3の症例は無症状で，緩徐に進行すると呼吸困難や乾性咳嗽を認める．発熱を伴う場合は感染症合併の可能性がある．**肺胞洗浄液は米のとぎ汁様** で特徴的である．肺胞洗浄によって予後が大幅に改善されたが，再発例や治療抵抗例もみられ肺線維症に移行する場合がある．続発性のものは基礎疾患の治療によって所見が軽減する．

2. 典型的画像所見

- **胸部単純X線写真**：両肺に斑状〜地図状分布のすりガラス陰影，網状影，コンソリデーションなどを認める（症例1〜4）．
- **CT**：すりガラス陰影，網状影が主体で，両肺に斑状〜地図状に分布する．所見はどの肺葉にも分布するが，やや下葉に優位な傾向がある．胸膜直下はスペアされる傾向がある．また背側優位に濃厚なコンソリデーションがみられることがある．すりガラス陰影を背景に内部に網目状の像がみられ，メロンの皮様所見（**CPA**）と表現される．CPAの成因については，小葉間隔壁や小葉内血管周囲間質の浮腫性の肥厚，二次小葉内での集積物や滲出物の隔たりなどが関与すると考えられている．所見が軽微な時期には典型的なCPAがみられず，診断に苦慮する場合がある（症例3）．自己免疫性に比べて，続発性ではびまん性の分布を示し，CPAや胸膜下のスペアリングの頻度が低いと報告されている．また進行例では線維化を伴い，非典型像を呈することがある（症例5）．

3. 鑑別疾患

当初CPAは肺胞蛋白症に特徴的と報告されたが，その他にもさまざまな疾患でみられることが報告されている（表）．画像診断に加えて，臨床所見や血液検査所見をあわせて総合的な評価が必要である．また肺胞蛋白症ではマクロファージの機能低下があり，肺胞内の蛋白が微生物の増殖に適した環境であるため，**感染症の合併**が起こりやすい．市中肺炎としては一般的ではない起炎菌による感染症が合併する可能性もある．

表　CPAを呈する疾患

肺胞蛋白症
浸潤性粘液性腺癌
リポイド肺炎
急性呼吸窮迫症候群（びまん性肺胞損傷）
細菌性肺炎
ニューモシスチス肺炎
間質性肺炎
放射線性肺炎
薬剤性肺障害（鑑別1）
好酸球性肺炎
肺胞出血

参考文献

1) 江頭玲子, 工藤 祥：3月掲載のCase of the monthの解答. 画像診断, 31（6）：612-614, 2011
2) Murch CR & Carr DH：Computed tomography appearances of pulmonary alveolar proteinosis. Clin Radiol, 40：240-243, 1989
3) Murayama S, et al："Crazy paving appearance" on high resolution CT in various diseases. J Comput Assist Tomogr, 23：749-52, 1999
4) Johkoh T, et al：Crazy-paving appearance at thin-section CT：spectrum of disease and pathologic findings. Radiology, 211：155-160, 1999
5) Ishii H, et al：Comparative study of high-resolution CT findings between autoimmune and secondary pulmonary alveolar proteinosis. Chest, 136：1348-1355, 2009

第8章 代謝性肺疾患

2 アミロイドーシス
amyloidosis

中園貴彦

症例1　結節型肺アミロイドーシス（50歳代男性）

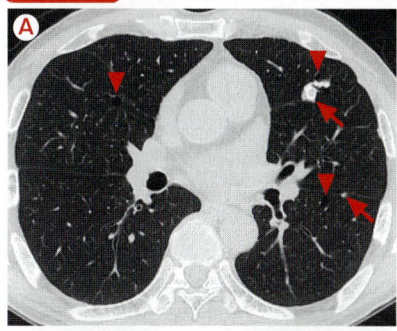

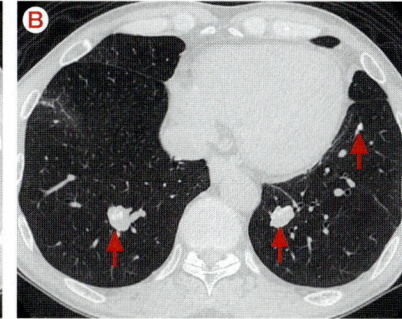

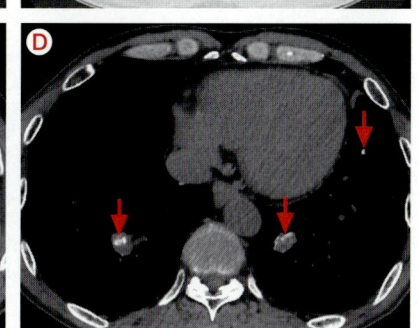

ⒶⒷ HRCT
ⒸⒹ 単純CT（縦隔条件）

ⒶⒷ両肺に境界明瞭な，分葉形〜不整形の多発結節（→）を認め，結節近傍やその他の肺野に薄壁嚢胞（▶）を認める．

ⒸⒹ縦隔条件では結節内部に点状，リング状，一部は不明瞭な石灰化（→）を認める．経過で緩徐な増大傾向がみられ，胸腔鏡下肺生検でアミロイドーシスが証明された．

症例2　結節型肺アミロイドーシス（70歳代女性）

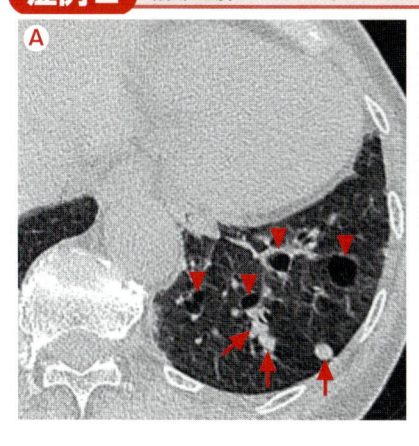

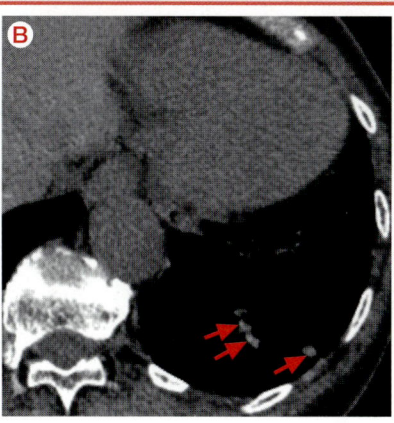

Ⓐ HRCT
Ⓑ 単純CT（縦隔条件）

Sjögren症候群合併症例

Ⓐ左肺下葉に境界明瞭な多発結節（→），薄壁嚢胞（▶）を認める．対側肺にも同様の所見がみられた．

Ⓑ縦隔条件では結節内部に不明瞭な小石灰化（→）を認める．胸腔鏡下肺生検でアミロイドーシスが証明された．

疾患解説

1．疾患概念

　アミロイドーシスとは，アミロイドとよばれる難溶性の線維蛋白がさまざまな臓器の細胞外スペースに沈着することによって症状を呈する疾患である．アミロイド蛋白には，慢性炎症によって産生されるAA型，骨髄腫などの形質細胞由来のAL型，長期透析患者にみられる$A\beta_2M$型などさまざまなタイプがある．アミロイド沈着は可逆性であり，基礎疾患の治療によって改善がみられることがある．アミロイド沈着の分布によって全身性と局在性に分類され，アミロイドーシス全体では全身性が80〜90％と多いが，肺気管支アミロイドーシスは局在性が多い．全身性のものは特発性と二次性に分類され，二次性

225

症例3 結節型肺アミロイドーシス（70歳代女性）(佐賀県医療センター好生館放射線科 近藤哲矢先生，相部 仁先生のご厚意による)

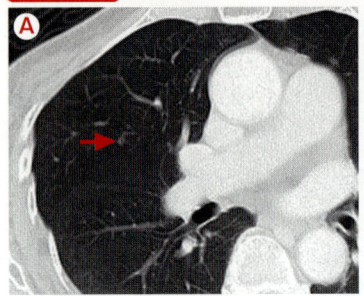

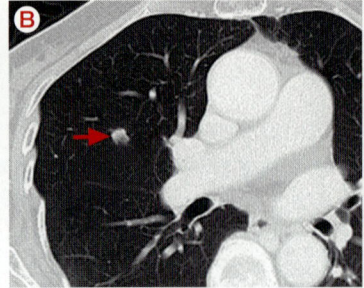

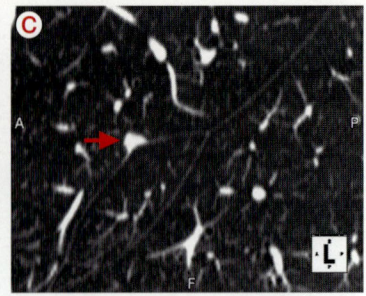

Ⓐ 造影CT（肺野条件，初回）　Ⓑ 造影CT（肺野条件，3年後）　Ⓒ 造影CT再構成矢状断像（肺野条件，3年後）

大腸癌術後の症例．
Ⓐ 右肺上葉S³の小葉間裂に接して，境界不明瞭な小結節（→）を認める．
ⒷⒸ 同結節は増大しており，境界明瞭，辺縁平滑で，小葉間裂の軽度のひきつれを伴っている（→）．縦隔条件では石灰化を認めなかった（未呈示）．大腸癌の肺転移が疑われ，右肺上葉部分切除が施行され，アミロイドーシスの診断であった．

症例4 気管支型アミロイドーシス（70歳代女性）

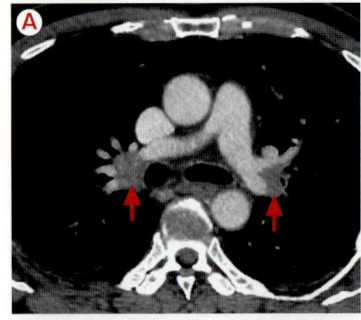

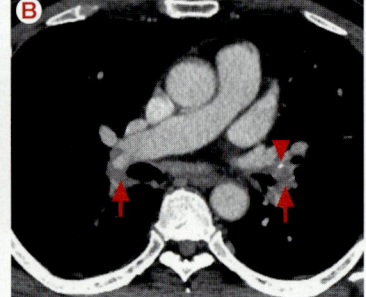

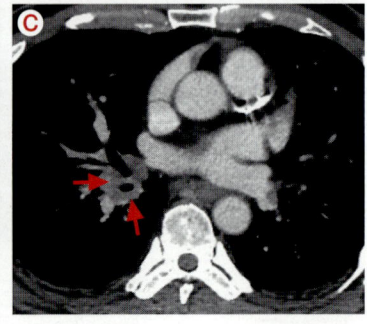

Ⓐ〜Ⓓ 造影CT

咳嗽，労作時呼吸困難で近医を受診．気管支粘膜の生検でアミロイドーシスが証明された．
ⒶⒷ 両側肺門および縦隔に多発性リンパ節腫大（→）を認め，左肺門リンパ節内には小石灰化（▶）を認める．
ⒸⒹ 右肺下葉気管支に壁肥厚と周囲の軟部陰影（→）を認め，気管支内腔の軽度狭小化を伴っている．

がほとんどであり，原因としては多発性骨髄腫，関節リウマチやSjögren症候群などの膠原病，結核などの慢性炎症，長期透析，悪性リンパ腫などの腫瘍性病変などがある．肺気管支アミロイドーシスは**結節型，気管・気管支型，びまん性肺胞型**に分類され，結節型が多い．

- **結節型**（症例1〜3）：AL型が多く，肺野に単発性もしくは多発性の結節を形成し，通常無症状で予後良好である．
- **気管・気管支型**（症例4, 5）：限局性のAL型が多く，遠位気管〜近位気管支に好発する．気管および気管支壁の粘膜下にびまん性〜多発性にプラーク状や全周性のアミロイド沈着を認め，限局性腫瘤を形成する場合もある．咳嗽，血痰，喘鳴，呼吸困難などの症状がみられる．
- **びまん性肺胞型**：全身性のAL型が多く，肺内の間質や小血管にアミロイドの沈着を認める．頻度は稀であるが，進行性の呼吸困難を認め予後不良である．

症例5　気管支型アミロイドーシス（70歳代男性）　(佐賀県医療センター好生館放射線科　近藤哲矢先生のご厚意による)

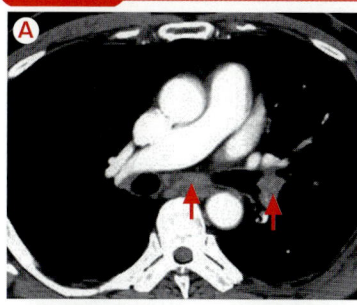

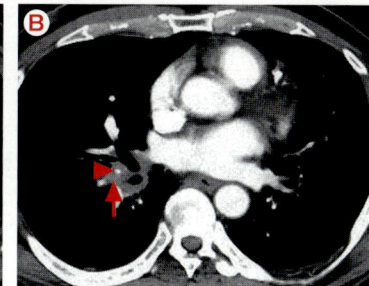

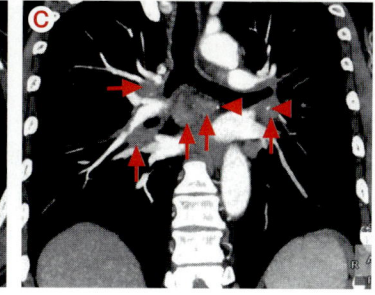

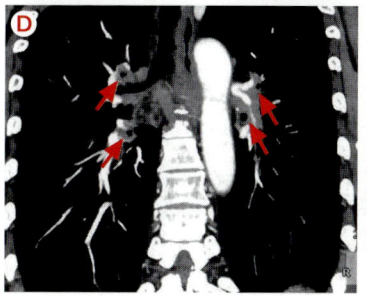

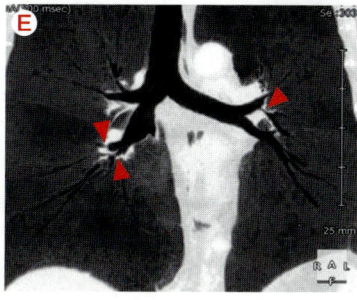

ⒶⒷ造影CT
ⒸⒹ造影CT冠状断MIP像
Ⓔ造影CT冠状断MinIP像

Ⓐ～Ⓒ両側肺門および縦隔に多発性リンパ節腫大（→）を認め、一部には内部に小石灰化（▶）を認める．

ⒹⒺ両側の中枢気管支に多発性の壁肥厚と周囲の軟部陰影（→）を認め、葉気管支近位部の内腔の狭小化（▶）を伴っている．

右下葉気管支粘膜の生検にてアミロイドーシスが証明された．

鑑別1　肉芽腫（60歳代女性）

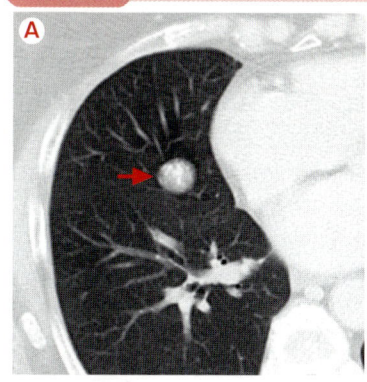

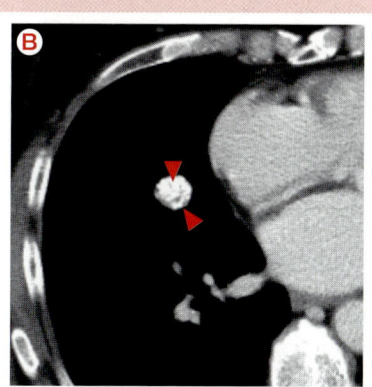

Ⓐ造影CT（肺野条件）
Ⓑ造影CT（縦隔条件）

Ⓐ右肺中葉に境界明瞭、辺縁平滑な円形結節（→）を認める．

Ⓑ結節内部には粗大～点状の石灰化（▶）を認める．

鑑別2　気管・気管支サルコイドーシス（50歳代女性）

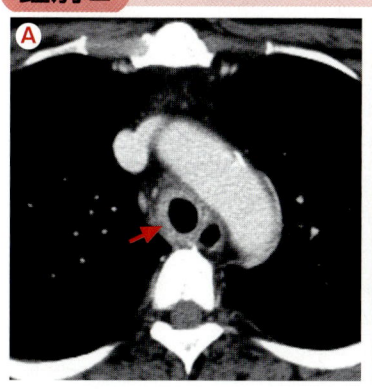

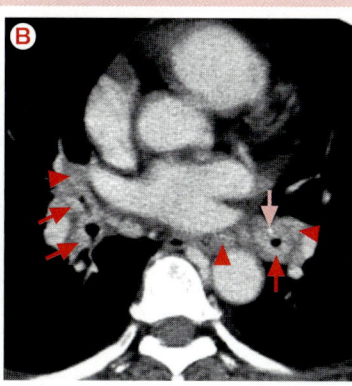

ⒶⒷ造影CT（縦隔条件）

咳嗽，喘鳴を主訴に受診し気管支喘息が疑われた．気管分岐部粘膜の生検で非乾酪性類上皮肉芽腫を認め、サルコイドーシスの診断であった．ステロイド投与にて、症状、画像所見は改善した．

Ⓐ気管の軟骨部～膜様部、全周性に壁肥厚（→）を認める．

Ⓑ両肺の葉気管支にびまん性の壁肥厚（→）を認め、内腔の狭小化を認める．左下葉気管支壁には点状の石灰化（→）を認める．両側肺門および縦隔に多発リンパ節腫大（▶）を認める．

2．典型的画像所見

- **結節型**：CTでは，肺野末梢優位に単発性または多発性の0.4〜5cmほどの結節や腫瘤を認める（**症例1〜3**）．ランダムな分布を示し，円形〜分葉形，境界明瞭，辺縁平滑で，30〜50％に石灰化を認める（**症例1，2**）．経時的に緩徐な増大傾向がみられる．結節近傍や周囲肺野にランダムな分布の**薄壁嚢胞**を伴うことがあり（**症例1**），特にSjögren症候群でみられる頻度が高い（**症例2**）．
- **気管・気管支型**：気管・気管支壁の限局性〜びまん性肥厚や腫瘤形成，内腔の狭小化を認める（**症例4，5**）．内部に石灰化を伴うことがある．気管病変では，軟骨部〜膜様部に全周性に病変を認める．
- **びまん性肺胞型**：CTでは下肺野，末梢優位に小葉間隔壁や気管支血管周囲間質などの広義間質の肥厚を認める．多数の微細結節や点状石灰化を伴うことも多い．稀にすりガラス陰影や，線維化が進行すると牽引性気管支拡張や蜂巣肺もみられる．

その他の画像所見として，**縦隔や肺門リンパ節腫大**を伴うことも多く，リンパ節内部に石灰化もみられる（**症例4，5**）．また心アミロイドーシスを合併することも多く，その場合には心拡大，胸水，肺水腫などを伴う．

3．鑑別疾患

- **結節型**：石灰化を伴う単発もしくは多発結節の鑑別として，**結核などの炎症性肉芽腫**（**鑑別1**），**原発性肺癌，転移性腫瘍**などがあがる．石灰化が粗大やリング状であれば良性病変を疑うが，石灰化が小さい場合や同定できない場合は良悪性の鑑別が難しく，特に担癌患者では転移性腫瘍との鑑別は困難である（**症例3**）．また辺縁不整でスピキュラを伴う病変や，FDG-PETで集積を示す症例も報告されており，その場合には肺癌との鑑別が難しい．多発性骨髄腫や膠原病などの基礎疾患や，肺野にランダムパターンの薄壁嚢胞があれば，アミロイドーシスを疑う一助となる．またSjögren症候群では，アミロイドーシスや**MALTリンパ腫**を合併することがあり，両者は合併することも多く鑑別が困難である．
- **気管・気管支型**：気管・気管支の限局性〜びまん性壁肥厚をきたす疾患の鑑別として**再発性多発軟骨炎，結核，サルコイドーシス**（**鑑別2**），**多発血管炎性肉芽腫症，気管気管支骨軟骨形成症（TO），炎症性腸疾患に関連した病変**などが，腫瘤形成の鑑別として**扁平上皮癌，腺様嚢胞癌**などがあがる．再発性多発軟骨炎や気管気管支骨軟骨形成症（TO）では，気管病変が軟骨部に限局し膜様部にはみられないことが鑑別点となる．
- **びまん性肺胞型**：広義間質が肥厚するさまざまな**間質性肺炎**や**リンパ増殖性疾患**が鑑別にあがる．アミロイドーシスでは多数の微細結節を伴うことが多く，間質性肺炎との鑑別点となると報告されている．悪性リンパ腫などのリンパ増殖性疾患ではリンパ節腫大を伴うことも多く鑑別は困難であるが，アミロイドーシスではリンパ節腫大に石灰化を伴うことが多い．

参考文献

1) Urban BA, et al：CT evaluation of amyloidosis: spectrum of disease. Radiographics, 13：1295-1308, 1993
2) Pickford HA, et al：Thoracic cross-sectional imaging of amyloidosis. Am J Roentgenol, 168：351-355, 1997
3) Aylwin AC, et al：Imaging appearance of thoracic amyloidosis. J Thorac Imaging, 20：41-46, 2005
4) Baquir M, et al：18F-FDG PET scanning in pulmonary amyloidosis. J Nucl Med, 55：565-568, 2014

第8章 代謝性肺疾患

3 異所性石灰化症
metastatic pulmonary calcification

中園貴彦

症例1　異所性石灰化症（50歳代男性）

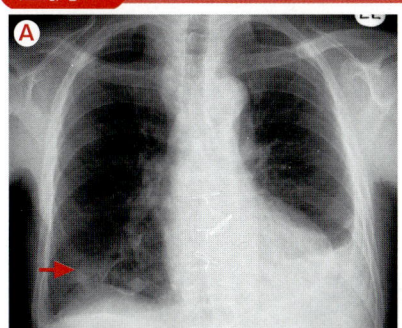

Ⓐ胸部単純X線写真　ⒷⒸHRCT　ⒹⒺ造影CT（縦隔条件）

慢性腎不全で透析中，大動脈弁置換術後．

Ⓐ右下肺野に境界不明瞭なコンソリデーション（→），粒状影を認める．心拡大，両側胸水も認める．

ⒷⒸ右肺尖部に境界不明瞭な結節影（→），右肺中下葉，左肺下葉に斑状分布の多発性すりガラス陰影〜コンソリデーション（◯）を認める．

ⒹⒺ右肺尖部の結節影，右肺下葉のコンソリデーション内に著明な高吸収域（▶）を認め，石灰化と思われる．

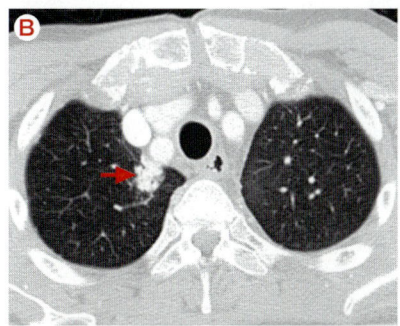

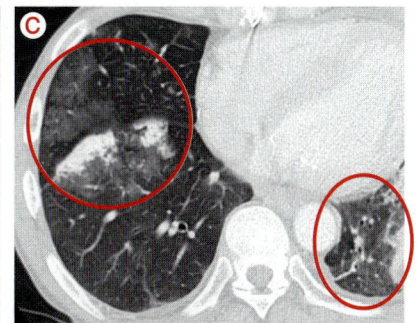

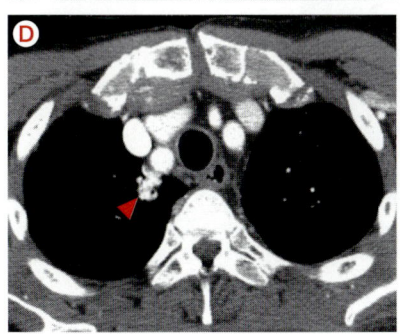

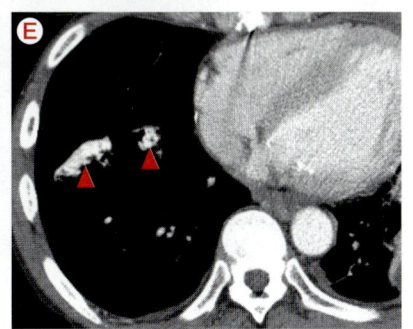

疾患解説

1. 疾患概念

　異所性石灰化症は高カルシウム血症や高リン血症，慢性腎不全，副甲状腺機能亢進症，広範な骨転移などのカルシウム代謝異常のときに，さまざまな臓器の正常実質に石灰化を起こす病態である．肺はカルシウム沈着が起こりやすい臓器であり，慢性腎不全患者の剖検例の60〜80％にみられたとの報告もある．石灰沈着は肺胞壁に沿った肺胞内，動静脈，気管支・細気管支壁の弾性線維にみられる．通常は無症状で肺機能検査も正常であるが，広範囲におよぶと拘束性障害や拡散能低下を認め，呼吸不全に至る場合もある．基礎疾患の治療によって，石灰沈着は改善することがある．

2. 典型的画像所見

・胸部単純X線写真：異所性石灰化症は**上肺野優位の分布**を示す．上肺野は下肺野に比べて換気血流分布の関係で組織内のpHが高くなるため，カルシウムが沈着しやすいと考えられている．初期には異常

229

症例2　異所性石灰化症（60歳代男性）　　　（高邦会高木病院放射線科　北野 庸先生のご厚意による）

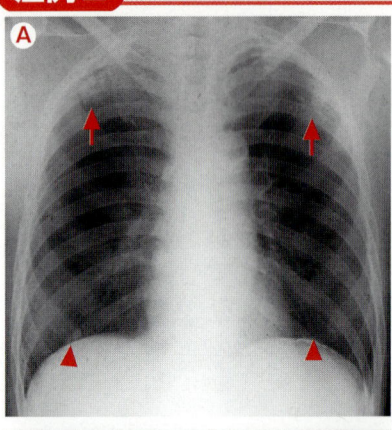

Ⓐ 胸部単純X線写真　ⒷⒸ HRCT　ⒹⒺ 単純CT（縦隔条件）

慢性腎不全で透析中．

Ⓐ 両肺尖部に多発性の境界不明瞭な高濃度の結節影～塊状影（➡）を認め，石灰化が疑われる．両側横隔膜にも線状の石灰化（▶）を認める．

ⒷⒸ 両側上肺野優位に小葉中心性分布を示す境界不明瞭な多発すりガラス結節（○）を認める．末梢優位に辺縁不整な多発性の塊状影，結節影（➡）も認める．

ⒹⒺ 多発性塊状影，結節影内部は著明な高吸収（▶）であり，石灰化と思われる．胸壁内に多発性の小石灰化（➡）を認め，小血管の石灰化と思われる．

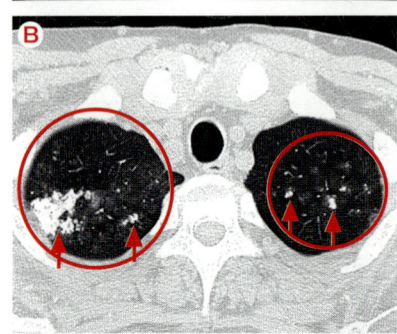

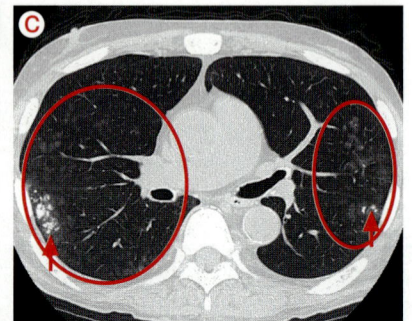

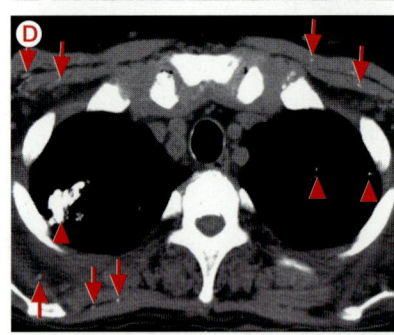

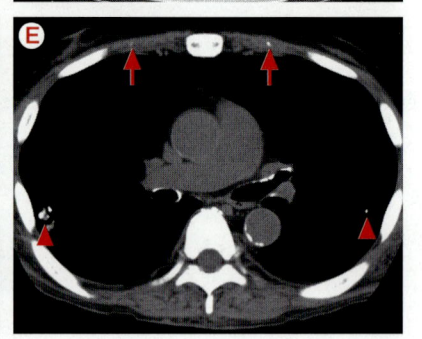

を同定できないことが多いが，所見が高度になると上肺野優位にすりガラス陰影，結節影，腫瘤影，コンソリデーションなどを認め，石灰化を同定できるようになる（**症例1～3**）．

- **CT**：頻度の高い所見は，**小葉中心性分布を示す境界不明瞭な3～10mm程の多発性すりガラス結節**である（**症例2，4，5**）．石灰化が高度になると結節影や腫瘤影，コンソリデーションを認め，内部に点状やリング状の石灰化がみられ，陰影全体に石灰化がみられ**腫瘤状石灰化**を呈することがある（**症例1～3**）．
- **骨シンチグラフィー**：病変部に集積を認める．

3．鑑別疾患

- **肺胞微石症**：リン酸カルシウムの微石が肺胞内に蓄積する稀な疾患で，原因遺伝子としてSLC34A2が発見された．CTでは**両側下肺野優位**にすりガラス陰影，コンソリデーション，粒状影，広義間質の肥厚などがみられ，これらに**強い石灰化**を伴う．胸膜直下に数mm大の小囊胞が帯状に連続して"**black pleural line**"を呈することがある．
- **珪肺症**：両側上肺野優位の小葉中心性および辺縁性分布の明瞭な粒状影，石灰化を伴う結節や腫瘤（PMF）を呈する．石灰化（ときに卵殻状）を伴う縦隔・肺門リンパ節腫大を伴うことが多い．

症例3　異所性石灰化症（60歳代男性）

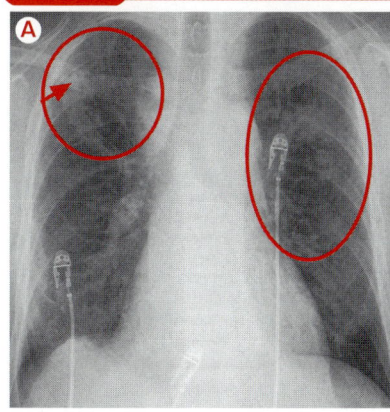

Ⓐ胸部単純X線写真　ⒷⒸ造影CT（肺野条件）　ⒹⒺ造影CT（縦隔条件）

慢性腎不全で透析中．

Ⓐ両側上肺野優位に境界不明瞭な多発性の塊状影，結節影，粒状影（〇）を認める．右上肺野の陰影（→）は高濃度で石灰化と思われる．

ⒷⒸ両肺末梢優位に境界不明瞭な多発性の塊状影，結節影，粒状影（→）を認める．

ⒹⒺ右肺上葉，左肺下葉の塊状影内に著明な高吸収域（→）を認め，石灰化と思われる．両側胸水（▶）も認める．

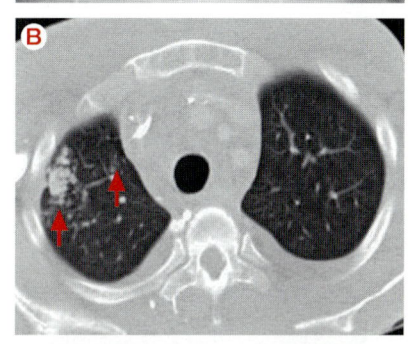

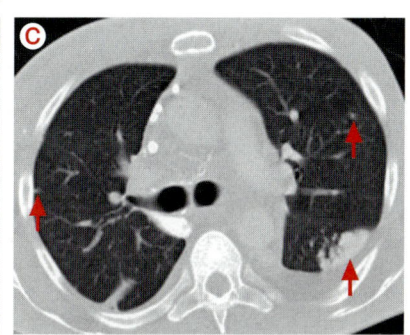

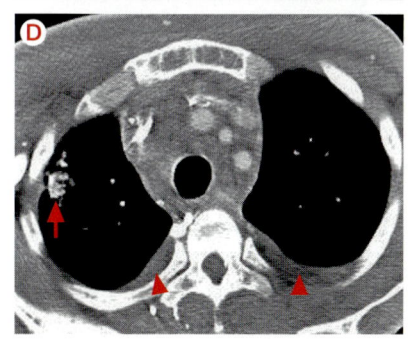

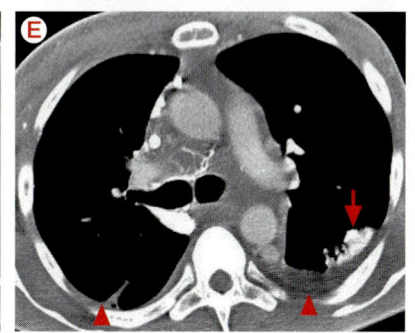

第8章　代謝性肺疾患

症例4　異所性石灰化症（60歳代男性）

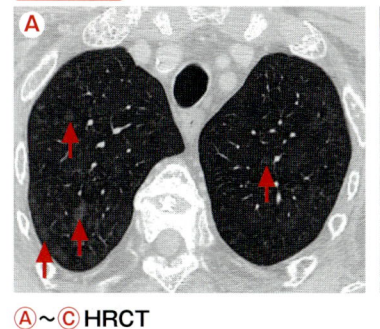

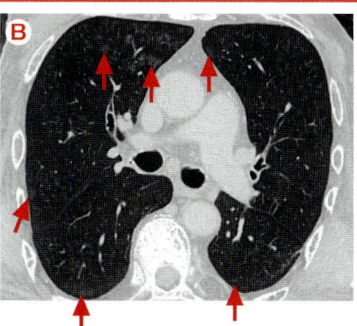

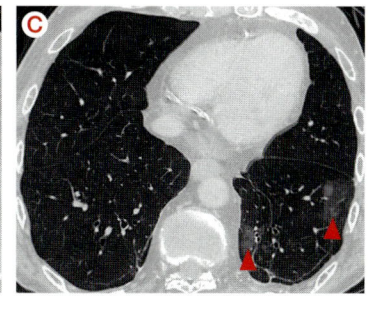

Ⓐ～ⒸHRCT

慢性腎不全で透析中．

Ⓐ～Ⓒ両側上肺野優位に小葉中心性分布の境界不明瞭な多発性すりガラス結節（→）を認める．左肺下葉には比較的大きなすりガラス陰影（▶）を認める．

症例5　異所性石灰化症（60歳代女性）

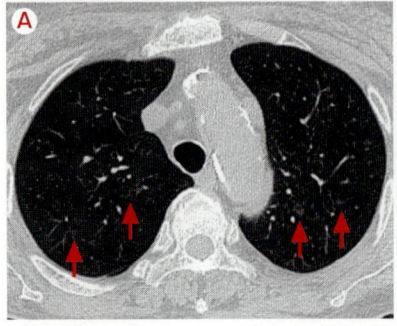

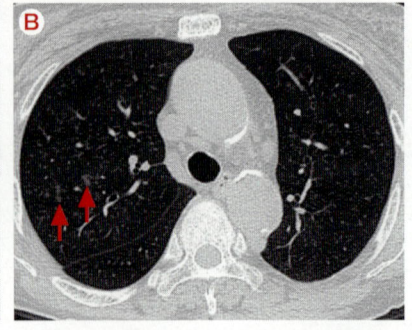

Ⓐ Ⓑ HRCT

慢性腎不全で透析中.

Ⓐ Ⓑ 両側上肺野優位に小葉中心性分布の境界不明瞭な多発性すりガラス結節（→）が散見される.

鑑別1　多発肺腺癌および異型腺腫様過形成（70歳代男性）

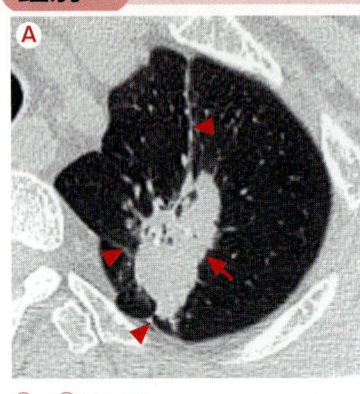

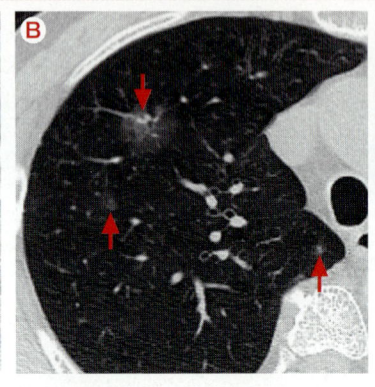

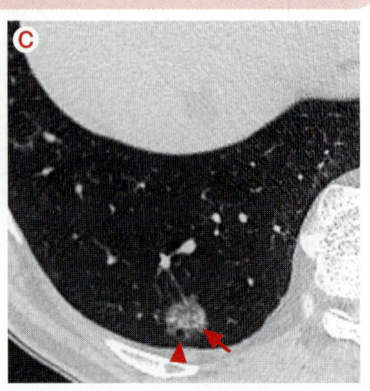

Ⓐ～Ⓒ HRCT

Ⓐ 左肺尖部に辺縁不整でスピキュラを伴う腫瘤（→）を認め, 胸膜陥入像（▶）もみられる.
Ⓑ Ⓒ 右肺上葉および右肺底部にランダムな分布の多発性すりガラス結節（→）を認める. 比較的サイズが大きなものは境界明瞭で, 内部の吸収値がやや高い領域もみられる. 右肺底部の病変内には小さな気腔（▶）もみられる.
その他にも両肺に多数の小さなすりガラス結節を認めた（未提示）. 左肺上葉切除が施行され, 肺尖部の肺腺癌とその他に多発性の上皮内腺癌および異型腺腫様過形成が証明された. 一部の残存病変は経過観察で緩徐な増大を示している.

- **過敏性肺炎**：小葉中心性の粒状影やすりガラス陰影を呈するが, 上肺～下肺までびまん性に分布し, 通常呼吸器症状を伴う.
- **異型腺腫様過形成や上皮内肺腺癌（鑑別1）**：多発することも多いがランダムな分布を示す. 異所性石灰化症よりも境界不明瞭なすりガラス結節を呈する.

その他に石灰化を伴う多発結節や腫瘤として**結核, 骨肉腫や甲状腺癌などの転移性腫瘍, アミロイドーシス**（第8章2参照）などが鑑別にあがるが, 異所性石灰化症では, 小葉中心性分布の境界不明瞭なすりガラス結節を伴うことが鑑別点となる. 肺野以外にも, **胸壁内の小血管など他臓器の異所性石灰化**（症例2）を認めれば, 異所性石灰化症の診断の一助となる.

参考文献

1) Johkoh T, et al：Metastatic pulmonary calcification: early detection by high-resolution CT. J Comput Assist Tomogr, 17：471-473, 1993
2) Greenberg S & Suster B：Metastatic pulmonary calcification: appearance on high resolution CT. J Comput Assist Tomogr, 18：497-499, 1994
3) Hartman TE, et al：Metastatic pulmonary calcification in patients with hypercalcemia: findings on chest radiographs and CT scans. Am J Roentgenol, 162：799-802, 1994
4) Marchiori E, et al：Unusual manifestations of metastatic pulmonary calcification: high-resolution CT and pathological findings. J Thorac Imaging, 20：66-70, 2005

第9章 外傷，外的因子による肺病変

1 外傷による気胸・血胸
traumatic pneumothorax/hemothorax

佐々木智章，石戸谷俊太，高橋康二

症例1　転倒による軽度気胸（50歳代男性）

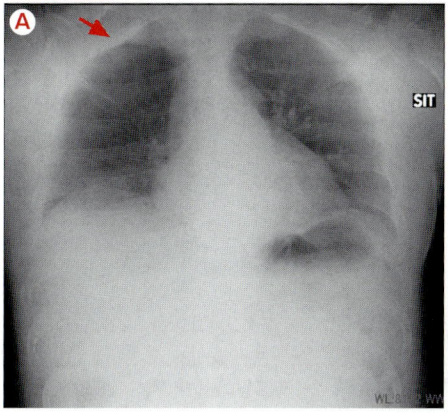

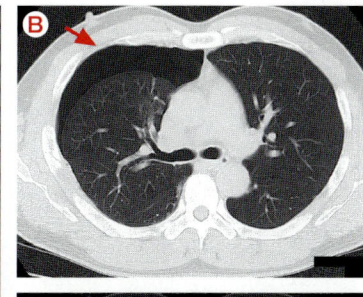

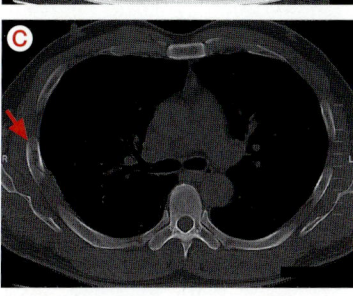

Ⓐ胸部単純X線写真（坐位）
Ⓑ単純CT（肺野条件）
Ⓒ単純CT（骨条件）

スポーツ中に右側胸部から転倒し，受傷した．

Ⓐ右肺尖部に軽度の気胸を認める（→）．

Ⓑ右気胸が明瞭に描出される（→）．

Ⓒ Ⓑと同じスライスで右第5肋骨骨折が確認できる（→）．

※「第9章4-症例1」に本症例のつづきを掲載

症例2　自然気胸ドレナージ不良（50歳代男性）

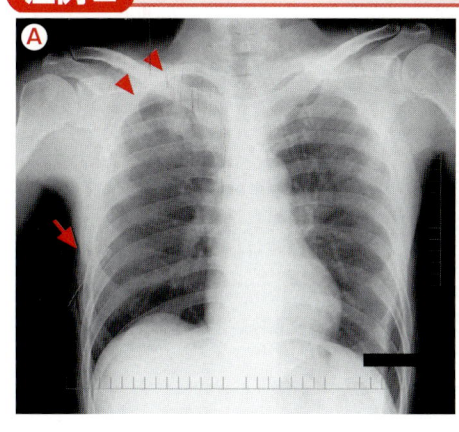

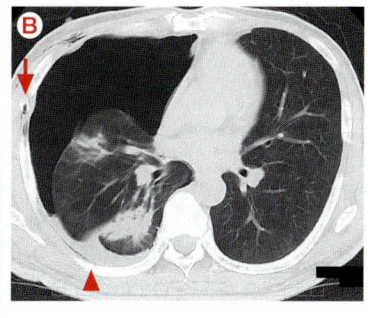

Ⓐ胸部単純X線写真（立位）
Ⓑ単純CT（肺野条件）

右自然気胸にて胸部ドレナージチューブ留置後の確認目的．

Ⓐ軽度の右肺野の透過性亢進と臓側胸膜が内側に確認でき（▶），気胸があることがわかる．右胸腔ドレナージチューブが留置されているが，先端が右第7肋骨下縁にある．チューブ周囲には軽度の皮下気腫がみられる（→）．

Ⓑ胸腔ドレナージチューブ先端が胸壁内にあり（→），右側の高度気胸を認める．軽度の右胸水貯留を伴っている（▶）．

疾患解説

1．疾患概念

外傷による気胸・血胸とは，鈍的または穿通性外傷による胸腔内の空気および血液貯溜のことである．鈍的外傷の15～40％に気胸を発症し，10～50％の気胸は仰臥位単純X線写真で診断できない．CTでのみ診断できる気胸を**潜在性気胸**（occult pneumothorax）とよぶ．潜在性気胸でも人工呼吸管理後に緊張性気胸となり得る．緊張性気胸は致死的疾患なので，早急なドレナージチューブ留置が必要である．

233

症例3　交通外傷による気胸（70歳代男性）

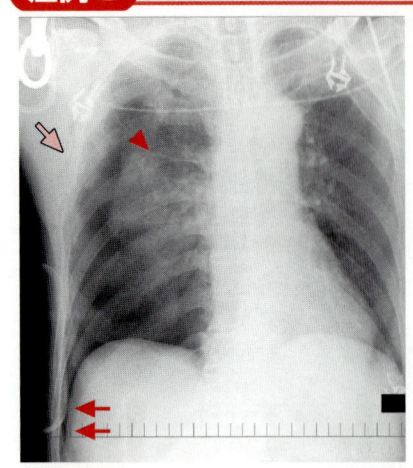

胸部単純X線写真（臥位）

交通外傷にて受傷した．
右胸腔の外側の透過性が亢進し，縦隔側には虚脱した右肺が認められる．気胸が示唆される．特に右肋骨横隔膜角が尾側方向に深く，deep sulcus signを呈している（→）．右第5肋骨骨折（▶）の合併や右胸部皮下気腫（→）の合併も疑われる．

症例4　刺傷による血胸（70歳代男性）

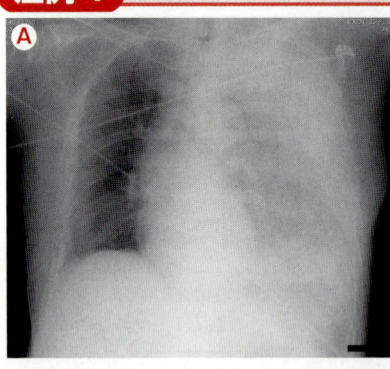

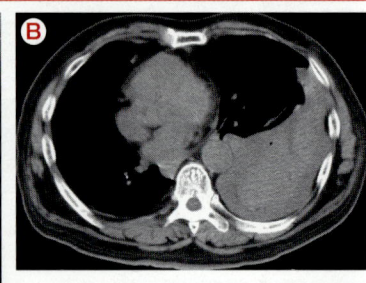

Ⓐ **胸部単純X線写真（臥位）**
Ⓑ **単純CT（縦隔条件）**

左前胸部を刺されて受傷した．
Ⓐ 胸部単純X線正面像（臥位）で左胸腔の透過性が低下している．
Ⓑ 左前胸壁に皮下気腫がみられ，穿刺部位と考えられる．左胸腔に平均吸収値が50 HUの液体貯留がみられ，血胸と診断される．

症例5　転落外傷による血胸（60歳代男性）

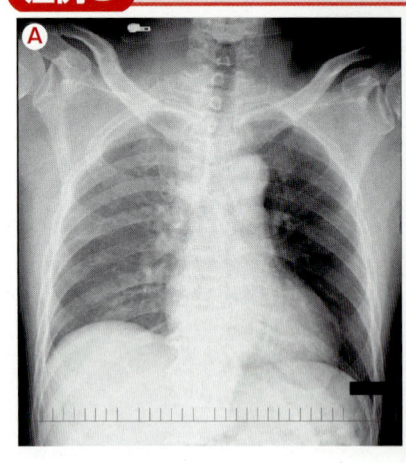

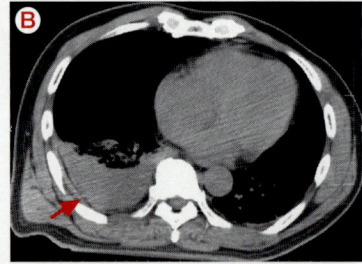

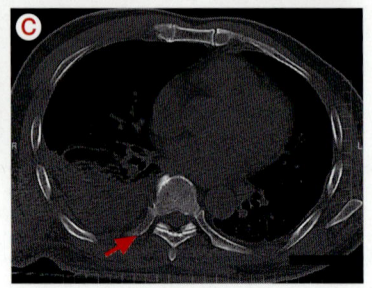

Ⓐ **胸部単純X線写真（臥位）**
Ⓑ **単純CT（縦隔条件）**
Ⓒ **単純CT（骨条件）**

高所からの転落により受傷した．
Ⓐ 右胸腔全体の透過性が低下している．
Ⓑ 右胸腔に平均吸収値が45 HUの液体が貯留し（→），血胸と考えられる．
Ⓒ 右第8肋骨骨折がみられる（→）．

症例6　蘇生処置が加わった大動脈解離による血胸（70歳代女性）

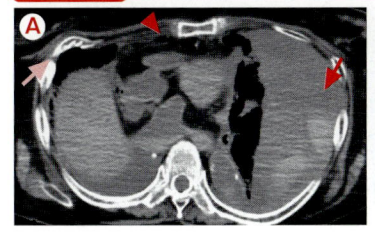

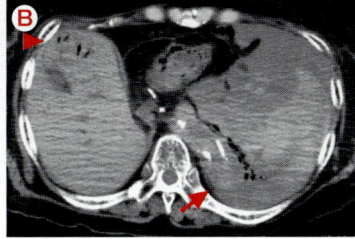

ⒶⒷ単純CT（縦隔条件）

死亡後画像診断での死因検索目的.

Ⓐ 左胸腔に高度の液体貯留が認められる. 液体内に吸収値の高い成分（60-70 HU）と低い成分（30-40 HU）が混在している（→）. 大血管は虚脱しており, 死後変化と考えられる（▶）. 右前胸部肋骨の変形骨折を認める（→）が, 蘇生処置による影響が示唆される.

Ⓑ Ⓐよりやや尾側で高度の左血胸がみられる. 下行大動脈内に異なる吸収値の層構造がみられ, 大動脈解離からの高度血胸と診断された（→）. 肝内門脈内ガス像を認める（▶）が, 死後変化と考えられる.

鑑別1　縦隔気腫（60歳代男性）

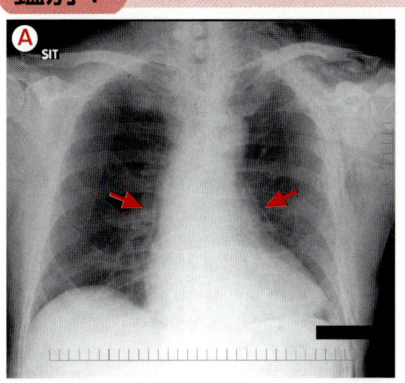

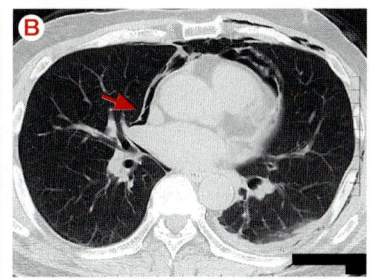

Ⓐ 胸部単純X線写真（坐位, 受傷翌日）
Ⓑ 単純CT横断像（受傷翌日）
Ⓒ 胸部単純X線写真（坐位, 受傷3日後）
Ⓓ 単純CT冠状断像（受傷3日後）

交通外傷で受傷した.

Ⓐ 左頸部および左胸壁皮下気腫がみられる. 左第4-7肋骨骨折もみられる. 心右縁と心左縁に線状の透亮像を認め（→）, 縦隔気腫が示唆される.

Ⓑ 心右縁の気腫が明瞭である（→）.

Ⓒ 気管両側壁から左主気管支左側壁が線状に描出され（→）, 大動脈弓部外側にも線状の透亮像がみられる（▶）. 縦隔気腫による所見である.

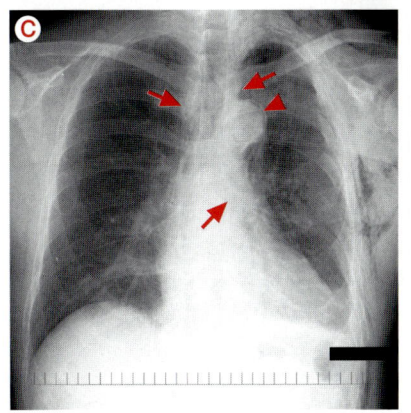

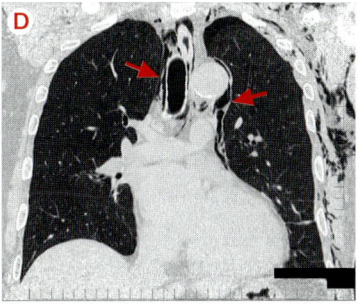

Ⓓ 気管および食道周囲と大動脈弓部外側の気腫が明瞭である（→）.

第9章　外傷, 外的因子による肺病変

| 鑑別2 | 胸膜炎（70歳代男性） |

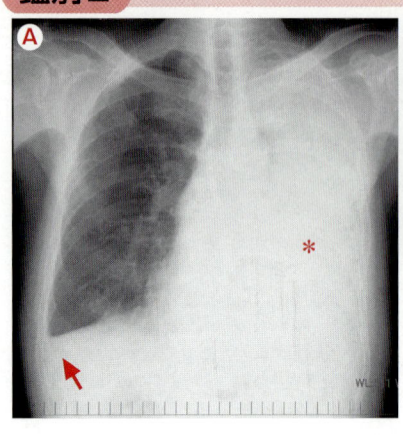

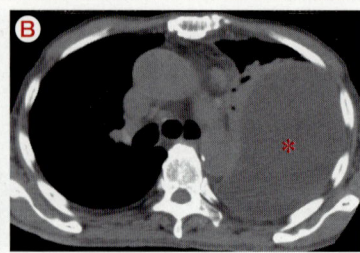

Ⓐ **胸部単純Ｘ線写真（立位）**
Ⓑ **単純CT（縦隔条件）**

単純Ｘ線写真にて左胸腔の透過性低下が指摘された．

Ⓐ左胸腔全体の肺野透過性低下（＊）を認める．右肋骨横隔膜角は軽度鈍化しており（➡），軽度の胸水貯留が考えられる．

Ⓑ高度の左胸水貯留を認める（＊）．平均CT値は10 HU程度であった．

また鈍的外傷の50％に血胸が発症する．**大量血胸（massive hemothorax）** とはショックを伴う1L以上の血胸と定義され，早急な診断が求められる．

2．典型的画像所見

- 気胸（症例1～3）：立位単純Ｘ線写真所見は内側へ偏位した臓側胸膜であり，通常の吸気時よりも呼気時の撮像でより明瞭となる．仰臥位撮像での気胸の検出感度は下がるが，①肺底部の透過性亢進，②deep sulcus sign，③double diaphragm sign，④縦隔辺縁の明瞭化などが所見となる．
- 緊張性気胸：①縦隔の対側偏位，②同側横隔膜平坦化，③同側胸腔の過膨脹などの所見を示すが，縦隔の対側偏位は中程度以上の気胸でみられるため，縦隔偏位だけでは診断できない．
- 胸水（症例6）：立位単純Ｘ線写真所見は肋骨横隔膜角の鈍化がみられる．仰臥位撮像では胸水が背側へ分布するため患側肺野の透過性低下を示す．
- 血胸（症例4～6）：診断にはCTが有用であり，血胸は35-70 HUを示し，漿液性の胸水より吸収値が高い．血液が液体成分（30-45 HU）と凝固成分（50-90 HU）に分かれてみえることがある．

3．鑑別疾患

- 縦隔気腫（鑑別1）：鈍的外傷が肺裂傷や肺胞破裂を引き起こしたり，気道損傷や食道損傷が原因の場合がある．また，人工呼吸器や頭頸部や腹部の気腫から二次的に発症する場合がある．心大血管や気管に沿った透亮線や左右の横隔膜陰影が連続するcontinuous diaphragm sign等の所見を認め，ある程度以上では頸部の異常ガス像や皮下気腫を合併する．
- 胸膜炎（鑑別2）：種々の原因で発症する胸膜の炎症で，胸水貯留を合併することが多い．胸水の吸収値は水濃度のものから高いものまでさまざまであるが，吸収値が特に高い場合や液面形成を伴う場合は出血合併（血胸）を疑うべきである．

参考文献

1) Kaewlai R, et al：Multidetector CT of blunt thoracic trauma. Radiographics, 28：1555-1570, 2008
2) Peters S, et al：Multidetector computed tomography-spectrum of blunt chest wall and lung injuries in polytraumatized patients. Clin Radiol, 65：333-338, 2010

第9章 外傷，外的因子による肺病変

2 胸郭骨折（特に肋骨骨折および胸骨骨折）
fracture of the thorax (rib fracture, sternal fracture)

佐々木智章，石戸谷俊太，高橋康二

症例1　肋骨骨折（60歳代男性）

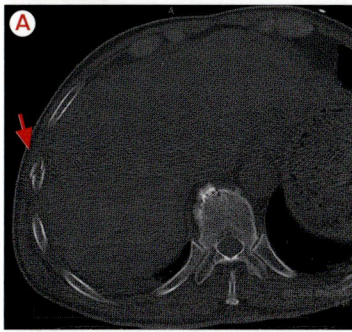

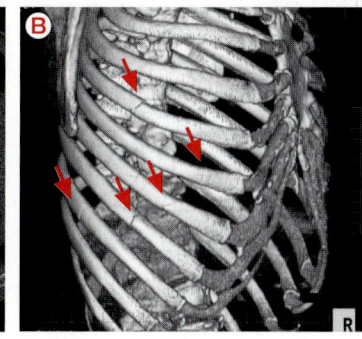

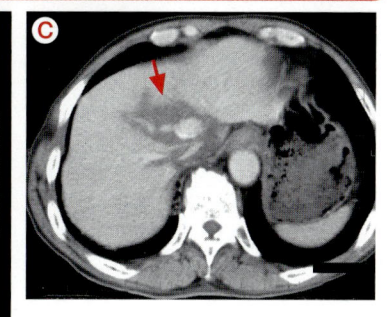

Ⓐ単純CT（骨条件）　Ⓑ3D-VR像　Ⓒ腹部造影CT（縦隔条件）

2メートルの高さから転落して受傷した．
Ⓐ右第8肋骨骨折がみられる（➡）．
Ⓑ右第5-9肋骨骨折が同時に確認でき（➡），全体像を把握しやすい．
Ⓒ肝実質内に活動性出血を伴う損傷を合併している（➡）．

症例2　肋骨骨折（80歳代男性）

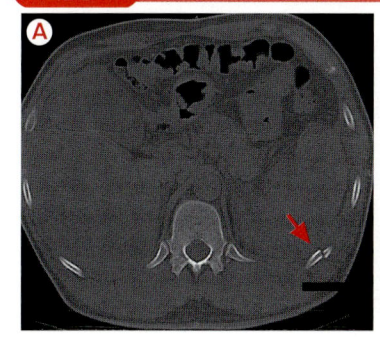

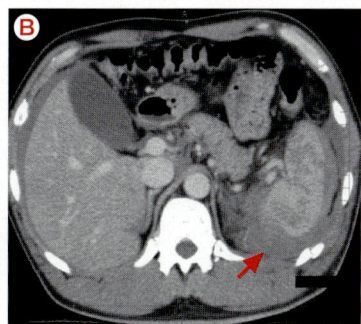

Ⓐ単純CT（骨条件）
Ⓑ腹部造影CT

交通外傷で受傷した．
Ⓐ左第10肋骨骨折がみられる（➡）．
Ⓑ脾損傷を合併している（➡）．

疾患解説

1．疾患概念

　胸郭は肋骨，胸骨，胸椎で形成される．胸部外傷では肋骨骨折の頻度が多い．肋骨骨折はどの部位でもみられるが，特に第1-3肋骨骨折は高エネルギー損傷が示唆され，大血管損傷などを検索する必要がある．また第10-12肋骨骨折は肝・脾・腎損傷と関連し得る．
　注意すべきなのが，5本以上の連続した肋骨骨折や1本につき2カ所以上の骨折が連続する場合は胸郭動揺（flail chest）を呈し得る．胸郭動揺は奇異性壁運動を示し，呼吸障害を招く．
　胸骨骨折のほとんどが交通外傷に伴い，鈍的外傷の8％に発症する．高エネルギー損傷を示唆するので，重篤な大血管損傷の合併を検索する必要がある．

症例3　肋骨骨折（70歳代男性）

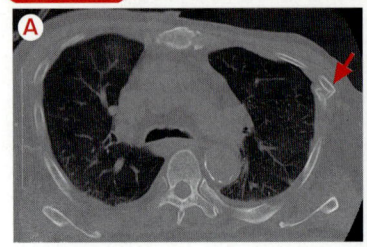

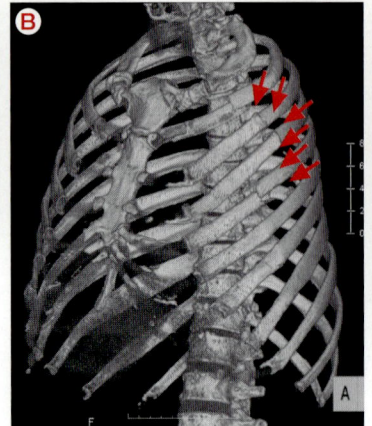

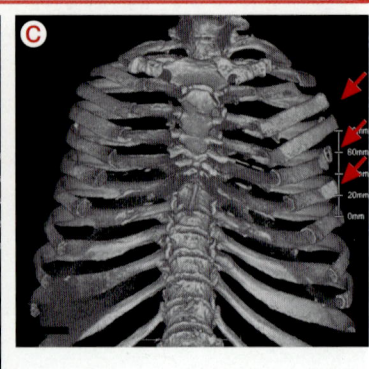

Ⓐ単純CT（骨条件）　ⒷⒸ 3D-VR像

Ⓐ水平断で左第4肋骨骨折（→）および胸郭の変形がみられる．しかし，全体像を把握するのには1スライスでは難しい．
Ⓑ左第2-7肋骨骨折が確認できる（→）．
Ⓒ角度を変えてみても変形が理解しやすい（→）．
（ⒷⒸはp.12カラーアトラス⑬を参照）

症例4　胸骨骨折（40歳代男性）

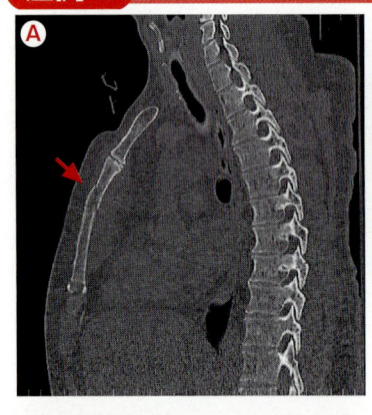

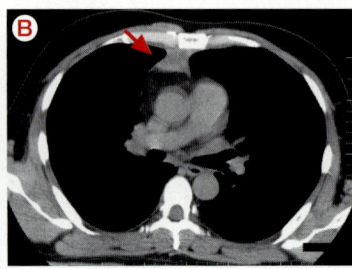

Ⓐ単純CT矢状断像（骨条件）
Ⓑ単純CT（縦隔条件）

シートベルト交通外傷．
Ⓐ胸骨体部に骨折がみられる（→）．
Ⓑ胸骨背側の前縦隔に血腫がみられる（→）．

症例5　胸骨骨折（40歳代女性）

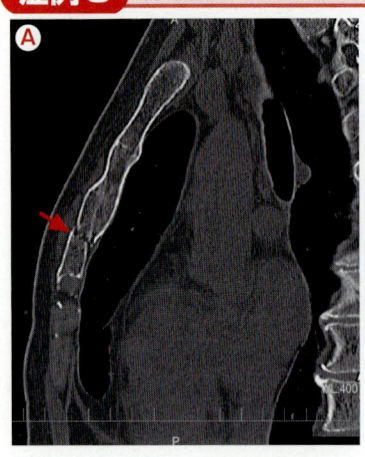

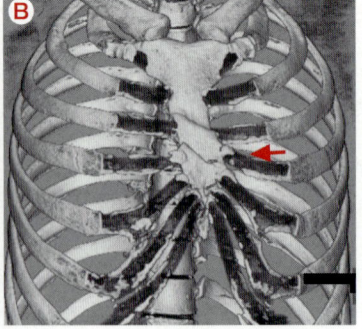

Ⓐ単純CT矢状断像（骨条件）
Ⓑ 3D-VR像

交通外傷にて受傷した．膠原病の既往がある．
Ⓐ胸骨に変形および不連続（→）がみられ，骨折が示唆される．
Ⓑ胸骨体部の変形と骨折が把握しやすい（→）．
（Ⓑはp.13カラーアトラス⑭を参照）

症例6　胸骨骨折（50歳代男性）

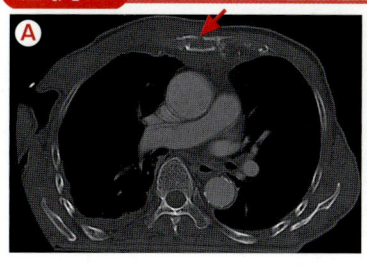

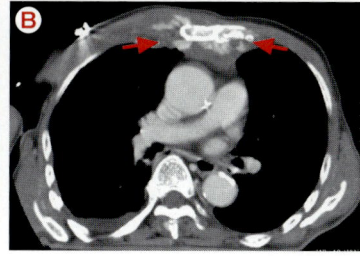

Ⓐ単純CT（骨条件）
Ⓑ造影CT（縦隔条件）

交通外傷にて受傷した．
Ⓐ水平断像で胸骨体部に線状の骨折がみられる（→）．胸骨周囲の軟部腫脹がみられ，血腫が疑われる．
Ⓑ胸骨周囲に血管外漏出が認められ，活動性出血が示唆される（→）．

症例7　胸骨骨折（70歳代男性）

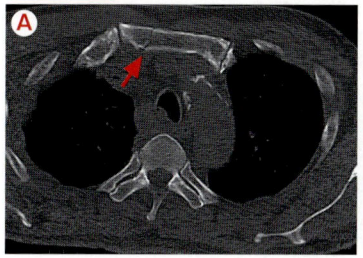

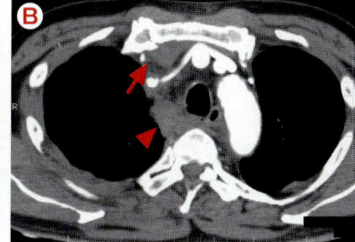

Ⓐ単純CT（骨条件）
Ⓑ造影CT（縦隔条件）

交通外傷にて受傷した．
Ⓐ胸骨柄に斜走する骨折線を認める（→）．
Ⓑ胸骨後面に血腫がみられるほか（→），縦隔内にも血腫を認める（▶）．

2．典型的画像所見

1）肋骨骨折（症例1〜3）

　　肋骨の不連続，偏位がみられる．皮下気腫や血気胸，肺挫傷を伴うことが多い．CTにおける3D-VR像も有効である．

2）胸骨骨折（症例4〜7）

　　単純X線写真で胸骨の偏位として捉えられることがあるが，骨折線の評価はしばしば難しい．CTの特に冠状断や矢状断再構成画像や，3D-VR像も有用である．胸骨周囲に血腫が二次的にみられることがある．

参考文献

1）Sangster GP, et al：Blunt traumatic injuries of the lung parenchyma, pleura, thoracic wall, and intrathoracic airways: multidetector computer tomography imaging findings. Emerg Radiol, 14：297-310, 2007

第9章　外傷，外的因子による肺病変

第9章 外傷，外的因子による肺病変

3 横隔膜損傷
diaphragmatic injury

佐々木智章，石戸谷俊太，高橋康二

症例1　交通外傷による横隔膜損傷（80歳代男性）

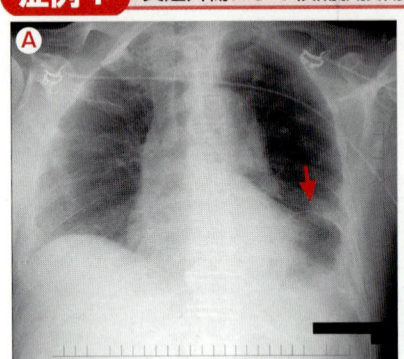

Ⓐ 胸部単純X線写真（座位）
Ⓑ 造影CT冠状断像（腹側）
Ⓒ 造影CT冠状断像（背側）

乗用車乗車中にトラックと衝突する交通事故で受傷した．既往にアスベスト曝露歴がある．

Ⓐ 左横隔膜挙上と消化管ガス像が認められる（→）．

Ⓑ 左横隔膜の部分的欠損と胃が左胸腔内に逸脱している（→）．逸脱している胃は腰がくびれているようにみえる（▶）．左横隔膜には胸膜プラークによる石灰化があり，軽度肥厚している（→）．

Ⓒ 左横隔膜の部分欠損があり，胃は左胸腔に逸脱している．横隔膜断端部（→）は横隔膜脚（▶）と比較すると肥厚している．

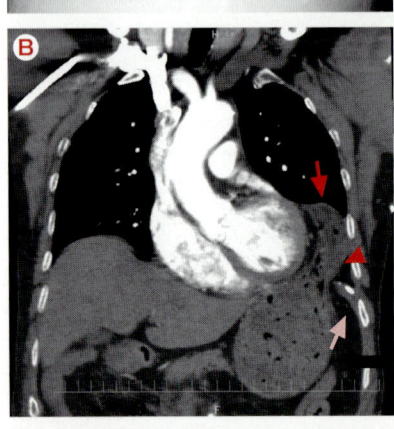

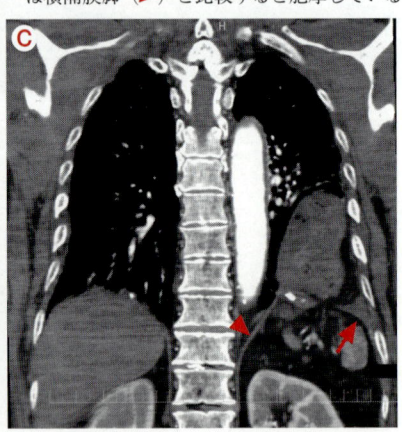

症例2　交通外傷による横隔膜損傷（50歳代女性）

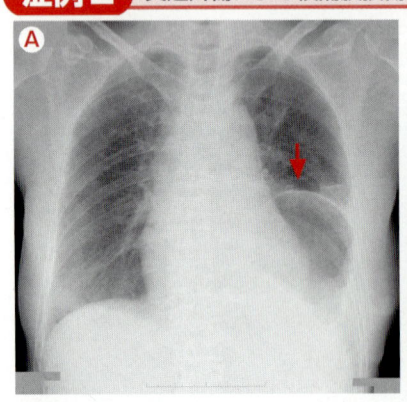

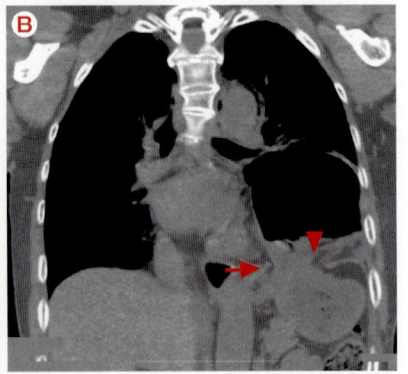

Ⓐ 胸部単純X線写真（臥位）　Ⓑ 単純CT冠状断像

乗用車後部座席乗車中に交通事故で受傷した．
Ⓐ 左横隔膜挙上と消化管ガス像が認められる（→）．
Ⓑ 左横隔膜の部分的欠損があり（→），左胸腔に胃が脱出している．特に脱出部では胃が（腰のように）くびれている（▶）．

240　圧倒的画像数で診る！　胸部疾患画像アトラス

症例3　交通外傷による横隔膜損傷（80歳代女性）

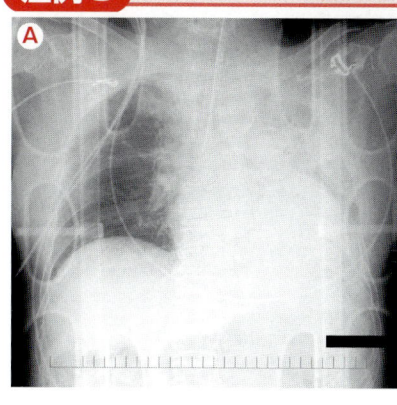

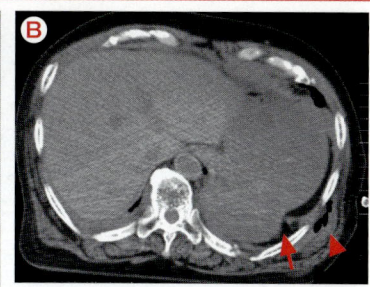

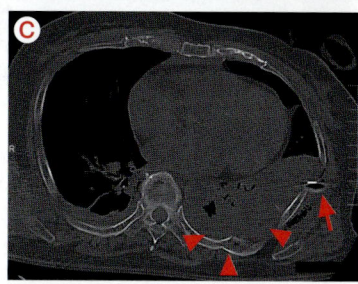

Ⓐ 胸部単純X線写真（臥位）
Ⓑ 単純CT（縦隔条件）
Ⓒ 単純CT（骨条件）

乗用車乗車中の交通事故で受傷した．

Ⓐ 左胸腔全体の透過性低下を認める．

Ⓑ 左横隔膜の部分的欠損と欠損孔を介して胃噴門部が左胸腔に逸脱している（→）．左胸壁皮下気腫を合併している（▶）．

Ⓒ 左胸腔ドレナージチューブ留置後である（→）．左肋骨骨折，左血胸を合併している（▶）．

鑑別1　先天性横隔膜ヘルニア（70歳代女性）

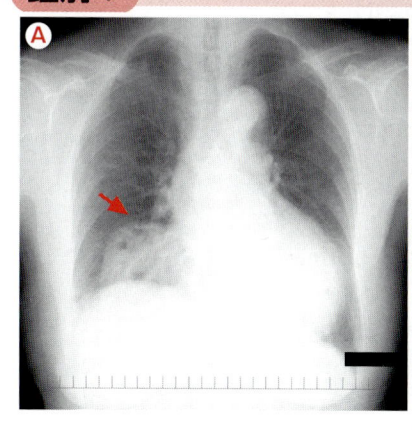

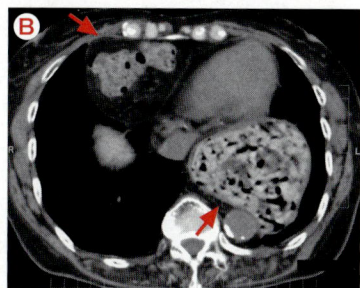

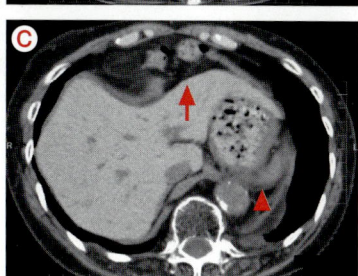

Ⓐ 胸部単純X線写真（立位）
ⒷⒸ 胸部CT（縦隔条件）

胸部X線写真で右横隔膜挙上を指摘されたため精査目的で来院．

Ⓐ 右心横隔膜角にガス像を有する腫瘤陰影がみられる（→）．心右縁の境界は不明瞭で，シルエットサイン陽性である．

Ⓑ 心右側に挙上した腸間膜脂肪と横行結腸が認められる（→）．心背側にも挙上した胃が認められる．

Ⓒ Ⓑより尾側で右腹側の横隔膜欠損部から腸間膜と横行結腸が右胸腔に逸脱している（→）．Morgagni孔のヘルニアが示唆される．同時に左側では食道裂孔ヘルニアも合併している（▶）．

疾患解説

1．疾患概念

横隔膜の筋性および腱性線維が不連続になり，胸腔および腹腔が交通しうる．鈍的腹部外傷の0.8〜8％程度に合併する．他の胸腹部外傷に合併することが多い．左側に多い（左3：右1）．

2．典型的画像所見

直接所見，間接所見，非特異的所見の3つに分けられる．

1）直接所見

直接所見は①横隔膜の部分的欠損，ときに全欠損，②横隔膜欠損部辺縁の垂れ下がり（懸垂）が確認される．

第9章　外傷，外的因子による肺病変

241

| 鑑別2 | 横隔膜弛緩症（100歳代女性） |

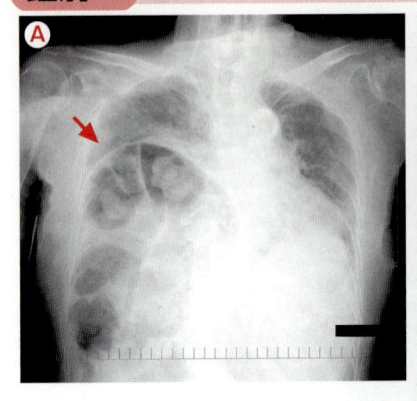

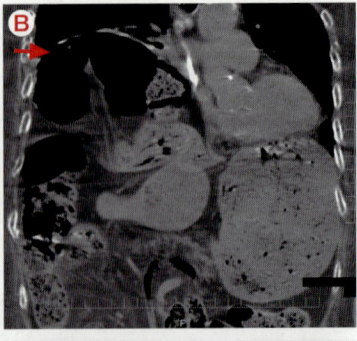

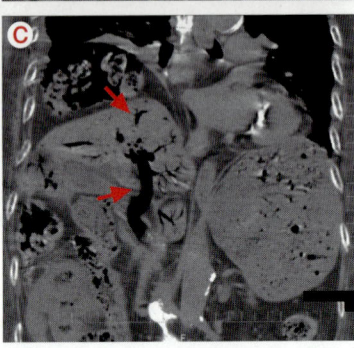

Ⓐ胸部単純X線写真（臥位）
ⒷⒸ胸腹部CT冠状断像

呼吸苦で当院を受診した．外傷の既往はない．

Ⓐ両側横隔膜（特に右側で顕著）の挙上を認める．挙上した右横隔膜下に消化管ガスがみられる（→）．

Ⓑ結腸が挙上しているのが明瞭である（→）．横隔膜の欠損はない．横隔膜弛緩症と考えられた．

Ⓒ門脈内ガスが著明である（→）も，消化管虚血はなく，原因は不明であった．

2）間接所見

間接所見として横隔膜欠損部を介したヘルニアに関連する．
①胸腔内への消化管ガスの偏位がみられる．
②冠状断や矢状断CTにおいては消化管が腰のようにくびれる場合があり，有用なサインとなる．
③右側においては肝がコブやバンド状に変形することがある．
④水平断CTにおいて腹部臓器が肺を介さないで胸壁と接してみえる（dependent viscera sign）ことがあるが評価は難しい．
⑤対側より4cmの横隔膜挙上は横隔膜損傷を疑う根拠になり得るも決定的ではない．

もう1つの間接所見として胸腹部の境界欠損がある．これは腹水が胸腔構造，胸水などが腹腔構造に隣接/交通するためにみられる所見である．

3）非特異的所見

非特異的所見として，横隔膜肥厚，横隔膜近傍の活動性出血，横隔膜の造影不良，合併する肋骨骨折がある．また胃管チューブがU字状の走行を呈し，先端が横隔膜上にある場合は疑わしい．

3．鑑別疾患

1）先天性横隔膜ヘルニア（鑑別1）

横隔膜後方の欠損によるものやBochdalek孔ヘルニアがある．腰肋三角や後外側が欠損する．6％の無症状の成人に発見される．ヘルニアの大きさはさまざまで腹部臓器が脱出し得る．稀に胸骨肋骨三角にMorgagni孔ヘルニアが起こる．

2）後天的欠損

横隔膜脚背側に多いがどこにでも起こり得る．食道裂孔ヘルニアは場所が特徴的で鑑別は容易であるが，巨大なヘルニアの場合は鑑別が困難な場合がある．

3）横隔膜挙上（鑑別2）

横隔膜弛緩症や横隔神経麻痺が関連しているが，横隔膜欠損は認めない．

参考文献

1）Desir A & Ghaye B：CT of blunt diaphragmatic rupture. Radiographics, 32：477-498, 2012

第9章 外傷，外的因子による肺病変

4 カテーテル合併症
catheter related complications

佐々木智章，石戸谷俊太，高橋康二

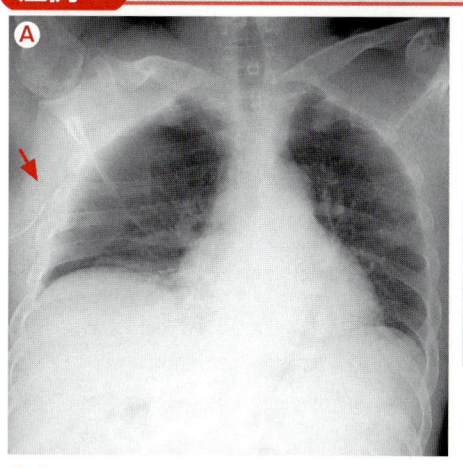

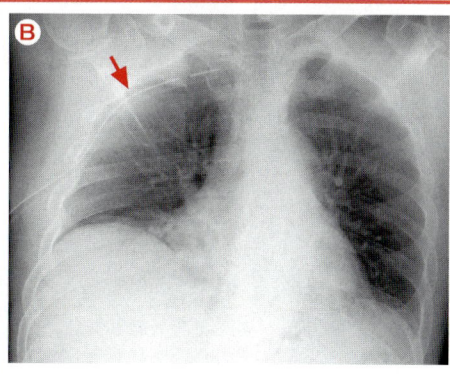

症例1　第9章1-症例1 軽度気胸症例と同一患者（50歳代男性）

Ⓐ Ⓑ 胸部単純 X 線写真

スポーツ中に右側胸部から転倒し，右肺気胸と右第5肋骨骨折を起こした．
Ⓐ右胸腔ドレナージチューブ留置後では，チューブ先端が胸壁内に留まっている（→）．
Ⓑ右胸腔ドレナージチューブ再留置後では，チューブが胸壁と鈍角の形状であり，先端が肺尖近くにあり（→），良好な部位に留置されていると考えられる．

疾患解説

1. 疾患概念

胸部外傷時に留置されたカテーテルやチューブ類の位置異常により起こる．主に中心静脈カテーテル，スワンガンツカテーテル，胸腔ドレナージ，経鼻胃管，挿管チューブなどに関連する．

2. 典型的画像所見

1）中心静脈（CV）カテーテル（症例3, 4）

カテーテル先端が上大静脈や腕頭静脈になく，別の静脈（奇静脈や穿刺部と別の内頸静脈や鎖骨下静脈）や心内にある場合や，動脈内や胸腔内への誤留置もときにみられる．長期にカテーテルを留置することで血栓形成や感染源となり得る．

2）スワンガンツカテーテル（症例8）

右心系に留置されたカテーテルの先端が肺門部から2 cm以内にある必要がある．それより末梢であれば肺動脈損傷の危険性がある．

3）胸腔ドレナージ（症例1, 2, 7）

胸壁から胸腔内に移行する部位はカテーテルが鈍角となっている．葉間裂内に留置された場合は直線化する．チューブが不適切な位置にある場合に合併症を引き起こすことがある．

4）経鼻胃管

食道胃移行部から10 cm程度深く入っていることを確認する．先端が浅すぎると側孔が食道内にくる．

5）挿管チューブ

食道内挿管や先端が深いことによる片肺換気が起こり得る（右側に多い）．

症例 2　胸腔ドレナージチューブ先端位置異常（70歳代男性）

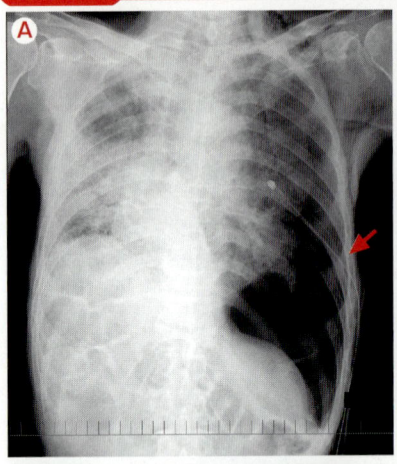

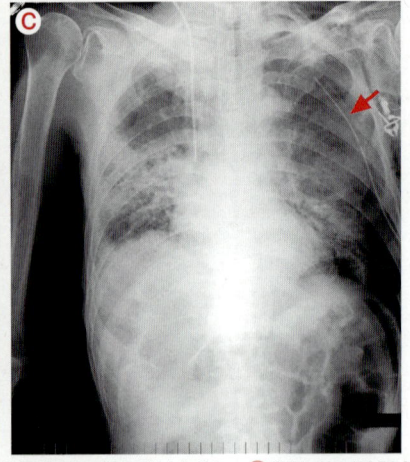

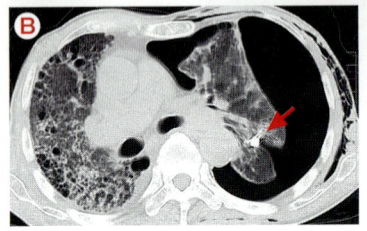

Ⓐ胸部単純X線写真（立位）　Ⓑ単純CT（肺野条件）
Ⓒ胸部単純X線写真（立位）

間質性肺炎にて経過観察中，左胸痛と呼吸苦にて受診し，左胸腔ドレナージチューブを留置後も呼吸苦が改善しないため精査目的．

Ⓐ左胸腔の拡張と透過性亢進がみられる．左肋間の開大を伴っている（➡）．左胸腔ドレナージチューブが左中肺野中央にみえる．ドレナージ効果不良が疑われる．右肺の透過性低下があり，間質性肺炎の所見と考えられた．

Ⓑ水平断で高度の左気胸を認める．左皮下気腫を伴っている．左胸腔ドレナージチューブは左大葉間裂間にあり（➡），チューブ先端位置異常によるドレナージ効果不良と考えられた．右肺にはすりガラス影，網状影，蜂巣肺があり，間質性肺炎の所見と考えられた．

Ⓒ胸腔ドレナージチューブ再留置後では，左胸腔ドレナージチューブは左肺尖近くに再留置されている（➡）．左気胸も改善しており，ドレナージ効果は良好と考えられた．

症例 3　中心静脈（CV）カテーテル動脈内留置（60歳代女性）

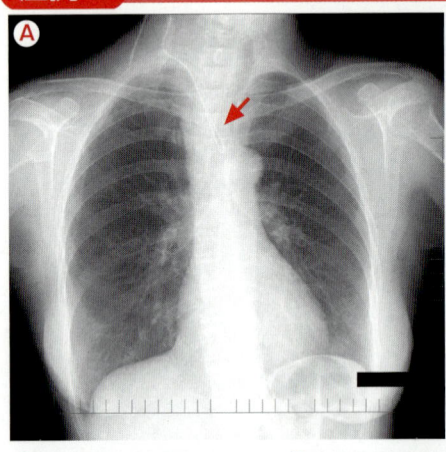

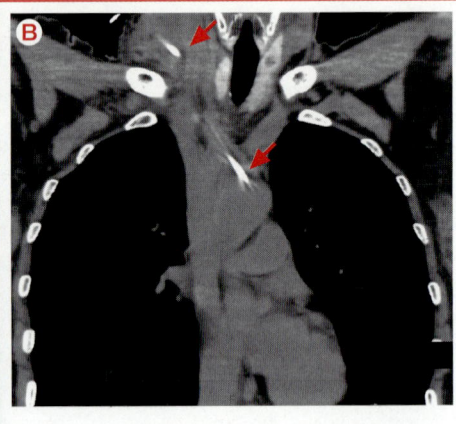

Ⓐ胸部単純X線写真（立位）　Ⓑ単純CT冠状断像

CVカテーテル留置後確認目的で撮影．

Ⓐ右内頸静脈からのCVカテーテルが左側に寄ってループしている（➡）．腕頭動脈内留置が疑われる．

Ⓑ胸部CT冠状断像にてCVカテーテルが腕頭動脈内にあることが確認された（➡）．

症例4　CVカテーテル血栓付着（70歳代男性）

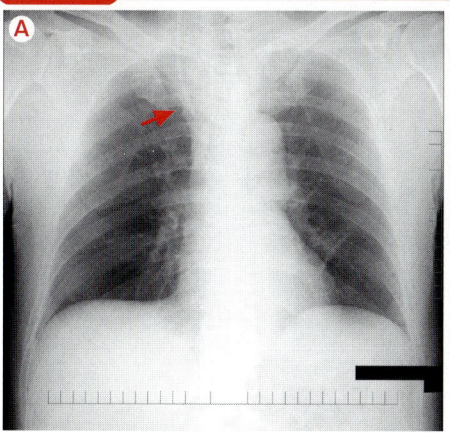

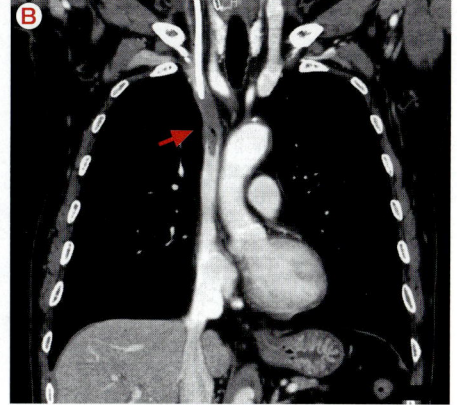

Ⓐ胸部単純X線写真（立位）　Ⓑ造影CT冠状断像

CVカテーテル留置後確認目的で撮影．

Ⓐ右内頸静脈からのCVカテーテルが留置されている．先端は右腕頭静脈付近にある（→）．

Ⓑ右腕頭静脈内のCVカテーテル先端から血栓（軽度のガス像を有する）が付着している（→）．

症例5　CVリザーバーカテーテル断裂（50歳代男性）

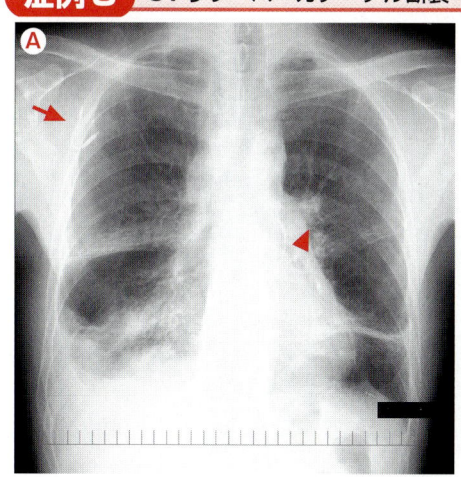

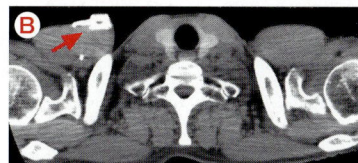

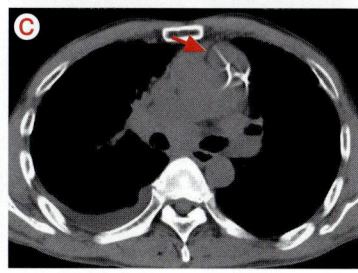

Ⓐ胸部単純X線写真（立位）
ⒷⒸ単純CT（縦隔条件）

肺小細胞癌で化学療法中．

Ⓐ右上胸壁にCVリザーバーと断裂したカテーテルが認められる（→）．肺動脈本幹に断裂したカテーテル先端が確認できる（▶）．

Ⓑ右前胸壁に断裂したカテーテルとCVリザーバーを認める（→）．

Ⓒ肺動脈本幹に断裂したカテーテルを認める（→）．

症例6　CVリザーバーカテーテル断裂（60歳代男性）

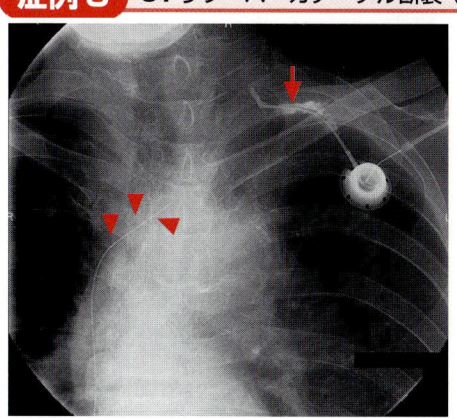

胸部X線カテーテル造影

食道癌化学療法中（CVリザーバー留置後）に左前胸部痛出現．

CVリザーバーカテーテル造影にてCVリザーバーから連続するカテーテルは左鎖骨付近で断裂し，左前胸部から頸部皮下への造影剤漏出が見られる（→）．断裂したカテーテルは左腕頭静脈から上大静脈に確認できる（▶）．

第9章　外傷，外的因子による肺病変

症例7　ドレナージチューブ留置後の瘻孔形成（80歳代女性）

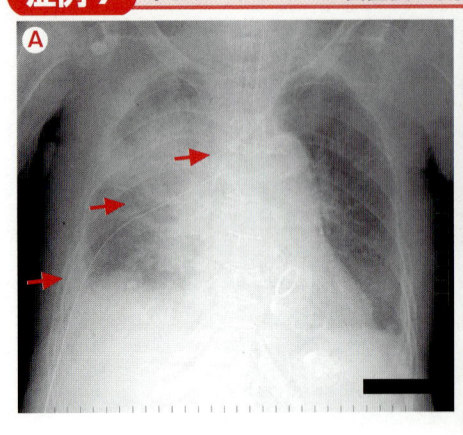

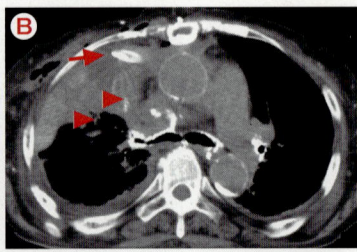

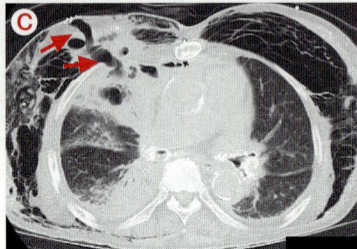

Ⓐ胸部単純X線写真（臥位）
Ⓑ単純CT（縦隔条件）
Ⓒ単純CT（肺野条件，2週間後）

大動脈弁および僧帽弁置換術後，CABG術後でドレナージチューブ留置していた．数日後にドレナージチューブを抜去し，2週間後に皮下気腫が増悪したため胸部CTを再度撮影した．

Ⓐ右前胸壁から縦隔にドレナージチューブが留置されている（→）．右肺野の透過性は低下している．
Ⓑ右胸腔から前縦隔にかけてドレナージチューブが留置されている（→）．チューブ周囲に血腫がみられる（▶）．
Ⓒ2週間後高度の皮下気腫が広がっている．右前胸壁から右胸腔内に瘻孔が形成されている（→）．

症例8　スワンガンツカテーテル留置による合併症　（昭和大学横浜市北部病院放射線科　櫛橋民生先生のご厚意による）

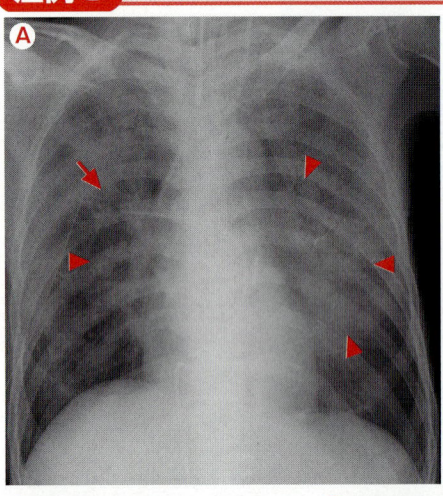

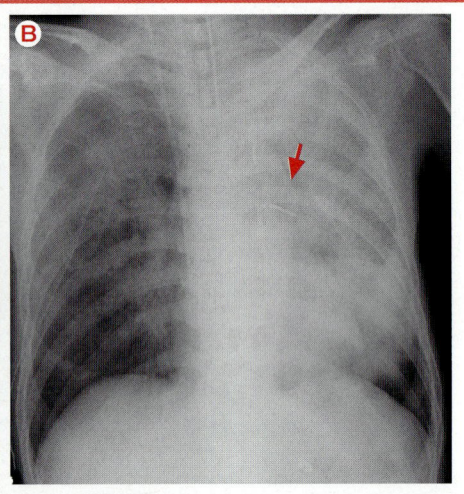

Ⓐ胸部単純X線写真（留置当日）　Ⓑ胸部単純X線写真（留置翌日）

Ⓐ胸部単純X線写真正面像でスワンガンツカテーテルが右肺動脈に留置されている（→）．両肺には肺門側優位の浸潤影（▶）を認める．
Ⓑ翌日スワンガンツカテーテルが左肺動脈に移動している．左肺動脈の穿孔により，左肺に広範な浸潤影が出現している（→）．

参考文献

1) Swain FR, et al：Traumatic complications from placement of thoracic catheters and tubes. Emerg Radiol, 12：11-18, 2005
2) 栗原泰之：胸部外傷．「胸部画像診断スタンダード」（高橋雅士，他／編）．メディカル・サイエンス・インターナショナル，2013

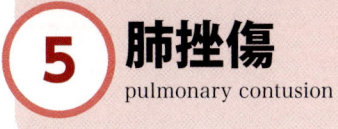

第9章 外傷, 外的因子による肺病変

5 肺挫傷
pulmonary contusion

石戸谷俊太, 佐々木智章, 高橋康二

症例1 肺挫傷, 肋骨骨折, 左血胸（40歳代女性）

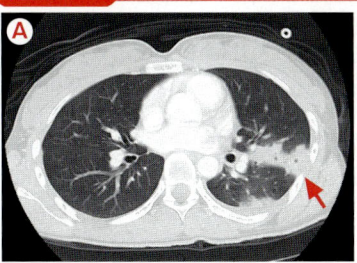

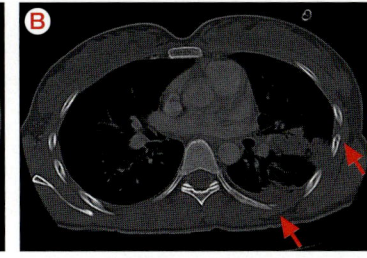

Ⓐ単純CT（肺野条件）
Ⓑ単純CT（骨条件）

左背部を強打.
Ⓐ左肺舌区背側, 左肺下葉背側に挫傷を示す浸潤性変化を認める（→）.
Ⓑ左血胸を認め, その背側の肋骨に骨折（→）を伴う.

症例2 肺挫傷, 右気胸, 両側血胸, 肋骨骨折（50歳代女性）

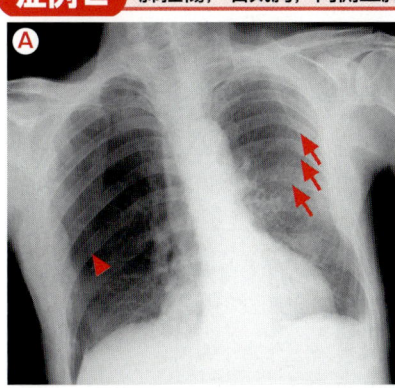

Ⓐ胸部単純X線写真（座位）
Ⓑ単純CT（肺野条件, 頭側）
Ⓒ単純CT（肺野条件, 尾側）

落下してきた木材に挟まれた.
Ⓐ左肺野は全体的に透過性が低下し, 左肋骨背側に複数の骨折（→）を認める. 左肋骨横隔膜角は鈍化している. 右側では気胸（▶）を認める.
Ⓑ左肺にすりガラス性変化（→）を認め, 軽微な肺挫傷が疑われる. 左胸水あり, 肋骨骨折を伴う. 右側では右気胸を認める（▶）.
Ⓒ右肺底部にも挫傷を示す濃度上昇（→）あり.

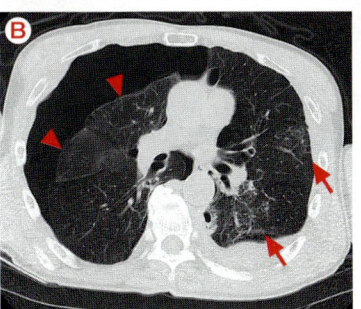

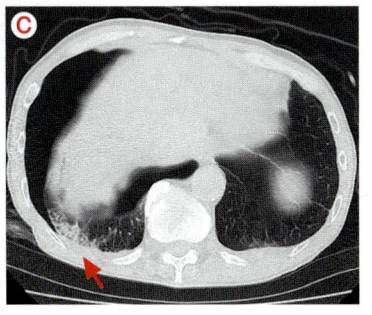

疾患解説

1. 疾患概念

外傷に伴う二次性の肺実質の損傷で, 肺実質の大きな損傷を伴わない毛細血管の損傷が原因とされる. 胸部外傷の17〜75％で認められる.

通常は発症6時間以内で認められ2〜3日後まで増悪. 数日で改善, 通常は14日以内に消退する（**14日以上遷延する場合は感染や急性呼吸窮迫症候群（ARDS）の合併など他の原因も考慮する**）.

症例3　右肺挫傷，右血胸，右肋骨骨折（60歳代男性）

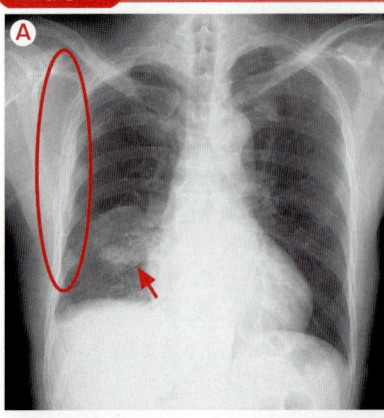

- Ⓐ 胸部単純X線写真（立位）
- Ⓑ 単純CT（肺野条件）
- Ⓒ 単純CT（肺野条件）

3mの高さから転落．

Ⓐ右下肺野に透過性の低下と腫瘤陰影（→）を認める．腫瘤影に重なった肋骨は一部不連続で，外側部の肋骨の配列も不整であり多発肋骨骨折がある（○）．右肋骨横隔膜角に鈍化がある．

Ⓑ右肺上中葉背側に濃度上昇あり（→）肺挫傷が示唆される．血胸および肋骨骨折（▶）もある．

Ⓒ背側の肋骨に骨折あり，骨片が一部胸腔内にあり（→），それによると思われる血気胸を認める（▶）．

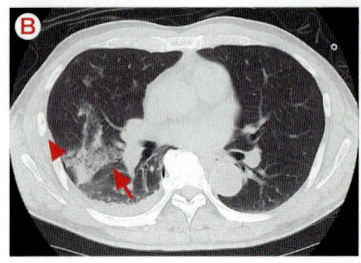

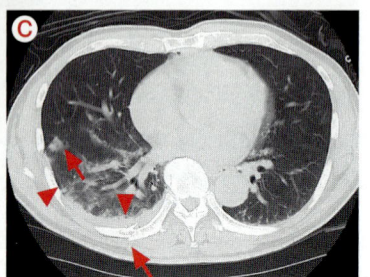

症例4　肺挫傷，肺裂傷，血気胸，皮下気腫，肋骨骨折（70歳代男性）

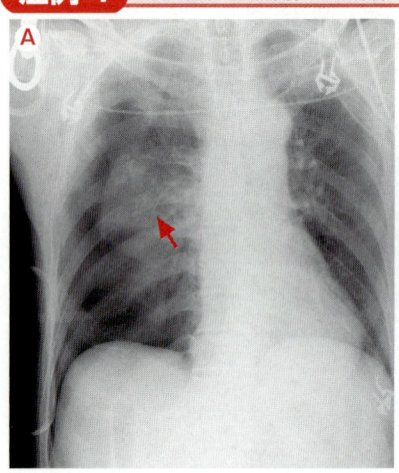

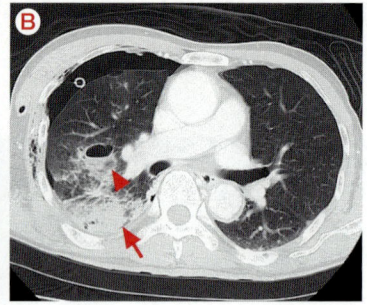

- Ⓐ 胸部単純X線写真（臥位）
- Ⓑ 造影CT（肺野条件）

交通外傷．歩いていたところ車に右側より追突される．

Ⓐ右気胸を認める．右中肺野に腫瘤状陰影（→）を認める．右肋骨に骨折．肋骨横隔膜角は保たれている．

Ⓑ右肺下葉に浸潤性変化（→）あり肺挫傷が示唆される．その腹側にはair-fluid levelを形成する肺裂傷（▶）あり．気胸あり．X線では判然としなかったが少量の血胸あり．

2．典型的画像所見

画像所見は多彩であり（症例1～6），軽微なものでは小さい斑状のすりガラス性陰影（症例2）から重度のものでは広汎な浸潤陰影（症例6）までさまざまである．

初期の評価としてはCTが有用であるが，経過観察は胸部X線で十分とされる．受傷部近傍の肺野に所見が出ることが多いが，対側にも生じる（contrecoup contusions）．

3．鑑別疾患

通常は外傷の既往から診断すると思われるが画像所見は程度により多様であり，すりガラス・浸潤性変化を呈する疾患すべてが鑑別にあがる．

症例5　左肺挫傷，血胸，肋骨・鎖骨・肩甲骨骨折（30歳代男性）

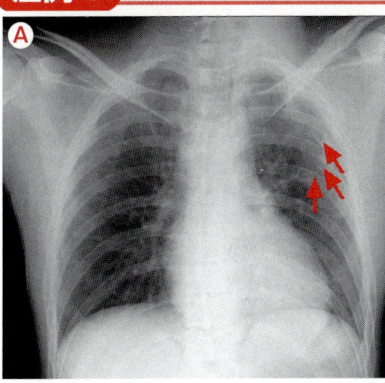

Ⓐ 胸部単純X線写真（臥位）
Ⓑ 単純CT（肺野条件）
Ⓒ 単純CT（縦隔条件）

高所作業中に転落．

Ⓐ 左肺全体に軽度透過性低下を認める．左肋骨・鎖骨・肩甲骨に骨折（→）あり．左肋骨横隔膜角はやや鈍．

Ⓑ 左肺上葉に結節状の構造を2カ所（→）認め肺挫傷が示唆される．近傍の肋骨に骨折あり血胸を伴う．

Ⓒ 左血胸（→）を認め，通常の胸水に比して高吸収を呈する．

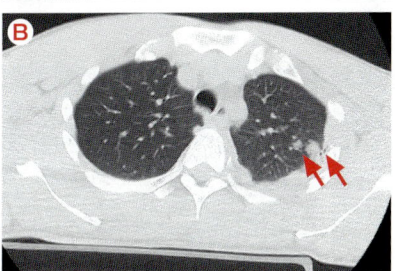

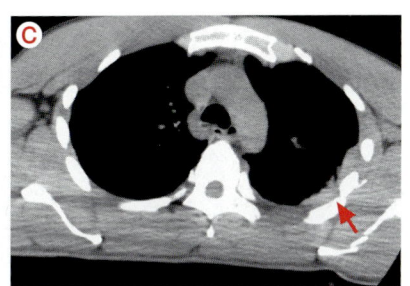

症例6　右肺挫傷，緊張性気胸，肋骨骨折，皮下気腫（60歳代男性）

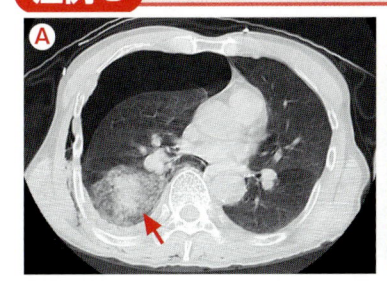

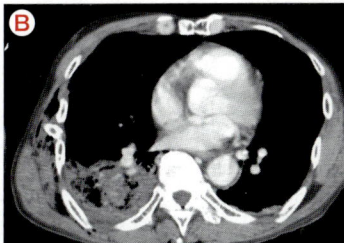

Ⓐ 造影CT（肺野条件）
Ⓑ 造影CT（縦隔条件）

5mから転落．

ⒶⒷ 右肺下葉に中心部に腫瘤状，周囲にすりガラス状の濃度上昇あり（→）肺挫傷を考える．気胸も認め，縦隔は左側に偏位している．

参考文献

1) 「Diagnostic Imaging：Chest Second Edition」(Rosado-de-Christenson ML, et al), Lippincott Williams & Wilkins, 2012
2) Sangster GP, et al：Blunt traumatic injuries of the lung parenchyma, pleura, thoracic wall, and intrathoracic airways：multidetector computer tomography imaging findings. Emerg Radiol, 14：297-310, 2007
3) Miller LA：Chest wall, lung, and pleural space trauma. Radiol Clin North Am, 44：213-24, viii, 2006

第9章 外傷，外的因子による肺病変

6 肺裂傷
pulmonary laceration

石戸谷俊太，佐々木智章，高橋康二

症例1　左肺裂傷，肺挫傷，肋骨骨折（20歳代女性）

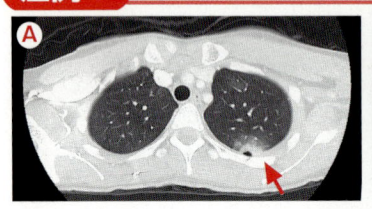

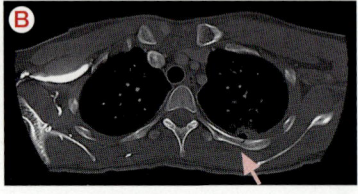

Ⓐ単純CT（肺野条件）
Ⓑ単純CT（骨条件）

乗用車同士の交通事故．
ⒶⒷ左肺上葉背側に周囲濃度上昇を伴う空洞構造があり，肺裂傷が示唆される（→）．その背側には骨折あり（→）．

症例2　右肺裂傷，血胸，肋骨・鎖骨・肩甲骨骨折（70歳代男性）

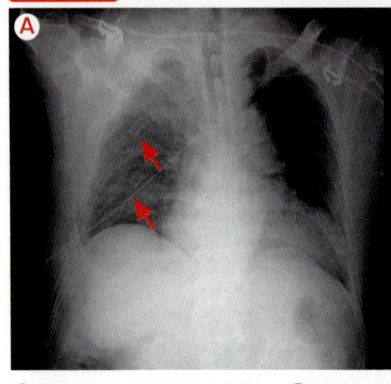

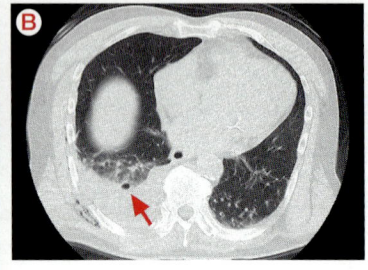

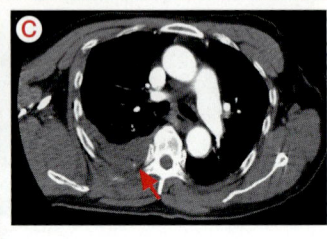

Ⓐ胸部単純X線写真（臥位）　Ⓑ単純CT（肺野条件）　Ⓒ造影CT（縦隔条件，Ⓑの頭側）

2mの高さから転落．
Ⓐ右胸腔内にチューブが留置されている．右肺の透過性は低下し，右肋骨・鎖骨・肩甲骨に骨折（→）を認める．肋骨横隔膜角は鈍である．
Ⓑ右血胸あり，その腹側にはX線ではみえなかった小さい肺裂傷（→）が認められる．
Ⓒ血胸内には点状のextravasation（造影剤の漏出）あり（→），肋間動脈からの出血が示唆された．

症例3　肺裂傷，肺挫傷，血気胸（70歳代男性）

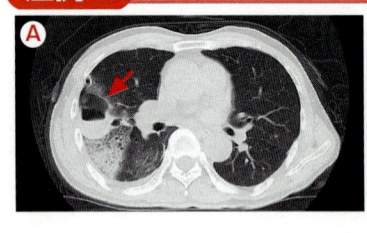

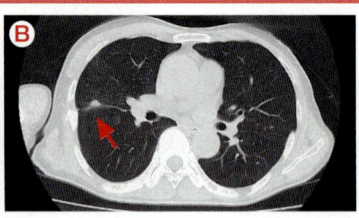

Ⓐ単純CT（肺野条件，受傷直後，胸腔ドレーン留置後）
Ⓑ単純CT（肺野条件，受傷2カ月後）

交通外傷．立ち止まっていたところ車に追突される．
Ⓐ右肺にair-fluidレベルを形成する肺裂傷を認め，周囲には挫傷も伴う．少量の血気胸あり胸腔ドレーンが留置されている．
Ⓑ受傷2カ月後．裂傷は著明に縮小している．

疾患解説

1．疾患概念

外傷等により肺実質が損傷し，それにより囊胞が形成され内部にairや血腫を伴う．しばしば肺挫傷を合併する．鈍的外傷によることが多いが，肋骨骨折などで**肺内に物体が貫通した場合にも形成される**．数カ月程度で自然消退することが多い．

症例4　肺裂傷，肺挫傷，血気胸（70歳代男性）

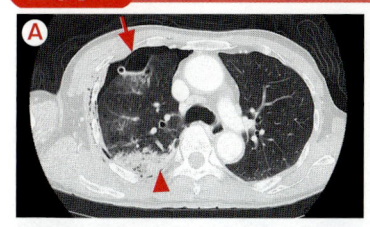

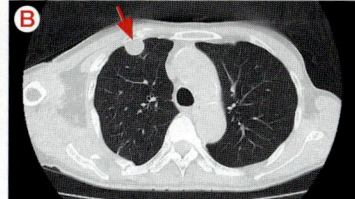

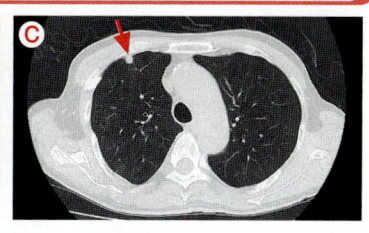

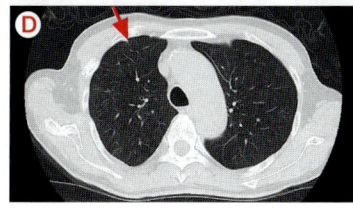

Ⓐ造影CT（肺野条件，受傷直後，胸腔ドレーン留置後）
Ⓑ単純CT（肺野条件，受傷1カ月後）
Ⓒ単純CT（肺野条件，受傷6カ月後）
Ⓓ単純CT（肺野条件，受傷12カ月後）

交通外傷．

Ⓐ右肺上葉腹側に裂傷を示す囊胞（→）を認める．上葉背側には挫傷も認められる（▶）．気胸もありチューブが留置されている．

Ⓑ〜Ⓓ裂傷の囊胞は血腫となり，徐々に吸収され縮小していった（→）．

症例5　右肺裂傷（20歳代男性）

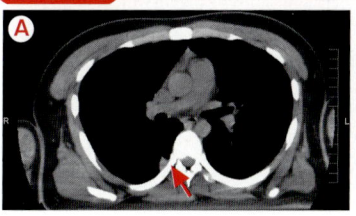

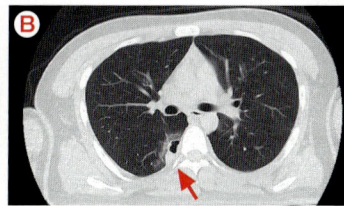

Ⓐ単純CT（縦隔条件）
Ⓑ単純CT（肺野条件）

乗車中に後方から追突される．

Ⓐ右胸腔内縦隔側に限局性の液体貯留（→）を認める．

Ⓑ肺野条件ではair-fluidレベルを形成した肺裂傷の一部をみていることがわかる（→）．

2．典型的画像所見

典型的にはairのみ，あるいはair-fluidレベルを形成する空洞病変として認められるが（**症例1，3，5**），内部成分にairを伴わず血腫のみの場合であれば充実性の結節・腫瘤病変として同定される（**症例2，4**）．

しばしば周囲に肺挫傷や出血を示唆するすりガラス・浸潤性変化を伴う．

3．鑑別疾患

通常は外傷のエピソードから裂傷と診断すると思われるが，近傍に骨折などの裂傷の原因となるものがない場合や自然消退の傾向がない場合には，①腫瘍（扁平上皮癌），②感染症（アスペルギローマや結核），③その他，多発血管炎性肉芽腫症（元来Wegener肉芽腫症とよばれていたもの）など多種の疾患や，airの存在がなければ種々の腫瘤性病変も鑑別する必要がある．

参考文献

1) 「Diagnostic Imaging: Chest Second Edition」（Rosado-de-Christenson ML, et al），Lippincott Williams & Wilkins, 2012
2) Sangster GP, et al：Blunt traumatic injuries of the lung parenchyma, pleura, thoracic wall, and intrathoracic airways：multidetector computer tomography imaging findings. Emerg Radiol, 14：297-310, 2007
3) Miller LA：Chest wall, lung, and pleural space trauma. Radiol Clin North Am, 44：213-24, viii, 2006

第9章 外傷，外的因子による肺病変

7 穿通性外傷・銃創
penetration injury/bullet wound

石戸谷俊太，佐々木智章，高橋康二

症例1　左室刺傷（10歳代男性）

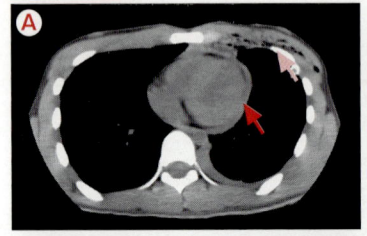

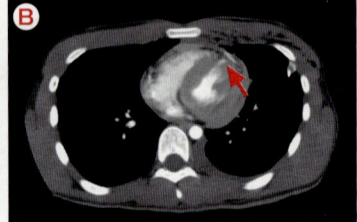

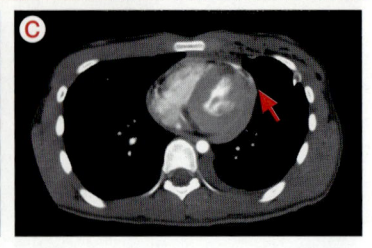

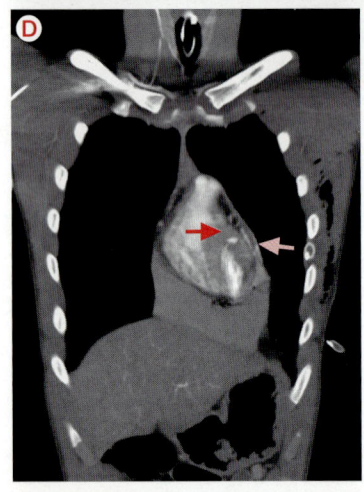

Ⓐ 単純CT
ⒷⒸ 造影CT（水平断）
Ⓓ 造影CT（冠状断）

自殺企図．
Ⓐ心囊周囲に軽度高吸収を呈する心囊液を認める（→）．血性心囊液が示唆される．左前胸壁内にairを認める（→）．左胸水あり．
Ⓑ～Ⓓ左室の外側壁に欠損あり（→），心囊周囲に穿通し造影剤が漏出していることがわかる（→）．

症例2　食物による穿通性の食道・大動脈損傷（70歳代男性）

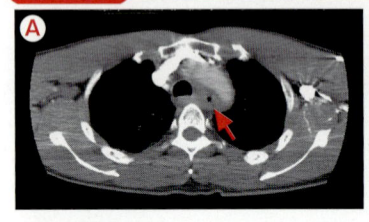

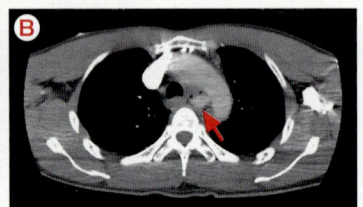

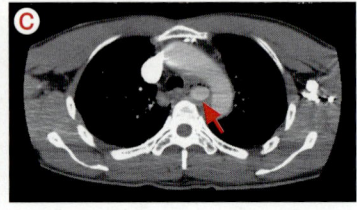

Ⓐ～Ⓒ 造影CT

甲殻類の尻尾を飲み込み受傷．
Ⓐ食道壁に全周性の肥厚および周囲濃度上昇を認める（→）．
Ⓑ食道内と思われる部位に瘤状の構造を認める（→）．
Ⓒ一部が大動脈と交通している（→）．食物により食道・大動脈が損傷し穿破したことがわかる．

疾患解説

1．疾患概念

　　胸部外傷は大きく分けて穿通性外傷と非穿通性外傷に分けられる．穿通性外傷は刺創，銃創など，非穿通性外傷は交通事故や転落外傷などの鈍的外傷による．穿通性外傷の頻度は本邦では15％程度とされている．
　　胸部にはさまざまな臓器があり受傷する部位（特に心大血管）により重症度が異なる．

症例3　鉄柵が胸腹部を貫通（30歳代男性）

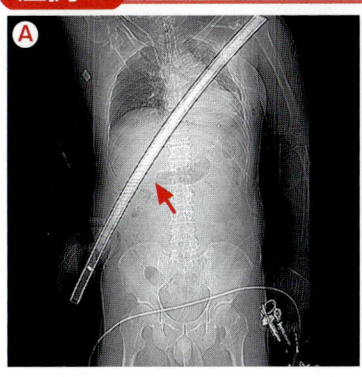

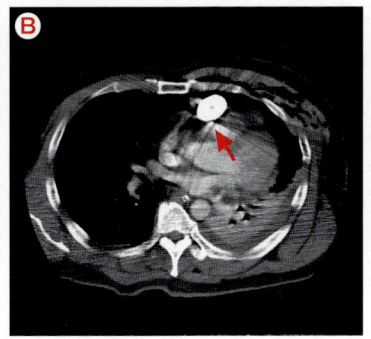

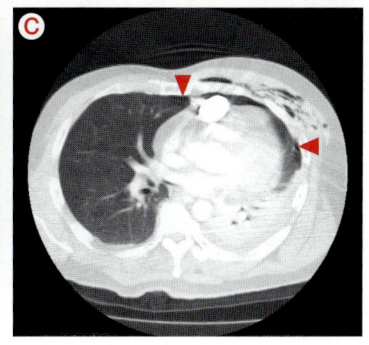

Ⓐ CTスカウト画像　Ⓑ 造影CT（縦隔条件）　Ⓒ 造影CT（肺野条件）

工事現場で高所より落下．落下地点に鉄柵あり受傷．
Ⓐスカウト画像では左胸部から右腹部にかけて鉄柵が貫通していることがわかる（→）．
Ⓑ心臓の腹側に鉄柵を認める（→）．心臓は貫通していない．
Ⓒ少量の気胸を認める（▶）．

なお本症例は鉄柵が肝を貫通していたものの，主要な血管をすべて避けており数カ月で社会復帰できた．

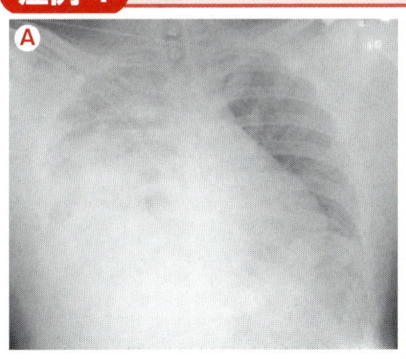

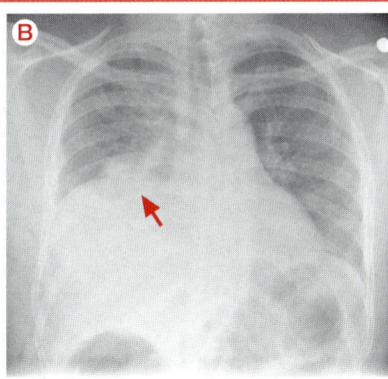

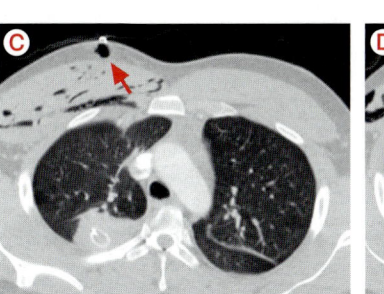

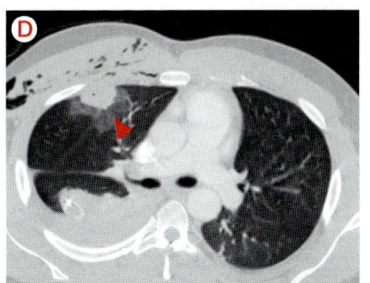

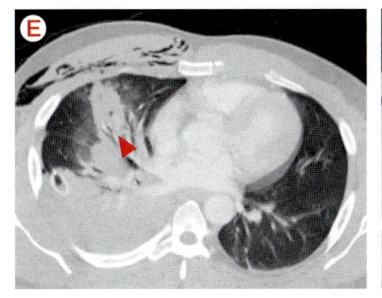

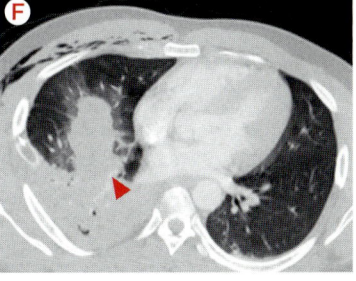

症例4　銃創

Ⓐ胸部単純X線写真（受傷直後）
Ⓑ胸部単純X線写真（受傷26時間後）
Ⓒ～Ⓕ単純CT（肺野条件，受傷26時間後）

Ⓐ右肺全体に不均一な透過性低下を認める．
Ⓑ上中肺野の陰影は改善したが，下肺野の陰影は残存し，中肺野には腫瘤状の陰影（→）が認められる
Ⓒ～Ⓕ右の胸壁に欠損があり（→），肺野には腹側から連続する帯状の濃度上昇（▶）が認められる．銃弾が貫通した痕である．

第9章　外傷，外的因子による肺病変

症例5　魚骨による食道穿通，膿瘍形成

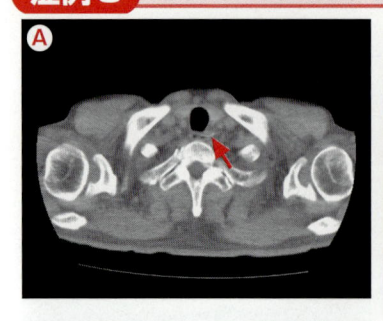

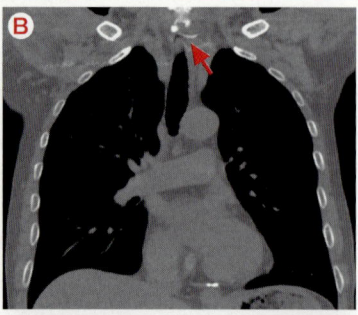

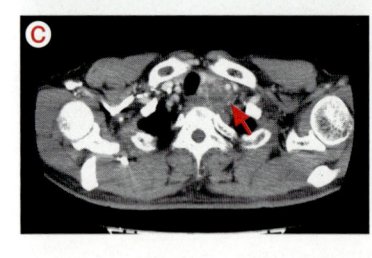

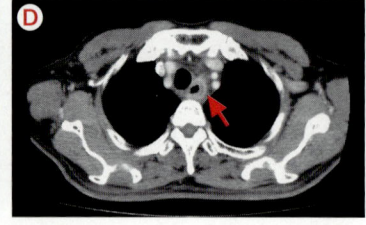

Ⓐ 単純CT（水平断）
Ⓑ 単純CT（冠状断）
ⒸⒹ 造影CT（受傷後1週間）

ⒶⒷ 食道からその左側に突出する線状高吸収構造（→）を認め，魚骨が示唆される．

Ⓒ 1週間後のCT．魚骨は回収されているが，穿通した部位に膿瘍（→）が形成された．

Ⓓ 膿瘍周囲の食道壁は肥厚し（→）炎症の波及が示唆される．

参考症例1　漏斗胸術後（30歳代女性）

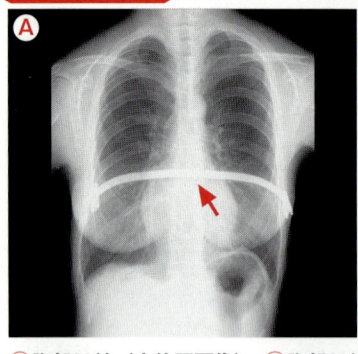

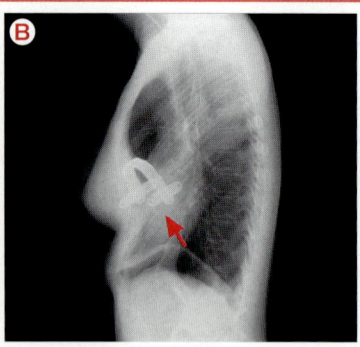

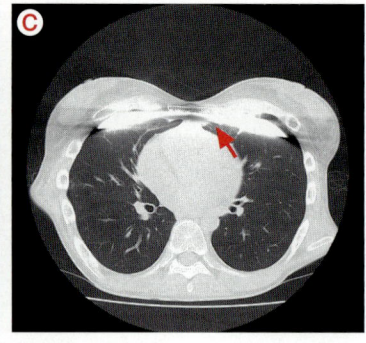

Ⓐ 胸部X線（立位正面像）　Ⓑ 胸部X線（立位側面像）　Ⓒ 単純CT

Ⓐ～Ⓒ 胸腔内を横断する人工物（→）を認める．漏斗胸の矯正時に使われるバーである．

穿通性外傷においては，治療方針が大きく変わる可能性があり，穿通した実質臓器，血管損傷の有無，何が穿通したのか（感染の可能性があるか）なども考慮して読影することが重要である（症例1～3）．

2．典型的画像所見

穿通性外傷では魚骨や金属などは高吸収を呈し同定は容易だが，プラスチックなどであれば低吸収であり読影に注意を要する．

後者のような低吸収構造は通常判別しにくいが，ウィンドウを変えて読影したり，二次性変化として膿瘍形成やfree air，多臓器損傷を見つけることが診断の手掛かりとなることもある．

銃創において肺は他の実質臓器と比較するとその性質上，特徴的な画像所見を呈する．貫通した銃弾の経路とその周囲に裂傷・挫傷・出血が生じ，画像上は**帯状の浸潤性変化や周囲の濃度上昇が認められる**（症例4）．ただしこの所見は遅発性に出現するため，注意が必要である．

参考文献
1) George PY：Radiographic appearance of bullet tracks in the lung. AJR Am J Roentgenol, 159：967-970, 1992
2) 益子邦洋，他：胸部外傷患者の初期治療．外科治療，91：547-556, 2004

8 大動脈損傷／気道損傷
aortic injury/airway injury

石戸谷俊太, 佐々木智章, 高橋康二

症例1 胸部大動脈損傷，内胸動脈損傷，縦隔血腫（60歳代男性）

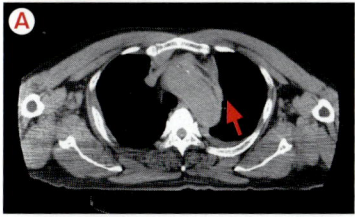

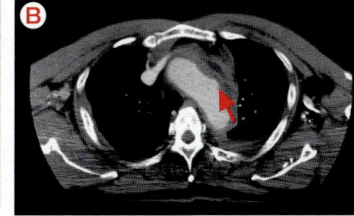

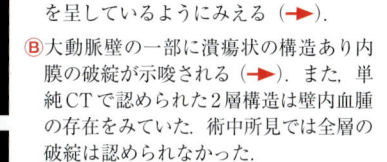

Ⓐ単純CT　Ⓑ〜Ⓓ造影CT

屋根の雪下ろしをしていた際に転落．

Ⓐ縦隔内に血腫あり，大動脈壁は2層構造を呈しているようにみえる（→）．

Ⓑ大動脈壁の一部に潰瘍状の構造あり内膜の破綻が示唆される（→）．また，単純CTで認められた2層構造は壁内血腫の存在をみていた．術中所見では全層の破綻は認められなかった．

Ⓒ右内胸動脈にはextravasationを認め（→），縦隔内の血腫はここからの出血であった．

Ⓓ左内胸動脈にextravasationを認める（→）．また，左室筋の一部は不連続（→）だが，周囲に血腫を認めず陳旧性心筋梗塞による所見である．

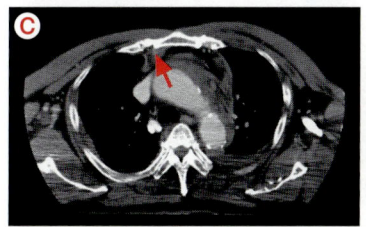

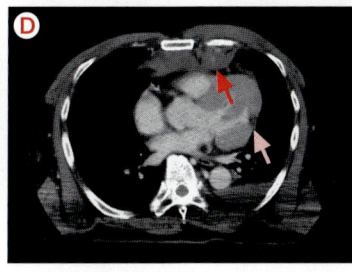

症例2 大動脈損傷，縦隔血腫，血胸（50歳代男性）

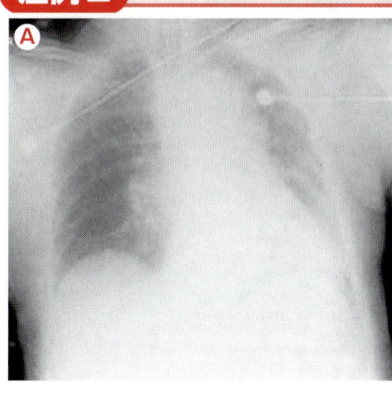

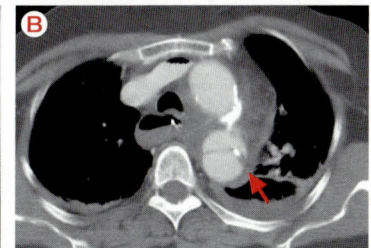

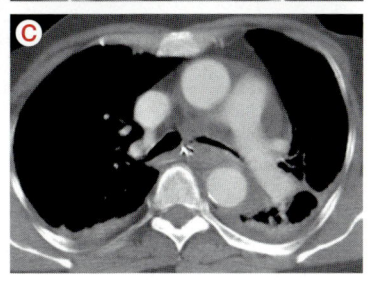

Ⓐ胸部単純X線写真（臥位）
ⒷⒸ造影CT

交通外傷．

Ⓐ縦隔の拡大を認める．左肺野全体に透過性低下を認める．

ⒷⒸ縦隔に血腫あり，胸部下行大動脈に非全層性の損傷（内膜損傷解離）（→）を認める．

症例3 大動脈損傷

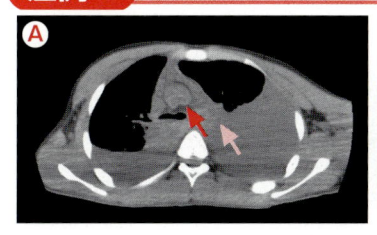

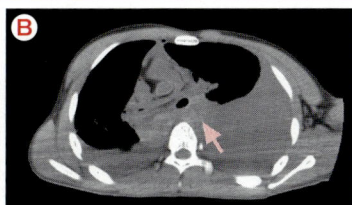

ⒶⒷ単純CT

交通外傷．心停止後．

ⒶⒷ多量の血胸を認める．上行大動脈に解離（→）あり，下行大動脈の辺縁は追えず周囲に血腫（→）を認める．大動脈損傷（全層性損傷）が疑われる．心停止および多量の出血により大動脈および肺動脈は虚脱している．

症例4　気管気管支断裂

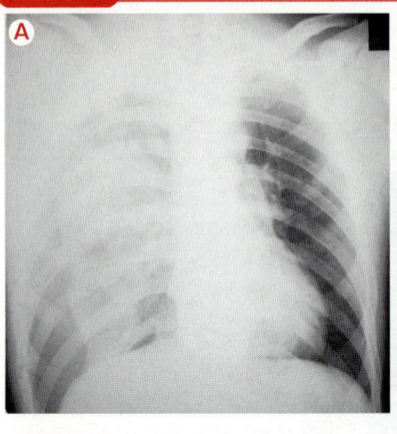

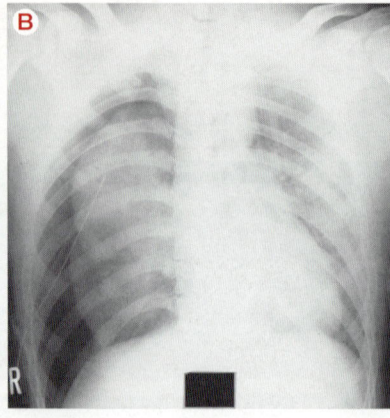

Ⓐ単純X線（臥位，受傷直後）
Ⓑ単純X線（臥位，胸腔ドレーン留置後）

交通外傷．

Ⓐ右胸腔の濃度は全体的に上昇し，胸腔の中心部に肺と思われる構造が認められる．

Ⓑドレナージ後の写真では，右胸腔の中心部に虚脱した肺が明瞭に描出される．肺門より離れており，気管支断裂を示唆するfallen-lung signである．

症例5　気管支損傷（60歳代男性）

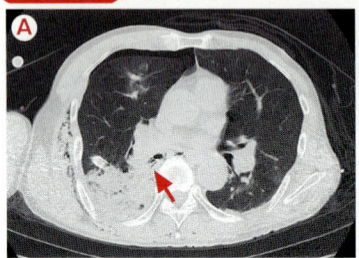

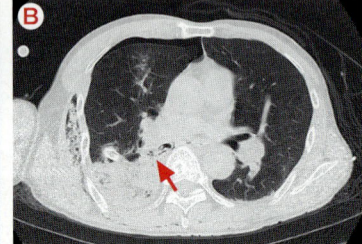

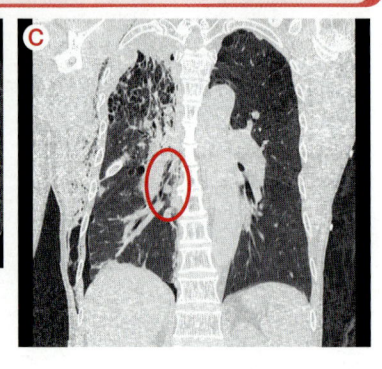

ⒶⒷ単純CT（肺野条件）　Ⓒ単純CT冠状断像（肺野条件）

転落外傷．

Ⓐ～Ⓒ中間気管支幹周囲に小さいair（→）を複数認め，冠状断では一部が気管支と交通している．

疾患解説

1．疾患概念

1）大動脈損傷（症例1～3）

重篤な交通事故，転落外傷に伴うことが多く，**90％程度が死亡する致死的な疾患**である．生存率は受傷から診断までの時間に依存するため迅速な診断が必要である．好発部位は大動脈峡部が90％程度と大部分を占める．

2）気道損傷（症例4，5）

主に外傷により気管・気管支が損傷し，周囲にair leak（皮下気腫，気縦隔，気胸）が出現する．受傷直後の診断は困難であり，70％の症例では24時間以内に診断できない．**胸腔ドレナージチューブを留置しているにもかかわらずair leakが進行・遷延する場合に本疾患を疑う**．気管より主気管支に好発し，気管分岐部から2.5 cm以内に多い．

2．典型的画像所見

1）大動脈損傷（症例1～3）

・**胸部X線**：胸部X線では直接損傷部を同定することが難しく，血腫による以下の間接所見の読影が重要である．

鑑別1　腕頭動脈損傷（10歳代男性）

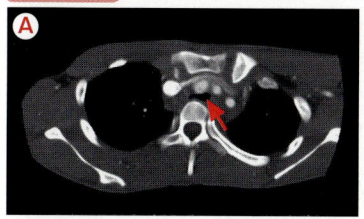

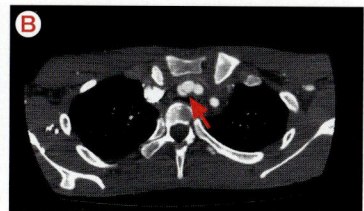

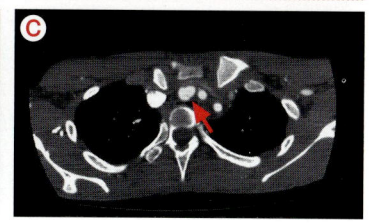

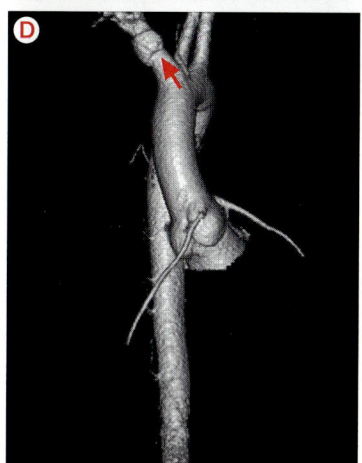

Ⓐ 造影CT（非心電同期）
ⒷⒸ 造影CT（心電同期）
Ⓓ 3D-CTA（心電同期）

バイク乗車時に乗用車に接触．
Ⓐ腕頭動脈に線状の構造があるように見える（→）がアーチファクトのため断定できない．
Ⓑ〜Ⓓ心電同期を行いCTを再撮像すると腕頭動脈に解離がある（→）ことが明瞭に描出される．
（Ⓓはp.13カラーアトラス⑮を参照）

鑑別2　術後気管支断端瘻（40歳代女性）

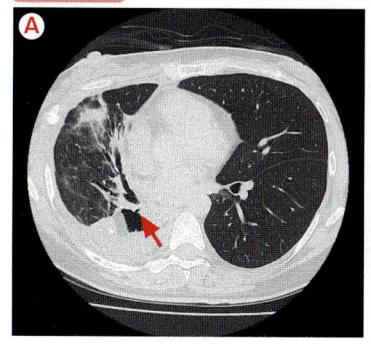

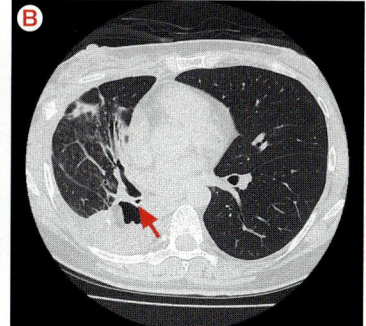

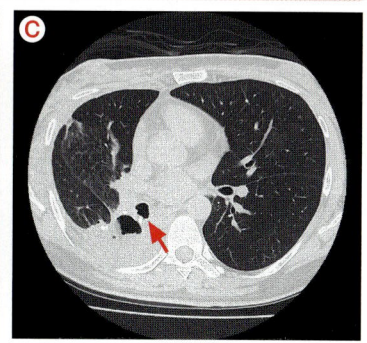

Ⓐ〜Ⓒ単純CT（肺野条件）

肺癌に対して右肺下葉切除後．
Ⓐ〜Ⓒ切除部に内部液体貯留を伴う空洞病変あり，気管支との交通（→）を認める．気管支断端瘻が示唆される．

①上縦隔の拡大（8 cm以上あるいは胸郭横径との比が0.25以上）
②大動脈の輪郭異常
③AP window（大動脈肺動脈窓）の不明瞭化
④left apical cap：血腫が肺尖部まで近傍の胸膜外に進展し，肺尖部の陰影として描出される．
⑤気管や気管・食道内チューブの偏位
・**CT**：CTは感度98％，特異度80％と非常に高い．直接所見として内膜の剥離，動脈壁の不連続・断裂，壁内血腫，仮性瘤の形成，急激な口径の変化，造影剤の漏出などが認められる．副所見としては胸部X線同様に縦隔内血腫の存在が認められる．

第9章　外傷，外的因子による肺病変

2）気道損傷（症例4，5）

- 損傷箇所の同定は胸部X線写真では困難であるが，CTでは直接損傷部を確認することができ有用である（症例5）．
- 合併所見としては，①進行・遷延する皮下気腫，気縦隔，気胸，②第一肋骨骨折の合併（80％以上）．
- 気管支断裂においては胸部X線の特徴的な所見としてfallen-lung sign（肺が外側下方に偏位する，症例4）がある．
- 慢性的な症例においては気道狭窄，それに伴う無気肺を認める．
- 気管内に挿入されたチューブが気管外に逸脱し発見されることもある．

3．鑑別疾患

既往からは鑑別に苦慮することは少ないと考えられる．画像上の鑑別としては，以下のようなものがあげられる．

1）大動脈損傷（鑑別1）

- 偽病変：縦隔が拡大してみえるものとして，撮像条件（仰臥位，呼気条件）によるものや縦隔内脂肪の増生による偽病変があげられる．
- 穿通性粥状硬化性潰瘍（PAU）
- 動脈管憩室

2）気道損傷

- 気胸，気縦隔：これら自体は日常よく認められる疾患であるが，気道損傷の合併は稀である．ただし，上記のごとく遷延・増悪するair leakを認めた場合は気道損傷の可能性を念頭に置く必要がある．
- 食道破裂
- 気管支断端瘻（鑑別2）

参考文献

1) 「Diagnostic Imaging: Chest Second Edition」（Rosado-de-Christenson ML, et al），Lippincott Williams & Wilkins, 2012
2) Tack D, et al：The CT fallen-lung sign. Eur Radiol, 10：719-721, 2000

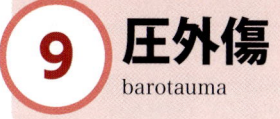

第9章 外傷，外的因子による肺病変

9 圧外傷
barotauma

櫛橋民生，藤澤英文，児山久美子

症例1　海抜1,000フィート搬送後急速に悪化した肺水腫（20歳代前半男性）

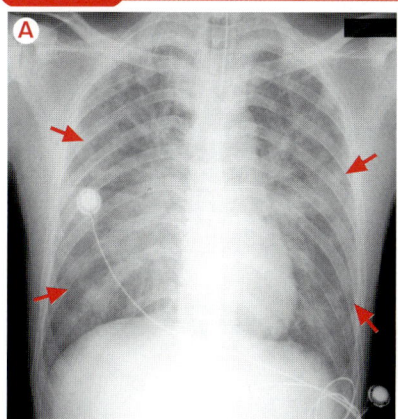

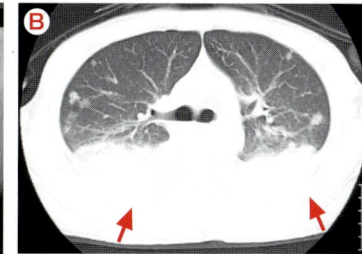

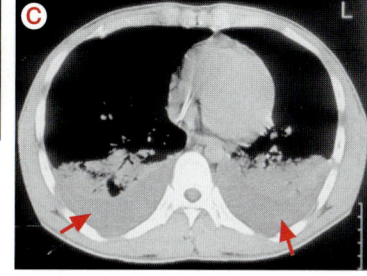

Ⓐ 胸部ポータブルX線写真
Ⓑ 単純CT（肺野条件）
Ⓒ 単純CT（縦隔条件）

スキューバインストラクター．水深24mから浮上30分後，手足のしびれ，感覚麻痺出現．減圧症と診断，高圧酸素療法後，都内大学病院搬送時，御殿場IC付近の東名高速道路最高標高地点（海抜454m）通過中，急速に肺水腫が悪化した．

Ⓐ〜Ⓒ初診時，胸部ポータブルX線写真では正常であったが，搬送後に肺水腫の急激な増悪がみられる（→）．

症例2　海抜1,000フィート以下の搬送で増悪がみられなかった肺水腫（20歳代前半男性）

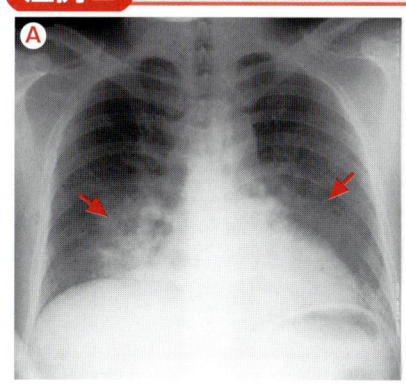

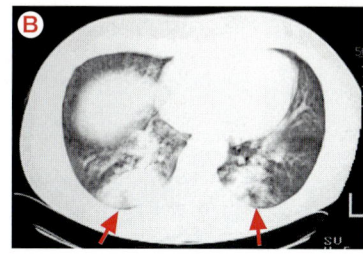

Ⓐ 胸部ポータブルX線写真
Ⓑ 胸部CT（肺野条件）

米軍兵．スキューバダイビングで30m潜水中に急浮上，軽度の肺水腫あり．米軍ヘリコプターで1,000フィート（300m）以下の低空で搬送され，特に変化なく，治療後完全回復．

ⒶⒷ肺水腫がみられるが，搬送後も変化なくその後回復．

疾患解説

1．疾患概念[1, 2]

圧外傷での重篤例は少なく，成書のまとまった記載もほとんどない．通常は①圧（外）傷（直接的圧力の差による損傷）と②圧力の間接的影響（ガス分圧変化による結果）に大きく分類される（表1）．

前者は圧力による潜降時squeeze（スキーズ：締め付け）と浮上時の逆スキーズがある．後者は，減圧症（飽和窒素による血管内気泡形成）が代表である．重篤な病変は①の**肺過膨張症候群**（図）と②の**Ⅱ型減圧症**で，特に前者では空気塞栓症（動脈ガス塞栓症），気胸，縦隔気腫，後者ではマイクロバブル（微小気泡）により生じる肺水腫で，画像診断も重要となる．

高度飛行時の飛行機内圧は与圧器（気圧維持装置）により地上に近い圧となっており（JAL：0.8気圧），圧外傷はほとんどないか，あっても軽度である（表2）．主体は減圧症であるが，重篤なマイクロバブルによる肺水腫の報告はない．しかし，スキューバ（scuba）ダイビング直後の飛行は注意がいる

259

症例3　肺水腫，縦隔気腫（溺死）（20歳代前半男性）

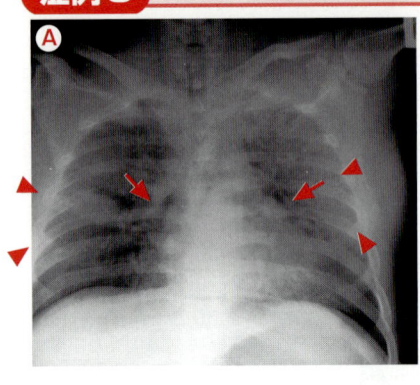

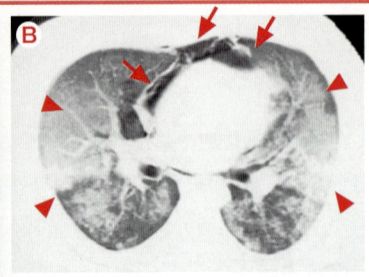

Ⓐ 胸部ポータブルX線写真
ⒷⒸ 単純CT（肺野条件）

スキューバダイビング中，酸素不足で16m海底から急浮上し，ショック状態．

Ⓐ〜Ⓒ 肺水腫（▶）と縦隔気腫（→）がみられる．溺死となる．

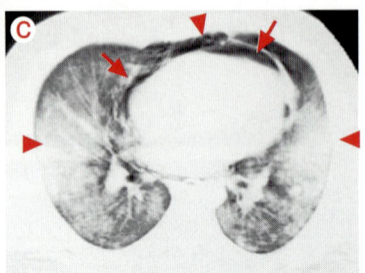

症例4　肺水腫，空気塞栓（20歳代前半男性）

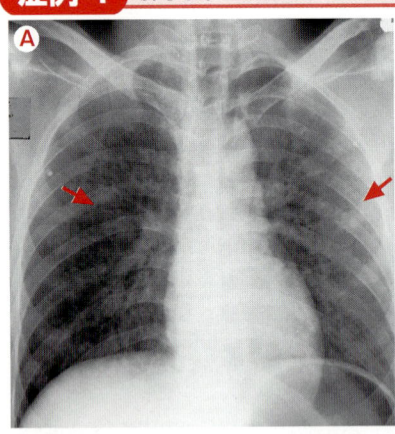

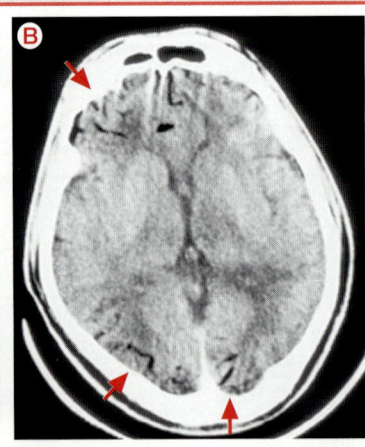

Ⓐ 胸部ポータブルX線写真
Ⓑ 頭部単純CT

水深22mの海中でスキューバダイビング中，レギュレーターが外れ急浮上し，ショック状態となる．

Ⓐ 軽度肺水腫がみられる（→）．

Ⓑ 脳血管内に空気塞栓がみられる（→）．

症例5　完全回復した肺水腫（40歳代男性）

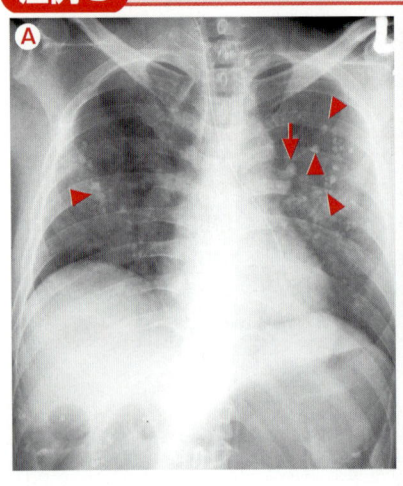

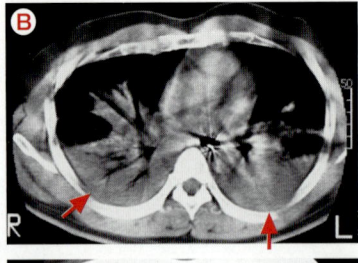

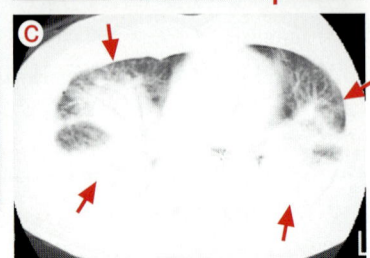

Ⓐ 胸部ポータブルX線写真
Ⓑ 単純CT（縦隔条件，1時間後）
Ⓒ 単純CT（肺野条件，1時間後）

20m海中でスキューバダイビング中，タンクが外れ急浮上し，ショック状態となり，心肺蘇生施行後，搬送される．

Ⓐ 搬送直後の肺水腫は軽度（→），両肺野に海岸の砂利（▶）がみられる．

ⒷⒸ 1時間後，肺水腫の増悪がみられる（→）が，高圧酸素治療後3週間で回復．

症例6　完全回復した肺水腫（20歳代女性）

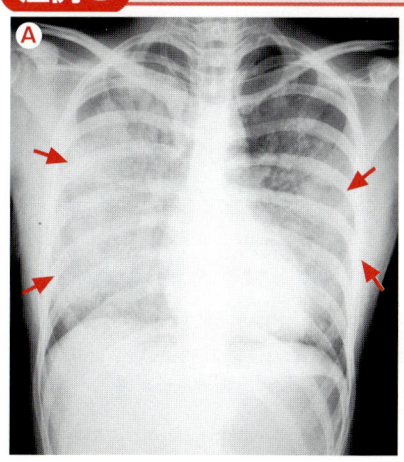

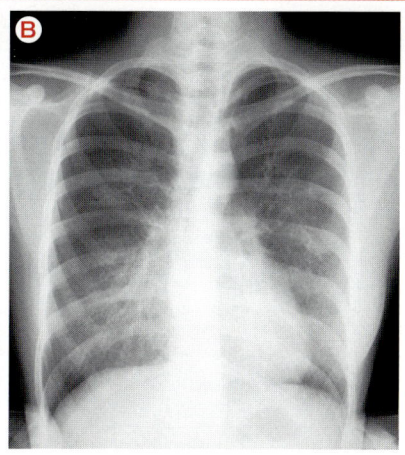

Ⓐ 胸部ポータブルX線写真
Ⓑ 胸部ポータブルX線写真（治療後）

深度不明だがスキューバダイビング中，パニックにて急浮上．
Ⓐ 搬送時の肺水腫（➡）．
Ⓑ 高圧酸素治療10日後でほぼ正常化する．

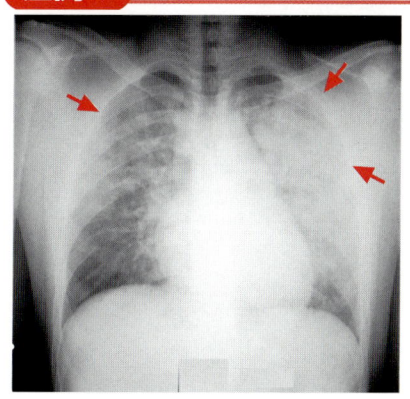

症例7　高山病での高地肺水腫（ARDS）（20歳代男性）

胸部ポータブルX線写真

3,000 m以上登山後の肺水腫（ARDS）．
肺胞性陰影（➡）は上肺野末梢優位でARDS（逆蝶形陰影）と診断される．

し，避けるべきである．肺過膨張による空気塞栓症，気胸，縦隔気腫の発生報告はほとんどない．しかし気胸の存在は絶対禁忌であり，ブラや肺嚢胞の存在にも注意すべきであろう．肺生検や胸腔内ドレナージ治療後2～3週間の飛行も避けるべきである．

　スキューバ事故を含め，潜水時の圧外傷では肺過膨張症候群と減圧症が混在することも多い．水中事故では24時間以上生存例は溺水（near-drowning），それ以外は溺死（drowning）と定義される．

　潜水に関しては，U. S. Navy diving manual [1]が特に重要で，われわれ医師も知っておくべき注意点がある．**特に減圧症患者の搬送時は1,000フィート（300 m）を超えての搬送は厳禁とされている**．高速道路使用搬送時に標高300 mを超えると急激に肺水腫が増悪して，致死的にもなり得る（症例1）．海岸沿いの搬送やヘリコプターによる低空飛行が必須となる（症例2）．画像診断が必要なのは，肺過膨張症候群としての気胸，縦隔気腫，皮下気腫である（症例3）．ポータブル写真での診断は難しいので，注意が必要となる．空気塞栓症（動脈ガス塞栓症）の画像診断は難しい（症例4）．

　重篤な減圧症としてのマイクロバブルによる肺水腫診断も重要で，再圧治療が有効となる（症例5, 6）[3]．肺内への水分吸引例では肺炎の合併にも注意がいる．職業としての繰り返す潜水者の神経障害診断にはMRIが有効である．

　圧外傷には直接入らないが，高度飛行時や高山病の低酸素血症も重篤で致死的になることもあり得る．
　高山での肺水腫は低酸素による肺血管透過性肺水腫となり（症例7），高度飛行時は中枢神経障害が主体となる．

表1 ● 圧外傷：主として潜水時，一部高度飛行時

① 圧（外）傷（直接的圧力の差による損傷）	
潜降時（スキーズ）	体内含気臓器内ガスの縮小によって生じる症状：中耳，副鼻腔，歯等の痛み
浮上時（逆スキーズ）	体内含気臓器内ガスの膨張によって生じる症状：中耳，副鼻腔，胃等の痛み
	重篤病態
	肺圧外傷〔肺過膨張症候群（図1），高度飛行時（表2）〕：肺内の空気が膨張して起こす障害
② 圧力の間接的影響（ガス分圧変化による結果）	
減圧症（再圧治療を要する潜水障害）※1	高圧下で体内溶解の窒素過飽和になると減圧時に皮膚，関節，中枢神経等（特に細毛管）に気泡を生じる
	Ⅰ型減圧症：関節痛および皮膚にかかわる症候群
	・掻痒感，発赤 ・四肢の痛み（ベンズ：かつては減圧症のことも表した）
	Ⅱ型減圧症：神経系，呼吸循環系にかかわる症状
	・脳，脊髄：知覚低下，麻痺，運動・意識障害 ・肺減圧症（チョークス）：胸痛，咳等 ・肺水腫：組織・血液内で気泡発生→静脈→肺毛細血管で把捉→血液循環低下→低酸素状態→肺毛細血管壁障害→透過性亢進→肺水腫

※1：パイロットは高度（航空機）減圧症

表2 ● 高度飛行時肺過膨張

・与圧装置のある飛行機（JAL：0.8気圧）ではごく軽度
・気胸は絶対的禁忌，ドレナージ治療後は，2〜3週間後が安全

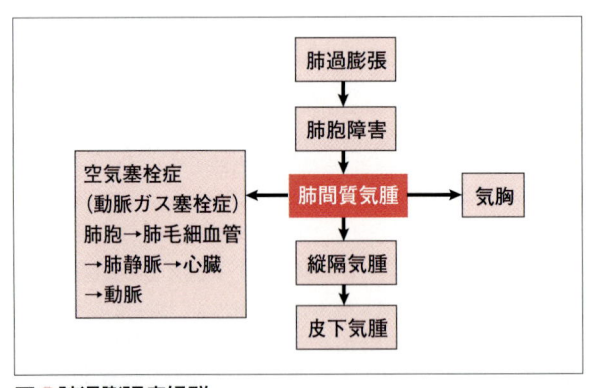

図 ● 肺過膨張症候群

再圧治療を要する潜水障害：浮上時に肺に閉じ込められた空気の膨張とそれに続く関連疾病

2．典型的画像所見

通常重篤例が多く，胸部X線写真はポータブル写真となる．CTが可能な症例では最も診断的である．

- 肺水腫：X線写真にて，蝶形陰影（両肺門中心の肺胞性陰影）がみられれば診断となる．軽傷例では多発斑状影やすりガラス陰影，コンソリデーションを示す．ARDSでは，均一または逆蝶形陰影とよばれる末梢優位のコンソリデーションを示す．
- 気胸：ポータブル写真では肋骨横隔膜溝の透過性亢進（deep sulcus sign）が診断的である．疑わしいときは気胸が疑われる側を上としたデクビタス写真が有効である．
- 縦隔気腫（気縦隔）：ポータブル写真では心縦隔影に沿った上下に長い線状のガス像としてみられ，左側優位となる．胸部下行大動脈周囲のガス像（"ring-around-the-artery" sign），左縦隔側臓側胸膜内ガスと下行大動脈に沿ったV字型ガス（V sign of Naclerio），心と横隔膜間ガス（continuous diaphragm sign）等も有効であるが，ポータブル写真で良好に描出されるとは限らない．

3．鑑別疾患

圧外傷を理解し，生じ得る病態を知っていれば特に大きな問題とはならない．

- 肺水腫：液体や異物吸引例では，両下葉中心の肺炎と胸水を示す（吸引性肺炎）．
- 気胸，縦隔気腫：着衣のままの撮影や皮膚上異物での撮影例では，着衣や皮膚のしわが気胸と見間違われる．透過性亢進域に気管支血管束等の肺構造がみられないときは気胸である．

参考文献

1) 「US Navy diving manual 5th」（Naval Sea Systems Command），NAVSEA, Navy Department, 2006
2) 「潜水医学入門―安全に潜るために」（池田知純／著），大修館書店，1995
3) Zwirewich CV, et al：Noncardiogenic pulmonary edema caused by decompression sickness: rapid resolution following hyperbaric therapy. Radiology, 163：81-82, 1987

第9章 外傷，外的因子による肺病変

10 過敏性肺炎
hypersensitivity pneumonia：HP

酒井文和

症例 1　加湿器肺（60歳代男性）

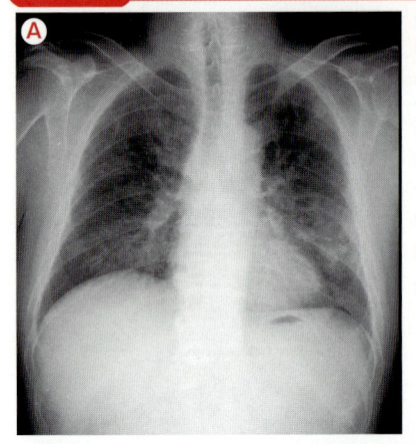

Ⓐ胸部単純X線写真
ⒷⒸ単純CT
ⒹⒺHRCT

呼吸困難，発熱．

Ⓐ下肺優位の広範なすりガラス陰影を認めるが，肺野の容積変化はみられない．陰影はほぼ全肺野にわたり，頭尾方向の分布も一様である．

Ⓑ上肺では，肺野の広範なすりガラス陰影（○）がみられる．

Ⓒ下肺では，肺野の広範なすりガラス陰影（○）がみられる．

ⒹⒺすりガラス陰影は広範で，軽度に不均一を示す．

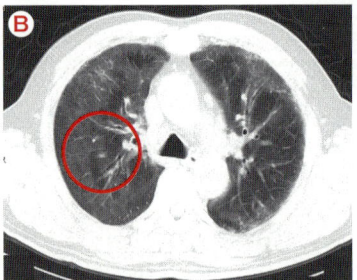

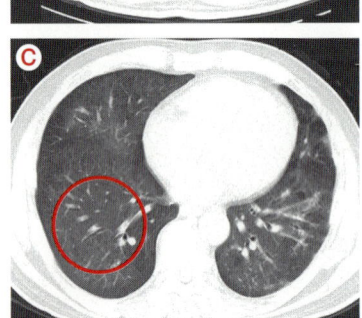

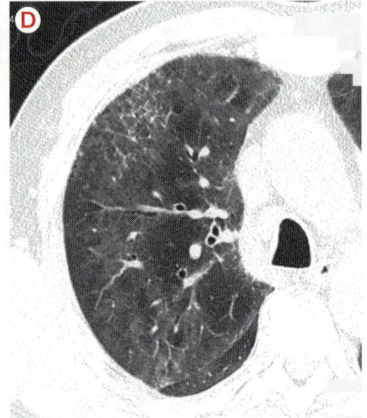

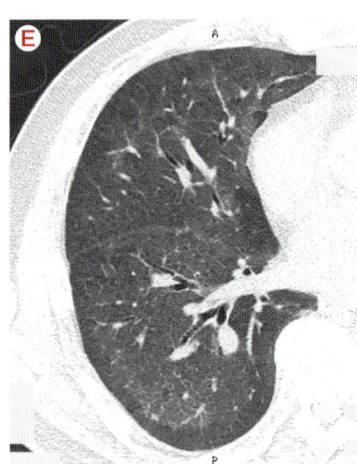

疾患解説

1．疾患概念

過敏性肺炎は気道経由で吸入された種々の主に有機物質（気道吸入抗原）に対する4型アレルギーによる肺実質疾患である．臨床的経過から，**急性型，亜急性型，慢性型（再発性亜急性型，慢性潜行型）** に分類される．病理所見は，肺胞隔壁のリンパ球などの単核細胞浸潤と気道周囲の小肉芽腫の形成からなる．慢性潜行型では，通常型間質性肺炎（UIP）型ないし非特異性間質性肺炎（NSIP）型の線維化性間質性肺炎の像を示すが，気道中心性線維化と気道周囲の肉芽腫の形成がみられる点が特発性間質性肺炎と異なる．

2．典型的画像所見

・**急性型**：急性型は，激烈なアレルギー反応によるもので，胸水貯留や両肺の高度の肺水腫様の所見を示す．

症例2　夏型過敏性肺炎（70歳代女性）

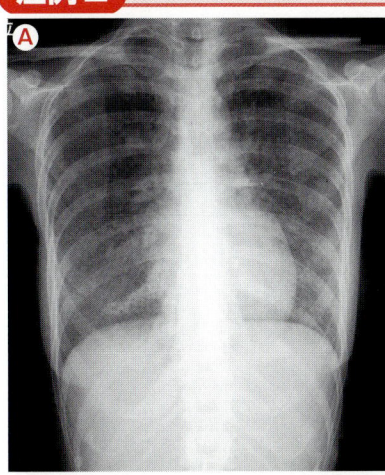

Ⓐ 胸部単純X線写真
ⒷⒸ 単純CT
Ⓓ～Ⓕ HRCT

発熱，呼吸困難．
Ⓐ肺野の広範なすりガラス陰影を認める．陰影は軽度に不均一で，下肺優位である．
Ⓑ上肺では，やや不均一なすりガラス陰影を両肺に認める．
Ⓒ下肺では，やや不均一なすりガラス陰影を両肺に認める．
ⒹⒺすりガラス陰影は不均一で，小葉中心性分布を示す淡いすりガラス結節や斑状のすりガラス陰影が混在する（○）．
Ⓕ淡い小葉中心性結節陰影や斑状のすりガラス陰影の混在を認めるが，air trapによると思われる透過性の高い領域が混在する（○）．

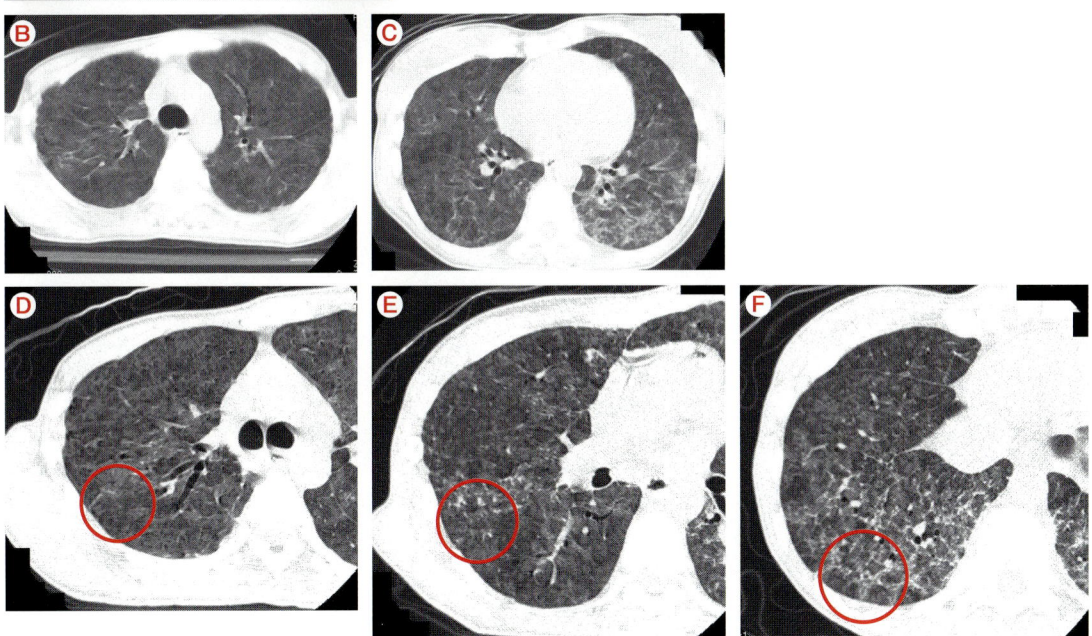

- **亜急性型**：最も頻度の高いタイプである．両肺の広範な斑状ないしびまん性すりガラス陰影，小葉中心性の辺縁不明瞭なすりガラス濃度を示す結節陰影を主体とし，肺野の縮みによる牽引性気管支拡張などの構造改変所見を示さない．**Air trap（空気とらえこみ現象）** によるモザイクパターンを示す場合は，細気管支病変の存在を示唆する．呼気CTを撮影するとモザイクパターンがより明瞭になる（症例3）．過敏性肺炎にみられる肉芽腫のサイズは50 nm程度であり，肉芽腫そのものと小葉中心性粒状陰影が一対一に対応しているわけではなく，肉芽腫のsummation（重なり）により小葉中心部に優位な陰影が形成されるものと考えられる．抗原物質の種類により，**夏型**（*Trichosporon asahii*，西日本で夏季に多い，症例2, 3），**農夫肺**（福島以北の地域で，植物堆肥や枯葉に増殖する好熱性放線菌による），**加湿器肺**（加湿器内に増殖する真菌，糸状菌など，症例1），職業性の有機粉塵吸入に関連したもの（タバコ栽培者肺，キノコ肺など）などがあるが，原因が不明な場合もある．
- **Hot tub症候群**：特殊は過敏性肺炎のhot tub lung（症例4）がある．これは，欧米でサウナなどに使用されるhot tub内に非結核性抗酸菌が増殖し，ミスト内の非結核性抗酸菌を吸入することにより生じる過敏性肺炎と抗酸菌感染の両者の性格を併せもった病態で，画像所見は過敏性肺炎に近い．

症例3　夏型過敏性肺炎（40歳代男性）

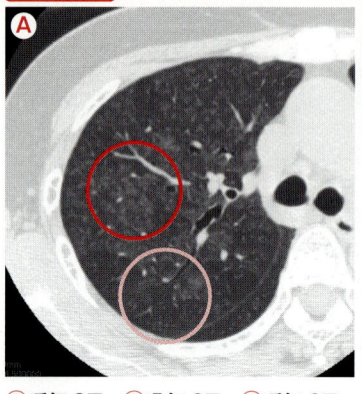

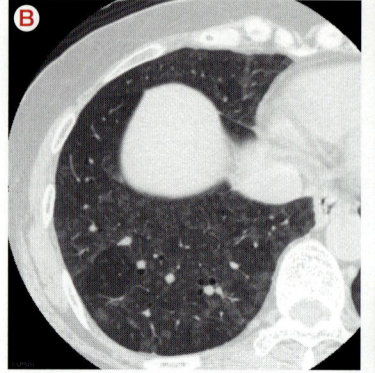

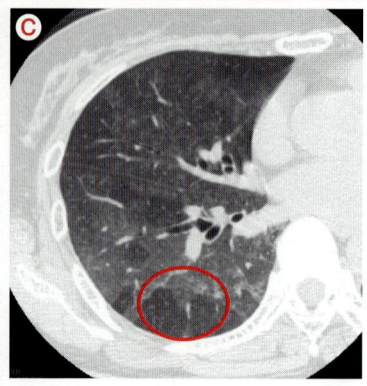

Ⓐ呼気CT　Ⓑ吸気CT　Ⓒ呼気CT

発熱，呼吸困難．
Ⓐ小葉中心性の淡いすりガラス結節（○）を認めるが汎小葉性ないし多小葉性のやや明るい領域（○）が混在し，モザイクパターンを示す．
Ⓑほぼ同様の所見である．
Ⓒ呼気CTでは，透過性の高い小葉ないし小葉群がそのまま取り残され，air trap（○）が起きていることが証明される．

症例4　MACによる過敏性肺炎（hot tub lung）（40歳代女性）

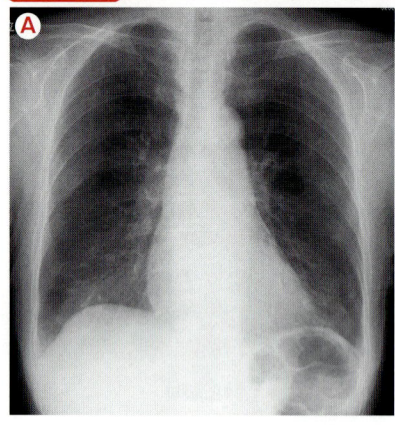

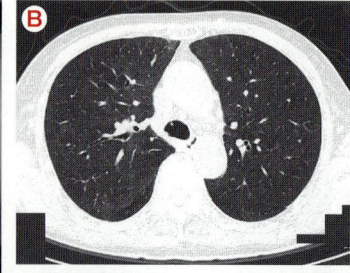

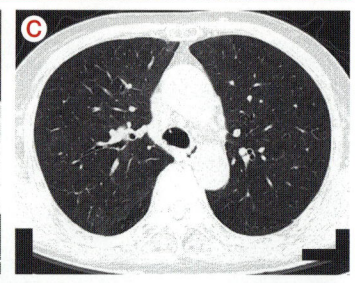

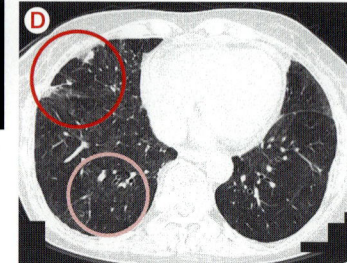

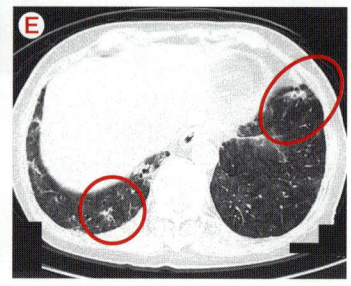

Ⓐ胸部単純X線写真　Ⓑ〜ⒺHRCT

気道分泌物から*Mycobacterium avium intracellulare*が証明された．
Ⓐ両側下肺優位のすりガラス陰影を認める．
Ⓑ両肺にごく淡い斑状のすりガラス陰影を認める．やや透過性の高い領域と混在し，モザイクパターンを示す．
Ⓒほぼ同様の所見である．
Ⓓ下肺では，上肺よりも所見が明瞭で，斑状の浸潤影（○）や小葉中心性粒状陰影（○）もみられる．
Ⓔ広範なすりガラス陰影に斑状の浸潤影（○）がわずかに混在する．

症例5 鳥飼病，慢性潜行性過敏性肺炎（fNSIPパターン）（50歳代女性）

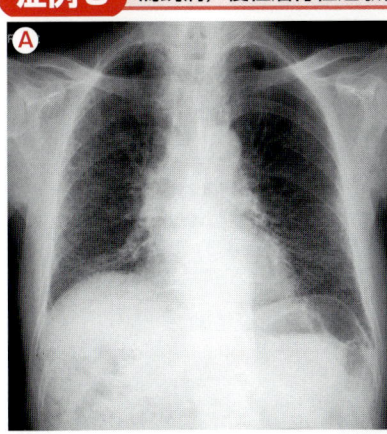

Ⓐ **胸部単純X線写真**
Ⓑ〜Ⓓ **HRCT**

呼吸困難．
Ⓐ全肺にわたる網状陰影を認める．肺野容積の減少を認める．
Ⓑ上葉では，胸膜下の不整形陰影や粒状陰影がみられる．
ⒸⒹ広範なすりガラス陰影と網状陰影，蜂巣肺，多嚢胞陰影を認め，fNSIPパターン（○）の慢性線維化性間質性肺炎である．

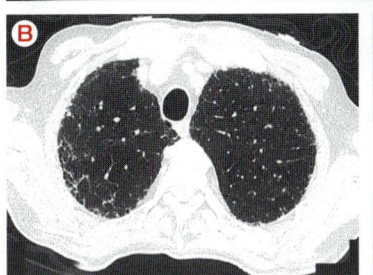

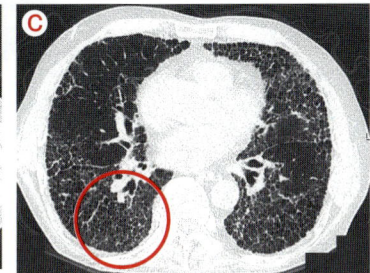

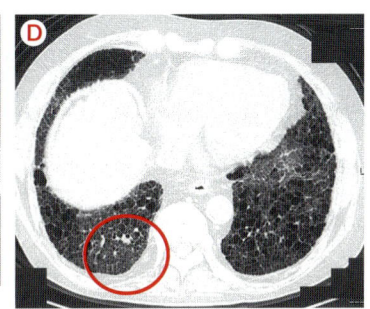

・**慢性過敏性肺炎**：慢性潜行性過敏性肺炎（**症例5**）は，線維化性間質性肺炎の像を示す．基本的な画像パターンはUIPまたはNSIPパターンであるが，特発性のものと異なる点は，上肺優位の分布をとり得ること，気道中心性線維化を反映して小葉中心性粒状陰影が目立つこと，上肺胸膜下の無気肺硬様陰影のみられること，上肺に嚢胞の形成がみられることなどである．鳥関連の抗原に関連する**鳥飼病**はしばしば慢性潜行型の病型をとる．

3．鑑別疾患

1）急性・亜急性型
- **肺水腫**：肺門側優位 butterfly shadow，心陰影の拡大，小葉間隔壁の肥厚．
- **ニューモシスティス肺炎（PCP），サイトメガロウイルス（CMV）感染症**：免疫不全の存在，血清 β D gulcan，CMV抗原血症．
- **呼吸器ウイルス感染症**：気管支壁，細気管支壁の肥厚，patchyな浸潤影，すりガラス陰影．
- **肺胞蛋白症**：小葉内網状陰影を含む斑状の多小葉性すりガラス陰影．
- **びまん性肺胞障害（DAD）**：種々の分布を示すすりガラス陰影，浸潤影，器質化期に進行する牽引性気管支拡張．
- **器質化肺炎**：肺野末梢の陰影分布，浸潤影が主体を示す．

2）慢性潜行型
- **特発性間質性肺炎（IIP）**：上肺優位の分布，小葉中心性粒状陰影，無気肺硬化，嚢胞形成．

参考文献

1) Hirschmann JV, et al：Hypersensitivity pneumonitis: a historical, clinical, and radiologic review. Radiographics, 29：1921-1938, 2009
2) Hartman TE, et al：CT findings of granulomatous pneumonitis secondary to Mycobacterium avium-intracellulare inhalation: "hot tub lung". AJR Am J Roentgenol, 188：1050-1053, 2007
3) Ohtani Y, et al：Chronic bird fancier's lung: histopathological and clinical correlation. An application of the 2002 ATS/ERS consensus classification of the idiopathic interstitial pneumonias. Thorax, 60：665-671, 2005

第9章 外傷，外的因子による肺病変

11 塵肺症
pneumoconiosis

酒井文和

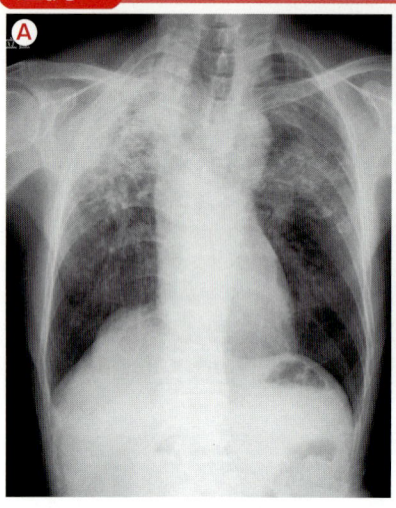

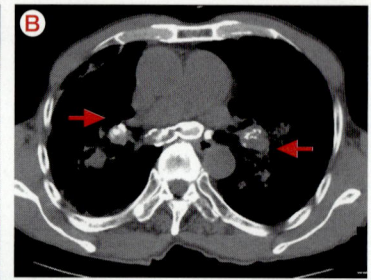

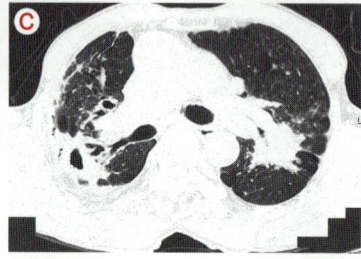

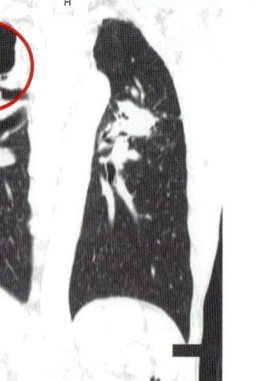

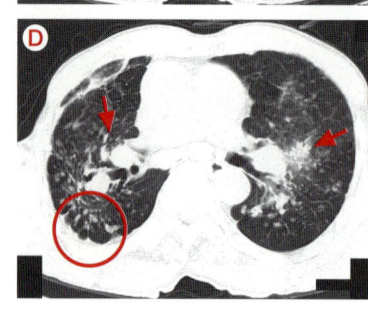

症例1 珪肺症（大陰影と卵殻様リンパ節石灰化）（80歳代男性，炭鉱夫30年）

Ⓐ 胸部単純X線写真
Ⓑ 単純CT（縦隔条件）
ⒸⒹ 胸部CT（肺野条件）
Ⓔ 単純CT再構成冠状断像

労作時呼吸困難．

Ⓐ両側上肺優位に多発小粒状陰影とこれらの融合による大陰影（progressive massive fibrosis）を認める．肺門縦隔のリンパ節腫大を認め卵殻状石灰化を伴う．Complicated silicosisの像である．肺門は上方に挙上し，下肺は含気増加の状態である．

Ⓑ分岐部リンパ節，両側肺門リンパ節腫大と卵殻状石灰化（→）を認める．

Ⓒ両側上肺に大陰影を認める．右上葉の陰影内部には空洞を認める．また大陰影の周囲には，小粒影が散在している．

Ⓓやや下肺のレベルでは，10 mmに満たない小粒状陰影が多発している（→）．病変は胸膜面にもみられ，pseudoplaque（偽性プラーク）を形成している（〇）．

Ⓔ病変の頭尾方向の分布が明瞭であるとともに，右肺尖の大型嚢胞（ブラ）がみられる（〇）．

疾患解説

1．疾患概念

塵肺症とは主に**職業環境における粉塵の吸入に起因する線維化病変や肉芽腫性肺病変の総称**．その原因物質により**珪肺症，混合型塵肺症（MDP），石綿肺，鉄肺症（溶接工肺），ベリリウム肺，ボーキサイト肺（アルミ肺），超硬合金肺，インジウム肺**などの種別がある．病理像や画像も塵肺の原因物質により種々多彩である．塵肺の診断では，最も重要なことは職業歴である．何らかの方法で，塵埃を肺内に証明できても，これのみで塵肺とは診断できない．そこに特定の塵埃物質が存在しても肺病変の原因となっているか否かに関しては，種々の方面からの総合的判断が必要になる．

2．典型的画像所見

・**珪肺症**（症例1，5）：遊離珪酸による肉芽腫，間質性肺炎の所見を示す．遊離珪酸は線維原性が強いために結節は境界明瞭で石灰化を示すことも多い．経気道性に吸入された塵埃はリンパ流にのって肺から排除されるために，病変の分布はリンパ路沿いになる．10 mm以下のm病変は，結節のサイズによりp（<3 mm），q（3～6 mm），r（6～9 mm）に分類される．その程度は0/1から3/3までの12段階に分類されるが，おのおの標準パネルがあるので，これに合わせて分類する．10 mmを超える陰

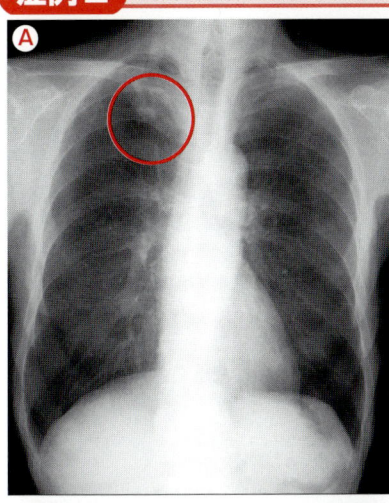

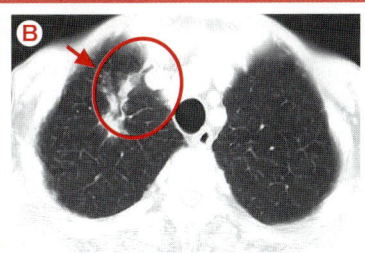

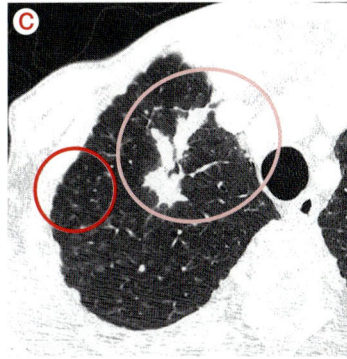

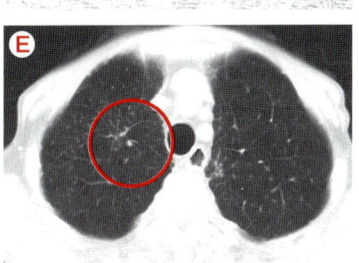

症例2　混合型塵肺に合併した結核症（塵肺結核症）（60歳代男性，石工）

Ⓐ 胸部単純X線写真
Ⓑ 単純CT
Ⓒ HRCT
Ⓓ 胸部単純X線写真（結核治療後）
Ⓔ 単純CT（結核治療後）

Ⓐ 両肺の含気は増加．右肺尖内側に異常陰影を認める（○）．

Ⓑ 右肺尖に結節陰影（○）とこれに連続する索状陰影を認める．これ以外にも，両肺に不整形の小粒状陰影や分岐状陰影，小葉間隔壁肥厚と思われる線状陰影（→）がみられる．

Ⓒ 結節陰影以外に，すりガラス濃度を示す小粒状陰影（○）や分岐状陰影（○）がみられ，胸膜面にも結節が多発している．気管支鏡の擦過材料で結核菌が証明された．

Ⓓ 右肺尖内側寄りの異常陰影は縮小している（○）．

Ⓔ 右肺尖の結節陰影は明瞭な縮小を示すが（○），その他の小粒状陰影や分岐状陰影は不変である．

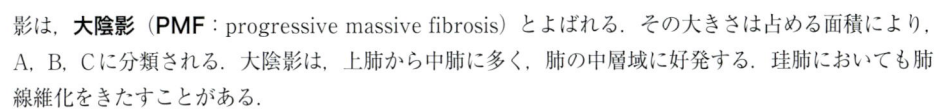

影は，**大陰影**（**PMF**：progressive massive fibrosis）とよばれる．その大きさは占める面積により，A，B，Cに分類される．大陰影は，上肺から中肺に多く，肺の中層域に好発する．珪肺においても肺線維化をきたすことがある．

胸膜面に並んだ小粒状陰影が胸膜プラークに類似することがあり，**pseudoplaque**（偽性プラーク）とよばれる．縦隔リンパ節腫大をみることは稀ではなく，石灰化はリンパ節の辺縁部に起きる**卵殻様の石灰化**を示すのが特徴的とされる．塵肺に肺癌や結核を合併することがあるが，その診断はときに難しいことがある．短期間に高濃度の曝露をすると肺症蛋白症（silicoproteinosis）の像を示す．

・混合型塵肺症（MDP，症例2）：珪酸塩やその他の複数の塵埃による塵肺症である．珪酸塩の線維原性は弱いので，境界明瞭な結節陰影ではなく，**不整形の結節**や**分岐状陰影**などを示す．陰影の分布は広義間質分布である．

・石綿肺（症例3～5）：石綿吸入に伴う気道中心性線維化である．初期の石綿肺の所見は，気道中心性線維化による**小葉中心性の粒状陰影**であり，これが横に手をつないで胸膜下に胸壁に平行な線状陰影を形成する．この**胸膜下曲線様陰影**は，胸壁から数mm以内に位置する繊細な線状陰影である．線維化が進行すると胸膜下に至る不整形の線維化による陰影や無気肺硬化様陰影を形成する．胸膜病変としては，壁側胸膜の斑状の線維性肥厚である**胸膜プラーク**が最も頻度が高い．胸膜プラークは何ら機能障害をきたさないが，石綿曝露の客観的所見として重要である．すなわちわが国においては，胸膜プラークをみたら石綿曝露が強く疑われる．そのほかに石綿に関連する胸膜病変として，**良性石綿胸水**，**びまん性胸膜肥厚**がある．びまん性胸膜肥厚は，石綿関連以外の種々の原因で生じるので，こ

症例3　胸膜プラーク（70歳代男性，セメント会社勤務）

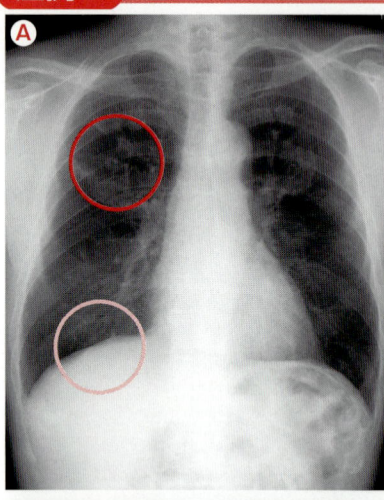

Ⓐ 胸部単純X線写真
Ⓑ 造影CT（縦隔条件）
Ⓒ 造影CT（肺野条件）
Ⓓ 造影CT（縦隔条件）

無症状，職場検診．

Ⓐ 両側上から中肺優位に石灰化胸膜斑による holly leaf appearance（"ひいらぎの葉"様所見）を認める（〇）．横隔膜面も不整で（〇），横隔膜面にもプラークが存在しているものと考えられる．

Ⓑ 両上胸部に石灰化した斑状胸膜肥厚（〇）を認め，典型的な石灰化した石綿関連胸膜プラークである．

Ⓒ 肺実質には，異常を認めない．

Ⓓ 右横隔膜（〇）にも輪郭の凹凸不整があり，非石灰化プラークと考えられる．

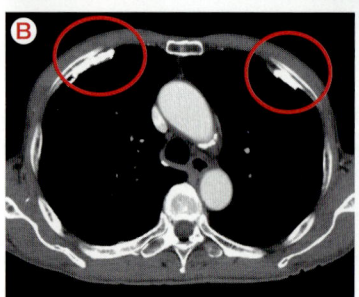

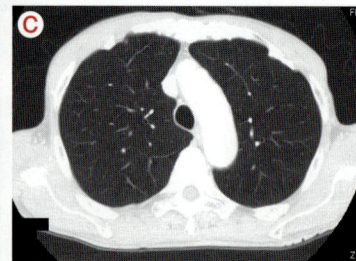

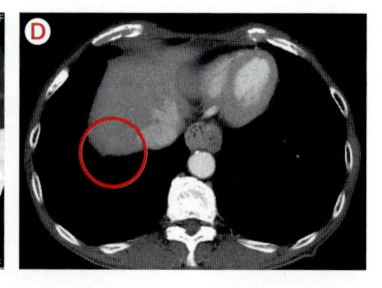

症例4　石綿肺（70歳代男性）

（川崎医科大学附属川崎病院放射線科　加藤勝也先生のご厚意による）

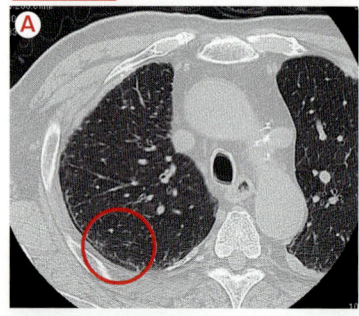

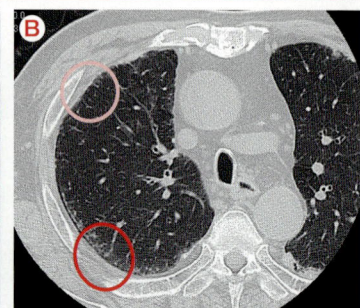

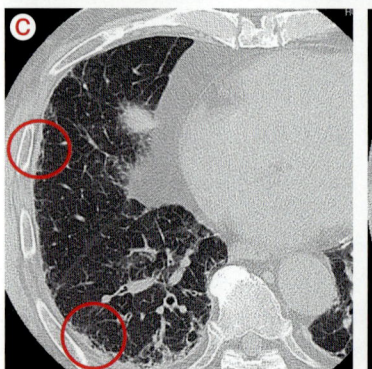

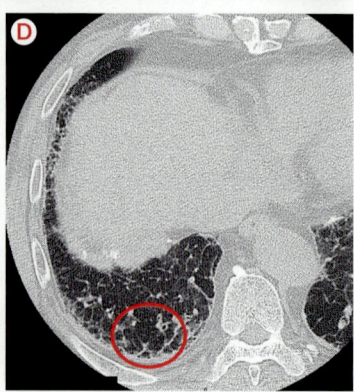

Ⓐ〜Ⓓ HRCT

Ⓐ 上肺では胸膜下に小葉中心性粒状陰影とそれが横に連続した胸膜下曲線様陰影を認める（〇）．

Ⓑ 胸膜下曲線様陰影（〇）と腹側の胸壁に接する短い線状陰影（〇）を認める．

Ⓒ 胸膜下曲線様陰影とこれから広がる不整形胸膜下陰影と網状陰影（〇）を認める．

Ⓓ 胸壁に接する網状陰影，不整形陰影がみられ（〇），気道中心から始まる線維化病変と考えられる．

症例 5　珪肺症とアスベスト胸膜プラーク（70歳代，砕作業者）

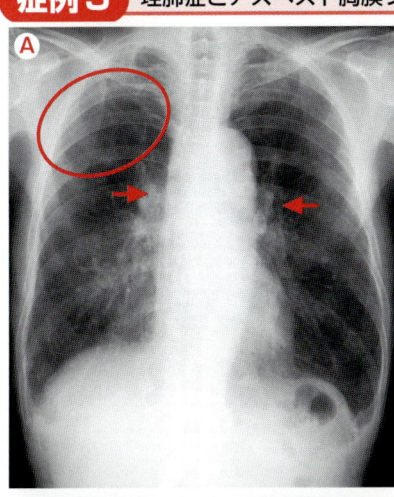

Ⓐ胸部単純Ｘ線写真
ⒷⒸ造影 CT（縦隔条件）
ⒹⒺ単純 CT（肺野条件）
ⒻⒼ HRCT

職場検診で異常を指摘された．
Ⓐ肺門縦隔リンパ節腫大および石灰化（→）を認める．上肺優位に小粒状陰影（〇）がみられる．
ⒷⒸ石灰化胸膜プラーク（〇）とリンパ節の卵殻様石灰化（〇）を認める．
Ⓓ石灰化胸膜プラークとリンパ節の卵殻様石灰化を認める．
Ⓔ上肺優位に肺気腫と不整形小粒状陰影（〇）を認める．
Ⓕ上肺優位の小粒状陰影がみられる．また肺気腫も明瞭である．粒状陰影は胸膜面にも存在しており広範間質分布を示す（〇）．
Ⓖ同様の所見で，むしろ混合型塵肺症（MDP）に近い像である（〇）．

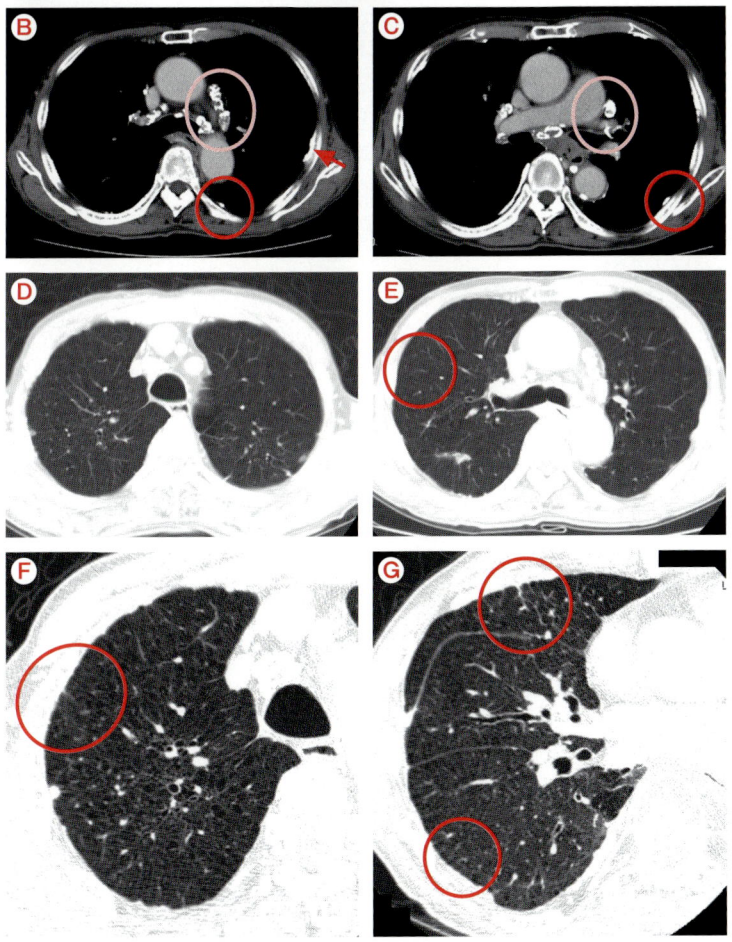

第 9 章　外傷，外的因子による肺病変

れをみたからといって，画像のみから胸膜プラークのように石綿に関連すると断定はできない．石綿に関連する悪性腫瘍では，肺癌と中皮腫が代表的で，胸膜，腹膜，心膜，精巣鞘膜の中皮腫が労災で認定される．しかし，石綿はその他，多種の悪性腫瘍のリスクを上げるとされている．

・**鉄肺症（溶接工肺，症例 6）**：鉄粉塵の吸入による塵肺症である．**鉄肺症（溶接工肺）**には，アレルギー性の機序も加わっているとされ，曝露を中止すると症状や画像の改善がみられる．画像上も小葉

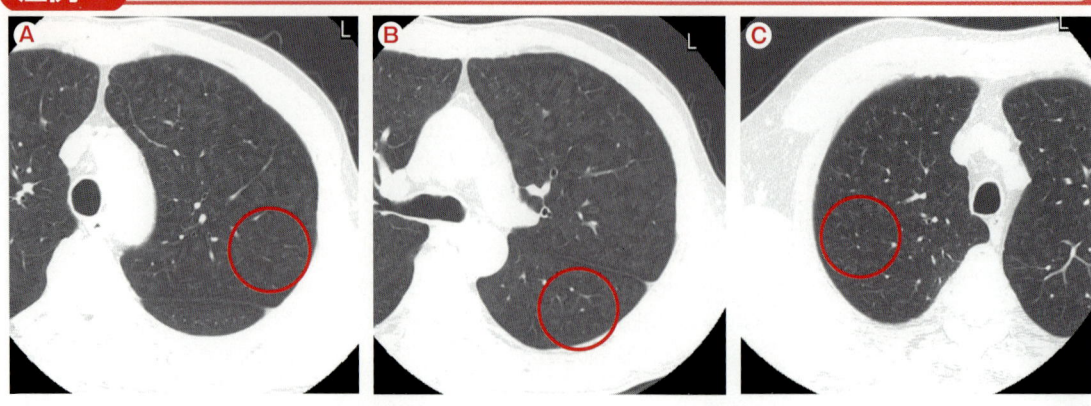

症例6　鉄肺症（溶接工肺）（70歳代男性） （川崎医科大学附属川崎病院放射線科　加藤勝也先生のご厚意による）

Ⓐ Ⓑ HRCT　Ⓒ 別症例のHRCT（70歳代男性）

Ⓐ 小葉中心性の淡い粒状陰影や斑状のすりガラス陰影を認め（○），過敏性肺炎に類似する．
Ⓑ 小葉中心性の淡い粒状陰影や斑状のすりガラス陰影を認め（○），過敏性肺炎に類似する．
Ⓒ 小葉中心性小粒状陰影がみられる（○）．

中心性の粒状陰影やすりガラス陰影が主体で，過敏性肺炎に類似する．

- **ベリリウム肺**：広義間質沿いの小粒状陰影が主体で，サルコイドーシスに酷似する画像である．肺門縦隔のリンパ節腫大もみられる．サルコイドーシスを疑う画像をみたら，一応ベリリウムの曝露がないか職業歴をチェックしたほうがよい．
- **超硬合金肺**：タングステンとコバルトの合金の吸入によるもので，金属研磨業などでみられる．画像上は溶接工肺に類似する小葉中心性粒状陰影や剝離性間質性肺炎（DIP），通常型間質性肺炎（UIP）などの間質性肺炎像，囊胞形成など多彩な画像を示す．組織標本でタングステンやコバルトを証明することと職業歴が重要である．
- **ボーキサイト肺（アルミ肺）**：小葉中心性粒状陰影，囊胞化の強い間質性肺炎（肺線維化）などの画像を示す．
- **インジウム肺**：少量の曝露では，気腫化の強い間質性肺炎像を示すが，短期間に高濃度の曝露をすると肺胞蛋白症の像を示す．

3．鑑別疾患

- **珪肺症，MDP**：サルコイドーシス，結核，肺癌（PMF），肺胞蛋白症との鑑別を要する．
- **石綿肺**：喫煙肺，石綿吸入者のみられる間質性肺炎との鑑別を要する．
- **溶接工肺**：過敏性肺炎との鑑別を要する．
- **ベリリウム肺**：サルコイドーシスとの鑑別を要する．
- **超硬合金肺**：過敏性肺炎，特発性肺線維症との鑑別を要する．
- **インジウム肺**：肺胞蛋白症，喫煙肺との鑑別を要する．

参考文献

1）Kim KI, et al：Imaging of occupational lung disease. Radiographics, 21：1371-1391, 2001
2）Akira M, et al：High-resolution CT of asbestosis and idiopathic pulmonary fibrosis. AJR Am J Roentgenol, 181：163-169, 2003

第9章 外傷，外的因子による肺病変

12 誤嚥に関連する病変
diseases related to aspiration

酒井文和

症例 1　誤嚥性肺炎（咽頭腫瘍術後）（70歳代男性）

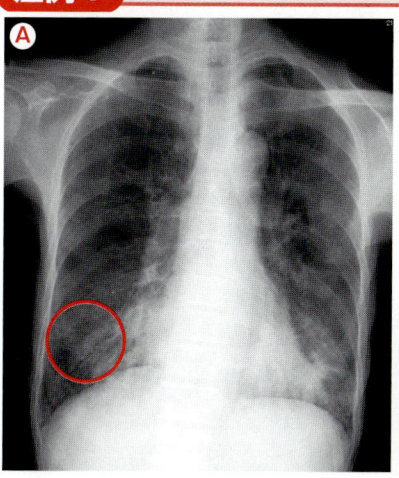

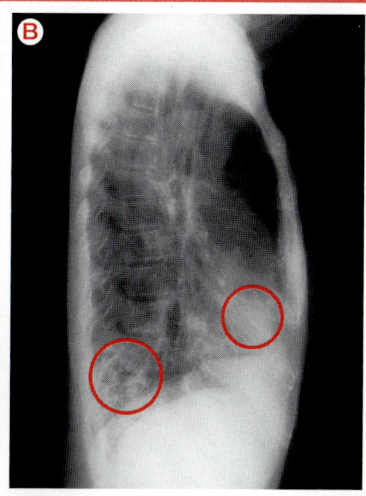

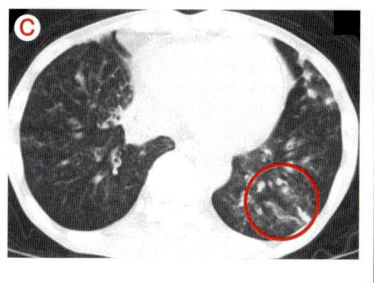

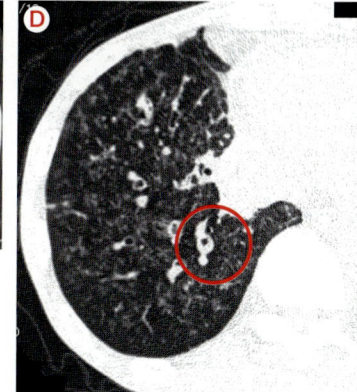

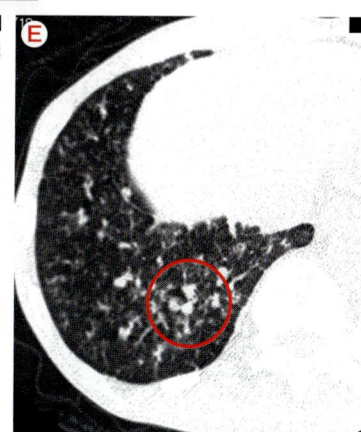

Ⓐ胸部単純X線写真（正面像）　Ⓑ胸部単純X線写真（側面像）
Ⓒ単純CT　ⒹⒺHRCT

咽頭癌術後，咳嗽，発熱，膿性痰．

Ⓐ両側下葉に広範な浸潤影を認める．浸潤影は気管支血管束に沿い気管支壁の肥厚を認める（〇）．
Ⓑ両側下葉に斑状の浸潤影（〇）を認める．心陰影に重なっても浸潤影がみられる．
Ⓒ気管支壁の高度の肥厚，斑状の浸潤影，粒状陰影を認める（〇）．
Ⓓ気管支壁の肥厚，斑状の浸潤影，小葉中心性粒状陰影を認める（〇）．
Ⓔ気管支壁肥厚と気道周囲の斑状浸潤影（〇）を認める．気管支肺炎の像である．

症例2　広範な誤嚥性肺炎（80歳代女性）

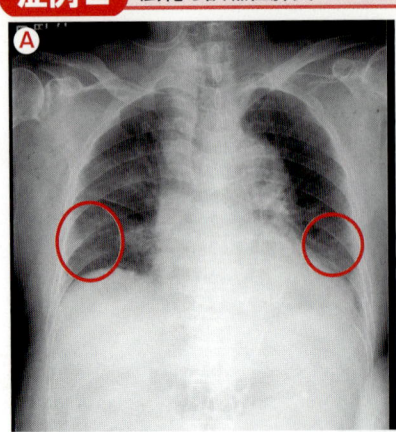

Ⓐ **胸部単純X線写真**
Ⓑ **単純CT**
Ⓒ Ⓓ **HRCT**

経管栄養中に発熱あり．

Ⓐ両中下肺野に比較的広範な浸潤影ないしすりガラス陰影を認める（◯）．

Ⓑ〜Ⓓ両側下葉背側より中心に広範な淡い浸潤影，すりガラス陰影を認める（◯）．病変内部で気管支壁の肥厚と気管支周囲のやや濃厚な浸潤影が広がる．

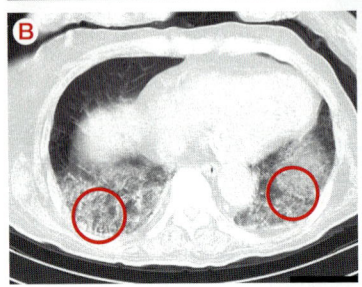

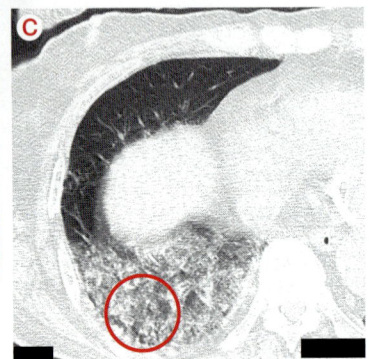

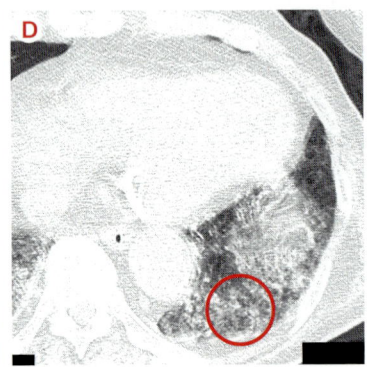

症例3　誤嚥性細気管支炎（70歳代男性）

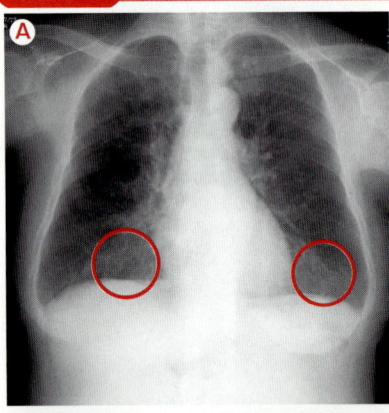

Ⓐ **胸部単純X線写真**
Ⓑ Ⓒ **単純CT**
Ⓓ〜Ⓕ **HRCT**

食道がん術後，誤嚥が高度．

Ⓐ両側肺の含気増加，下肺のすりガラス陰影，気管支壁肥厚などを認める（◯）．

Ⓑ再建食道（▶）が前胸部皮下にみられる．右上葉優位に気管支壁肥厚，気管支拡張，細気管支炎と思われる小葉中心性粒状陰影，分岐状陰影（◯）を認める．

Ⓒ両肺の気管支壁肥厚，小葉中心性粒状陰影を認める（◯）．

Ⓓ右肺下葉では，小葉中心性粒状陰影や分岐状陰影を認め，細気管支炎の所見と考える．

ⒺⒻ小葉中心性粒状陰影や分岐状陰影に加えて，小葉単位のair trap（空気とらえこみ現象，◯）と思われる所見を認める．

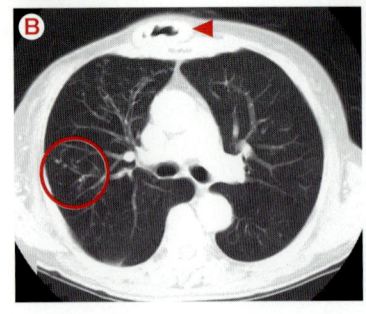

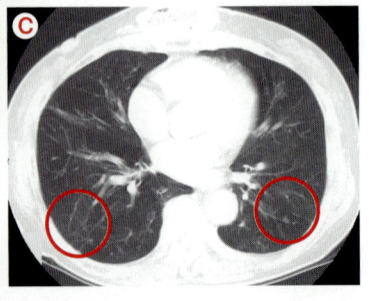

（次頁へつづく）

(前頁のつづき)

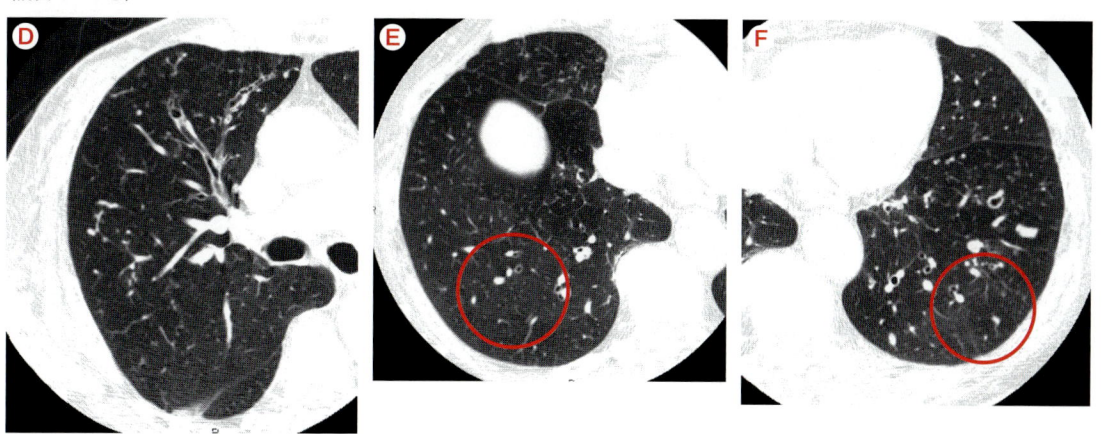

症例4　胃酸の誤嚥（Mendelson症候群）（70歳代男性）

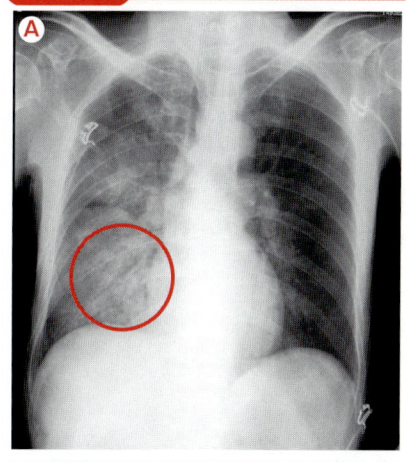

Ⓐ胸部単純Ｘ線写真
ⒷⒸ単純CT
Ⓓ～ⒻHRCT

誤嚥時右側臥位であった．

Ⓐほぼ右肺全域に広範な浸潤影を認める．左肺下肺野にもわずかに斑状のすりガラス陰影，浸潤影を認める．

ⒷⒸ右肺優位に両肺に浸潤影，すりガラス陰影を認める（○）．陰影は肺門側優位で，肺野末梢はスペアされる（▶）傾向にある

Ⓓ右肺優位の広範な浸潤影，すりガラス陰影を認める（○）．すりガラス陰影は浮腫状で，肺水腫に近い陰影である．

Ⓔ呼吸停止が不十分であるが，肺門側優位の浸潤影，すりガラス陰影がみられる（○）．

Ⓕ左肺にも軽度であるが，同様の陰影を認める．

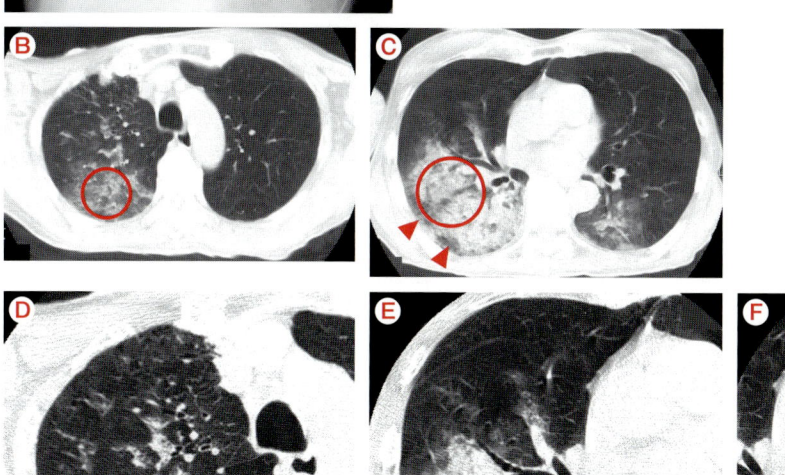

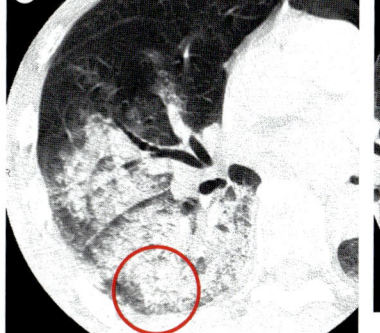

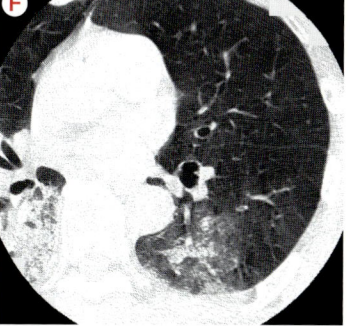

症例5　誤嚥性肺炎（60歳代女性）

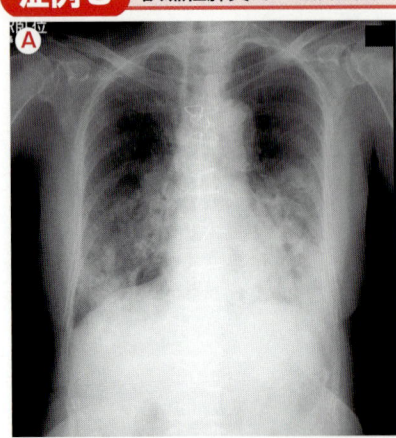

Ⓐ 胸部単純X線写真
ⒷⒸ 単純CT
Ⓓ〜Ⓖ HRCT

台所洗浄剤の誤嚥．

Ⓐ挿管中．両肺の容積減少，両肺野の斑状の浸潤影を認める．

ⒷⒸ両肺下肺優位に斑状の浸潤影を認める．下肺では，比較的広範なすりガラス陰影を認める．

Ⓓ〜Ⓖ両肺下肺優位に斑状の浸潤影（〇）を認める．下肺では，比較的広範なすりガラス陰影（〇）を認める．

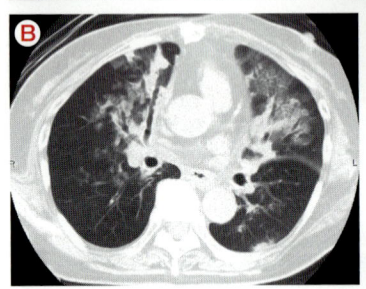

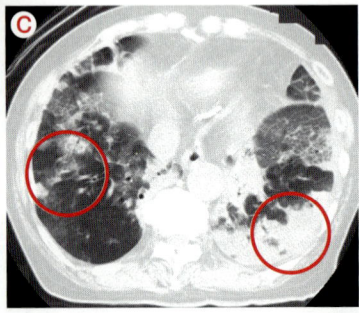

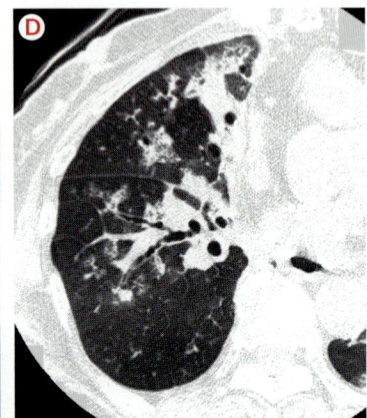

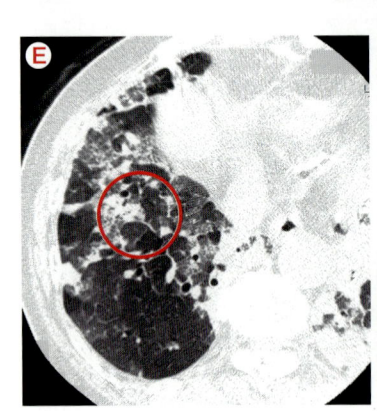

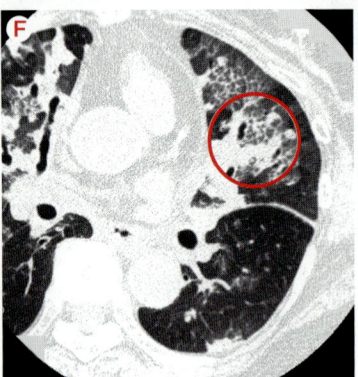

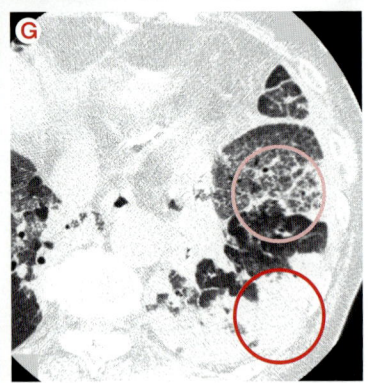

疾患解説

1. 疾患概念

誤嚥に関連した病変として，誤嚥性肺炎，誤嚥性細気管支炎，Mendelson症候群など，およびそれに続発した膿胸などがある．

2. 典型的画像所見

- **誤嚥性肺炎（症例1, 2）**：食物や口腔内分泌物の誤嚥により肺に生じる気管支肺炎である．病変は，重力で最も低い部分である，**下葉（特にS⁶）背側に優位の分布**を示す，小葉大の浸潤影で，気管支壁の肥厚を伴う．口腔内細菌である化膿菌や嫌気性菌の感染が多く，しばしば空洞を形成する．放線菌も口腔内に常在するので，誤嚥性肺炎の病原体になることがある．
- **誤嚥性細気管支炎（症例3）**：広範な誤嚥により生じる細気管支炎である．**画像上はびまん性汎細気管支炎に類似**する．小葉中心性粒状陰影，分岐状陰影などの細気管支炎所見が主体である．

症例6　誤嚥性肺炎，膿胸（70歳代女性）

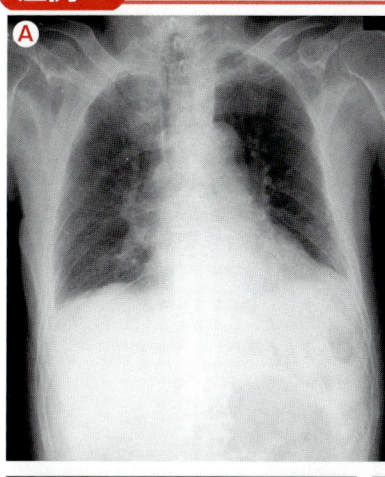

Ⓐ 胸部単純Ｘ線写真
Ⓑ 造影CT（縦隔条件）
ⒸⒹ 単純CT

台所用塩素系漂白剤の誤嚥．
Ⓐ 両側下肺の容積減少，両肺下葉優位の広範な斑状浸潤影を認める．
Ⓑ 右胸水を認め，膿胸であった．
ⒸⒹ 両側肺下葉背側優位の浸潤影，すりガラス陰影を認める．

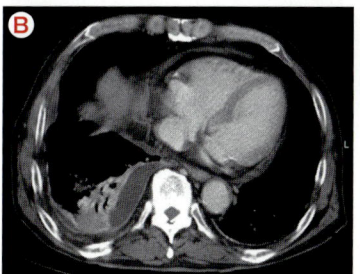

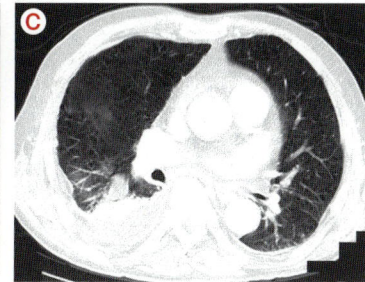

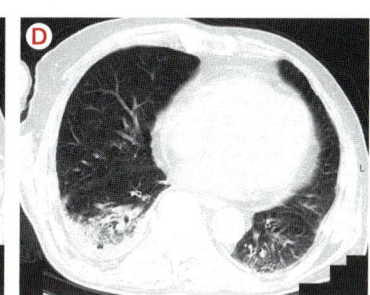

- **Mendelson症候群（症例4）：広範な胃酸の誤嚥により生じる化学性肺炎**．広範な浸潤影またはすりガラス陰影を示す．胃酸の化学作用によるびまん性肺胞障害（DAD）であり，臨床的には急性呼吸促迫症候群（ARDS）の像を示す．誤嚥時の体位により，最も低くなった部位を優位にして陰影がみられる．
- **膿胸（症例6）**：誤嚥性肺炎に膿胸が続発することがある．最近，口腔内常在の連鎖球菌である **Milleri菌**による誤嚥性肺炎，膿胸が注目されている．低吸収の胸膜外腫瘤としてみられる．

3．鑑別疾患

肺炎，びまん性汎細気管支炎，その他の原因によるARDS，膿胸との鑑別を要する．

参考文献

1) Franquet T, et al：Aspiration diseases: findings, pitfalls, and differential diagnosis. Radiographics, 20：673-685, 2000

第9章 外傷，外的因子による肺病変

13 喫煙の影響
smoking related diseases

酒井文和

症例 1　慢性閉塞性肺疾患（COPD）（70歳代男性）

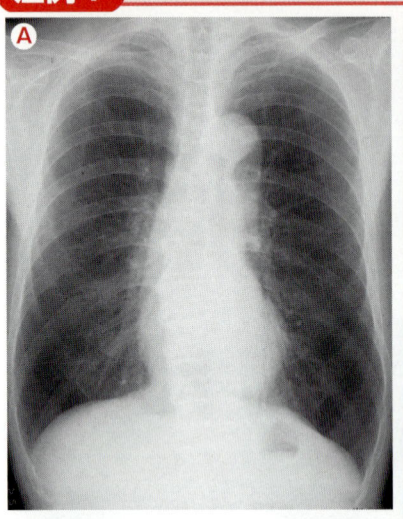

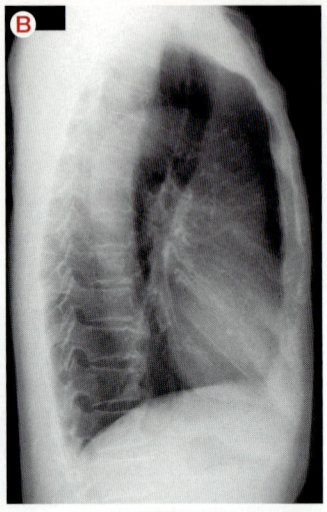

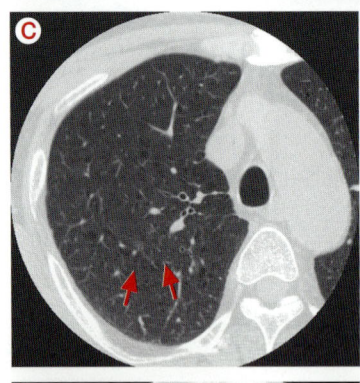

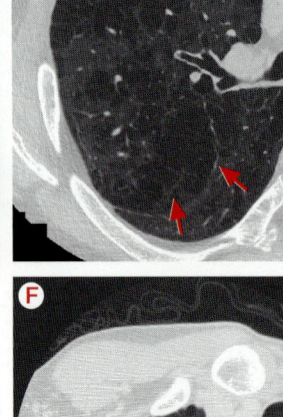

Ⓐ 胸部単純X線写真（正面像）
Ⓑ 胸部単純X線写真（側面像）
Ⓒ～Ⓖ HRCT

労作時息切れ．

Ⓐ 横隔膜の低位平坦化を認める．肺野の透過性亢進，血管陰影の減少を認める．

Ⓑ 側面像では，横隔膜の低位平坦化がみられる．

Ⓒ 小葉中心性肺気腫：一見正常な肺野に囲まれて，壁のない抜け像（LAA）を認める（→）．LAAの近傍で肺血管はpruning（減少）を示し，血管陰影の減少を認める．

Ⓓ 高度小葉中心性肺気腫：肺気腫が高度になるとLAAが融合して大型になるとともに，薄いが明瞭な壁をもつようになる（→）．圧排された肺実質や気腫壁の線維化がその背景である（肺気腫は線維化を伴わないとされるが，実際には，線維化を伴うことは稀ではない）．

Ⓔ 汎小葉性肺気腫：肺野全体の透過性が亢進し，血管陰影もみえにくい．高度の小葉中心性肺気腫との鑑別はときに困難である．

Ⓕ 傍胞隔型肺気腫：胸壁直下の肺気腫であるが（→），大型になるとブラとの鑑別が難しい．

Ⓖ 気道病変：中小気管支壁の肥厚，内腔の狭窄（→）を認める．

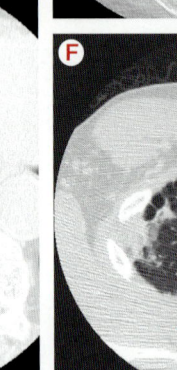

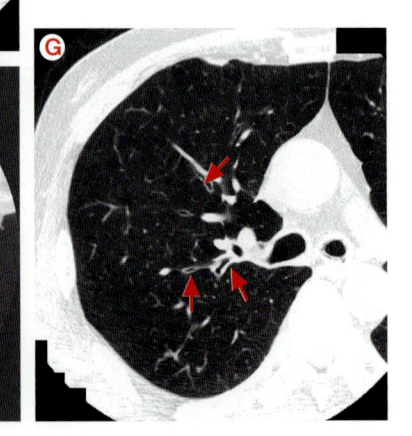

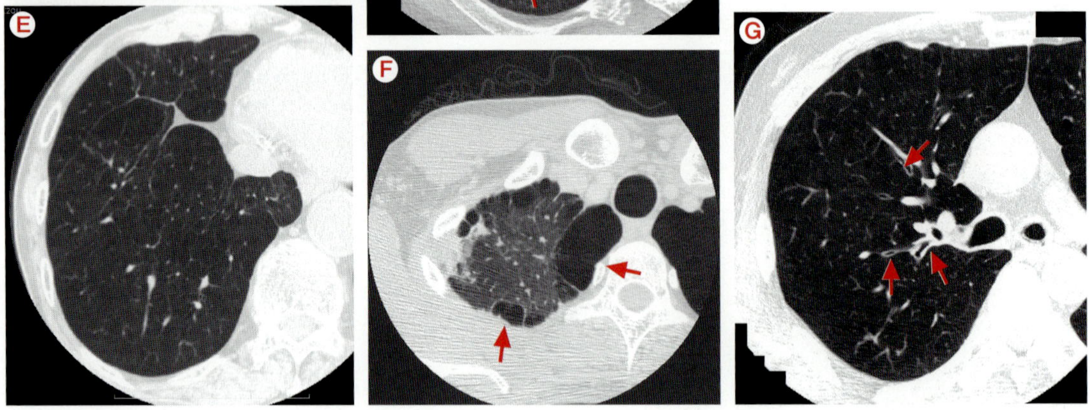

症例2　剥離性間質性肺炎（DIP）（50歳代男性）

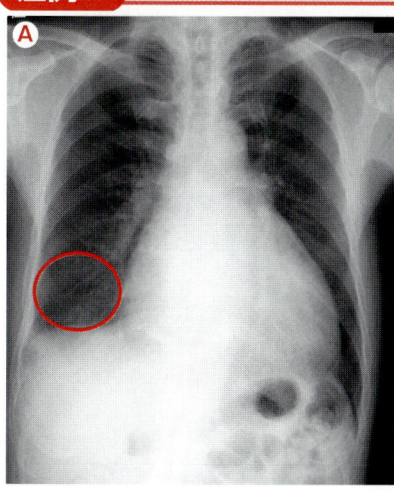

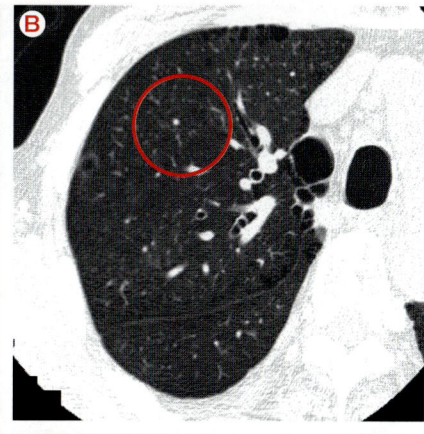

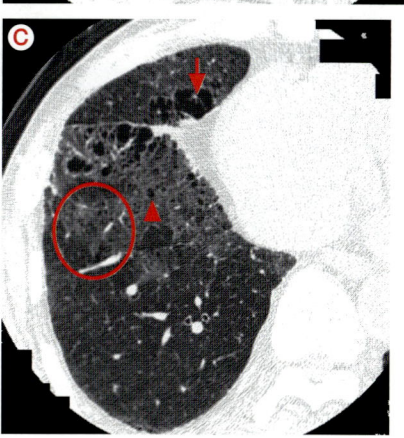

Ⓐ胸部単純X線写真
ⒷⒸHRCT

咳嗽，息切れ．

Ⓐ心拡大，左室，左房の拡大，右胸水，右肺下葉にすりガラス陰影（○）を認める．

Ⓑ上肺では，肺気腫（○）が主体ですりガラス陰影はわずかである．

Ⓒ尾側のレベルでは，肺気腫（▶）や囊胞（→）に比較的広範なすりガラス陰影が混在し，すりガラス陰影（○）は一部で汎小葉性である．

第9章　外傷，外的因子による肺病変

疾患解説

1. 疾患概念

喫煙の影響により生じる疾患としては，肺気腫，肺癌ばかりでなく，**剥離性間質性肺炎（DIP）**や**呼吸細気管支炎関連間質性肺疾患（RB-ILD）**，**肺気腫肺線維症などの間質性肺炎**，**ランゲルハンス細胞組織球症（LCH）**などの肉芽腫性疾患がある．特にDIP，RB-ILD，LCHは同一個体中に共存することがあり喫煙関連間質性肺疾患（狭義，SRILD）とよばれる．最近では，肺線維症の一部も喫煙に深く関与することが示唆されており，肺気腫と間質性肺炎の合併（気腫合併肺線維症，CPFE）が話題を集めているが，この病態が，単に肺気腫と間質性肺炎の合併に過ぎないのか，あるいは喫煙による肺の線維化なのかなど，気腫合併間質性肺炎の病態・病因に関しては，まだ不明確で解明されていない部分が多く，今後の検討課題である．

2. 典型的画像所見

・**肺気腫**：肺の構造破壊と含気の増加を認める．構造破壊の優位な部分により，**汎小葉性肺気腫**，**小葉中心性肺気腫**，**小葉辺縁性（傍胞隔型）肺気腫**に分類される．**汎小葉性肺気腫**は，小葉構造全体が破壊されるもので，びまん性に起きるものでは，α1-アンチトリプシン欠損症などによる．**傍胞隔型肺気腫**は，胸膜面や小葉間隔壁などの小葉辺縁部に生じる肺気腫で，その形態形成には不明なことが多いが，しばしば小葉中心性肺気腫などの他に肺気腫と併存してみられる．大型なものは，ブラとの異同が問題になる．これ以外に喫煙と関連しない肺気腫は，炎症性瘢痕の近傍にみられる**傍瘢痕型肺気腫**がある．

症例3　呼吸細気管支炎関連間質性肺炎（RB-ILD）（60歳代男性）

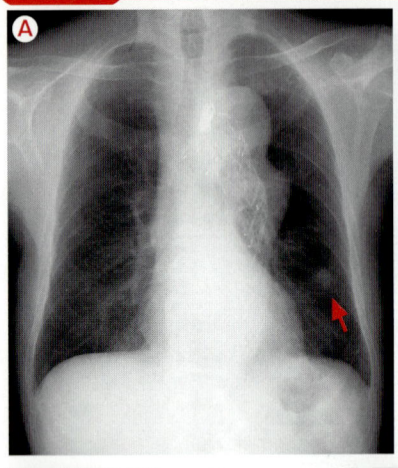

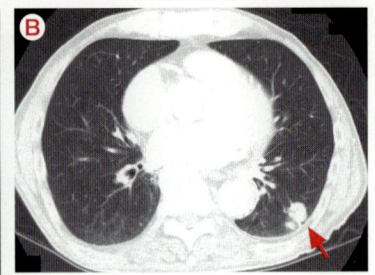

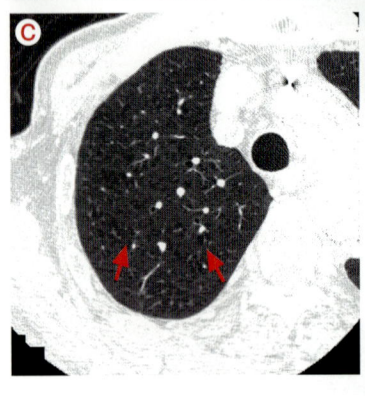

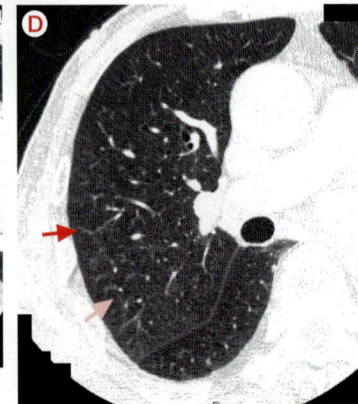

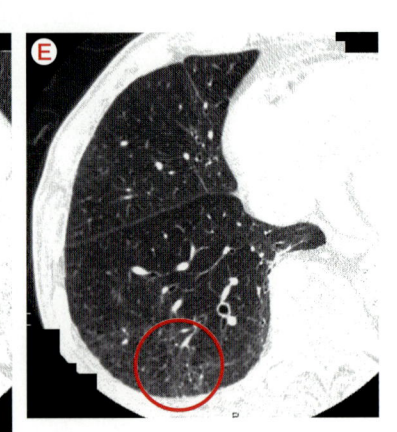

Ⓐ胸部単純X線写真　Ⓑ単純CT　Ⓒ〜ⒺHRCT

咳嗽．
Ⓐ肺の含気は増加している．胸部大動脈瘤に対してステントグラフトによる治療が行われている．左下肺野には結節陰影がみられる（→）．
Ⓑ両側下葉背側寄りにすりガラス陰影が広がっている．左肺下葉の結節陰影（→）は肺癌が疑われる．
Ⓒ上葉では，小葉中心性肺気腫（→）がみられる．
Ⓓこのレベルでは，小葉中心性小粒状陰影（→）や分岐状陰影（→）が目立つ．
Ⓔさらに尾側のレベルでは，これに加えてすりガラス陰影（○）が広がっている．

- **気道病変**：慢性閉塞性肺疾患（**COPD**，**症例1**）では，しばしば気道壁の肥厚などの気道病変を伴い，呼気時に気道の虚脱を生じ閉塞性肺機能障害の原因となる．比較的中枢部の気管支壁の肥厚に対応して気管支腺の増加などを認める．COPDにおける末梢気道病変の病理学的所見やその病態的意義には，まだ不明なことが少なくない
- **剥離性間質性肺炎**（**症例2**）：肺胞腔内の肺胞マクロファージの集簇を主体とする間質性肺炎で，特発性間質性肺炎の一型とされるが，その大部分は，current smokerのみでみられ，喫煙に深く関連する．線維化に乏しい．画像上は，軽度の容積減少を伴う肺末梢の汎小葉性ないし多小葉性すりガラス陰影で，内部に囊胞が形成されるのが特徴である．

症例4　肺気腫合併肺線維症（CPFE）（70歳代男性）

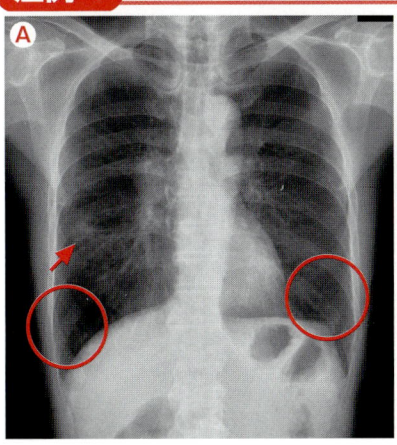

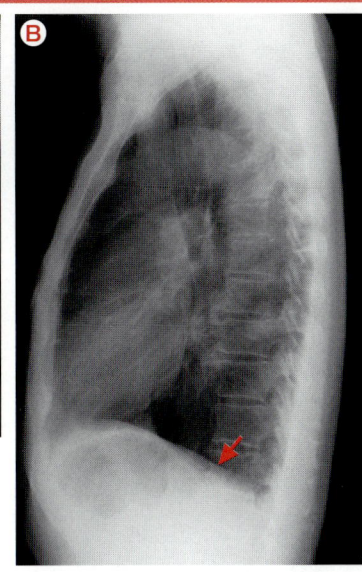

Ⓐ 胸部単純X線写真（正面像）
Ⓑ 胸部単純X線写真（側面像）
Ⓒ～Ⓔ HRCT

Ⓐ 両肺の容積は増加，両肺に網状陰影（○）を認める．右下肺野に結節陰影（→）を認める．

Ⓑ 横隔膜は平坦化し（→），肺野の含気増加と考えられる．

Ⓒ 上肺には，肺気腫（→）や，やや壁の厚い嚢胞（▶）の多発を認める．

Ⓓ S^6 のレベルでは，肺野はほぼ同様の所見であるが，右S^6に肺癌と思われる結節を認める．

Ⓔ 下肺では，壁の厚い奇妙な形態を示す大型嚢胞（▶）が目立つ．その周囲にはすりガラス陰影（○）が広がり，構造破壊を主体とする病変とすりガラス陰影の混在と思われる．

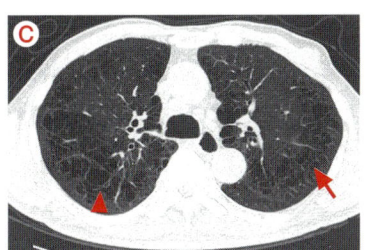

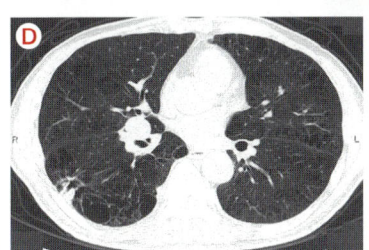

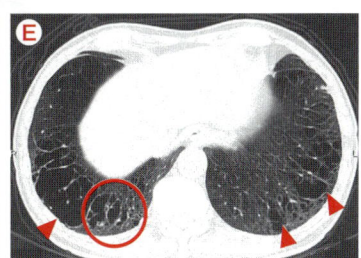

- **呼吸細気管支炎関連間質性肺炎（RB-ILD，症例3）**：剥離性間質性肺炎と同様に特発性間質性肺炎の一型にされるが，喫煙に深く関連する．呼吸細気管支炎が目立つ肺線維症で，画像所見では，肺線維化とともに，小葉中心性粒状陰影など気道周囲線維化を示唆する所見が目立つ．

- **肺気腫合併肺線維症（CPFE，症例4）**：過去から記載のある病態であるが，最近再度注目を浴びている．CPFEは，単に肺気腫と肺線維症の合併と考えられる例から，喫煙に深く関連し，喫煙に関連して気腫（破壊性病変）と線維化がともに引き起こされる病態までかなり多彩な疾患が含まれるheterogenousな疾患と考えられる．その画像による違いは明確にはされていない．上肺には肺気腫，下肺には間質性肺炎がみられる．間質性肺炎（肺線維症）のパターンはさまざまであるが，通常型間質性肺炎（UIP）パターンが多いとされる．画像上は，肺気腫を合併しない間質性肺炎に比べて大型嚢胞や構造破壊が目立つ．

- **ランゲルハンス組織球症（LCH，症例5）**：画像上は，肉芽腫形成による小葉中心性結節（しばしば空洞化する），空洞の拡大や気管支拡張，aur tapなどのさまざまな機序による多彩な形態の嚢胞性陰影（単純撮影では，嚢胞の重積による網状陰影）をきたす．肺気腫の合併のために，嚢胞と肺気腫が区別できないことも稀ではない．病変は上肺優位な分布を示す．DIP，RB-ILDと喫煙者の同一個体に併存することがある．

症例5　ランゲルハンス細胞組織球症（LCH）（40歳代男性）

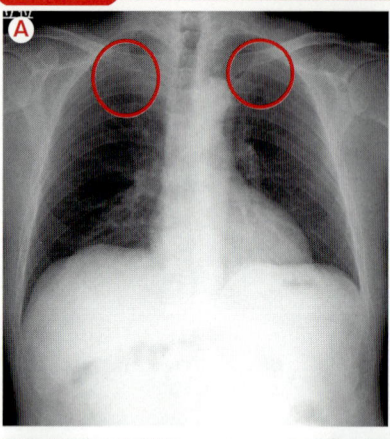

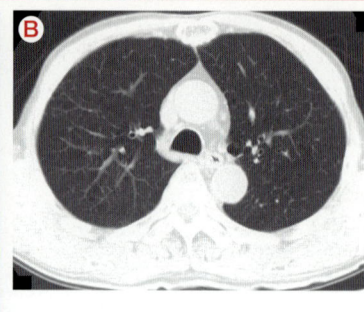

Ⓐ胸部単純X線写真
Ⓑ単純CT
Ⓒ〜Ⓔ HRCT

咳嗽，息切れ．

Ⓐ肺野の含気は増加し，上肺優位に軽度の網状陰影を認める（○）．
Ⓑ画像所見は不明瞭である．
Ⓒ上肺優位に，不整形や奇妙な形態を示す嚢胞陰影〔壁はやや厚い（→）〕とヒトデ型の瘢痕様結節（▶）を認める．
ⒹほぼⒸと同様の所見である．
Ⓔ下肺にいくに従い所見は軽度になる．

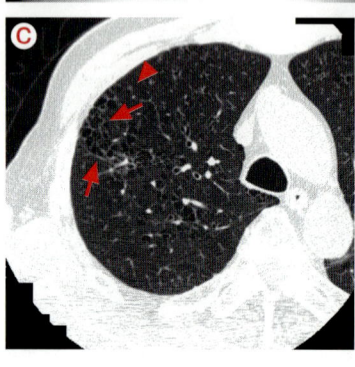

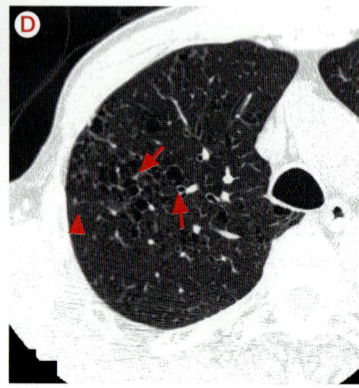

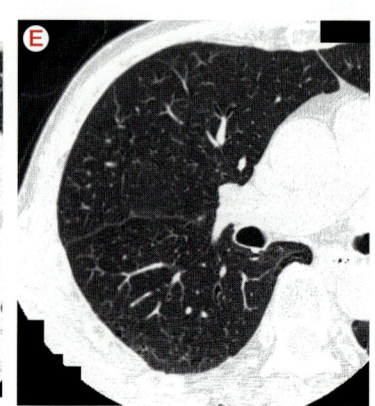

参考文献

1) Hartman TE, et al：Cigarette smoking: CT and pathologic findings of associated pulmonary diseases. Radiographics, 17：377-390, 1997
2) Attili AK, et al：Smoking-related interstitial lung disease: radiologic-clinical-pathologic correlation. Radiographics, 28：1383-96：discussion 1396-8, 2008
3) Cottin V, et al：Combined pulmonary fibrosis and emphysema: a distinct underrecognised entity. Eur Respir J, 26：586-593, 2005

第9章 外傷，外的因子による肺病変

14 薬剤性肺障害
drug induced lung injury

酒井文和

症例1　びまん性肺胞障害（DAD）型薬剤性肺障害：チロシンキナーゼ阻害薬（TKI）（70歳代女性）

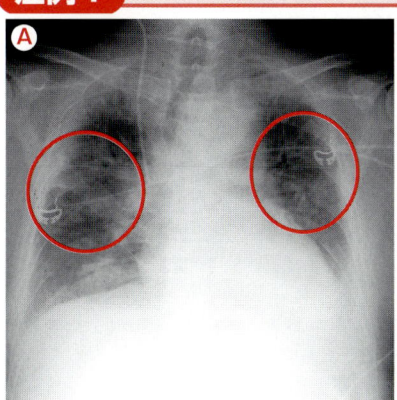

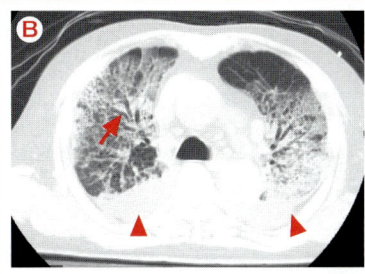

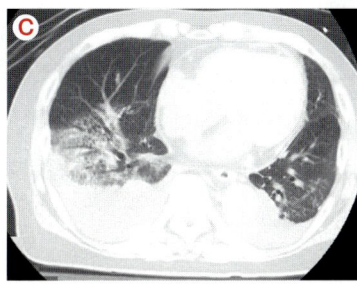

Ⓐ胸部単純X線写真
ⒷⒸ単純CT

肺癌でTKI投与中，呼吸困難．

Ⓐ両側肺肺門側優位の広範な陰影を認める（◯）．
Ⓑ肺門側優位の広範なすりガラス陰影がみられ，内部に牽引性気管支拡張（→）を認める．両側に胸水（▶）を認める．
Ⓒ病変は尾側で軽度で，上肺優位である．

症例2　特発性器質化肺炎（OP）類似型：漢方薬（60歳代男性）

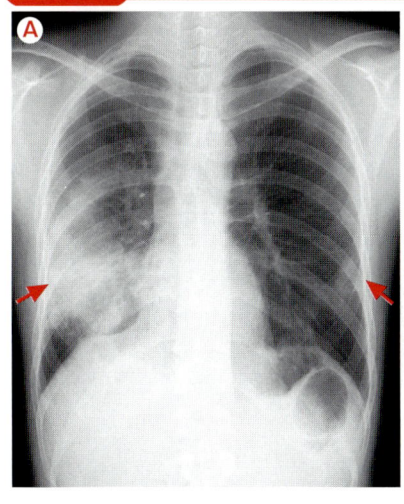

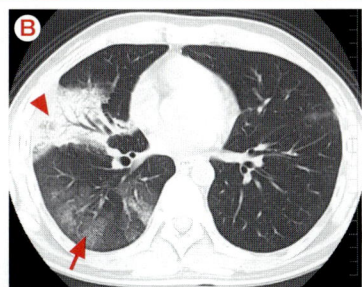

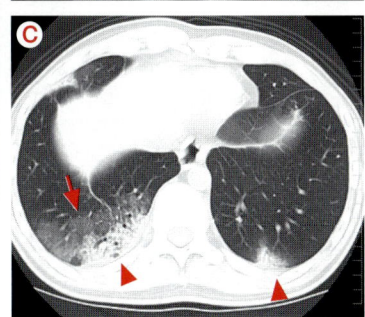

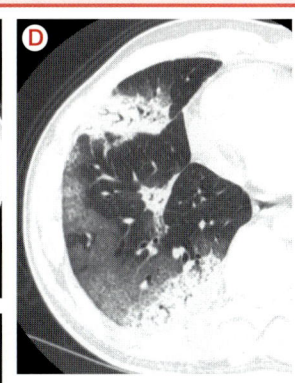

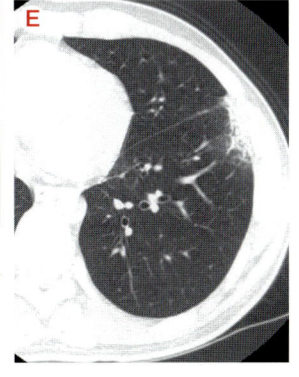

Ⓐ胸部単純X線写真　ⒷⒸ単純CT　ⒹⒺHRCT

漢方薬服用中に呼吸困難，発熱．

Ⓐ右優位ではあるが，両肺の胸壁直下末梢側優位に多発浸潤影（→）を認める．
Ⓑ右下葉に比較的広範なすりガラス陰影（→）を，右中葉には浸潤影（▶）を認めるが，むしろ区域性分布に近い点が非典型的である．
Ⓒ両肺下葉背側より胸膜下に非区域性浸潤影（▶），すりガラス陰影（→）を認める．
Ⓓ上記の所見がより明瞭である．構造改変の所見はない．
Ⓔ同様の所見である．

症例3　過敏性肺炎（HP）類似型：肺癒に対する抗腫瘍剤投与中（70歳代女性）

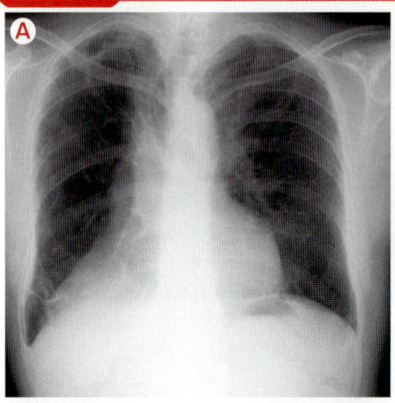

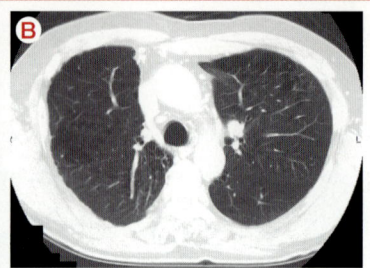

Ⓐ 胸部単純X線写真（発症前）
Ⓑ 単純CT（発症前）
Ⓒ 胸部単純X線写真（発症時）
ⒹⒺ 単純CT（発症時）
ⒻⒼ HRCT（発症時）

肺癌に対する抗腫瘍剤投与中．
Ⓐ 右肺下葉切除後の状態である．
Ⓑ 中等度の肺気腫を認めるが，間質性肺炎の所見を認めない．
Ⓒ 左（手術側の反対側）優位にすりガラス陰影が広範囲に出現している．一側の肺に先行する障害のある場合は，薬剤性肺障害の陰影は健常側に優位に出現する．
Ⓓ CTでは，やや左優位のすりガラス陰影が出現している．左には浸潤影（▶）も加わっている
Ⓔ ほぼ同様の所見である．
Ⓕ 右にみられるすりガラス陰影は左に比べて軽度である．
Ⓖ 左優位に両側性の構造改変のないすりガラス陰影（→）を認める．

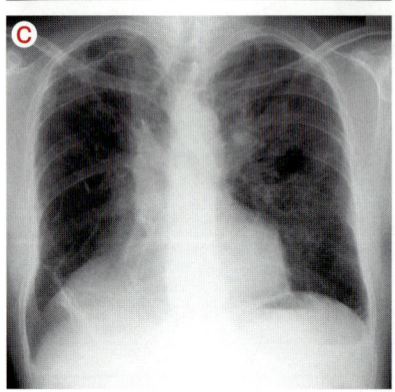

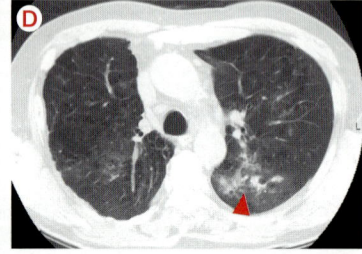

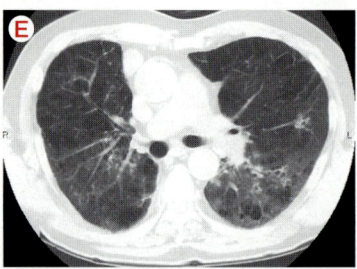

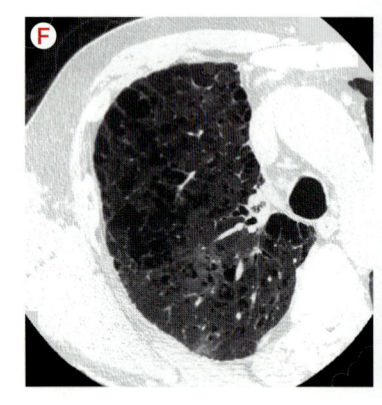

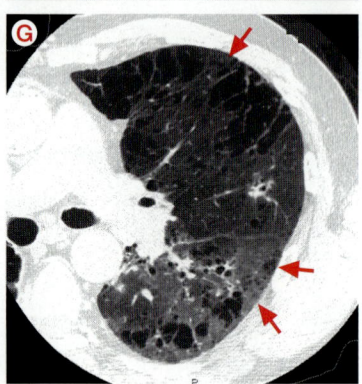

疾患解説

1. 疾患概念

薬剤に起因する肺障害．画像所見は非特異的で，感染症などその他の疾患の鑑別は，画像所見のみならず，臨床経過や検査所見を総合して判定する必要がある．最も重症の肺障害は，**びまん性肺胞障害（DAD）型の薬剤性肺障害（症例1）**であり，生命予後も不良であるので，薬剤性肺障害と判断した場合は，DADか非DADかの鑑別が重要である．非DAD型の肺障害では，特発性肺疾患の画像の類似性

症例4　過敏性肺炎（HP）類似型：メトトレキサート（MTX）肺障害

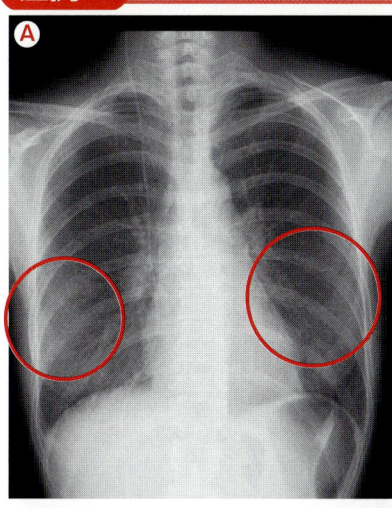

Ⓐ 胸部単純X線写真
Ⓑ～Ⓓ HRCT

関節リウマチで低用量メトトレキサート治療中．呼吸困難．
Ⓐ両側性にほぼ左右対称性の広範なすりガラス陰影（○）を認める．
Ⓑ既存の肺気腫（→）を認めるが，これに広範で均一なすりガラス陰影がオーバーラップしている．
Ⓒほぼ同様の所見である．
Ⓓほぼ同様の所見であり，小葉間隔壁の肥厚や小葉内網状陰影などの所見は認めない．

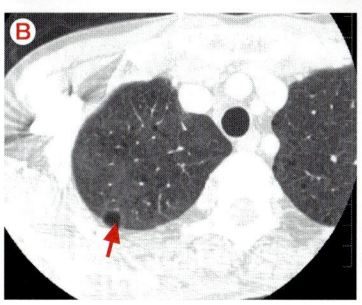

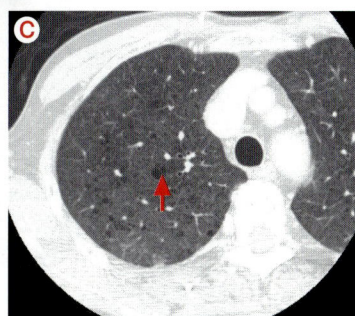

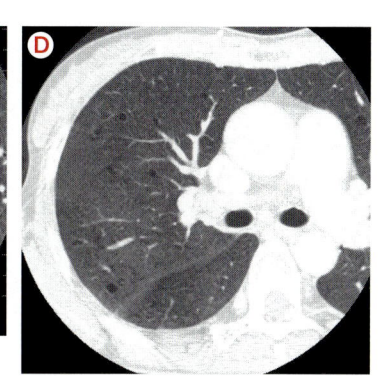

により，**過敏性肺炎（HP）類似型**（症例3，4），**器質化肺炎（OP）類似型**（症例2），**非特異性間質性肺炎（NSIP）類似型**（症例5），**好酸球性肺炎（EP）類似型**などに分類されるが，これはあくまで画像の類似性によるもので，背景となる病態の類似性まで担保するものではない．

2. 典型的画像所見

　薬剤性肺障害の画像は，一般的には，両側非区域性の浸潤影やすりガラス陰影であり，小葉間隔壁の肥厚や小葉内網状陰影を含む場合がある．最重症型であるDAD型では，牽引性気管支拡張などの構造改変所見の存在が重要である．

　DAD型の特徴は，器質化期DADにみられる腔内浸出物の器質化から始まる線維化である．線維化病変により，肺容積の減少が生じるために，肺の縮みによる牽引性気管支拡張などのいわゆる構造改変所見である（症例1）．このような所見をみる場合は，DAD型肺障害の可能性を考えるべきである．もちろんDAD型の早期である浸出期では，構造改変が起きないために，画像パターンは，その他の非DAD型と判断され，DAD型の診断が難しい．DAD型の画像診断の限界をわきまえる必要がある．早期のDAD型を疑う所見としては，陰影の拡大が急速である場合や，高度の浸出病変を示唆する小葉内網状陰影などである．臨床上重要なことは，画像上非DAD型肺障害であっても経過でDAD型が明らかになる（決して非DAD型からDAD型に変化したわけではなく，画像上DAD型が明瞭になったに過ぎない）ことがあり，画像上非DAD型の例であっても生命予後不良例があり得ることである．

　原因薬剤別により画像所見が異なるわけではないが，一部の薬剤は，臨床画像的にある程度の特徴がある．**チロシンキナーゼ阻害薬**（ゲフィチニブやエルロチニブ，クリゾチニブなど）は，EGFRやALK4EML遺伝子変異のある腺癌に対し有効な抗腫瘍剤であるが，その他の化学療法薬に比べて薬剤性

症例5　非特異性間質性肺炎（NSIP）類似型

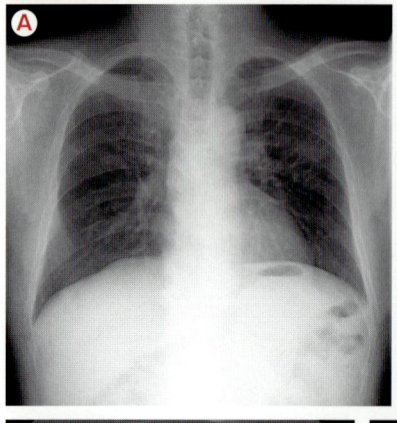

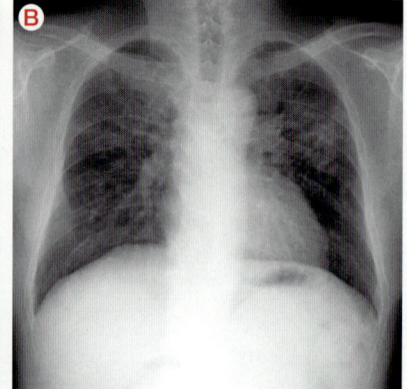

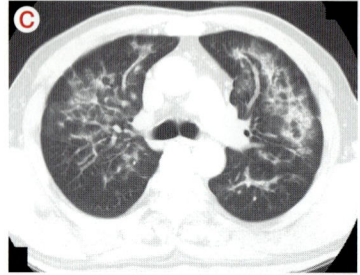

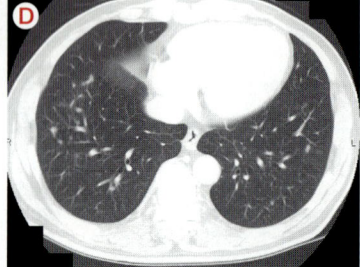

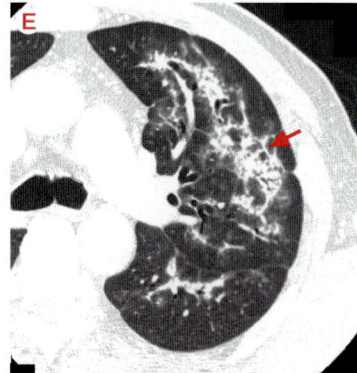

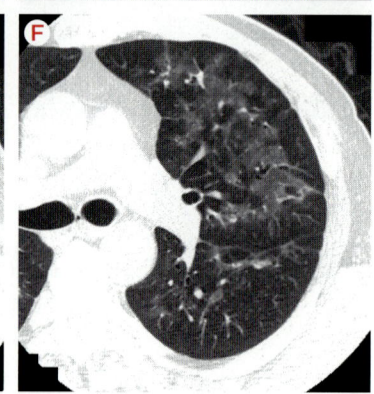

Ⓐ胸部単純X線写真（発症前）
Ⓑ胸部単純X線写真（発症時）
ⒸⒹ単純CT
ⒺⒻHRCT

前立腺癌に対して投与されたホルモン剤による肺障害．

Ⓐ胸部単純撮影では異常所見は認めない．

Ⓑ両側上肺優位にほぼ左右対称に肺門側中心の陰影を認める．末梢はスペアされている．

Ⓒ両側肺門側優位で，末梢をスペアする分布を示す．やや縮みのある気管支血管束周囲の浸潤影とその周囲のすりガラス陰影を認める．器質化肺炎（OP）反応を含むNSIP様所見を示す．NSIPよりは細胞障害の強いfibrosing OPに近いパターンである．

Ⓓやや尾側のスキャンでは，陰影は軽度で，上肺優位の陰影と考えられる．

Ⓔ収束傾向のある気管支血管束周囲の浸潤影（→）がより明瞭である．

Ⓕ陰影は下肺で軽度で上肺優位の陰影である．

　肺障害の発生率が高い．画像パターンはさまざまである（**症例1，3**）．また最近の**mTOR阻害薬**による肺障害（**症例6**）は，その頻度が30〜50％ときわめて高いが，逆に症状の軽い例が多く生命予後は良好なことが多い（もちろんDAD型もあり得る）．当然のことながらその多くはHP類似型あるいは非DAD型である．画像上特徴があるのは，抗不整脈薬である**アミオダロン**である．アミオダロンはその分子中にヨード分子を含むために，アミオダロンの沈着部位は高吸収になるので，異常陰影の部分（特に浸潤影）が，高吸収になった場合は，アミオダロン肺障害の可能性を考慮すべきである（**症例7**，もちろん画像パターンはさまざまで，高吸収を示さないすりガラス陰影のみの場合も多い）．

　薬剤性肺障害の画像診断において，画像診断の大きな役割は，そのリスク評価である．薬剤性肺障害のリスク因子のなかで，重要なものは，既存の慢性線維化性間質性肺炎の存在であり，この発見や評価に画像診断が有用である．特に薬剤性肺障害が重要視される肺癌や関節リウマチでは，慢性線維化性間質性肺炎が合併する頻度が高く，重要な事実である．

　薬剤性肺障害は基本的に除外診断であり，類似の臨床症状を示す他疾患（特に感染症と原疾患の進行，循環障害など）を除外することが決め手になる．これらの疾患が画像診断で完全に除外できるわけでは

症例6　mTOR阻害薬肺障害（60歳代女性）

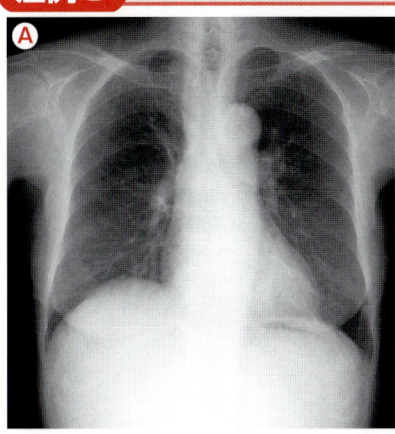

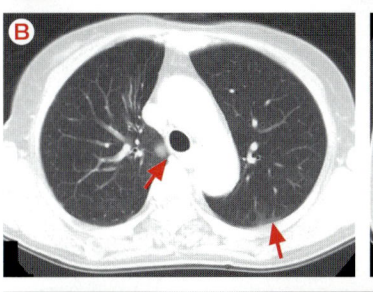

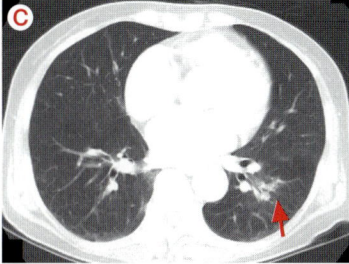

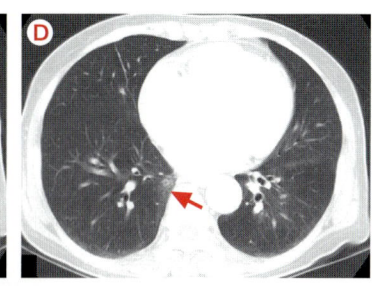

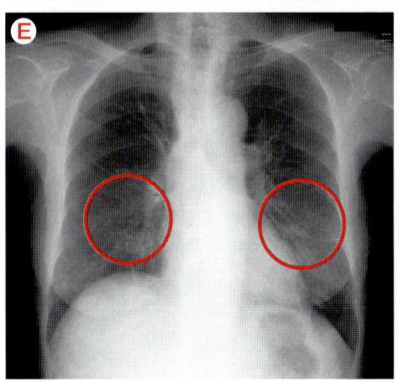

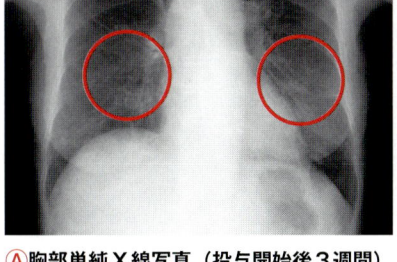

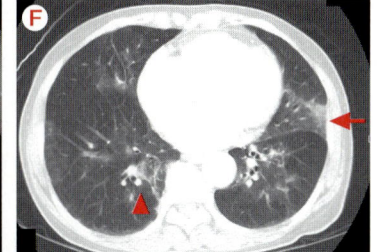

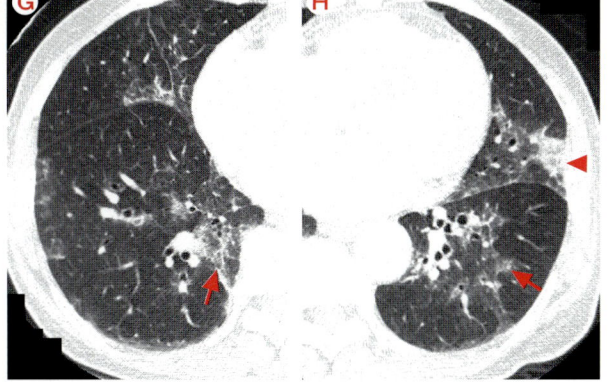

Ⓐ胸部単純X線写真（投与開始後3週間）
Ⓑ〜Ⓓ単純CT（投与開始後3週間）
Ⓔ胸部単純X線写真（投与開始後6週間）
Ⓕ単純CT（投与開始後6週間）
ⒼⒽHRCT（投与開始後6週間）

乳癌治療中，投与開始後6週間で乾性咳嗽があり，画像で異常を指摘されたが，後ろ向きに画像を再検討すると3週間前から異常がみられていた．この時点で自覚症状はない．

Ⓐ両側下肺野に血管陰影の不鮮明化がみられる．特に自覚症状はない．
Ⓑ上肺では気管支血管束沿いにわずかにすりガラス陰影（→）がみられる．
Ⓒ下肺では，気管支血管束沿いのすりガラス陰影（→）がみられる．
Ⓓ気管支血管束沿いばかりでなく胸膜下にも斑状のすりガラス陰影（→）がみられる．
Ⓔ自覚的には乾性咳嗽がみられる．両肺下葉中層部に気管支血管束沿いの淡い浸潤影（○）を認める．
Ⓕ3週間前に比べて気管支血管束沿いの浸潤影（→），すりガラス陰影（▶）が増悪している．
Ⓖ気管支血管束沿いのすりガラス陰影（→）が主体で，HP類似パターンに近い．
Ⓗ一部では，浸潤影（▶）もみられるが，構造改変のないすりガラス陰影（→）が主体である．

症例7　アミオダロン肺（70歳代男性）

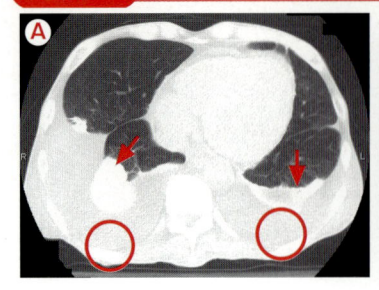

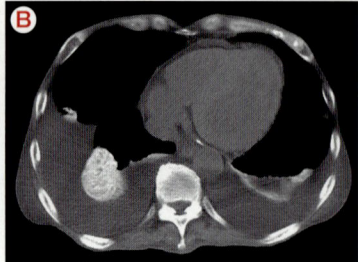

Ⓐ 単純CT
Ⓑ 単純CT（縦隔条件）

心筋症．不整脈でアミオダロン投与中．
Ⓐ両側性の胸水貯留（○）および両肺下葉の浸潤ないし受動性無気肺を認める（→）．
Ⓑ虚脱した肺は高吸収を示している．肺の蓄積したアミオダロン（ヨード分子を含む）によるものと考える．

なく，臨床経過や検査所見も総合する必要がある．画像で感染症をより疑う所見は，陰影の区域性分布や気道病変の存在である．原疾患の進行は，原疾患により異なるが，肺癌では，広範な転移や癌性リンパ管症の進行がその例である．

3．鑑別疾患

薬剤性肺障害の診断は，基本的には除外診断であること，画像所見はきわめて多彩であることから，画像所見のみでは薬剤性肺障害の確定診断ができない．その他の検査所見や臨床経過を総合して判断しなければならない．

- **感染症**：陰影が一側性区域性分布をきたしたり，気道病変を伴う場合は，感染症をより疑う．免疫不全状態にある患者で，**ニューモシスチス肺炎（PCP）**やサイトメガロウイルス（CMV）肺炎は，画像上薬剤性肺障害に類似し，薬剤性肺障害とPCPの画像のみによる鑑別はできない．
- **心不全，肺水腫**：循環障害が両側性の異常陰影をきたし，鑑別上問題になることがある．心不全肺水腫は，心拡大を伴う．非心原性肺水腫は，薬剤性肺障害でも生じ得るが，画像からその他の原因による非心原性肺水腫との鑑別はできない
- **原疾患の悪化**：基礎疾患の進行（癌性リンパ管症，間質性肺炎の原因不明の急性増悪など）が薬剤性肺障害に類似することがある．

参考文献

1）「薬剤性肺障害の診断・治療の手引き」（薬剤性肺障害の診断・治療の手引き作成委員会），日本呼吸器学会
2）Sakai F, et al：Drug-induced interstitial lung disease in molecular targeted therapies: high-resolution CT findings. Int J Clin Oncol, 17：542-550, 2012
3）Rossi SE, et al：Pulmonary drug toxicity: radiologic and pathologic manifestations. Radiographics, 20：1245-1259, 2000
4）Kudoh S, et al：Interstitial lung disease in Japanese patients with lung cancer: a cohort and nested case-control study. Am J Respir Crit Care Med, 177：1348-1357, 2008

第9章　外傷，外的因子による肺病変

15 放射線肺炎
radiation pneumonia

酒井文和

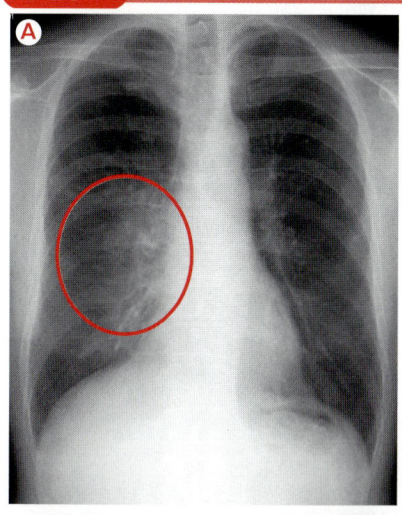

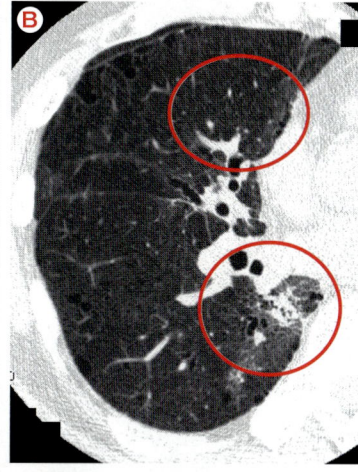

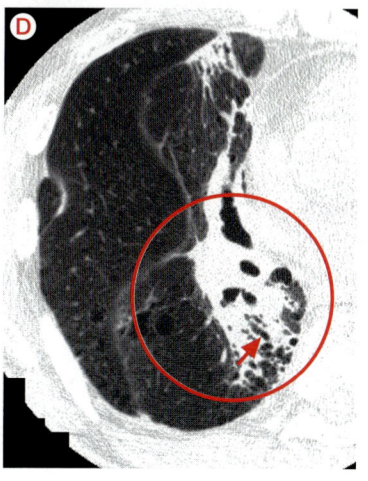

症例1　肺癌に対する通常分割照射後の経過（70歳代男性）

Ⓐ 胸部単純X線写真（56Gy照射後8週間）
Ⓑ HRCT（56Gy照射後8週間）
Ⓒ 胸部単純X線写真（56Gy照射後28週間）
Ⓓ HRCT（56Gy照射後28週間）

肺癌に対して放射線治療後．

Ⓐ 右肺の照射野に一致して浸潤影（○）を認める．

Ⓑ 照射野に一致して，一部浸潤影を含むすりガラス陰影（○）がみられる．陰影は収束傾向に乏しい．放射線肺炎の初期像である．肺胞サーファクタントの減少による肺の虚脱，腔内の浸出病変をみているものと思われる．

Ⓒ 陰影は拡大しているが，陰影の辺縁は直線状で照射野に一致する．陰影は濃厚（○）で高度の容積減少を示している．浸出病変の器質化，線維化が進行している．

Ⓓ CTでは，やはり照射野に一致する直線状の辺縁をもち，容積減少の高度な陰影（○）を形成している．内部に牽引性気管支拡張（→）を含んでいる．

疾患解説

1．疾患概念

放射線による肺障害．通常は，放射線照射野内に生じ，照射線量40Gy以上では発症はほぼ必発である．胸部単純撮影でみると，照射終了後1〜12カ月以内に発生するものがほとんどである（症例1）．CTでは，さらに早期の1カ月以内からすりガラス陰影などの早期病変を認める例が多い．初期には肺上皮障害，血管内皮障害による浸出病変が主体になるが，これに相当する所見として，容積減少に乏しい斑状のすりガラス陰影や浸潤影を認める．それに続いて肺胞2型上皮障害による肺胞サーファクタントの欠乏による肺の虚脱や気管支障害による無気肺浸出物の器質化などで，容積減少を伴う浸潤影を生じる．最終的には，浸出物の器質化による線維化病変に至る．容積減少の高度な濃厚な陰影に相当する．陰影

289

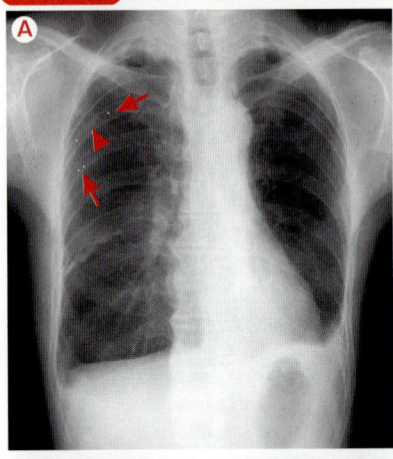

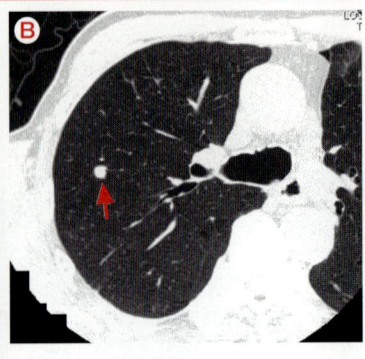

症例2　転移性肺腫瘍に対するサイバーナイフ治療後の経過（70歳代女性）

Ⓐ 胸部単純X線写真（照射開始前）
Ⓑ HRCT（照射開始前）
Ⓒ 胸部単純X線写真（照射後4週間）
Ⓓ HRCT（照射後4週間）
Ⓔ 胸部単純X線写真（照射後24週間）
Ⓕ HRCT（照射後24週間）

肺癌に対してサイバーナイフ治療が行われた．

Ⓐ 右上肺野に小結節陰影（▶）を認める．周囲のサイバーナイフのマーカー（→）となる金属が気管支鏡下に挿入されている．

Ⓑ 右上葉に小結節（→）を認める．

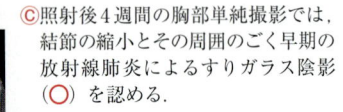

Ⓒ 照射後4週間の胸部単純撮影では，結節の縮小とその周囲のごく早期の放射線肺炎によるすりガラス陰影（○）を認める．

Ⓓ 結節の縮小（→）とその周囲のわずかのすりガラス陰影（○）を認める．

Ⓔ 放射線肺炎は濃厚な浸潤影（→）を示している．

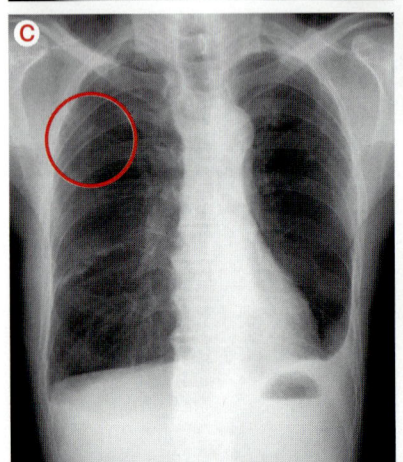

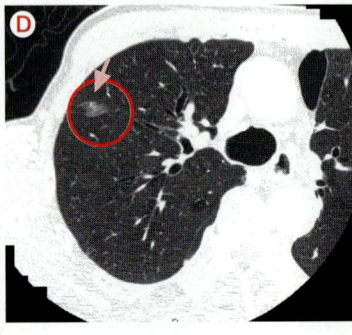

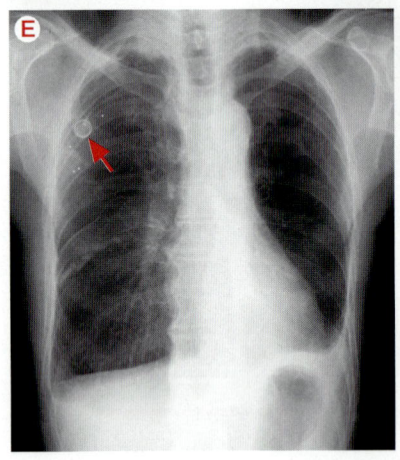

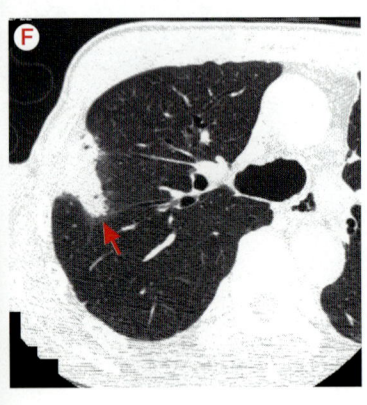

Ⓕ 放射線肺炎は拡大し，濃厚な浸潤影（→）となっている．

は照射野に一致ないし照射野内に限局する．3次元照射による治療では，照射野内の線量分布に一致する分布を示す．晩期には気管支壊死による無気肺を生じることがある．

40Gyより少ない線量でも放射線肺炎の出現をみることがある（**症例2**）．**抗腫瘍薬の併用**例では，より少ない線量で発症する傾向にある（**症例3**）．照射終了後1カ月以内の早期出現や12カ月以上たってからの晩期悪化をみることがある．前者は，抗腫瘍薬の併用例に多くみられる．後者は，いったん治まった放射線肺炎あるいはsubclinicalな放射線肺炎が，抗腫瘍薬の投与により増悪することがあり，**放射線**

症例3 照射野外に広がる陰影：肺癌右肺下葉無気肺（70歳代男性）

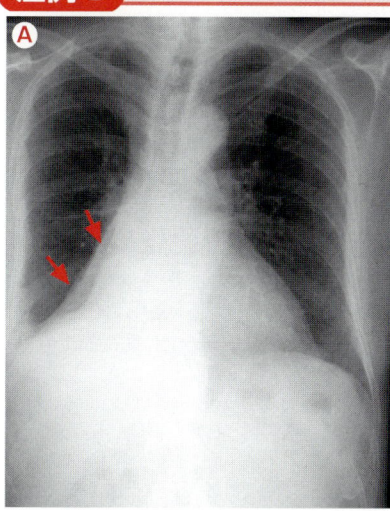

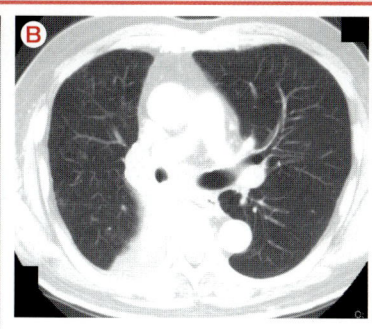

Ⓐ 胸部単純X線写真（照射開始前）
Ⓑ 単純CT（照射開始前）
Ⓒ 胸部単純X線写真（30Gy照射時点）
ⒹⒺ 単純CT（30Gy照射時点）
ⒻⒼ HRCT（30Gy照射時点）

化学放射線療法を行った症例．Ⓒ～Ⓖは30Gy照射した時点での画像．

ⒶⒷ 右肺門部肺癌による右下葉無気肺（→）を認める．

Ⓒ～Ⓖ 右肺優位の両肺にすりガラス陰影（○）を認める．右肺には，一部浸潤影（▶）を示す領域がみられる．すりガラス陰影は，気管支血管束沿いであるが，明らかに照射野外に広がり，反対側の左肺にもすりガラス陰影（→）を認める．

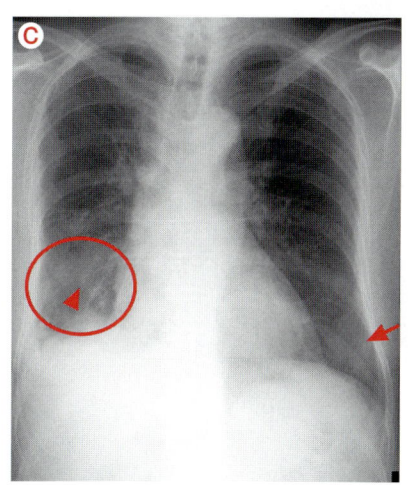

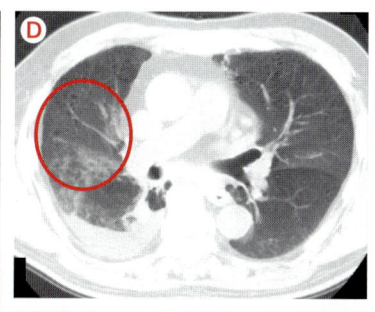

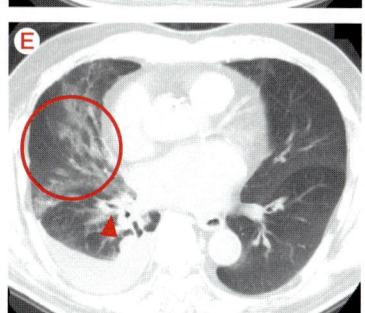

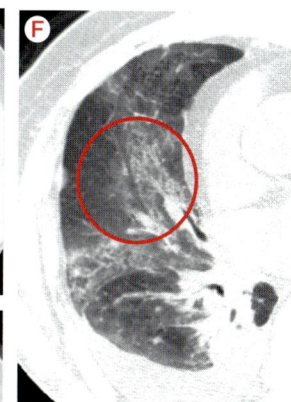

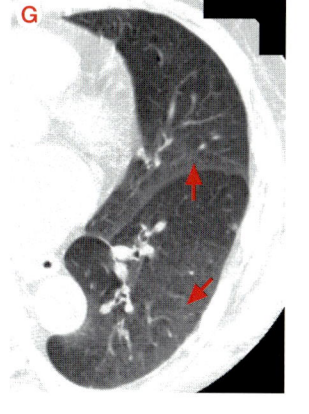

肺炎のrecallとよばれる．また放射線肺炎の陰影が照射野外に拡大することがあるが，抗腫瘍薬の併用例や既存に間質性肺炎などの破壊性の慢性肺病変が存在している場合が多い（**症例5**）．**乳癌の放射線治療後**には，照射野外に特発性器質化肺炎（COP）様の浸潤影をきたすことがある（**症例4**）．

2．典型的画像所見

- 早期：腔内浸出病変に相当して，照射野内にすりガラス陰影がみられる．
- 進行期：肺胞サーファクタントの欠乏や気管支障害による無気肺，浸出物の増加とその器質化などに

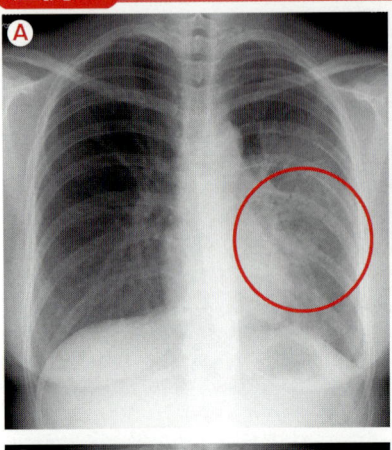

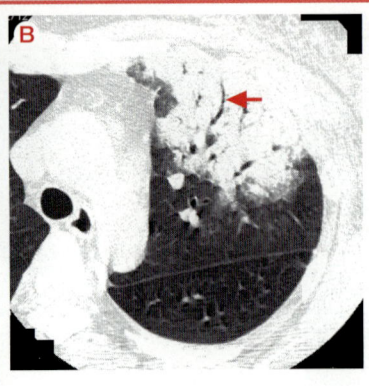

症例4　乳癌放射線治療後の器質化肺炎（60歳代女性）

Ⓐ 胸部単純X線写真（40Gy照射後10週間）
Ⓑ HRCT（40Gy照射後10週間）
Ⓒ 胸部単純X線写真（40Gy照射後13週間）
Ⓓ〜Ⓕ 単純CT（40Gy照射後13週間）

乳癌の術後に40Gyの照射を行った症例.
Ⓐ左肺に浸潤影を認める（○）.
Ⓑ浸潤影内部の気管支透亮像（→）が明瞭である.
Ⓒ両肺胸膜下に多発性に非区域性浸潤影（○）が出現した.
Ⓓ〜Ⓕ左肺の放射線肺炎とは異なる部位に浸潤影（→）が出現した. 対側肺にも浸潤影（▶）が出現している.

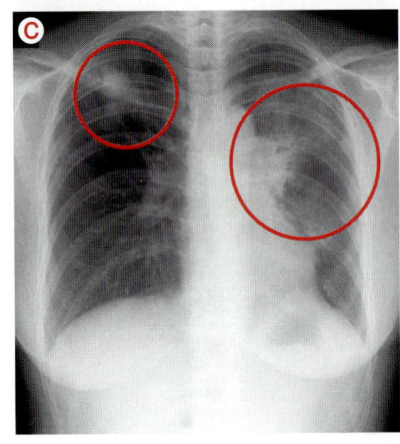

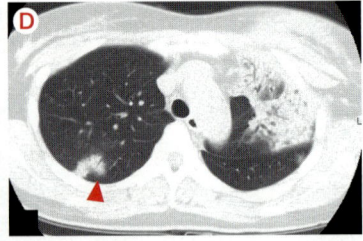

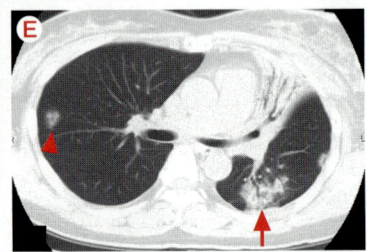

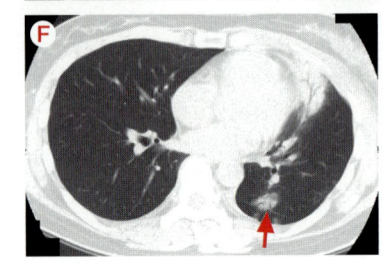

よる容積減少を伴う浸潤影が主体になる. 陰影の境界は照射野に一致する.
・**線維化期**：容積減少の高度な濃厚な異常陰影をきたす. 通常照射野に一致した陰影分布を示す.

3. 鑑別疾患

原則として，照射野または線量分布に一致した部分に，照射終了後1〜12カ月に生じる点が重要である. したがって鑑別に際しては，照射の時期，線量，照射野ないし線量分布の確認が必須である. 非定型的所見や臨床経過を示す場合は，放射線肺炎以外の疾患や，抗腫瘍薬の併用あるいは既存の慢性肺疾患の影響などを考慮しなければならない.

・**感染性肺炎**：照射野とは必ずしも一致しない，区域性分布を示したり，気道病変を伴う.

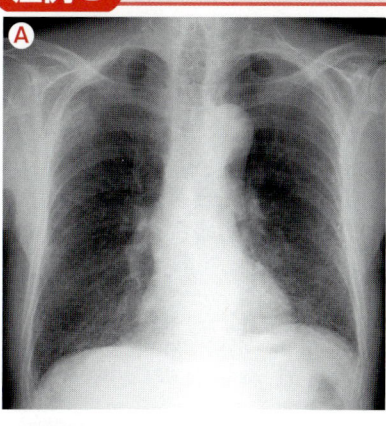

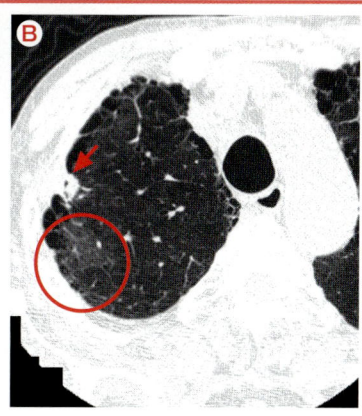

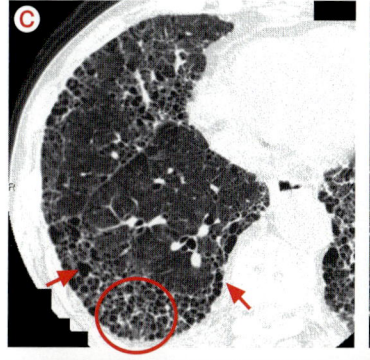

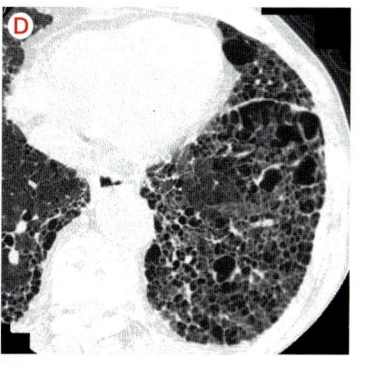

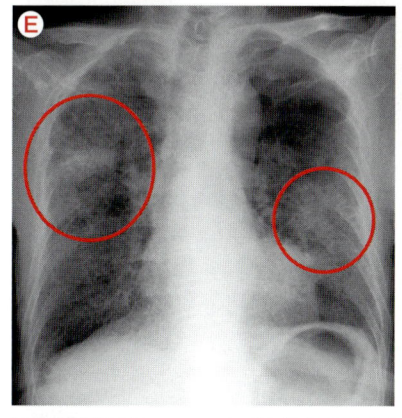

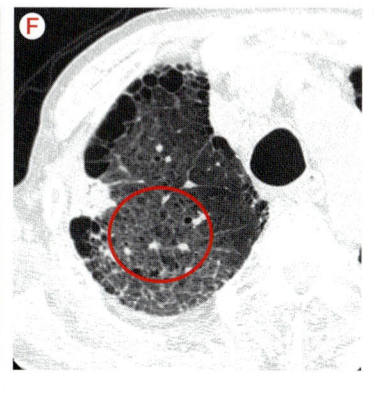

症例 5　間質性肺炎合併肺癌に対する放射線化学療法開始後の経過（70歳代男性）

Ⓐ 胸部単純X線写真（照射開始前）
Ⓑ～Ⓓ HRCT（照射開始前）
Ⓔ 胸部単純X線写真（照射開始後3週間）
Ⓕ～Ⓗ HRCT（照射開始後3週間）
Ⓘ 単純CT再構成冠状断像

Ⓐ 右上葉に肺癌がみられる．両下肺優位の網状陰影がみられる．肺の容積減少は左右差があるものの軽度である．

Ⓑ 肺気腫（○）がみられる．右上葉胸壁下に囊胞および肺癌（→）と思われる陰影を認める．

Ⓒ 下肺では，肺気腫と網状陰影（○），囊胞陰影（→）がみられ，NSIP型の肺気腫合併間質性肺炎である．

Ⓓ 左下肺でも同様の所見である．

Ⓔ 照射開始後3週間で発熱，呼吸困難あり，両肺野に広範なすりガラス陰影（○）の出現を認める．放射線と薬剤，あるいは原因不明か特定できないが，臨床的は間質性肺炎の急性増悪の臨床像を示す．

Ⓕ 両肺にすりガラス陰影（○）が加わっている．

ⒼⒽ 同様の所見である．

Ⓘ 冠状断再構成像では，広範なすりガラス陰影が加わっている．

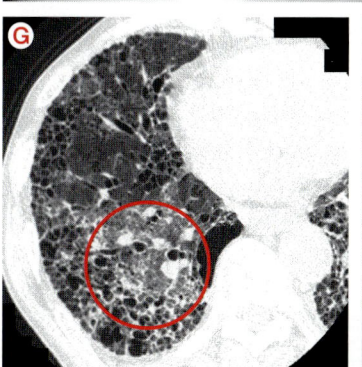

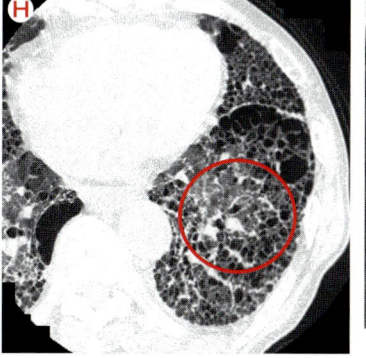

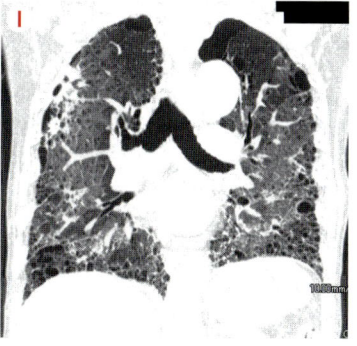

- **腫瘍再発**：肺炎に類似するような粘液腺癌（びまん性細気管支肺胞上皮癌）が放射線肺炎に類似することがある．
- **薬剤性肺障害**：照射野に必ずしも一致しない両側性陰影が多い．ただし，薬剤性肺障害と放射線肺炎が相乗作用を起こし，放射線肺炎でも陰影が照射野外に広がったり，薬剤性肺障害でも照射野に陰影が著明になることもある．

参考文献

1) Ikezoe J, et al：CT appearance of acute radiation-induced injury in the lung. AJR Am J Roentgenol, 150：765-770, 1988
2) Choi YW, et al：Effects of radiation therapy on the lung: radiologic appearances and differential diagnosis. Radiographics, 24：985-97; discussion 998, 2004
3) Choi YW, et al：Effects of radiation therapy on the lung: radiologic appearances and differential diagnosis. Radiographics, 24：985-97; discussion 998, 2004

第9章 外傷，外的因子による肺病変

16 薬物，毒物
intoxication

酒井文和

症例1　パラコート中毒（自殺目的）（60歳代女性）

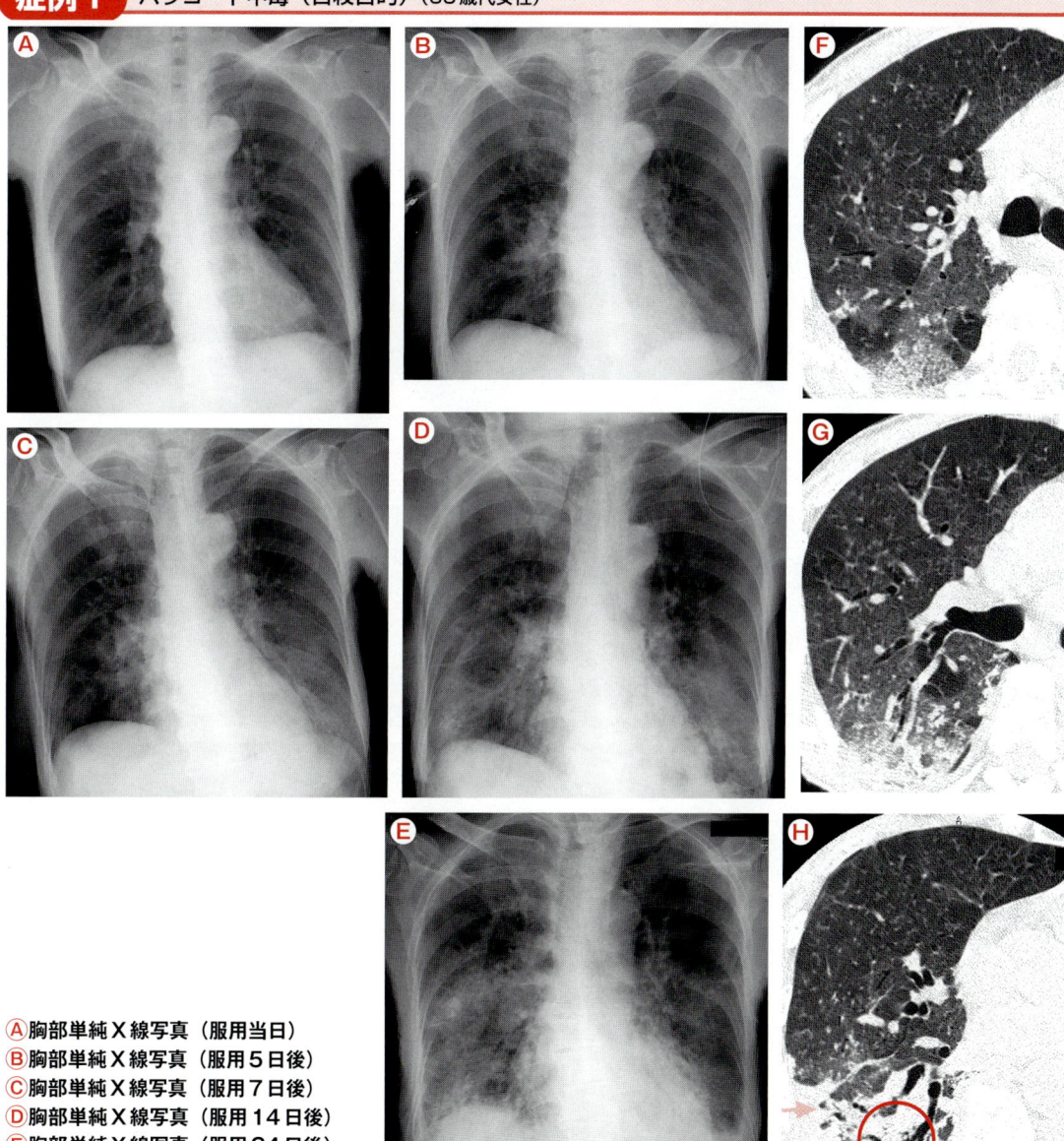

Ⓐ胸部単純X線写真（服用当日）
Ⓑ胸部単純X線写真（服用5日後）
Ⓒ胸部単純X線写真（服用7日後）
Ⓓ胸部単純X線写真（服用14日後）
Ⓔ胸部単純X線写真（服用24日後）
Ⓕ～ⒽHRCT（服用20日後）

Ⓐ服用当日．
Ⓑ服用5日後．臨床的には急性腎不全の時期であるが，肺うっ血がみられ，血管陰影の拡張がみられる．
Ⓒ服用7日後．腎不全が進行し，肺水腫による浸潤影が両肺に出現している．
Ⓓ服用14日後．肺野の陰影にやや縮みがみられる．
Ⓔ服用24日後．肺野の容積減少，縮みの進行を認める．
Ⓕ服用20日後．肺野にすりガラス陰影を認める．背側寄りで著明である．
Ⓖ服用20日後．同様の所見である．
Ⓗ服用20日後．肺底部では，下肺の浸潤影（→）が目立ち，内部に**牽引性気管支拡張**（○）などの構造改変所見を認める．**器質化期DAD**の所見である．

295

症例 2　防水スプレー吸引による非心原性肺水腫（急性肺障害）　(駒込病院放射線診断部　高木康伸先生のご厚意による)

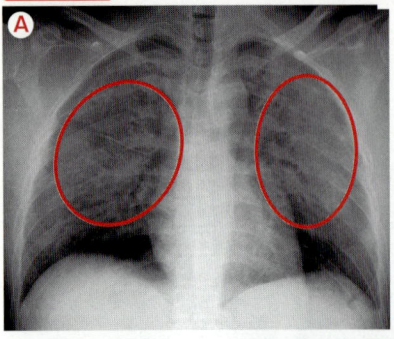

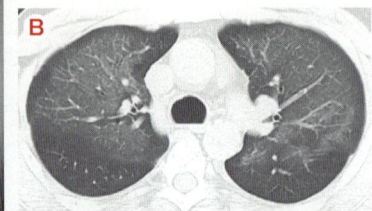

Ⓐ胸部単純X線写真　Ⓑ～Ⓔ単純CT

密室で防水スプレー使用後1週間で発症した非心原性肺水腫.

Ⓐ胸部単純撮影では，肺門側優位のいわゆる蝶形陰影（◯）を認める．心拡大はなく心不全のサインはない

Ⓑ～Ⓓ両肺に左右対称性のすりガラス陰影を認め，肺野末梢はスペアされる．肺水腫のパターンであるが，心拡大はなく**非心原性肺水腫**の像である．

Ⓔ肺底部では陰影は軽度である．

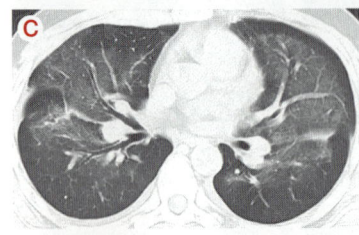

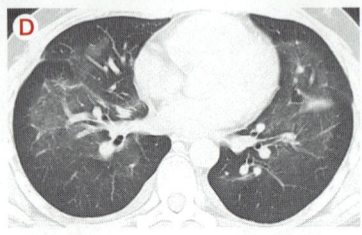

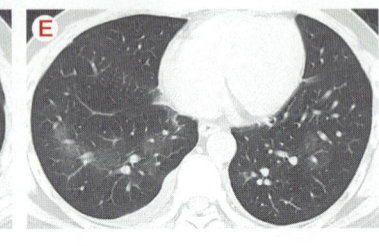

症例 3　蚊取線香による急性肺障害　(東京女子医科大学呼吸器内科　八木理充先生のご厚意による)

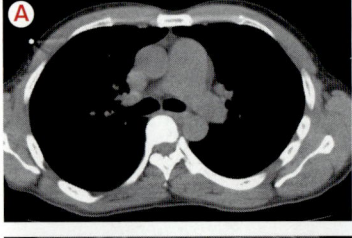

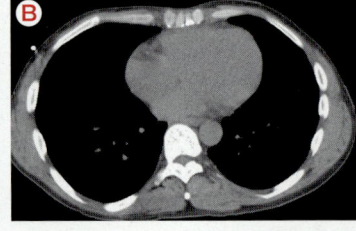

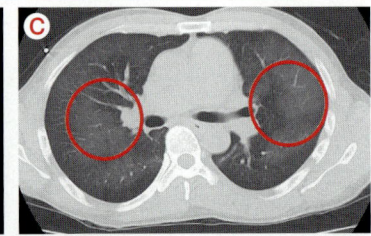

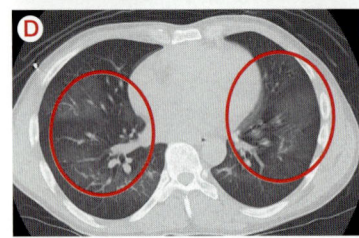

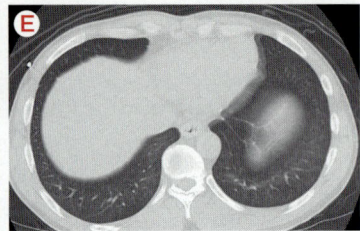

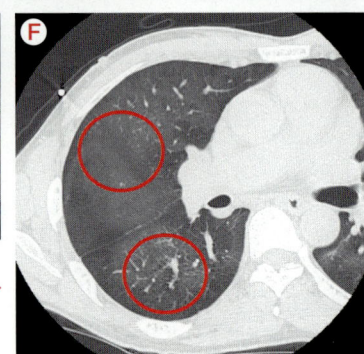

ⒶⒷ単純CT（縦隔条件）　Ⓒ～Ⓔ単純CT　ⒻHRCT

蚊取線香を使用しながら就寝．翌日呼吸困難をきたした．

Ⓐ上大静脈の拡大はない．

Ⓑ心拡大はみられない．

ⒸⒹ両側肺門側優位のすりガラス陰影（◯）を認める．肺水腫様陰影である．

Ⓔ下肺では，すりガラス陰影の程度は軽度である．

Ⓕ両肺には，構造改変はなく，縮みのないすりガラス陰影（◯）である．

疾患解説

1. 疾患概念

薬物の肺に対する直接毒性による肺障害．経口投与によるものでは，有機リン系農薬であるパラコートが代表例である．そのほかに有毒ガスの吸入によるものでは，塩素ガスなどが代表例である．そのほかに多種の薬剤中毒による肺障害のパターンがある

症例4　台所塩素系洗浄剤の飲用（自殺目的）（60歳代女性）

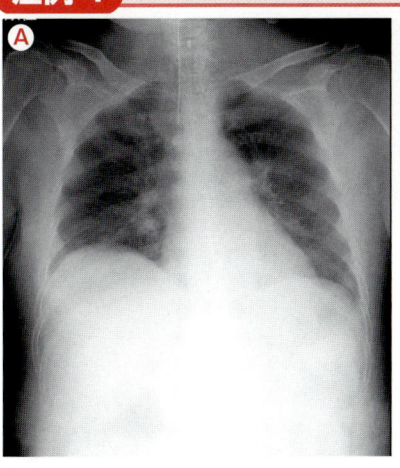

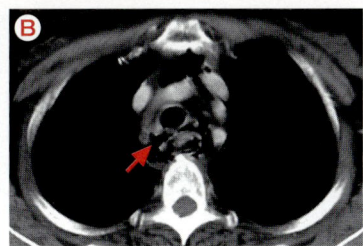

Ⓐ胸部単純X線写真
Ⓑ単純CT（縦隔条件）
Ⓒ〜Ⓔ単純CT
ⒻⒼHRCT

Ⓐ気管内挿管が行われている．縦隔気腫，深部頸部気腫による線状のガス像を認める．腐食性食道炎，食道の穿孔によるものと考える．

Ⓑ気管食道周囲の縦隔気腫（→）によるガス像を認める．

Ⓒ〜Ⓔ両肺下肺背側より優位に多発浸潤影（→）がみられる．主に誤嚥によるものと考える．

Ⓕ上肺：浸潤影，すりガラス陰影は斑状小葉性である（◯）．

Ⓖ下肺：陰影（◯）は下肺で優位である．

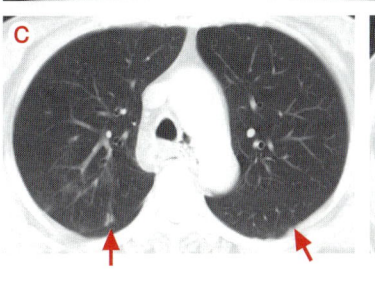

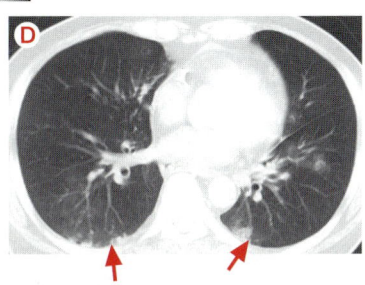

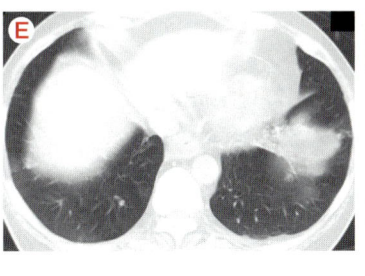

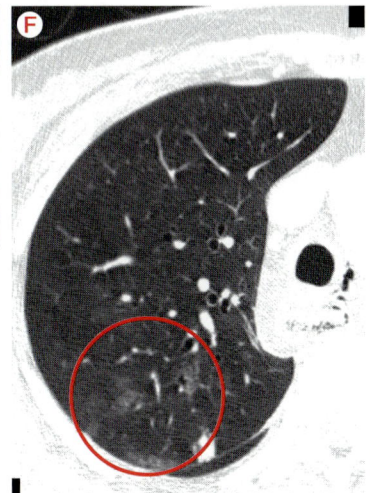

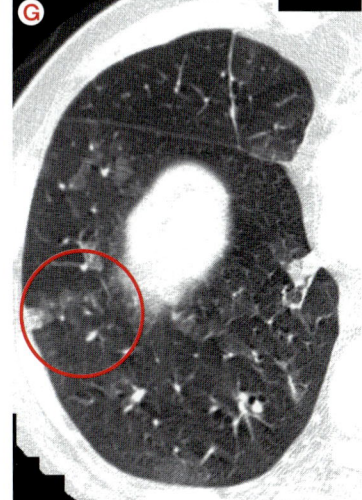

2．典型的画像所見

- **パラコート肺**（**症例1**）：有機リン系農薬である**パラコート**は，肺と腎に毒性を有する．服用後初期10日程度までは，急性腎不全による肺うっ血，肺水腫の臨床像を示し，胸部画像も同様であるが，急性腎不全が回復してくるに従って，肺障害（DAD）の臨床像が明瞭になる．すなわち器質化期から線維化期の肺障害が明瞭になり，牽引性気管支拡張などの構造改変から肺線維化に至る．
- **コカイン中毒**：**コカイン中毒**により，急性の肺水腫がみられるが，慢性の静脈内薬物投与患者では，上肺優位の肺線維症をみることがある．

症例 5　鎮痛剤大量服用による急性呼吸促迫症候群（ARDS）

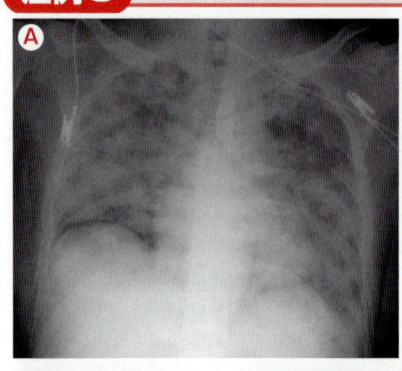

Ⓐ胸部単純Ｘ線写真　Ⓑ～Ⓓ単純CT　Ⓔ胸部単純Ｘ線写真（2週間後）
Ⓕ単純CT（2週間後）

Ⓐ両肺に広範な浸潤影を認め，肺水腫様である．
Ⓑ～Ⓓ肺水腫様陰影で，末梢肺野はスペアされている．すりガラス陰影（〇）が主体であるが，背側には浸潤影（▶）がみられる．牽引性気管支拡張（→）を疑う所見を認め，ARDSと考えられる．
Ⓔ陰影の改善を認める．
Ⓕdistortionのある気管支血管束周囲の浸潤影，すりガラス陰影の残存を認める．

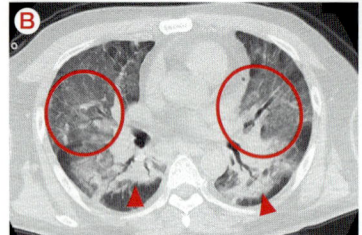

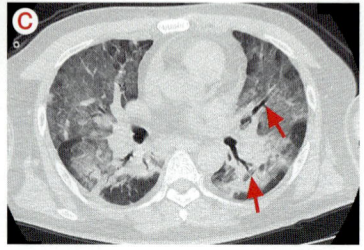

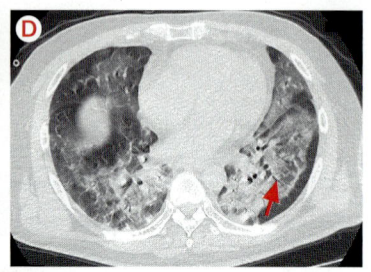

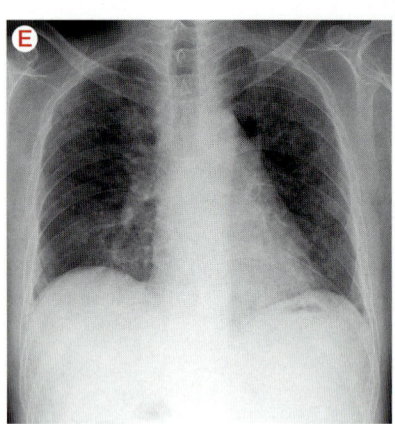

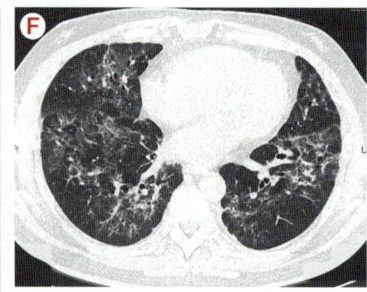

・**有毒ガス吸入による肺障害**：**有毒ガス**（塩素ガス，COなど）の吸入により，急性の肺障害を生じるが，非心原性肺水腫，器質化肺炎，DAD，閉塞性細気管支炎などを生じ得る．一酸化炭素中毒，密閉された部屋での防水スプレーの使用（**症例2**），殺虫剤の吸入（**症例3**），テフロン加工フライパンの空焚きによるフッ素ガス吸入，台所塩素系洗浄剤と酸性液体の同時服用による塩素ガス吸入（**症例4**）などは，一般の生活環境のなかでも発生し得る有毒ガス中毒である．

参考文献

1) Restrepo CS, et al：Pulmonary complications from cocaine and cocaine-based substances: imaging manifestations. Radiographics, 27：941-956, 2007
2) Hagan IG & Burney K：Radiology of recreational drug abuse. Radiographics, 27：919-940, 2007
3) Gurney JW, et al：Agricultural disorders of the lung. Radiographics, 11：625-634, 1991
4) Im JG, et al：Paraquat poisoning：findings on chest radiography and CT in 42 patients. AJR Am J Roentgenol, 157：697-701, 1991

第10章　縦隔，胸膜，横隔膜，胸壁病変

1 縦隔内甲状腺腫／胸郭内甲状腺腫
mediastinal goiter / intrathoracic goiter, substernal goiter

小澤良之

症例1　縦隔内甲状腺腫（60歳代男性）

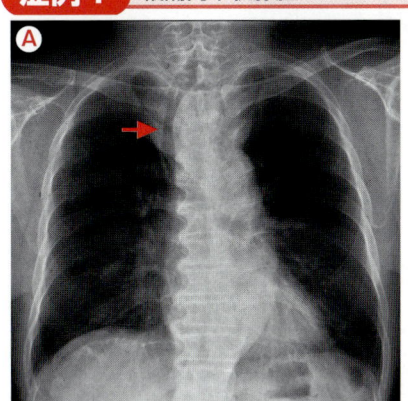

Ⓐ 胸部単純X線写真
Ⓑ 単純CT　Ⓒ 造影CT
ⒹⒺ 造影CT冠状断像

胸部単純X線写真にて異常を指摘された．
Ⓐ 気管が圧排され，右側へ偏位している（→）．
Ⓑ 中縦隔に腫瘤を認める（→）．内部は低吸収で一部に点状石灰化を伴う．気管や食道，左鎖骨下動脈や腕頭動脈など周囲構造は腫瘤により圧排され偏位している．
Ⓒ 腫瘤の辺縁に高い増強効果が認められるが，低吸収域の増強効果は認められない．
ⒹⒺ 腫瘤は甲状腺左葉と連続しており（→），尾側へ進展し，縦隔上部から中縦隔に至っている．

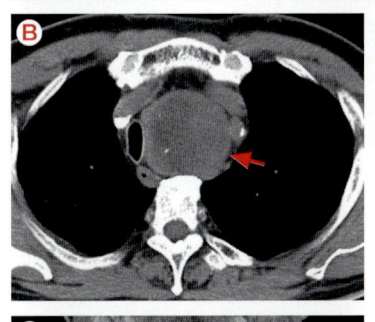

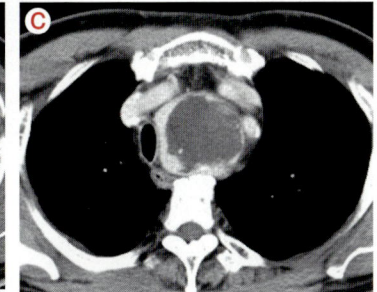

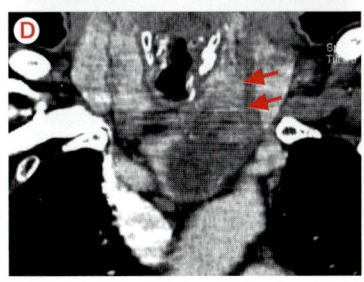

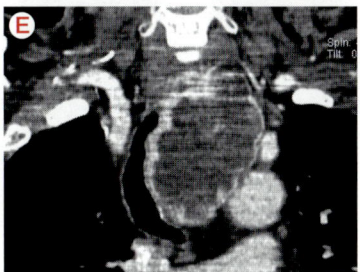

疾患解説

1. 疾患概念

　異所性甲状腺腫による型と，腫大した甲状腺組織が下方へ進展し縦隔領域に認められる型の2つの型がある．甲状腺腫の3～17％が縦隔内甲状腺腫として認められるが，前者は稀であり，後者が大部分を占める[1]．組織学的に腺腫様甲状腺腫が多いが，ほかに腺腫や癌のこともある．
　無症状なことが多いが，腫瘤により気管や食道が圧排されることがあり，呼吸苦，喘鳴などの症状を呈することがある[1, 2]．

2. 典型的画像所見

　甲状腺と連続する腫瘤が縦隔内に進展する（症例1～3）．縦隔上部，前縦隔に多いが，7～25％の頻度で後縦隔に認められることもある[1～3]．稀に甲状腺との連続性が画像上，特定できない場合（症例4）

症例2　縦隔内甲状腺腫（70歳代女性）

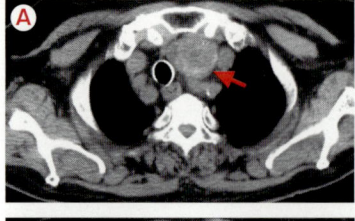

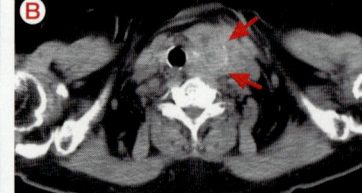

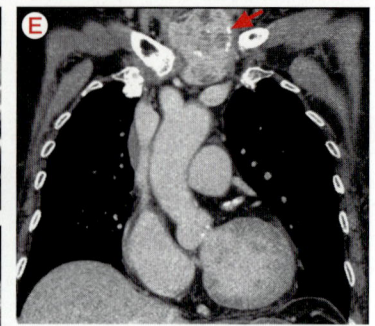

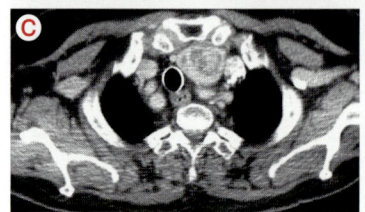

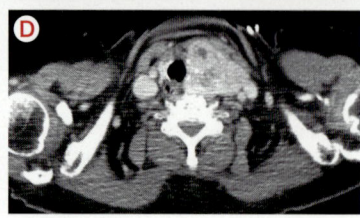

ⒶⒷ単純CT　ⒸⒹ造影CT　Ⓔ造影CT冠状断像

CTで偶然発見された．
ⒶⒷ甲状腺左葉と連続性のある腫瘤が頸底部から縦隔上部に認められる（→）．内部は不均一で軽度高吸収～低吸収域が混在している．点状石灰化を伴う．気管が右側に圧排されている．
ⒸⒹ単純CTで軽度高吸収の部位を主体に高い増強効果が認められる．中心部の増強効果は不良で不均一である．
Ⓔ頸部から縦隔上部に進展する内部不均一，小石灰化を伴う腫瘤として認められる（→）．

症例3　縦隔内甲状腺腫（50歳代女性）

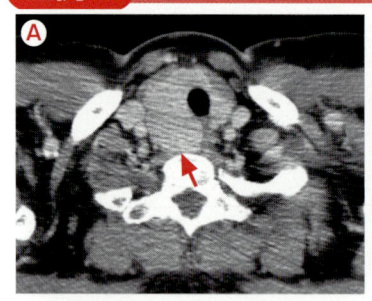

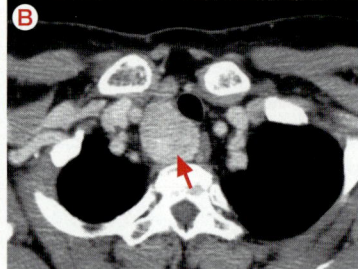

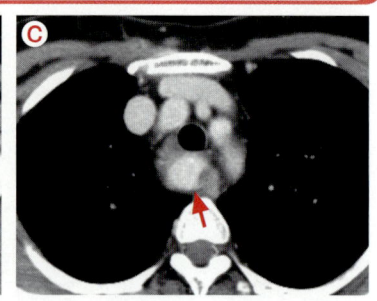

Ⓐ～Ⓒ造影CT（頭側→尾側）

CTで偶然発見された．
Ⓐ～Ⓒ甲状腺右葉と連続し，中縦隔，気管背側に進展する腫瘤を認める（→）．全体的に甲状腺と同程度の増強効果を呈している．

症例4　縦隔内甲状腺腫（40歳代女性）

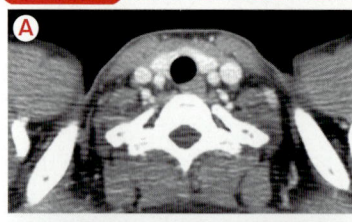

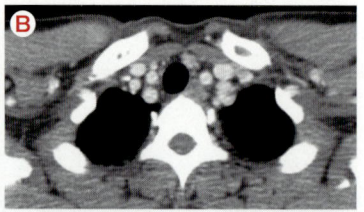

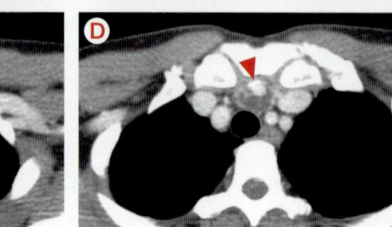

Ⓐ～Ⓓ造影CT（頭側→尾側）

CTで偶然発見された．
Ⓐ～Ⓓ甲状腺に占拠性病変は認められない．CT上は甲状腺との連続性が確認できない（→）．尾側のスライスで縦隔上部，胸骨背側に不均一な結節を認める（▶）．手術にて縦隔内甲状腺腫と診断された．

鑑別1　神経鞘腫（10歳代男性）

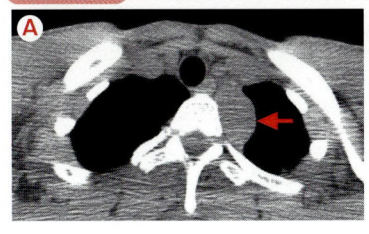

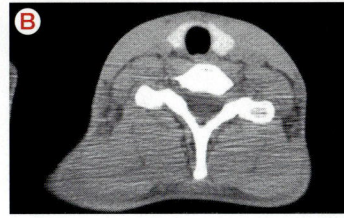

ⒶⒷ単純CT

健診の胸部単純X線写真にて異常を指摘された.

Ⓐ縦隔上部左側に，筋と等吸収な結節を認める（→）.

Ⓑ甲状腺は均一な高吸収を呈している．縦隔上部の結節と甲状腺との連続性はみられず，吸収値も異なる.

があり，これは細い線維もしくは血管茎のみで連続性があるためと推察される[1, 4]．

甲状腺のヨウ素を反映して，CT上，高吸収を呈する領域があることは，他の腫瘍との鑑別に重要である．造影CTでは同領域に早期より高く遷延する増強効果を認めるのが典型だが，ヨウ素取り込みの程度により個々の症例でさまざまな増強効果を呈し得る．囊胞変性が生じる部位は増強効果が認められず，全体の内部性状は不均一な傾向にある（**症例1, 2**）.

局所的に点状，粗大もしくは輪状の石灰化を認める[1, 4]．また，しばしば気管を圧排して偏位させる（**症例1, 2**）.

通常必要とされることは少ないが，甲状腺シンチグラフィ（^{123}I）上の集積が他の腫瘍性病変との鑑別に有用である[1]．

3. 鑑別疾患

- **神経原性腫瘍**（**鑑別1**）：交感神経や迷走神経，胸上部の肋間神経などから発生する場合は，鑑別対象になる．壊死や石灰化を伴うこともあり内部不均一で類似することがあるが，**神経に沿った発生部位や，CT値が高吸収でないことが鑑別点**になる.
- **胸腺腫**（p.302 第10章2）：甲状腺との連続性がない，前縦隔腫瘍．内部が高吸収ではない.
- **悪性リンパ腫**（p.310 第10章5）：治療前であれば石灰化を認めない．他領域の多発リンパ節腫大あり.
- **気管支原性囊胞**：高吸収を呈するが，囊胞であるため増強効果が認められない.
- **縦隔リンパ節転移**：他領域のリンパ節の腫大や原発巣が存在する.
- **石灰化リンパ節**：他領域の石灰化リンパ節や肺内石灰化の存在．結核の既往.

参考文献

1) Buckley JA & Stark P：Intrathoracic mediastinal thyroid goiter: imaging manifestations. Am J Roentgenol, 173：471-475, 1999
2) Kawashima A, et al：CT of posterior mediastinal masses. Radiographics, 11：1045-1067, 1991
3) Chin SC, et al：Spread of goiters outside the thyroid bed: a review of 190 cases and an analysis of the incidence of the various extensions. Arch Otolaryngol Head Neck Surg. 129：1198-1202, 2003
4) Bashist B, et al：Computed tomography of intrathoracic goiters. Am J Roentgenol, 140：455-460, 1983

第10章　縦隔，胸膜，横隔膜，胸壁病変

2 胸腺腫
thymoma

小澤良之

症例1　胸腺腫（WHO type A）（70歳代女性）

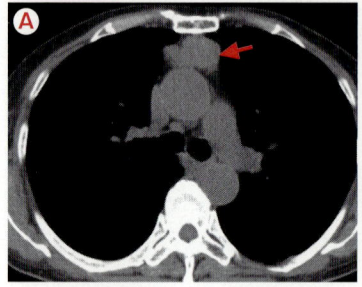

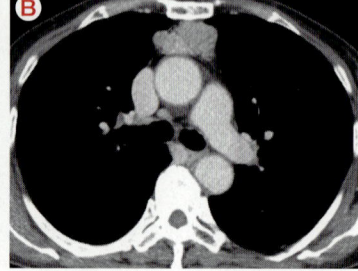

Ⓐ単純CT
Ⓑ造影CT

肺炎精査のCTにて前縦隔腫瘤を指摘された．

Ⓐ前縦隔正中部に，一部分葉状の軟部吸収値腫瘤が認められる（→）．内部は均一である．
Ⓑ均一な増強効果を認める．手術が施行され，正岡分類Ⅱ期であった．

症例2　胸腺腫（WHO type B1）（50歳代女性）

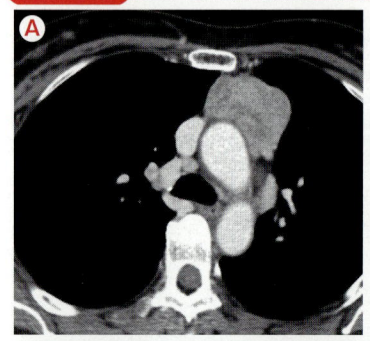

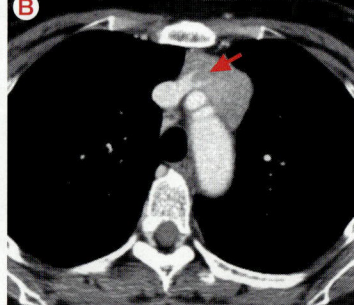

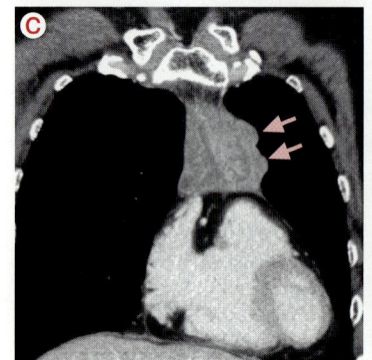

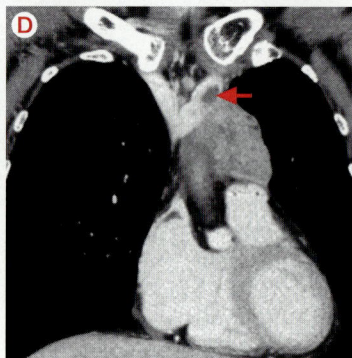

ⒶⒷ造影CT
ⒸⒹ造影CT冠状断像

健診の胸部単純X線写真にて異常を指摘された．

Ⓐ〜Ⓓ前縦隔左側に境界明瞭な腫瘤を認める．内部はやや不均一である．腫瘤が接する左腕頭静脈に進展している（→）．心膜や左肺に広く接し，左肺と接する部分は分葉状に突出している（→）．手術が施行され，左腕頭静脈，心膜，肺への浸潤，縦隔リンパ節転移が認められた（正岡分類Ⅳb期）．

疾患解説

1．疾患概念

　胸腺上皮細胞から発生し，明らかな細胞異型が認められない腫瘍である．リンパ球誘導能をもち，さまざまな割合でリンパ球が混在している．胸腺上皮性腫瘍のなかでは最も頻度が高い．**代表的な前縦隔腫瘍**であり，縦隔腫瘍の約20％を占める．好発年齢は50〜60歳代で，小児では非常に稀であり，性差はない[1, 2]．胸腺腫は被膜により被包化された**非浸潤性胸腺腫**，被膜を破り周囲構造に浸潤する**浸潤性胸腺腫**に分かれる．病期分類では正岡分類および正岡-古賀分類，TNM分類がある．WHO分類（1999年発表，2004年改訂）では，腫瘍性上皮細胞の形態，リンパ球と上皮細胞の比により，type A，AB，B1，B2，B3に分類される．すなわち，上皮細胞が紡錘形のものはtype A，類円，卵円形のものはtype

症例3　胸腺腫（WHO type B3）（70歳代女性）

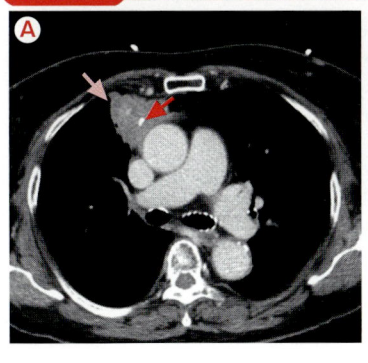

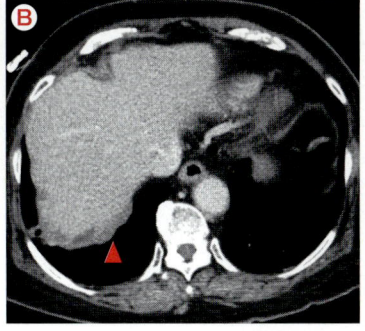

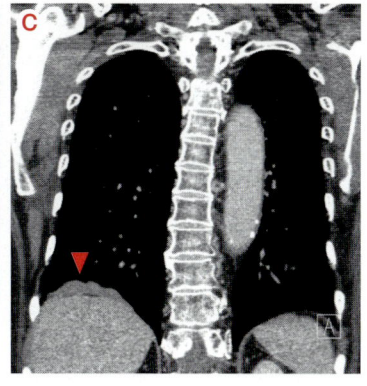

Ⓐ Ⓑ 造影CT　Ⓒ 造影CT冠状断像

重症筋無力症の精査でCT上，前縦隔腫瘤を指摘された．
Ⓐ前縦隔右側に辺縁不整な腫瘤を認める．中心部に小石灰化を認める（→）．腫瘤に圧排され，わずかに右肺の無気肺が生じている（→）．
ⒷⒸ右横隔膜上に胸膜播種が認められる（▶）．正岡分類Ⅳa期である．

症例4　胸腺腫（WHO type B3）（60歳代男性）

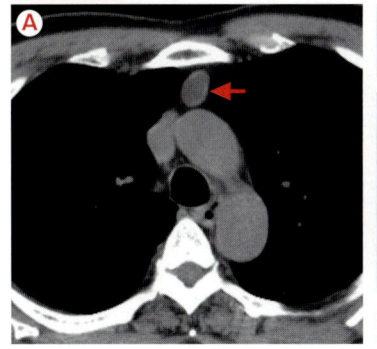

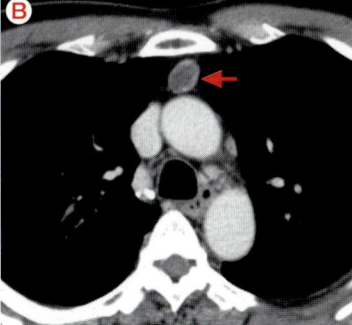

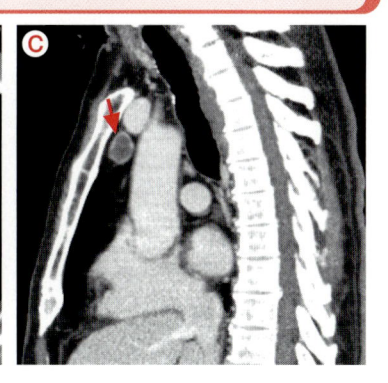

Ⓐ単純CT　Ⓑ造影CT　Ⓒ造影CT矢状断像

労作時呼吸困難の精査でCT上，前縦隔結節を指摘された．
Ⓐ前縦隔正中部に境界明瞭，表面平滑な楕円形結節を認める（→）．内部は低吸収が主体である．
ⒷⒸ造影にて，結節の大部分は増強効果が認められず，嚢胞化している（→）．

Bに大別される．リンパ球比率はtype B1からB3になるに従い，リンパ球優位から上皮細胞優位に移行する．Type AからB3になるにつれ予後は不良で，type A，AB，B1を **low risk thymoma**，type B2，B3を **high risk thymoma** と大別する考えもある．

　症状は，無症状の場合もあるが，約1/3の症例で，腫瘍による周囲構造への浸潤や圧排に伴う胸痛，呼吸苦，咳嗽，嗄声などがある[1,2]．その他に，腫瘍によるサイトカイン，抗原，ホルモン分泌が原因で**傍腫瘍症候群**が生じる．重症筋無力症はその代表で30～50％の症例，特に女性で認められ，症状としては眼瞼下垂，複視，四肢筋力低下などがある．ほかに低γ-グロブリン血症（10％），赤芽球癆（5％）が生じる．このように多彩な傍腫瘍症候群の合併は胸腺腫の特徴の1つである．

2．典型的画像所見[2〜4]

1）CT

CT上，球形，卵円形の前縦隔腫瘤として認められる．分葉形態や辺縁不整になることもある（症例1

| 鑑別 1 | 反応性胸腺過形成（40歳代女性） |

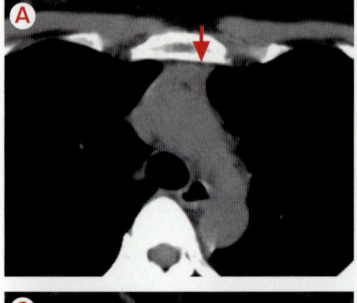

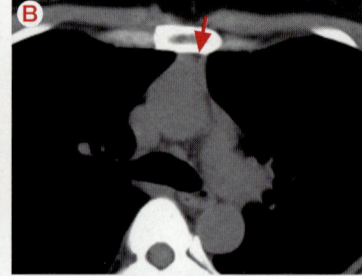

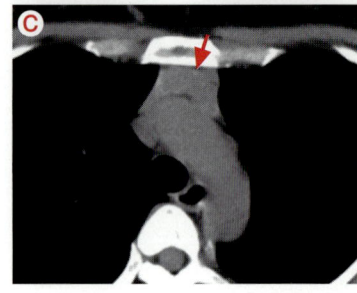

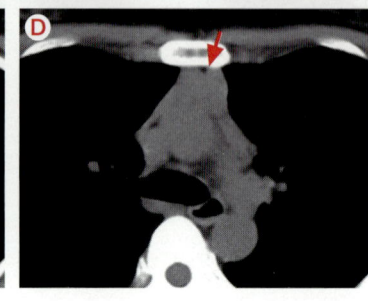

ⒶⒷ 単純CT（子宮頸癌の放射線化学療法前）
ⒸⒹ 単純CT（放射線化学療法から5カ月後）

全身検索のCTで前縦隔の異常を指摘された．
ⒶⒷ 年齢に比し，胸腺の描出が目立つ（→）．
ⒸⒹ 胸腺が腫大しているが，胸腺の正常形態自体は保たれている（→）．

〜3）．内部は通常均一であるが，不均一な場合もあり，腫瘍内の出血や壊死による囊胞状変化を呈することもある（症例4）．点状や粗大，弧状の石灰化を伴うこともある．腕頭静脈（症例2）や上大静脈，心膜，肺，縦隔脂肪組織などの周囲構造への浸潤や，胸膜（症例3），心膜播種を伴うことがある．稀だがリンパ節や肺，肝臓などへ転移することがある．

2）MRI

MRI上，信号は均一，不均一いずれもあり，T1WIで筋と比較し等〜高信号，T2WIで高信号を呈する．

3．鑑別疾患

- **胸腺癌**（p.305 第10章3）：浸潤性胸腺腫と画像所見が類似する．胸腺癌はより局所浸潤傾向で，リンパ節や血行性転移を生じやすい．重症筋無力症など傍腫瘍症候群が合併していれば胸腺腫を考える．
- **悪性リンパ腫**（p.310 第10章5）：治療前にリンパ腫が石灰化を伴うことは稀である．胸腺腫はリンパ節腫大の頻度が低い．
- **胚細胞性腫瘍**（p.313 第10章6）：若年に好発する．α-フェトプロテイン（AFP），β-ヒト絨毛性ゴナドトロピン（β-HCG）の上昇が鑑別に役立つことがある．
- **胸腺過形成**（鑑別1）：通常，胸腺の形態を保った状態で腫大するが腫瘍との鑑別が困難な場合は，MRIのin / opposed phaseのchemical sift画像による脂肪の検出が鑑別に有用である．肺炎，ステロイド治療，放射線，化学療法や手術，熱傷などストレスに曝された場合，一過性に胸腺が縮小した後，徐々に元の大きさに戻るが，ときに元の大きさよりも増大することがあり，反応性胸腺過形成（thymic rebound hyperplasia）といわれる現象もあり，ストレスの既往の確認も重要である．

参考文献

1) Nasseri F & Eftekhari F：Clinical and radiologic review of the normal and abnormal thymus: pearls and pitfalls. Radiographics, 30：413-428, 2010
2) Marom EM：Advances in thymoma imaging. J Thorac Imaging, 28：69-80；quiz 81-3, 2013
3) Marom EM：Imaging thymoma. J Thorac Oncol, 5：S296-S303, 2010
4) Sadohara J, et al：Thymic epithelial tumors: comparison of CT and MR imaging findings of low-risk thymomas, high-risk thymomas, and thymic carcinomas. Eur J Radiol, 60：70-79, 2006

第10章 縦隔，胸膜，横隔膜，胸壁病変

3 胸腺癌
thymic carcinoma

小澤良之

症例1 胸腺癌（扁平上皮癌）（60歳代女性）

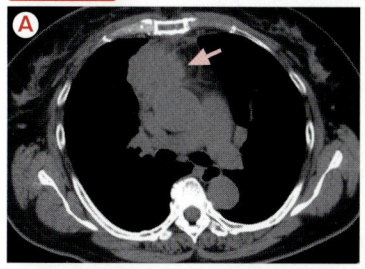

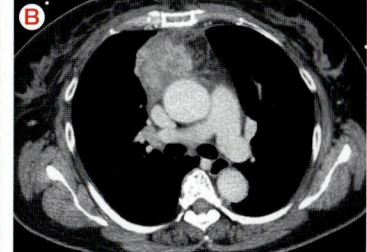

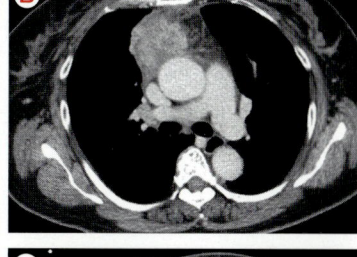

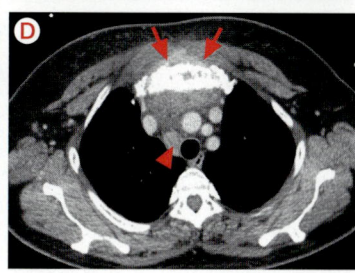

- Ⓐ 単純CT
- Ⓑ～Ⓓ 造影CT

胸痛，発熱の精査でCTが撮影された．

Ⓐ 前縦隔に軟部吸収値腫瘤を認める（→）．内部均一，辺縁は不整である．
Ⓑ 腫瘤内部は不均一に造影されている．
Ⓒ 前縦隔腫瘤のほかに，下部気管傍（▶）や大動脈傍リンパ節（▶）の腫大が認められる．
Ⓓ 腫瘤頭側レベルで胸骨に破壊像を認め（→），浸潤している．縦隔リンパ節が腫大している（▶）．

症例2 胸腺癌（扁平上皮癌）（60歳代男性）

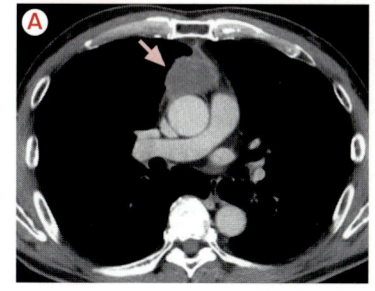

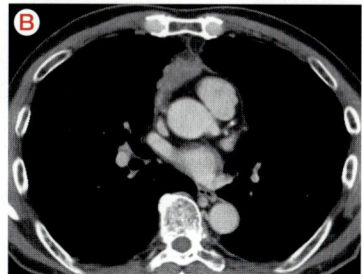

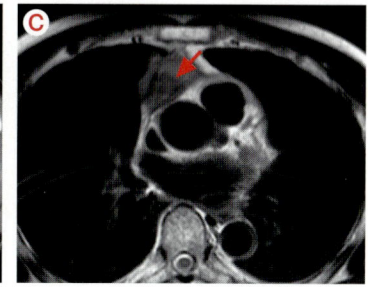

Ⓐ Ⓑ 造影CT　Ⓒ T2強調像

スクリーニングのCTで前縦隔腫瘤を指摘された．
Ⓐ Ⓑ 前縦隔に内部不均一，辺縁不整な腫瘤を認める（→）．
Ⓒ 腫瘤内部は低信号主体である（→）．

疾患解説

1．疾患概念

　　胸腺上皮性腫瘍の範疇にあるが，胸腺様の構造的特徴に欠き，明らかな細胞異型が認められる稀な腫瘍である．胸腺癌の組織型には扁平上皮癌や類基底癌，粘表皮癌，リンパ上皮腫様癌，肉腫様癌などがあるが，**最も多いのは扁平上皮癌**である[1～4]．以前（1999年）のWHO病理組織分類では胸腺上皮性腫瘍のtype Cとされていたが2004年に胸腺癌として分類された．50歳代に好発する．胸痛，咳嗽，嗄声，嚥下困難や上大静脈症候群，横隔神経麻痺などの症状が生じる．**局所浸潤や転移を伴うことが多く，予後不良である**[1,2,4]．胸腺腫のように重症筋無力症のほか，自己免疫疾患との関与は認められない．

症例3　胸腺癌（扁平上皮癌）（60歳代女性）

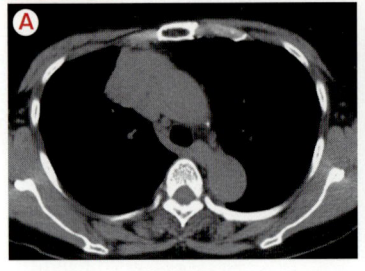

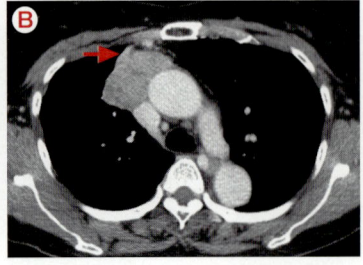

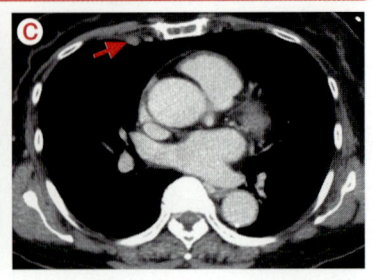

Ⓐ単純CT　ⒷⒸ造影CT

検診の胸部単純X線写真にて異常を指摘された．
Ⓐ前縦隔右側に軟部吸収値腫瘤を認める．
Ⓑ大部分は均一な増強効果を呈するが，一部小さな造影不良域が認められる．接する右肺が圧排され，無気肺が生じている（→）．
Ⓒ右胸骨傍リンパ節が腫大している（→）．

鑑別1　悪性リンパ腫（縦隔大細胞型B細胞性リンパ腫）（20歳代男性）

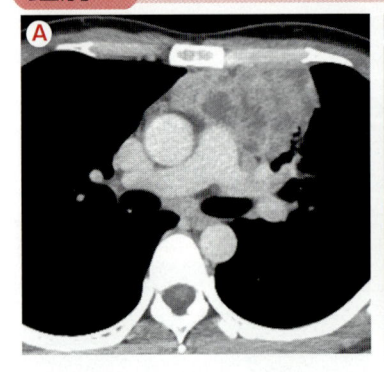

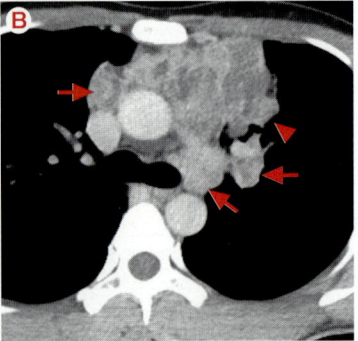

ⒶⒷ造影CT

持続する咳嗽の精査で胸部単純X線写真上，異常を指摘された．
ⒶⒷ前縦隔に内部不均一な腫瘤を認める．腫瘤左側は左肺に突出し浸潤が疑われる（▶）．前縦隔や左肺門リンパ節の腫大を伴う（→）．

2．典型的画像所見

1) CT

CT上，前縦隔の腫瘤として認められ，分葉状，辺縁は不整である（症例1，2）．囊胞や壊死を反映した腫瘍内部の低吸収域や，石灰化が認められる．縦隔脂肪組織浸潤，大血管浸潤，縦隔リンパ節腫大（症例1），胸水および心囊水の貯留がみられる．転移は肺，肝臓，腎臓，骨などに生じる．

2) MRI

MRI上，T2WIで低信号域を認めることが多い（症例2）[1]．

3．鑑別疾患

・胸腺腫（p.302 第10章2)：浸潤性胸腺腫との鑑別が困難だが，胸腺癌はより局所浸潤傾向にあり，リンパ節や血行性転移を生じやすい[4]．
・悪性リンパ腫（鑑別1)：複数のリンパ節領域の腫大を呈し得る．治療前であれば石灰化は稀である．
・胚細胞性腫瘍（p.313 第10章6)：若年に好発する．α-フェトプロテイン（AFP），β-ヒト絨毛性ゴナドトロピン（β-HCG）の上昇が鑑別に役立つことがある．

参考文献

1) Syrios J, et al：Advances in thymic carcinoma diagnosis and treatment: a review of literature. Med Oncol, 31：44, 2014
2) Thomas de Montpréville V, et al：Thymic carcinomas: clinicopathologic study of 37 cases from a single institution. Virchows Arch, 462：307-313, 2013
3)「臨床・病理 縦隔腫瘍取扱い規約 第1版」（日本胸腺研究会／編），金原出版，2009
4) Venuta F, et al：Thymoma and thymic carcinoma. Eur J Cardiothorac Surg, 37：13-25, 2010

第10章 縦隔，胸膜，横隔膜，胸壁病変

4 神経内分泌腫瘍
neuroendocrine tumor

小澤良之

症例1　胸腺神経内分泌腫瘍（非定型的カルチノイド）（20歳代男性）

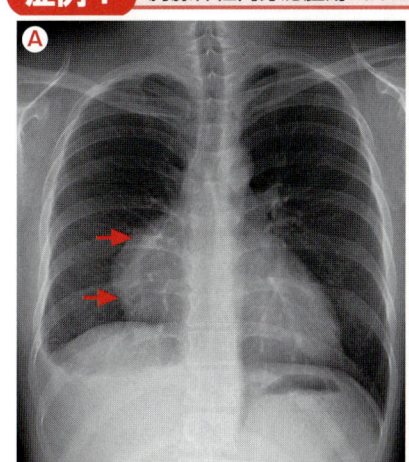

Ⓐ胸部単純X線写真
Ⓑ単純CT
Ⓒ造影CT（早期相）
Ⓓ造影CT（後期相）

検診の胸部単純X線写真にて異常を指摘された．
Ⓐ右下肺野に心右縁との境界が不明瞭な腫瘤影を認める（→）．
Ⓑ前縦隔右側に8×7 cm大の楕円形，境界明瞭な腫瘤を認める．内部は均一でCT値は50 HU，一部に石灰化と思われる淡い高吸収域が認められる（→）．
ⒸⒹCT値は早期相で59 HU，後期相74 HUと漸増性で均一な増強効果を呈している．

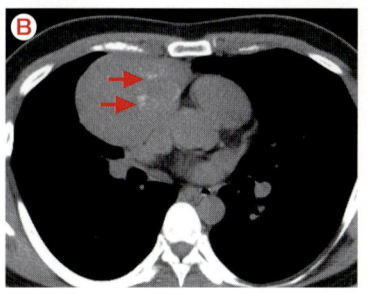

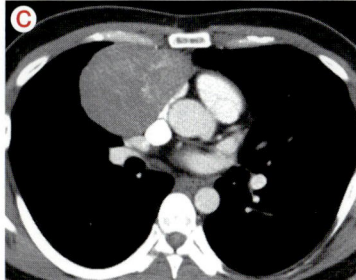

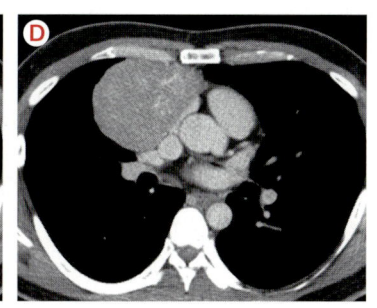

症例2　胸腺神経内分泌腫瘍（非定型的カルチノイド）（60歳代男性）

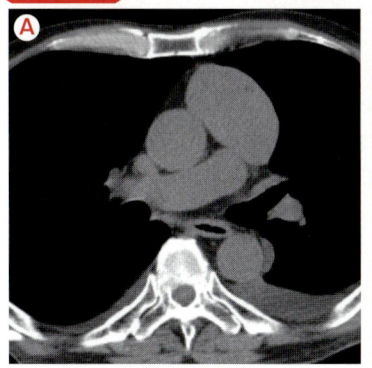

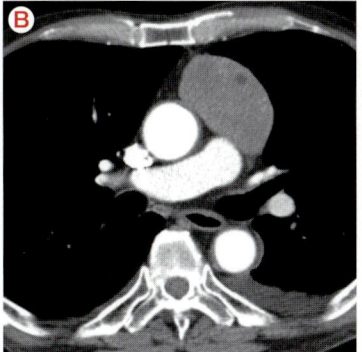

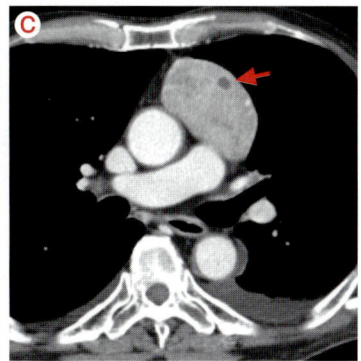

Ⓐ単純CT　Ⓑ造影CT（早期相）　Ⓒ造影CT（後期相）

異所性副腎皮質刺激ホルモン（ACTH）の産生あり，Cushing症候群の症例．
Ⓐ前縦隔左側に楕円形腫瘤を認める．境界明瞭で表面平滑である．内部は均一でCT値は47 HUである．左優位に胸水が少量貯留している．
ⒷⒸCT値は早期相で62 HU，後期相76 HUと全体的に均一な増強効果を呈している．内部に一部壊死や嚢胞を反映した造影不良域が認められる（→）．

症例3　神経内分泌腫瘍（非定型的カルチノイド）（40歳代男性）

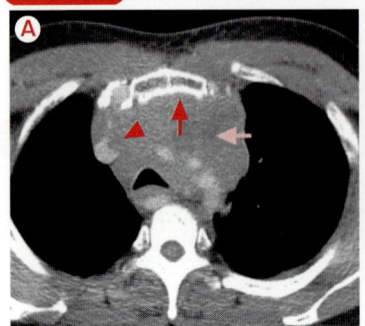

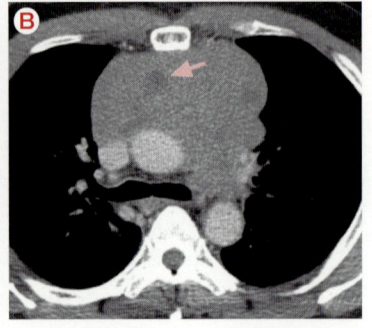

ⒶⒷ造影CT

胸痛の精査にて前縦隔腫瘤を指摘された．

ⒶⒷ前縦隔に大きな分葉状腫瘤を認める．縦隔構造は背側に圧排されている．右腕頭静脈に浸潤が認められる（▶）．左腕頭静脈への浸潤は著明なため描出されない．胸骨への浸潤も認められる（➡）．内部は全体的には均一だが，一部壊死，囊胞を反映して造影不良域が認められる（➡）．

鑑別1　胸腺腫（70歳代男性）

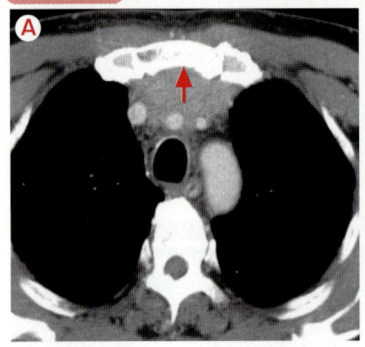

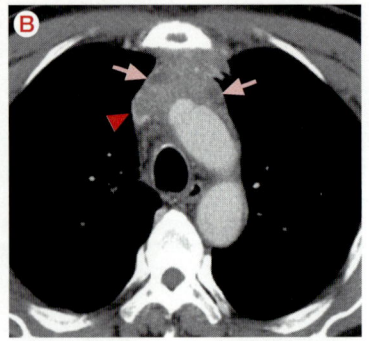

ⒶⒷ造影CT

上大静脈症候群による顔面浮腫の精査で前縦隔腫瘤を指摘された．

ⒶⒷ前縦隔〜縦隔上部に腫瘤を認める．胸骨（➡），上大静脈（▶）への浸潤が認められる．腫瘤内部には一部で造影不良域が認められる（➡）．

疾患解説

1．疾患概念

神経内分泌細胞がそのほとんどを占める胸腺上皮性腫瘍である．通常の胸腺癌で一部にのみ神経内分泌細胞が認められるものや神経芽腫，傍神経節腫などの非上皮性腫瘍はこれには含まれない．頻度は胸腺上皮性腫瘍の2〜5％と稀である．組織学的には定型的カルチノイド（typical carcinoid），非定型的カルチノイド（atypical carcinoid），小細胞内分泌癌（small cell neuroendocrine cell carcinoma），大細胞内分泌癌（large cell neuroendocrine cell carcinoma）の4種に分類される[1,2]．さらに定型的カルチノイド，非定型的カルチノイドは高分化型腫瘍に，小細胞内分泌癌，大細胞内分泌癌は低分化型腫瘍に分類される．胸腺原発の神経内分泌腫瘍は，肺のそれと比較し進行性である．MEN1型と関連している症例も25％に認められる．男性優位に発症し，症状は腫瘍が周囲を圧排することによる胸痛や呼吸苦のほか，**異所性副腎皮質刺激ホルモン（ACTH）の分泌によって，約1/4の症例でCushing症候群を呈することがある**．診断時に20〜30％の症例で，リンパ節や他臓器に転移が認められる．

2．典型的画像所見

胸腺の神経内分泌腫瘍は稀なため画像所見の報告が少ない．前縦隔に平均7〜8cmの大きな充実性腫瘤を形成する[2]．内部に壊死や石灰化を伴うことがある（症例1〜3）．縦隔脂肪，心膜，腕頭静脈や胸壁など周囲構造に浸潤することがある（症例3）．リンパ節，肺，胸膜，肝臓，脾臓，脳や骨などに転移が認められることがある．MEN1型の場合は，副甲状腺腺腫，膵島細胞腫瘍，下垂体腺腫などを併発する[3,4]．

3．鑑別疾患

- **胸腺腫**（鑑別1）：画像所見は類似する．MEN1型や異所性ACTH産生によるCushing症候群があれば，神経内分泌腫瘍を疑う契機になり得る．
- **悪性リンパ腫**（p.310第10章5）：治療前であれば石灰化はきわめて稀．複数のリンパ節領域の腫大を呈し得る．

- **悪性胚細胞性腫瘍**：若年に生じる．α-フェトプロテイン（AFP），β-ヒト絨毛性ゴナドトロピン（β-HCG）の上昇が鑑別に役立つことがある．

参考文献

1) 「臨床・病理 縦隔腫瘍取扱い規約 第1版」（日本胸腺研究会／編），金原出版，2009
2) Ahn S, et al：Clinicopathological analysis of 21 thymic neuroendocrine tumors. Korean J Pathol, 46：221-225, 2012
3) Elsayes KM, et al：Imaging of carcinoid tumors: spectrum of findings with pathologic and clinical correlation. J Comput Assist Tomogr, 35：72-80, 2011
4) Brown LR & Aughenbaugh GL：Masses of the anterior mediastinum: CT and MR imaging. Am J Roentgenol, 157：1171-1180, 1991

第10章 縦隔，胸膜，横隔膜，胸壁病変

5 悪性リンパ腫
malignant lymphoma

小澤良之

症例1　Hodgkinリンパ腫（結節硬化型）（20歳代男性）

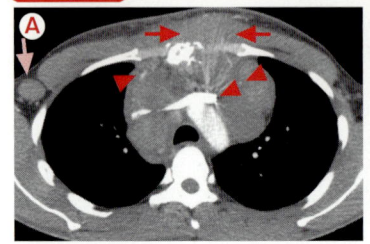

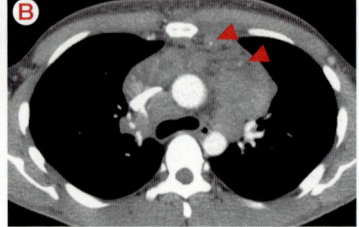

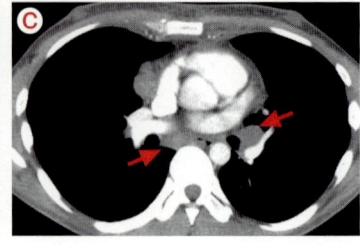

Ⓐ～Ⓒ造影CT

頸部，腋窩の腫脹が徐々に増悪．精査の胸部単純X線写真にて異常を指摘された．
- ⒶⒷ前縦隔，中縦隔に腫瘤を認め，多結節の融合状である．前胸壁にも浸潤している（→）．腫瘤内を脈管が走行している（▶）．右腋窩リンパ節の腫大を認める（→）．
- Ⓒ左葉間リンパ節や気管分岐下リンパ節の腫大を認める（→）．

症例2　縦隔大細胞型B細胞性リンパ腫（40歳代男性）

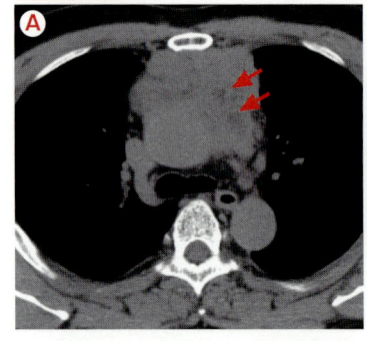

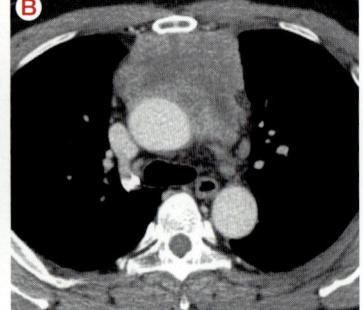

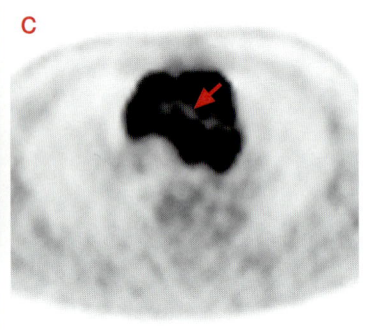

Ⓐ単純CT　Ⓑ造影CT　ⒸFDG-PET

胸部圧迫感あり．精査にて前縦隔腫瘤を指摘された．
- Ⓐ前縦隔に腫瘤を認める．内部は等吸収主体だが中心部に境界不明瞭な低吸収（→）が認められ，壊死や嚢胞形成が疑われる．
- Ⓑ造影前に低吸収だった領域は造影不良である．辺縁部は均一に増強されている．
- Ⓒ腫瘤に一致した高集積を認める．CT上，造影不良であった中心部は集積が認められない（→）．

症例3　T細胞性リンパ芽球型リンパ腫（10歳代男性）

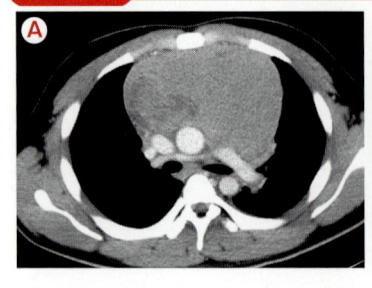

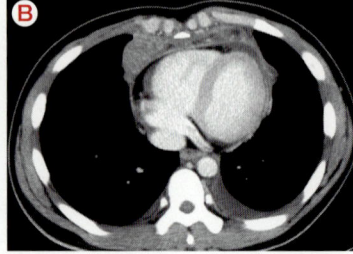

ⒶⒷ造影CT

咽頭違和感，呼吸苦あり．精査の胸部単純X線写真にて異常を指摘された．
- Ⓐ前縦隔に境界明瞭，表面平滑な大きな腫瘤を認める．縦隔構造は背側に著明に圧排されている．
- Ⓑ左優位に胸水が貯留している．

症例 4　胸腺MALTリンパ腫（30歳代女性）

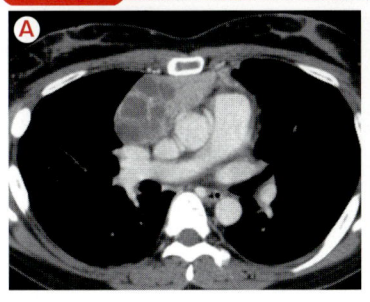

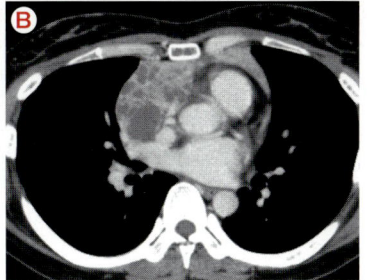

Ⓐ Ⓑ 造影CT

Sjögren症候群を伴う．
Ⓐ Ⓑ 前縦隔右側主体に扁平な腫瘤を認める．境界明瞭，表面平滑である．内部に大小さまざまな多数の囊胞を認める．

疾患解説

1．疾患概念

　胸腺もしくは縦隔リンパ節から発生するリンパ腫である．**Hodgkinリンパ腫**（Hodgkin lymphoma），**縦隔大細胞型B細胞性リンパ腫**（mediastinal diffuse large B-cell lymphoma），**T細胞性リンパ芽球型リンパ腫**（precursor T-lymphoblastic lymphoma）の**3型が代表的な型となる**[1,2]．Hodgkinリンパ腫では結節硬化型（nodular sclerosis）が多くを占める．稀ではあるが胸腺 mucosa associated lymphoid tissue（MALT）リンパ腫も発生し，これは関節リウマチやSjögren症候群などの自己免疫性疾患と合併することが多い．

2．典型的画像所見 [1〜4]

　CTにて前縦隔に腫瘤を形成し，大きさは平均10 cmである．中・後縦隔および肺門リンパ節の腫大をしばしば伴う[2]．**石灰化は未治療例では稀**であり，石灰化がある場合は治療後が示唆される[3]．周囲構造の血管，心膜，心臓，胸膜，肺，胸壁に浸潤し得る．
　以下，個々のリンパ腫の特徴について述べる．

- **Hodgkinリンパ腫**（症例1）：非Hodgkinリンパ腫と比較し，辺縁不整，分葉形態でこれは多発リンパ節病変の融合によるとされる．前縦隔以外に縦隔・肺門リンパ節が腫大する傾向にある．内部は均一であることが多いが，壊死や出血，囊胞形成により不均一になることがある．周囲血管への浸潤は少ない[1,2]．
- **縦隔大細胞型B細胞性リンパ腫**（症例2）：前縦隔の辺縁整な軟部吸収値腫瘤として認められ，胸水，心囊水を伴うことがある．血管浸潤をしばしば認める[1,2]．
- **T細胞性リンパ芽球型リンパ腫**（症例3）：辺縁整で胸水，心囊水を伴うことが多い．血管浸潤をしばしば認める．頸部，腋窩，大動脈傍，腸間膜，鼠径部などの全身リンパ節腫大や肝脾腫を伴う[1,2]．
- **胸腺MALTリンパ腫**（症例4）：多囊胞性の前縦隔腫瘤として認められる．

　MRIでは，T1WIで低信号，T2WIではさまざまな信号を呈するが，治療後はT1WI，T2WIともに低信号となる[1]．
　FDG-PETでは，高集積を呈するのが典型である．

3．鑑別疾患

- **胸腺上皮性腫瘍〔胸腺腫（p.302第10章2），胸腺癌（p.305第10章3）〕**：リンパ腫と比較して好発年齢が高く，リンパ節腫大の頻度が低い[1]．石灰化を伴うことがある．
- **胚細胞性腫瘍**（p.313第10章6）：奇形腫は脂肪や石灰化を有する．悪性胚細胞腫瘍と画像が類似するが，リンパ腫では複数のリンパ節領域の腫大を呈し得る．α-フェトプロテイン（AFP）やβ-ヒト絨毛性ゴナドトロピン（β-HCG）が上昇する場合は胚細胞性腫瘍が考えられる．
- **サルコイドーシス**：肺門，縦隔リンパ節腫大を呈するが左右対称性である．リンパ節の石灰化をきたすことがある．肺病変を伴う場合は，上葉優位で気管支血管束や小葉間隔壁，胸膜などリンパ路に分布する粒状病変や結節が典型的で，進行例では線維化を生じることもある．
- **Castleman病**：良性リンパ増殖性疾患で，組織型はhyaline vascular type（硝子血管型），plasma

cell type（形質細胞型）があるが前者が90％を占める．限局性または多発リンパ節腫大を呈する．hyaline vascular typeは特に限局型Castleman病で多く，高い造影効果を示すリンパ節腫大が肺門や中・後縦隔に認められる．
・**縦隔リンパ節転移**：肺をはじめ，乳腺，頭頸部，食道や泌尿生殖器，悪性黒色腫など原発巣が存在する．

参考文献

1) Carter BW, et al：Multimodality imaging of cardiothoracic lymphoma. Eur J Radiol, 83：1470-1482, 2014
2) Tateishi U, et al：Primary mediastinal lymphoma: characteristic features of the various histological subtypes on CT. J Comput Assist Tomogr, 28：782-789, 2004
3) Fishman EK, et al：CT of lymphoma: spectrum of disease. Radiographics, 11：647-669, 1991
4) Tomiyama N, et al：Anterior mediastinal tumors: diagnostic accuracy of CT and MRI. Eur J Radiol, 69：280-288, 2009

第10章 縦隔，胸膜，横隔膜，胸壁病変

6 胚細胞性腫瘍
germ cell tumor

小澤良之

症例1 成熟奇形腫（20歳代男性）

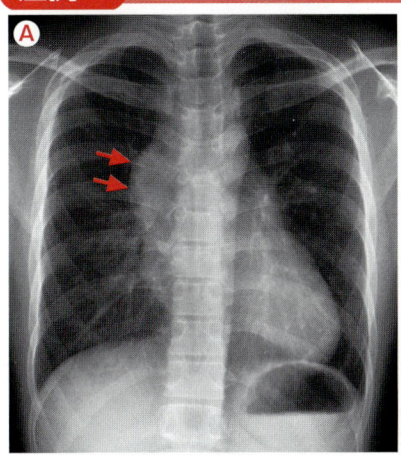

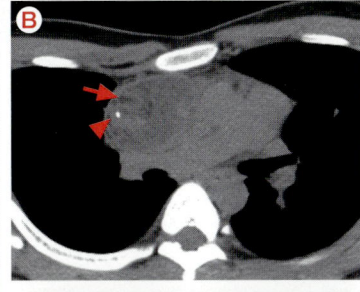

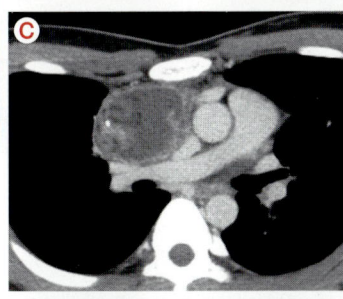

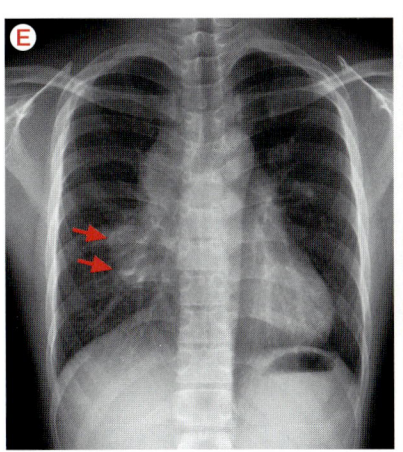

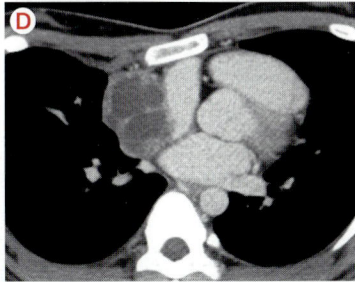

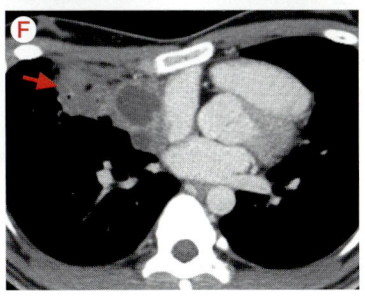

A 胸部単純X線写真
B 単純CT
C D 造影CT
E 胸部単純X線写真（Aから約1週間後）
F 造影CT（CDから約1週間後）

前胸部痛，発熱にて受診．

A 心右縁上部の突出が認められる（→）．

B 前縦隔右側に低吸収主体の腫瘍を認める．一部で筋と等吸収，脂肪吸収値（→），石灰化（▶）を認める．

C 前縦隔腫瘤は嚢胞性で，壁は厚い．辺縁の等吸収領域は増強効果を有する．

D 腫瘤の尾側部は多房性嚢胞性腫瘤として認められる．

E 心右縁上部の突出像に加え，心右縁下部でも腫瘤性陰影が生じている（→）．

F Eで認められた心右縁下部の腫瘤性陰影に相当するレベルで，嚢胞性腫瘤の縮小と外側へのコンソリデーションが出現している（→）．奇形腫の破裂による肺への穿破が生じている．

疾患解説

1．疾患概念

原始胚細胞から発生すると考えられており，通常性腺に生じる腫瘍であるが，稀に性腺外にも発生する．**性腺外原発巣として，正中領域の縦隔，後腹膜，仙骨や尾骨領域，松果体，神経下垂体部などに発生するが，縦隔発生が最も頻度が高い**[1～4]．縦隔胚細胞性腫瘍の大多数が前縦隔に発生するが，後縦隔（3%）に発生することもある．前縦隔腫瘍のなかで胚細胞性腫瘍が占める割合は成人で15%，小児で24%である．胚細胞性腫瘍は奇形腫（teratoma），精上皮腫（seminoma），非精上皮腫性悪性胚細胞

313

症例2　成熟奇形腫（10歳代女性）

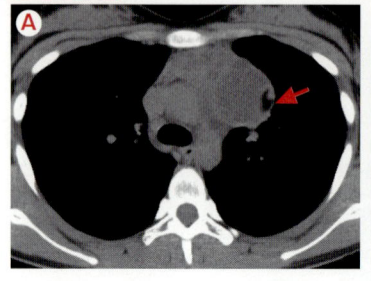

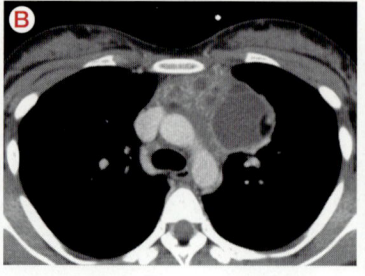

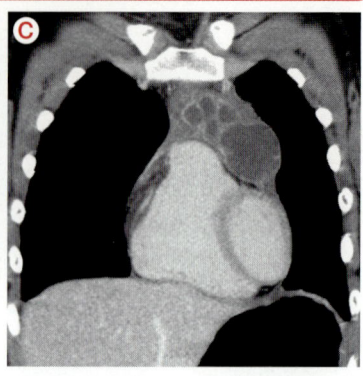

Ⓐ単純CT　Ⓑ造影CT　Ⓒ造影CT冠状断像

胸痛，背部痛にて受診．CTにて前縦隔腫瘤を指摘された．
Ⓐ前縦隔右側優位に多房性囊胞性腫瘤を認める．辺縁に脂肪吸収値成分（→）を含有している．腫瘤内に石灰化を認めない．
Ⓑ腫瘤の壁や軟部吸収値領域は造影されている．
Ⓒ大小さまざまな多房性の囊胞性腫瘤である．

症例3　精上皮腫（40歳代男性）

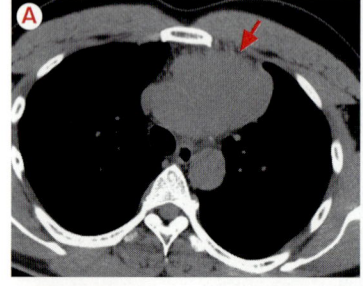

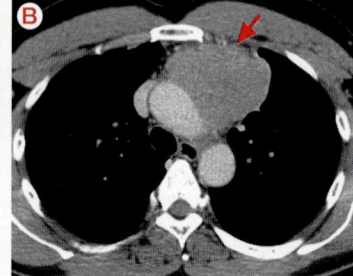

Ⓐ単純CT　Ⓑ造影CT

胸背部痛にて受診．CTにて前縦隔腫瘤を指摘された．
Ⓐ前縦隔に内部均一，表面平滑な腫瘤を認める（→）．
Ⓑ造影により均一で軽度の増強効果が認められる（→）．

症例4　精上皮腫（30歳代男性）

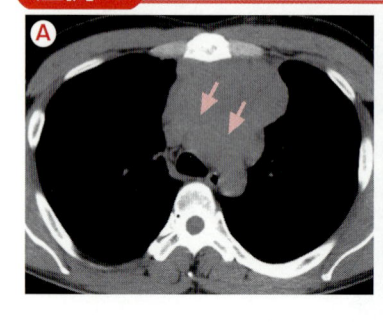

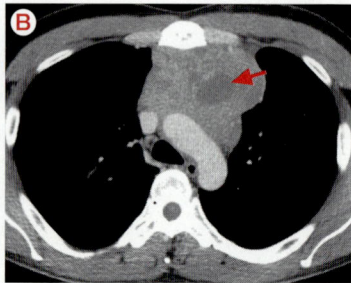

Ⓐ単純CT　Ⓑ造影CT

前胸部痛の精査で前縦隔腫瘍を指摘された．
Ⓐ前縦隔に分葉状の大きな等吸収腫瘤を認める．縦隔構造は背側に圧排されている（→）．
Ⓑ腫瘤中心部に造影不領域が認められる（→）．その他の領域の造影効果は均一である．

腫瘍（nonseminomatous malignant germ cell tumors）と3つに大別されるが，縦隔胚細胞性腫瘍のなかでは成熟奇形腫が60～70％と最多で，精上皮腫がこれに次ぎ，非精上皮腫性悪性胚細胞腫瘍は稀である．

- **成熟奇形腫（症例1, 2）**：外胚葉，中胚葉，内胚葉の3胚葉の成分から構成される．奇形腫は成熟奇形腫と未熟奇形腫に分かれるが，未熟奇形腫は稀．通常40歳以下で発生．性差なし．症状はないか，腫瘍による縦隔構造の圧排に伴う胸痛，呼吸苦，咳嗽がある．**ときに，腫瘍内の腸管，膵組織由来の蛋白分解，消化酵素により破裂が起こり**，肺，気管支，胸膜や心膜腔に穿破することがある．
- **精上皮腫（症例3, 4）**：30～40歳代の男性に好発する．縦隔原発の悪性胚細胞性腫瘍で最も多い（25～40％）．20～30％は無症状だが，胸痛や呼吸困難，体重減少，発熱，上大静脈症候群などが生じることがある．骨，肺，肝臓，縦隔リンパ節に転移する．

症例5 非精上皮腫性悪性胚細胞腫瘍（卵黄嚢腫瘍）（30歳代男性）

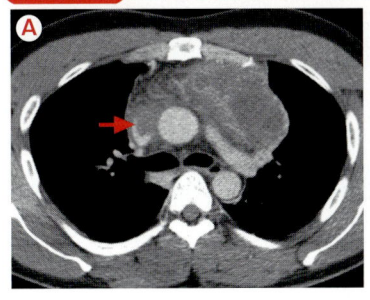

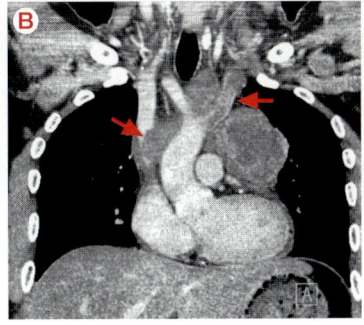

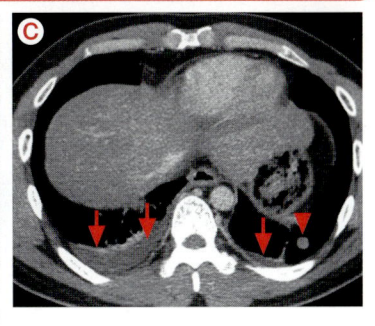

Ⓐ造影CT　Ⓑ造影CT冠状断像　Ⓒ造影CT

健診の胸部単純X線写真にて異常を指摘された．
Ⓐ前縦隔に辺縁不整，内部不均一な腫瘤を認め，接する上大静脈内に進展している（→）．
Ⓑ前縦隔に不整腫瘤が認められる．腕頭静脈から上大静脈にかけて腫瘍が進展している（→）．
Ⓒ両側胸水が貯留している（→）．左下葉で転移性肺結節を認める（▶）．

- 非精上皮腫性悪性胚細胞腫瘍（症例5）：30～40歳代に好発する．男性に多い．卵黄嚢腫瘍（yolk sac tumor），絨毛癌（choriocarcinoma），胎児性癌（embryonal cell carcinoma），これらの混合型がある．α-フェトプロテイン（AFP），β-ヒト絨毛性ゴナドトロピン（β-HCG）が上昇することがある．多くの症例で症状があり，胸痛，呼吸苦，咳嗽，体重減少，発熱や上大静脈症候群などが生じる．肺や肝臓に転移する．

2．典型的画像所見

- **成熟奇形腫**（mature teratoma，**症例1，2**）：境界明瞭な円形もしくは分葉状の前縦隔腫瘤で，通常は片側発生である．CT上，**多房性嚢胞性腫瘤**を形成し，内部には液体，軟部吸収値のほかに，20～50％に弧状，点状の**石灰化**，75％に**脂肪吸収値**が認められる．脂肪成分，石灰化のない嚢胞性腫瘤の場合もある．**嚢胞壁は肥厚**していることが多い．
- **精上皮腫**（seminoma，**症例3，4**）：前縦隔の境界明瞭で大きな分葉状腫瘤として認められ，片側，両側のいずれの進展もみられる．CT上，内部は均一だが，低吸収域を認めることがある．増強効果は軽度である．石灰化，胸壁浸潤は稀．
- **非精上皮腫性悪性胚細胞腫瘍**（nonseminomatous malignant germ cell tumors，**症例5**）：前縦隔の大きな分葉状腫瘤．CT上，辺縁不整なものもあれば，境界明瞭なものもある．内部は不均一で，出血や壊死を反映する中心部の低吸収域が認められる．増強効果は辺縁優位である．肺をはじめ周囲構造に浸潤する．

3．鑑別疾患

- **胸腺上皮性腫瘍**：浸潤性胸腺腫や胸腺癌は，精上皮腫に類似する．AFP，β-HCGの上昇が鑑別に役立つことがある．
- **悪性リンパ腫**（p.310 第10章5）：壊死を伴うHodgkinリンパ腫は非精上皮腫性悪性胚細胞腫瘍と類似する．リンパ腫では複数のリンパ節領域の腫大を呈し得る．

参考文献
1) Drevelegas A, et al：Mediastinal germ cell tumors：a radiologic-pathologic review. Eur Radiol, 11：1925-1932, 2001
2) Rosado-de-Christenson ML, et al：From the archives of the AFIP. Mediastinal germ cell tumors：radiologic and pathologic correlation. Radiographics, 12：1013-1030, 1992
3) Ueno T, et al：Spectrum of germ cell tumors：from head to toe. Radiographics, 24：387-404, 2004
4) Strollo DC & Rosado-de-Christenson ML：Primary mediastinal malignant germ cell neoplasms: imaging features. Chest Surg Clin N Am, 12：645-658, 2002

第10章 縦隔，胸膜，横隔膜，胸壁病変

7 神経原性腫瘍
neurogenic tumors

原　眞咲，小澤良之

症例1　迷走神経発生神経鞘腫（vagus nerve schwannoma）（40歳代女性）

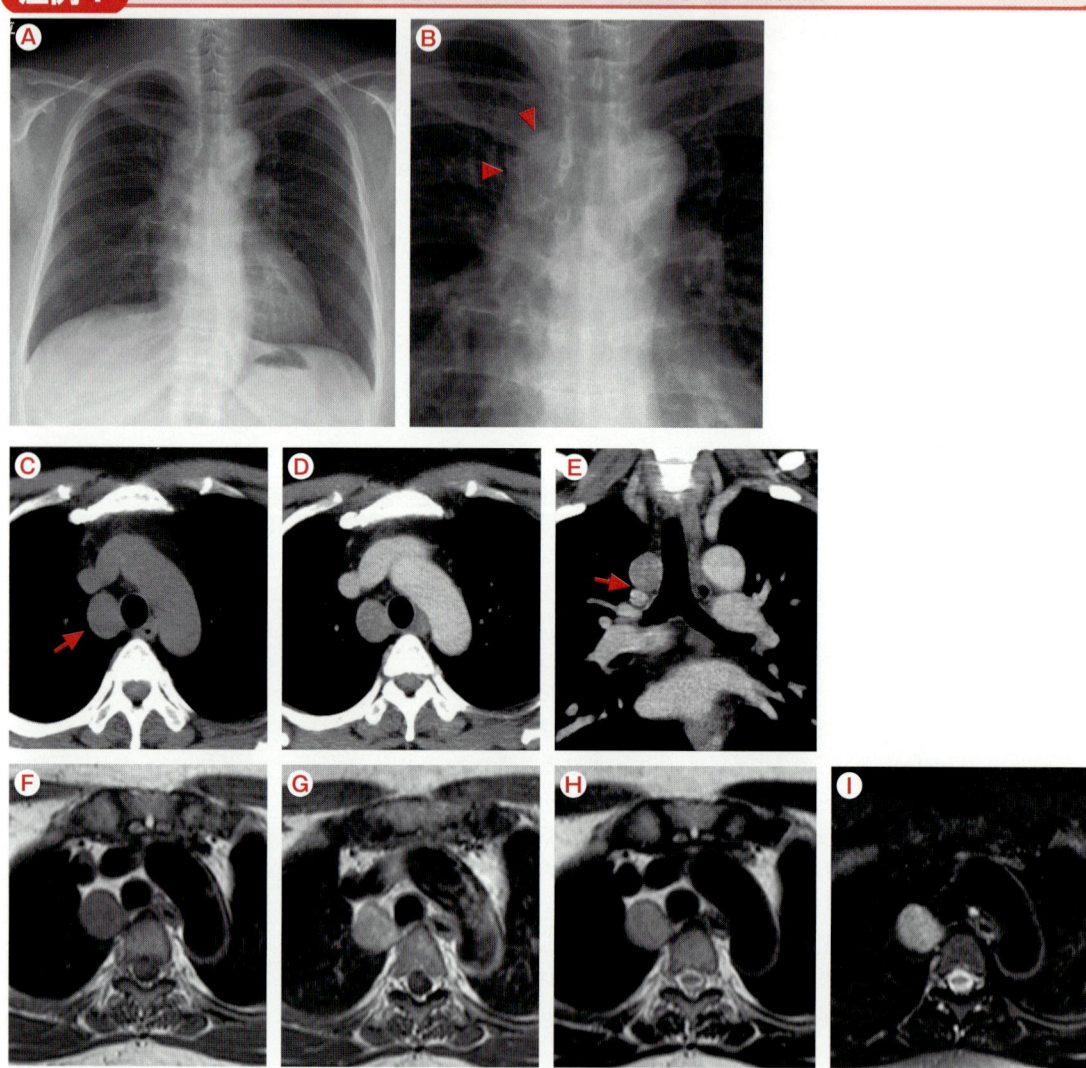

Ⓐ Ⓑ 胸部単純X線写真（正面像）　Ⓒ 単純CT　Ⓓ 造影CT（後期相）　Ⓔ 造影CT冠状断像
Ⓕ T1強調像　Ⓖ T1強調像（遅延相）　Ⓗ T2強調像　Ⓘ 脂肪抑制T2強調像

Ⓐ Ⓑ 胸部単純X線写真正面像では，気管分岐部右側辺縁の気管傍線が消失し，奇静脈弓影が右外側に膨隆している（▶）．

Ⓒ Ⓓ 単純CTでは気管右側に辺縁平滑な楕円形結節が認められる（→）．単純CTでは33 HU，造影CT後期相では58 HUと均一に造影されている．気管の圧迫は軽度である．

Ⓔ 冠状断像でも同様の所見である．奇静脈弓との境界は明瞭であり（→），圧迫・変形はいずれも認められない．

Ⓕ Ⓖ T1強調像では均一な低信号であり，遅延相で均等に造影されている．

Ⓗ Ⓘ T2強調像，脂肪抑制では内部信号は均等，骨髄より若干高信号，脳脊髄液より若干低信号を呈している．
迷走神経発生の神経鞘腫と診断されている．神経原性腫瘍はあらゆる神経から発生しうる．大きな神経から発生する頻度が高く，交感神経幹，肋間神経を要する後縦隔の頻度が高いが，迷走神経，横隔神経発生もときにみられる．縦隔に存在する代表的な神経の存在，走行について知識を深める必要がある．

症例2　神経節細胞（神経）腫（ganglioneuroma）（10歳代女性）

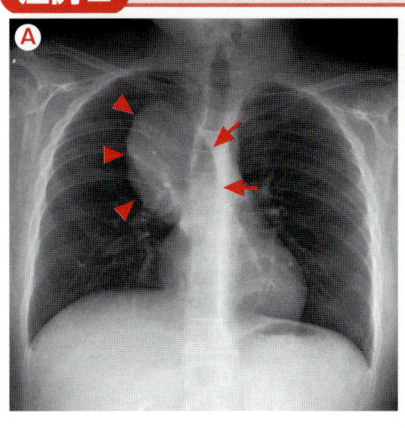

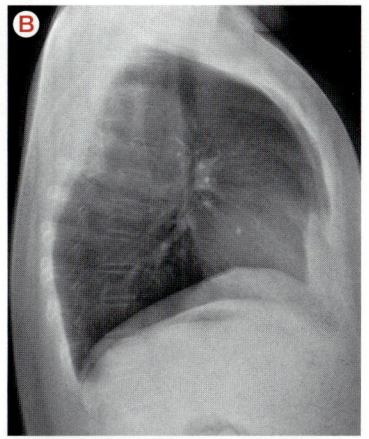

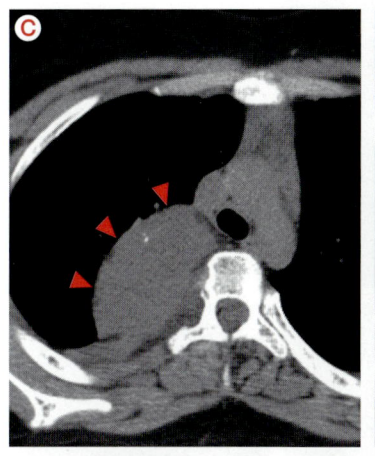

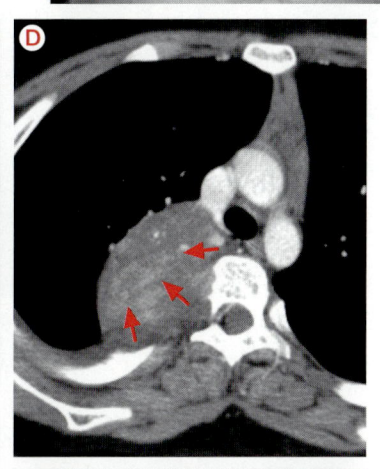

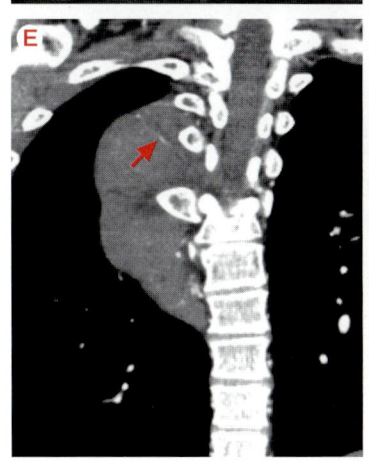

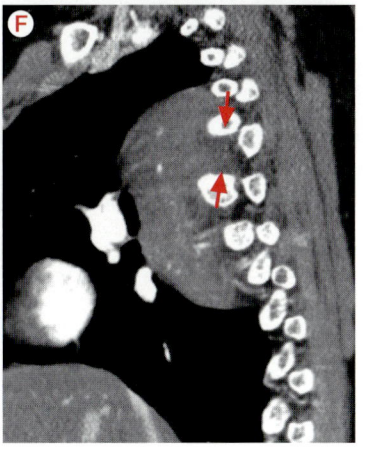

Ⓐ 胸部単純X線写真（正面像）
Ⓑ 胸部単純X線写真（右側面像）
Ⓒ 単純CT
Ⓓ 造影CT
Ⓔ 造影CT冠状断像
Ⓕ 造影CT矢状断像

Ⓐ 胸部単純X線写真正面像では側弯する脊椎の右側に突出する辺縁平滑な腫瘤影を認める（▶）．肺門影に異常はなく，肺門重畳徴候陽性であり，肺門とは関連がない．右1弓は不明瞭であるが，椎体正中の弧状の線（→）は前接合線に相当し，この陰影が前縦隔とも関連しないことを示している．正面像のみでも後縦隔病変と推察することができる．

Ⓑ 右側面像では，辺縁は不明瞭であるが椎体母右部から気管背側に至る透過性の低下が確認できる．

Ⓒ Ⓓ 椎体傍部に紡錘状の腫瘤が認められる（▶）．微細石灰化を認め，縦隔側の正常組織との境界が不鮮明である．椎体辺縁に骨浸食像を認めるが辺縁は硬化しており，長期間かかって生じた所見と考えられる．造影では不均一に軽度造影されている（→）．

Ⓔ 冠状断像では頭尾側方向に進展，血管が内部に嵌入し（→），一部肋間を開大しており，側弯の原因と推察される．

Ⓕ 矢状断像でも肋間の開大が明瞭である（→）．

手術にて，交感神経幹発生の神経節細胞（神経）腫と診断された．

第10章　縦隔，胸膜，横隔膜，胸壁病変

疾患解説

1．疾患概念

縦隔内に発生する神経原性腫瘍の好発部位は**後縦隔（脊椎傍領域）**であることはよく知られている．**交感神経幹**，**脊髄神経幹**に加えて，**肋間神経**およびその分枝が存在し，発生母地が多いことがこの原因と考えられる．その他に，種々の神経が縦隔内には分布しており，おのおのの神経より神経原性腫瘍が派生する可能性がある．

代表的神経としては，縦隔上部から中縦隔を走行する**迷走神経**，ここから腕頭動脈尾側を上行し気管

317

症例3　神経鞘腫（schwannoma）（50歳代男性）

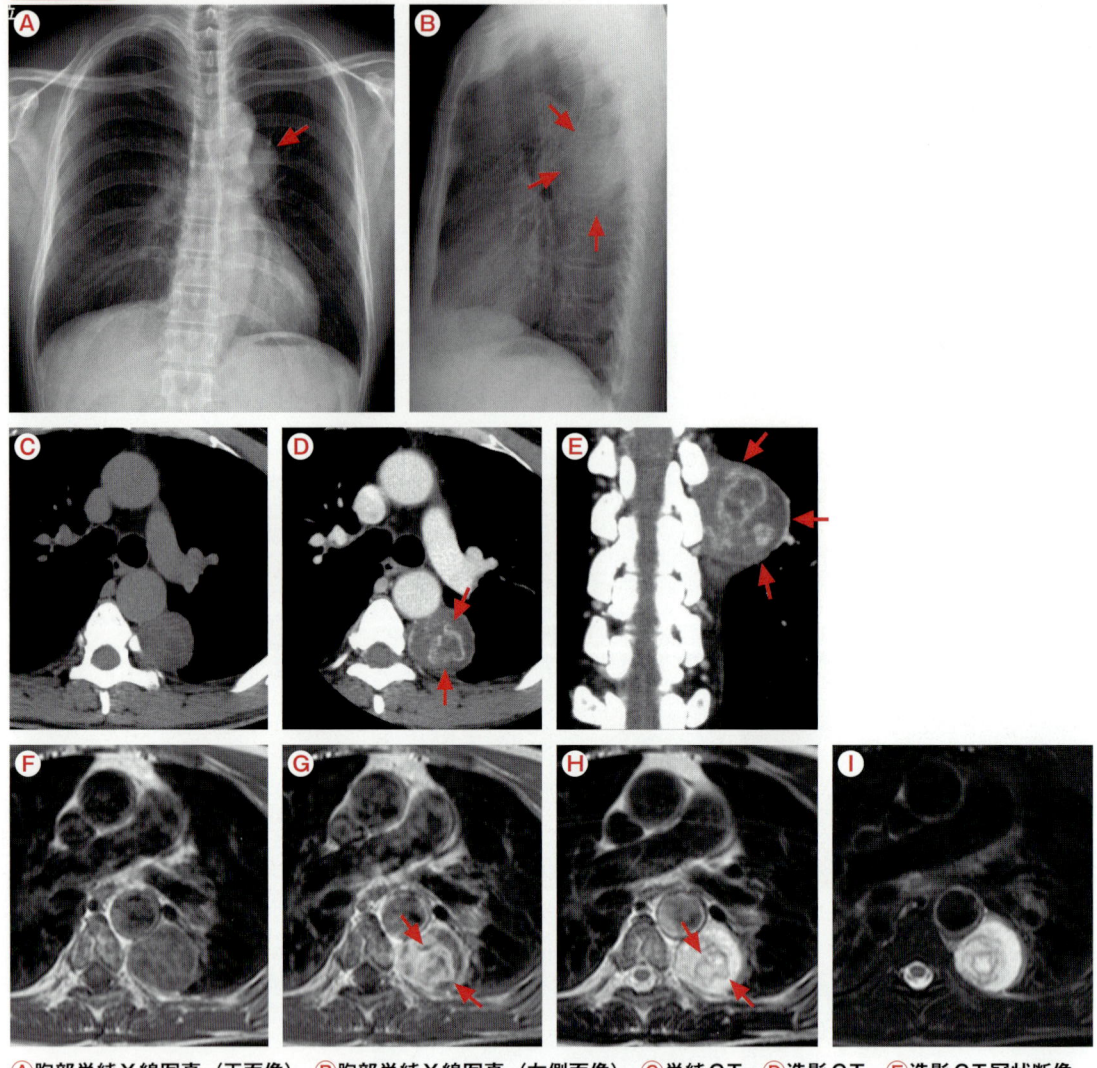

Ⓐ 胸部単純X線写真（正面像）　Ⓑ 胸部単純X線写真（左側面像）　Ⓒ 単純CT　Ⓓ 造影CT　Ⓔ 造影CT冠状断像
Ⓕ T1強調像　Ⓖ 造影T1強調像（遅延相）　Ⓗ T2強調像　Ⓘ 脂肪抑制T2強調像

Ⓐ 胸部単純X線写真正面像にて左AP windowの高さで左外側に突出する辺縁明瞭な腫瘤影（→）を認める．左2弓が明瞭であり，肺動脈幹が存在する腹側との関連に乏しいと考えられる．肺動脈も異常なく肺門との関連も乏しい．下行大動脈は明瞭であるが，脊椎傍線が消失しているため，大動脈背側の椎体傍部に存在すると考えられる．

Ⓑ 左側面像では，大動脈弓部尾側椎体簿右部に限局性の透過性低下部を認める（→）．辺縁は不明瞭である．

Ⓒ 単純CTで類円形の腫瘤が椎体傍部に認められる．中心部は20 HU，辺縁部は13 HUと低吸収である．下行大動脈とは接していないため，Ⓐで大動脈左縁はシルエットサイン陰性となる．

Ⓓ 造影にて中心部は88 HUとリング状に強く造影され（→），辺縁部は21 HUと増強効果に乏しい．

Ⓔ 冠状断では頭尾方向も同程度の径でありほぼ球形の病変（→）である．肋間神経根部の病変であると推定可能である．

ⒻⒼ T1強調像では内部は均一な低信号であり，CTと同様に内部にリング状に濃染している（→）．

Ⓗ T2強調像では全体が脳脊髄液と同等の高信号を呈し，濃染部分に一致する低信号巣が内部に認められる（→）．

Ⓘ 脂肪抑制T2強調像ではそのコントラストはより強調される（target sign）．T2強調像で高信号の部分はAntoni B型（粘液腫状で細胞成分が少ない）からなり，血管に乏しいことより，造影されにくい特徴がある．一方，よく造影される成分はAntoni A型の組織像からなり，豊富な細胞成分を有している．このように2つの成分が肉眼的に混在することが神経鞘腫の特徴であり，画像上この所見を再現することにより術前診断に迫ることができる．

症例4　肋間神経発生神経鞘腫（intercosral nerve schwannoma）（30歳代女性）

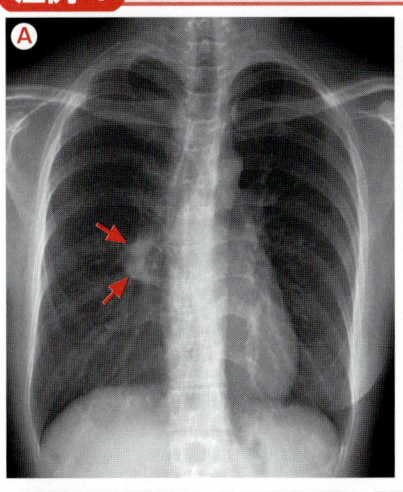

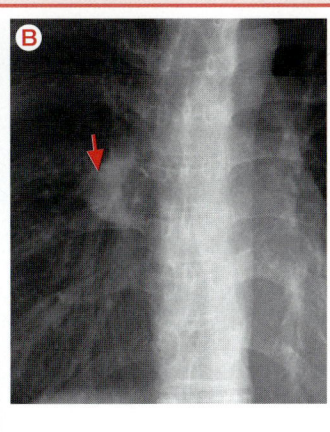

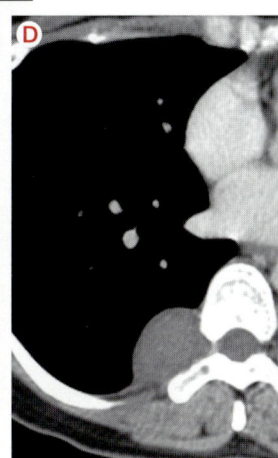

ⒶⒷ胸部単純X線写真（正面像）
Ⓒ単純CT　Ⓓ造影CT　ⒺT1強調像
Ⓕ造影T1強調像（遅延相）
ⒼT2強調像　Ⓗ脂肪抑制T2強調像
Ⓘダイナミック造影

Ⓐ胸部単純X線写真正面像では第8肋間背側の高さで椎体傍部から右方に突出する辺縁平滑な結節影である（→）．気管支や肺動脈には異常がない．さらには食道傍線も正常である．肺門部や食道との関連に乏しい病変である．

Ⓑ拡大像では，第8肋骨下縁にわずかな浸食像（→）が認められ辺縁は硬化している．時間をかけて圧排されたと考えられ，良性病変を示唆する所見といえる．

ⒸⒹ椎体傍部から胸壁側に若干進展する紡錘状病変である（→）．辺縁は明瞭，内部は均一で30 HU，造影により中心部は57 HU，辺縁は45 HUと造影されている．

ⒺⒻT1強調像では均一な低信号病変であり（→），造影遅延相ではCTと同様に内部優位によく造影されている．

ⒼT2強調像では全体が高信号であるが，辺縁やや内側に線状構造が認められる（→）．

Ⓗ脂肪抑制T2強調像ではコントラストがより明瞭となっている．

Ⓘダイナミック造影では中央部が徐々に濃染する様子が明らかである．

手術にて肋間神経発生の神経鞘腫と診断されている．造影される部分はAntoni A型，されにくい部分はAntoniB型の組織像に相当していた．神経の走行に沿って増大する傾向があり，左右に若干長い形状は神経根部より末梢側の肋間神経から発生したことを示唆している．

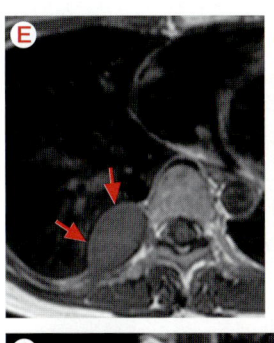

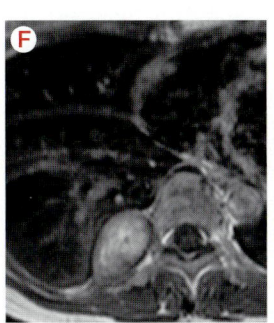

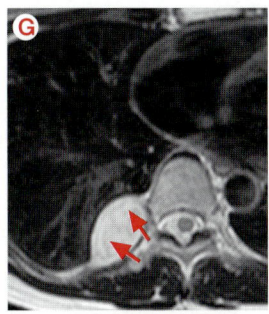

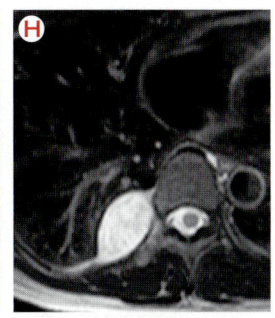

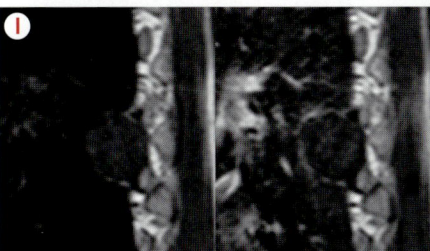

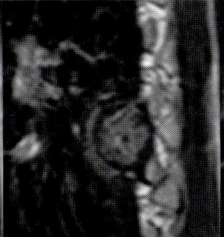

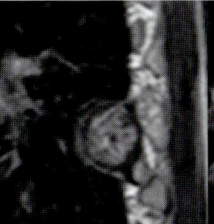

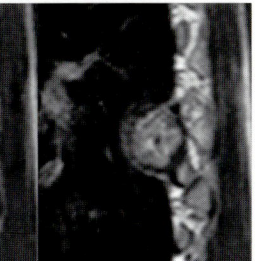

第10章　縦隔，胸膜，横隔膜，胸壁病変

319

症例5　迷走神経発生嚢胞状神経鞘腫（vagus nerve cystic schwannoma）（20歳代女性）

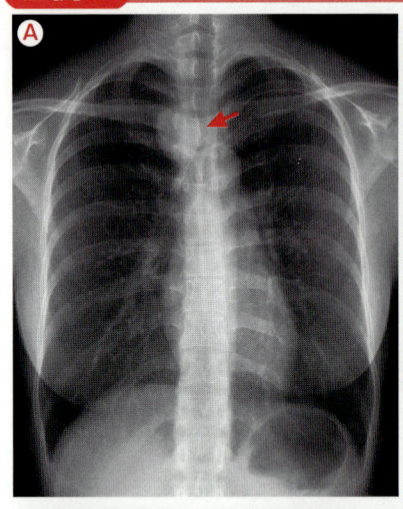

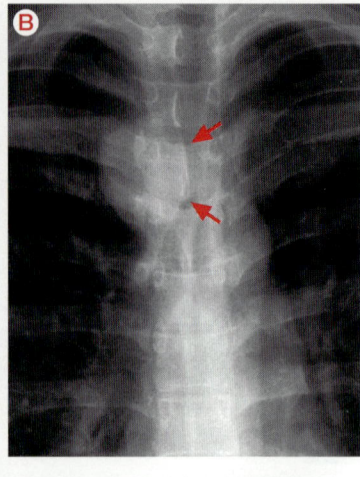

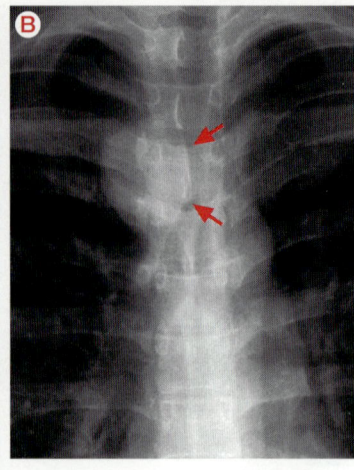

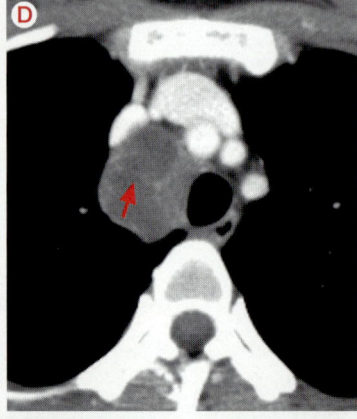

Ⓐ Ⓑ 胸部単純X線写真（正面像）
Ⓒ 単純CT　Ⓓ 造影CT
Ⓔ T1強調像　Ⓕ 造影T1強調像
Ⓖ T2強調像
Ⓗ 脂肪抑制T2強調像

Ⓐ Ⓑ 胸部単純X線写真正面像では，胸鎖関節の高さで気管右側辺縁が内包に圧迫され変形している（→）．気管傍線も消失している．右側大動脈弓でも生じうる所見である．

Ⓒ 単純CTにて気管傍部に円形の腫瘤を認める（→）．内部吸収値は22 HU，内部に粒状線状の若干高吸収の部分が認められる．

Ⓓ 造影後辺縁と内部が隔壁状に造影されている（→）．

Ⓔ T1強調像では骨髄と同様の中等度信号を呈している（→）．

Ⓕ 造影後隔壁構造と内側部がよく造影されている．

Ⓖ T2強調像では造影されない領域は著明な高信号，隔壁（→）や造影巣（▶）は低信号となっている．

Ⓗ 脂肪抑制T2強調像でも同様の所見である．

手術にて，迷走神経発生で著明な壊死を伴った神経鞘腫と診断されている．神経鞘腫は壊死を伴うことがまれでない．Antoni A型，B型に加えて壊死巣による修飾の可能性を念頭におくべきである．

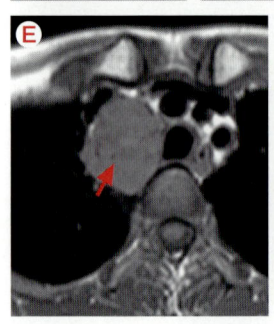

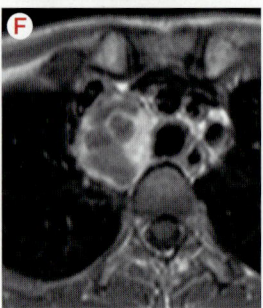

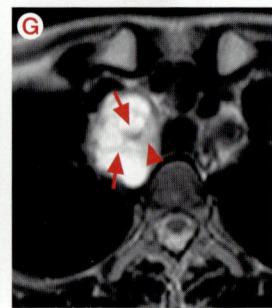

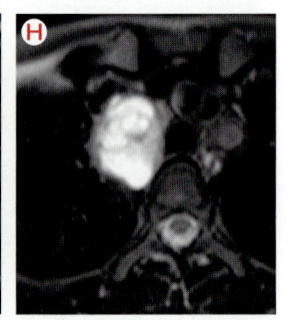

傍部背側を走行する**反回神経**，次いで心傍部を走行する**横隔神経**があげられる．

また，胸郭入口部には，第5〜8頸神経および第1胸神経の前枝からなり，上（第5，6頸神経），中（第7頸神経），下（第8頸神経および第1胸神経）神経幹の脊髄神経叢の1つである**腕神経叢**が存在する．尾側の神経幹より腫瘍が生ずる場合，胸郭入口部から縦隔上部に突出し縦隔腫瘍として扱われる．

副腎髄質外の神経内分泌組織であるクロム親和性細胞は傍神経節に存在する．縦隔では交感神経幹周囲の**大動脈交感神経傍神経節**と大動脈弓周辺の**大動脈小体**（aortic body，またの名を大動脈肺動脈傍神経節：aortopulmonary paraganglion）が主な傍神経節である．

これらの縦隔内あるいはその近傍に存在する神経の解剖を理解し，加えて放射線学的病理学的相関（radiological-pathological correlation）から得られる画像所見の特徴を知ることが，正確な質的診断につながる．

症例6　交感神経幹発生神経鞘腫（sympathetic trunk schwannoma）（10歳代男性）

Ⓐ Ⓑ 胸部単純X線写真（正面像）
Ⓒ 単純CT
Ⓓ 造影CT（早期相）
Ⓔ 造影CT（後期相）
Ⓕ Ⓖ 造影CT（冠状断像）

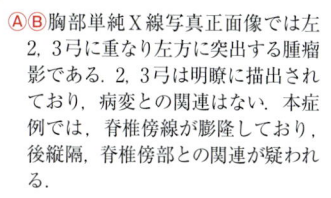

Ⓐ Ⓑ 胸部単純X線写真正面像では左2, 3弓に重なり左方に突出する腫瘤影である. 2, 3弓は明瞭に描出されており, 病変との関連はない. 本症例では, 脊椎傍線が膨隆しており, 後縦隔, 脊椎傍部との関連が疑われる.

Ⓒ Ⓓ Ⓔ 単純CTでは, 円形の病変であり（→）, 大動脈辺縁, 脊椎傍部と接している. 結合織の増生のためか, 腫瘤背側で肺が内側に凸の形状を呈している（▶）. この部分が脊椎傍線の突出に相当すると考えられる. 腫瘤自体はやや不均一に33 HU→51 HUへと軽度造影されている.

Ⓕ Ⓖ 冠状断像では頭尾方向に長い病変である.
頭尾方向に長い性状と増強効果がそれほど強くないという所見より, 神経節細胞（神経）腫との術前診断のもと摘出術が施行された. 手術所見および病理所見より, 交感神経幹から発生した神経鞘腫と診断されている. 神経鞘腫も神経の走行に沿って頭尾方向に進展することがある.

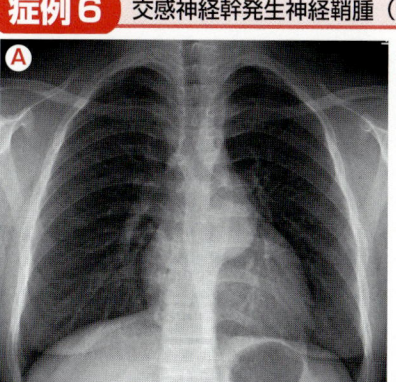

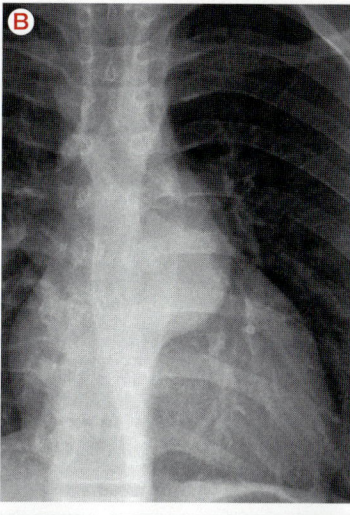

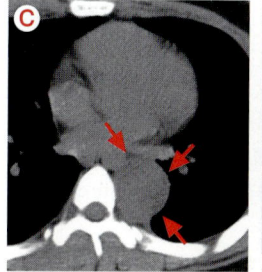

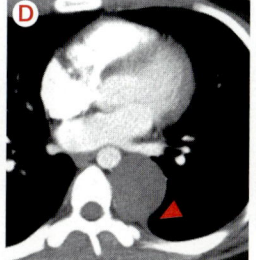

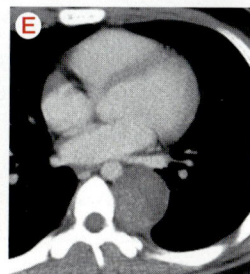

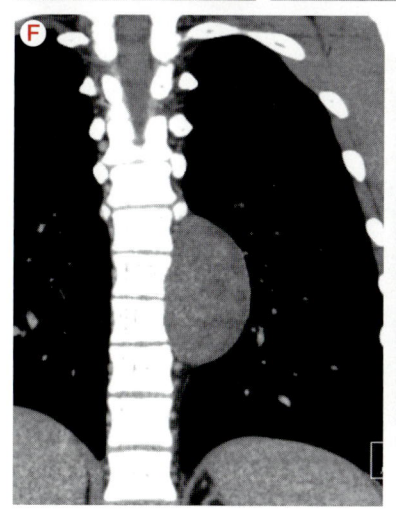

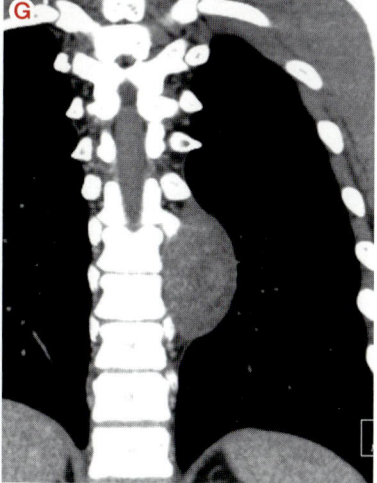

2．典型的画像所見

1）神経鞘腫（症例1, 3～6）

　　神経鞘腫は神経線維腫と共に末梢神経発生の良性腫瘍である. 細胞密度が高く, 血流も豊富で典型的な柵状配列を呈する**Antoni A型**と細胞密度が低く, 血管に乏しく, 粘液腫状変性を伴う**Antoni B型**組織が肉眼的に混在することが組織上の特徴である. 画像ではこれを反映し, Antoni A型成分は早期より造影され, Antoni B型成分はよりゆっくりと造影される. CTよりMRIのほうが増強効果の把握が容易である. Antoni B型成分のCT値は水分が多くなると低下する. T2強調像ではAntoni B型成分がより高信号を呈し造影早期の像とコントラストが反転する. 血流豊富な領域が壊死や出血をきたしやすく,

造影不良域を形成する．神経走行に沿って紡錘状となる傾向がある．また，神経原性腫瘍一般の特徴として良性であってもFDGの集積が良好であることが知られている．

2）神経線維腫

神経線維腫は，von Recklinghausen病（神経線維腫症Ⅰ型）と関連が深く，この場合多発する．縦隔発生神経線維腫は被膜を有し，神経鞘腫との鑑別が肉眼的にも困難となる．Schwann細胞と線維芽細胞の増殖内に厚く波状の膠原質索状構造が介在し，種々の程度に粘液変性を示す．これらを反映し，T1強調像では辺縁が中心部より低信号，T2強調像で逆に中心部が低信号，辺縁が高信号を呈し，標的のように見える徴候（**target sign**）が知られている．造影早期相では中心部が濃染する**central enhancement**が特徴である．

3）悪性末梢神経鞘腫瘍（症例5）

悪性末梢神経鞘腫瘍は浸潤所見が強く，壊死や出血が高頻度である．CT，MRIにより内部構造は不均一となる．T2強調像で細胞密度が高い部分が低信号を呈する．良性でみられるtarget sign（症例3）は稀である．遠隔転移を早期より起こすことが多く，病期診断が重要である．これらの所見が神経に関連した病変でみられた場合，鑑別にあげる必要がある．

4）神経芽腫群腫瘍

神経芽腫群腫瘍は神経節内に存在する神経堤由来細胞より発生する．組織学的には，悪性の**神経芽腫**，**神経節芽腫**および良性の**神経節細胞腫**の3つに分類される．基本的に交感神経節や脊髄神経節が存在する縦隔上部の脊椎傍部，後縦隔に発生するが，星状神経発生も存在する．

神経節細胞腫（症例2）は交感神経幹に沿って頭尾方向に長く進展し，表面平滑であるが縦隔組織との境界がときに不明瞭となることが多い．小児期では水分含量に富みT2強調像で高信号を呈する．時を経るにつれて，内部が粘液腫状変性あるいは脂肪変性をきたす．内部に渦巻状の線状構造（**whorled appearance**）を有することも鑑別に役立つ．増強効果は軽度のことが多い．

神経節芽腫および**神経芽腫**はしばしば内部が分葉状構造を呈する．緩徐に増大した場合，限局性の肋間開大および辺縁の硬化像を呈する．変性壊死をきたしやすく，石灰化の頻度が高い．MRIでは非特異的な充実性腫瘍所見である．神経節芽腫は神経芽腫よりも予後がよいが画像所見に大きな差はない．[123]I-MIBGシンチグラフィが特異的に陽性となるため，神経節近傍に存在する他の悪性腫瘍との鑑別が可能である．

5）傍神経節腫

傍神経節腫は縦隔内に存在する傍神経節近傍に病変が存在することが鑑別診断の端緒となる．画像の特徴としては，MRIでの出血巣あるいは遅い血流（salt）と豊富な血流を反映したflow void（pepper）による，**salt and pepper appearance**がある．また，よく造影される多血性腫瘍であること，大きな病変では壊死巣が増加すること，**T2強調像で著明な高信号を呈する**ことがあげられる．

3．鑑別疾患

上記の特徴的発生部位，画像所見を捕らえることにより質的診断は容易なことが多い．また，良性の神経鞘腫，神経線維腫，神経節細胞腫が悪性化する頻度は稀とされており，また神経節細胞腫では，周囲正常組織との境界が不明瞭であり切除範囲の把握に難渋することもときに経験されるため，画像が特徴的である際には摘出術が回避される機会が増えている．不要な治療を避けることは画像診断医の重要な役割であり，臨床医と密な議論が必要である．

後縦隔あるいは縦隔面の神経走行に沿った病変の場合，solitary fibrous tumor（孤立性線維性腫瘍）との鑑別がときに困難となる．孤立性線維性腫瘍では，線維成分が優位であることが多く，T2強調像で低信号となることが鑑別点となる．

参考文献

1) 原 眞咲，他：縦隔の神経原性腫瘍．画像診断，29：1560-1573, 2009
2) 原 眞咲：中・後縦隔腫瘍．「胸部のCT 第3版」（村田喜代史，他／編），pp257-267，メディカル・サイエンス・インターナショナル，2011

第10章 縦隔，胸膜，横隔膜，胸壁病変

8 囊胞性病変
cystic lesions

原　眞咲

症例1　胸腺囊胞（thymic cyst）（60歳代女性）

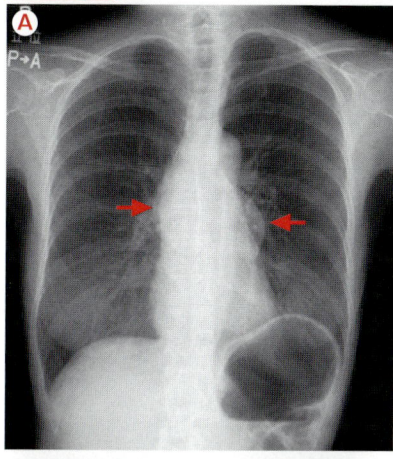

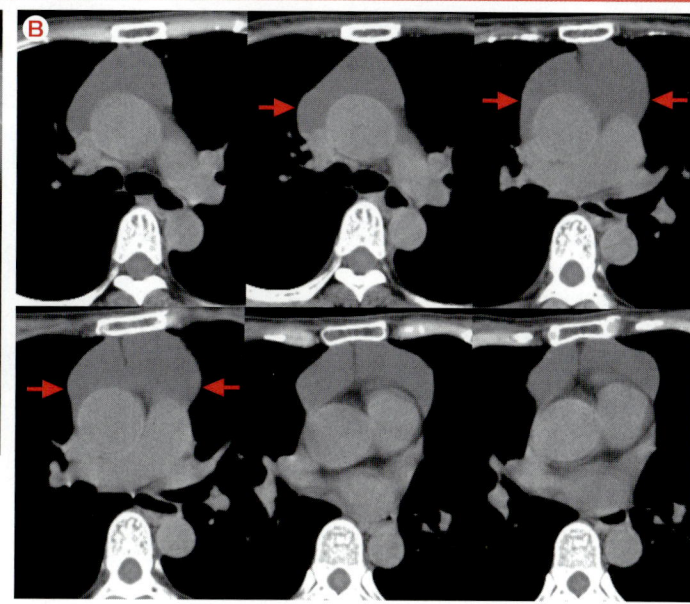

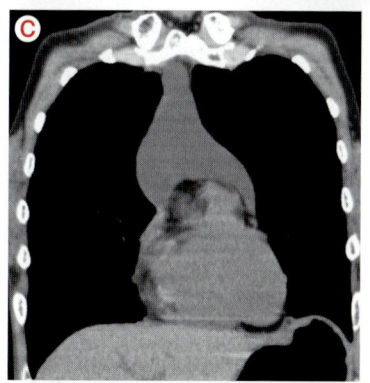

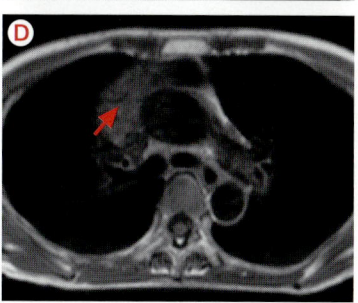

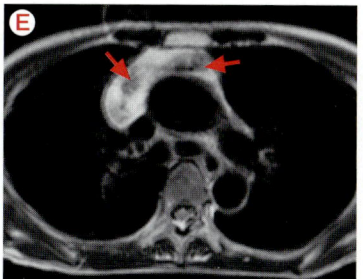

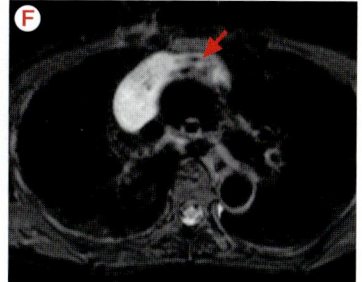

Ⓐ 胸部単純X線写真　Ⓑ 単純CT　Ⓒ 単純CT冠状断像　Ⓓ T1強調像　Ⓔ T2強調像　Ⓕ 脂肪抑制T2強調像

Ⓐ 胸部単純X線写真正面像では左優位に両側肺門部の外方に突出する辺縁平滑な腫瘤影が認められる（→）．中央陰影，肺門の血管，下行大動脈いずれもシルエットサインは陰性である．

ⒷⒸ 単純CTでは前縦隔に正常胸腺と同様の形状を呈する82 mm×30 mm×頭尾方向110 mmの腫瘤性病変が認められる（→）．CT値は5 HUと水吸収値である．

Ⓓ T1強調像では低信号である（→）．

Ⓔ T2強調像では高信号であるが，所々低信号領域が散見される（→）．

Ⓕ 脂肪抑制T2強調像でも同様であるが，低信号領域の形状は異なっており（→）内容液の動きによるアーチファクトと考えられる．

（次頁へつづく）

(前頁のつづき)

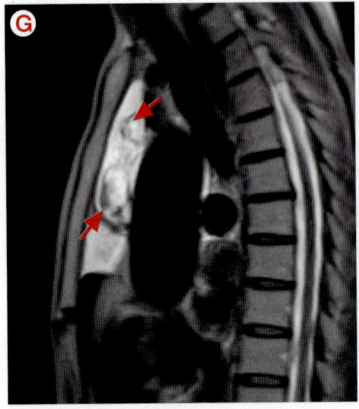

Ⓖ T2強調矢状断像
ⒽⒿ 吸収補正用CT
ⒾⓀ FDG-PET
Ⓜ HRCT矢状断像

Ⓖ T2強調像矢状断像でも同様の不均一な低信号巣が認められる（→）.

Ⓗ〜Ⓜ FDG-PETでは集積亢進はみられない. 左肺野の集積亢進巣（→）は, 同時に発見された左上区のlepidic predominant adenocarcinomaである. 肺癌の手術時に前縦隔病変も摘出された. 嚢胞壁に壁在結節はみられず, 病理学的に胸腺嚢胞と診断された.

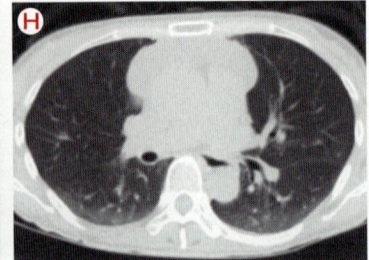

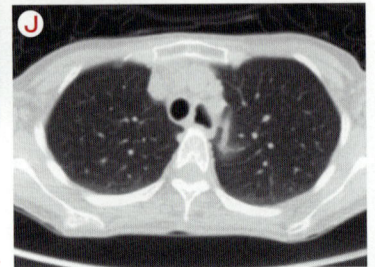

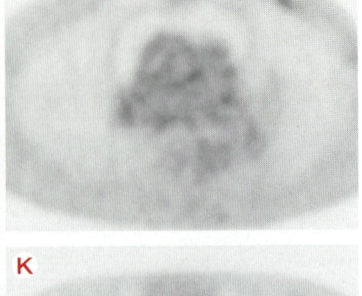

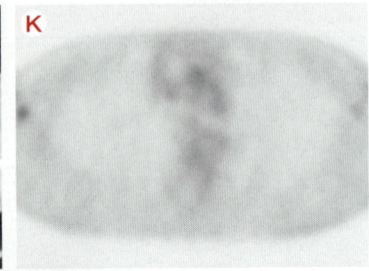

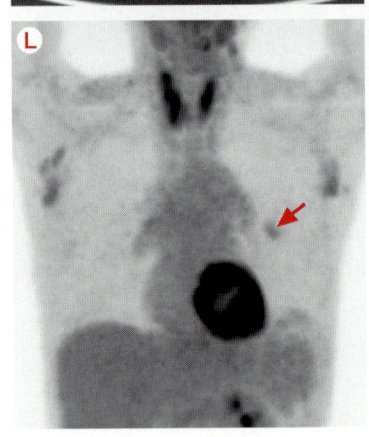

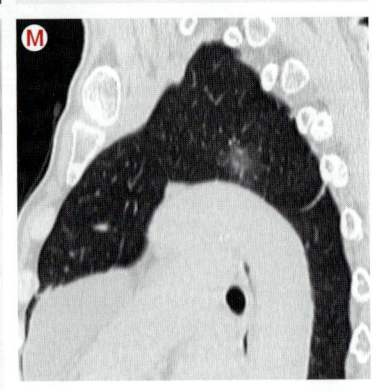

疾患解説

1. 疾患概念

縦隔に発生する**嚢胞性病変**も発生部位により特徴がある. 胸郭入口部では, 甲状腺周囲に**副甲状腺嚢胞**が認められる.

前縦隔で胸腺の存在する部位には第3咽頭嚢が下行する際遺残した組織から貯留嚢胞として発生する**胸腺嚢胞**の頻度が高い. その他, **嚢胞状成熟奇形腫**（皮様嚢胞）, 心の周囲には**心膜嚢胞**が認められる. 前腸から生ずる気管・気管支および食道周囲（中縦隔）には**気管支嚢胞**や**食道嚢胞**がみられるが一括して**前腸嚢胞**とよんでもよい. 心嚢はアメーバ状に突出する部分が散見され, これらが拡張すると**心膜憩室**として描出されるが, **心膜横洞**, **心膜斜洞**の解剖を知ることにより好発部位が理解できる（症例6〜10）.

後縦隔, 椎体傍部には**神経腸管嚢胞**, **側方髄膜瘤**が認められ, 脊柱管との関連が認められる.

また, どの部位にもみられる嚢胞性病変として, **嚢胞状リンパ管腫**があげられる. また, 縦隔胸膜から発生した胸膜嚢胞が縦隔病変のように描出されうる.

多房性嚢胞を呈する病変として, **多房性胸腺嚢胞**（multilocular thymic cyst）がある. 後天的で, 炎症を伴うことが特徴であり, Sjögren症候群を始めとした膠原病の合併が知られている. **MALTリンパ腫**も同様の所見となることがある.

さらに, 元は充実腫瘍であるが, 嚢胞変性や壊死をきたしやすいあるいはきたした病変として, 神経

症例2　前縦隔高吸収値嚢胞（high attenuation cysts in the anterior mediastinum）（60歳代女性）

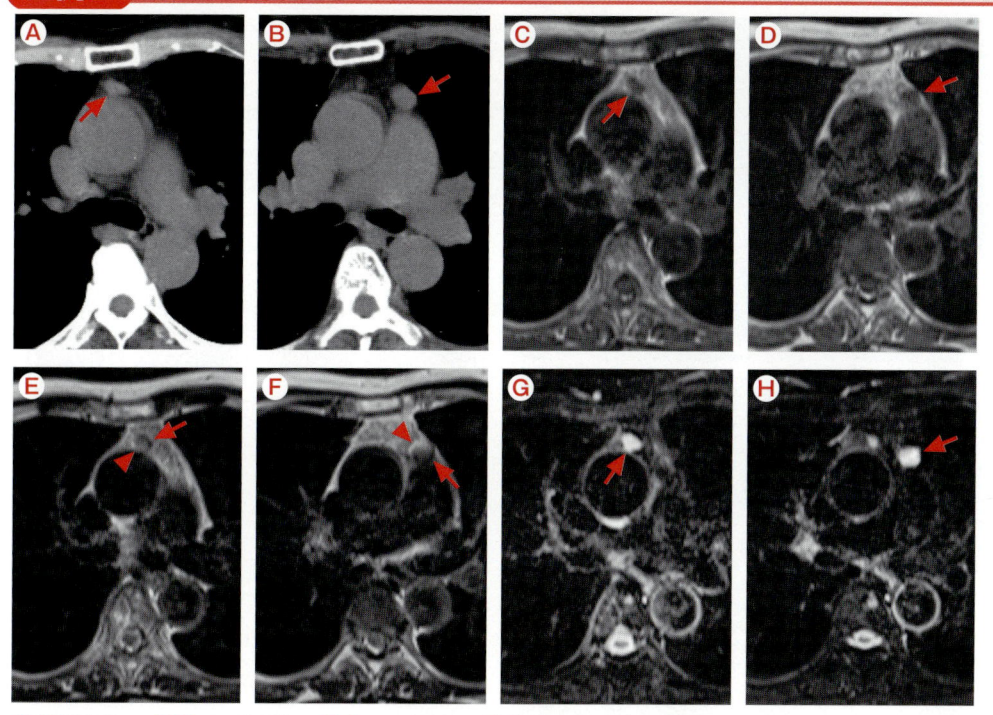

Ⓐ Ⓑ 単純CT　　Ⓒ Ⓓ T1強調像　　Ⓔ Ⓕ T2強調像　　Ⓖ Ⓗ 脂肪抑制T2強調像

Ⓐ Ⓑ 単純CTでは，前縦隔正中部に12 mm×7 mm，CT値50 HU，前縦隔左側に13 mm×11 mm，CT値36 HUの結節が認められる（→）．

Ⓒ Ⓓ T1強調像ではいずれも低信号である（→）．

Ⓔ Ⓕ T2強調像では周囲の脂肪化した胸腺と同等の信号であるが，患者右側に三日月状の高信号（▶），左側に同様の低信号（→）が出現するケミカルシフトアーチファクトが認められ，液体成分であると診断できる．

Ⓖ Ⓗ 脂肪抑制T2強調像では著明な高信号である（→）．

高吸収値を呈する嚢胞性病変では，嚢胞内の出血と粘稠で高濃度の嚢胞とが鑑別にあがる．前者では出血を伴った胸腺嚢胞，後者は第3咽頭嚢の遺残から生ずる貯留嚢胞として内容液が濃縮した胸腺嚢胞や異所性の気管支原性嚢胞が代表的病変である．

鞘腫，甲状腺濾胞腺腫，嚢胞状胸腺腫があげられる．

2. 典型的画像所見

- 先天性の胸腺嚢胞（症例1），心膜嚢胞（症例11）は単房性で薄壁性であることが特徴である．内容液は漿液性でCT値は水吸収値である．涙滴状の形状が特徴的であり，単純・造影画像間での形状の変化がみられることがある．緊満していると，楕円形や円形を呈する．CTは通常深吸気で撮影，MRIは安静呼吸時に撮像されるため，胸腔内圧の差により病変形状の変化が明らかになることがある．
- 嚢胞状リンパ管腫は多房性であることが多い．濃度の差や出血により内容液の性状は嚢胞ごとにさまざまであることがある．特にMRIでより信号差は明瞭となる．壁に石灰化巣がときにみられる．
- 嚢胞状成熟奇形腫では，粗大な骨，歯牙，脂肪成分が存在しない場合には，厚い被膜を有し内部濃度が高く，また，内容が毛髪や皮脂により不均等な所見を呈する（皮様嚢腫）．緊満した形状を呈するが，縦隔発生では膵組織を伴うことが多く，自己消化により破裂することが知られている．
- 気管支嚢胞（症例4）・食道嚢胞といった前腸嚢胞は，壁に平滑筋組織を有することが多く比較的厚い壁を有する．特に食道嚢胞では2層の平滑筋層の存在により診断される．このため壁が厚くなる傾向にある．形状は涙滴状や緊満した涙円形をとりうる．内容液は分泌物が濃縮し高濃度であることが多い．
- 神経腸管嚢胞は神経腸管の吸収が不完全の場合に生ずる．脊椎との関連が大きな特徴である．

症例3　前縦隔高吸収値嚢胞（a high attenuation cyst in the anterior mediastinum）（80歳代男性）

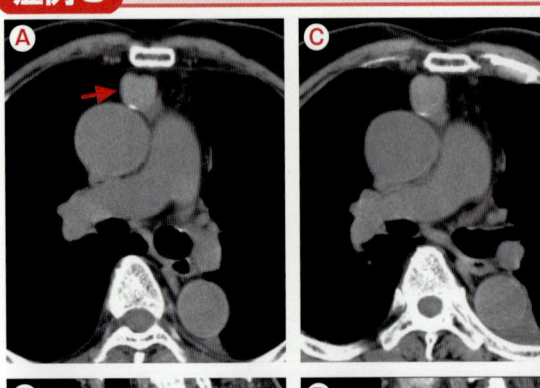

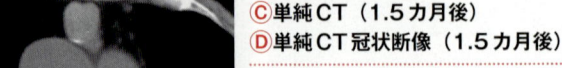

Ⓐ 単純CT
Ⓑ 単純CT冠状断像
Ⓒ 単純CT（1.5カ月後）
Ⓓ 単純CT冠状断像（1.5カ月後）

左肺癌切除術後である．

ⒶⒷ 単純CTでは前縦隔右寄りに，背側に線状石灰化を伴う34 mm×19 mm×頭尾方向38 mm，CT値66 HUの辺縁平滑な腫瘤性病変である（→）．少量の左胸水も認められる．

ⒸⒹ 1.5カ月後の経過観察CTでは，前縦隔病変は33 mm×32 mm×頭尾方向35 mmと形状に変化が認められ，嚢胞性病変と診断可能である．左胸水はわずかに増加している．

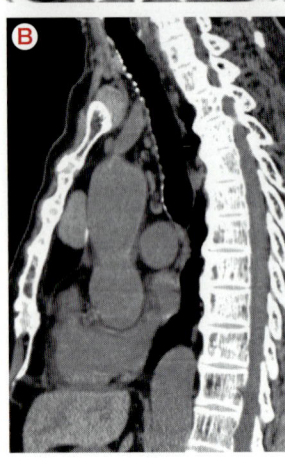

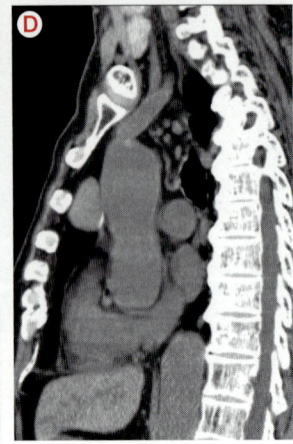

・多房性胸腺嚢胞は大小の嚢胞を有し，厚い隔壁あるいは壁在結節を伴うことが特徴である．
・充実性腫瘍の嚢胞状変性あるいは壊死の場合，もとの病変の特徴に加えて壁在結節が存在する．

3．鑑別疾患

存在部位・形状・壁の厚さ・内容液の性状および内部構造といった特徴をとらえることにより，正確な質的診断に迫ることができる．

CTでは単純では0～20 HUの水吸収が基本であるが**貯留嚢胞や出血を交えると吸収値は上昇し，充実性病変と鑑別できない**ことも稀ではない．この場合，造影検査での増強効果が鑑別の手がかりとされる．しかし，周囲の希釈されていない造影剤が存在する場合，beam hardening artifactによりCT値が変化し，**pseudo enhancement（偽造影）**とよばれる現象が生ずる．一方，ゆっくりとしか造影されない充実性病変も認められるため通常の造影CTで撮影される100～120秒後では増強効果がはっきりとしないことが悪性リンパ腫，胸腺腫，粘液型腫瘍や粘液腫状に変性した腫瘍で経験される．この場合，MRIの高濃度分解能により造影所見がとらえられる場合，および，撮像時間が造影後10分程度にまで達したMRI造影遅延相でのみ増強効果が明らかになる場合がある．

MRIは，CTで質的な評価が困難な場合，上記のように有用性が高い．一方，MRIの造影像では大血管や心臓からの血流アーチファクトが強く，逆に評価が困難となることが経験される．撮像シークエンスの工夫や，拡散強調画像にから得られる情報が充実性病変との鑑別に役立つ．

症例4　中縦隔気管支嚢胞（a bronchial cyst in the middle mediastinum）（40歳代女性）

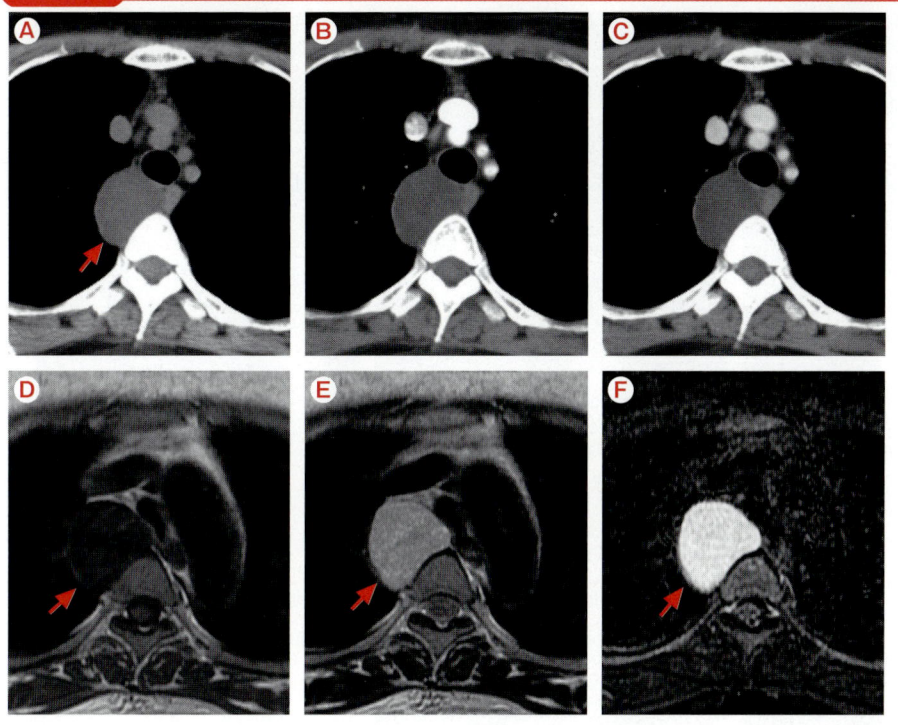

Ⓐ **単純CT**　Ⓑ **造影CT（早期相）**　Ⓒ **造影CT（後期相）**　Ⓓ **T1強調像**　Ⓔ **T2強調像**　Ⓕ **脂肪抑制T2強調像**

Ⓐ～Ⓒ単純CTでは，気管右背側，食道右側に接した，36 mm×26 mm×頭尾方向46 mmの辺縁平滑な楕円形病変である（→）．CT値は11 HU，造影早期相8 HU，後期相9 HUとも増強効果は指摘できない．

ⒹT1強調像では均一な骨格筋よりも低信号である（→）．

ⒺT2強調像では均一かつ皮下脂肪と同様の高信号である（→）．

Ⓕ脂肪抑制T2強調像ではコントラストが上昇しており，液体であることが明瞭となる（→）．
　気管，食道いずれとも接しており，気管支嚢胞，食道嚢胞いずれの可能性もある．気管・気管支と食道は同じ前腸から発生する．このため両者を区別せず前腸嚢胞としてもよい．典型像としては病理学的に嚢胞壁に軟骨組織を認め，上皮が多列線毛上皮であれば気管支嚢胞，壁が2層の平滑筋層であり内腔上皮が重層扁平上皮の場合，食道嚢胞と診断される．

症例5　気管憩室（tracheal diverticula）（60歳代女性）

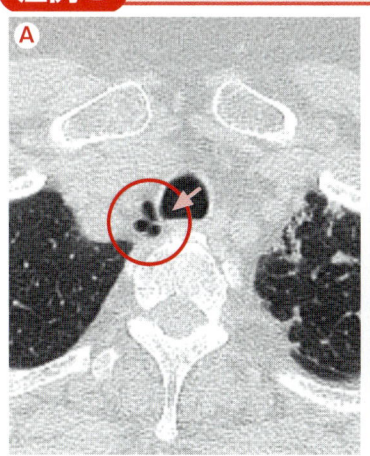

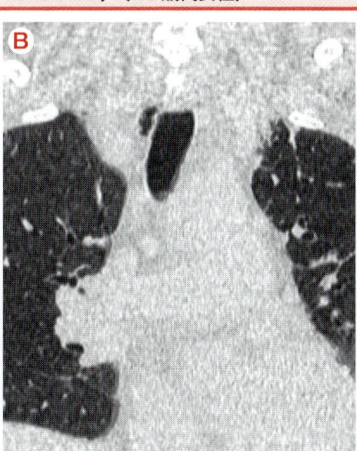

ⒶⒷ **HRCT（肺野条件）**

ⒶⒷCT肺野条件で気管の右背側に多房性の気腔が認められる（○）．Thin slice（1 mm厚）で気管内腔との連続が確認できる（→）．
　Thin slice CTが臨床で容易に得られるようになり，気管および気管支憩室の発見頻度が増加している．病的意義には乏しいと考えられる．

症例6　心膜憩室：心膜上洞（後部）〔superior recess（posterior portion）〕（70歳代女性）

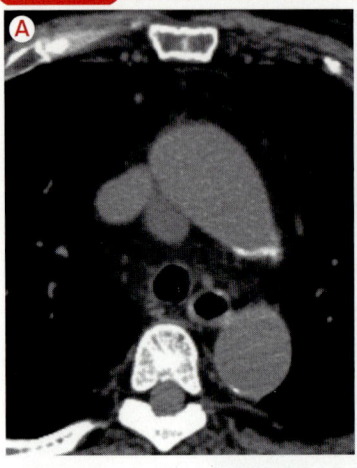

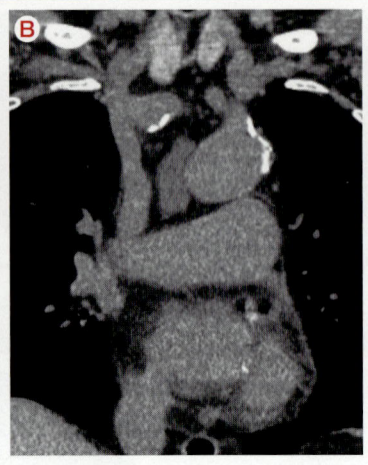

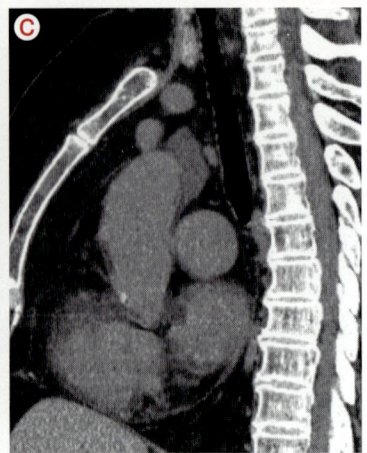

Ⓐ単純CT　Ⓑ単純CT冠状断像　Ⓒ単純CT矢状断像

Ⓐ〜Ⓒ上行大動脈と上大静脈との間を頭側に伸びる憩室であり，内部には心嚢液が充満している．

症例7　心膜憩室：心膜上洞（後部）〔superior recess（posterior portion）〕（30歳代女性）

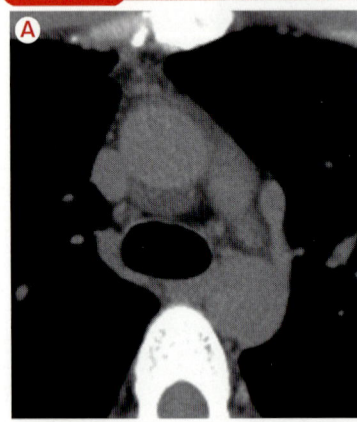

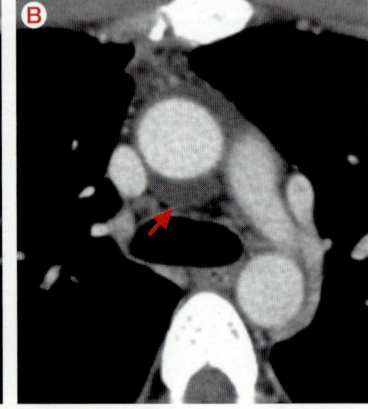

Ⓐ単純CT　Ⓑ造影CT

ⒶⒷ上行大動脈背側に接する液体貯留腔として描出される（→）．臨床的には気管前リンパ節との鑑別が重要である．上行大動脈背側に接し勾玉状を呈する形状，水吸収値を呈し，増強効果に乏しいことが鑑別点となる．

症例8　心膜憩室：心膜上洞（左側部）〔superior recess（lateral portion）〕（60歳代女性）

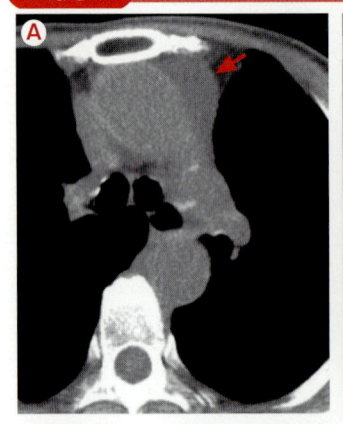

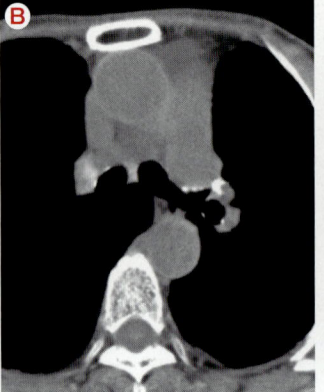

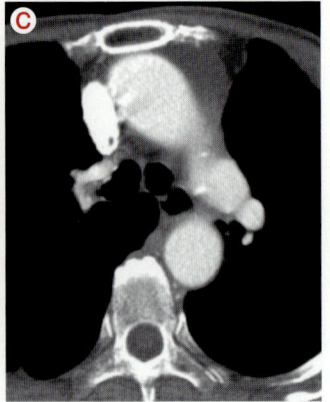

ⒶⒷ単純CT　Ⓒ造影CT（早期相）

Ⓐ〜Ⓒ上行大動脈の左側に生ずる心膜憩室である（→）．

症例9　心膜憩室：心膜上洞（前部）〔superior recess (anterior portion)〕（70歳代男性）

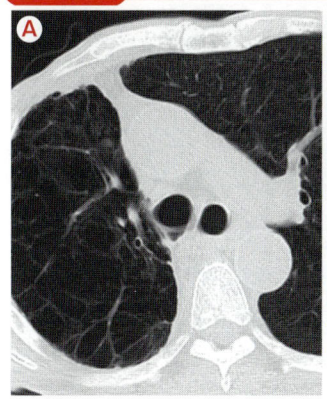

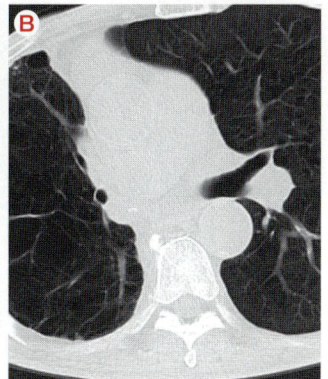

Ⓐ Ⓑ 単純CT（肺野条件）
Ⓒ Ⓓ 造影CT
Ⓔ 造影CT矢状断像

Ⓐ〜Ⓔ 右肺癌術後であり，縦隔は右側に偏位している（→）．上行大動脈の腹側部に液体が貯留している（▶）．

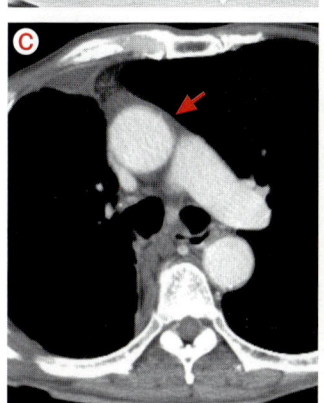

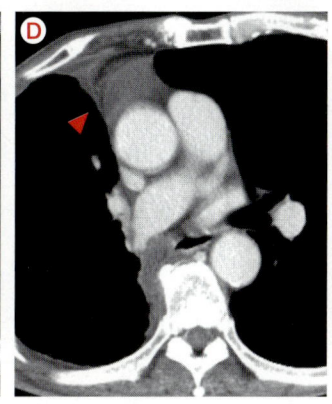

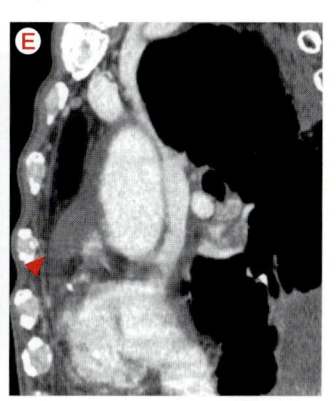

症例10　心膜憩室：心膜斜洞（oblique sinus）（70歳代女性）

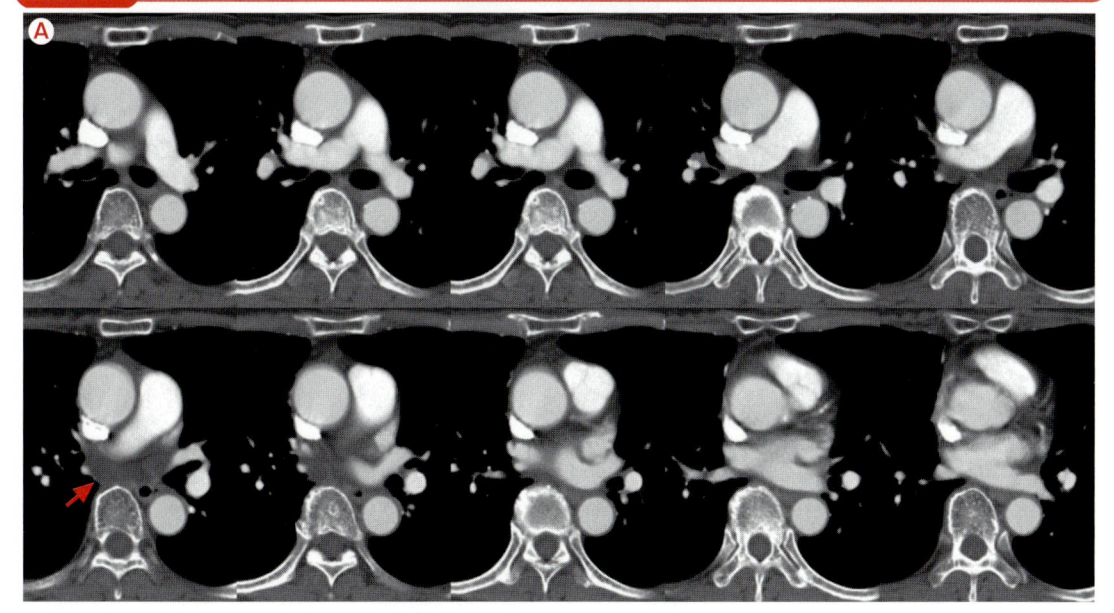

Ⓐ造影CT（早期相）　ⒷⒸ造影CT矢状断像　ⒹⒺ造影CT冠状断像

Ⓐ〜Ⓔ 椎体前と右肺動脈および左房との間の潜在腔が開大し心囊水が貯留している（→）．

（次頁へつづく）

(前頁のつづき)

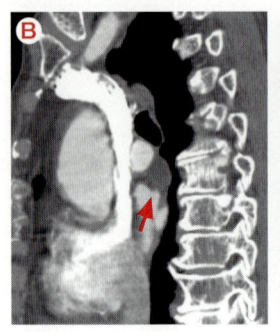

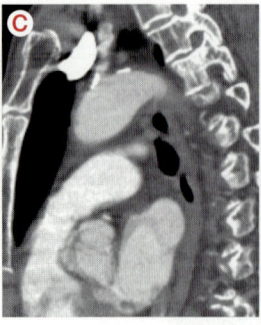

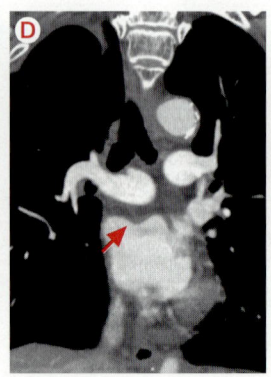

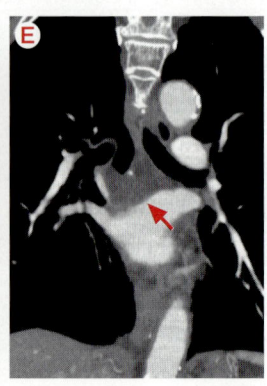

症例11 心膜嚢胞（pericardial cyst）（70歳代女性）

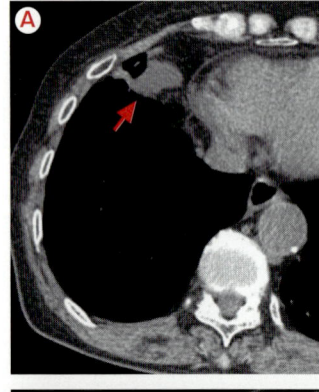

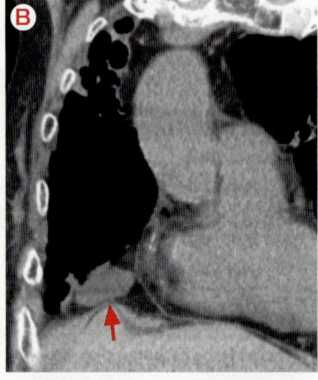

Ⓐ 単純CT
Ⓑ 単純CT冠状断像
Ⓒ 単純CT（8カ月後）
Ⓓ 単純CT冠状断像（8カ月後）

ⒶⒷ右気管支拡張症に伴う炎症にて経過観察中であり，縦隔が右側に偏位している．右心傍部に27 mm×17 mm×頭尾方向17 mm，CT値4 HUの辺縁平滑な結節が認められる（→）．

ⒸⒹ8カ月後のCTでは，29 mm×22 mm×22 mmと増大している．いずれも心嚢との交通はthin slice CTでも確認できない．心傍部では心膜憩室よりも心膜嚢胞の頻度が高いとされている．

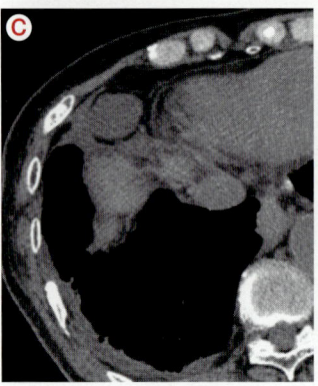

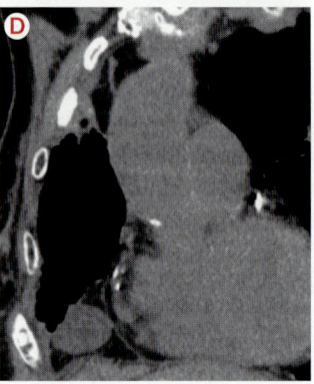

参考文献

1) 原 眞咲，他：縦隔嚢胞性病変のCT，MRI診断．日本医放会誌，61：147-155，2001
2) 原 眞咲：縦隔腫瘍の診断へのアプローチ．「胸部のCT 第3版」（村田喜代史，他／編），pp295-320，メディカル・サイエンス・インターナショナル，2011

第10章 縦隔, 胸膜, 横隔膜, 胸壁病変

9 リンパ節腫大
lymphadenopathy

原 眞咲, 小澤良之

症例1　原発性肺腺癌（primary pulmonary adenocarcinoma）（60歳代女性）

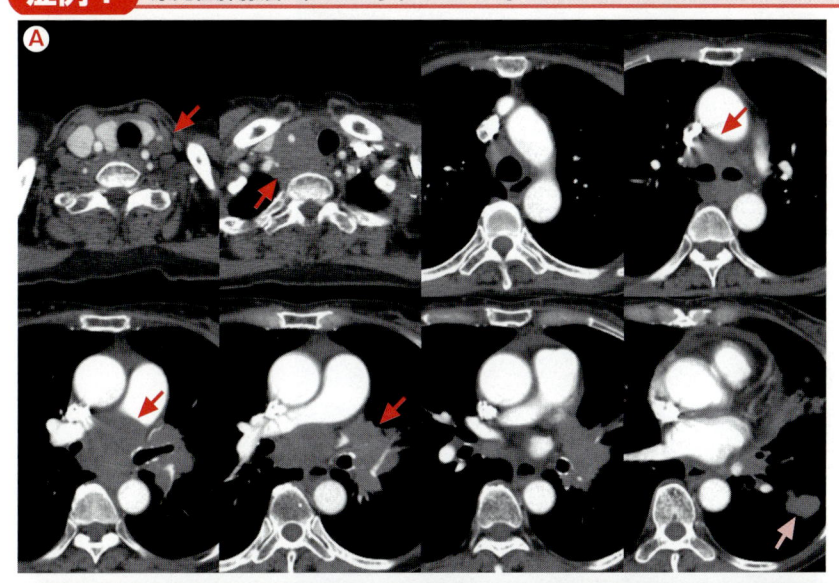

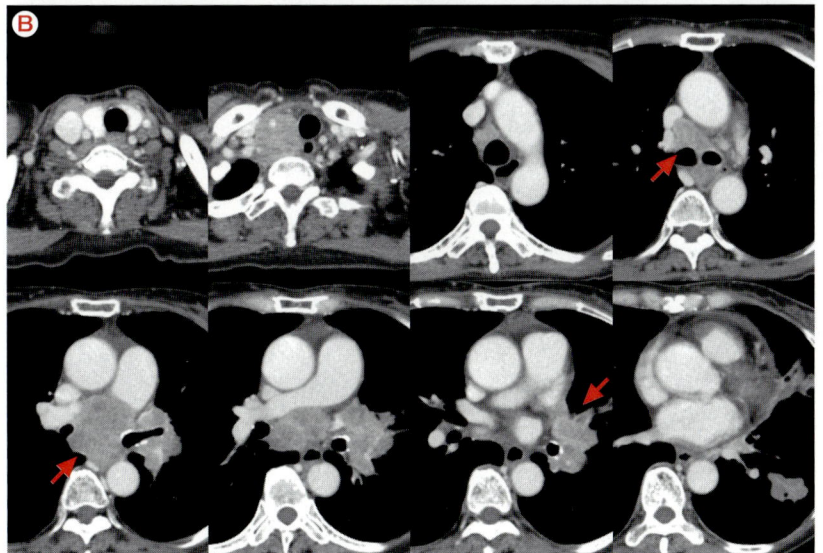

A 造影CT（早期相）　**B** 造影CT（後期相）

Ⓐ秒間2mLの造影剤注入速度, 造影剤注入開始30秒後の造影CT像である. 造影早期相に相当するため, 血管内腔とリンパ節とのコントラストが高く, 存在診断が容易である. 左鎖骨下静脈, 左腕頭静脈, 上大静脈内には未希釈造影剤からのアーチファクトにより, 周囲の評価が困難となっている. 右優位の両側鎖骨上窩（1）, 下部気管前（4R）, 気管分岐下（7）, 左葉間（11）のリンパ節腫大が認められる（→）. 左下葉S9にリンパ節と同様の吸収値を呈する辺縁分葉状の結節が認められる（→）. 生検では, 腺癌と診断されている. 肺野に原発巣と想定できる病変が存在する場合, 腫大リンパ節は転移巣と判断でき, TNM分類では, N3と判定される.

Ⓑ造影開始から100秒後の造影CTである. 腫瘍成分は早期相より強く造影され（→）, 血管内腔の吸収値は低下するため, コントラストが低下し, 肺門側の少リンパ節の存在診断能は低下している. 病変の増強効果評価にはより適している.
　本症例では, 腫大リンパ節の辺縁は不整な部分が目立ち, また, 右総頸動脈を狭窄しているため被膜を越えての浸潤が示唆される.

症例2　原発性肺腺癌（primary pulmonary adenocarcinoma）（60歳代男性）

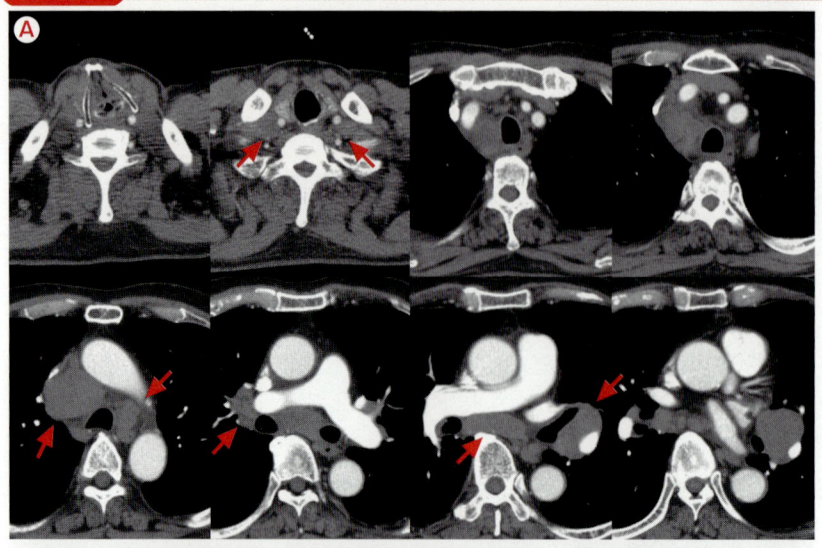

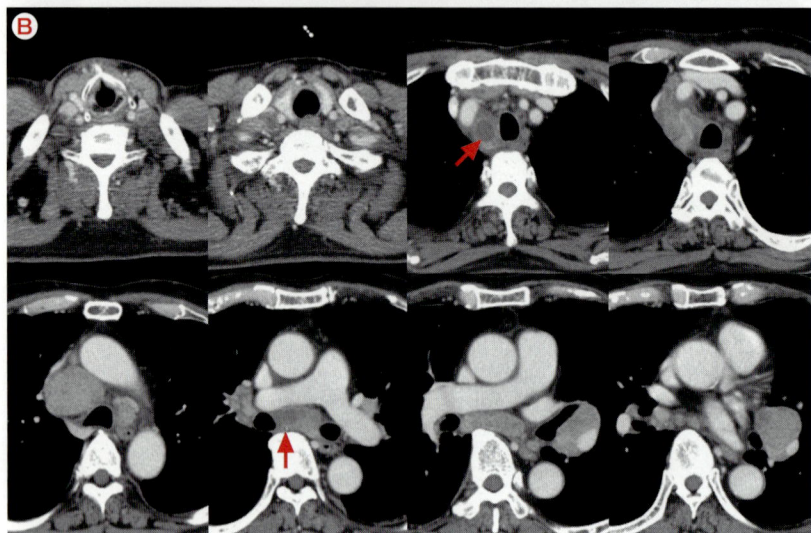

Ⓐ造影CT（早期相）　Ⓑ造影CT（後期相）

Ⓐ本症例では，原発巣に相当する病変が認められなかった．造影開始後30秒の早期相では，両側鎖骨上窩，左右気管傍，気管前，気管分岐下，左優位の両側肺葉間リンパ節腫大が認められる（→）．大小さまざまな腫大が存在し，比較的辺縁は平滑である．リンパ節の生検により，原発性肺癌からのリンパ節転移と診断された．

Ⓑ造影100秒後の後期相では，血管内腔と転移リンパ節とのコントラストは低下している．気管傍，気管分岐下リンパ節内に壊死巣と思われる造影不良域が認められる（→）．サルコイドーシスやサルコイド反応ではあまりみられない所見である．
両側肺門縦隔リンパ節腫大を認める場合，左右差あるいは，個々のリンパ節間の差異，内部性状の把握が，鑑別の手がかりとなる．

疾患解説

1. 疾患概念

肺門縦隔リンパ節腫大の原因としては，**悪性腫瘍からの転移**，**悪性リンパ腫**，**サルコイドーシス**，**サルコイド反応**，**多中心性Castleman病**（multicentric Castleman disease），**心不全**による浮腫，**硬化性縦隔炎**といった疾患があげられる．

肺癌からの転移では，小細胞癌が代表的であるが，分化度の低い腺癌・扁平上皮癌，大細胞癌でも広

症例3　サルコイドーシス（sarcoidosis）（50歳代男性）

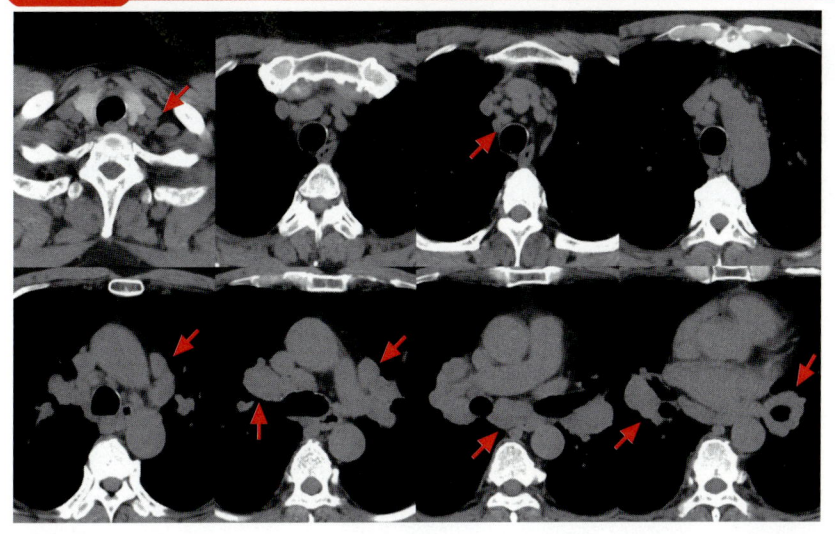

単純CT

単純CTでは両側鎖骨上窩，縦隔，両側肺門，葉間リンパ節が広範囲に腫大している（→）．分布としては，左右差に乏しく，両側肺門，葉間，気管分岐下リンパ節腫大が優位である．辺縁は平滑であり，融合傾向に乏しい．病原が両側肺から縦隔側に進展している印象である．サルコイドーシスの典型像といえる．

症例4　サルコイドーシス（肺野病変）〔sarcoidosis（galaxy sign）〕（50歳代女性）

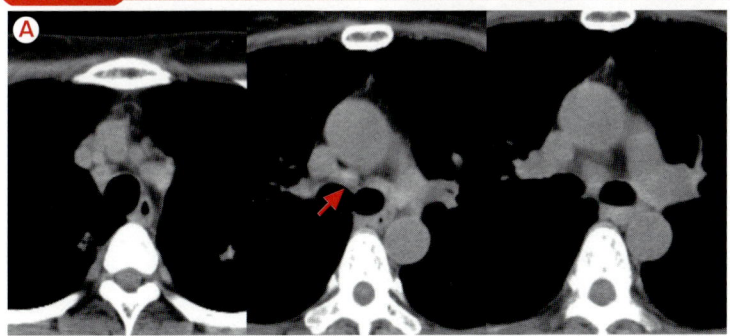

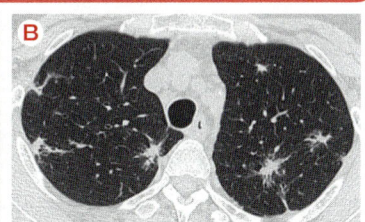

Ⓐ 単純CT　ⒷⒸ HRCT（肺野条件）

Ⓐ 単純CTでは，縦隔リンパ節が軽度腫大している（→）．ややCT値が高く，軽度の石灰化が疑われる．新しいサルコイドーシスの非乾酪性類上皮肉芽腫に石灰化をきたすことは稀であるが，陳旧化すると石灰化も生じうる．

ⒷⒸ 同症例の肺野条件である．両側上肺や優位，気管支周囲に辺縁が棘状を呈する斑状巣が散在している（galaxy sign）．

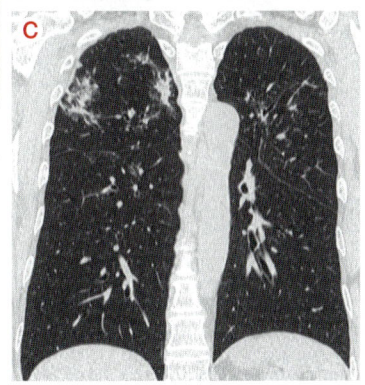

範なリンパ節転移を呈することがある．多臓器の悪性腫瘍では，乳癌・胃癌，大腸癌，子宮癌，卵巣・精巣腫瘍が代表的である．

　悪性リンパ腫では，Hodgkinリンパ腫は前中縦隔，非Hodgkinリンパ腫では中縦隔主体にリンパ節腫大をきたす．

　サルコイドーシスは吸入した原因物質（アクネ菌・α連鎖球菌・抗酸菌など）に対する肉芽腫形成反応である．胸部では肺野病変と肺門・縦隔病変とが主体であるが，眼・皮膚・肺縦隔以外のリンパ節・皮膚と全身に病変が分布する．

症例 5　サルコイドーシス（肺野，腹部病変）（sarcoidosis）（30歳代男性）

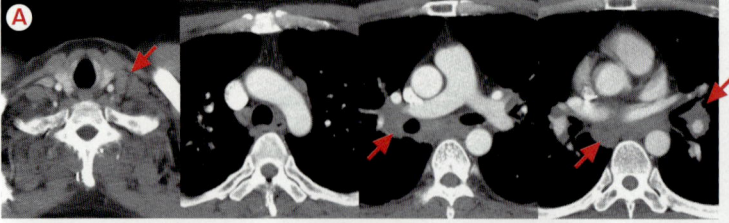

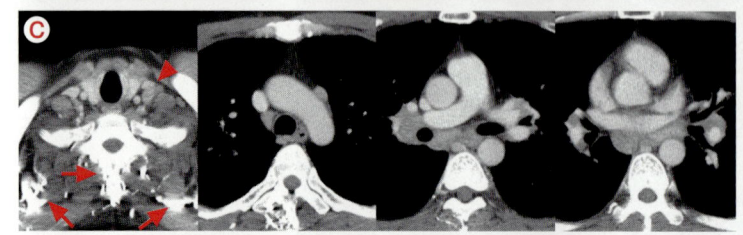

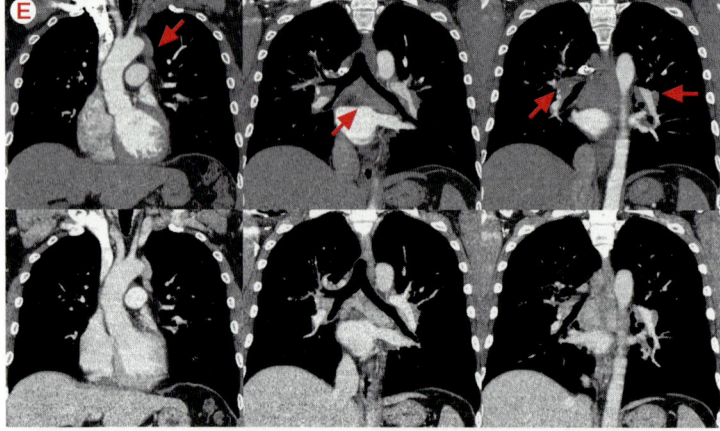

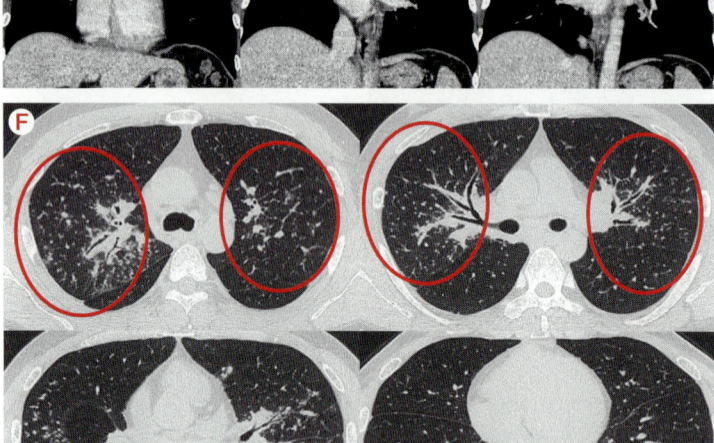

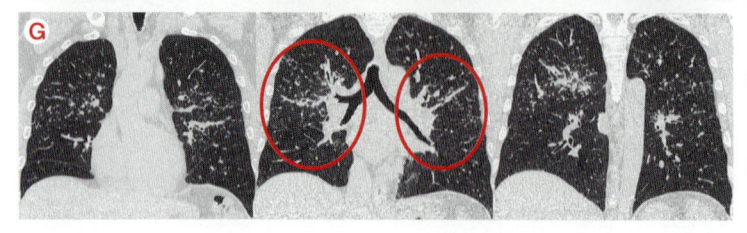

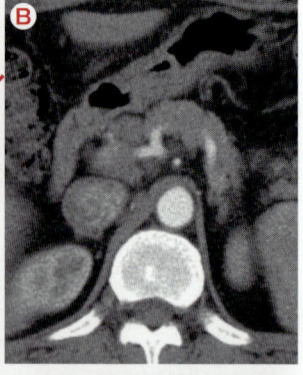

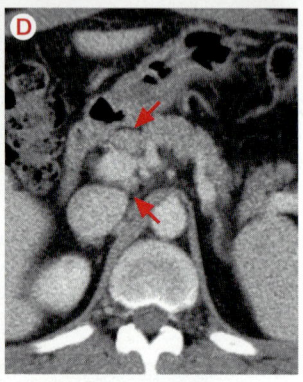

Ⓐ Ⓑ 造影CT（早期相）
Ⓒ Ⓓ 造影CT（後期相）
Ⓔ 造影CT冠状断像
Ⓕ 単純CT（肺野条件）
Ⓖ 単純CT再構成冠状断像

ぶどう膜炎として眼科から紹介され，全身検索が施行された．

Ⓐ造影開始30秒後の早期相では，両側葉間，肺門および，気管分岐下優位に左鎖骨上窩にリンパ節腫大を認める（→）．

Ⓑ上腸管膜動脈周囲にもリンパ節腫大が疑われるが，静脈がまだ造影されておらず詳細は不明である．

Ⓒ造影100秒後の後期相で，頸部背側に右鎖骨下静脈から側副路を介し静脈に未希釈の造影剤が停留している（→）．腫大リンパ節内に壊死はみられず（▶），均等に造影されている．

Ⓓ静脈系が造影され，リンパ節の同定が容易となっている（→）．

Ⓔ冠状断では，肺門，気管分岐下を中心とした病変の分布の理解がより容易である（→）．

Ⓕ肺野条件では中枢側の気管支周囲を中心とした壁肥厚像および肺野の微細粒状病変が認められる（○）．

Ⓖ再構成冠状断像では，両側肺上部，中枢気道中心に肺野病変が分布している（○）．

症例6　サルコイドーシス（肺野，皮膚病変）(sarcoidosis)（40歳代女性）

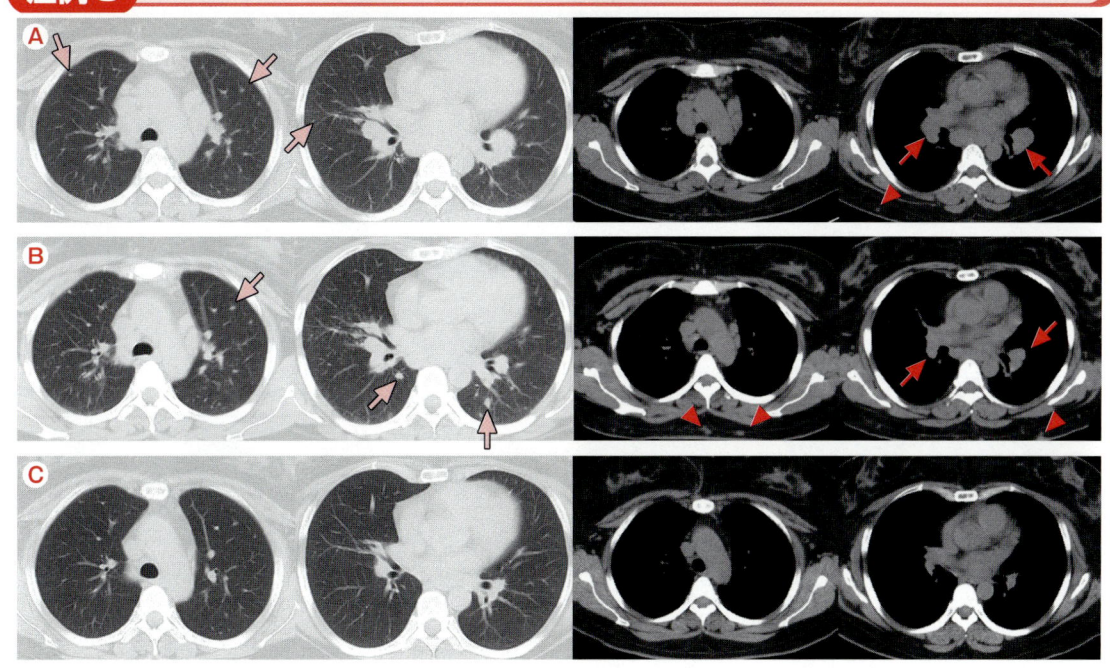

Ⓐ単純CT（初診時）　Ⓑ単純CT（1年後）　Ⓒ単純CT（3年後）

霧視を主訴に眼科を受診し，サルコイドーシスとして全身精査が施行された．

Ⓐ初診時のCTでは両側肺門縦隔リンパ節腫大が著明である（→）．肺野にも微細粒状病変が散在している（⇨）．また皮下脂肪内に微小結節が散見される（▶）．生検により皮膚サルコイドーシスと診断された．

Ⓑ初診より1年後に施行されたCTである．肺門縦隔リンパ節腫大は軽快しているが（→），肺野病変はむしろ増悪が目立つ（⇨）．皮下結節は増大増加している（▶）．

Ⓒ初診より3年後の経過観察CTである．肺門縦隔リンパ節腫大は消失している．肺野病変は著明に軽快し，ほぼ消失している．また，皮膚結節も消失している．
　この間，ACEは初診時26.3 U/L，1年後19.5 U/L，初診より3年後14.8 U/Lと減少している．眼病変の程度の変化は，皮膚病変およびリンパ節腫大の変化と同様であった．多くの症例でサルコイドーシス病巣は自然消退するが，心・眼など重要臓器のサルコイドーシスの程度によっては積極的に治療される．

症例7　多中心性Castleman病（multicentric Castleman disease）（30歳代女性）

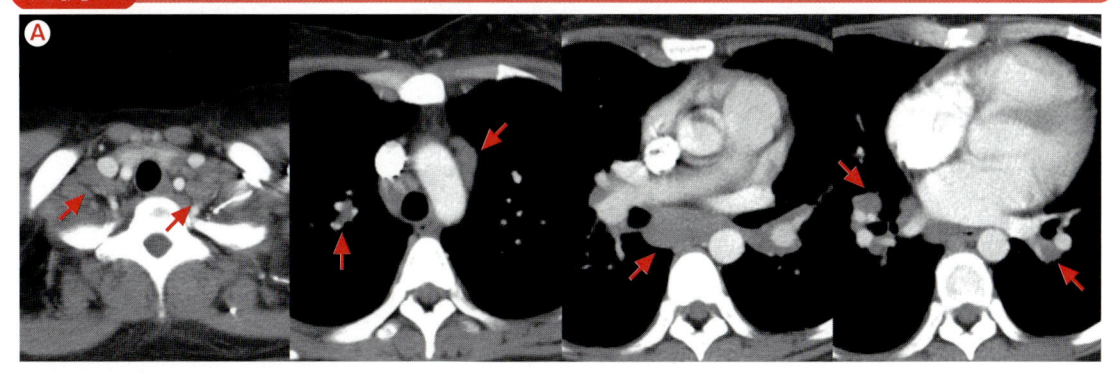

Ⓐ造影CT（早期相）

貧血および高タンパク血症にて受診し精査が施行された．

Ⓐ造影早期相では，気管分岐下，肺門優位のリンパ節腫大が認められ，縦隔，両側鎖骨上窩に及んでいる（→）．腫大リンパ節の分布，均一な増強効果はサルコイドーシスと同様である．右胸骨傍リンパ節も腫大している点が，サルコイドーシスの典型像とは異なっている．

（次頁へつづく）

（前頁のつづき）

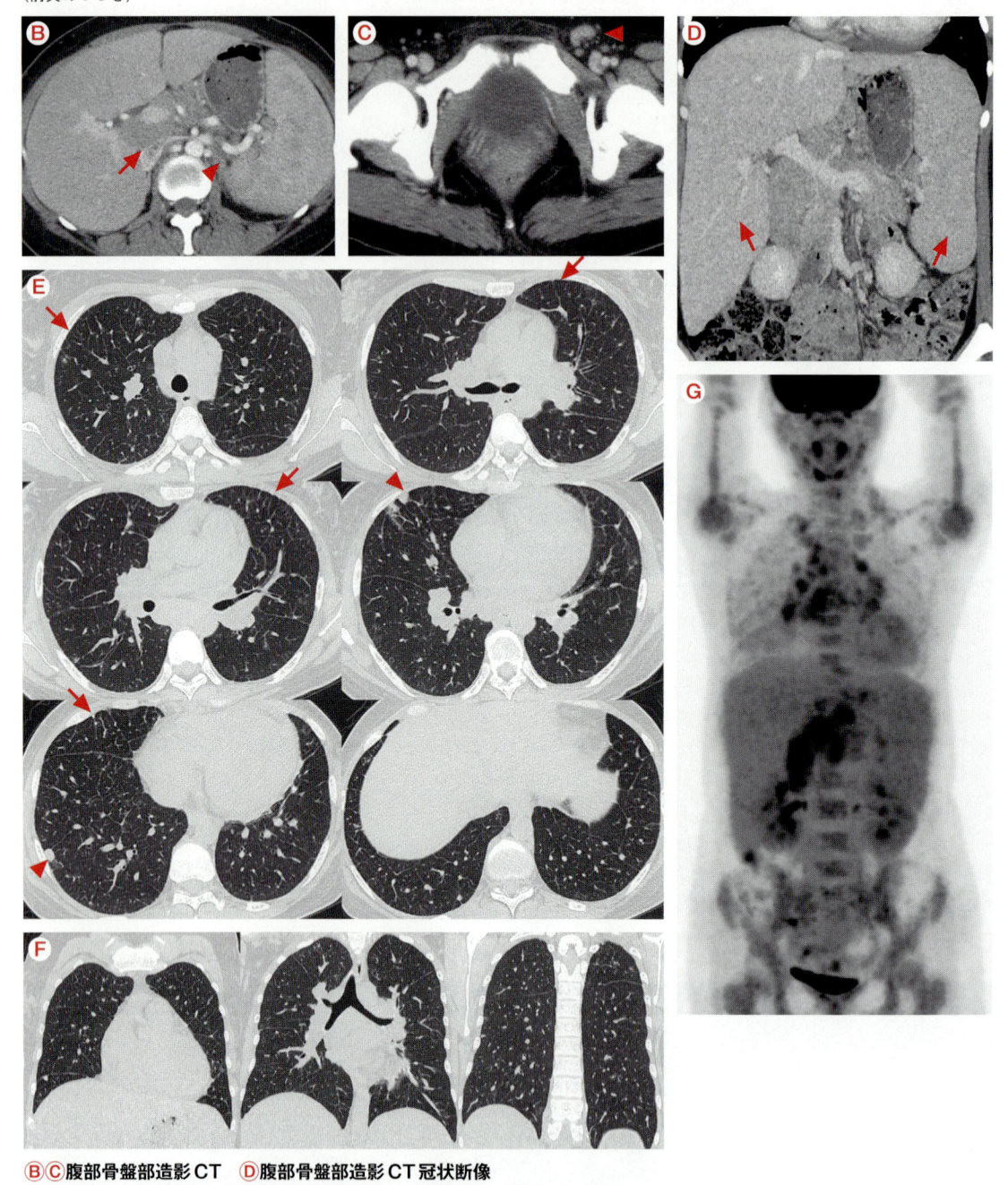

Ⓑ Ⓒ 腹部骨盤部造影CT　Ⓓ 腹部骨盤部造影CT冠状断像
Ⓔ 単純CT（肺野条件）　Ⓕ 単純CT冠状断像（肺野条件）　Ⓖ FDG-PET

Ⓑ～Ⓓ 腹部骨盤部CTでは，著明な肝脾腫を認め（→），大動脈周囲さらに鼠径部のリンパ節も腫大している（▶）．リンパ節生検により，multicentric Castleman disease と診断された．

Ⓔ Ⓕ 肺野条件では，肺野全体に小葉間隔壁の肥厚が認められる（→）．また，肺内リンパ節を思わせる胸膜下の小結節が散見され（▶），サルコイドーシス肺野病変の典型像とは異なっている．

Ⓖ 悪性リンパ腫が考えられたため，FDG-PETが施行された．腫大リンパ節に対して集積が亢進している．肝脾腫も明瞭であるが，集積亢進は目立たない．肺野病変への集積はFDG-PETでは確認できない．

サルコイド反応は腫瘍に由来の可溶性抗原により生じた免疫反応によりリンパ節が腫大するが，TNM分類に影響するため，注意が必要である．

Castleman病のうち，IL-6過剰産生に伴い肺門縦隔に多発リンパ節腫大，肺野にリンパ球性間質性肺炎相当の病変が生じる型は形質細胞型とよばれ，食欲不振，体重減少，倦怠感といった臨床症状により発症する．

2．典型的画像所見

- **肺癌のリンパ節転移**（症例1，2）では多くの場合，病側優位に腫大し，大小不揃いで浸潤傾向を示すが，特異的ではなく，原発巣が検出できない場合組織的な検索を要する．肺外の悪性腫瘍からの転移の場合は左右差に乏しく，サルコイドーシスを代表としてその他の疾患との鑑別がより困難である．
- **悪性リンパ腫**で肺門縦隔リンパ節に限局していることは少ない．FDG-PETを含めた全身検索を慎重に勧める必要がある．
- **サルコイドーシス**（症例3～6）では，融合傾向に乏しい，肺門および気管分岐下優位のリンパ節腫大が特徴的である．肉芽腫は非乾酪壊死であり，均一に造影される．陳旧化した肉芽腫では線維化ないし石灰化をきたすため，T2強調像では著明な低信号を呈する傾向にある．微細な肉芽腫が気管支周囲の集簇し斑状病変を形成するgalaxy signが肺野病変の特徴として知られている．
- **サルコイド反応**はサルコイドーシスに準じた腫大であり，鑑別は困難と考えられるが，悪性腫瘍の病期診断の際，N3に相当するリンパ節腫大が認められる場合にはこの現象の存在を念頭に評価する必要がある．
- **多中心性Castleman病**（症例7）では肺門縦隔リンパ節腫大とリンパ球性間質性肺炎に相当する肺野病変がみられる．

3．鑑別疾患

悪性腫瘍の転移では，原発巣と合わせた検索が重要であるが，同時に，サルコイド反応の存在を知っておくことが過大評価症例とならないために重要性が高い．最近，多重癌症例も稀ならず経験されるため，この場合リンパ節腫大の原因評価に難渋することとなる．

サルコイドーシスでは画像所見のわりに症状に乏しいことが疾患の特徴であり検診発見例が多い．さらに，特徴的な皮膚病変，眼病変，不整脈の存在，肝・脾病変，腹部リンパ節腫大といった所見に注意を払う必要がある．

悪性リンパ腫，多中心性Castleman病，その他のリンパ増殖性疾患では，有症状であることが原則であり，画像評価の際，患者情報に留意する必要がある．

参考文献

1）原　眞咲：中・後縦隔腫瘍．「胸部のCT　第3版」（村田喜代史，他／編），pp257-267，メディカル・サイエンス・インターナショナル，2011
2）原　眞咲：縦隔腫瘍の診断へのアプローチ．「胸部のCT　第3版」（村田喜代史，他／編），pp295-320，メディカル・サイエンス・インターナショナル，2011

第10章 縦隔, 胸膜, 横隔膜, 胸壁病変

10 脂肪をふくむ縦隔病変
fat containing mediastinal lesions

原 眞咲, 小澤良之

症例1 嚢胞状成熟奇形腫（mature cystic teratoma）（30歳代女性）

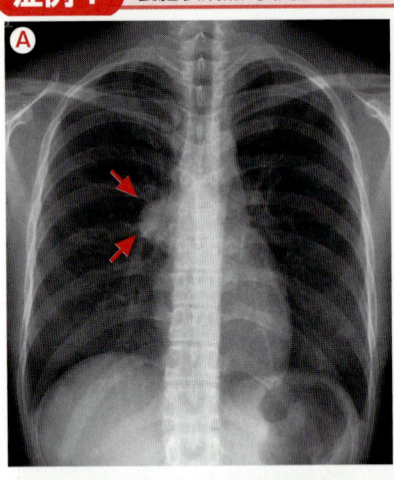

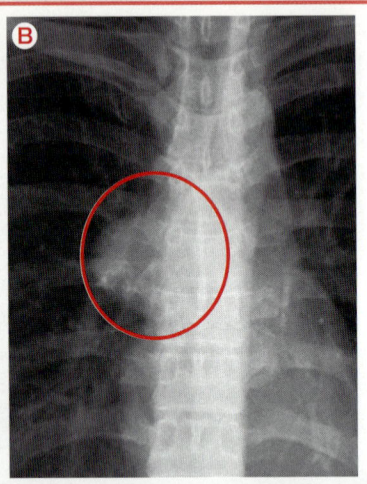

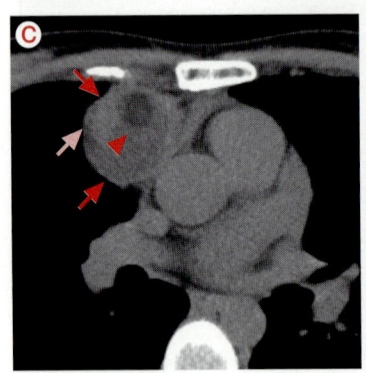

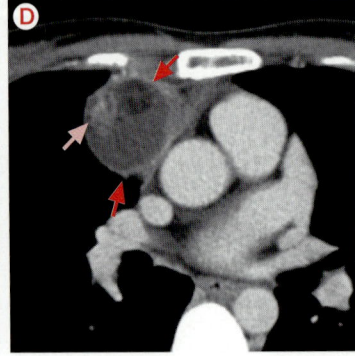

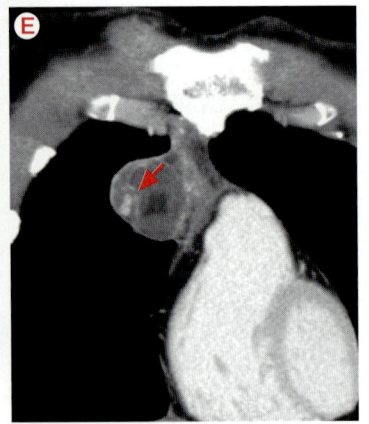

Ⓐ胸部単純X線写真　Ⓑ胸部単純X線写真（拡大像）　Ⓒ単純CT　Ⓓ造影CT（後期相）　Ⓔ造影CT冠状断像

- Ⓐ胸部単純X線写真正面像では右1弓下部に重なり辺縁明瞭な腫瘤影が認められる（→）.
- Ⓑ1弓はシルエットサイン陽性であり（◯），病変は前縦隔に存在することが推測される.
- Ⓒ単純CTでは前縦隔右側，辺縁比較的明瞭な腫瘤（→）であり，内部には15 mm大の脂肪を有する結節が水吸収値の内容成分に浮遊している（▶）．内部右側には軟部吸収値成分も認められる（→）.
- Ⓓ造影後期相では，厚い壁（→）と右側の結節（→）が造影されている.
- Ⓔ冠状断では，内部に隔壁構造も散見される（→）．手術では，内容が粥状成分からなる厚壁性の嚢胞であり，脂肪をはじめとする3胚葉組織成分の存在より，嚢胞状成熟奇形腫と診断された．軟部吸収値成分にも悪性組織は認められなかった.

疾患解説

1. 疾患概念

縦隔にはさまざま病変が発生するが，腫瘍性病変を鑑別する際，画像でとらえられる特徴に注目し，診断を絞り込むことが臨床上有用である．脂肪組織はCT・MRI共に検出率が高いが，脂肪と軟部吸収値成分が画素単位で混在する場合は，MRI, in-phaseに比較し out ofあるいはopposed-phaseで信号が著明に低下するため，画像上鋭敏に検出することができる．

症例2　囊胞状成熟奇形腫（mature cystic teratoma）（20歳代女性）

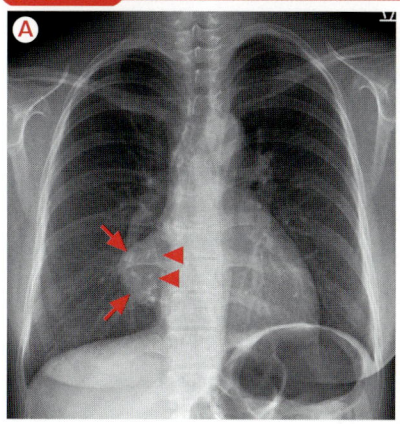

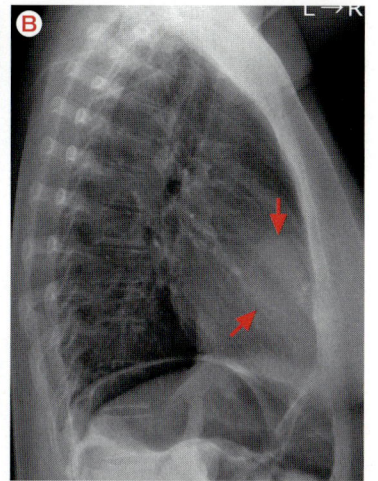

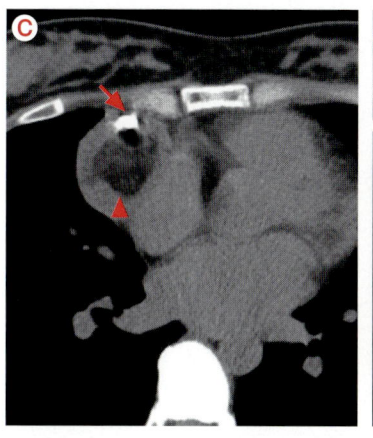

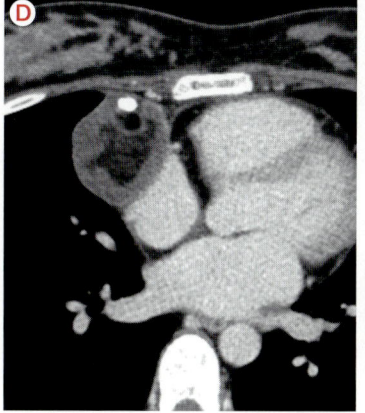

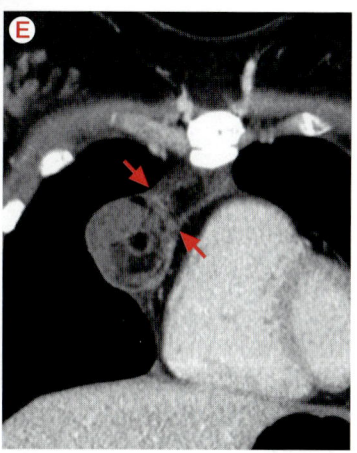

Ⓐ 胸部単純X線写真（正面像）　Ⓑ 胸部単純X線写真（右側面像）　Ⓒ 単純CT　Ⓓ 造影CT　Ⓔ 造影CT冠状断像

摘出術により囊胞状成熟奇形腫と診断された．

Ⓐ 胸部単純X線写真正面像では右2号が限局性に外側に膨隆している（➡）．2号はシルエットサイン陽性であり（▶），前縦隔病変が考えられる．

Ⓑ 右側面像では心陰影腹側の透過性が低下している（➡）．

Ⓒ 単純CTでは前縦隔右側，右心房に接して，骨を思わせる粗大石灰化（➡）と脂肪成分（▶）とが指摘できる．辺縁明瞭な腫瘤であり，周囲への浸潤所見は認められない．

Ⓓ 造影CTでは内側被膜が造影されている．

Ⓔ 冠状断像では胸腺右葉と連続している（➡）．

　　脂肪を含有する縦隔病変としては，**脂肪腫，高分化型脂肪腫様脂肪肉腫などの脂肪肉腫，静脈奇形，脂肪芽細胞腫，良性病変の脂肪変性**（平滑筋腫，神経原性腫瘍，髄外造血など）といった一般の軟部病変および縦隔特有の病変として，**奇形腫，胸腺過形成，胸腺脂肪腫，胸腺脂肪肉腫**を知っておくべきである．

2．典型的画像所見

- **成熟奇形腫**（症例1，2）では，成熟した脂肪組織や，歯牙あるいは骨・骨髄組織を有することが大きな特徴であり，画像上で肉眼所見を再現することができる．また，皮脂分泌物が毛髪と混在する粥状成分や脂肪を含んだ液体をCT，MRI共に再現可能である．皮様囊腫では厚い壁と皮脂成分と思われる内容のみが手がかりとなる．

症例3　胸腺脂肪肉腫（thymoliposarcoma）（10歳代男性）

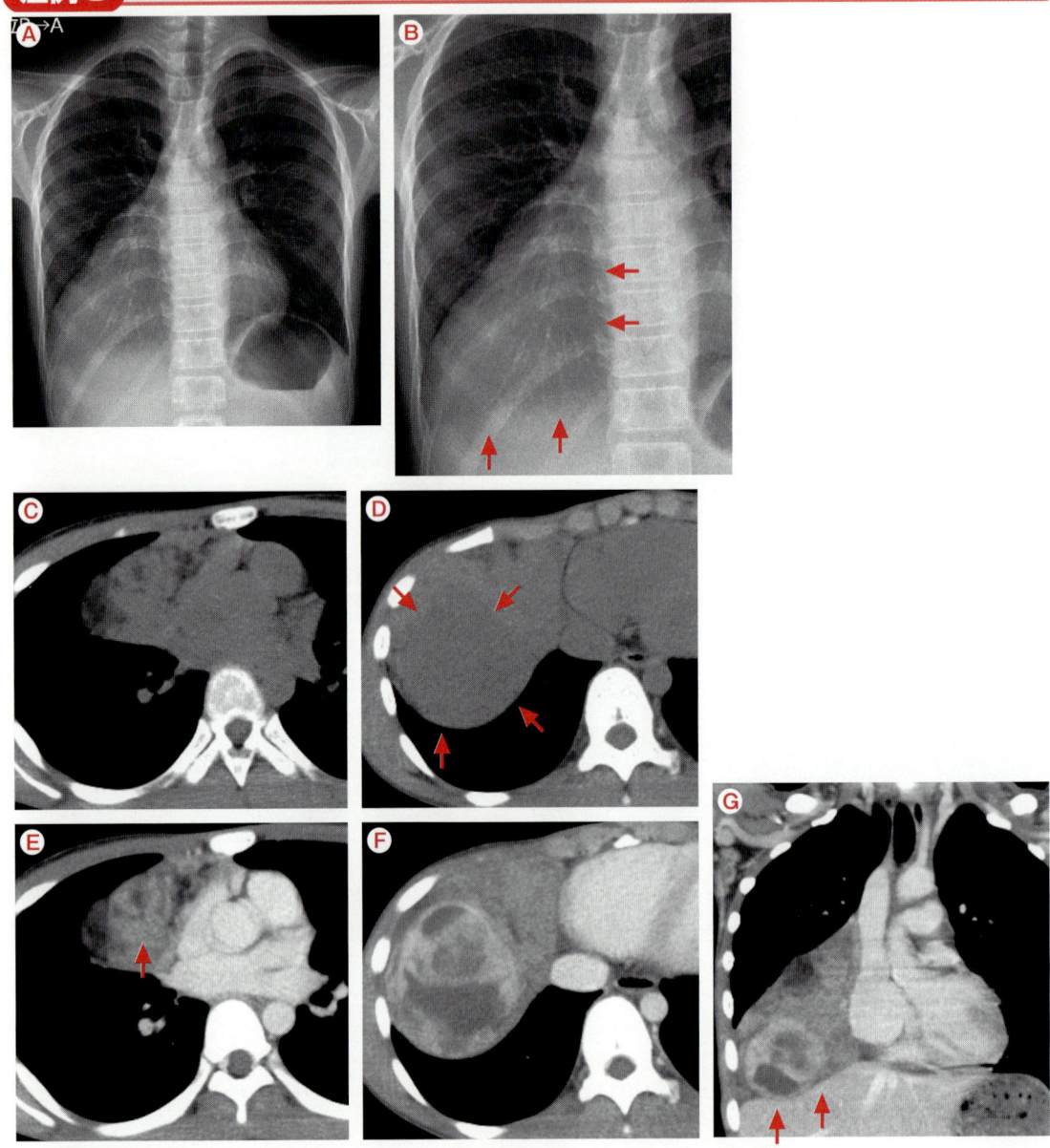

ⒶⒷ胸部単純Ｘ線写真（正面像）　ⒸⒹ単純CT　ⒺⒻ造影CT　Ⓖ造影CT（冠状断像）

ⒶⒷ胸部単純Ｘ線写真正面像では，右1弓下部，2弓全体および横隔膜辺縁に対するシルエットサイン陽性（→），中下肺野に広がり，辺縁がblack Mach所見を呈する腫瘤影が認められる．前縦隔から横隔膜辺縁におよぶ柔らかな病変と考えられる．

ⒸⒹ単純CTでは前縦隔右側から横隔膜に至る腫瘤であり，全体としては，脂肪吸収値と軟部吸収値とがさまざまな割合で混在している．尾側には辺縁明瞭な70 mm大の腫瘤（→）が認められる（CT値37 HU）．

ⒺⒻ造影CTでは軟部吸収値巣がよく造影されている（→）．尾側の腫瘤は壊死を思われる造影不良域が目立つが充実成分は，65 HU→81 HUと造影されている．

Ⓖ冠状断像では，横隔膜を尾側に限局性に圧排しており（→），固い成分の存在が示唆される．

（次頁へつづく）

（前頁のつづき）

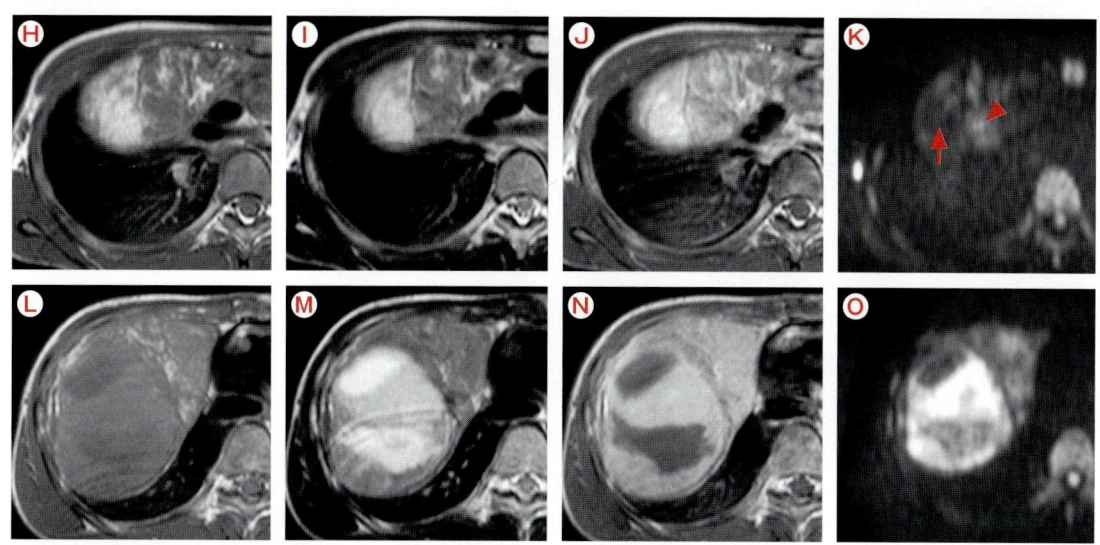

Ⓗ Ⓘ T1強調像　Ⓙ Ⓚ T2強調像　Ⓛ Ⓜ 造影T1強調像　Ⓝ Ⓞ 拡散強調像

Ⓗ 頭側部は，T1強調像では脂肪信号と軟部信号とが混在している．
Ⓘ T2強調像では，コントラストには大きな変化はない．
Ⓙ 造影T1強調像ではT1強調像低〜中等度信号領域がよく造影され，脂肪信号とのコントラストは低下している．
Ⓚ 拡散強調像では脂肪成分は低信号（→），軟部成分の信号（▶）もそれほど高くはない．
Ⓛ 尾側の腫瘤はT1強調像では低信号成分と，骨髄と等信号な成分とが混在している．
Ⓜ T2強調像では軟部成分は骨髄より若干高信号である．
Ⓝ 造影T1強調像で骨髄と等信号成分が均一につよく造影されている．
Ⓞ 同部は拡散強調像で高信号を呈している．
　手術で全摘が可能であり，脂肪と思われた部分は，高分化型脂肪腫様脂肪肉腫と診断され，混在する軟部成分は正常胸腺であった．尾側の腫瘤は，脱分化型脂肪肉腫と診断された．

- 奇形腫組織が悪性化することが稀にあり（malignant transformation），画像上壁在結節など充実成分の有無を確認し，詳細に病理学的検索を進めることが臨床上重要である．腫瘍マーカーの測定も一助となる．
- 縦隔の成熟奇形腫は性腺のそれと異なり，**膵組織を含有することが多い**ため，自己消化により破裂し，化学性の炎症を惹起することがまれではないため，基本的に手術適応とされる．
- **胸腺脂肪腫，胸腺脂肪肉腫**（症例3）は，胸腺組織と脂肪組織とが肉眼的に混在する病変である．脂肪組織が成熟していれば胸腺脂肪腫，脂肪組織に悪性所見がみられれば胸腺脂肪肉腫となるが多くは胸腺脂肪腫である．脂肪肉腫成分は，一般の脂肪肉腫と同様に高分化型（脂肪腫様，炎症型，硬化型，平滑筋様），粘液型，脱分化型，多形型，混合型に分類され，おのおの特徴的な画像所見を呈する．
- **脂肪腫，脂肪肉腫**（症例4）について，脂肪腫は全体が脂肪組織となり，内部に隔壁状構造や上記の脂肪以外の成分を認めた場合肉腫の可能性を示唆する．本稿で示した症例4はわずかな隔壁状構造がみられるのみであるが，病理上は脂肪肉腫と診断されている．**脂肪腫と高分化型脂肪腫様脂肪肉腫の鑑別がときに困難なことを知っておくべきである．**
- **横隔膜ヘルニア**はさまざまな部位に認められる．外傷性と先天性を主体とする非外傷性とがある．先天性は，背側に欠損があり後腹膜や腹腔臓器が脱出するBochdalekヘルニア（症例5），胸骨左右（右はMorgagniヘルニア，左はLarreyヘルニアとよばれる）から脱出する**胸骨傍ヘルニア**がよく知られている．後腹膜あるいは腹腔からの連続性に注意が必要であるが，最近は多方向再構成像の作成が容易であり，念頭におけば診断は容易である．外傷性は肝の存在しない左側で生じやすいが，遅延性

症例 4 高分化型脂肪腫様脂肪肉腫（well-differentiated lipomatous liposarcoma）（70歳代女性）

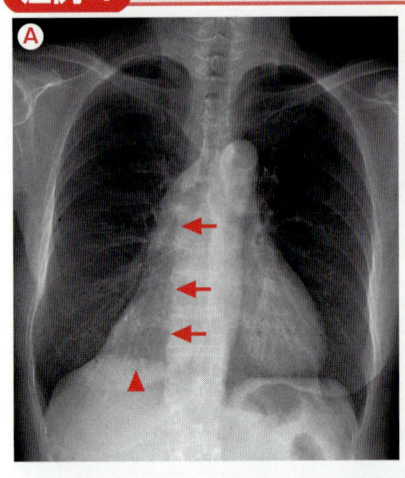

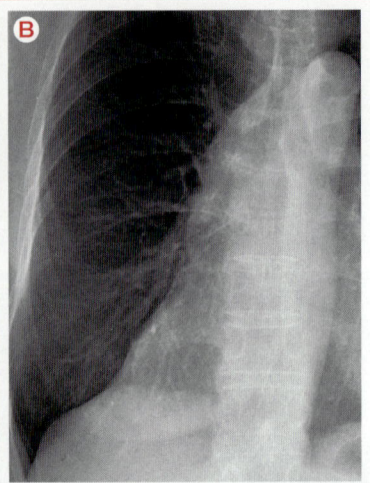

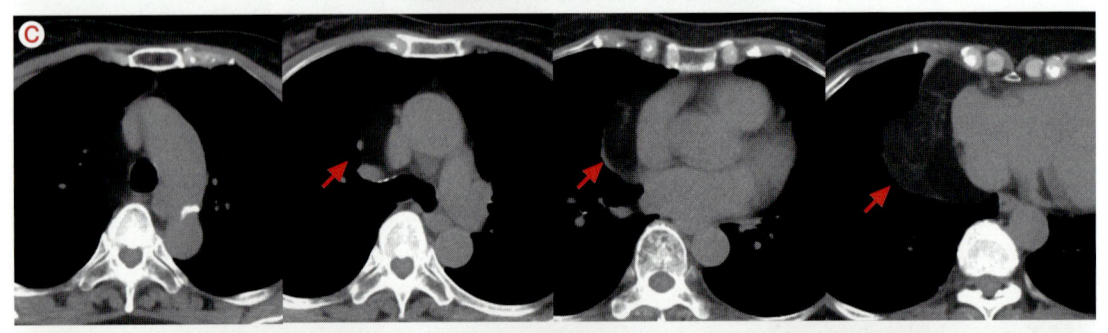

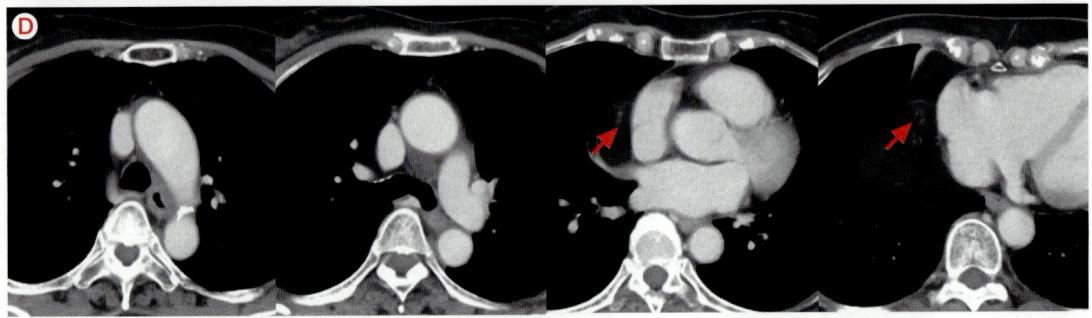

Ⓐ Ⓑ 胸部単純 X 線写真（正面像）　Ⓒ 単純 CT　Ⓓ 造影 CT

Ⓐ Ⓑ 胸部単純 X 線写真正面像では症例3と同様に右1弓から2弓とシルエットサイン陽性（→），横隔膜の内側と重なる病変であるが，横隔膜の辺縁は描出されている（▶）．

Ⓒ 単純 CT では，上大静脈から右心房に広く接する，ほぼ全体が脂肪吸収値からなる腫瘤であり（→），内部に隔壁構造が認められる．上大静脈や右心房の変形はみられず柔軟な性状と考えられる．

Ⓓ 造影 CT で増強効果は隔壁状構造にのみ認められる（→）．

（次頁へつづく）

（前頁のつづき）

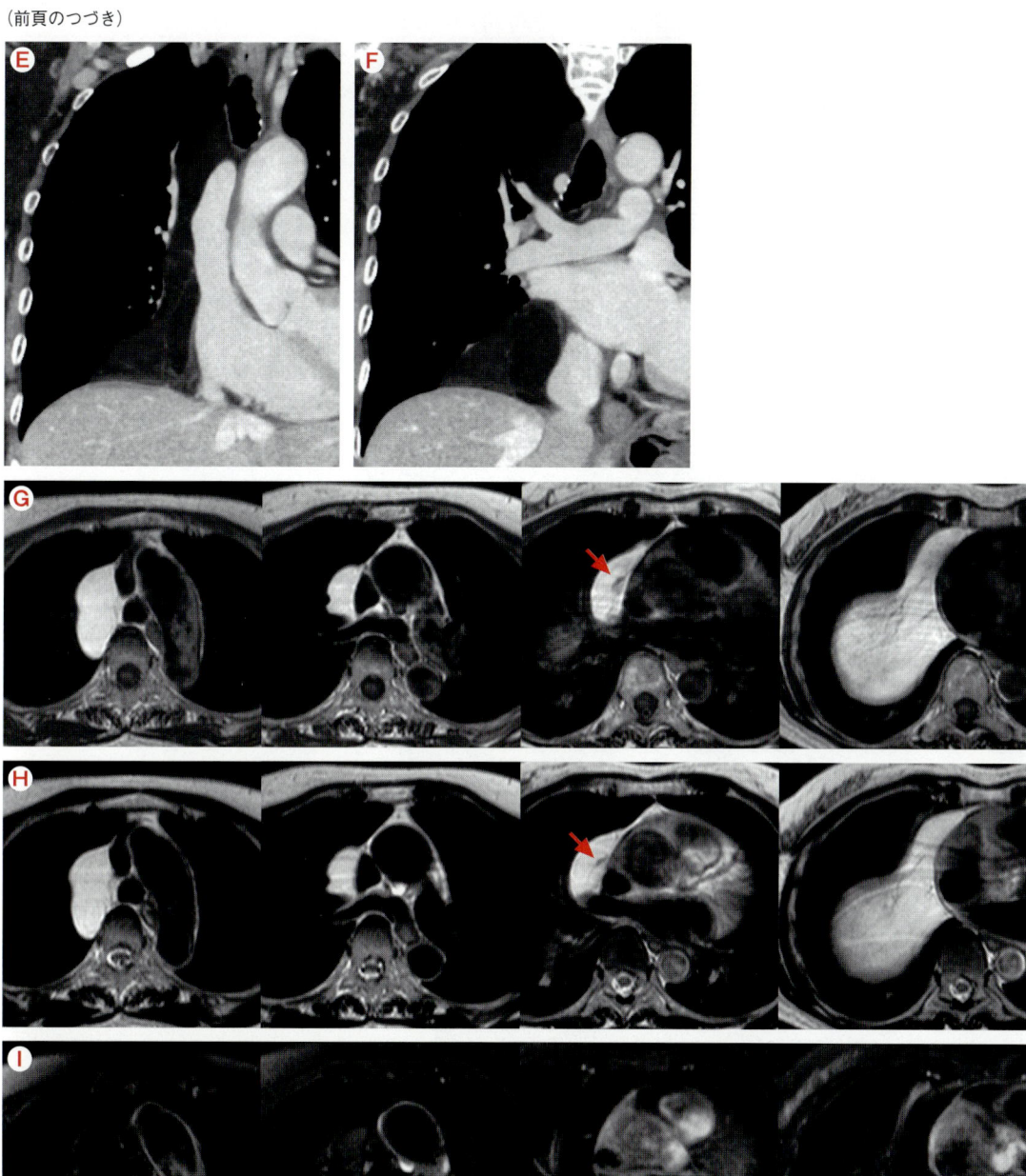

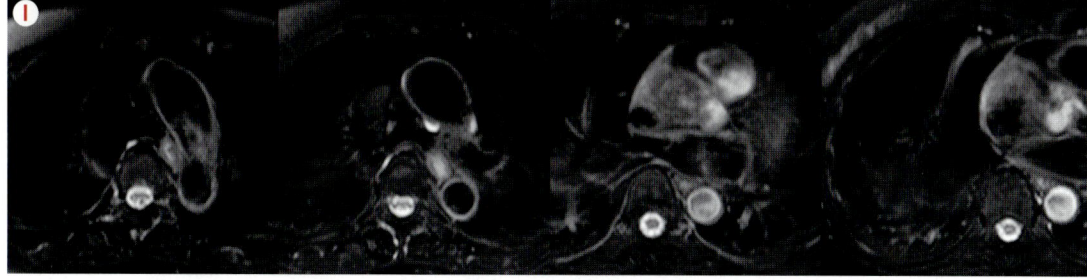

ⒺⒻ造影CT冠状断像　ⒼT1強調像　ⒽT2強調像　Ⓘ脂肪抑制T2強調像

ⒺⒻ冠状断像では横隔膜との関係が明瞭である．肝と脂肪とのコントラストが大きく，横隔膜辺縁が単純X線写真で描出された要因と考えられる．

Ⓖ〜ⒾT1強調像，T2強調像共に脂肪と同等の高信号を呈しており，CTと同様の隔壁構造が同定されている（→）．手術が施行され，全摘が可能であった．病理学的には高分化型脂肪腫様脂肪肉腫と診断された．

症例5　左Bochdalekヘルニア（Bochdalek hernia）（70歳代男性）

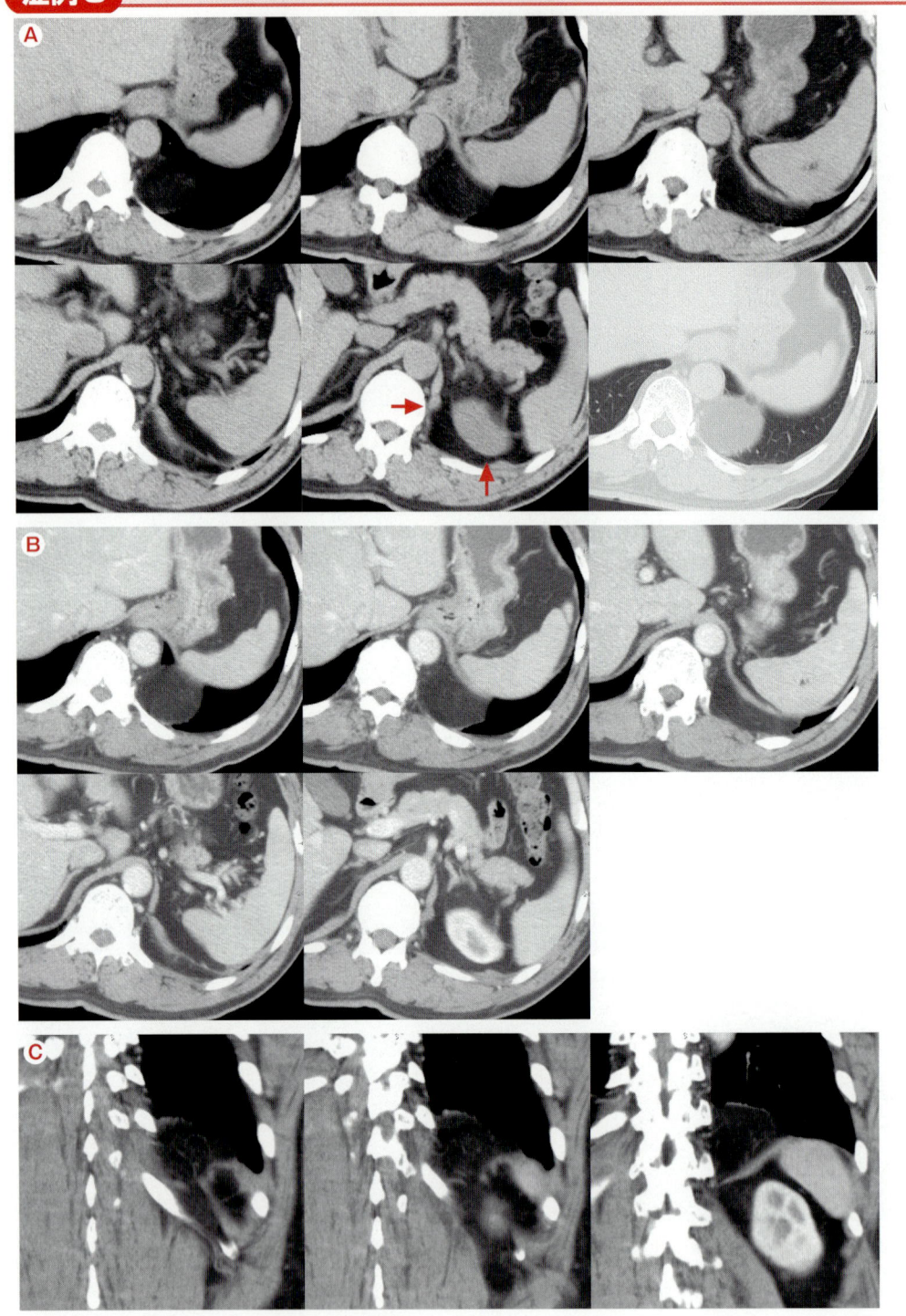

Ⓐ単純CT　Ⓑ造影CT　Ⓒ造影CT冠状断像

Ⓐ単純CTにて横隔膜背側に欠損が認められる（→）．腎周囲腔と共に左腎が胸腔側に突出しており，後縦隔腫瘤の様に描出されている．頭尾側方向の連続性を観察することによりBochdalekヘルニアであることが容易に理解できる．

Ⓑ造影CTでは血管構造の把握が容易となるが，ウィンドウ幅を広げることにより脂肪構造の把握が容易となる．

Ⓒ冠状断像により，後腹膜臓器との関連の把握が容易となる．横隔膜はさまざまな部位で欠損あるいは裂孔を生じることを知っておくべきである．

のヘルニアに注意すべきである．非外傷型で最も多いのは**食道裂孔ヘルニア**であり，高齢者では日常的にみられる．

3．鑑別疾患

　前縦隔病変で脂肪を認めた場合，成熟奇形腫，胸腺脂肪腫・脂肪肉腫，胸腺過形成を考える．成熟奇形腫は類円形で一部に脂肪塊を有し，歯牙や骨構造の有無に注意する．胸腺脂肪腫・脂肪肉腫は，柔らかく横隔膜を覆う形状および脂肪成分と胸腺組織である軟部構造が混在する内部性状が特徴的である．胸腺過形成は正常胸腺が腫大した形状であれば比較的診断は容易であるが，限局性に膨隆している場合，胸腺上皮性腫瘍・胚細胞性腫瘍・悪性リンパ腫との鑑別が問題となる．MRI，in-phase と out of あるいは opposed-phase とを比較し，内部の微細な脂肪成分の有無を評価することが鑑別に有用である．

　横隔膜近傍の場合はヘルニアを念頭に周囲構造との連続性に注意するが，この部位では**心傍脂肪塊 (pericardial fat pad)** が頻度の高い異常である．

　良性病変の脂肪変性として，平滑筋腫，神経節細胞種，髄外造血が知られている．また脂肪を含みうる病変として，血管奇形，骨髄脂肪腫があげられる．

参考文献

1) Gaerte SC, et al：Fat-containing lesions of the chest. RadioGraphics, 22：S61-S78, 2002
2) Hara M, et al：A case of ganglioneuroma with fatty replacement: CT and MRI findings. Radiat Med, 17：431-434, 1999
3) Sakurai K, et al：Thoracic hemangiomas: imaging via CT, MR, and PET along with pathologic correlation. J Thorac Imaging, 23：114-120, 2008

第10章　縦隔, 胸膜, 横隔膜, 胸壁病変

11 胸壁脂肪含有良性病変
fat containing chest wall lesions

原　眞咲

症例1　脂肪腫（lipoma）（70歳代男性）

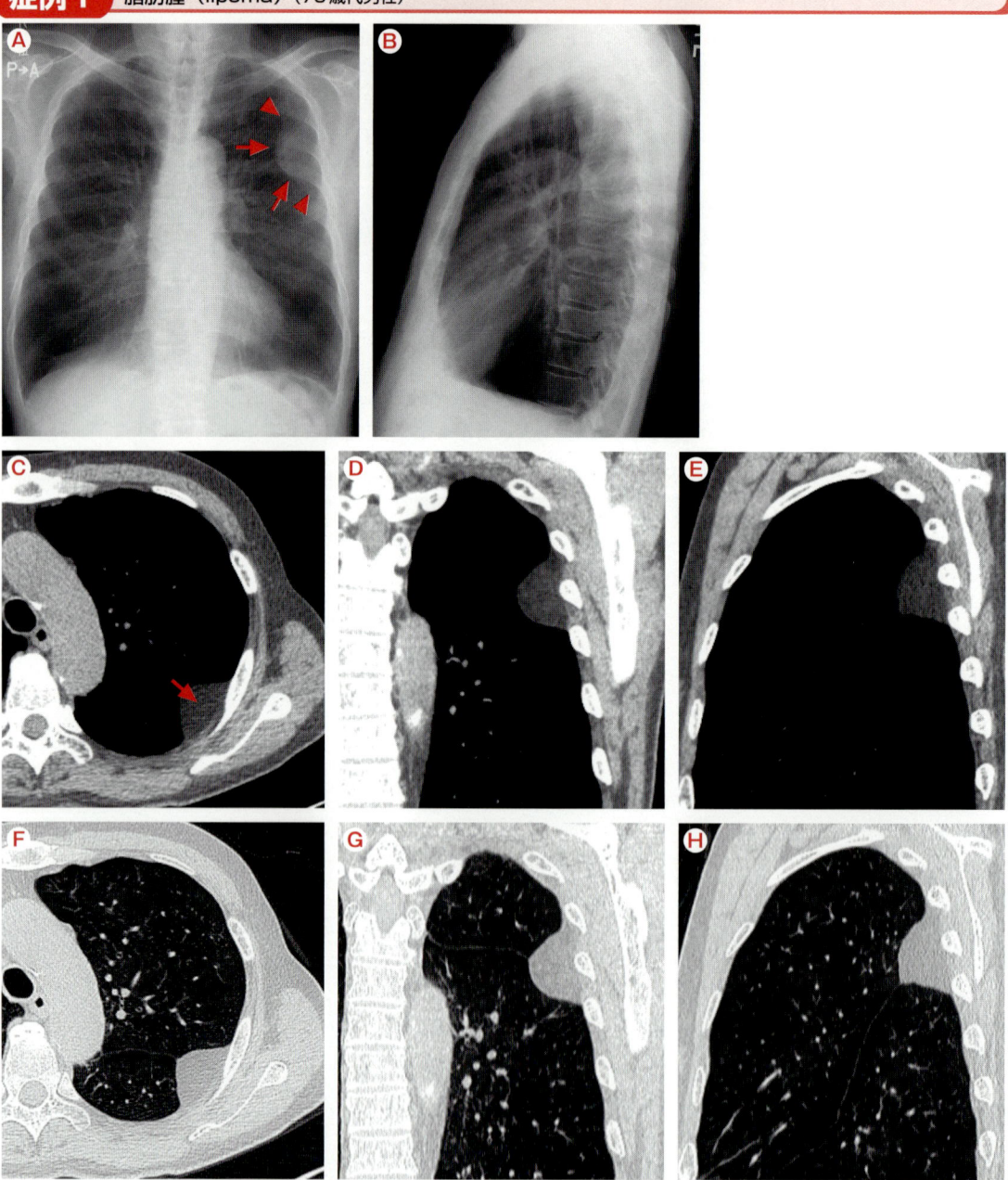

Ⓐ胸部単純X線写真（正面像）　Ⓑ胸部単純X線写真（側面像）　Ⓒ〜Ⓔ単純CT（縦隔条件）　Ⓕ〜Ⓗ単純CT（肺野条件）

ⒶⒷ左上肺野に胸膜外徴候陽性の腫瘤影が認められる（▶）. 内側に平滑でかつ境界明瞭な線状影を認めるが（→）, 上下外側の辺縁は描出されていない. 左側面像では, 病変の指摘は困難である.

Ⓒ〜Ⓗ単純CTでは, 第3および第4肋間で胸壁に42 mmと広く接し, 厚さ23 mm, 頭尾方向44 mm大の腫瘤が認められる. 軟部吸収値構造や液体成分はいずれも指摘できず, 内部は均一な脂肪吸収値（−115 HU）を呈している（→）. 肺との境界は平滑明瞭であるが, 球形ではなくいびつな形状であり, 柔らかな性状であると推察される. また, 胸壁への浸潤所見は指摘できない. 以上の画像所見から, 脂肪腫と判断し経過観察がなされている.

症例2　背部弾性線維腫（elastofibroma dorsi）（60歳代男性）

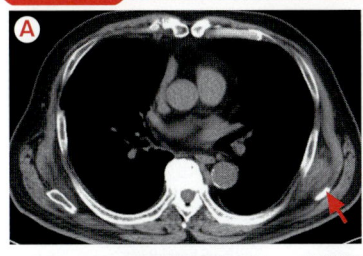

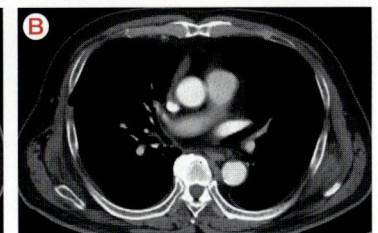

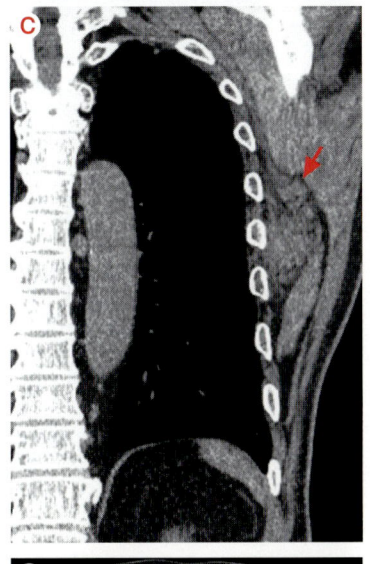

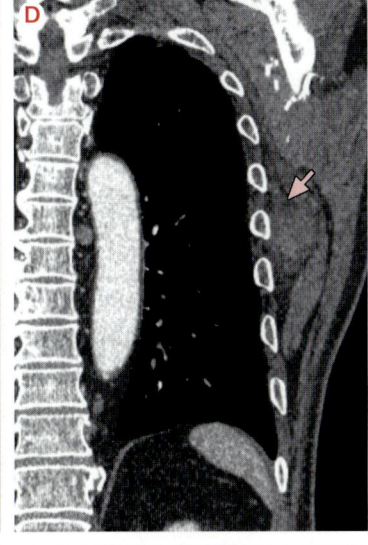

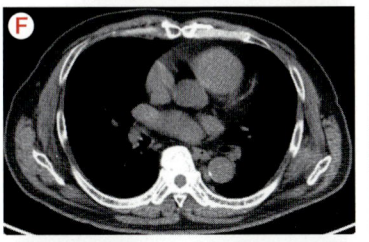

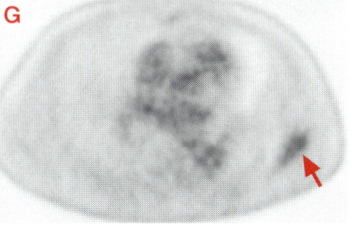

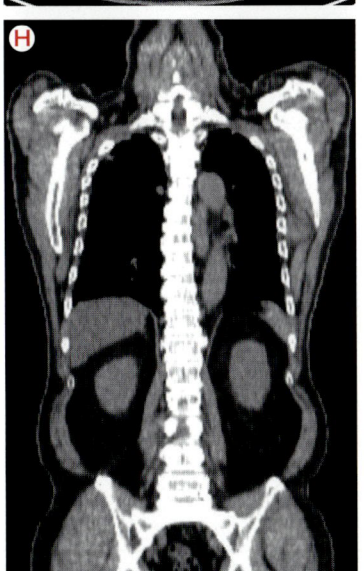

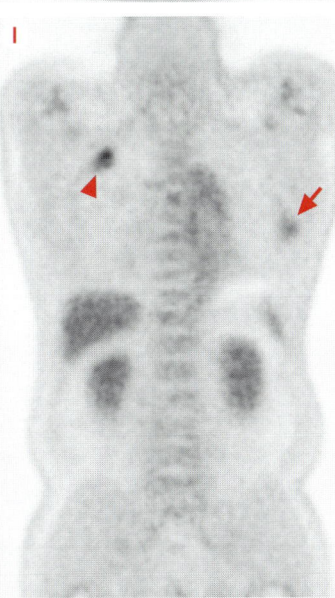

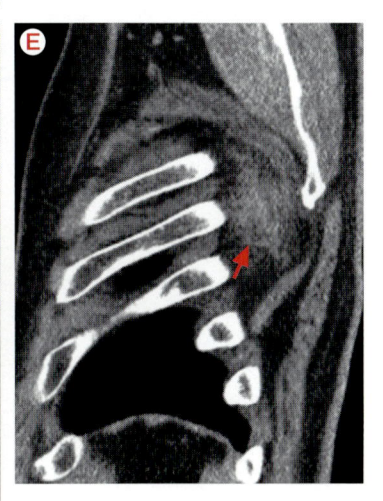

Ⓐ 単純CT
Ⓑ 造影CT
Ⓒ 単純CT冠状断像
Ⓓ 造影CT冠状断像
Ⓔ 単純CT矢状断像
Ⓕ～Ⓘ PET/CT

Ⓐ～Ⓔ 単純CTでは左肩甲骨，広背筋の背側，肋骨との間に軸位断で46 mm×19 mm頭尾方向57 mmの腫瘤が認められる（→）．内部吸収値は24～44 HU，辺縁不鮮明で索状の脂肪吸収値巣が辺縁優位に認められる（→）．接する肋骨や筋肉に破壊所見はなく，筋肉の圧排変形を伴っている．増強効果は軽度である．対側の右側には病変は指摘できない．

Ⓕ～Ⓘ PET/CTでは左側胸壁腫瘤に軽度の集積亢進が認められる（→）．右側には異常集積は指摘できない．右肺上部に集積亢進巣が認められ（▶），原発性肺癌であり，手術にて摘出されている．
左胸壁病変は，特徴的画像所見より，背部弾性線維腫（elastofibroma dorsi）と診断した．

症例3 　線維脂肪腫（fibrolipoma）（70歳代女性）

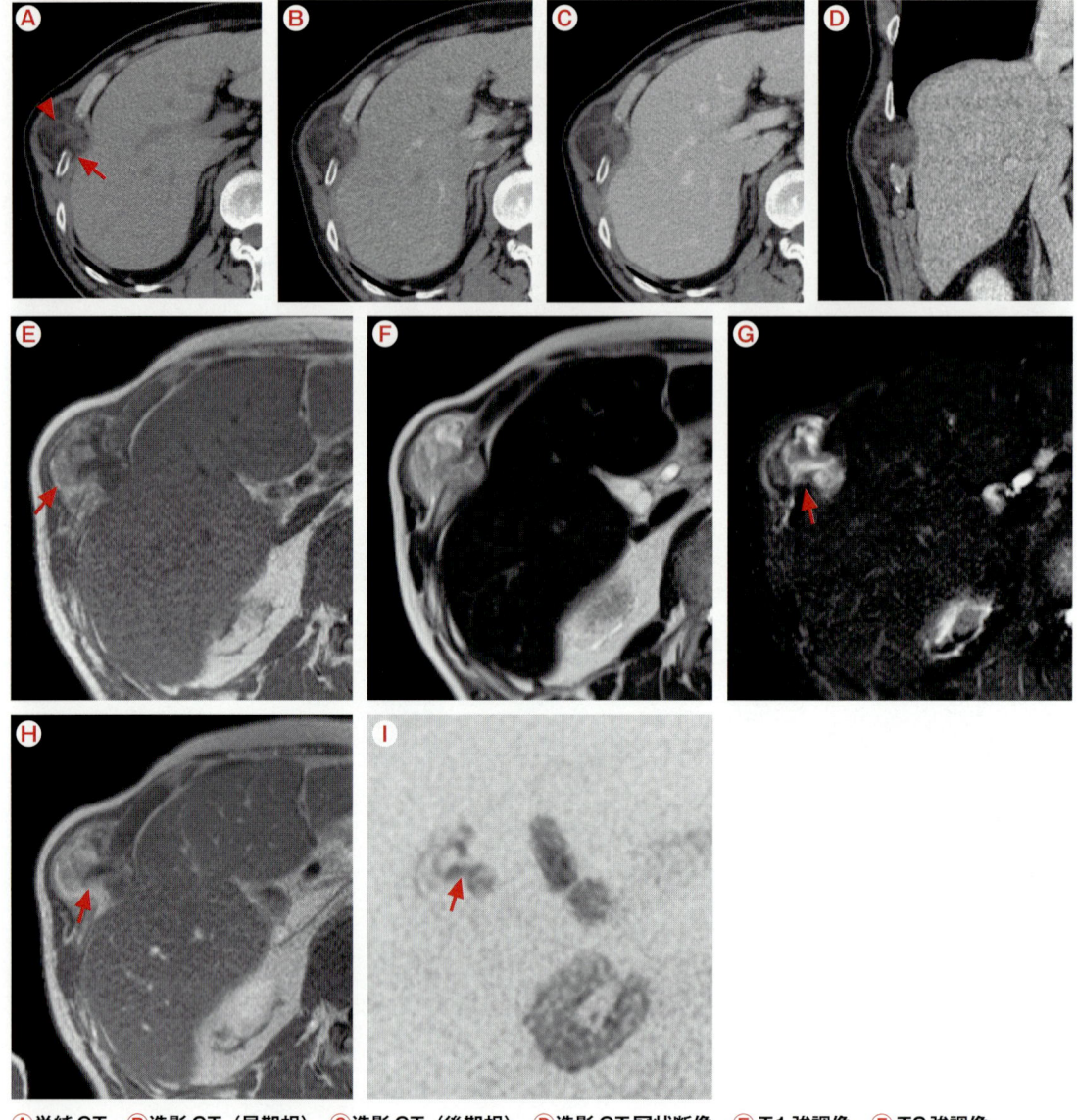

Ⓐ 単純CT　Ⓑ 造影CT（早期相）　Ⓒ 造影CT（後期相）　Ⓓ 造影CT冠状断像　Ⓔ T1強調像　Ⓕ T2強調像
Ⓖ 脂肪抑制T2強調像　Ⓗ 造影T1強調像　Ⓘ 拡散強調像

Ⓐ 単純CTでは右第8肋間に外側優位に両側に進展する48 mm×38 mm×頭尾方向74 mm大の腫瘤である（➡）．辺縁は平滑，周囲との境界は明瞭であり，接する肋骨や肋軟骨に破壊像や圧排変形像はみられない．内部の吸収値はCT値−33 HUと脂肪を含んでいるが，22 HUを示す不整形の軟部吸収値成分が混在している（▶）．

Ⓑ Ⓒ いずれも増強効果はごく軽度である．

Ⓓ 肋・肋軟骨に接する辺縁形状は特に外側でなだらかである．

Ⓔ T1強調像ではCTで脂肪成分を含有する部分が中〜高信号を呈している（➡）．

Ⓕ T2強調像では，不均一に中〜高信号である．

Ⓖ 脂肪抑制T2強調像ではT1強調像とコントラストが逆転しており，不整形の成分は高信号化する（➡）．

Ⓗ 造影T1強調像では信号差が減弱しており，不整形成分優位に造影されている（➡）．

Ⓘ 拡散強調画像では不整形成分が高信号を呈している（➡）．

（次頁へつづく）

(前頁のつづき)

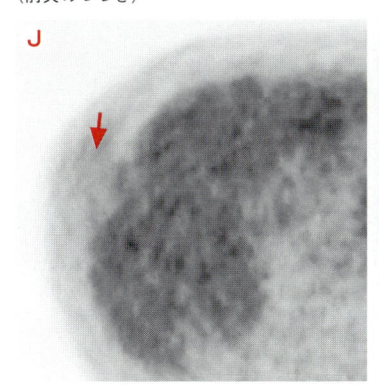

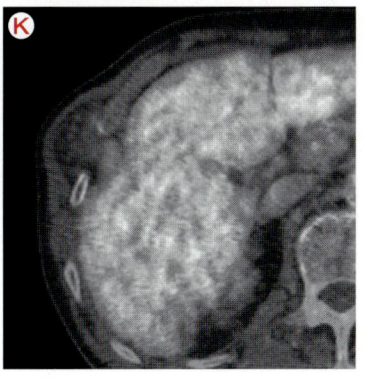

Ⓙ Ⓚ **FDG-PET**

Ⓙ Ⓚ FDG-PETでは不整形成分にわずかに集積が亢進している．
手術にて摘出され，脂肪成分を背景に線維細胞が混在しており，線維脂肪腫と診断された．
(Ⓚはp.13 カラーアトラス⑯を参照)

疾患解説

1．疾患概念

脂肪を含有する胸壁病変としては，**脂肪腫（線維脂肪腫，血管脂肪腫含めて）**，**高分化型脂肪腫様脂肪肉腫**など**脂肪肉腫**，**静脈奇形**，**褐色脂肪腫**，**脂肪芽細胞腫**，**良性病変の脂肪変性**（平滑筋腫，神経原性腫瘍，髄外造血など），**背部弾性線維腫**，**過誤腫**といった鑑別があげられる．

2．典型的画像所見

・脂肪腫（症例1）は成熟脂肪細胞からなる良性腫瘍であり，薄い皮膜により周囲組織と境界され，柔らかな性状を有する．皮下組織にみられる潜在性と筋肉と関連する深在性とに大別される．内部は均一な脂肪組織よりなり，CTではCT値−100 HUを呈し，MRIではT1，T2強調像で周囲脂肪組織と同等の高信号，脂肪抑制T1，T2強調像では周囲脂肪と同様に信号が低下する．CT，MRIいずれも造影効果には乏しい．脂肪腫と高分化型脂肪腫様脂肪肉腫の画像所見はオーバーラップが存在し鑑別が困難なことがある．大きな病変，増大する病変に注意すべきである．

・線維脂肪腫（症例3）は薄い皮膜で覆われた正常脂肪細胞からなる上記の脂肪腫内に間葉系組織である線維細胞が混在した病変である．他にも血管が混在した血管脂肪腫，筋細胞が混在した筋脂肪腫も知られており，いずれも良性の間葉系腫瘍である．脂肪所見の内部に個々の混在組織に特有な画像所見が混在する．

・背部弾性線維腫（症例2）は緩徐に増大する良性病変であり，反復する機械的刺激による弾性線維の反応性増殖とされている．肩甲骨下部，広背筋と前鋸筋との間が好発部位である．症例2は片側性であるが両側性もまれではない．CTでは軟部吸収値と脂肪吸収値とが混在する辺縁不鮮明な病変であり，MRIではこれらの混在が画像に反映される．線維成分はT2強調像で低信号となり特徴的である．内部には浮腫・変性，出血が混在することがあり，MRIで前者はT2強調像での高信号巣，後者は，T1強調像で高信号，T2強調像では時期によりさまざまな信号を呈する．

・過誤腫（症例4）は，血管組織，リンパ管組織，脂肪組織，平滑筋組織，線維性結合組織などがさまざまな程度に混在し増殖した病変である．構成成分およびその割合によりそれぞれの成分の画像所見を反映した所見となる．症例4では，周囲が脂肪組織により覆われ，内部は骨髄を有する骨構造が主体で一部には病理上軟骨成分も確認されている．線維性結合組織も認められた．それぞれの組織が肉眼で確認できる程度であれば画像で認識され鑑別の手がかりとなる．

・血管腫（症例5）の画像上の特徴は，CTでは粒状石灰化巣として描出される静脈石の検出である．MRIでは無信号巣となる．血流が遅い血液成分を有する血管腔はT2強調像で高信号を呈する．しばしば脂肪成分が混在することを知っておくべきである．

症例4　過誤腫（hamartoma）（80歳代女性）

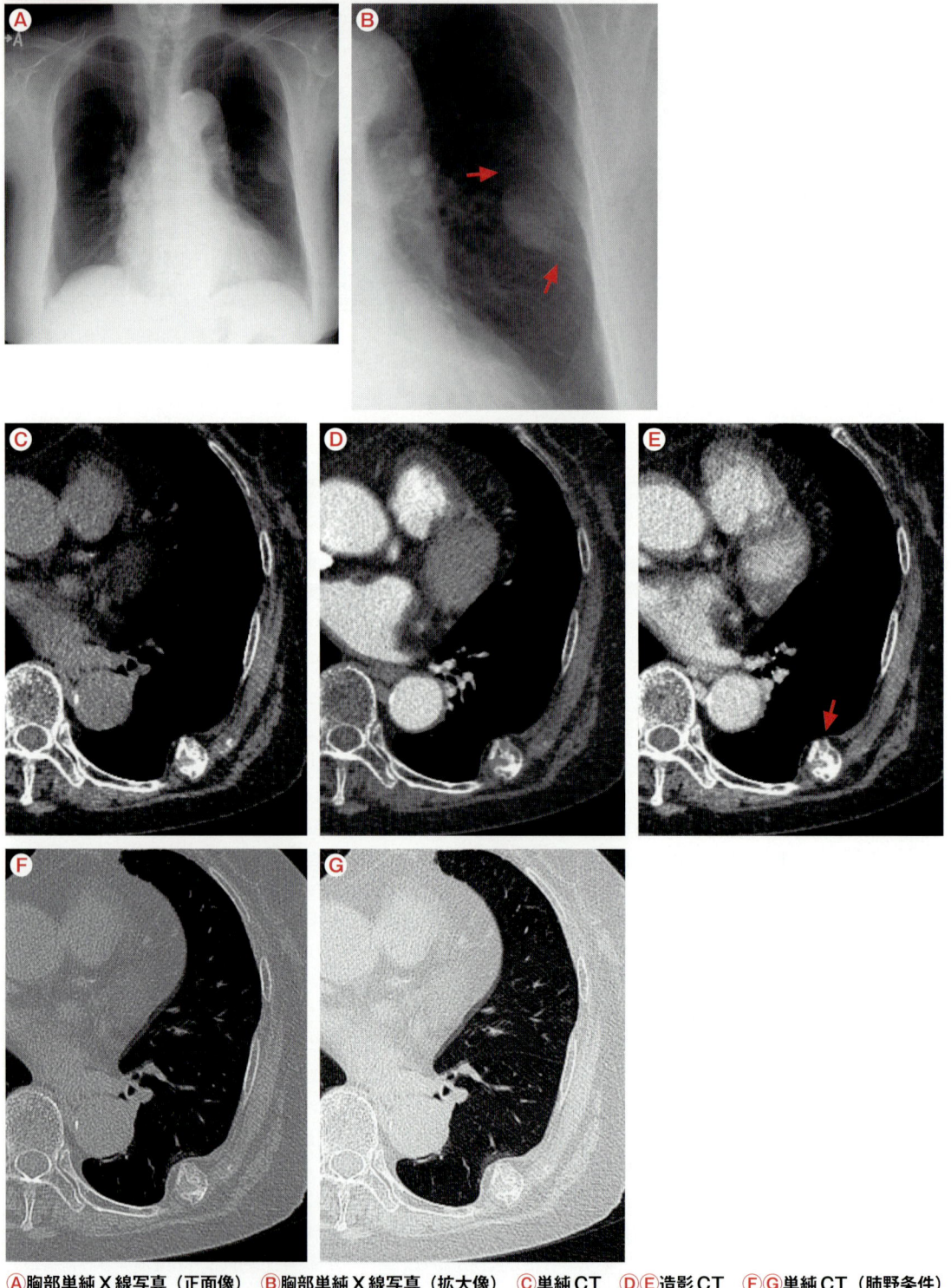

Ⓐ胸部単純Ｘ線写真（正面像）　Ⓑ胸部単純Ｘ線写真（拡大像）　Ⓒ単純CT　ⒹⒺ造影CT　ⒻⒼ単純CT（肺野条件）

ⒶⒷ左中肺野第7肋間に胸膜外徴候陽性の結節性病変が認められる（→）．内側辺縁は平滑かつ明瞭，頭側と外側辺縁は不明瞭である．

Ⓒ〜ⒼCTでは，第7肋間に位置する29 mm×22 mm×22 mm大の結節である（→）．辺縁はなだらかに胸壁に移行しており，胸膜外徴候を呈する原因と考えられる．辺縁には脂肪吸収値層が認められ，内部には粗大な石灰化層を伴っている．石灰化内部には軟部吸収値巣が散見され造影にて軽度造影されている．

（次頁へつづく）

(前頁のつづき)

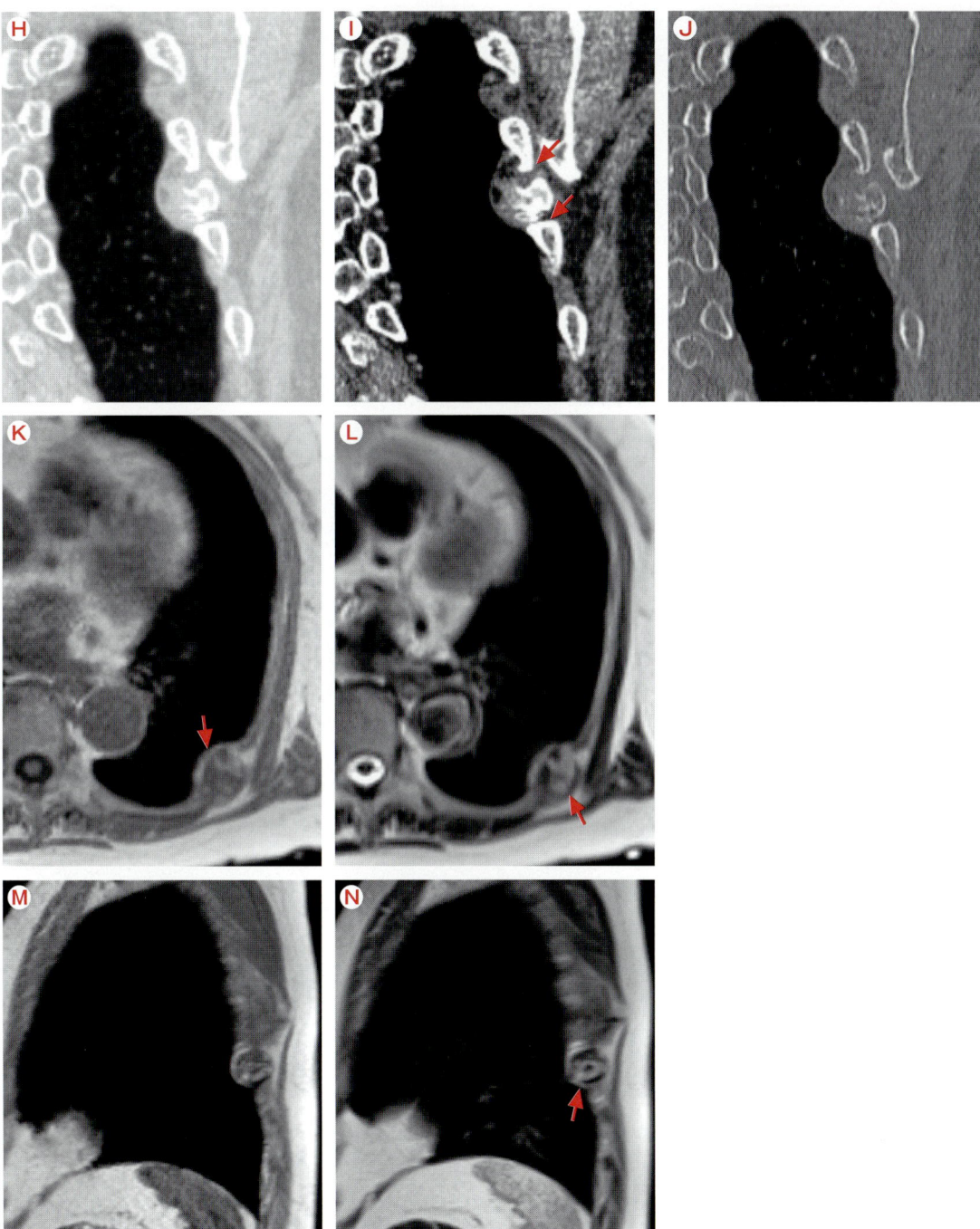

Ⓗ〜Ⓙ単純CT冠状断像　ⓀT1強調像　ⓁT2強調像　ⓂT1強調矢状断像　Ⓝ造影T1強調矢状断像

Ⓗ〜Ⓙ冠状断像では第7肋骨下縁，第8肋骨上縁が若干変形し硬化している（→）．
ⓀT1強調像では内側辺縁に高信号層が認められる（→）．内部は筋肉と同等の信号であり，高信号巣も散見される．均一で周囲の筋肉と同等の低信号である．
ⓁT2強調像では内部の高信号領域が増大しており（→），CTにおける軟部吸収値層を反映していると考えられる．
ⓂⓃT1強調矢状断像と造影T1強調像である．T1強調で周囲筋肉と同等〜若干低信号部の一部が濃染されている（→）．
容易に核出術が可能であり，成熟した脂肪成分で覆われ，内部は骨髄成分を有する骨成分を主体として，線維性結合組織を有しており，過誤腫と診断された．

症例5　静脈奇形（venous malformation）（海綿状血管腫：cavernous hemangioma）（50歳代女性）

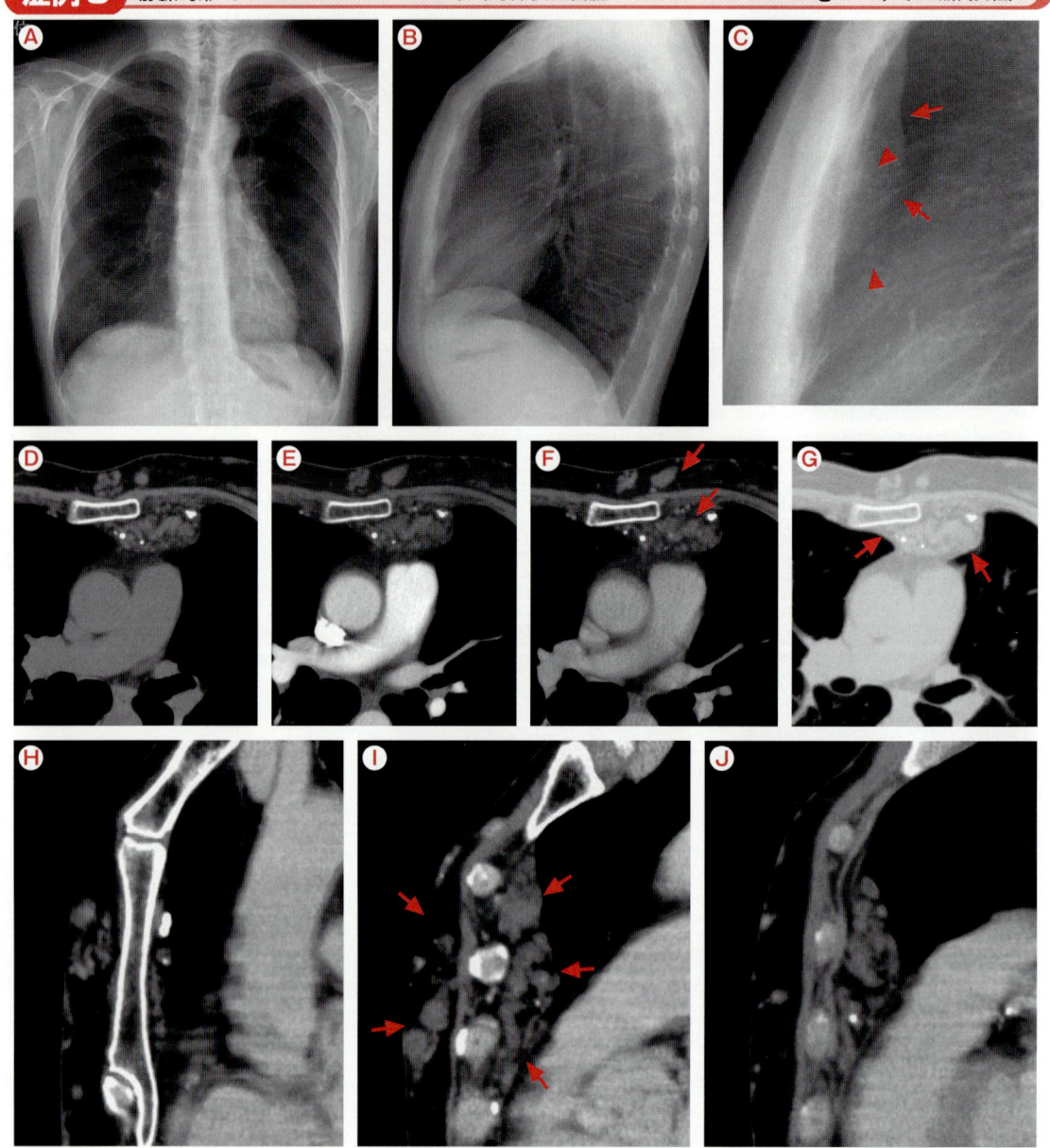

Ⓐ 胸部単純X線写真（正面像）　Ⓑ 胸部単純X線写真（側面像）　Ⓒ 胸部単純X線写真（側面拡大像）　Ⓓ 単純CT
Ⓔ 造影CT（早期相）　Ⓕ 造影CT（後期相）　Ⓖ 単純CT（肺野条件）　Ⓗ～Ⓙ 造影CT再構成矢状断像

Ⓐ～Ⓒ 胸部単純X線写真正面像では軽度の側弯のほか特記所見を指摘できない．側面像およびその拡大像では縦隔側に突出する辺縁平滑な膨隆像が認められ（→），胸壁と前縦隔側に静脈石を思わせる小粒状石灰化巣が散見される（▶）．

Ⓓ～Ⓕ 単純CTでは前縦隔側に突出する脂肪成分と脳回状の軟部吸収値巣が混在する病変が認められる（→）．静脈石に特徴的とされる辺縁明瞭な粒状石灰化巣が散見される．造影後徐々に軽度造影されている．胸壁にも同様の軟部吸収値巣が散在している．

Ⓖ 肺野との境界は明瞭である（→）．

Ⓗ～Ⓙ 矢状断再構成像で造影遅延相では頭尾方向を含め病変の進展範囲が明瞭となる（→）．

（次頁へつづく）

(前頁のつづき)

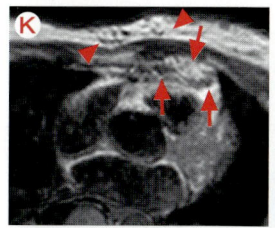

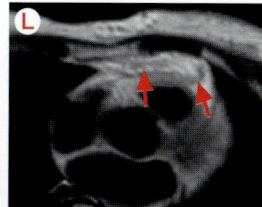

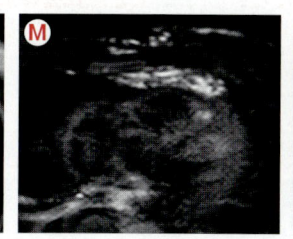

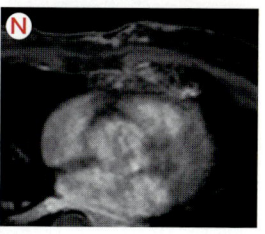

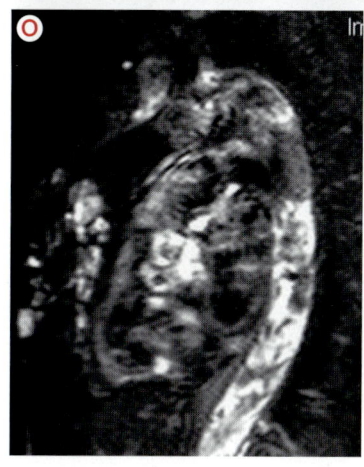

Ⓚ T1強調像　**Ⓛ** T2強調像　**Ⓜ** 脂肪抑制T2強調像
Ⓝ 脂肪抑制造影T1強調像　**Ⓞ** 脂肪抑制T2強調矢状断像

Ⓚ T1強調像では脂肪と軟部組織信号が混在する腫瘤である（→）．胸壁にも病巣を認めるが（▶），皮下脂肪との境界は不明瞭である．

Ⓛ T2強調像ではT1強調像で中等度信号領域の信号が上昇（→），脂肪信号領域との境界が不明瞭となる．

Ⓜ 脂肪抑制T2強調像では脂肪信号領域の信号は著明に低下し，軟部組織信号巣は高信号となる．

Ⓝ 脂肪抑制造影T1強調像では，軟部組織信号巣が明瞭に造影されている．

Ⓞ 脂肪抑制T2強調矢状断像では前胸壁と前縦隔側腫瘤内の高信号巣がCT上の軟部吸収値巣と同様に描出されている．

手術にて可及的に切除され，静脈奇形と病理学的に診断された．
脂肪抑制T2強調像上の高信号巣は静脈奇形成分であった．

3．鑑別疾患

脂肪腫と高分化脂肪腫様脂肪肉腫との鑑別はしばしば困難となるが，脂肪肉腫からみると多彩な病理所見を呈することを知っておくべきである．高分化型，粘液型，脱分化型，多形型に分類されるが，高分化型が最多で半数程度を占める．高分化型は，脂肪腫様，炎症型，硬化型，平滑筋様に細分されており，高分化型脂肪腫様脂肪肉腫は細胞形態が異なるものの，画像上は良性の脂肪腫と鑑別できないことがある．次いで粘液型が30％程度であり，ついで脱分化型，多形型と続く．画像を含めて，臨床的に脂肪腫と判断されたすべての病変が切除対象とされることはないが，画像診断の限界を認識し，増大傾向がみられる場合には速やかに対処可能なように説明しておくことが必要であろう．

参考文献

1) Tateishi U, et al：Chest wall tumors：radiologic findings and pathologic correlation：part 1. Benign tumors. RadioGraphics, 23：1477-1490, 2003
2) Murphey MD, et al：From the archives of the AFIP: benign musculoskeletal lipomatous lesions. RadioGraphics, 24：1433-1466, 2004
3) Nam SJ, et al：Imaging of primary chest wall tumors with radiologic-pathologic correlation. RadioGraphics, 31：749-770, 2011

第10章 縦隔，胸膜，横隔膜，胸壁病変

12 胸壁悪性腫瘍
malignant chest wall tumors

原 眞咲

症例1　軟骨肉腫（chondrosarcoma）（60歳代男性）

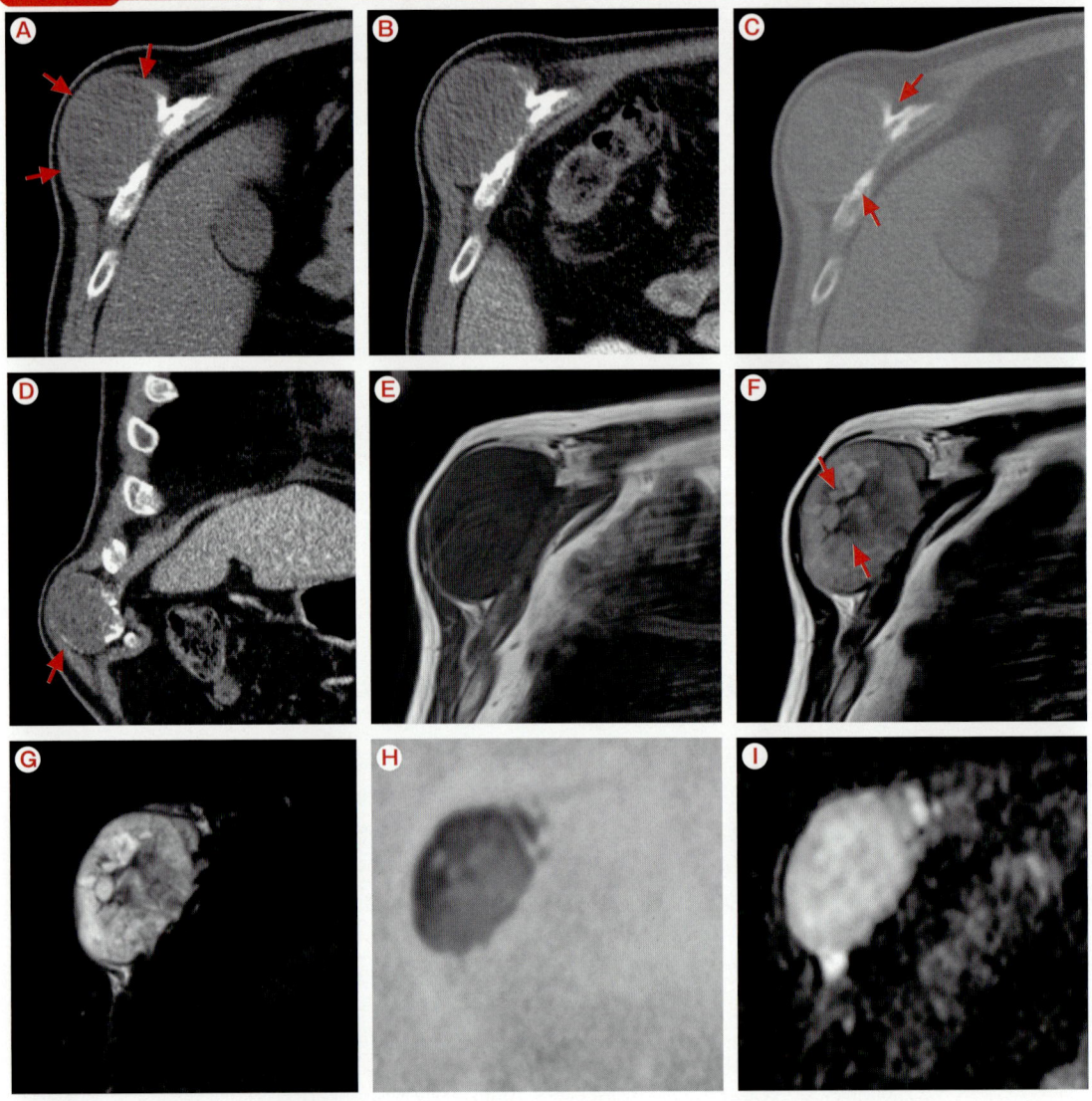

Ⓐ単純CT　Ⓑ造影CT　Ⓒ単純CT（骨条件）　Ⓓ単純CT冠状断像　ⒺT1強調像　ⒻT2強調像
Ⓖ脂肪抑制T2強調像　Ⓗ拡散強調像　ⒾADCマップ

Ⓐ単純CTでは第8肋骨皮質を破壊し胸壁側に突出する50 mm×38 mm大，CT値33 HUの楕円形腫瘤である（→）．
Ⓑ造影剤投与100秒後，内部の吸収値は33 HUと増強効果に乏しい．
Ⓒ骨条件では破壊像と一部のerosionが明瞭である（→）．
Ⓓ冠状断像では腫瘤辺縁に破壊された骨皮質が認められる（→）．また，前鋸筋への浸潤は指摘できない．
ⒺT1強調像では均一で周囲の筋肉と同等の低信号である．
ⒻT2強調像ではやや不均一な中〜高信号であり，内部に星芒形の低信号領域を伴っている（→）．
Ⓖ脂肪抑制T2強調像ではコントラストは強調されており，高信号を呈している．
Ⓗ拡散強調像では高信号である．
ⒾADCの低下はみられず，拡散強調像高信号はT2 shine through効果により生じたと考えられる．

症例2　軟骨肉腫（chondrosarcoma）（80歳代女性）

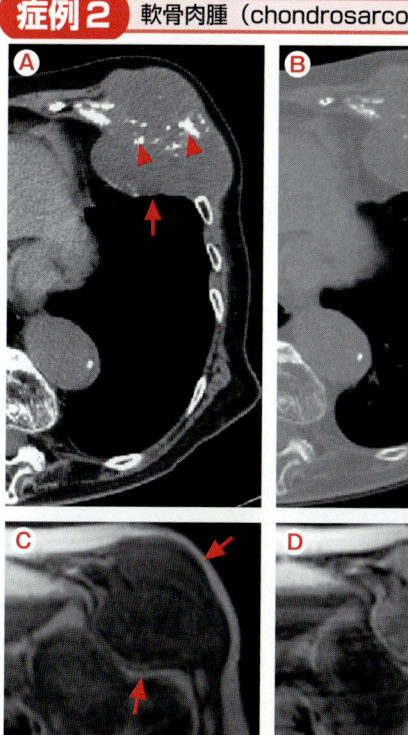

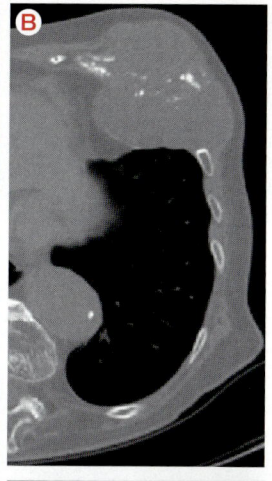

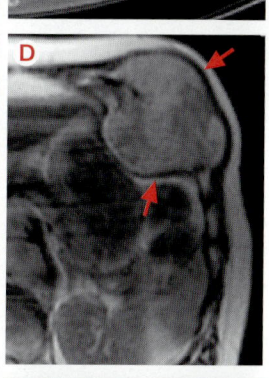

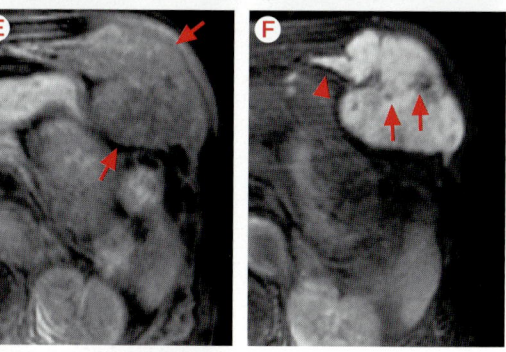

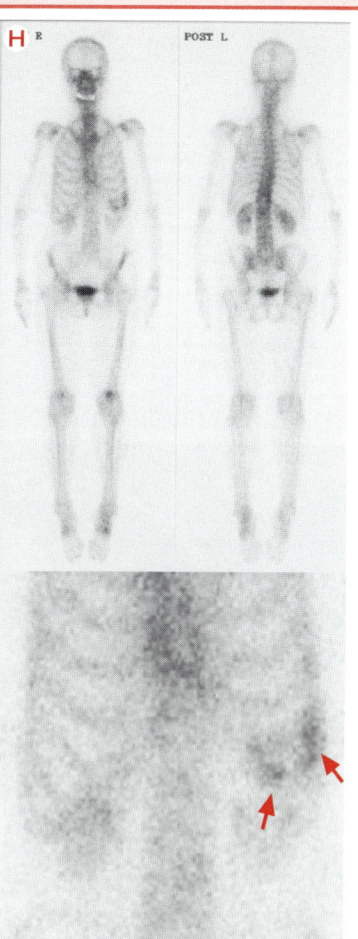

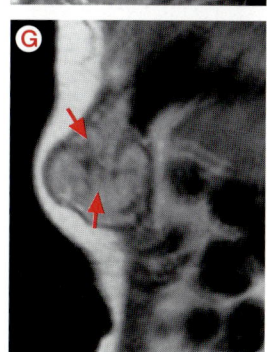

Ⓐ単純CT　Ⓑ単純CT（骨条件）　ⒸT1強調像　ⒹT2強調像　Ⓔ脂肪抑制造影T1強調像　Ⓕ脂肪抑制T2強調像　ⒼT2強調矢状断像　Ⓗ骨シンチグラフィ

Ⓐ左第7肋骨腹側で全層を破壊し胸壁側，胸腔側両側に突出する80 mm×64 mm，CT値25 HUの腫瘤を認める（→）．内部に軟骨起源を思わせる粗大な石灰化を認める（▶）．

Ⓑ骨条件では骨破壊像と，粒状石灰化像の性状が明瞭である．

ⒸT1強調像では均一で周囲の筋肉と同等の低信号である（→）．

ⒹT2強調像ではやや不均一な中〜高信号であり，周囲組織との境界は明瞭である（→）．

Ⓔ造影T1強調像では，比較的均等に軽度造影されている（→）．

Ⓕ脂肪抑制T2強調像ではT2強調像と比較してコントラストは強調されており，内部は分葉状に著明な高信号を呈し，肋骨骨髄内への進展が明瞭となっている（▶）．また，石灰化巣は低信号である（→）．

ⒼT2強調矢状断像では星芒形の低信号構造が明瞭である（→）．

Ⓗ骨シンチグラフィでは淡い集積亢進が認められる（→）．
　肉眼的には全体が軟骨成分からなる分葉状腫瘤であり，病理にて豊富な軟骨基質と一部分裂像を呈する小型異型細胞を認め，軟骨肉腫（chondrosarcoma）と診断された．

症例3　粘液型脂肪肉腫（myxoid liposarcoma）（40歳代女性）

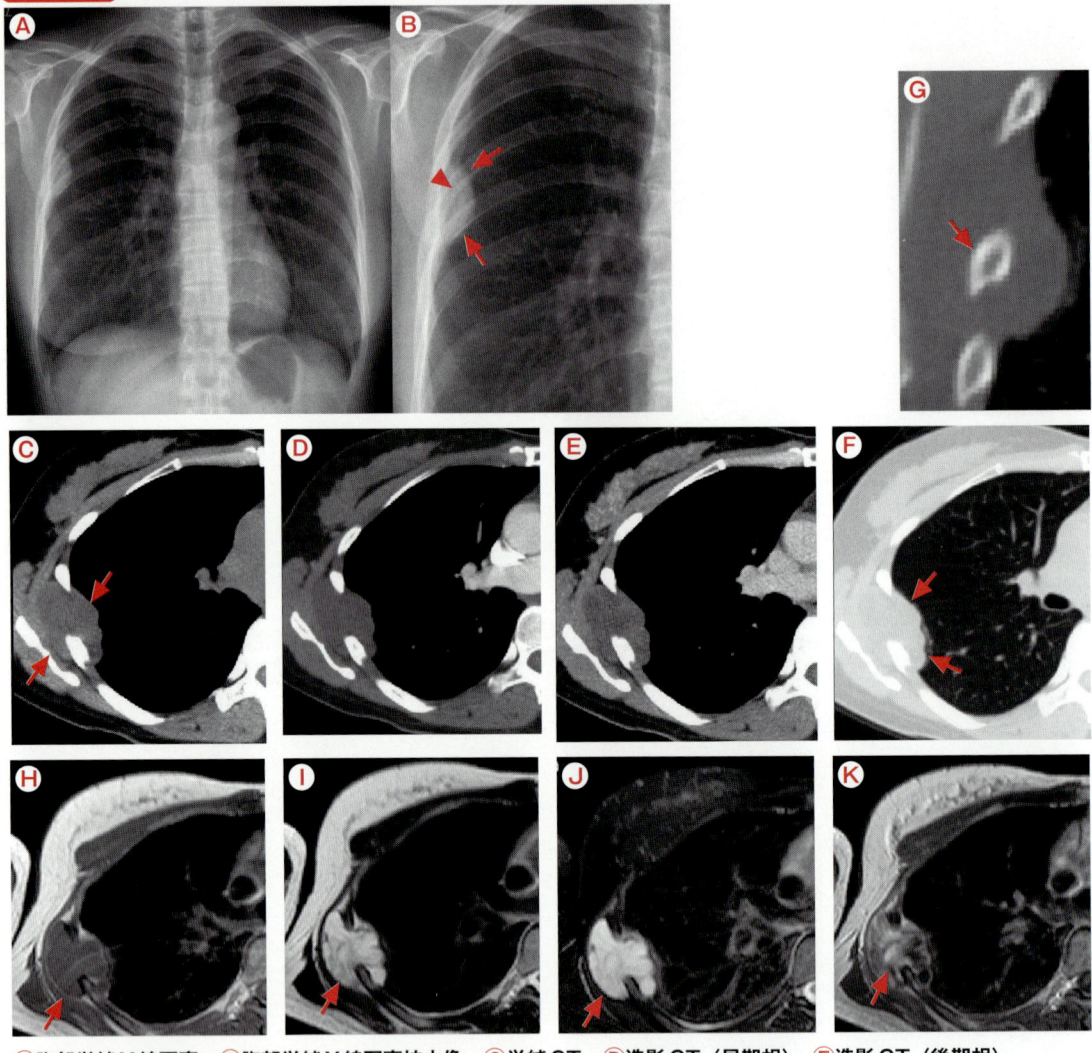

Ⓐ胸部単純X線写真　Ⓑ胸部単純X線写真拡大像　Ⓒ単純CT　Ⓓ造影CT（早期相）　Ⓔ造影CT（後期相）
Ⓕ単純CT（肺野条件）　Ⓖ単純CT冠状断像　ⒽT1強調像　ⒾT2強調像　Ⓙ脂肪抑制T2強調像
Ⓚ造影T1強調像（遅延相）　Ⓛダイナミック造影MRI

ⒶⒷ胸部単純X線写真正面像にて右中肺野，胸壁から内側に突出する腫瘤影を認める（➡）．第6肋骨は若干硬化している（▶）．

Ⓒ～ⒺCTでは右第5肋間より内外両側に突出する55 mm×32 mm大の分葉状腫瘤（➡）であり，単純では11 HUと水吸収値，早期相11 HU，後期相13 HUといずれも増強効果を指摘できない．

Ⓕ肺野との境界は明瞭である（➡）．

Ⓖ冠状断では第6肋骨を取り囲んでいるが骨破壊像は認めない（➡）．

ⒽT1強調像では筋肉とほぼ同等の均一な低信号である（➡）．

ⒾT2強調像では，周囲の脂肪と同等で軟骨肉腫より高信号である（➡）．

Ⓙ脂肪抑制T2強調像ではT2強調像よりコントラストは強調され著明な高信号を呈している（➡）．肋骨骨髄内への進展は認められない．

Ⓚダイナミック造影のあとに撮像した造影遅延像では，不均一に軽度造影されている（➡）．

（次頁へつづく）

(前頁のつづき)

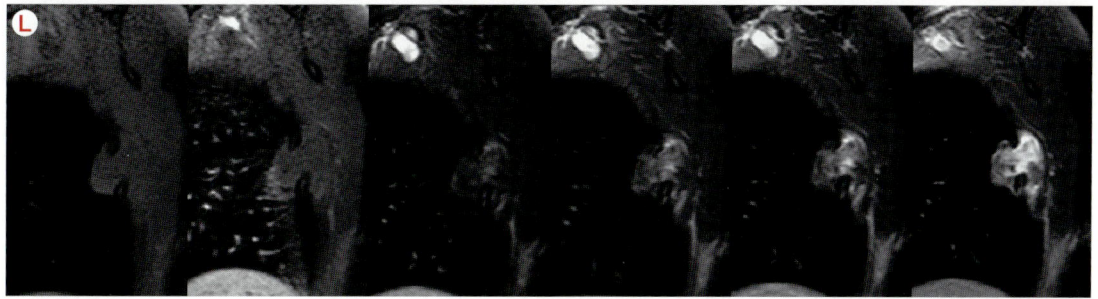

Ⓛ造影直後から1分間隔で撮像したダイナミック造影では，徐々に不均一に造影されている．細胞成分の少ない粘液腫状の腫瘍性状をよく反映している．病理では，signet-ring（印環）状の細胞と粘液腫状の性状が確認され，粘液型脂肪肉腫と診断された．

疾患解説

1．疾患概念

悪性腫瘍の胸壁原発の頻度は，**線維粘液腫状肉腫（fibromyxoid sarcoma）**で約0.1％，比較的胸壁発生が多いとされる**悪性線維性組織球腫（malignant fibrous histiocytoma）**（MFH）（2002年軟部腫瘍WHO分類で，2013年骨腫瘍WHO分類において，**未分化高悪性度多形肉腫（undifferentiated high grade pleomorphic sarcoma）**と名称が変更されている，2013年軟部腫瘍WHO分類では**未分化／分類不能肉腫（undifferentiated/unclassified sarcoma）**という概念に変更されている）も8.4％と稀である．軟骨肉腫は**肋骨原発腫瘍の40％を占めるとされる**．今回症例1, 2で呈示した組織型のほか，悪性リンパ腫，線維肉腫，横紋筋肉腫，骨肉腫，滑膜肉腫をはじめさまざまな腫瘍が発生する．

2．典型的画像所見

- **軟骨肉腫**（症例1, 2）では軟骨成分を反映して，CTでは石灰化を有することが特徴である．MRIでは，通常のT2強調像で周囲脂肪より若干低信号，脂肪抑制T2強調像上で硝子軟骨成分が著明な高信号を呈する．硝子軟骨は直接の栄養血管が存在せず拡散により栄養されるため，CT，MRIとも徐々に軽度造影される．CTでは後期相としてもせいぜい2分程度であり，増強効果が確認できないこともある．10分後くらいに撮像されるMRIでは造影所見が明瞭となる．

- **粘液型脂肪肉腫**（症例3）は，粘液腫状変性を反映し，CTでは軟部吸収値より低吸収となる．通常のT2強調像では脂肪と同等の高信号，脂肪抑制T2強調画像では著明な高信号を呈する．造影では遅延相で不均一に造影される傾向がある．

- **低悪性度線維粘液腫状肉腫**（症例4）は線維成分と粘液腫状成分との混在を反映し，T2強調像で不均一に低信号を呈する．後述するデスモイド腫瘍との鑑別がしばしば問題となるが，辺縁平滑な腫瘤形成が特徴の1つであり，MRI，T2強調像で脳回状，結節状の高信号域が混在し，増強効果の弱い成分が多い．一般に粘液腫状成分の増強効果は弱いことが多いが，この腫瘍とデスモイド腫瘍では，粘液腫状成分内は血管網に富んでおりよく造影される．

- **低悪性度線維粘液腫状肉腫**は30〜40歳代の若年成人の深部軟部組織に好発する．再発9％，転移6％，死亡2％との報告があり比較的低悪性度の腫瘍である．多発結節状に，**myxoid zone**といわれる粘液腫様で細胞密度のやや高く毛細血管が豊富な領域と，**fibrous zone**といわれる膠原線維が増生，細胞密度の低い領域とが混在する．

- **Ewing肉腫／未熟神経外胚葉腫瘍**（症例5）は，骨皮質を浸透性に浸潤する所見を特徴とする**小型円形細胞腫瘍**（E-P，malignant lumphoma, synovial sarcoma, neuroblastoma, small cell carcinoma, rhabdmyosarcoma, medulloblastoma, carcinid tumor, Wilms' tumor, retinoblastoma, hepatoblastoma, desmoplastic small- round- cell tumor）の1つである．骨皮質を透過するように急速に増大し周囲に腫瘤を形成する．浸潤性が強く増殖速度が速いという特徴を反映している．

症例 4 低悪性度線維粘液腫状肉腫（low-grade fibromyxoid sarcoma: Evans tumor）（20歳代女性）

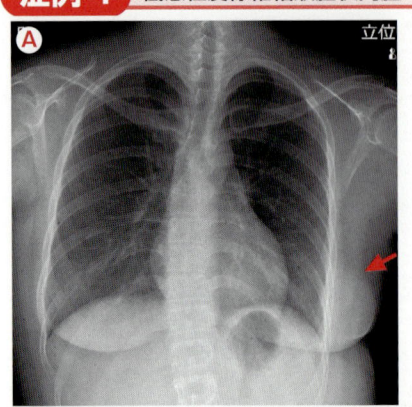

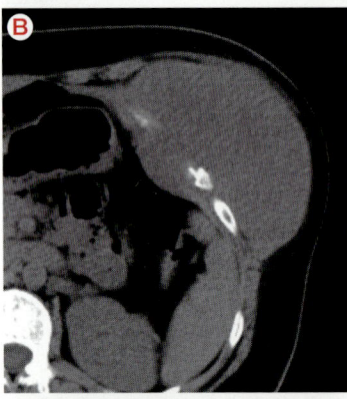

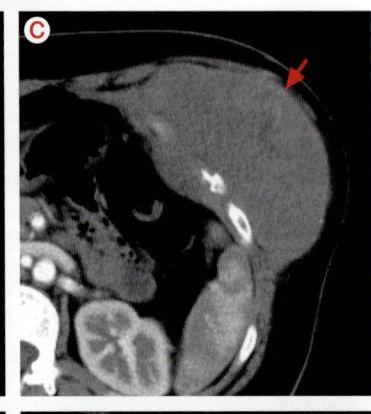

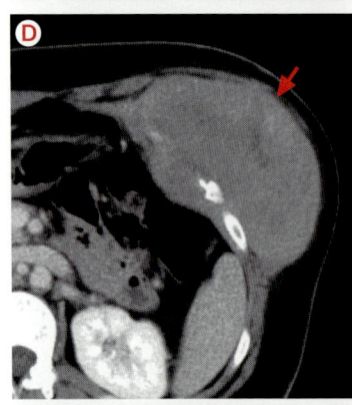

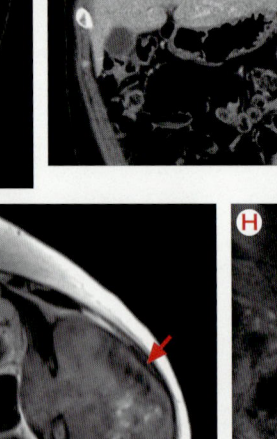

Ⓐ 胸部単純X線写真
Ⓑ 単純CT
Ⓒ 造影CT（早期相）
Ⓓ 造影CT（後期相）
Ⓔ 造影CT冠状断像（後期相）
Ⓕ T1強調像
Ⓖ T2強調像
Ⓗ 脂肪抑制T2強調像
Ⓘ 拡散強調像

Ⓐ 胸部単純X線写真正面像では左下肺野外側の透過性が低下している（→）．

Ⓑ～Ⓓ CTでは，左横隔膜下～第7, 8, 9肋間から胸壁，腹腔に突出する97 mm×70 mm大の軟部吸収値腫瘤であり，単純で32 HU，造影早期43 HU，造影後期60 HUとやや不均一に徐々に造影されている（→）．

Ⓔ 造影後期相の冠状断像では，第7肋骨下縁の破壊像が明瞭である（→）．

Ⓕ T1強調像では筋肉より若干高い均一な低信号である．

Ⓖ T2強調像では，骨髄より高信号で脂肪より低信号，内部は不均一で低信号巣と高信号巣が一部混在している（→）．

Ⓗ 脂肪抑制T2強調像ではT2強調像よりコントラストは強調されている．肋骨骨髄内への進展は認められない．

Ⓘ 拡散強調像では腫瘍大部分が高信号である．

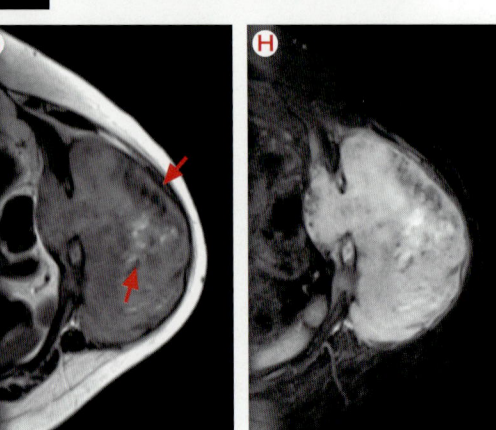

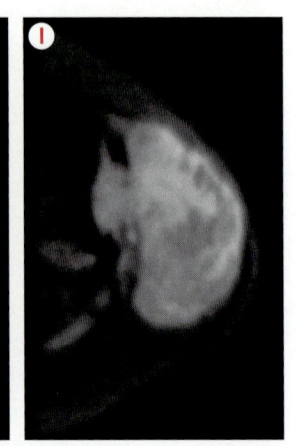

| 症例5 | Ewing肉腫／未熟神経外胚葉腫瘍（Ewing's sarcoma/PNET）（30歳代男性） |

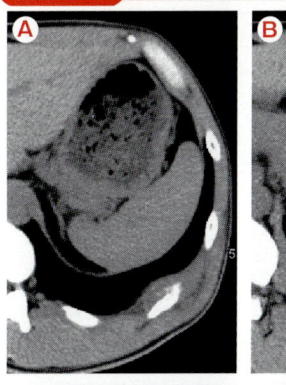

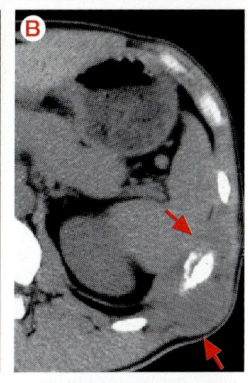

ⒶⒷ 単純CT　ⒸⒹ 造影CT　ⒺⒻ 単純CT（骨条件）
Ⓖ T1強調像　Ⓗ T2強調像　Ⓘ 造影T1強調像
ⒿⓀ 骨シンチグラフィ

ⒶⒷ 単純CTにて左第11肋骨内外両側に進展する73 mm×32 mm大の腫瘤（→）である．

ⒸⒹ 造影CTでは周囲組織明瞭となり，肋骨内側には壊死巣が目立つ（→）．

ⒺⒻ 肋骨辺縁には骨膜反応を思わせる石灰化が認められ（→），小型円形細胞腫瘍で特徴とされる内外の皮質を保ちつつ周囲に腫瘍が浸潤する，permeative growth patternを呈している（▶）．

Ⓖ T1強調像では骨格筋と同等の低信号であり，肋骨は内部に埋没している（→）．

Ⓗ T2強調像では不均一な中〜高信号である．

Ⓘ 造影T1強調像では比較的均一に造影され，壊死巣が散見される（→）．

ⒿⓀ 骨シンチグラフィでは，肋骨に沿った長い集積像を認める（→）．生検の結果，壊死巣と濃染する核を伴った小型円形細胞を認め，Ewing's sarcoma/PNETと診断された．

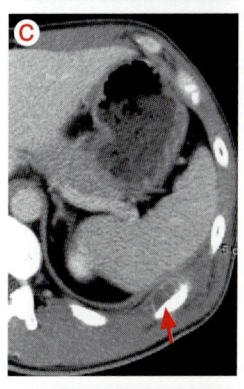

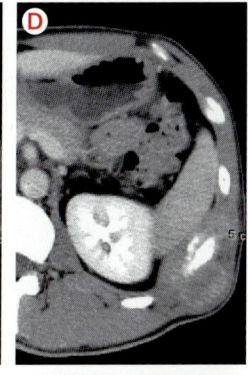

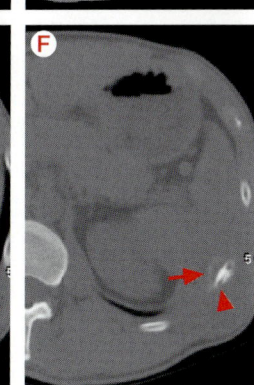

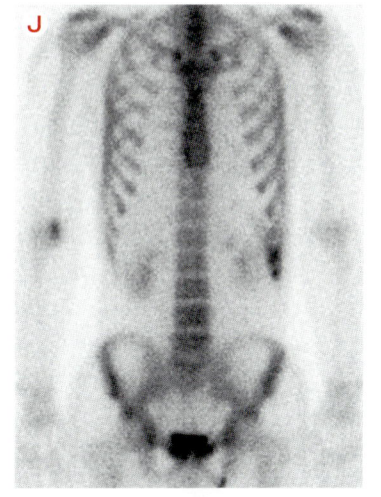

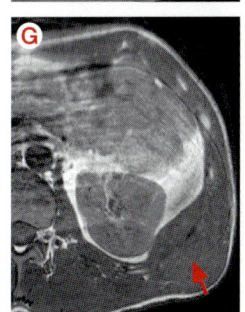

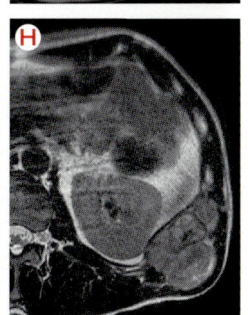

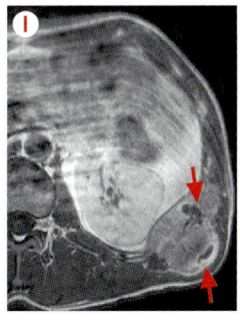

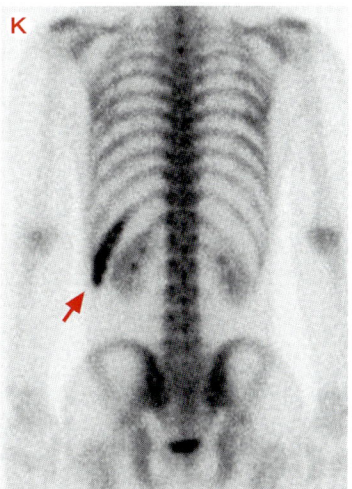

第10章　縦隔，胸膜，横隔膜，胸壁病変

症例6 デスモイド腫瘍（desmoid tumor：aggressive fibromatosis）（10歳代女性）

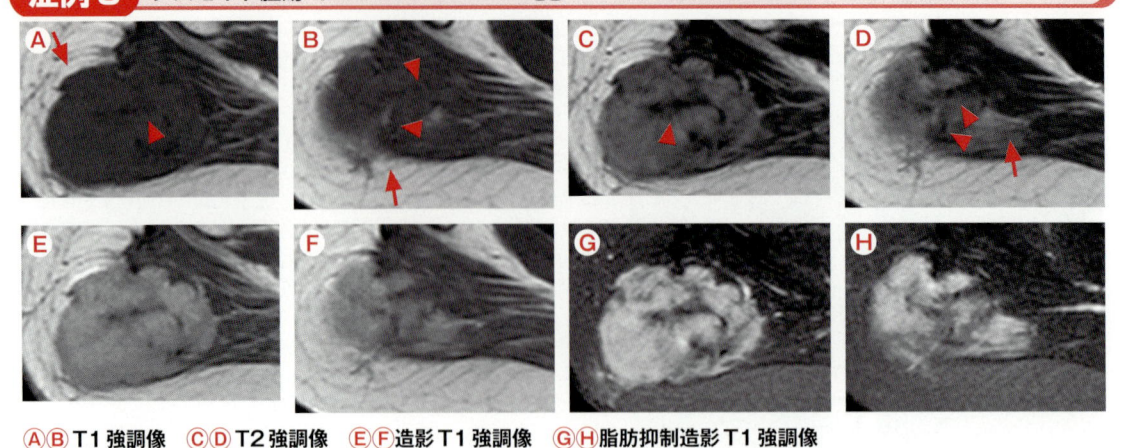

ⒶⒷ **T1強調像**　ⒸⒹ **T2強調像**　ⒺⒻ **造影T1強調像**　ⒼⒽ **脂肪抑制造影T1強調像**

ⒶⒷT1強調像では周囲筋肉と等信号，境界不明瞭な54 mm×43 mm×53 mm大の腫瘤であり（→），一部索状の低信号成分を認める（▶）．

ⒸⒹT2強調像では周囲皮下脂肪より低い中等度信号を呈し，内部に索状低信号領域が認められる（▶）．辺縁には筋肉内に進展する索状構造が認められる（→）．

ⒺⒻ造影T1強調像では，低信号領域以外は比較的均一に全体が造影される．

ⒼⒽ脂肪抑制造影T1強調像では，2つの成分のコントラストがより明瞭となり増強効果の評価が容易である．

- デスモイド腫瘍（aggressive fibromatosis，症例6）は10〜30歳代の女性に好発する線維成分と粘液腫状成分とが混在する病変である．局所再発率は30〜40％と高く，広範切除を要するが遠隔転移は認められない．手術瘢痕や妊娠が要因となることがあり，遺伝的要因ではAPC遺伝子変異が報告されている．画像所見として，CTではLGFMSと異なり，境界不鮮明な部分が稀ならず認められることが特徴である．MRIではいずれもT1強調像では骨格筋と等信号，T2強調像では造影効果の乏しい低信号領域と造影効果の強い高信号巣とが混在するが，デスモイド腫瘍では腫瘍のほとんどの部分が造影されるのが特徴である．

3．鑑別疾患

胸壁発生悪性腫瘍は骨軟部腫瘍に準ずる．非特異的な軟部腫瘍であることも多いが，石灰化，脂肪成分，軟骨成分，粘液腫状変性，周囲への浸潤性状，造影所見といった画像所見をCTあるいはMRIにとらえることにより鑑別が可能となることも稀ならず経験される．個々の腫瘍の病理所見，特に肉眼所見を十分に理解し，特徴的な所見を画像解析に反映すべく努力することが重要である．

参考文献

1) Tateishi U, et al：Chest wall tumors: radiologic findings and pathologic correlation：part 2. Malignant tumors. Radiographics, 23：1491-1508, 2003
2) Fletcher CDM, Bridgr JA, Hogendoorn PCW, et al.：WHO classification of tumours of soft tissue and bone. IARC Press, Lyon, 2013

13 膿胸
pyothorax

第10章　縦隔，胸膜，横隔膜，胸壁病変

中園貴彦

症例1　細菌性膿胸（70歳代男性）

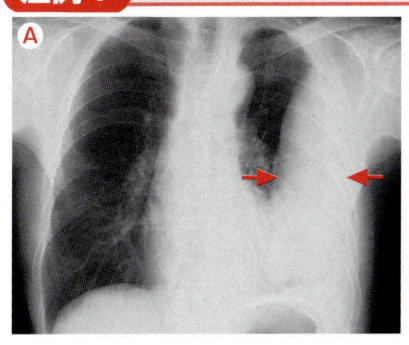

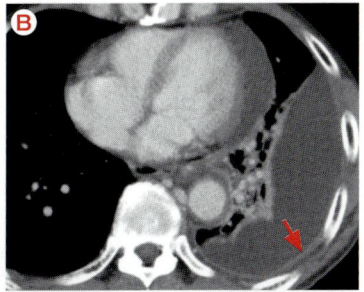

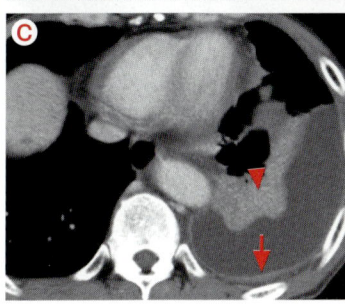

Ⓐ胸部単純X線写真
ⒷⒸ造影CT

2週間前より発熱をみとめ近医を受診し，抗菌薬を投与されるも改善なく左胸水貯留が出現し，胸水穿刺にて膿胸と診断された．

- Ⓐ多量の左胸水（→）を認め，凸レンズ状の形態を呈している．
- ⒷⒸ左胸水を認め，辺縁の肥厚した壁側胸膜（→）を認める．左肺下葉には受動性無気肺（▶）を伴っている．

症例2　結核性膿胸（70歳代男性）

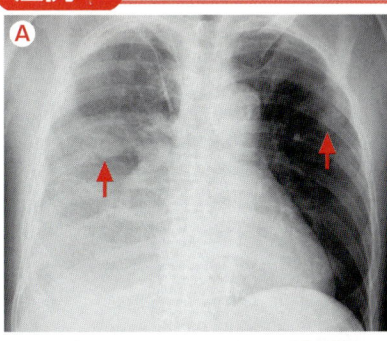

Ⓐ胸部単純X線写真（仰臥位）
Ⓑ造影CT（縦隔条件）
ⒸⒹ造影CT（肺野条件）

悪性リンパ腫の加療中に，発熱，炎症所見上昇がみられ，多発肺陰影および右胸水が出現．右胸水から結核菌が検出された．

- Ⓐ多量の右胸水を認める．右中肺野，左上肺野に淡い結節影（→）を認める．
- Ⓑ多量の右胸水を認め，肥厚した壁側胸膜（→）を認める．右胸水から結核菌が検出された．少量の左胸水も認める．
- ⒸⒹ左肺上葉S^{1+2}，右肺下葉S^{6}に空洞性病変や結節影（→），周囲の小結節および粒状影（散布巣，▶）を認め，肺結核の所見である．

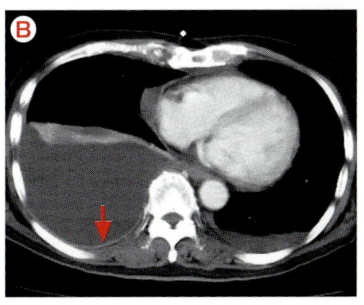

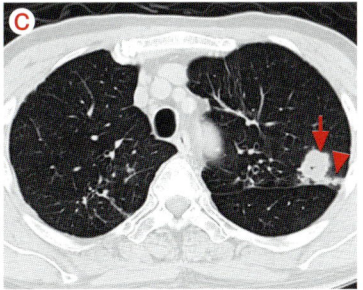

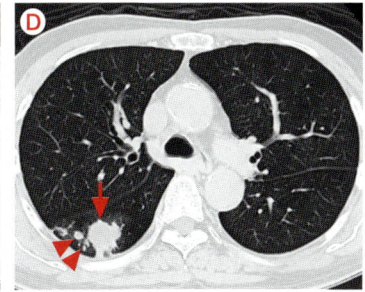

症例3　慢性結核性膿胸（70歳代女性）

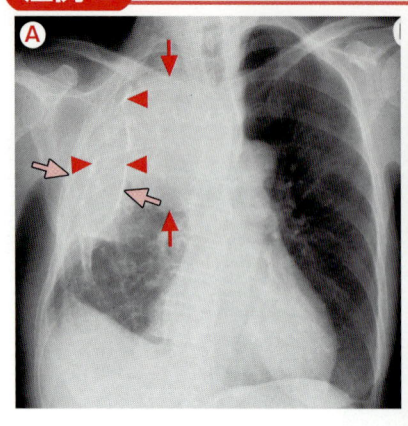

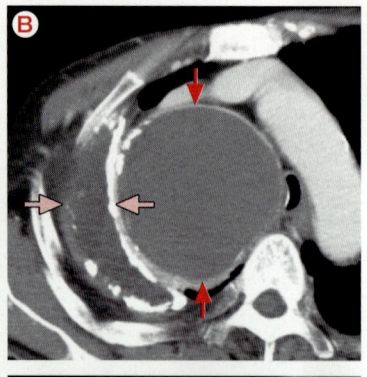

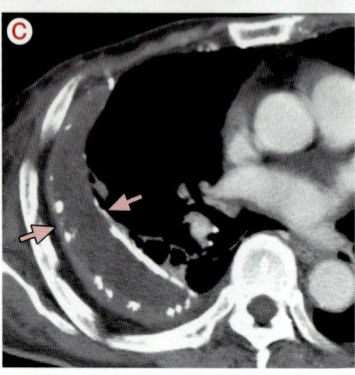

Ⓐ **胸部単純X線写真**
ⒷⒸ **造影CT**

結核性胸膜炎の既往あり．
Ⓐ 右上中肺野外側には凸レンズ状（⇒），内側には円形の陰影（→）を認め，その辺縁には石灰化（▶）を認める．右肺の容積低下を伴っている．
ⒷⒸ 右胸腔内の外側には三日月状（⇒）の，内側には円形（→）の，壁が厚く石灰化を伴う被包化液体貯留を認める．

疾患解説

1．疾患概念

1）膿胸（症例1～3）
　胸膜腔に膿性の滲出液が貯留した状態で，病理組織学的には**滲出期**，**線維化期**，**器質化期**に分類される．また発症から3カ月以内は**急性膿胸**，3カ月以降は**慢性膿胸**と分類される．多くは細菌性肺炎によって生じるが，結核や真菌感染，外傷後や術後に生じることもある．滲出期には胸膜の毛細血管の透過性が亢進して，少量の胸水貯留を認める．線維化期には，膿を取り囲む臓側および壁側胸膜にフィブリンが沈着して胸膜の肥厚，線維性癒着が生じて，凸レンズ状の形態を呈する．器質化期になると，胸膜の収縮と石灰化が生じて，胸膜外脂肪層の増生もみられる．

2）慢性出血性膿胸（症例4）
　結核後の慢性結核性膿胸や胸郭形成術後に，内部の出血が吸収されずに慢性炎症や肉芽組織，毛細血管増生を伴い，慢性的な出血を繰り返して血腫が緩徐に増大する稀な病態である．

3）膿胸関連悪性腫瘍（症例5）
　長期間経過した慢性結核性膿胸には，稀に悪性腫瘍が合併することがある．約半数が悪性リンパ腫で，その大部分が**びまん性大細胞型B細胞リンパ腫**であり，**EBウイルス**との関連が疑われている．その他に腺癌や扁平上皮癌，肉腫などの合併が報告されている．

2．典型的画像所見

1）膿胸
・**胸部単純X線写真**：初期には胸水貯留がみられ（症例1，2），線維化期になると被包化された胸水が**凸レンズ状**の形態を呈する（症例1）．器質化期になると被包化胸水の辺縁に石灰化がみられ，被包化された胸水は量が多い場合は凸レンズ状に，量が減少すると**三日月状**になる（症例3）．

症例 4　慢性出血性膿胸（60歳代女性）

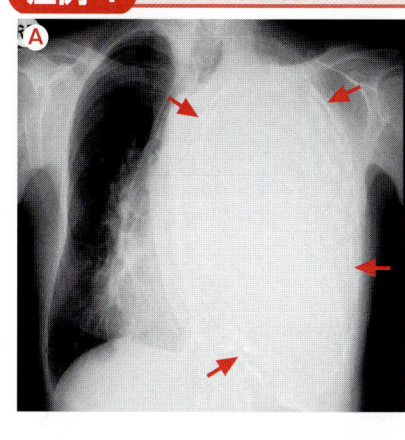

Ⓐ 胸部単純X線写真　Ⓑ 造影CT　Ⓒ T1強調像　Ⓓ T2強調像
Ⓔ T2強調冠状断像　Ⓕ 造影T1強調冠状断像

結核性胸膜炎の既往あり．徐々に呼吸困難が進行．

Ⓐ 左胸腔内を占拠する巨大な腫瘤性病変を認め，辺縁に石灰化（➡）を伴っている．心縦隔影は，著明に右側に圧排されている．

Ⓑ 左胸腔内を占拠する巨大腫瘤を認め，内部の吸収値は不均一，辺縁に多数の点状〜線状〜粗大な石灰化（➡）を認める．腫瘤内の腹側〜外側辺縁には淡い増強効果（▶）を認める．

Ⓒ 腫瘤内は不均一で，筋肉と比べて等〜高信号を呈している．

ⒹⒺ 陳旧性血腫を反映して腫瘤内部は著明な低信号を呈しており，辺縁には多発結節状の高信号域（▶）を認める．最外層には偽被膜を反映した線状低信号（➡）を認める．

Ⓕ T2強調像でみられた辺縁の多発結節状の高信号域に一致して増強効果（▶）を認める．

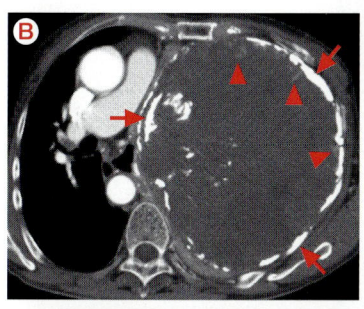

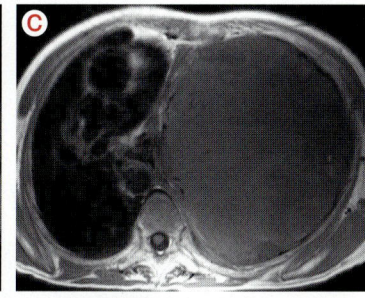

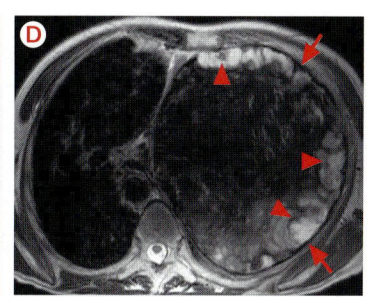

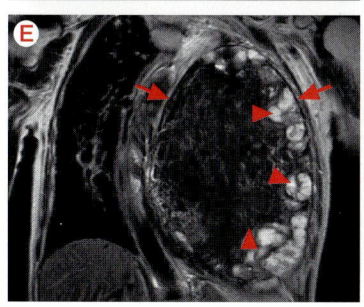

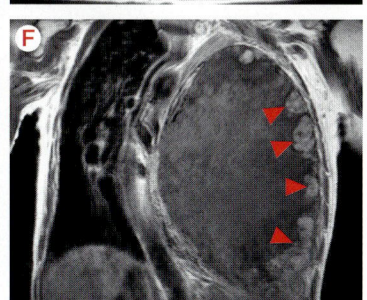

・**CT**：線維化期には，胸腔内の膿によって分離された臓側および壁側胸膜が，膿の辺縁に厚い増強効果として認められる（**split pleural sign**）．器質化期には辺縁に石灰化を伴う厚い壁をもつ凸レンズ状または三日月状の液体貯留を認める（症例3）．肺野に空洞性病変，結節，明瞭な小葉中心性の粒状影や樹枝状影（tree-in-bud appearance）などを認めれば，結核性の可能性を考慮する（症例2）．

2）慢性出血性膿胸

辺縁に石灰化を伴う凸レンズ状の腫瘤が緩徐に増大し，内部は陳旧性血腫を反映してCTでは不均一な低〜高吸収，MRIの**T1強調像で不均一な高信号**，**T2強調像で著明な低信号〜高信号が混在**してみられる．辺縁の偽被膜はT2強調像にて線状の低信号を呈する．造影CTやMRIでは，毛細血管増生を反映して**辺縁部に結節状や斑状の増強効果**を認める（症例4）．

3）膿胸関連悪性腫瘍

慢性結核性膿胸の辺縁に増大する腫瘤（症例5）や，**膿胸壁を越えて胸壁，肋骨，肺，腹部などへ浸潤する病変**を認める場合には，悪性リンパ腫などの悪性腫瘍の合併の可能性がある．膿胸関連悪性リンパ腫は外側の肋骨側胸膜や，肋骨横隔膜角に好発する．

症例5　慢性膿胸関連悪性リンパ腫（70歳代女性）

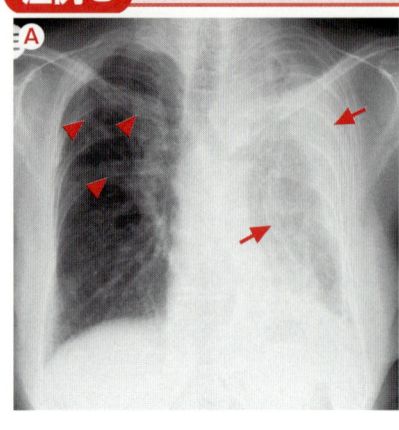

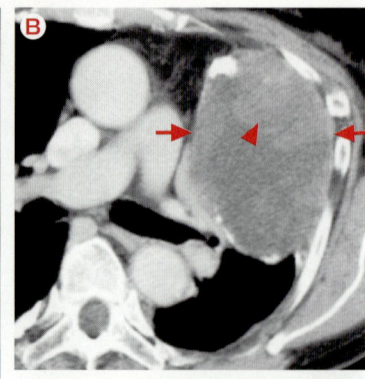

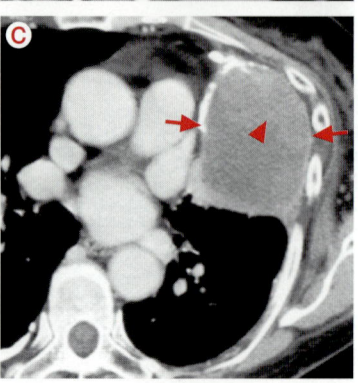

Ⓐ **胸部単純X線写真**
ⒷⒸ **造影CT**

結核性胸膜炎の既往あり．
Ⓐ左胸膜肥厚および石灰化（→）を認め，左肺の容積低下を認める．右上中肺野に索状影〜結節（▶）を認め，陳旧性炎症性変化が疑われる．
ⒷⒸ左胸腔内に辺縁に石灰化を伴う被包化液体貯留（→）を認め，慢性膿胸の所見である．慢性膿胸内部に増強効果を伴う多発充実性腫瘤（▶）を認め，経時的に増大傾向がみられ，生検にて悪性リンパ腫の診断であった．

鑑別1　癌性胸膜炎（50歳代男性）

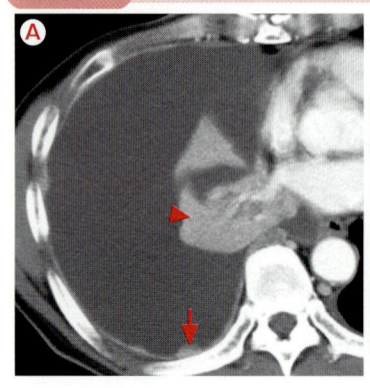

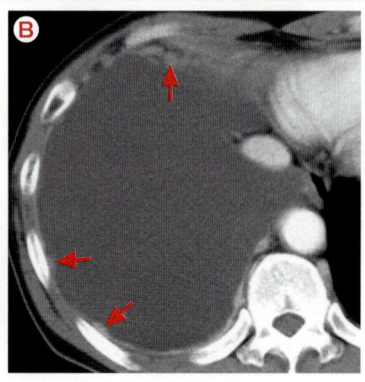

ⒶⒷ **造影CT（縦隔条件）**

歯肉原発の悪性黒色腫術後の経過観察中に右胸水が出現．胸水細胞診にて胸膜転移が証明された．
ⒶⒷ多量の右胸水を認め，右肺は圧排されて無気肺（▶）となっている．右胸膜肥厚がみられ，一部は結節状（→）である．

3．鑑別疾患

1）膿胸

結核性胸膜炎などで臨床所見や炎症所見が乏しい場合には，**癌性胸膜炎**（鑑別1）との鑑別が問題となる．原発巣の有無や悪性疾患の既往に注意する．胸膜肥厚が不整で，胸膜に沿った多発結節〜腫瘤がみられれば癌性胸膜炎を疑う．最終的には胸水穿刺，細胞診，生検などで確定診断される．

2）慢性出血性膿胸

慢性出血性膿胸は緩徐な増大傾向があり，内部辺縁に増強効果もみられるので，**膿胸関連悪性腫瘍**との鑑別が問題となる．慢性出血性膿胸は陳旧性血腫を反映したMRI所見（症例4）が特徴的であり，周囲への浸潤傾向はみられない．

3）膿胸関連悪性腫瘍

　膿胸部から周囲への浸潤する病変があれば悪性腫瘍合併を疑い生検を考慮するが，浸潤がはっきりしない場合には診断が難しい（**症例5**）．MRIは軟部組織の分解能が高く，膿胸関連悪性腫瘍の検出や浸潤範囲の評価に有用である．悪性リンパ腫は拡散強調像で高信号を呈し，見かけ上の拡散係数ADCの値が低くなる．またFDG-PETも膿胸関連悪性リンパ腫の評価に有用であるとの報告がある．

参考文献

1）Stark DD, et al: Differentiating lung abscess and empyema: radiography and computed tomography. AJR Am J Roentgenol, 141: 163-167, 1983
2）Ueda T, et al: Pyothorax-associated lymphoma: imaging findings. AJR Am J Roentgenol, 194: 76-84, 2010
3）Abe Y, et al: Usefulness of (18)F-FDG positron emission tomography/computed tomography for the diagnosis of pyothorax-associated lymphoma: A report of three cases. Oncol Lett, 1: 833-836, 2010

第10章 縦隔，胸膜，横隔膜，胸壁病変

14 胸膜中皮腫
pleural mesothelioma

中園貴彦

症例1　胸膜中皮腫（80歳代男性）
（JCHO佐賀中部病院放射線科　蒲地紀之先生のご厚意による）

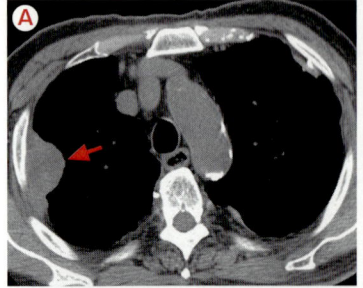

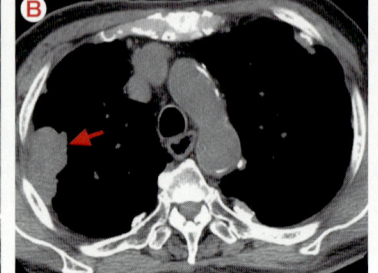

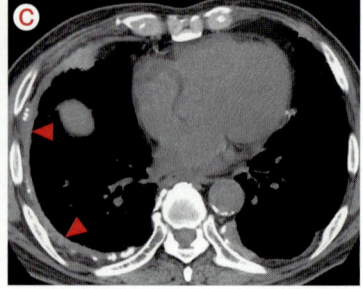

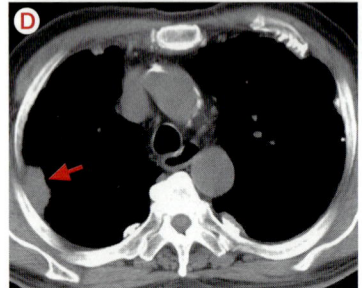

Ⓐ～Ⓒ単純CT
Ⓓ単純CT（1年前）

配管工，石綿曝露歴あり．

Ⓐ～Ⓓ両側胸膜に多発性肥厚，石灰化がみられ，胸膜プラークの所見である．右下肺野外側ではびまん性胸膜肥厚（▶）もみられる．右上肺野外側の辺縁不整な胸膜腫瘤（→）は1年前より増大している．同部位のCTガイド下生検が施行され，中皮腫の診断であった．

症例2　胸膜中皮腫（40歳代男性）

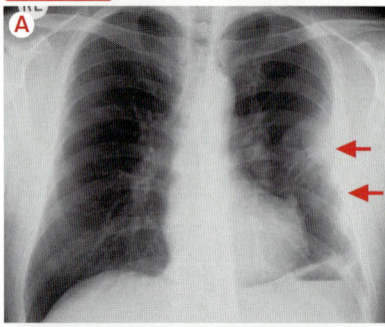

Ⓐ胸部単純X線写真
Ⓑ単純CT
Ⓒ造影CT

建築設計士，石綿曝露歴は不明．

Ⓐ左胸膜に不整な肥厚，多発性腫瘤（→）を認め，左肺の容積低下を伴っている．

ⒷⒸ左胸膜に不整な肥厚，多発性の腫瘤～結節（→）を認め，造影後は不均一な増強効果を認める．左肺門リンパ節腫大（▶）も認める．

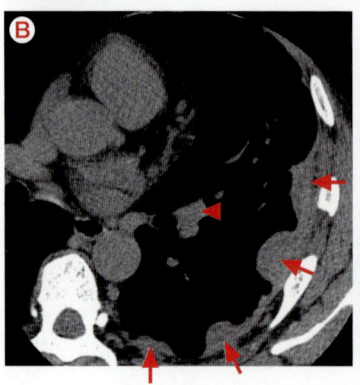

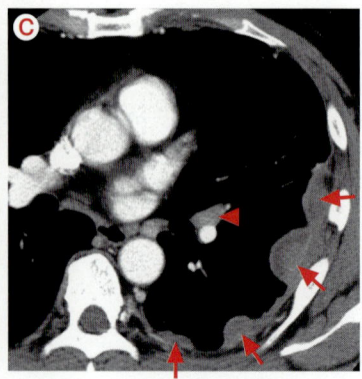

症例3　胸膜中皮腫（70歳代男性）

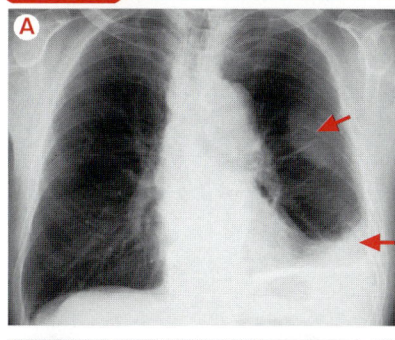

Ⓐ胸部単純X線写真　ⒷⒸ造影CT　ⒹⒺFDG-PET/CT

大工，石綿曝露歴あり．
Ⓐ左側の胸水と胸膜の不整な肥厚および腫瘤（→）を認め，左肺の容積低下を伴っている．
ⒷⒸ左胸水（▶）と，左胸膜に沿った内部不均一な多発腫瘤～結節（→）を認める．
ⒹⒺ左胸膜の多発腫瘤に強い集積（→）を認める（SUV max 20.39）．比較的小さな結節にも弱い集積を認める．
（ⒹⒺはp.13カラーアトラス⑰を参照）

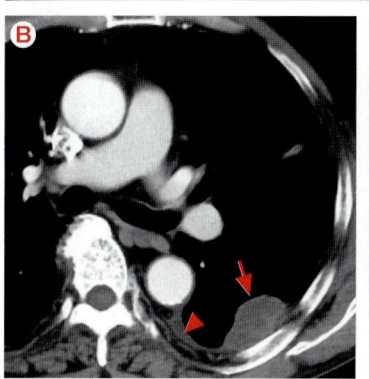

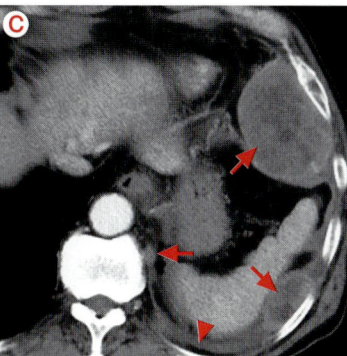

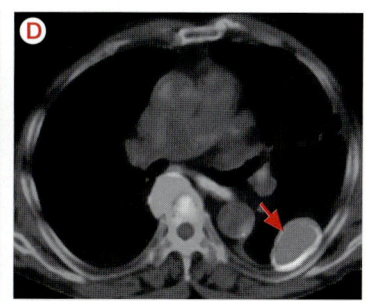

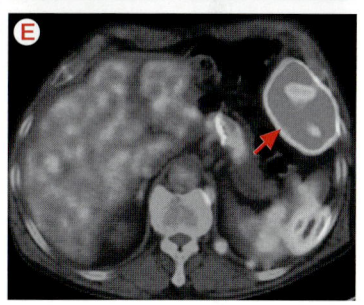

疾患解説

1．疾患概念

中皮腫はさまざまな部位に発生するが胸膜発生が最も頻度が高い．胸膜中皮腫は50～60歳代にピークがあり，男性に多い．**80～90％以上がアスベスト曝露に関連**しており，曝露後40年程度経過して発症することが多い．組織型は上皮型，肉腫型，二相型に分類される．予後不良で，平均生存期間は上皮型で12カ月，肉腫型で6カ月程度である．

2．典型的画像所見

- **胸部単純X線写真**：典型像は，**片側胸膜の多発性の腫瘤～結節やびまん性肥厚**で，**胸水，患側肺の容積低下**を伴うことが多い（症例2～5）．
- **CT**：片側性の不整な胸膜肥厚，多発腫瘤～結節が明瞭となり，葉間胸膜にも病変がみられる．進行例では患側肺を全周性に取り囲む．造影CTでは内部に**不均一な増強効果**を認める．**胸膜プラークが同定できれば，石綿曝露を疑う**（症例1, 4）．肺門や縦隔リンパ節転移を伴うことも多い（症例2）．
- **MRI**：病変は筋肉と比べT1強調像で等～やや高信号，T2強調像で高信号，**拡散強調像で高信号**を呈し，造影後は不均一な増強効果を認める（症例5）．MRIは軟部組織の分解能が高く，胸壁浸潤や横隔膜浸潤の評価に有用である．
- **FDG-PET**：中皮腫や遠隔転移に高い集積がみられ，中皮腫の検出や病期評価に有用である（症例3, 4）．

症例 4　胸膜中皮腫（70歳代男性）

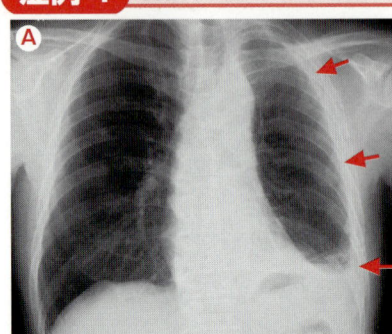

Ⓐ 胸部単純X線写真
Ⓑ～Ⓓ 造影CT
Ⓔ FDG-PET/CT

電気工事に従事，石綿曝露歴あり．

Ⓐ 左側の胸水と胸膜肥厚（→）を認め，左肺の容積低下を伴っている．

Ⓑ～Ⓓ 左側の胸水（▶）と胸膜のびまん性肥厚（→）を認め，左肺は病変に取り囲まれて容積が低下している．右側には胸膜プラーク（→）が散見される．

Ⓔ 左胸膜肥厚に一致して強い集積（→）を認める（SUV max 6.82）．
（Ⓔはp.13 カラーアトラス⑱を参照）

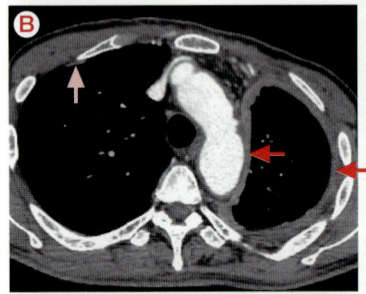

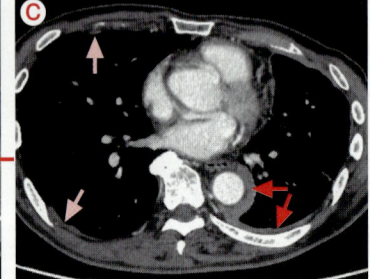

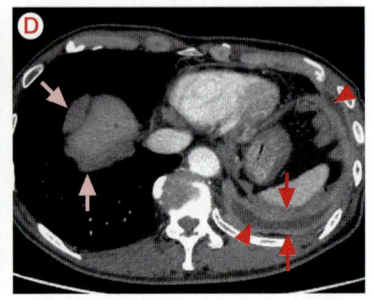

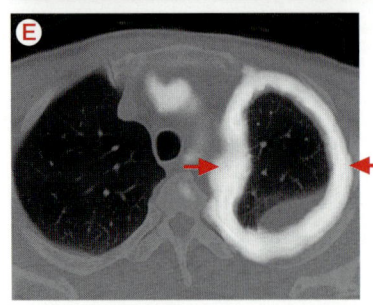

3．鑑別疾患

- **胸膜プラーク**（鑑別1）：中皮腫の初期には，胸水や軽度の胸膜肥厚のみを認め，診断に苦慮することが少なくない．限局した中皮腫は胸膜プラークとの鑑別が問題となるが，経時的変化が非常に重要である（症例1）．中皮腫では，胸膜肥厚は厚くて辺縁不整で左右差が目立つ．縦隔側の胸膜不整肥厚は，中皮腫の早期診断に重要である．造影CTにて，中皮腫は不均一な増強効果がみられるが，胸膜プラークではみられない．FDG-PET/CT（症例3，4），造影MRIや拡散強調像（症例5）は，良性の胸膜肥厚と中皮腫との鑑別に有用である．

- **肺癌や胸腺腫などの胸膜播種**（鑑別2）：肺内病変，縦隔病変，悪性疾患の既往の有無が重要である．中皮腫では患側肺の容積低下を伴うことが多い．最終的には生検での確定診断が必要となる．

症例5　胸膜中皮腫（50歳代男性）

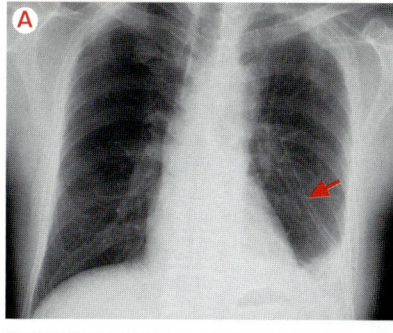

Ⓐ胸部単純X線写真　ⒷⒸ造影CT　ⒹT2強調像　Ⓔ造影T1強調像
Ⓕ拡散強調像（b-value：1,000sec/mm²）

事務職，石綿曝露歴は不明．

Ⓐ左胸水を認め，左胸腔ドレーン（→）が留置されている．左肺の容積低下を認める．

ⒷⒸ左胸水を認め，多発性の限局性胸膜肥厚（→）を認める．

Ⓓ～Ⓕ左胸膜の病変（→）は筋肉と比べて，T2強調像で高信号，造影後は増強効果を認め，拡散強調像で高信号を呈している．胸腔鏡下生検が施行され，上皮型の中皮腫の診断であった．

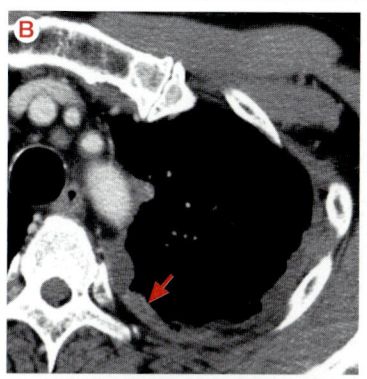

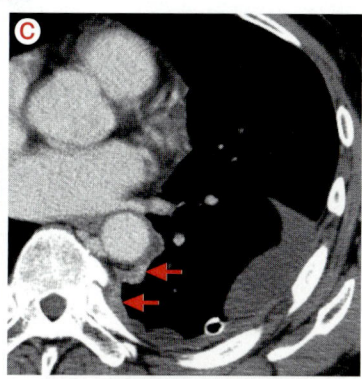

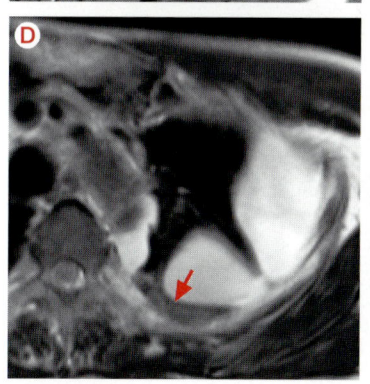

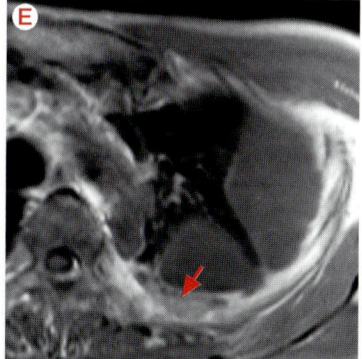

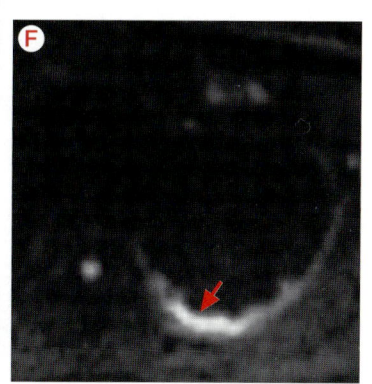

鑑別1　胸膜プラーク（80歳代男性）

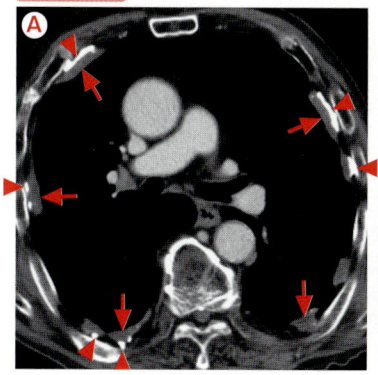

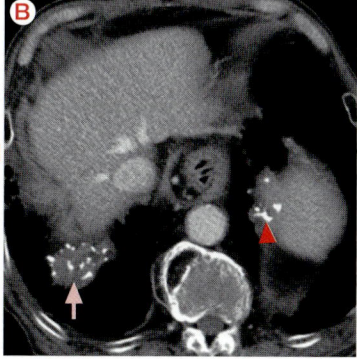

ⒶⒷ造影CT

紡績工場勤務歴あり．

ⒶⒷ両側胸膜に多発性の板状～結節状肥厚（→）を認める．病変の分布は比較的対称性である．病変内の壁側よりに板状～点状の石灰化（▶）を認める．右横隔膜部では多発点状石灰化を伴う腫瘤様所見（→）もみられる．いずれの病変も経時的変化はみられていない．

第10章　縦隔，胸膜，横隔膜，胸壁病変

鑑別2　胸腺腫，胸膜播種（80歳代男性）

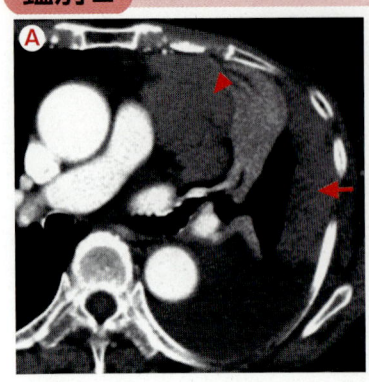

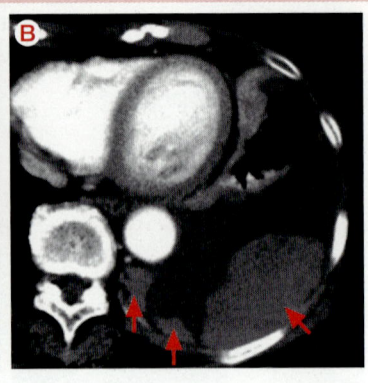

Ⓐ Ⓑ **造影CT**

1か月前より労作時呼吸困難，全身倦怠感を自覚して近医を受診．CTにて胸水と左胸膜の多発腫瘤を指摘され，胸膜中皮腫疑いで当院紹介．経皮的生検にて胸腺腫と診断された．

Ⓐ Ⓑ 左側に胸水と多発性の胸膜腫瘤〜結節（→）を認める．前縦隔に分葉形の腫瘤（▶）を認め，胸腺腫と胸膜播種が疑われた．

参考文献

1) Miller BH, et al: From the archives of the AFIP. Malignant pleural mesothelioma: radiologic-pathologic correlation. Radiographics, 16: 613-644, 1996
2) Wang ZJ, et al: Malignant pleural mesothelioma: evaluation with CT, MR imaging, and PET. Radiographics, 24: 105-119, 2004
3) Truong MT, et al: Preoperative evaluation of patients with malignant pleural mesothelioma: role of integrated CT-PET imaging. J Thorac Imaging, 21: 146-153, 2006

第10章 縦隔，胸膜，横隔膜，胸壁病変

15 孤在性線維性腫瘍
solitary fibrous tumor：SFT

中園貴彦

症例1　孤在性線維性腫瘍（50歳代女性）

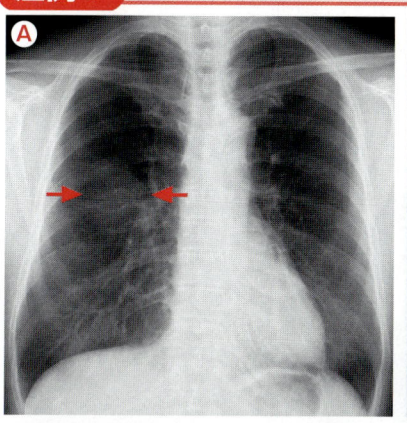

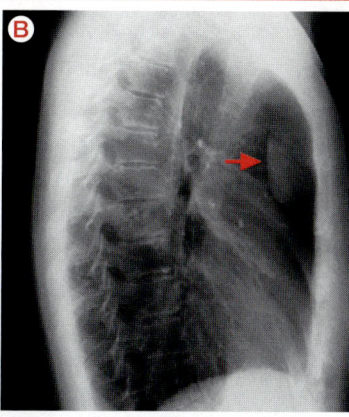

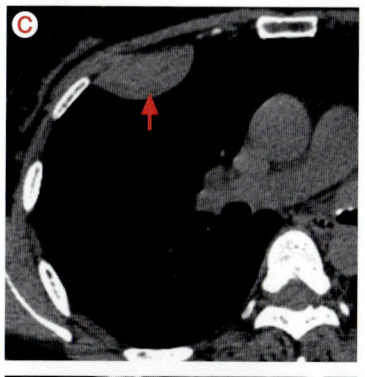

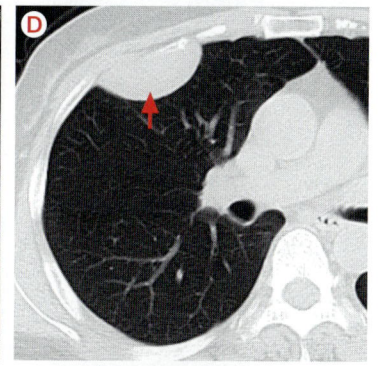

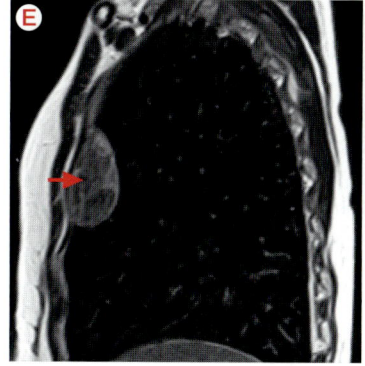

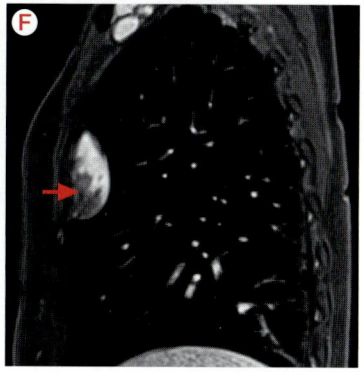

Ⓐ胸部単純X線写真（正面像）
Ⓑ胸部単純X線写真（側面像）
Ⓒ単純CT（縦隔条件）
Ⓓ単純CT（肺野条件）
ⒺT2強調矢状断像
Ⓕ造影T1強調矢状断像

検診の胸部単純X線にて異常を指摘された．

Ⓐ腫瘍の内側辺縁は比較的明瞭であるが，外側辺縁は不明瞭である（incomplete border sign，➡）．

Ⓑ右前胸壁に接した辺縁平滑な腫瘤（➡）を認める．

ⒸⒹ右前胸壁の胸膜に広く接して，境界明瞭，辺縁平滑な半球状の腫瘤（➡）を認める．縦隔条件では内部均一で，石灰化は認めない．

Ⓔ腫瘤内の腹側部（➡）は背側部よりも比較的低信号で，豊富な線維成分が示唆される．

Ⓕ腫瘤内の腹側部（➡）は背側部よりも増強効果が弱い．
手術では右肺上葉の臓側胸膜由来の有茎性腫瘍であった．

371

症例2　孤在性線維性腫瘍（50歳代男性）

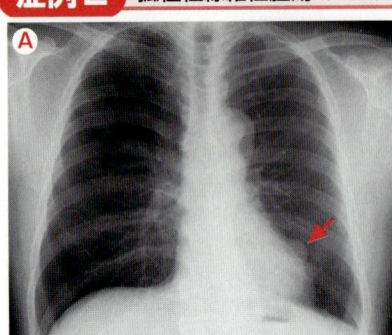

Ⓐ 胸部単純X線写真
Ⓑ 単純CT
Ⓒ 造影CT

検診の胸部単純X線写真にて異常を指摘された．

Ⓐ 左心縁からなだらかな立ち上がりを示す半球状の結節（→）を認める（extrapleural sign）．
Ⓑ 左心縁の胸膜に接した境界明瞭，辺縁平滑な半球状の結節（→）を認める．
Ⓒ 結節（→）には均一な増強効果を認める．

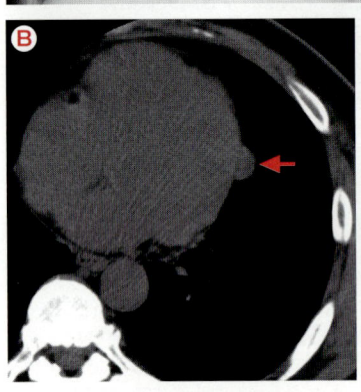

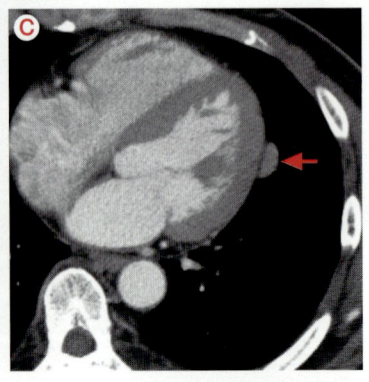

症例3　孤在性線維性腫瘍（50歳代男性）

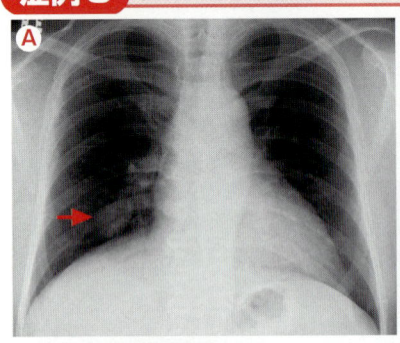

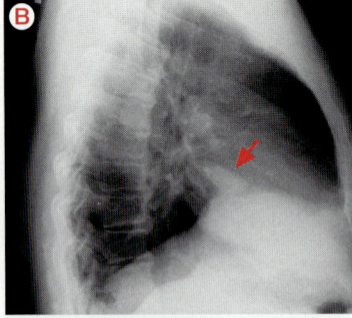

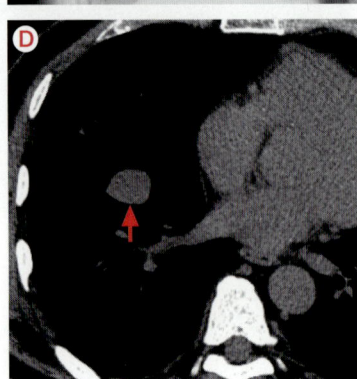

Ⓐ 胸部単純X線写真（正面像）
Ⓑ 胸部単純X線写真（側面像）
Ⓒ 単純CT（肺野条件）
Ⓓ 単純CT（縦隔条件）

検診の胸部単純X線写真にて異常を指摘された．

Ⓐ 右下肺野に円形，境界明瞭，辺縁平滑な腫瘤（→）を認める．
Ⓑ 腫瘤（→）は右大葉間裂に沿ってやや細長い涙滴状の形態をしている．
Ⓒ 右大葉間裂に一致して境界明瞭，辺縁平滑な腫瘤（→）を認める．
Ⓓ 腫瘤（→）は内部均一で，石灰化は認めない．
手術では右大葉間裂に局在する右肺中葉の臓側胸膜由来の有茎性腫瘍であった．

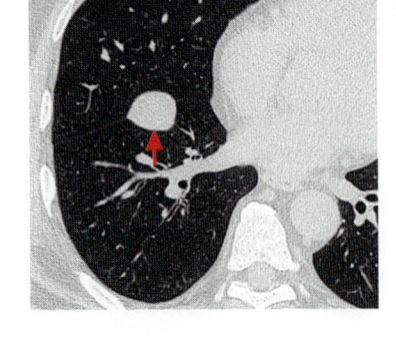

症例4　孤在性線維性腫瘍（60歳代男性）

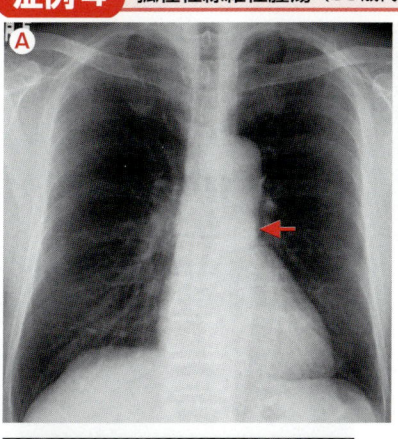

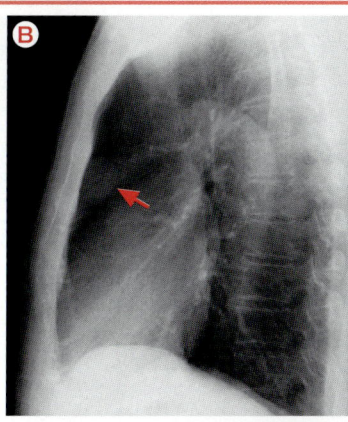

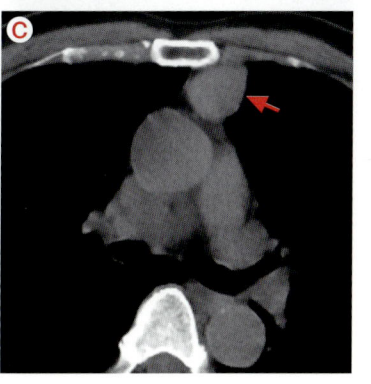

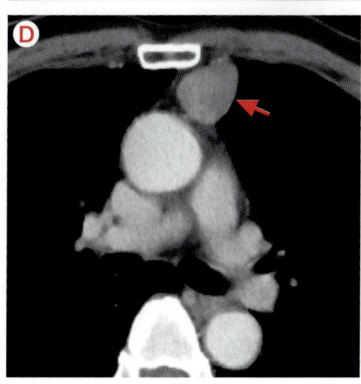

Ⓐ 胸部単純X線写真（正面像）
Ⓑ 胸部単純X線写真（側面像）
Ⓒ 単純CT
Ⓓ 造影CT

腎細胞癌の術前検査のCTで前縦隔腫瘍を疑われた．

Ⓐ 左肺門部の内側，下行大動脈に重なって半球状の腫瘍（→）を認める．

Ⓑ 胸骨背側に円形，境界明瞭，辺縁平滑な腫瘍（→）を認める．

Ⓒ 前胸壁と前縦隔脂肪組織に接して，境界明瞭，辺縁平滑，内部均一な円形の腫瘍（→）を認める．肺との境界面も整である．

Ⓓ 腫瘍（→）内に均一な増強効果を認める．
手術では左肺上葉内側の臓側胸膜由来の有茎性腫瘍であったが，術前は縦隔由来の胸腺腫との鑑別が困難であった．

疾患解説

1．疾患概念

孤在性線維性腫瘍（SFT）の組織由来には長年議論があったが，近年は電子顕微鏡および免疫組織学的検討によって中皮下の間葉系細胞由来と考えられている．45〜60歳に好発し，性差はなし．**約8割が臓側胸膜由来**で，残りは壁側胸膜由来である．約8割が良性で，サイズが大きいもの（10cm以上）や内部に出血壊死を伴うものは悪性の可能性がある．4％の症例で低血糖発作（Doege-Potter症候群），10％以下の症例で肥大性骨関節症（Pierre Marie-Bamberger症候群）を合併する．

2．画像所見

・**胸部単純X線写真**：胸膜に接する境界明瞭，辺縁平滑な腫瘍を呈する（症例3）．肺外病変の特徴である．腫瘍の輪郭が一部明瞭，一部不明瞭となる incomplete border sign（症例1）や，胸膜からなだらかな立ち上がりを示す extrapleural sign（症例2）を認めることがある．

・**CT**：胸膜に接する境界明瞭，辺縁平滑な腫瘍で，呼吸相や体動によって病変の位置が変化することがある．**7〜26％で内部の石灰化**（症例5），37％で胸水を伴う．増強効果の程度はさまざまで，サイズが大きな病変や悪性では壊死，出血，嚢胞変化などで内部不均一となることが多い．悪性では胸壁や周囲臓器に浸潤することがある．

・**MRI**：T1強調像で低〜中等度信号，T2強調像で低〜高信号を呈し，造影パターンは早期濃染，漸増性濃染などさまざまである．**線維成分が豊富な部分はT2強調像で低信号，造影後は漸増性濃染を呈する**（症例1）．サイズが大きな病変や悪性では内部不均一なことが多く，出血があればT1強調像で高信号を呈する．血流が豊富な病変では，内部にflow voidを認めることがある．

症例 5　孤在性線維性腫瘍（40歳代女性）

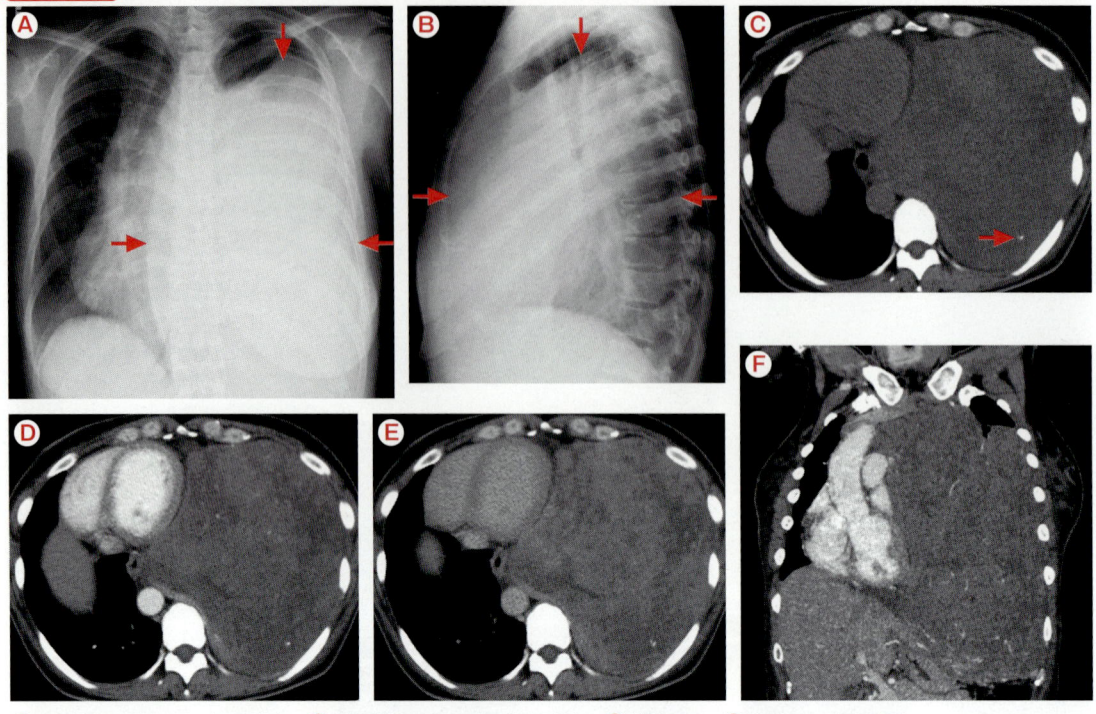

Ⓐ 胸部単純X線写真（正面像）　Ⓑ 胸部単純X線写真（側面像）　Ⓒ 単純CT　Ⓓ 造影CT（動脈相）
Ⓔ 造影CT（平衡相）　Ⓕ 造影CT再構成冠状断像（動脈相）

1カ月前から労作時呼吸困難，吸気時の左側胸部痛を自覚．近医を受診して左胸腔内の巨大腫瘤を指摘された．

ⒶⒷ左胸腔内を占拠する巨大な腫瘤（→）を認め，縦隔構造は著明に右側に圧排されている．

Ⓒ左胸腔内を占拠し縦隔構造を右側に圧排する巨大腫瘤を認める．腫瘤内部は筋肉と比べて低～等吸収を呈しており，小さな石灰化を認める（→）．

Ⓓ～Ⓕ腫瘤内に動脈相～平衡相にかけて漸増性の不均一な増強効果を認める．動脈相では腫瘤内部を走行する多数の血管を認める．腫瘤が大きいため，術前は肺内由来か胸膜由来か鑑別が困難であった．手術では左肺上葉の臓側胸膜由来の有茎性腫瘍であった．

鑑別 1　転移性胸膜腫瘍（60歳代男性）

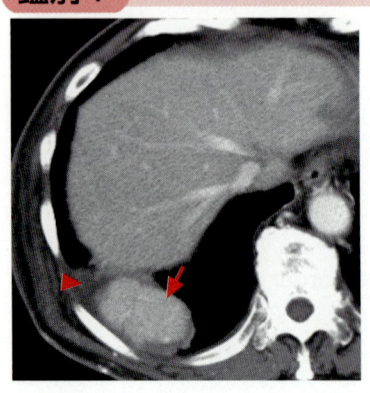

造影CT

右腎細胞癌術後の経過観察中に右胸膜腫瘤が出現した．その後経過で肺転移やリンパ節転移も出現し，腎細胞癌の転移と考えられた．

右肺底部胸膜に沿って境界明瞭，辺縁平滑な腫瘤（→）を認める．腫瘤内には肝実質よりも強い比較的均一な増強効果を認める．腫瘤近傍に少量の胸水（▶）もみられる．

3. 鑑別疾患

- **肺腫瘍や縦隔腫瘍**：病変が大きい場合や発生部位によっては，肺癌などの肺内病変，胸腺腫などの縦隔腫瘍との鑑別が紛らわしいことがある（症例4，5）．三次元CTやMRIでの多断面による評価や，呼吸相や体位変換での移動性の有無は鑑別の参考になる．
- **胸膜中皮腫**（第10章13参照）：片側胸膜の多発性腫瘤～結節，びまん性肥厚，胸水などを認める．患側肺の容積低下や胸膜プラークがみられることも多い．SFTは単発の境界明瞭な腫瘤であることが多いが，悪性では周囲へ浸潤する可能性がある．石綿曝露歴や胸膜プラークの有無は鑑別に重要である．
- **胸膜転移や胸膜播種**（鑑別1）：胸膜転移や播種は多発性で不整な胸膜肥厚，胸水を伴うことが多い．SFTは通常は単発性である．原発巣の有無や悪性疾患の既往に注意する．

参考文献

1) Tateishi U, et al: Solitary fibrous tumor of the pleura: MR appearance and enhancement pattern. J Comput Assist Tomogr, 26: 174-179, 2002
2) Rosado-de-Christenson ML, et al: From the archives of the AFIP: Localized fibrous tumor of the pleura. Radiographics, 23: 759-783, 2003
3) Inaoka T, et al: Solitary fibrous tumor of the pleura: apparent diffusion coefficient (ADC) value and ADC map to predict malignant transformation. J Magn Reson Imaging, 26: 155-158, 2007

第11章 新生児，乳児，小児に特異的肺疾患

1 新生児呼吸障害
neonatal respiratory distress

野坂俊介

症例1 呼吸窮迫症候群（RDS）（在胎30週3日，1,519g・女児）

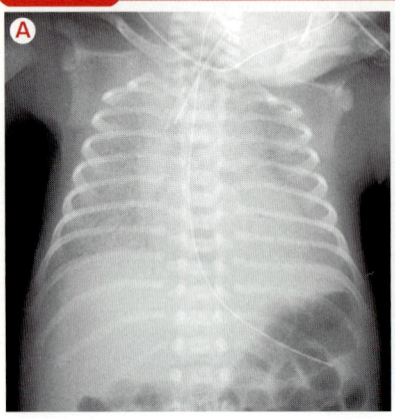

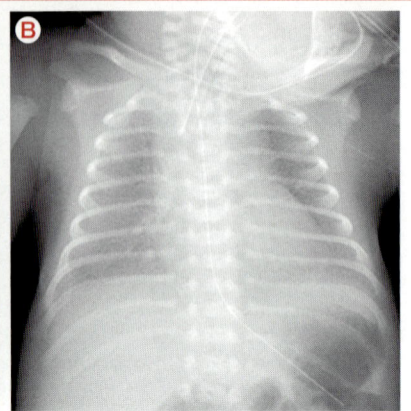

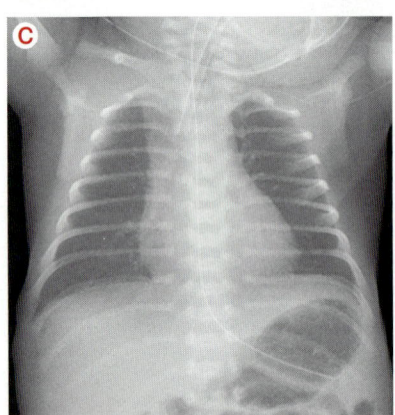

Ⓐ 胸部ポータブルX線写真（臥位，挿管後）
Ⓑ 胸部ポータブルX線写真（臥位，サーファクタント投与後）
Ⓒ 胸部ポータブルX線写真（臥位，初回撮影から約13時間後）

双胎第一子．帝王切開にて出生（Apgar 6/7）．出生後間もなく第一啼泣あり．その後，全身チアノーゼならびに陥没呼吸を認めた．全身管理をしながらNICU入室，挿管後に胸部ポータブルX線撮影が行われた．

Ⓐ 両側肺野全体にすりガラス状濃度上昇を認める．気管支透亮像を伴っている．心胸腺陰影は確認可能である．胸水は明らかでない．
Ⓑ 両側肺野全体ですりガラス状濃度上昇は改善傾向である．
Ⓒ 両側肺野の含気はほぼ正常となっている．

症例2 新生児一過性多呼吸（TTN）（在胎35週4日，2,258g・男児）

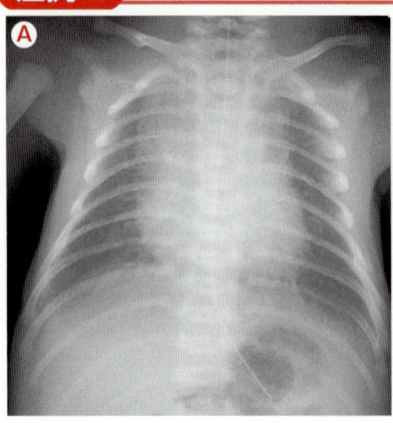

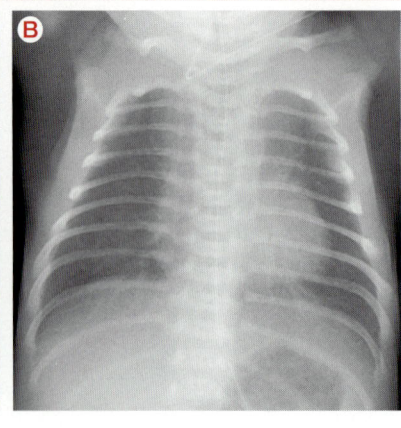

Ⓐ 胸部ポータブルX線写真（新生児搬送直後）
Ⓑ 胸部ポータブルX線写真（翌日）

他院で出生（Apgar 9/7）．出生後より多呼吸と陥没呼吸認め新生児搬送，NICU入室後に胸部ポータブルX線撮影が行われた．翌日，経過観察目的に胸部ポータブルX線撮影が行われた．

Ⓐ 胃管が挿入され，先端は胃内にある．心胸腺陰影はやや目立つ程度である．両側肺門から拡がる索状影を認める．胸水は明らかでない．
Ⓑ 前日に認めた両側肺門から拡がる索状影は消失している．

症例3　胎便吸引症候群（MAS）（在胎40週2日，3,826 g・女児）

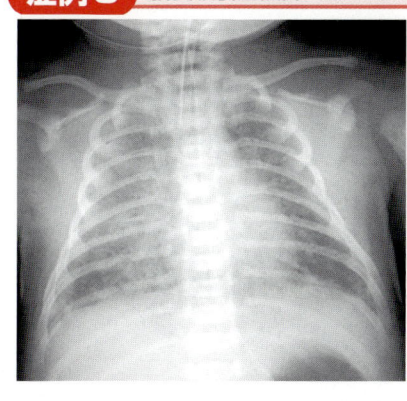

胸部ポータブルX線写真（挿管後）

無痛分娩で出生（Apgar 5/7）．羊水混濁あり，患児の口鼻腔吸引ならびに胃内吸引にて胎便が多量に吸引された．呼吸障害を認め，直ちに挿管された．その後，胸部ポータブル撮影が行われた．

気管挿管チューブの先端は第2胸椎と第3胸椎の椎間レベルである．胃管が挿入されている．肺野の透過性は不均等で，散在性に小斑状影を認める．心胸腺陰影は拡大していない．気胸や縦隔気腫は認めない．

症例4　間質性肺気腫（PIE）（在胎24週1日，688 g・男児）

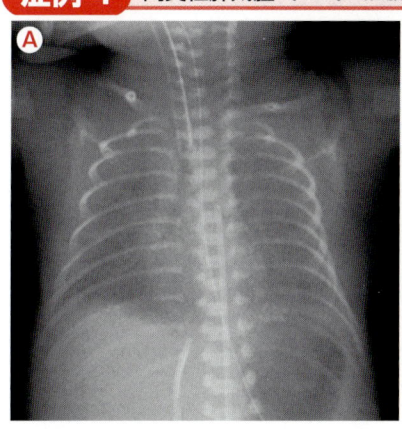

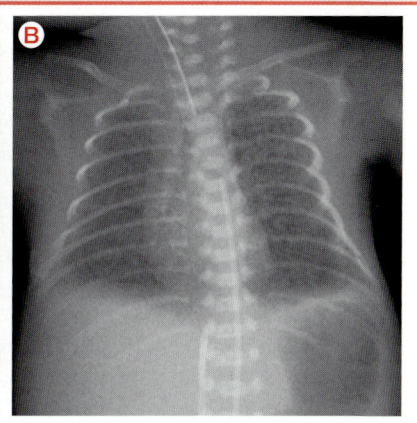

Ⓐ 胸部ポータブルX線写真（臥位，初回）　Ⓑ 胸部ポータブルX線写真（臥位，初回撮影から3時間後）

胎胞脱出にて他施設より母体搬送となり加療中であった．陣痛発来し，子宮収縮抑制不能，骨盤位のため帝王切開で出生した超低出生体重児（Apgar 2/6）．出生後蘇生室にて挿管・サーファクタント投与後NICU入室となった．呼吸管理は，間欠的陽圧管理（IMV）から高頻度振動換気（HFO）に変更された．NICU入室後，初回の胸部ポータブルX線撮影行われた．初回撮影から3時間後に胸部ポータブルX線撮影が実施された．

Ⓐ気管挿管チューブ，臍動脈カテーテル，臍静脈カテーテル，胃管を認める．両側肺野全体にすりガラス状濃度上昇を認める．
Ⓑ両側肺野全体に小透亮像を認める．特に，左肺野には透亮像の集簇が目立つ．

疾患解説

1. 疾患概念

出生後早期に認める内科的な新生児呼吸障害の代表的疾患としては，**呼吸窮迫症候群（RDS）**，**新生児一過性多呼吸（TTN）**，**胎便吸引症候群（MAS）**をあげることができる．これらの患児は出生後NICUに入室し，管理されることになる．**NICUで行われる画像診断検査は限定的で，ポータブル単純X線写真ならびに超音波検査が中心**となる．単純写真を読影する際には，在胎週数や出生時体重といった情報が重要になる．

以下，代表的疾患に加え，さまざまなエアリーク所見，および慢性肺疾患について解説する．

1）呼吸窮迫症候群（RDS）

サーファクタントの欠乏により出生後6時間以内といった早期より発症する肺胞の虚脱である．在胎28週未満あるいは出生体重1,000 g未満の未熟児の50％以上に認められる．サーファクタントはⅡ型肺胞上皮から分泌され，肺胞内面に拡がり表面張力を低下させ，肺胞の虚脱を防ぐ．**サーファクタント欠**

第11章　新生児，乳児，小児に特異的肺疾患

症例5　気胸（在胎36週0日，2,255 g・女児）

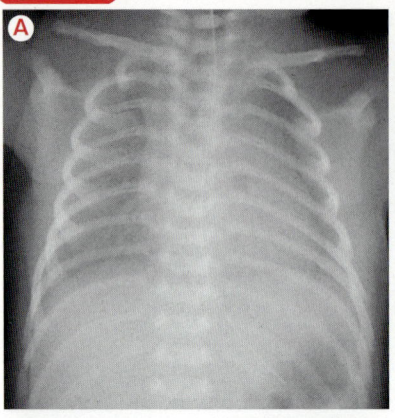

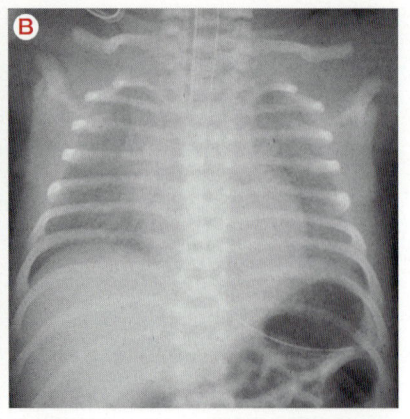

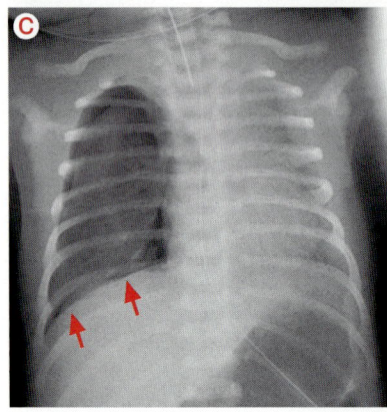

Ⓐ 胸部ポータブルX線写真（初回，生後25分）
Ⓑ 胸部ポータブルX線写真（挿管後）
Ⓒ 胸部ポータブルX線写真（生後2日）

予定帝王切開にて出生（Apgar 8/8）．呼吸障害あり，新生児一過性多呼吸（TTN）の診断で，生後25分に初回胸部ポータブルX線撮影が行われた．経鼻的持続陽圧呼吸（nCPAP）で管理されたが，中止すると呼吸状態悪化するため，nCPAP継続しNICU入室となった．その後，PCO_2が70 mmHgとなったため，呼吸窮迫症候群（RDS）の診断で挿管され，確認目的に胸部ポータブルX線撮影が依頼された．その後，サーファクタント投与が行われた．その後も多呼吸が持続するため，生後2日目に胸部ポータブルX線撮影が実施された．

Ⓐ 胃管が挿入されている．両側肺野全体に淡いすりガラス状濃度上昇を認めるが，心胸腺陰影は確認可能である．
Ⓑ 気管挿管チューブの先端は第2胸椎レベルである．両側肺野全体のすりガラス状濃度上昇は持続的である．
Ⓒ 右肺はやや虚脱し，周囲に透亮像を認める．心胸腺陰影はわずかに左側に偏位し，右横隔膜はやや平坦化している（→）．

症例6　気縦隔（在胎41週5日，3,636 g・女児）

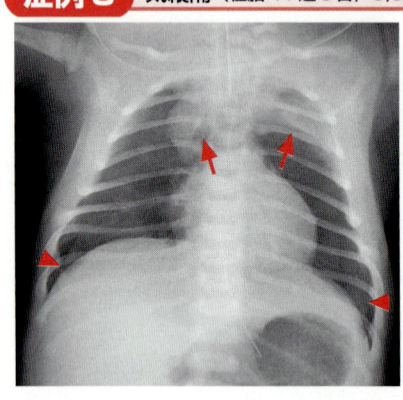

胸部ポータブルX線撮影

経腟分娩にて出生（Apgar 8/8）．生後3分より陥没呼吸が著明となり，マスク換気開始，その後挿管となりNICU入室，胸部ポータブル撮影が行われた．
気管挿管チューブ先端は第2胸椎と第3胸椎の椎間レベルである．胃管の先端は胃内に確認できる．心陰影両縁に接して透亮像を認める．胸郭上方には挙上した胸腺を認める（→）．これら，心陰影両縁の透亮像と両側胸腺挙上は，気縦隔の所見である（angel wing sign）．肺底部外側，肋骨横隔膜角付近には透亮像を認める．左側では，肋骨横隔膜角が深くなっている．また，その近傍には虚脱気味の両側肺の外側縁が確認できる（▶）．これらは両側気胸の所見である．

乏の原因には，未熟性，感染，低酸素，アシドーシス，低体温，低血圧などがある．

2）新生児一過性多呼吸（TTN）

胎児肺胞液の吸収・排泄遅延により出生後まもなくより発症する一過性の呼吸障害で，通常72時間以内に治癒する．RDSと異なり肺の容積は保たれ，過膨張気味となることもある．正期産児にみられる．帝王切開で出生の場合，産道通過の際の胸郭圧迫が加わらないことから，肺胞液の排泄不良となりTTNを認める頻度が高くなる．

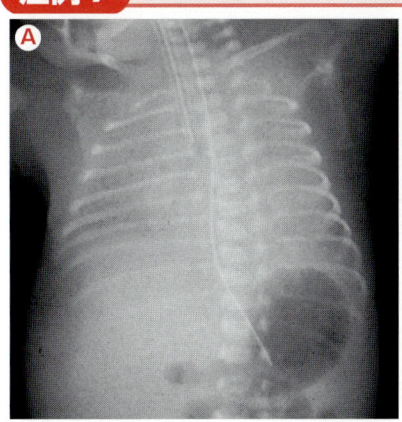

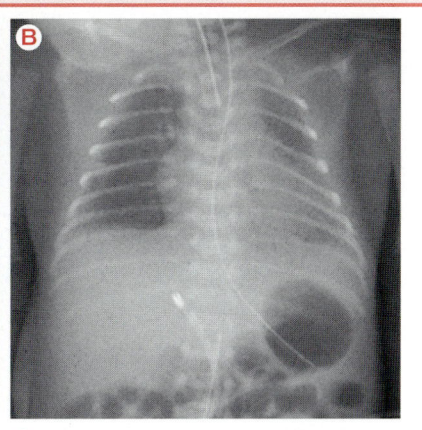

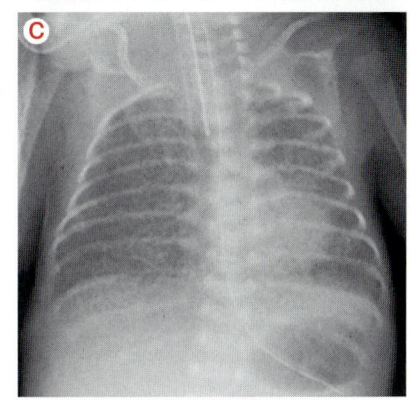

症例7　慢性肺疾患（CLD）（在胎24週6日，568g・女児）

Ⓐ 胸部ポータブルX線写真（挿管後）
Ⓑ 胸部ポータブルX線写真（サーファクタント投与後）
Ⓒ 胸部ポータブルX線写真（生後38日）

双胎間輸血症候群（TTTS）にて切迫早産となり，在胎23週5日で他施設より紹介となった．24週0日には胎児鏡下胎盤吻合血管レーザー凝固術（FLP）が施行された．24週6日に子宮口開大し，同日緊急帝王切開にて出生，直ちに挿管，人工呼吸管理が行われた．挿管後，初回胸部ポータブルX線撮影が実施された．呼吸窮迫症候群（RDS）と診断し，臍カテーテル挿入およびサーファクタント投与が行われた．初回撮影から約5時間後に胸部ポータブルX線撮影が行われた．その後，呼吸管理が行われた．生後38日に経過観察目的に胸部ポータブルX線撮影が実施された．

Ⓐ 気管挿管チューブ先端は気管分岐部直上，胃管先端は胃内である．両側肺野全体にすりガラス状濃度上昇を認める．心胸腺陰影は不明瞭化し，左側は同定困難である．

Ⓑ 臍動脈カテーテルおよび臍静脈カテーテルを認める．気管挿管チューブ先端は，調整され，第2胸椎と第3胸椎椎間に認める．胃管先端は胃内で著変ない．肺野の含気は改善している．心胸腺陰影も容易に同定可能である．

Ⓒ 肺は過膨張気味である．両側肺野全体に拡がる線状・網状影を認める．

3）胎便吸引症候群（MAS）

　　胎児が低酸素・虚血状態となると，子宮内に胎便を排泄する．同時にあえぎ呼吸により**胎便で混濁した羊水を気道内に吸引**する．MASは正期産児，特に過期産児にみられ，気管支と肺に吸引された胎便呼吸障害を生じる．病態は，気道閉塞による換気障害，サーファクタント機能不全，および化学性肺炎，である．

4）エアリーク

　　NICUで管理される新生児は，気管挿管下に人工呼吸管理される場合がある．そのような場合は，**末梢気道や肺胞の破綻による空気の非生理的な部位への漏出（エアリーク）の有無に注意**する必要がある．エアリークは漏出部位により，間質性肺気腫（PIE），気胸，気縦隔，心囊気腫，皮下気腫，後腹膜気腫/気腹に分類できる．

・**間質性肺気腫（PIE）**：漏出した空気が肺の間質，すなわち気管支血管束に存在する場合で，通常は一過性である．PIEは末梢に進展し肺表面が破綻すると気胸に，肺門方向に進展すると気縦隔となり得る．

・**気胸**：空気が胸膜腔に貯留した状態で，PIEに続発する胸膜の破綻による．気胸はエアリークのなかで最も頻度が高い．新生児の肺は水分が多く縮みにくく，また肺が重いことから仰臥位では背外側に

| 鑑別1 | RDS類似のTTN（在胎37週0日，2,476g・男児） |

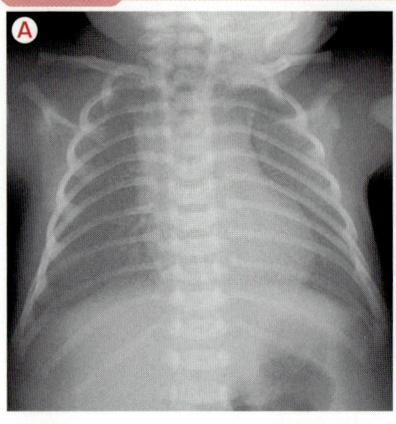

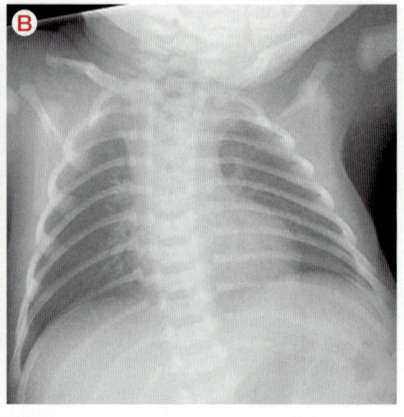

Ⓐ胸部ポータブルX線写真（出生直後）　Ⓑ胸部ポータブルX線写真（出生翌日）

双胎第一子．帝王切開にて出生（Apgar 8/9）．出生直後より酸素化不良あり，精査目的に胸部ポータブルX線撮影が依頼された．翌日，経過観察目的に胸部ポータブルX線撮影が依頼された．

Ⓐ両側肺野全体に淡い濃度上昇を認める．肺の容積低下は明らかでない．右中肺野にminor fissureが確認できる．その他に胸水貯留を示す所見は認めない．心胸腺陰影は正常である．

Ⓑ両側肺野末梢の含気は改善傾向である．肺門部主体の索状影が主体となっている．

伸展するという特徴がある．そのため，気胸は，漏出した空気の存在部位により，内側気胸，前方気胸，肺下気胸に分類できる．持続的な空気漏出は緊張性気胸となり，呼吸循環障害の原因となる．

・**気縦隔**：**空気が縦隔に漏れた状態**で，心胸腺陰影（縦隔構造）が特徴的な形態を示す．新生児では，前縦隔気腫が多い．空気が心嚢内に漏れると心嚢気腫となる．稀な病態であるが，心臓が圧排され循環障害をきたす．気縦隔が頸部や胸壁の皮下，あるいは後腹膜や腹腔内に漏れる場合がある．

5）慢性肺疾患（CLD）

CLDは，先天性奇形を除く肺の異常により酸素吸入を必要とするような**呼吸窮迫症状が新生児期に始まり日齢28を超えて続くもの**，と定義される．CLDは，病因と画像所見によりⅠ型からⅥ型に分類される．CLDの成因は，従来人工換気に伴う肺損傷や酸素毒性が重要視されていたが，絨毛膜羊膜炎などの子宮内炎症ならびに出生後の人工換気に起因するさまざまなサイトカインによる肺胞の生物学的損傷に伴う肺胞と毛細血管の発達障害が注目されている．

2．典型的画像所見

NICUにおける単純写真の読影では，気管挿管チューブ，静脈ライン，胃といった体内に留置された**チューブ類の位置の確認が重要**である．続いて，**肺野の含気，気胸や気縦隔の有無，腹腔内遊離ガスの有無，骨格系，について確認**する．常に一定の手順で読影することは，見落としを減らすためにも極めて重要である．ここでは，主な病態に特徴的な画像所見について解説する．

・RDS（**症例1**）：肺胞の虚脱を反映し，肺容積の減少，すりガラス状濃度上昇（網状顆粒状陰影），気管支透亮像を認める．重症例では，肺野はより透過性が低下し，肺全体がwhite outする．

・TTN（**症例2**）：胎児肺胞液の吸収・排泄遅延により気管支周囲間質に液体が貯留することを反映した画像所見を呈する．肺門部から放射状に拡がる索状影や葉間胸水を認める．

・MAS（**症例3**）：気道内の胎便により気道が完全に閉塞すれば無気肺を，部分的な閉塞ではチェックバルブ現象により過膨張を示す．過膨張は気胸や縦隔気腫を誘発する可能性がある．典型的には，過膨張気味の両側肺野に複数の小斑状影を認める．

鑑別2　動脈管開存（PDA）（在胎27週3日，1,080 g・男児）

Ⓐ 胸部ポータブルX線写真（臥位，挿管後）　Ⓑ 胸部ポータブルX線写真（臥位，生後1日）
Ⓒ 胸部ポータブルX線写真（臥位，生後2日）　Ⓓ 胸部ポータブルX線写真（臥位，インダシン投与後，生後3日）

前置胎盤にて経過観察中．出血ならびに破水あり帝王切開にて出生した極低出生体重児（Apgar 2/3）．出生直後自発呼吸なく，挿管となった．確認目的に胸部ポータブルX線撮影が依頼された．呼吸窮迫症候群の診断でサーファクタント治療が行われた．生後1日に経過観察目的の胸部ポータブルX線撮影が依頼された．酸素化不良あり，生後2日に胸部ポータブルX線撮影が依頼された．インダシン投与後，生後3日に胸部ポータブルX線撮影が依頼された．

Ⓐ肺野全体に淡い濃度上昇を認める．心胸腺陰影は正常範囲である．気管挿管チューブの先端は第1胸椎と第2胸椎の椎間レベルに確認できる．
Ⓑ前日に認めた肺野全体の濃度上昇は改善している．心胸腺陰影は正常範囲である．左上肢から挿入されたPIカテーテル先端は上大静脈に確認できる．
Ⓒ両側肺野全体の濃度上昇を認める．肺の容積低下は明らかでない．心胸腺陰影の拡大を認める．PDAを疑う所見で，心臓超音波検査で確認された．
Ⓓ肺野全体の濃度上昇は改善し，肺の含気は概ね正常である．心胸腺陰影の拡大も改善している．

・**エアリーク**：空気の漏出部位により様々な画像所見を示す．
　PIE（症例4）は，肺門から末梢方向に拡がる小透亮像の集簇として認められ，索状や樹枝状となる．病変が時間とともに所見が変化することもPIEの特徴である．PIEは，気管支透亮像と異なり，透亮像の太さや形状に規則性がないことも特徴といえる．
　気胸（症例5）は，内側気胸では，心胸腺陰影に沿って透亮像を認め，また漏出した空気の存在により心胸腺陰影が明瞭化する．前方気胸では，肺が背側に圧排され，患側肺野の透過性亢進を認める．肺下気胸では，肺底部周囲の胸膜腔腹側に貯留する空気のため横隔膜に重なった透亮像を認める．漏

鑑別3　間質性肺水腫（在胎38週2日，2,738g・女児）

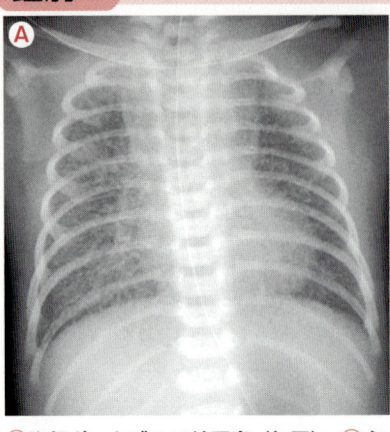

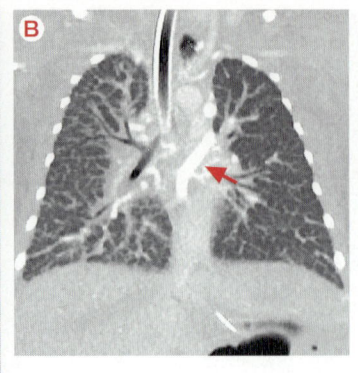

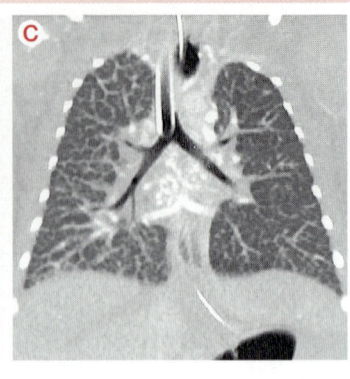

Ⓐ胸部ポータブルX線写真（初回）　Ⓑ心大血管系造影CT冠状断再構成画像（肺野条件，垂直静脈付近）
Ⓒ心大血管系造影CT冠状断再構成画像（肺野条件，Ⓑの背側，気管気管支レベル）

胎児診断された複雑心奇形，無脾症候群の疑いで，誘発分娩にて出生（Apgar 6/7）．出生後の心臓超音波検査で単心房単心室，肺動脈閉鎖，総肺静脈還流異常，肺静脈狭窄の診断．続いて初回胸部ポータブルX線撮影が行われた．経鼻的持続陽圧呼吸で管理されるも酸素化不良で，挿管管理となった．精査目的に心大血管系造影CTが行われた．肺野条件冠状断再構成画像垂直静脈付近とその背側の気管気管支レベルを提示する．
Ⓐ胃管が挿入されている．心胸腺陰影の拡大は明らかでない．両側肺野末梢に線状影を認める．肺血管影の増強は明らかでない．
ⒷⒸ気管挿管チューブの先端は気管分岐レベルである（Ⓒ）．ポータブル写真で認めた肺野の線状影はCTでは容易に確認可能で，より末梢肺野に目立つ．線状影は，小葉間隔壁の肥厚であることがわかる（Ⓑ，Ⓒ）．正中を縦走する脈管構造は垂直静脈である（→）．垂直静脈は無名静脈に還流するところで狭窄を認めた（未提示）．

鑑別4　正常胸腺（Thymic sail sign）（生後3カ月男児）

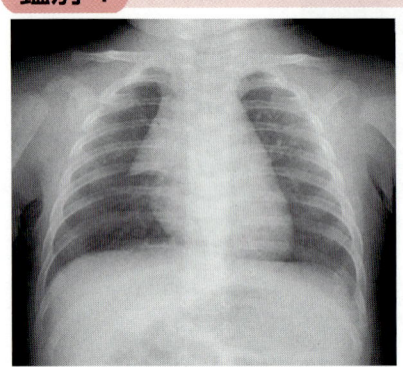

胸部単純X線写真（臥位）

発熱の精査目的に胸部単純X線撮影が実施された．
心胸腺陰影右上縁は境界明瞭な三角形状を示している．気管の圧排など認めない．両側肺野の含気は均等である．

出した空気の量や存在部位に応じて，肋骨横隔膜角が深くなる場合もある（deep sulcus sign）．緊張性気胸では，肺の虚脱，心胸腺陰影の偏位，横隔膜平坦化，といった所見を認める（症例5）．
気縦隔，特に前縦隔気腫では，両側性の場合は，両側胸腺が挙上し，天使の翼に類似した形態を示すことからangel wing signといわれる（症例6）．片側性の場合は，風になびくヨットの三角帆に類似した形態を示すことからspinnaker sail signといわれる．
心嚢気腫は心陰影を囲む透亮像として認められる．皮下気腫は頸部や胸壁といった部位に一致した透亮像として認められる．気腹を認めた場合，消化管穿孔との鑑別が必要となるが，画像所見のみでは不可能である．
・**CLD**（症例7）：病型によって異なるが，既往にRDSがあり，気腫状肺を示すのはⅠ型である．CLD

の一般的な単純写真所見は，両側肺野全体の淡い濃度上昇から間質性陰影を認め，さらに進行すると線状・網状影，泡沫状所見を呈し，肺は過膨張を呈する．

3．鑑別疾患

TTNとRDSの軽症例は類似した単純写真所見を呈する場合がある（鑑別1）ので，呼吸障害の程度，在胎週数，出生時体重，といった情報を参考にした対応が重要である．

RDSの経過中に肺野濃度上昇の再発を認めた場合の鑑別診断としては，呼吸器条件設定の変更，RDSの悪化，肺炎の合併，誤嚥，肺出血，うっ血性心不全（輸液負荷，動脈管開存），といった病態を考える必要がある．単純写真上の鑑別点は，RDSの再発では肺容積は低下するが，心胸腺陰影の拡大は認めない．肺出血や誤嚥では，肺容積低下なく，心胸腺陰影の拡大も認めない．動脈管開存（PDA）では，肺容積の低下なく，心胸腺陰影の拡大を認める（鑑別2）．

単純写真上，生後間もなくから両側肺野に線状影を認める場合，**肺静脈還流障害**も鑑別に含める必要がある．**総肺静脈還流異常で肺静脈狭窄を伴った場合は，心拡大を伴わない**．肺静脈狭窄の結果，肺野にはうっ血所見を認める．肺うっ血による間質性肺水腫の所見として小葉間隔壁の肥厚を認める．この所見は，単純写真でも認識できるが，肺野条件のCT画像でより明瞭となる（鑑別3）．総肺静脈還流異常症で肺うっ血をきたすのは，一般的に下心臓型（Ⅲ型）であるが，提示症例にように上心臓型（Ⅰ型）においても認める場合もある．

気縦隔の典型所見は，両側あるいは片側胸腺の挙上を認め，両側の場合はangel wing sign（症例6），片側の場合はspinnaker sail signと言う．正常胸腺も外側凸の三角形状の陰影として認められ，この場合はthymic sail signという（鑑別4）．突出した胸腺下縁はminor fissure（小葉間裂）で境界されている．

参考文献

1）小熊栄二：新生児の呼吸器疾患．「小児科臨床ピクシス30」（五十嵐　隆，他／編），pp225-235，中山書店，2012
2）原　裕子，他：RDS経過後に呼吸障害が遷延した超低出生体重児．「画像による新生児症例カンファレンス—どこを見る？何がわかる？」（奥　起久子，他／編著），pp62-65，メディカ出版，2012
3）松下彰一郎，他：症例の比較で学ぶ画像診断　胸部50選　先天性疾患・他．画像診断，34：s206-s223，2014
4）河野達夫：新生児内科的胸部疾患．小児科学レクチャー，4：885-892，2014
5）小山雅司：エアリーク，胸部写真に含まれる肺外病変の評価．小児科学レクチャー，4：893-900，2014

第11章 新生児，乳幼児，小児に特異的肺疾患

2 新生児期から乳幼児期に認める囊胞性肺病変
cystic lung lesions in newborns and young children

野坂俊介

症例1 先天性肺気道奇形（CPAM）（1歳男児）

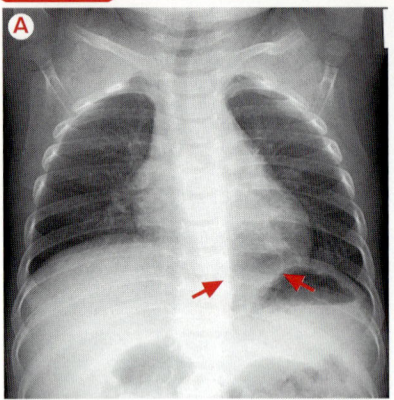

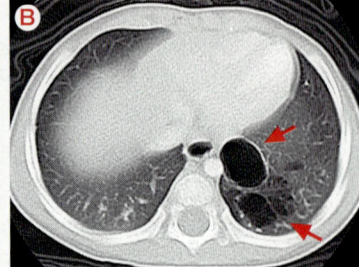

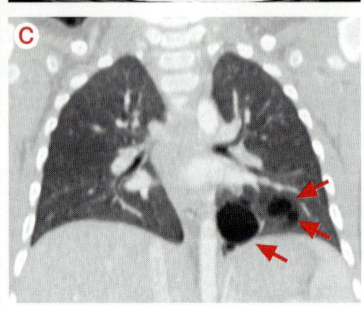

Ⓐ 胸部単純X線写真（立位）
Ⓑ 造影CT（肺野条件）
Ⓒ 造影CT再構成冠状断像（肺野条件）
Ⓓ 胸部ポータブルX線写真（出生直後）

胎児超音波検査ならびに胎児MRIで左下葉CPAMの診断で，在胎36週1日に出生（Apgar 8/9）．出生後呼吸状態は安定していた．その後も肺炎の合併なく経過していた．生後1歳時に画像診断検査を行い，1歳2カ月時に手術が行われ，CPAMの診断が確定した．参考のため，出生直後のポータブル胸部単純撮影も提示する．

Ⓐ 左肺底部内側で椎体に接して薄い壁で囲まれた囊胞性病変を認める（→）．左横隔膜の圧排は認めない．
ⒷⒸ 左下葉内側に多房性の囊胞性病変を認める（→）．
Ⓓ 左肺底部病変は，肺胞液を含んでいるため透亮像としては認識できない．

疾患解説

1．疾患概念

新生児期から乳幼児期にかけて認める可能性がある囊胞性肺病変は多岐にわたる．本稿では，囊胞性病変に加え，囊胞様病変も含めて解説する．囊胞性肺病変の鑑別疾患を表にまとめた．

囊胞性肺病変は，エアーまたは液体，あるいは両方を含む．**エアーおよび液体の両方を含む場合は，液面形成を認める**．

新生児期は先天性病変が主であるが，腫瘍性病変を認める場合もある．乳幼児期になると，感染性病変に加え，症候群性，肺間質性といった病変も認められる．囊胞様病変は新生児期から乳幼児期にかけて認められる．

2．典型的画像所見

1）先天性肺気道奇形（CPAM，症例1）

肺の過誤腫様病変で，これまで先天性囊胞状腺腫様奇形（CCAM）と言われていた．2002年，StockerによりCCAMからCPAMへ名称が変更された．これは，すべての病型で"囊胞成分"と"腺腫様成分"を認めるわけでないことにもとづいている．**CPAMはtype 0〜4に分類（Stocker分類）され，これは過誤腫様成分が気管気管支のどの部位を含んでいるかにもとづいている**．すなわちtype 0は気管支様成分を含み，type順に末梢に向かい，type 4は肺胞様成分を含んでいる．**Type 1が最も多く，半**

症例2　胸膜肺芽腫（PPB）Type II（3歳女児）

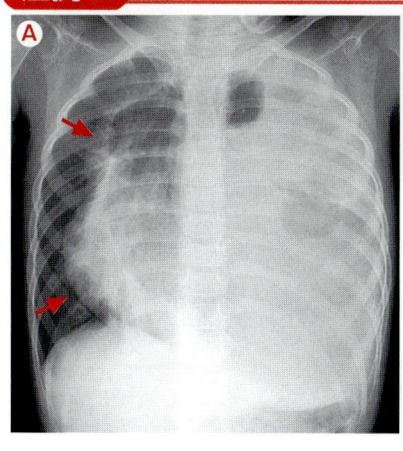

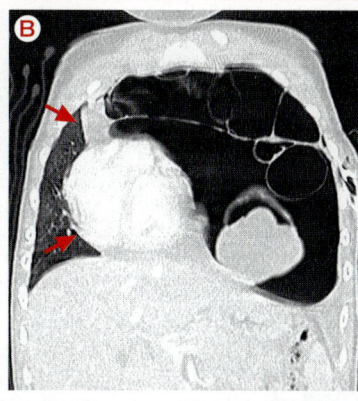

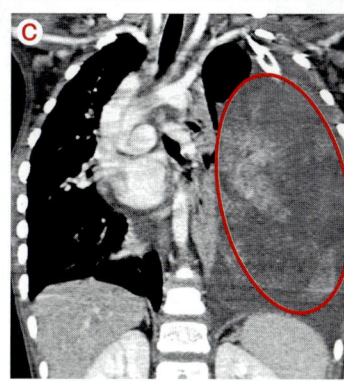

Ⓐ 胸部ポータブルX線写真
Ⓑ 造影CT再構成冠状断像
　（肺野条件，左胸腔ドレナージ後）
Ⓒ 造影CT再構成冠状断像
　（縦隔条件，Ⓑの背側）

呼吸困難を主訴に前医受診，胸部単純撮影で異常を指摘され，左胸腔ドレナージが行われた．その後躯幹部の造影CTが行われた．生検にて胸膜肺芽腫の診断が確定した．

Ⓐ 左胸郭に一致して透過性低下と亢進が混在し，外側には胸膜腔開大を認め，胸水合併が示唆される．縦隔は右側に偏位している（→）．この後，胸水に対して胸腔ドレナージが行われた．
Ⓑ 左胸郭内には大小多房性の嚢胞性病変を認め，縦隔は著明に右側偏位している（→）．
Ⓒ 胸郭背側部分には，液体成分に加えて充実成分を認める（○）．

数以上を占め，**嚢胞の大きさは2 cm以上である**．Type 1は，気管支様あるいは近位細気管支様成分を含んでいる．Type 4は，後述の胸膜肺芽腫（PPB）type Iに類似する場合がある．CPAMは一般的に単発病変であるが，多発病変，両側性病変の場合もあり得る．

　画像所見は，胎児診断の場合は，超音波検査ならびにMRIにより嚢胞の大きさが5 mm未満のmicrocystsと5 mm以上のmacrocystsに分類される．出生後は，各typeに応じた画像所見となる．Type 1は，単一あるいはいくつかの含気した嚢胞成分からなり，大きさは2 cm以上で周囲に小さな嚢胞を伴う．**Type 4は肺末梢から生じる大きい嚢胞として認められ，画像所見上はPPB type Iと鑑別不可能といわれている**．通常，CPAMの血行動態は流入が肺動脈，流出が肺静脈である．経過中に肺炎を合併する場合もあり，画像所見が修飾されることがある．

2）胸膜肺芽腫（PPB，症例2）

　肺や胸膜から発生する稀な胎児性悪性腫瘍で，type I（嚢胞性），type II（嚢胞性＋充実性），type III（充実性）に分類される．発症年齢は6歳以下で，type Iが最も若年で平均10カ月，type IIは平均2歳10カ月，type IIIは最も高く平均3歳8カ月である．**PPBの悪性度はtypeの順に高くなり，type IIIが最も悪性である**．転移は，中枢神経系，骨，ならびに肝である．

　画像所見は，**typeごとの性状を反映したもの**となる．PPB type Iでは，CPAM type 4との鑑別が問題となるが，胎児診断される病変はCPAMである頻度が高い．胎児診断された場合，妊娠末期にかけて増大する症例ではPPBを疑うべきである．その他，PPBを示唆する所見として，気胸の合併，多発病変，急速増大，嚢胞成分に加えて充実成分の存在があげられる．

3）血管侵襲性肺アスペルギルス症（症例3）

　アスペルギルス症は，免疫状態によって病態が異なる．血管侵襲性肺アスペルギルス症は，重症かつ免疫抑制状態で発症し，CTでは周囲にすりガラス状濃度上昇域を伴う結節性病変，限局性濃度上昇域，といった所見を示す．空洞を形成した場合，膿瘍化やair crescent sign（三日月状透亮像）を認める．通

症例3　血管侵襲性肺アスペルギルス症（4歳女児）

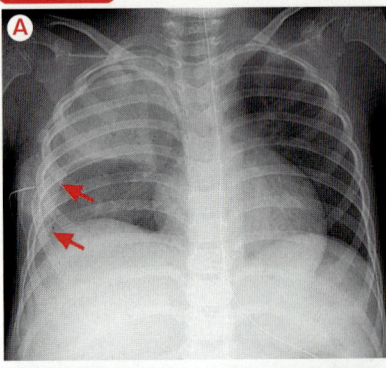

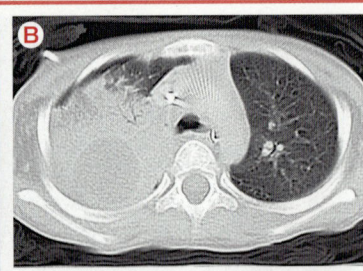

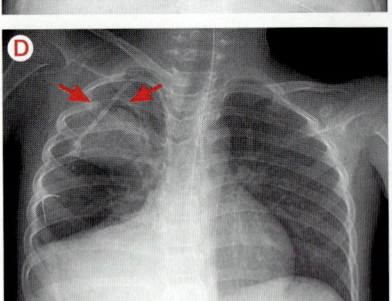

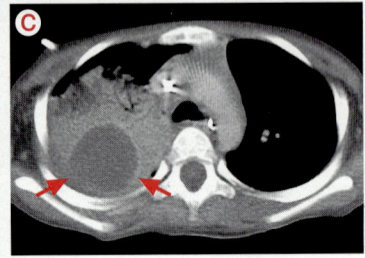

Ⓐ ポータブル胸部単純X線写真
Ⓑ 単純CT（肺野条件, Ⓐの翌日実施）
Ⓒ 単純CT（縦隔条件, Ⓐの翌日実施）
Ⓓ ポータブル胸部単純X線写真（Ⓐから2週間後）

左後腹膜原発神経芽腫（stage3）の診断で化学療法の後，原発巣および左腎摘出，術中照射が行われた．自己幹細胞移植を目標に追加化学療法後，β-D-グルカン50 pg/mL，CRP 28 mg/dL，白血球80/μLであったため，ポータブル胸部単純撮影が依頼された．2週間後には白血球は12,000/μLと上昇傾向であった．胸部単純撮影から3週間後に左上葉切除が行われ，空洞形成と内部の壊死に陥った肺組織を認め，真菌感染に伴う菌塊を含んでいた．

Ⓐ 胃管およびCVポートを認める．右上中肺野に均一な濃度上昇域を認める．右下肺野の淡い濃度上昇に加え，右下肺野外側に胸膜腔開大も認める（→）．

Ⓑ 右上葉には一部に気管支透亮像を伴った濃度上昇域を認める．

Ⓒ 縦隔条件画像では，病変の中央から背側にかけて円形病変を認め（→），辺縁を縁どる造影増強効果を認める．

Ⓓ 上葉の濃度上昇は改善傾向であるが，円形病変ならびにその周囲の三日月状透亮像（air crescent sign，→）を認め，上葉内に空洞性病変の出現が示唆される．この所見は好中球減少時期には認めなかった．

鑑別1　Down症候群に認めるsubpleural lung cyst（11カ月女児）

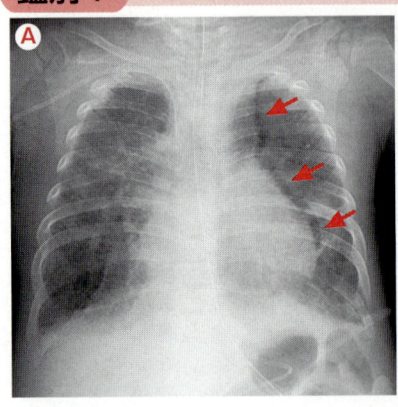

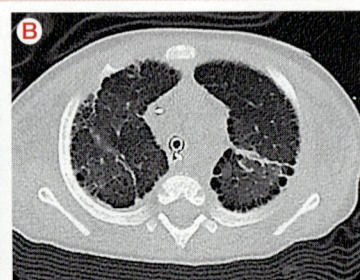

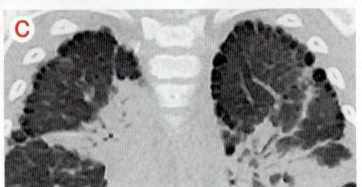

Ⓐ 胸部ポータブルX線写真
Ⓑ 単純CT（肺野条件）
Ⓒ 単純CT再構成冠状断像（肺野条件）

Down症候群で経過観察中，急性呼吸不全にてICU入室となった．チューブ類確認目的のポータブル胸部単純撮影に続いて急性呼吸不全精査目的の胸部単純CTが行われた．

Ⓐ 気管内挿管チューブ，PIカテーテル，胃管，EDチューブが確認できる．心陰影は目立つ．肺野には網状，索状影を認める．心左縁にそって連続する透亮像を認める（→）．

ⒷⒸ 両側上葉には，左側優位の胸膜下に小嚢胞の集族を認める．両側上葉中枢側には気管支血管束周囲に濃度上昇を認める．

鑑別2　ランゲルハンス細胞組織球症（LCH）（7カ月女児）

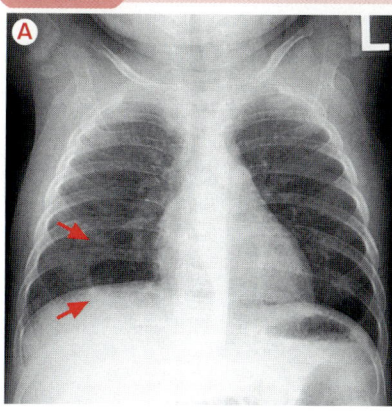

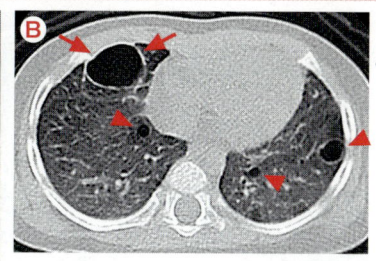

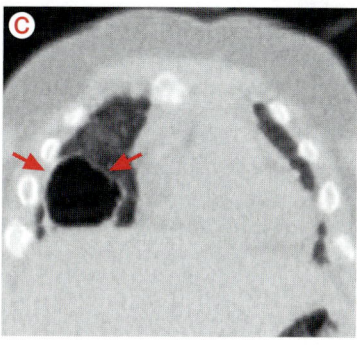

Ⓐ胸部単純X線写真（立位）
Ⓑ単純CT（肺野条件）
Ⓒ単純CT再構成冠状断像（肺野条件）

生後1カ月に皮疹を認め，生検にてLCHと診断された．初診時に皮膚に加え，肺，胸腺，骨，中耳といった多臓器病変を認め，化学療法が開始された．診断から半年後の維持療法中に画像診断検査が行われた．

Ⓐ右下肺野内側には薄い壁で囲まれた囊胞性病変を認める（→）．単純撮影上は，その他の肺野に異常は明らかでない．

ⒷⒸ単純撮影で認めた囊胞は右中葉病変である（→）．その他，両肺に囊胞性病変を複数認める（▶）．肺実質濃度は全体に淡く上昇している（Ⓑ）．

鑑別3　右肺静脈閉鎖（肺静脈欠損）（3歳10カ月男児）

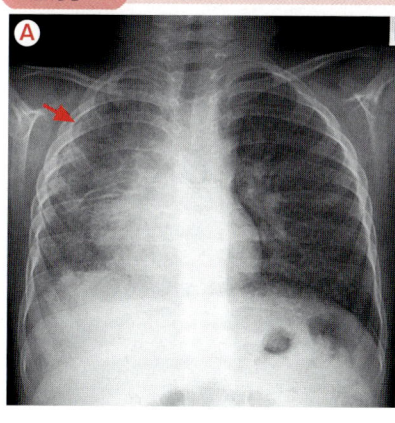

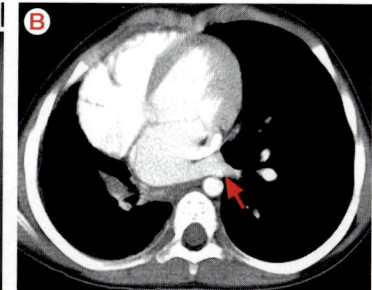

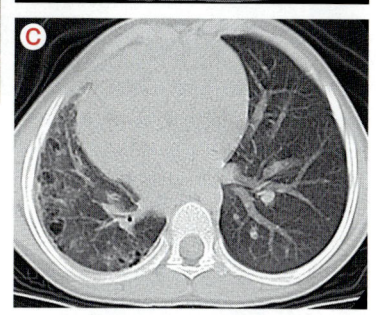

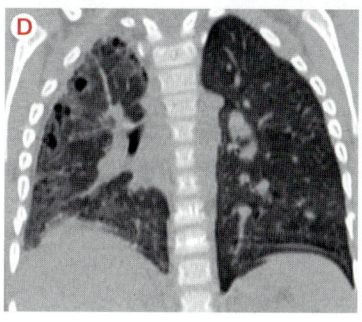

Ⓐ胸部単純X線写真（立位）
Ⓑ心大血管造影CT（縦隔条件）
Ⓒ心大血管造影CT（肺野条件）
Ⓓ心大血管造影CT再構成冠状断像（肺野条件）

肺炎の診断で前医入院となった際の胸部単純撮影で，右肺の容積低下，透過性減弱，囊胞状変化を指摘され，精査目的に紹介となった．

Ⓐ肺野の透過性には左右差を認め，右側で減弱している．縦隔は右側に偏位し，右肺の容積低下の所見である．右肺はびまん性に網状濃度上昇を示し，胸膜腔の軽度開大を認める．右肺野末梢には一部小囊胞様構造も認める（→）．

Ⓑ左肺静脈（→）は確認可能であるが，右肺静脈は確認できない．

ⒸⒹ右胸膜肥厚，右肺胸膜直下に大きさの異なる複数の囊胞構造を認める．肺実質は，対側健常左側肺と比較してすりガラス状濃度上昇を示している．

第11章　新生児，乳児，小児に特異的肺疾患

387

鑑別4　先天性大葉性気腫（CLE）（3カ月男児）

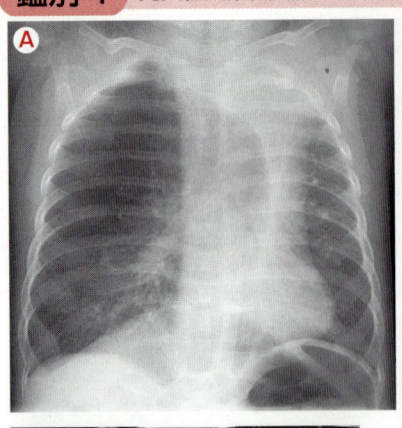

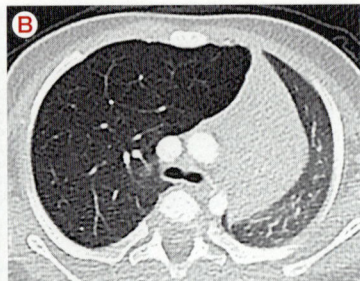

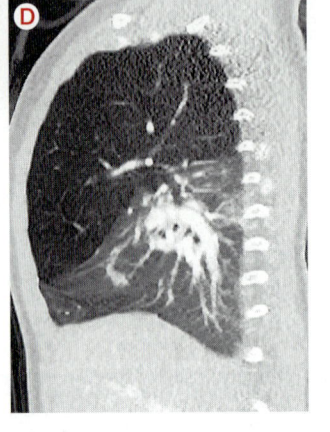

Ⓐ胸部単純X線写真（立位）
Ⓑ造影CT（肺野条件，気管分岐レベル）
Ⓒ造影CT再構成冠状断像（肺野条件）
Ⓓ造影CT再構成矢状断像（肺野条件）

心臓超音波検査の際，検査実施困難にて胸部単純撮影依頼された．胸郭は外見上樽状形態を認める．画像診断検査の後，生後11か月時に右上葉切除が行われ，CLEと病理診断された．

Ⓐ右肺，特に上中肺野の透過性亢進，同部の血管影減弱，縦隔の左側偏位，下肺（肺底部）の下方への圧排を認め，右肺上葉過膨張の所見である．心臓超音波検査が困難であったことが容易に理解できる．

Ⓑ～Ⓓ右上葉の濃度は低下し，血管影減弱，縦隔の左側偏位，といった右上葉の過膨張所見が確認できる．右中下葉は，過膨張となった上葉に圧排され，濃度上昇を認める．

鑑別5　気管支閉鎖（BA）（10カ月男児）

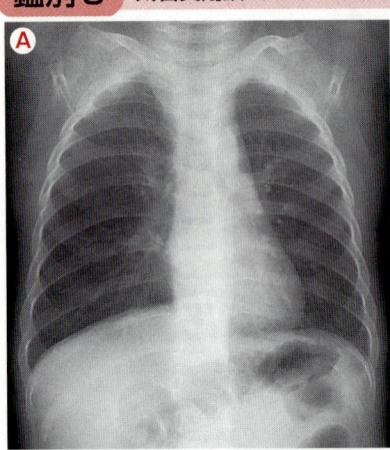

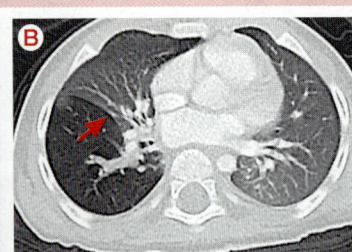

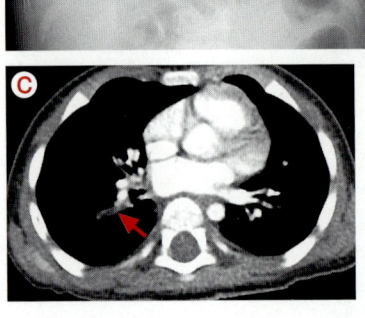

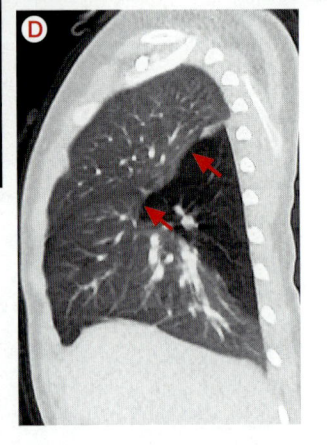

Ⓐ胸部単純X線写真（立位）
Ⓑ造影CT（肺野条件）
Ⓒ造影CT（縦隔条件，Ⓑと同一断面）
Ⓓ造影CT再構成矢状断像（肺野条件，右肺）

胎児期に右肺の気管支閉鎖が疑われ，出生後経過観察中であった．呼吸器症状なく，聴診上も左右差を認めない．胸部単純撮影に続き，精査目的に胸部造影CTが行われた．1歳時に右下葉切除が行われ，病理学的にもB⁶のBAならびにS⁶末梢肺実質には気腔の気腫状変化が確認された．

Ⓐ右中下肺野外側には透過性亢進領域を認めるが，縦隔の偏位は明らかでない．

Ⓑ右下葉上区は濃度が低下し，前方凸となっている（→）．

Ⓒ肺動脈に接するB⁶中枢側に粘液栓と思われる低濃度病変を認める（→）．

Ⓓ右肺野の矢状断像では，右肺下葉上区の濃度低下ならびに軽度の過膨張が認められる（→）．

| 鑑別6 | 遅発性先天性横隔膜ヘルニア（10カ月男児） |

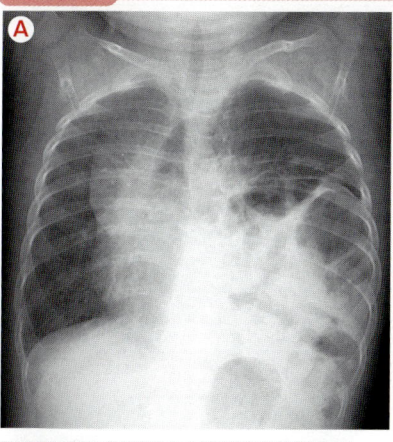

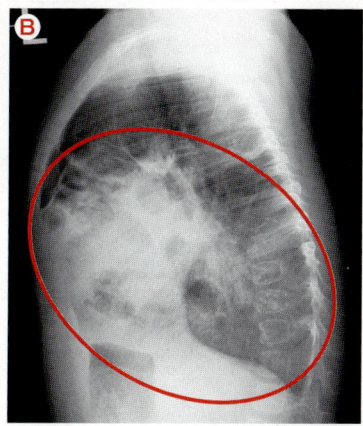

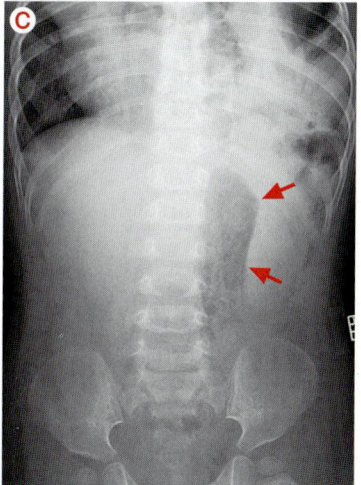

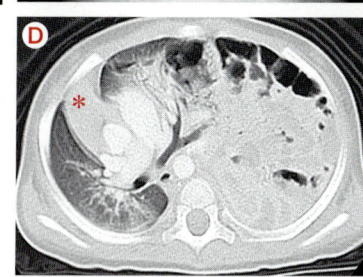

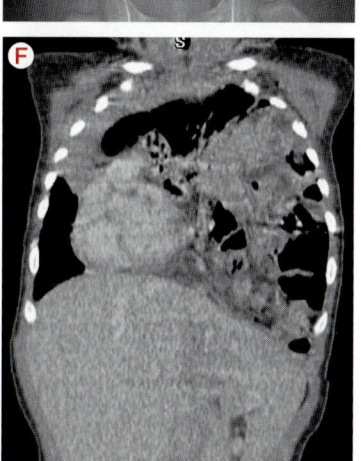

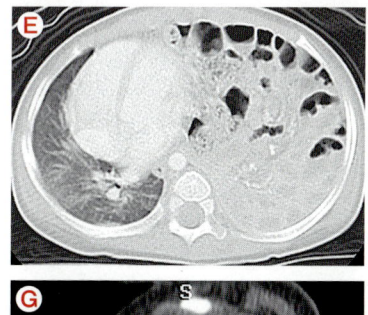

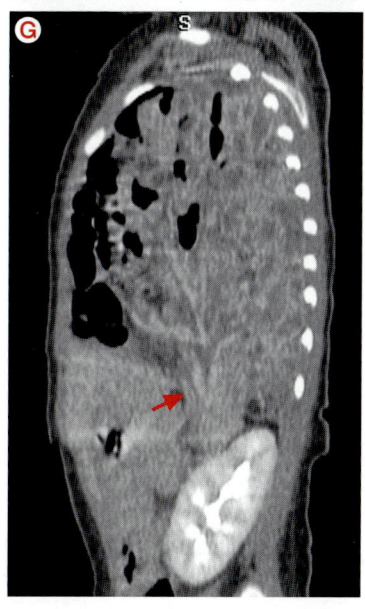

Ⓐ 胸部単純X線写真（立位）
Ⓑ 胸部単純X線写真（立位）
Ⓒ 腹部単純X線写真（臥位）
Ⓓ 胸腹部造影CT（肺野条件，気管分岐部下方）
Ⓔ 胸腹部造影CT（肺野条件，Ⓓの下方）
Ⓕ 胸腹部造影CT再構成冠状断像（縦隔条件）
Ⓖ 胸腹部造影CT再構成矢状断像（縦隔条件，右胸郭部分）

陥没呼吸を認めたため，胸部単純撮影が依頼された．続いて，腹部単純撮影が依頼された．単純撮影の約3週間後，術前精査目的に胸腹部造影CTが行われた．

Ⓐ 左中下肺野には大小の透亮像に加え肺底部内側には濃度上昇域も認める．縦隔は右側に偏位している．左上肺野の含気は均等である．上腹部左傍正中に胃包が確認可能である．

Ⓑ 正面像で認めた透亮像は前後の広い範囲に位置している（○）．

Ⓒ 腰椎左側には胃包と思われる透亮像を認める（→）．その他，腹部消化管ガスが乏しい．

ⒹⒺ 縦隔の右側偏位に加え，胸腔内に液体とガスを含んだ消化管構造が確認できる．胸腺（＊）の左側には含気した左側肺を認める．

Ⓕ Ⓐに比し，胸腔内により多くの消化管が脱出している．

Ⓖ 左横隔膜後方部分（→）が不連続で，この部分から腹腔内臓器が胸腔内に脱出していることが容易にわかる．

第11章　新生児，乳児，小児に特異的肺疾患

表 ● 新生児期から乳幼児期に認める嚢胞性肺病変の鑑別疾患

先天性
気管支原性嚢胞
先天性肺気道奇形（CPAM）
肺分画症

腫瘍性／腫瘤性
ランゲルハンス細胞組織球症（LCH）
気道乳頭腫症
胸膜肺芽腫
空洞形成性転移性肺腫瘍
リンパ管腫（リンパ管奇形）

感染性／炎症性
気瘤：黄色ブドウ球菌，肺炎球菌
壊死性空洞
肺膿瘍
敗血症性塞栓
特異的感染症：結核，アスペルギルス，その他

症候群性，結合織病変
Down症候群
肺間質病変：慢性肺疾患（CLD）
肺動脈／肺静脈の異常：肺静脈閉鎖（肺静脈欠損）

嚢胞様病変
エアリーク：縦隔気腫，気胸，間質性肺気腫
限局性肺気腫：慢性肺疾患（CLD），先天性大葉性気腫（CLE），気管支閉鎖（BA），閉塞性細気管支炎，限局胸水貯留
横隔膜ヘルニア，食道ヘルニア
外傷：外傷性気瘤，出血，梗塞

常air crescent signは回復期に認められる所見で，治療開始から2～3週経過し好中球減少が改善した頃に出現する（症例3 Ⓓ）．

3．鑑別疾患

表を参考に，発生機序別に特徴的な画像所見を示す疾患について解説する．

1）Down症候群に認めるsubpleural lung cyst（鑑別1）

症候群に伴う嚢胞性肺病変のなかで，唯一，乳幼児期に胸膜直下，葉間胸膜周囲，気管支血管束周囲に嚢胞を認めるのがDown症候群である．**嚢胞の原因は不明であるが，Down症候群の特徴である肺低形成が関連している可能性がある**．組織学的に嚢胞は隣接気道と交通がある．嚢胞はしばしばCTでのみ描出され，その頻度はDown症候群の30％ともいわれている．嚢胞は偶然発見される場合が多く，他の嚢胞性疾患と誤診しないようにすべきである．

2）ランゲルハンス細胞組織球症（LCH，鑑別2）

ランゲルハンス細胞の異常増殖である本疾患は，1～3歳に発症ピークがあるが，乳児期にも認められる．病変の分布により，単一臓器型と多臓器型に分類される．**肺病変は多臓器型の約50％に認められ**，気道上皮の病変が空洞化すると嚢胞を形成し，気胸や縦隔気腫の原因にもなる．

胸部単純X線写真では，両側性の網状濃度上昇を認め，嚢胞を形成し，やがて線維化とともに蜂巣肺となる．CTでは，病初期に両側肺野に小結節性病変を認めるが，これらは空洞化し，嚢胞状となる．嚢胞性病変の壁の厚さはさまざまである．

3）右肺静脈閉鎖（肺静脈欠損，鑑別3）

　肺動脈や肺静脈の先天異常では肺低形成（ほぼ全例右側）となり，肺末梢に蜂巣肺に類似した異形成，線維化ならびに小嚢胞を生じる．**肺静脈閉鎖（肺静脈欠損）の場合，嚢胞は肺のうっ血やリンパ管拡張に起因し，最終的に梗塞および低形成となる．**

　造影CTでは，肺容積低下，肺の線維化，肺末梢の嚢胞形成，心房に流入する肺静脈が描出されない，といった所見を認める．

4）先天性大葉性気腫（CLE，鑑別4）

　さまざまな原因による気道狭窄によるチェックバルブ機構のため肺葉が進行性過膨張となる病態で，いわゆる嚢胞とは異なる．発生部位は左上葉，右中葉に多く，下葉は稀である．通常は片側性である．気道狭窄の原因には，異常血管や腫瘍による壁外性圧排，軟骨欠損など気管支壁の異常，気管支狭窄といった気管支内腔の異常などがある．

　画像所見は，片側性の肺過膨張，縦隔の対側偏位，同側横隔膜の平坦化を認める．病変内に血管を認めることが嚢胞や気胸との鑑別に役立つ．

5）気管支閉鎖（BA，鑑別5）

　閉鎖気管支の末梢に生じる気管支拡張と粘液栓，閉鎖気管支末梢に生じる気腫性変化を特徴とするが，嚢胞性変化が混在することがある．

　画像所見は，これらの特徴を反映し，粘液栓はCTでは低濃度に（鑑別5ⓒ），MRIが行われた場合はT2強調画像で高信号に描出される．

6）遅発性先天性横隔膜ヘルニア（鑑別6）

　先天性横隔膜ヘルニアは胎児診断される頻度が増えてきたが，提示症例のように，乳児期に発見される場合は，胸部単純X線写真において，肺野，特に下肺野に認める胸腔内に脱出した消化管が嚢胞様にみえることがある．その他，食道裂孔ヘルニアも肺底部左傍正中の透亮像として認められる可能性がある．

参考文献

1) Orazi C, et al: Pleuropulmonary blastoma, a distinctive neoplasm of childhood:report of three cases. Pediatr Radiol, 37: 337-344, 2007
2) Biko DM, et al: Subpleural lung cysts in Down syndrome: prevalence and association with coexisting diagnoses. Pediatr Radiol, 38: 280-284, 2008
3) Epelman M, et al: Congenital lung anomalies.「Caffey's pediatric diagnostic imaging 12th ed」(Coley BD, et al, eds), pp550-566, ELSEVIER SAUNDERS, 2013
4) Newman B, et al: Cystic lung lesions in newborns and young children: differential considerations and imaging. Semin Ultrasound CT MRI, 35: 571-587, 2014
5) 松下彰一郎，他：画像診断，34：s206-223, 2014

第11章 新生児, 乳児, 小児に特異的肺疾患

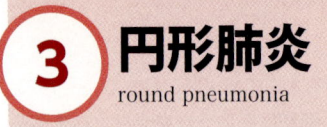

3 円形肺炎
round pneumonia

野坂俊介

症例1 円形肺炎（1歳男児）

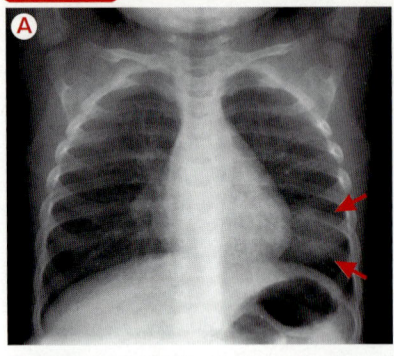

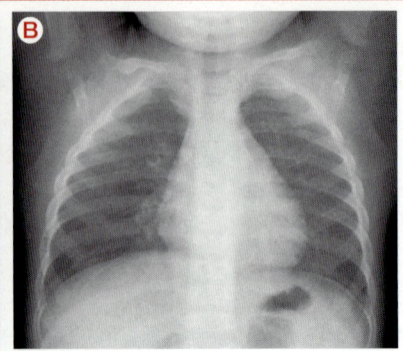

Ⓐ胸部単純X線写真（立位） Ⓑ胸部単純X線写真（立位, 約2週間後）

5日間続く発熱を主訴に救急診療科受診. 咳嗽と鼻汁も認める.
Ⓐ左下肺野に円形陰影を認める（→）.
Ⓑ左下肺野の病変は消失している.

症例2 円形肺炎（上葉に認めた非典型例）（3歳女児）

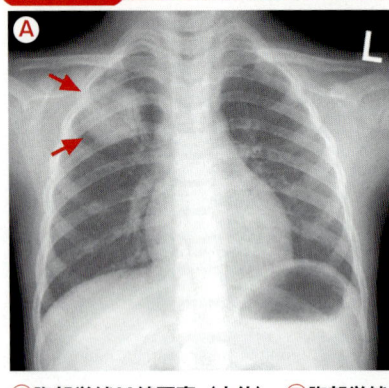

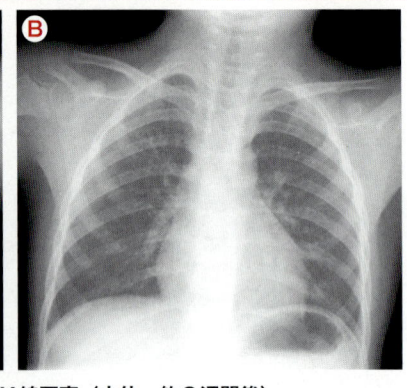

Ⓐ胸部単純X線写真（立位） Ⓑ胸部単純X線写真（立位, 約2週間後）

4日間続く発熱と咳嗽.
Ⓐ右上肺野には円形濃度上昇域を認め（→）, 気管支透亮像を伴っている.
Ⓑ治療後の撮影では, Ⓐで認めた病変は消失し, 既存の肺病変は否定的である.

疾患解説

1. 疾患概念

　8歳以下の小児では, 側副路が未発達なため, 肺炎が限局した領域にとどまり, 腫瘤状を呈することがある. そのような病態を, "円形肺炎"という. 原因菌としては, 肺炎球菌が典型的とされている. 下葉に多く, 下葉上区に最も多い.
　病変の大きさは, 肺炎の経過に応じて1～7 cmとさまざまで, 進行すると大葉性となり得る.
　症状は, 咳嗽や発熱が典型的であるが, 腹痛を主訴とする場合もある.

2. 典型的画像所見

　胸部単純X線写真では, 円形濃度上昇域を認める（症例1）. 気腔病変の特徴として, 気管支透亮像

鑑別 1　肺分画症（肺葉外分画症）（7カ月男児）

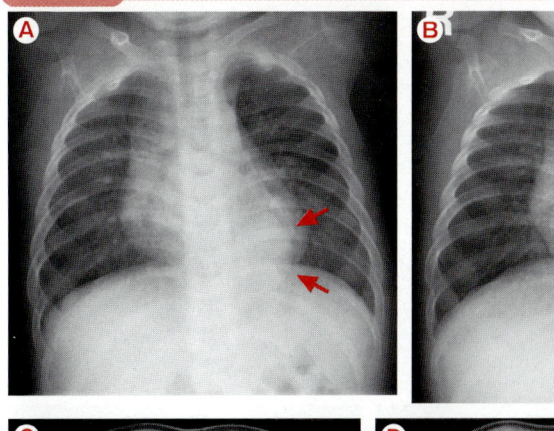

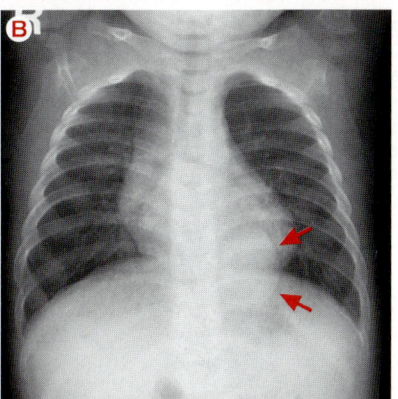

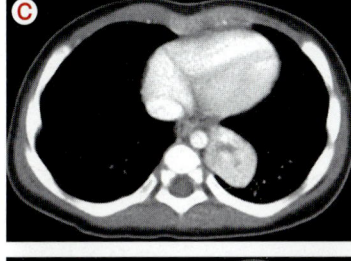

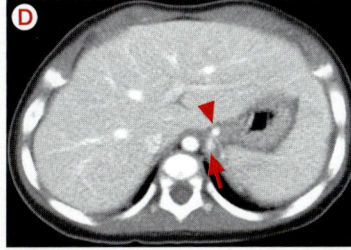

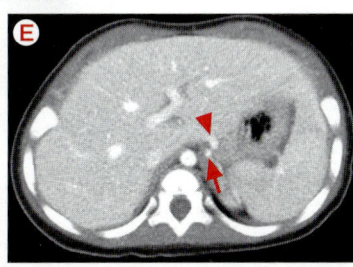

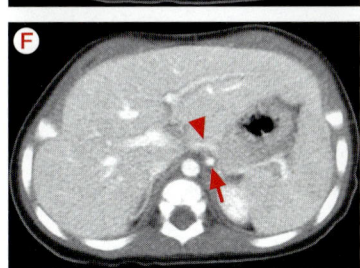

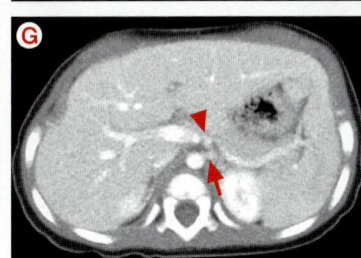

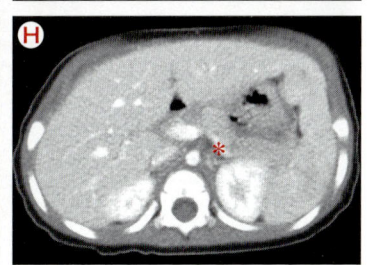

Ⓐ胸部単純X線写真（立位）　Ⓑ胸部単純X線写真（立位，治療開始約1週間後）　Ⓒ～Ⓗ造影CT（縦隔条件）

発熱および多呼吸を主訴に救急診療科受診．

Ⓐ左肺底部内側，心陰影背側に境界明瞭な腫瘤状濃度上昇域を認める（→）．腫瘤に重なった肋間腔の開大は認めない．症状ならびに画像所見から円形肺炎と診断し，治療が開始された．

Ⓑ治療にもかかわらず，左肺底部濃度上昇域には変化を認めない（→）．円形肺炎以外の病変の可能性を考慮し，胸部造影CTが行われた．

Ⓒ～Ⓗ腫瘤は中心部を除いて均一な造影増強効果を示している（Ⓒ）．尾側の画像（Ⓓ～Ⓗ）では，腫瘤に連続する2本の血管構造を認め，腹部大動脈から分岐する血管（→）と門脈（PV，＊）に向かう血管（▶）であることがわかる．

が認められる場合もある（**症例2**）．病勢によっては，大葉性肺炎となり得る．

　8歳以下の小児で，肺炎を示唆する症状があり，胸部単純X線写真で円形陰影を認めた場合，CTをはじめとする他の画像診断検査は不要である．

　円形肺炎と診断し，治療が行われた場合，既存の肺病変〔先天性肺気道奇形（CPAM）など〕除外の目的で，数週後に経過観察の胸部単純X線撮影が推奨される．

　日常診療で，"円形腫瘤"精査目的に胸部CTが行われた場合も，肺内に円形病変を認め，気管支透亮像を伴う場合がある．造影CTでは，病変内部を正常肺内血管が貫通するが，病変周囲が造影されることはない．造影CTを行った場合，大動脈からの迷入血管の有無を評価することは，鑑別診断上重要である．

鑑別2　葉間胸水（1歳男児）

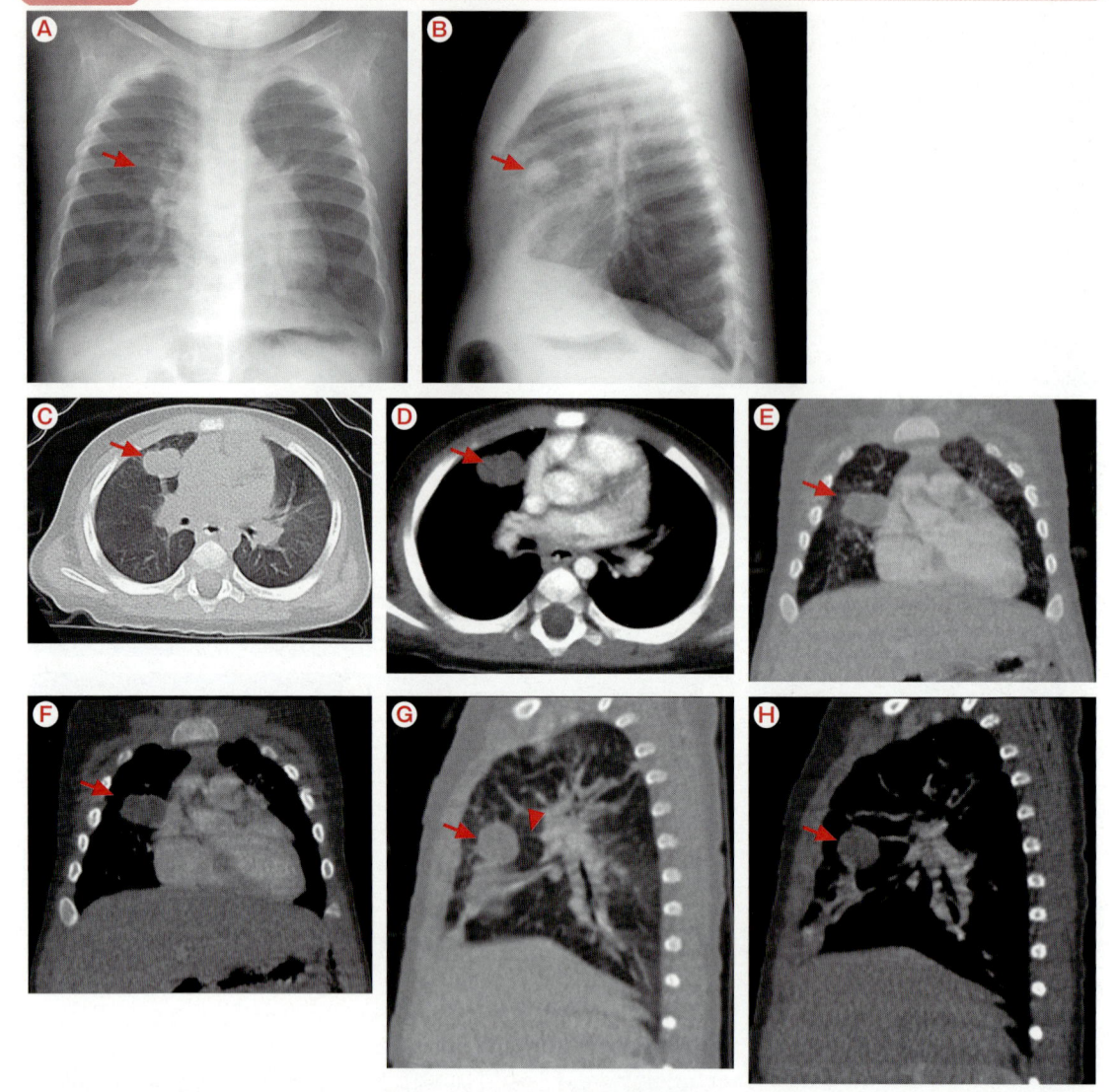

Ⓐ胸部単純X線写真（立位正面像）　Ⓑ胸部単純X線写真（立位左側側面像）
Ⓒ造影CT（肺野条件）　Ⓓ造影CT（縦隔条件）　Ⓔ造影CT再構成冠状断像（肺野条件）
Ⓕ造影CT再構成冠状断像（縦隔条件）　Ⓖ造影CT再構成矢状断像（肺野条件）　Ⓗ造影CT再構成矢状断像（縦隔条件）

麻疹肺炎の経過観察中に撮影された胸部単純X線写真で異常陰影を認め、精査となった．
Ⓐ右中肺野内側に淡い円形腫瘤影を認める（→）．
Ⓑ心陰影情報に境界明瞭な円形腫瘤影が確認できる（→）
Ⓒ〜Ⓗ右心耳外側に境界明瞭な腫瘤を認め（→），縦隔条件像では低吸収となっている．肺野条件矢状断像では，腫瘤背側に minor fissure（小葉間裂）を認める（▶）．

3. 鑑別疾患

- **気管支原性嚢胞**：気管支芽の異所性遺残が原因とされている．**縦隔型と肺野型**があり，肺野型は全体の15％．肺野型は気管支との交通を認めることがあり，内部に空気を含む場合がある．胸部単純写真上は，境界明瞭な円形腫瘤影として認められ，円形肺炎に類似する．CTでは，液体濃度の腫瘤で辺縁に造影増強効果を認める．

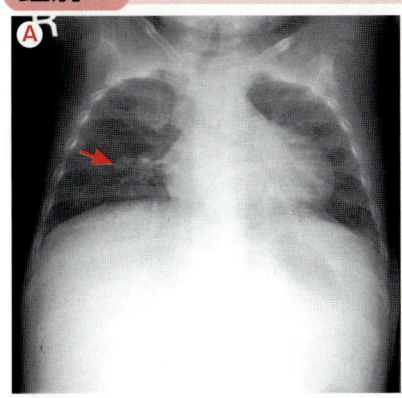

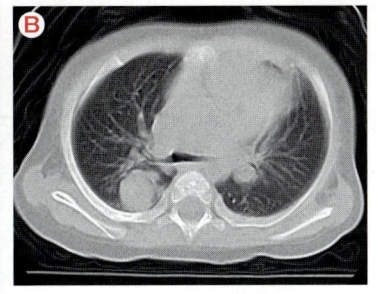

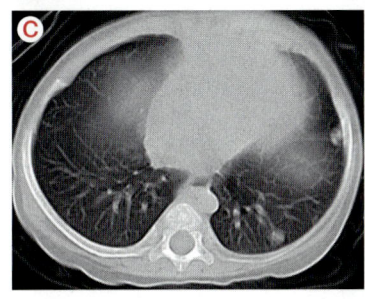

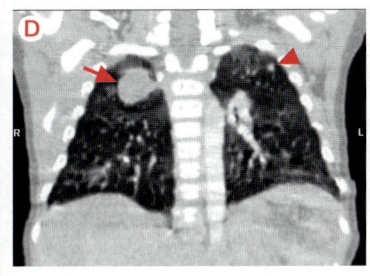

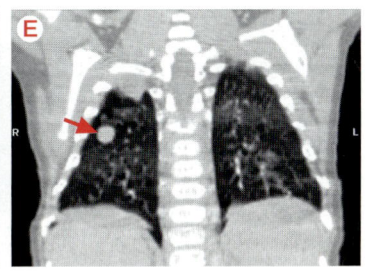

鑑別3　転移性肺腫瘍（10カ月男児）

Ⓐ胸部単純X線写真（立位）　ⒷⒸ造影CT（肺野条件）　ⒹⒺ造影CT再構成冠状断像（肺野条件）

腹部膨満の精査で行った超音波検査で肝芽腫が疑われ，精査となった．
Ⓐ右肺中肺野内側に円形濃度上昇域を認める．右下肺野には第6肋骨後方部分に重なって小円形濃度上昇域を認める（→）．上腹部は，既知の肝芽腫のため濃度が上昇し，胃泡は左側に圧排されている．
Ⓑ気管分岐レベルの右上葉背側区域に結節を認める．
Ⓒ左肺底部末梢に小結節を認める．
ⒹⒺⒶで認めた，右上葉ならびに下葉上区域の腫瘤が確認できる（→）．さらに，左上葉背側区域末梢にも小結節を認める（▶）．

- **先天性肺気道奇形（CPAM）**：出生直後は充実性病変の場合もあるが，やがて気道との交通により病変は含気する．**Stocker分類による1型が最も多く**（約70％），2 cm以上の単一あるいは複数の囊胞からなる．胸部単純X線写真やCTではこれらの性状を反映した画像所見を示す．
- **肺分画症**（鑑別1）：正常な気管支や肺動脈と交通がない異常な肺組織からなる．**肺葉内肺分画症と肺葉外肺分画症に分類**される．大動脈から分岐する異常動脈により血流支配を受ける．静脈還流は，肺葉内肺分画症では肺静脈，肺葉外肺分画症は体循環である．左肺底部に最も多い．
- **葉間胸水**（鑑別2）：胸部単純X線写真上，境界明瞭な腫瘤影として認める場合がある．CTでは液体濃度を示し，葉間胸膜に一致して認められる．
- **転移性肺腫瘍**（鑑別3）：通常は，既知の原発病変が存在する．また，病変には大小があるものの，**ほとんどの場合，多発性**である．

参考文献
1) Donnelly LF: Round pneumonia.「Diagnostic Imaging: Pediatrics」(Donnelly LF), pp2-66 - 2-69, Amirsys Inc, 2005
2) 野澤久美子：先天性囊胞性肺疾患．小児科学レクチャー，4（4）：873-878，2014
3) 原　裕子：小児の肺炎．小児科学レクチャー，4（4）：907-916，2014

第11章 新生児，乳児，小児に特異的肺疾患

4 縦隔腫瘍
mediastinal mass

野坂俊介

症例1　前縦隔腫瘍：リンパ腫（リンパ芽球性）（8歳女児）

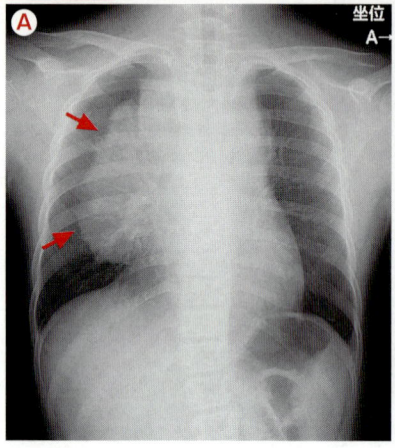

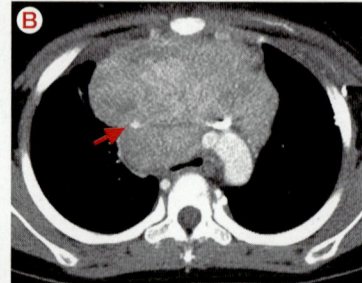

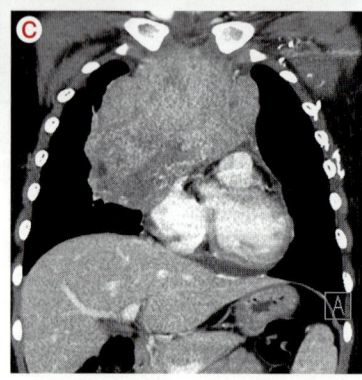

Ⓐ胸部単純X線写真（坐位）
Ⓑ造影CT（縦隔条件，大動脈弓上縁レベル）
Ⓒ造影CT冠状断像（縦隔条件）

眼周囲，顔面，頸部の腫脹ならびに皮下静脈の怒張を主訴に画像診断検査が行われた．

Ⓐ心右縁は広い範囲で外側に突出している（→）．この突出に重なって肺血管影が透見できる．気管内腔は確認可能であるが，僅かに左側へ偏位している．胸水は明らかでない．

Ⓑ前胸壁に接して分葉状の腫瘤を認め，大動脈ならびに気管は後方に圧排偏位し，気管内腔は扁平狭小化している．上大静脈（→）は外側に偏位し，内腔は高度に狭小化している．

Ⓒ腫瘤内部は不均一である．

症例2　大量胸水を伴ったリンパ腫（リンパ芽球性）（9歳男児）

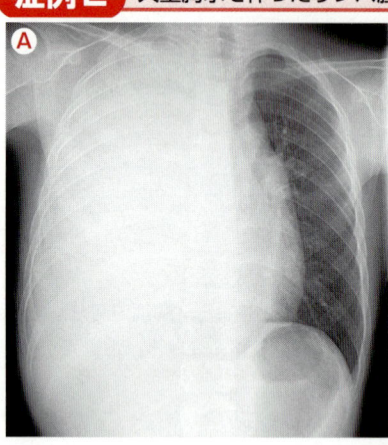

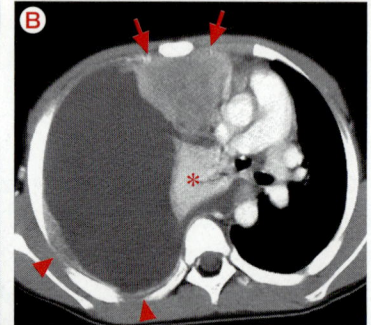

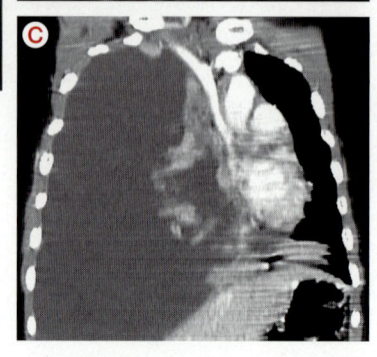

Ⓐ胸部単純X線写真（立位）
Ⓑ造影CT（縦隔条件，肺動脈左右分岐レベル）
Ⓒ造影CT冠状断像（縦隔条件，上大静脈レベル）

呼吸苦を主訴に近医を受診し，胸部単純X線撮影にて異常を指摘され，総合病院小児科を経由してICUに搬送となった．

Ⓐ右胸郭全体に均一な透過性低下を認め，気管ならびに心陰影は左側に偏位している．左肺の含気は保たれている．容積増加を伴った一側肺の透過性低下の原因として大量胸水を第一に考えた．

ⒷⒸ右胸郭内は均一な低濃度を示しCT値は20前後で，大量胸水貯留と診断できる．心大血管は左側に偏位している．また，前胸壁に接して上大静脈および上行大動脈右側には充実性腫瘤（→）を認める．右主気管支に接して右側には三角形の均一な造影増強効果（＊）を認め，右上葉無気肺の所見である．胸郭外側後方には線状ならびに三日月形状の軟部陰影（▶）を認め，壁側胸膜播腫を疑う所見である．

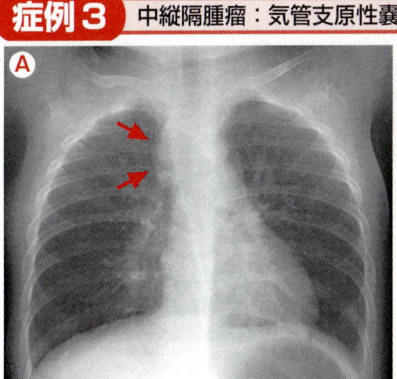

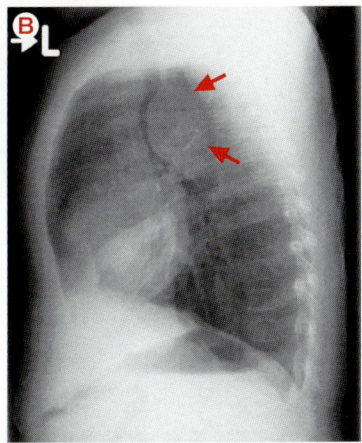

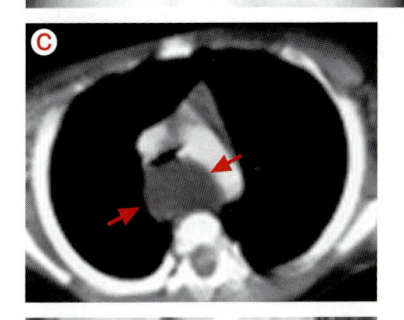

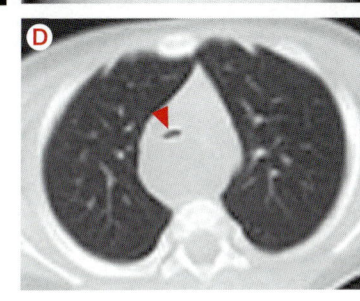

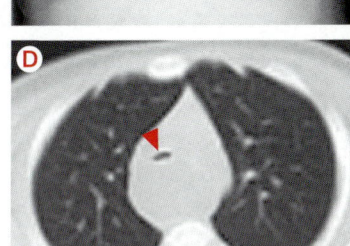

症例3　中縦隔腫瘤：気管支原性嚢胞（11カ月女児）

Ⓐ 胸部単純X線写真（立位正面像）
Ⓑ 胸部単純X線写真（立位側面像）
Ⓒ 造影CT（縦隔条件）
Ⓓ 造影CT（肺野条件）
Ⓔ 造影CT矢状断像（肺野条件）

生後7カ月時に喘鳴を認め，気管支喘息として外来通院していた．頻回の喘鳴を認めたため前医へ入院，精査の結果ICUに搬送となった．

Ⓐ 心右縁上部は弧状に突出している（→）．肺門周囲影はやや目立つが，末梢肺野の含気は均一で，肺過膨張は認めない．

Ⓑ 気管下部を背側から圧排する楕円形境界明瞭な軟部腫瘤影を認める（→）．腫瘤影に接する気管内腔は狭小化している．

Ⓒ 腫瘤内部は均一で液体濃度を示している（→）．腫瘤辺縁部分の造影増強効果は明確でない．

Ⓓ 腫瘤により気管は圧排偏位し（▶），内腔は狭小化している．

Ⓔ Ⓑ同様，気管下部を背側から圧排する楕円形境界明瞭な腫瘤影を認める．気管内腔狭小化も容易に確認できる（▶）．

疾患解説

1．疾患概念

　縦隔は，前後は胸骨から脊柱管の前方，上下は胸郭入口部から横隔膜，左右は胸郭内側の壁側胸膜で囲まれた部分で，前縦隔，中縦隔，後縦隔，に区分される．前縦隔は心臓前面より前方で，胸腺を含む．中縦隔は心臓前面から食道より前方で，心大血管，気管，気管支，リンパ節を含む．後縦隔は食道を含んでこれより背側の部分である．**各縦隔の境界には"膜"は存在せず，構成する臓器の境界によって区分**されている．

　縦隔腫瘤性病変は，小児の胸部腫瘤のなかで最も頻度が高く，先天異常・正常亜型，炎症，腫瘍（良性・悪性）などが含まれる．表に解剖学的部位別にみた縦隔腫瘤の鑑別疾患をまとめた．これらの縦隔腫瘤は必ずしも1つの領域に限局するわけではないが，病変の主座から鑑別診断を絞り込む際には，前縦隔，中縦隔，後縦隔，といった区分は実践的である．

症例4　後縦隔腫瘍：神経芽腫（7カ月女児）

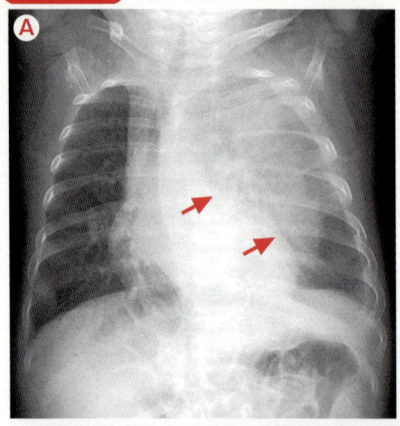

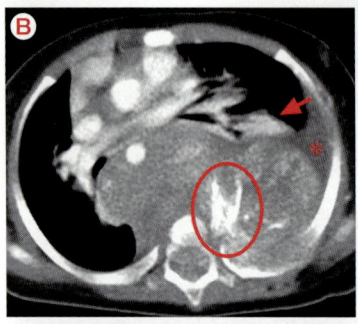

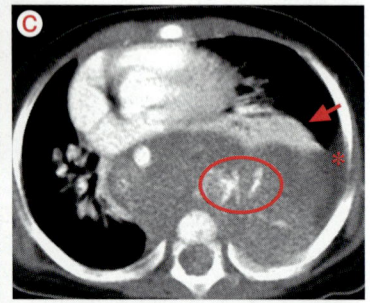

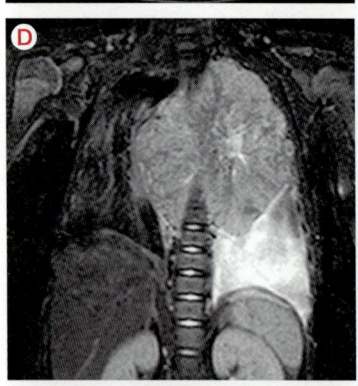

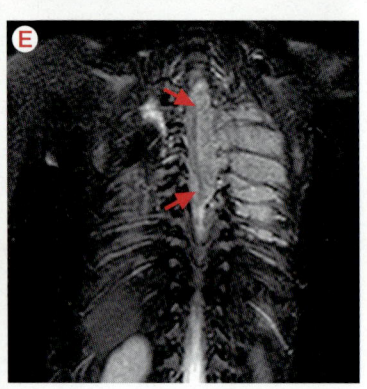

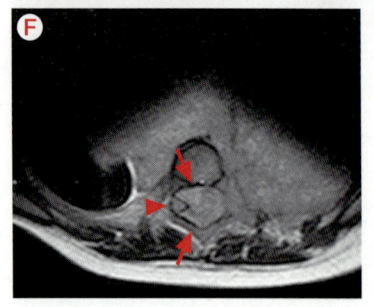

Ⓐ 胸部単純X線写真（立位）
Ⓑ 胸腹部造影CT（縦隔条件，気管分岐部直下）
Ⓒ 胸腹部造影CT（縦隔条件，Ⓑの下方）
Ⓓ 胸腹部脂肪抑制T2強調冠状断像
Ⓔ 胸腹部脂肪抑制T2強調冠状断像（脊柱管レベル）
Ⓕ 胸腹部T2強調像（第5胸椎レベル）

主訴は発熱および哺乳不良．精査目的に撮影された胸部単純写真で異常を認め，救急外来紹介となった．

Ⓐ心胸線陰影は，気管を含め右側に偏位している．心胸線陰影左縁に接して外側に拡がる軟部腫瘤影を認める．軟部腫瘤影は，一見，心胸線陰影の一部かと思われるが，心胸線陰影左縁は別に確認可能（→）で，心胸線陰影の腹側または背側に存在する病変であることが解る．

ⒷⒸ胸椎左右前方に拡がる大きい軟部腫瘤は，左側優位の拡がりを示している．腫瘤により心大血管は右前方に偏位し，心内腔は変形している．下行大動脈は本来の椎体左前方に接した位置から大きく異なり，椎体から離れ心臓と共に右前方に認める．腫瘤は不均一な濃度を示し，内部に不整形の高吸収域を認め，（○）石灰化と考えられる．腫瘤左側前方に隣接して認める限局した造影増強効果は二次的な部分無気肺である．（→）その外側には限局胸水を認める（＊）．脊柱管内は不均一濃度を示し，上記腫瘍の脊柱管内への伸展を疑う所見である．

Ⓓ腫瘤は分葉状で，信号は不均一で，中心部に不整形低信号域を認める．腫瘤下方には胸水と思われる高信号域を認める．

ⒺⒻ腫瘤の脊柱管内への伸展を容易に確認できる（→）．Ⓕでは，脊柱管内に進展した腫瘍が胸髄を右側に圧排している（▶）．

鑑別1　正常胸腺（7カ月女児）

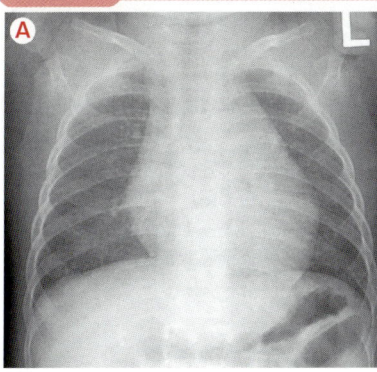

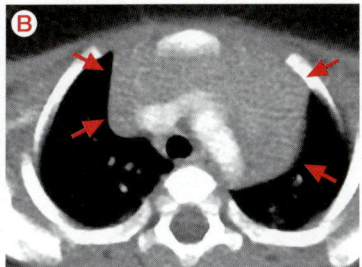

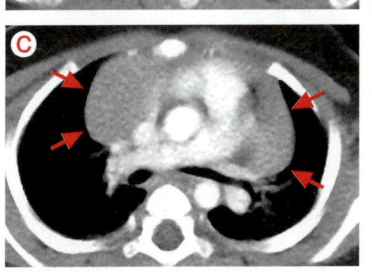

Ⓐ 胸部単純Ｘ線写真（立位正面像）
Ⓑ 躯幹部造影CT（軟部条件, 大動脈弓レベル）
Ⓒ 躯幹部造影CT（軟部条件, 気管分岐直下レベル）

網膜芽細胞腫診断時の全身検索目的に胸部単純撮影ならびに躯幹部造影CTが行われた．

Ⓐ 心胸線陰影は概ね月齢相当と思われる．気管の偏位や内腔狭小化など認めない．

ⒷⒸ 前胸壁に接して軽度外側凸で，周囲筋群と概ね等濃度かつ均一な腫瘤を認める（→）．胸部単純撮影同様に隣接する大血管ならびに気管を圧排偏位させるといった所見は認めない．

鑑別2　胚細胞腫瘍（成熟奇形腫）（4歳男児）

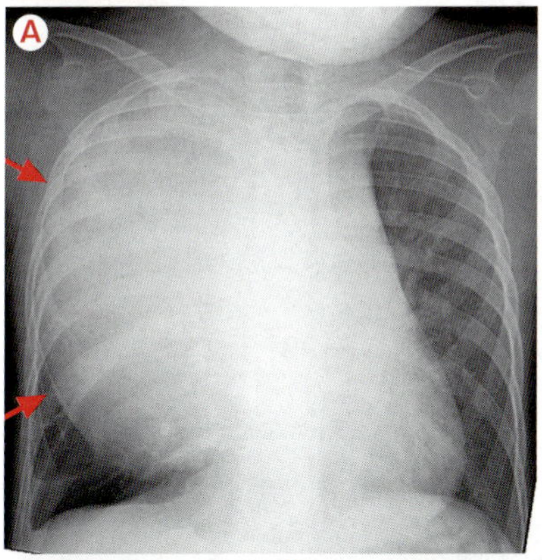

Ⓐ 胸部単純Ｘ線写真（臥位）
Ⓑ 単純CT（縦隔条件, 大動脈弓レベル）
Ⓒ 単純CT（縦隔条件, 心室レベル）
Ⓓ 単純CT冠状断像（縦隔条件）

喘息症状にて近医小児科を受診，胸部単純Ｘ線写真で異常陰影を指摘され救急診療科紹介受診となった．

Ⓐ 心右縁から外側に拡がる軟部陰影を認める（→）．軟部陰影の下方部分に重なって散在性の小石灰化巣を認める．気管は左側に圧排偏位し，下方部分では内腔が不明瞭化している．

Ⓑ～Ⓓ 喘息症状を認めることからまず，単純CTを行った．腫瘤は比較的均一な壁を持ち（→），内部は大部分が均一な低濃度を示し，CT値は20前後と液体成分主体である（Ⓑ～Ⓓ）．下方部分には単純写真同様に石灰化巣を含み，さらに脂肪成分と思われる低濃度成分も認められる（▶）．

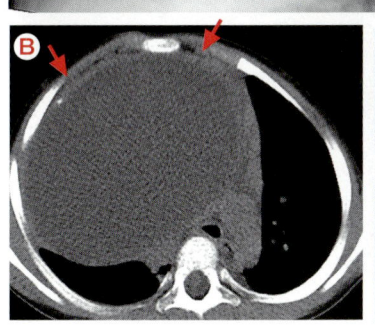

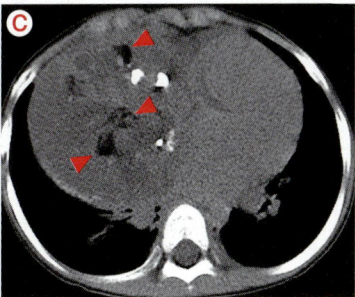

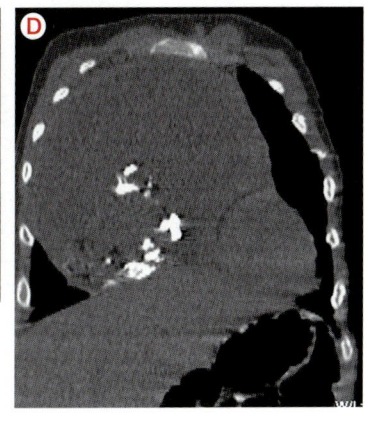

第11章　新生児・乳児・小児に特異的肺疾患

鑑別3　胸腺脂肪腫（5歳男児）

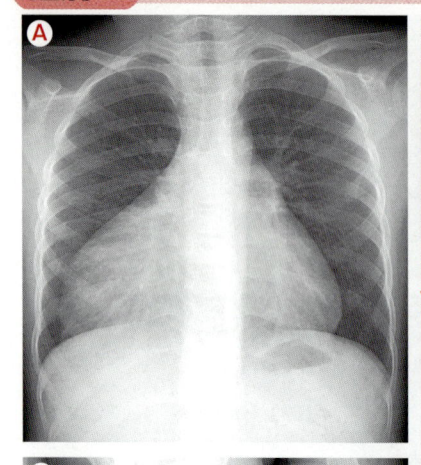

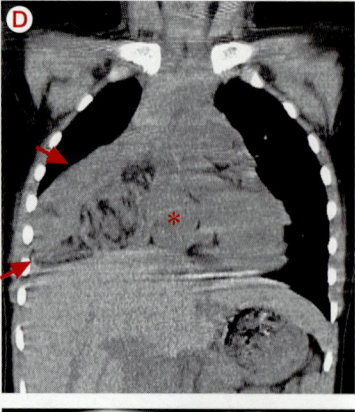

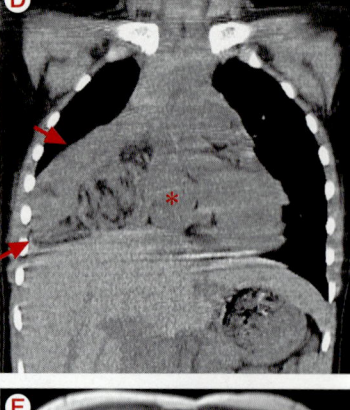

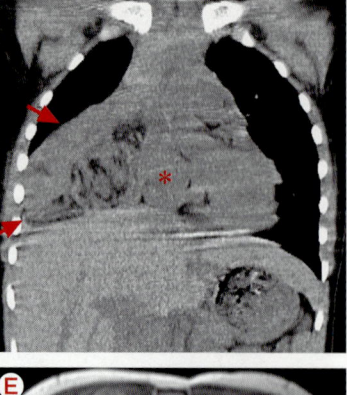

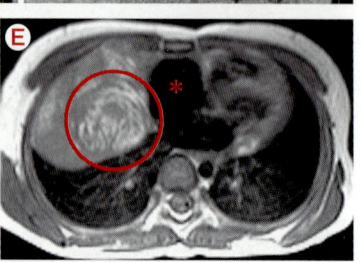

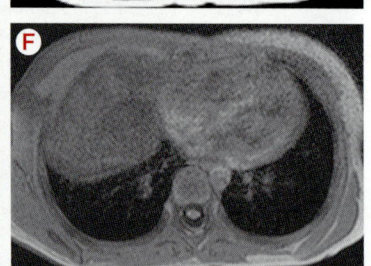

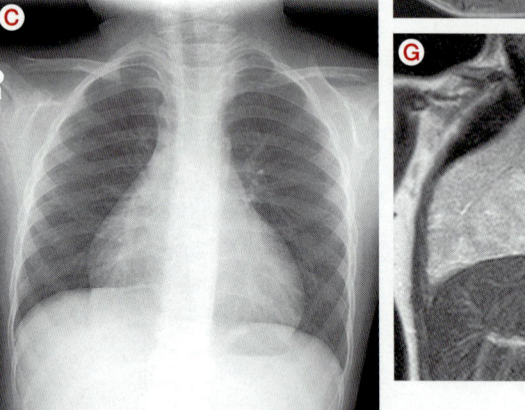

Ⓐ 胸部単純X線写真（立位）
Ⓑ 胸部単純X線写真（立位，3年半前）
Ⓒ 胸部単純X線写真（立位，2年前）
Ⓓ 単純CT冠状断像（縦隔条件）
Ⓔ T1強調像
Ⓕ 脂肪抑制T1強調像
Ⓖ T2強調冠状断像

胸痛および動悸を主訴に小児科外来受診．スクリーニング目的に胸部単純X線撮影が行われた．

Ⓐ 心胸郭比は80％と著明な心拡大を認め，心右縁下部の突出が目立つ．肺野の含気は均一で，肺血管影も正常である．

Ⓑ 3年半前に咳嗽の精査目的に撮影されたX線写真では，心陰影は正常である．

Ⓒ 2年前に耳鼻科手術前に撮影されたX線写真では，心胸郭比は65％と心拡大を認めるも，症状や経過から精査に至らなかった．

Ⓓ 緩徐な進行を示す"心拡大"の精査目的に胸部CTを行った（既往に喘息があり単純CT）．縦隔条件の冠状断像では，右房（＊）に接して外側に渦巻様の低吸収域を含む充実性腫瘤を認める（→）．

ⒺⒻ T1強調像（Ⓔ）では無信号の右房（＊）に接して境界明瞭な腫瘤を認め内部には渦巻様に広がる高信号域を含んでいる（○）．この高信号域は，脂肪抑制T1強調像（Ⓕ）では低信号化し，脂肪成分であることが確認できる．

Ⓖ 境界明瞭な腫瘤を認め，内部に脂肪成分が高信号域として認められる．隣接する右房や上大静脈は圧排偏位されることなく，柔らかい腫瘤であることが伺える．

　リンパ腫は悪性で，**前縦隔腫瘍として認められ，ホジキン，非ホジキン，リンパ増殖性疾患，に分類**される．一般的に10歳前は稀である．呼吸器症状は全体の60％に認められる一般的な症状で，気道系の圧排に起因する．
　気管支原性嚢胞は，前腸重複嚢胞の1つで，気管支芽の異所性遺残が原因とされている．縦隔型と肺野型があり，縦隔型（気管分岐部近傍の中縦隔）が多い．縦隔型では有症状の場合が多く，気道あるいは食道の圧迫に伴う症状である．感染合併がない限り内部に空気を認めることはない．

鑑別4　神経節腫（3歳女児）

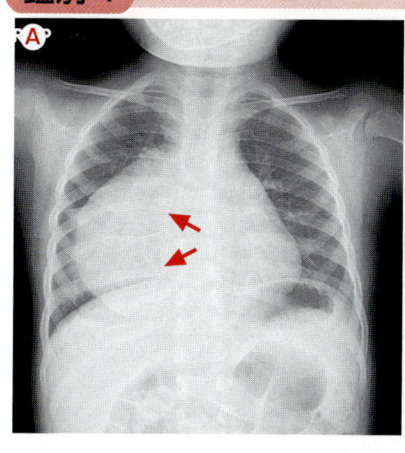

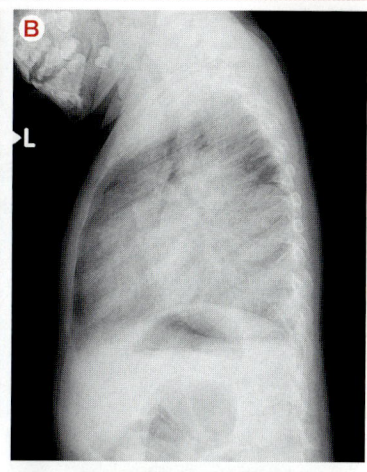

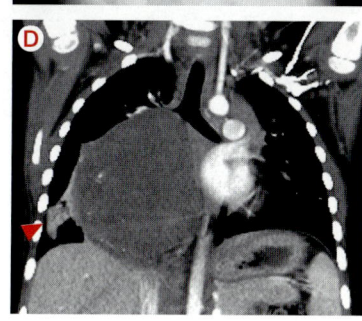

Ⓐ 胸部単純X線写真（立位正面像）
Ⓑ 胸部単純X線写真（立位側面像）
Ⓒ 造影CT（縦隔条件）
Ⓓ 造影CT冠状断像（縦隔条件，気管レベル）
Ⓔ 造影CT冠状断像（縦隔条件，脊柱管レベル）

湿性咳嗽を主訴に前医を受診し，胸部単純写真上異常を指摘され，救急診療科紹介となった．

Ⓐ 心右縁に接して外側に拡がる境界明瞭な軟部陰影を認め，心右縁は同定可能である（→）．

Ⓑ 病変は気管および気管支背側方向に拡がっている．

Ⓒ～Ⓔ 単純写真で認めた病変は右房背外側に拡がるCT値40前後の充実性腫瘤で，心臓はわずかながら左側に圧排されている．下行大動脈もわずかに椎体から離れ，外側に偏位している（Ⓒ）．腫瘤の外側には石灰化巣を認める（Ⓒ）．冠状断像では，腫瘤と接する肋間腔の開大を認める（Ⓔ）．腫瘤はわずかながら脊柱管内に伸展している（→）．また，腫瘤外側に接して限局した造影増強効果を認め，隣接する肺の部分無気肺をみている（▶）．

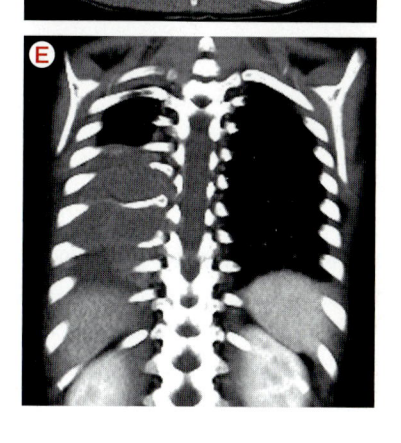

神経芽腫は，神経堤細胞を起源とする悪性腫瘍で，縦隔発生は全体の約20％である．神経芽腫の半数が1歳未満に発見される．縦隔発生の神経芽腫の3/4で尿中カテコラミン代謝産物が上昇する．

2．典型的画像所見

- **リンパ腫**（症例1，2）：境界不整の前縦隔腫瘍で，内部は不均一である．リンパ腫による隣接臓器への圧排所見として，上大静脈狭窄，気道の圧排・狭窄，胸水ならびに心嚢水を認める．
- **気管支原性嚢胞**（症例3）：縦隔型の場合，ほとんどが気管分岐部近傍の中縦隔に認められ，境界明瞭な嚢胞性病変である．嚢胞内部に蛋白成分が多ければCTで高濃度，T1強調画像で高信号を示す．造影により壁の造影増強効果を認める場合がある．
- **神経芽腫**（症例4）：後縦隔腫瘍として認められる．単純X線写真では，下行大動脈といった後縦隔に存在する臓器との境界が不明瞭化する．腫瘍内の石灰化は神経鞘由来の腫瘍との鑑別上重要である．CT上，神経芽腫内石灰化は40％に認められる．腫瘍の脊柱管内進展や骨髄転移の評価については，MRIが有用である．

鑑別5　神経線維腫（2歳男児）

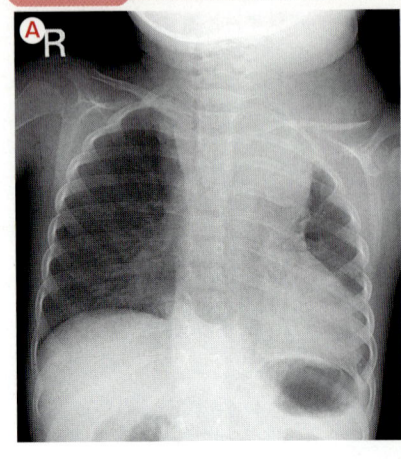

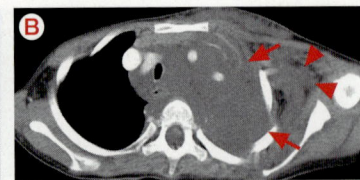

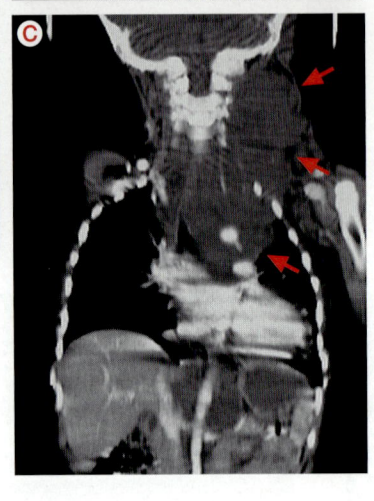

Ⓐ胸部単純X線写真（立位）
Ⓑ造影CT（縦隔条件，肺尖レベル）
Ⓒ躯幹部造影CT冠状断像（縦隔条件）

神経線維腫症Ⅰ型に伴う頸部から縦隔にかけての神経線維腫にて経過観察中であった．経過観察目的に胸部単純撮影ならびに躯幹部造影CTが行われた．

Ⓐ左頸部から左側縦隔にかけて軟部陰影を認め，気管は右側に圧排，偏位し，内腔が狭小化している．左第1および第2肋骨，左鎖骨は，菲薄化している．

ⒷⒸ腫瘤は均一な低濃度を示しCT値は30弱である（→）．気管の右側への圧排，偏位に加え，左総頸動脈ならびに左鎖骨下動脈は腫瘤により伸展されているが内腔の狭小化は認めない．腫瘤は左頸部に加え，左腋窩の軟部組織にも認める（▶）．

3．鑑別疾患

表を参考に，病変の存在部位別に代表的な鑑別疾患について解説する．

1）前縦隔

- **正常胸腺**（鑑別1）：正常胸腺は，その大きさにかかわらず，**隣接する気管，気管支，大血管や心臓といった縦隔正常構造を圧排，偏位することはない**．胸腺は思春期に最大となり，それ以後は脂肪変性が始まる．胸郭に対する胸腺の比率は乳幼児期で最大となる．ときに正常胸腺が後縦隔に伸展することがある．各種画像診断検査における正常胸腺の画像所見は，辺縁は平滑で内部は均一，である．単純X線写真では，胸腺と心臓の区別はできない．超音波検査ではリニア型高周波探触子を用いた場合，内部に多数の線状分枝状高エコー構造を認め，特徴的である．CTおよびMRIでは，濃度および信号は均一で，T1強調画像では周囲筋群より高信号，T2強調画像では皮下脂肪織よりやや低信号となる．

- **リンパ管奇形**：リンパ管奇形は，先天的なリンパ管形成異常といわれている．**頸部に好発**するが，縦隔に伸展することもある．ISSVAは，"リンパ管腫"という呼称は避け，"リンパ管奇形"を推奨している．病変は，囊胞性分の大きさによりmacrocysticとmicrocysticに分けられるが，混合型も稀ではない．病変は，典型的には出生後間もなくから触知されるが，出生前に診断されたり，出血や感染に伴って急激に増大した際に診断される場合もある．前述のごとく，本疾患の本体は真性の腫瘍ではないが，腫瘤性病変と認識されることが多いため，本稿で扱うことにした．縦隔病変については，胸部単純X線写真では縦隔拡大を認める場合があるが，診断確定には至らない．CTでは液体濃度を示す病変として認識されるが，出血や感染を合併する場合は，病変の濃度は上昇する．病変内に石灰化を認めることは稀である．MRIでは，内部性状，隔壁構造，さらには病変の伸展状況について，より正確な情報が得られる．隔壁部分は造影されるが，囊胞性分は造影前後で造影増強効果を示すことはない．

表●解剖学的部位別にみた縦隔腫瘤の鑑別疾患

	前縦隔	中縦隔	後縦隔
先天奇形/ 正常亜型	正常胸腺 リンパ管奇形	前腸重複嚢胞* 気管支原性嚢胞 食道重複嚢胞 神経腸管嚢胞	横隔膜ヘルニア 食道重複嚢胞 神経腸管嚢胞 髄膜瘤
炎症		炎症性リンパ節腫大	
腫瘍	胸腺嚢胞 胸腺脂肪腫 胸腺腫 胚細胞腫瘍 リンパ腫	リンパ腫 転移性リンパ節腫大	神経原性腫瘍 神経芽腫 神経節芽腫 神経節腫 神経線維腫 神経鞘腫

＊：食道は解剖学的には後縦隔に含まれるが，前腸重複嚢胞は中縦隔病変として扱われるのが一般的である．

- **胚細胞腫瘍（成熟奇形腫，鑑別2）**：通常，胚細胞腫瘍は卵巣や精巣から発生する．胎児期に性腺以外の臓器に迷入した原始生殖細胞から奇形腫が発生することがある．**縦隔発生の胚細胞腫の半数以上が奇形腫**である．奇形腫は成熟奇形腫と未熟奇形腫に分けられる．乳幼児期の奇形腫は気道圧迫症状を示す．腫瘍が破裂する場合もある．胸部単純X線写真では，境界明瞭な前縦隔腫瘤として認められ，内部に石灰化を含む場合がある．CTは内部性状をより正確に描出し，脂肪成分，液体，石灰化が存在する場合診断可能である．成熟奇形腫の約15％において画像診断検査で内部に脂肪や石灰化を認めない場合がある．MRIでは腫瘍内石灰化の評価が容易でないが，液体や脂肪成分の評価は確実にできる．
- **胸腺脂肪腫（鑑別3）**：胸腺脂肪腫は，**稀な良性腫瘤性病変で，胸腺組織と脂肪織からなる**．胸腺脂肪腫は非常に柔らかいため隣接臓器を圧排しないため，通常は無症状である．胸部単純写真では，脂肪成分が多い場合は低濃度病変として認められる．CTならびにMRIでは，腫大した胸腺内に渦巻様に分布する脂肪成分を認める．

2）後縦隔

- **神経原性腫瘍**：小児の後縦隔腫瘍のほとんどが神経原性で，これは**全縦隔腫瘍の1/3**にあたる．後縦隔の交感神経節ならびに末梢の神経鞘が神経原性腫瘍の母地となるが，小児では交感神経節由来がより一般的である．

  交感神経節由来には，神経芽腫，神経節芽腫，および，神経節腫（鑑別4）が含まれ，この順に細胞の分化度が高くなり，発症年齢も上昇する．神経鞘由来の腫瘍のほとんどが，神経線維腫（鑑別5）と神経鞘腫で，いずれも良性である．蔓状神経線維腫（plexiform neurofibroma）は，通常，神経線維腫症Ⅰに認め，後縦隔上方で両側に発生する傾向がある．神経鞘腫は成人で認められることが多い．神経原性腫瘍は，胸部単純X線写真での腫瘤影をきっかけに診断されることが多い．胸部単純X線写真では，大動脈など隣接臓器の不明瞭化に加え，隣接する骨の破壊像や圧排を認める．腫瘍内石灰化は交感神経由来を示唆する重要な所見である．

参考文献

1) Crotty EJ：Bronchogenic cyst.「Diagnostic Imaging: Pediatrics」(Donnelly LF)，pp2-14-17, Amirsys Inc, 2005
2) Behr GG, et al：The mediastinum.「Caffey's pediatric diagnostic imaging」(Coley BD, et al)，pp619-632, Saunders, 2013
3) 野坂俊介：成長に伴う正常画像の変化．小児科学レクチャー，4：747-755，2014

第12章 胸部領域IVRと胸部画像写真

1 CTガイド肺生検と術後画像
CT guided lung biopsy

藤澤英文, 橋詰典弘, 松成一矢

症例1 肺出血と遅発性気胸（60歳代男性）

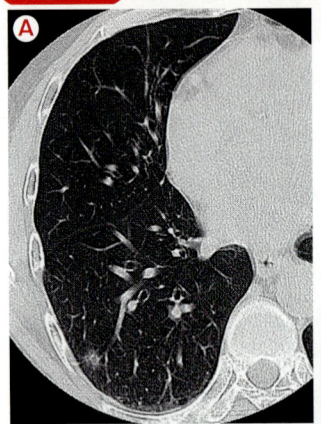

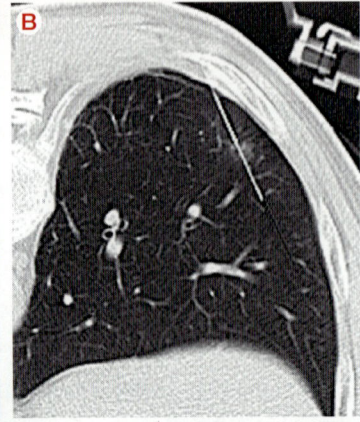

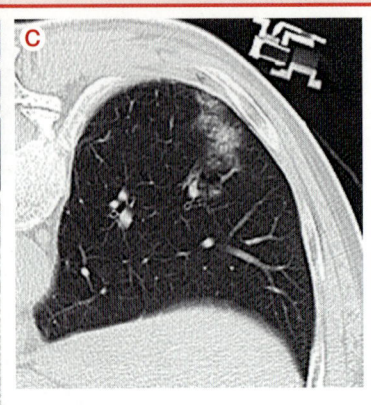

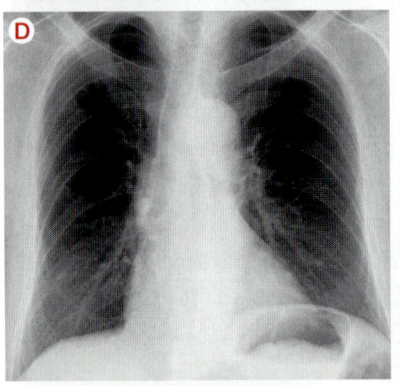

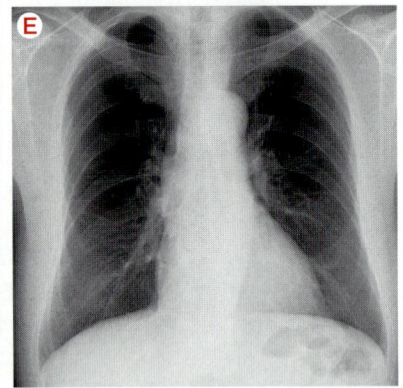

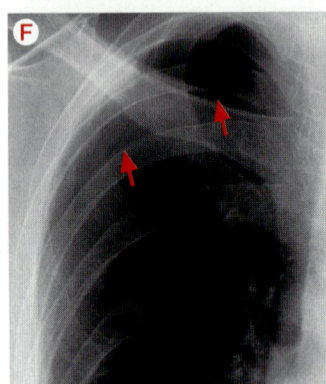

Ⓐ HRCT（術前） Ⓑ CT（穿刺時） Ⓒ CT（術直後）
Ⓓ 胸部単純X線写真（術直後） Ⓔ 胸部単純X線写真（術翌日）
Ⓕ Ⓔの右上肺野拡大

右下葉の限局性すりガラス陰影（GGN）に対して精査目的でCTガイド下肺生検を施行した．病理組織学的に肺腺癌と診断された．

Ⓐ 右下葉S⁶に限局性GGNがみられる．経過観察で縮小せず，異型腺腫様過形成や早期腺癌が疑われた．

Ⓑ CTガイド下肺生検が施行された．生検針がGGNを捉えている．

Ⓒ 施行直後CTでGGN周囲の針穿刺部にコンソリデーションが広がっている．針穿刺に伴う肺出血で，少量の喀血がみられた．保存的に軽快した．気胸はみられない．

Ⓓ 気胸はみられない．

ⒺⒻ 右気胸を認める（→）．

疾患解説

1. CTガイド肺生検における合併症

最も多い合併症は**気胸**で，10〜40％程度にみられる．気胸を生じても胸腔チューブ挿入が必要になる症例は少ない．気胸の発生要因として，穿刺回数，穿刺針の太さ，二葉穿刺，間質性肺炎や慢性閉塞性肺疾患の有無などが報告されている．術直後に気胸がみられなくても，数時間後から翌日以降に気胸を生じることがあるので翌日も胸部X線写真撮影を行うとよい．

症例2　遅発性気胸（70歳代女性）

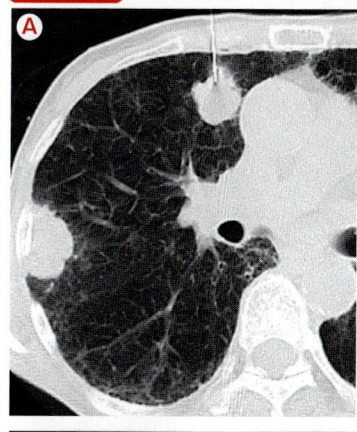

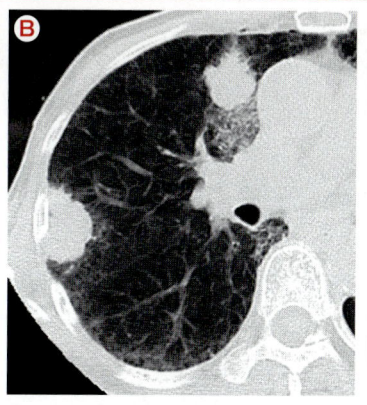

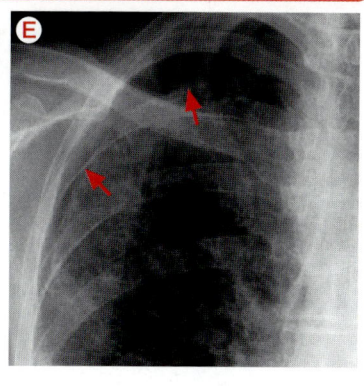

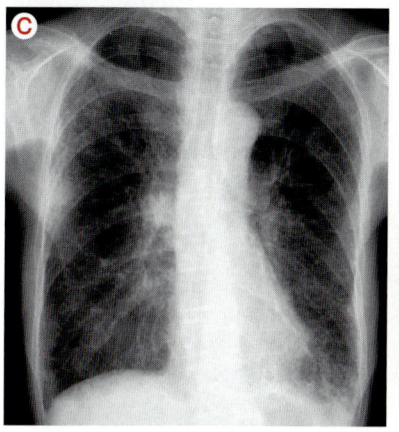

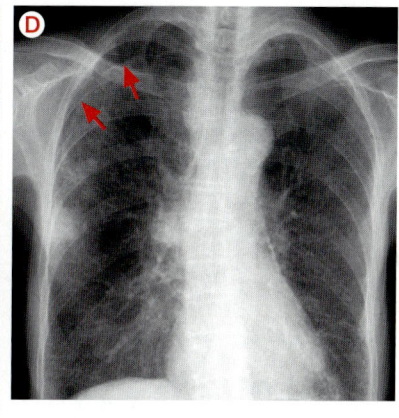

ⒶCT（穿刺時）　ⒷCT（術直後）　Ⓒ胸部単純X線写真（術直後）　Ⓓ胸部単純X線写真（翌日）　ⒺⒹの右上肺野拡大

遅発性気胸．
Ⓐ右上葉の腫瘍に対してCTガイド下肺生検を施行した．穿刺針が腫瘍を捉えている．病理組織学的に非ホジキンリンパ腫と診断された．
ⒷⒸ気胸はみられない．
ⒹⒺ翌日の胸部X線写真で右気胸を認めた（→）．

　肺出血もよくみられる合併症である．無症状あるいは少量の血痰のみの場合が多いが，約10％で喀血がみられる．**胸膜下血腫**は肋骨弓下を走行する肋間動静脈の誤穿刺時に生じる．肋間動脈誤穿刺では大量の出血による大きな血腫を形成し肋間動脈塞栓術や手術が必要となることがあるので，肋骨弓下を通過する穿刺ルートはなるべく避けることが望ましい．
　皮下気腫は穿刺ルートの皮下と胸腔内空気が交通することで生じる．
　発生頻度は稀であるが，重篤な合併症として**空気塞栓**を知っておくべきである．空気塞栓が疑われたら即時に頭部，胸腹部CTを撮影するとよい．直ちに行うべき対処法は頭低位と高濃度酸素吸入である．

2．典型的画像所見

- 気胸（症例1～3）：CTでの診断は容易であるが，少量の気胸が針穿刺面と異なるレベルにみられることがあるので術後CTは穿刺面を含めた広い範囲を撮影するとよい．

症例3　術後気胸と皮下気腫（70歳代女性）

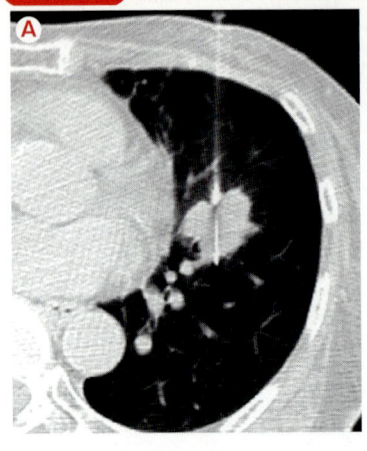

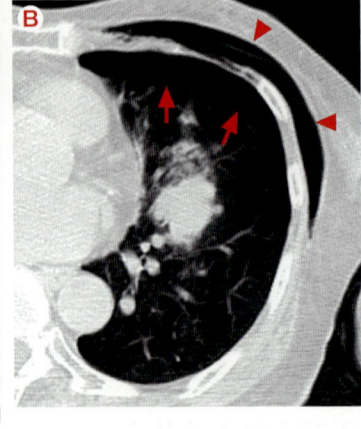

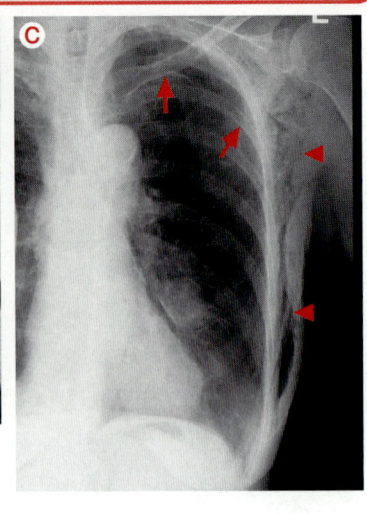

Ⓐ CT（穿刺時）　Ⓑ CT（術直後）　Ⓒ 胸部単純X線写真（術後）

大腸癌術後．左肺腫瘍に対してCTガイド下肺生検を施行した．
Ⓐ 生検針が腫瘍を捉えている．
Ⓑ 穿刺後CTで左気胸（→）と皮下気腫（▶）がみられる．
Ⓒ 同日の胸部X線写真でも左気胸（→）と皮下気腫（▶）を認める．

症例4　胸膜下血腫（60歳代男性）

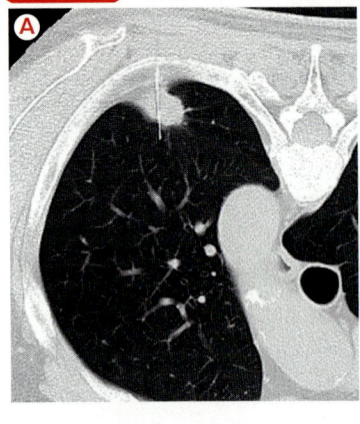

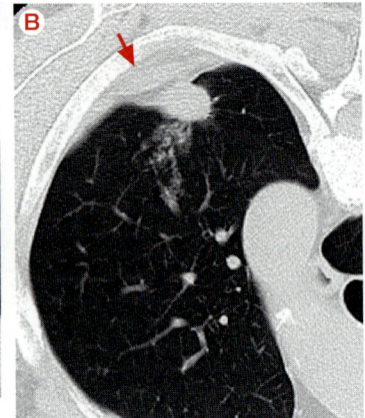

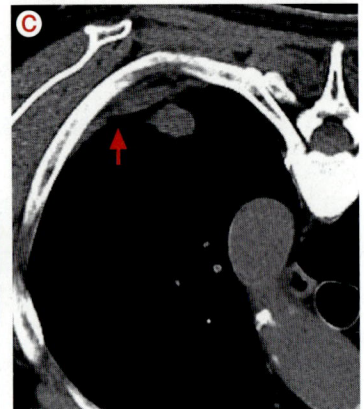

Ⓐ CT（穿刺時）　Ⓑ CT（肺野条件，術直後）　Ⓒ CT（縦隔条件，術直後）

左下葉S^6の腫瘍に対してCTガイド下肺生検が施行され，病理組織学的に肺腺癌と診断された．
Ⓐ 生検針が肋骨直下を通過している．
ⒷⒸ 胸膜下に軟部陰影が出現している（→），穿刺に伴う血腫である．

- **肺出血**（**症例1**）：針穿刺ルート周囲のコンソリデーションとしてみられ，高度出血例では穿刺葉のかなりの領域にコンソリデーションが広がる．
- **胸膜下血腫**（**症例4**）：胸膜下の軟部濃度としてみられる．動脈性出血では単純CTで軽度高吸収を示すことが多い．
- **空気塞栓**：肺動脈，心腔，大動脈，脳動脈，腹部動脈にみられる空気泡．

第12章 胸部領域IVRと胸部画像写真

2 経カテーテル治療
Transcatheter treatment

藤澤英文, 橋詰典弘, 渡邉孝太

症例1　肺動静脈瘻に対する肺動脈塞栓術（50歳代男性）

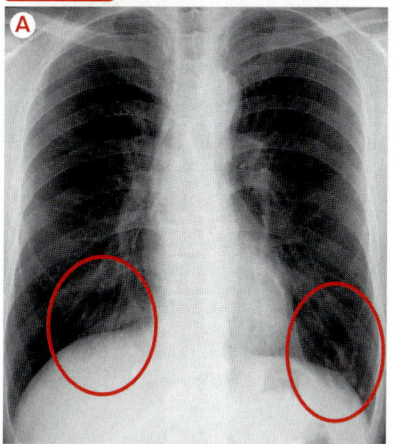

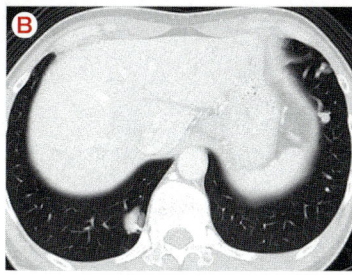

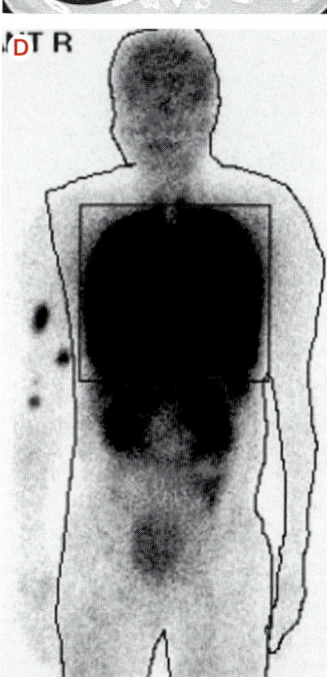

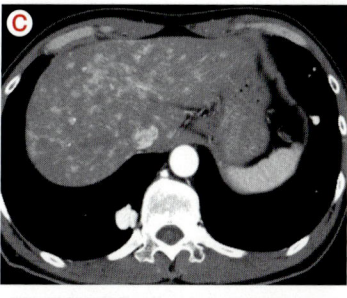

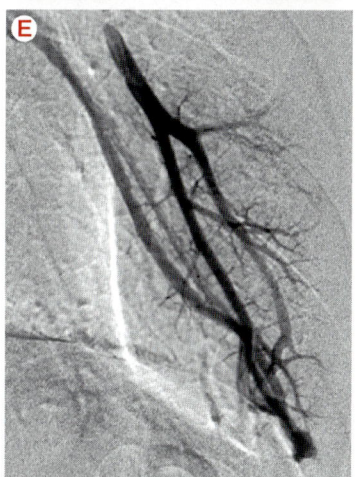

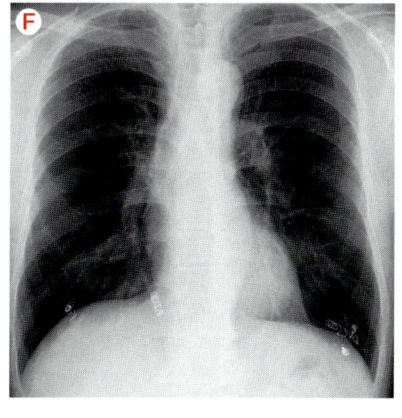

Ⓐ 胸部単純X線写真（術前）
Ⓑ 造影CT（肺野条件）
Ⓒ 造影CT（縦隔条件）
Ⓓ ^{99m}Tc-MAA肺血流シンチグラフィ
Ⓔ 左肺動脈撮影
Ⓕ 胸部単純X線写真（術後）

低酸素血症を呈する**多発肺動静脈瘻**に対し肺動脈塞栓術を施行.

Ⓐ 両側下肺野に結節が認められ, 結節に連続する肺血管が拡張している（○）.

ⒷⒸ 両側下肺野に大動脈と同程度に濃染される結節がみられ, 拡張蛇行した血管構造が連続している. 多発性肺動静脈瘻である. 肝実質にも動静脈瘻がびまん性にみられる. 鼻出血も認められ, 遺伝性出血性毛細血管拡張症（Rendu-Osler-Weber症候群）と診断された.

Ⓓ 腎臓, 脳, 甲状腺などの体循環系に集積が認められ, 右左短絡である.

Ⓔ 左肺動脈撮影で肺動脈から連続する結節が描出され, 肺静脈の早期描出を認める. 多発肺動静脈瘻に対して各々の病変にコイル塞栓術が施行された.

Ⓕ 多数の肺動静脈瘻病変部にコイルが留置されている. 術前の胸部単純X線写真でみられていた流出肺静脈拡張所見は消失している.

症例 2 　肺動静脈瘻に対する肺動脈塞栓術（60歳代男性）

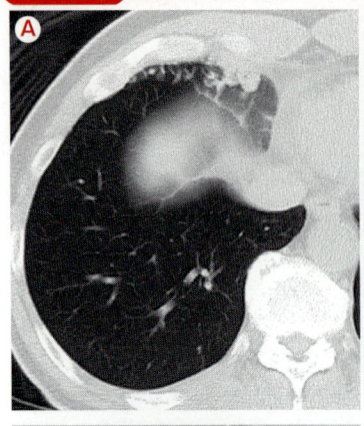

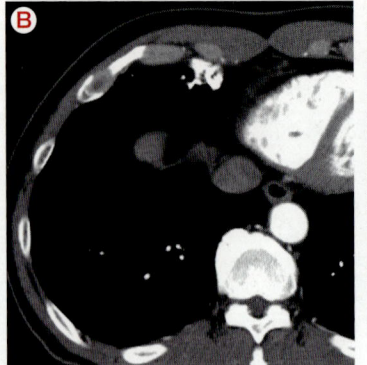

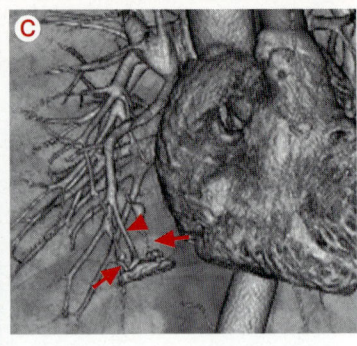

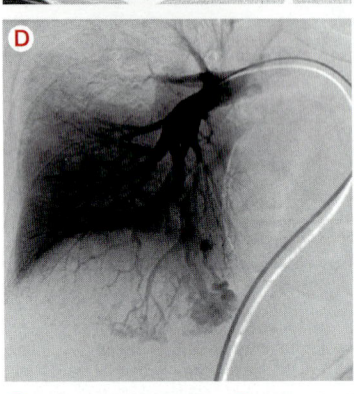

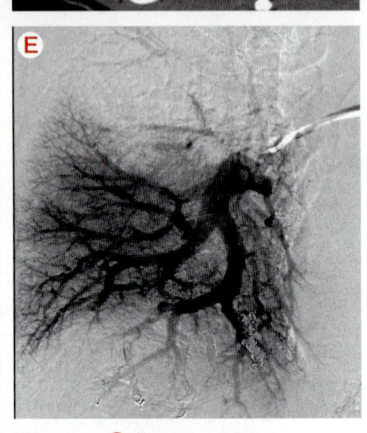

Ⓐ造影CT（肺野条件）　Ⓑ造影CT（縦隔条件）　Ⓒ3D-CT VR像
Ⓓ右肺動脈撮影（塞栓術前）　Ⓔ右肺動脈撮影（塞栓術後）

右下葉の肺動静脈瘻に対して動脈塞栓術施行.
Ⓐ右中葉下部に結節と拡張した血管がみられる.
Ⓑ結節は大動脈と同程度に濃染されている.
Ⓒ拡張した流入動脈が2本描出され（➡），嚢の形態と流出静脈（▶）も明らかである.
Ⓓ右中葉に複雑型の肺動静脈瘻を2カ所認める.
Ⓔコイル塞栓術後．肺動静脈瘻の描出は消失．
（Ⓒはp.13カラーアトラス⑲を参照）

疾患解説

1．経カテーテル治療の概要

　近年のIVRは，各種カテーテルの開発と性能向上，各種コイルやステントなどのデバイスの進歩，多様な塞栓物質，血管撮影装置の性能向上やコーンビームCT装置のなどの新しい装置の開発，ラジオ波治療や凍結療法に代表される新しい治療法の発展などにより，以前よりも安全で確実に手技が行え，以前ではIVRをためらうようなケースにおいても適応が拡大されてきている．胸部領域のIVRにおいても低侵襲で多様な手技が日常的に行われている．本項では経カテーテル治療として代表的な肺動静脈瘻に対する肺動脈塞栓術，喀血治療としての気管支動脈塞栓術，肺動脈血栓塞栓に対する血栓溶解術，吸引破砕術について概説する．

1）肺動静脈瘻に対する肺動脈塞栓術（症例1, 2）

　肺動静脈瘻は毛細血管を介さない肺動脈と肺静脈の交通で，約半数は**遺伝性出血性毛細血管拡張症**（HHT，Rendu-Osler-Weber症候群）である．したがって肺動静脈瘻を発見した場合は他臓器血管奇形

症例3　喀血に対する動脈塞栓術（60歳代男性）

Ⓐ 単純CT
Ⓑ 左気管支動脈撮影
Ⓒ 左鎖骨下動脈撮影
Ⓓ 左気管支動脈撮影（塞栓術後）

肺アスペルギルス症．大量喀血を生じたため動脈塞栓術を施行した．

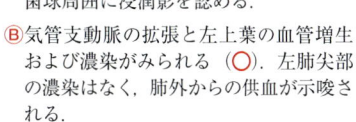

Ⓐ 左肺尖部の空洞に菌球（▶）がみられ，菌球周囲に浸潤影を認める．

Ⓑ 気管支動脈の拡張と左上葉の血管増生および濃染がみられる（○）．左肺尖部の濃染はなく，肺外からの供血が示唆される．

Ⓒ 左腋窩動脈から分岐する最上胸動脈（→）や外側胸動脈（▶）から左肺尖部に向かう供血が認められ，供血血管の拡張蛇行と左肺尖部の濃染がみられる．

Ⓓ ゼラチンスポンジ細片を用いて左気管支動脈と腋窩動脈分枝からの肺外供血路の動脈塞栓術を行った．気管支動脈は塞栓され，濃染は消失している．

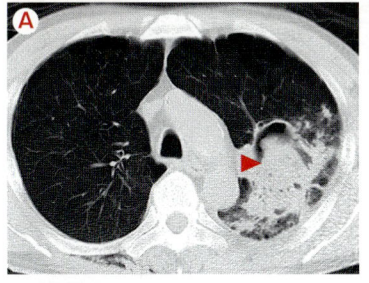

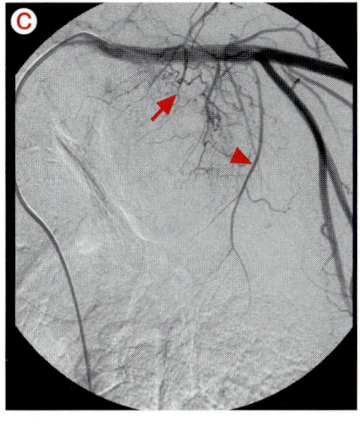

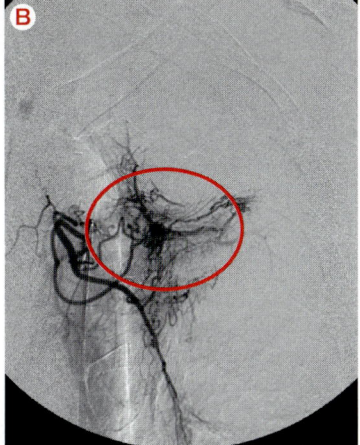

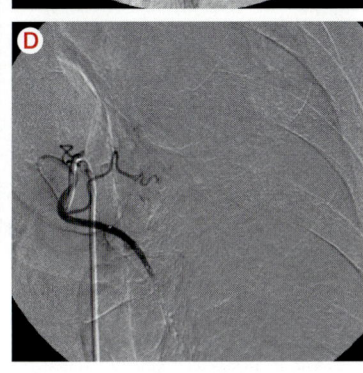

症例4　肺動脈血栓塞栓症に対する経カテーテル的血栓吸引破砕術（30歳代女性）

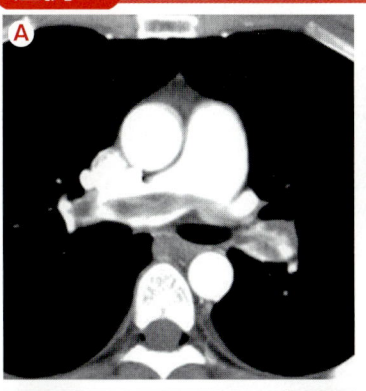

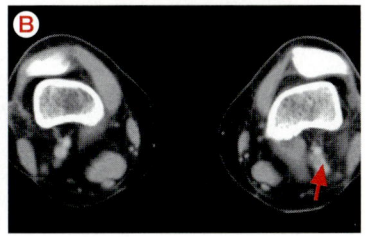

Ⓐ 造影CT
Ⓑ 造影CT（下肢）
Ⓒ 肺動脈造影
Ⓓ 血栓吸引破壊術後

産後に発症した**下肢深部静脈血栓**と**肺動静脈血栓症**．

Ⓐ 肺動脈主幹から左右肺動脈に低吸収を示す塊状血栓塞栓子が認められる．

Ⓑ 左膝窩静脈に造影欠損がみられ，静脈血栓である（→）．

Ⓒ 肺動脈造影で肺動脈主幹から左右肺動脈に造影欠損域が認められる．特に左肺血流の低下が著しい．

Ⓓ 造影欠損域は残存しているが，術前に比べ血栓塞栓子は縮小し，肺動脈血流が改善している．

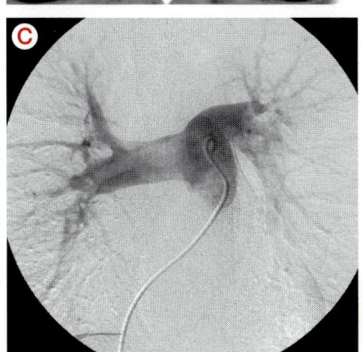

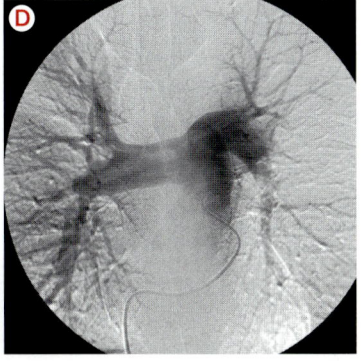

の検索を行う必要がある．肺動静脈瘻の全身症状は進行性の低酸素血症による倦怠感や呼吸困難などの症状で，まれに喀血をきたす．脳梗塞や脳膿瘍を合併することがあり，若年性脳梗塞の原因として重要である．形態的に肺動脈と肺静脈が直接吻合する**単純型**と複数の肺動脈や異常血管網を有する**複雑型**に二分される．一般に流入肺動脈径が**3 mm以上**の病変が治療適応である．肺動脈瘻に対する経カテーテル的塞栓術は低侵襲で治療効果も高いため，外科手術に代わり行われるようになっている．塞栓後に血流再開を生じることがあるので画像による経過観察が必要である．

2）喀血治療としての気管支動脈塞栓術（症例3）

　持続性や大量の喀血は生命予後を脅かす病態で，早急な止血を必要とされる．内科治療抵抗性の喀血は外科治療あるいは血管内治療が行われる．大量喀血をきたす代表的疾患は肺アスペルギルス症，肺結核，気管支拡張症，肺癌などである．気管支動脈塞栓術は喀血に対する治療法として確立されており，即時止血効果が高い．喀血時の気管支動脈造影所見には，血管増生，血管拡張，気管支動脈と肺動脈または肺静脈の短絡などがみられる．他臓器の出血と異なり，血管外漏出像を認めることは稀である．肺アスペルギルス症などの慢性呼吸器疾患による喀血では気管支動脈以外の体循環からの肺外供血路も出血原因血管のことがある．塞栓物質としては本邦ではゼラチンスポンジがよく用いられている．NBCAや金属コイルを用いることもあるが，永久塞栓物質を用いた近位塞栓では再治療に難渋することがある．

3）経カテーテル的肺動脈血栓塞栓溶解術，血栓吸引破砕術（症例4）

　急性肺動脈血栓塞栓の**死亡率は10〜30％程度**，死亡例の40％程度は**発症1時間以内の突然死**と報告されており，迅速な診断と早期の治療開始を必要とする重篤な病態である．臨床症状と検査所見から本症が疑われ，確定診断には造影CTが有用である．カテーテル治療の適応は内科的治療不応性症例や外科手術不適応症例である．カテーテル治療は血栓溶解術と吸引破砕術に大別される．血栓溶解術はカテーテルから血栓溶解薬を投与するが，現在は末梢静脈からの投与が推奨されている．血栓吸引術はガイディングカテーテルや血栓除去カテーテルなどを血栓内に楔入して，陰圧をかけることで血栓を吸引する．血栓破砕術はカテーテルによる機械的血栓破砕のことで，具体的には肺動脈中枢の塊状血栓部でピッグテイル・カテーテルを回転させて血栓を破砕し，微小血栓を肺動脈末梢に再分布させ肺動脈灌流面積を増加させる方法である．

3 カテーテル位置異常
catheter malposition and fracture

藤澤英文, 渡邉孝太, 松成一矢

症例1　中心静脈カテーテル血管外留置（60歳代女性）

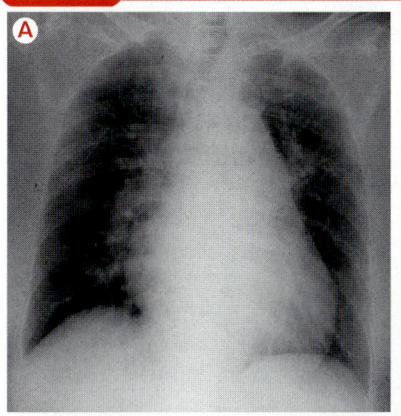

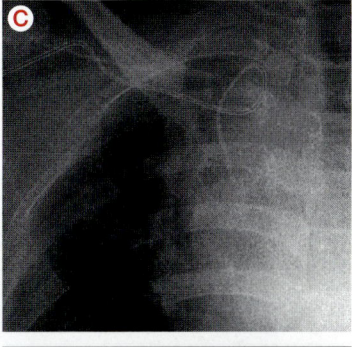

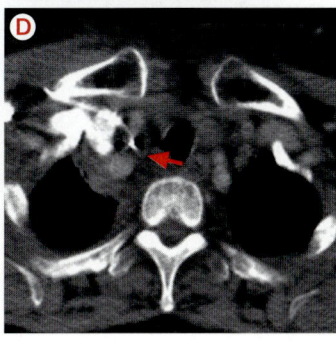

Ⓐ 胸部ポータブルX線写真（カテーテル挿入前）
Ⓑ 胸部ポータブルX線写真（カテーテル挿入後）
Ⓒ Ⓑの拡大
Ⓓ 造影CT（カテーテル挿入後）

盲目的に右鎖骨下静脈から中心静脈カテーテル留置を行った．

Ⓐ Ⓑ カテーテル留置後の胸部ポータブル写真で留置前より上縦隔影が拡大している．

Ⓒ 右上縦隔でのカテーテル走行は直線的でなく，**ループ**が形成されている．

Ⓓ カテーテルが血管外に位置している（→）．

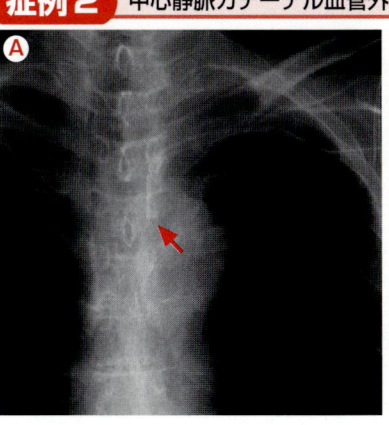

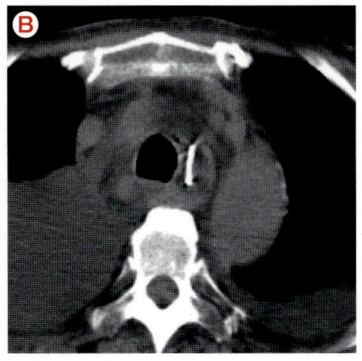

症例2　中心静脈カテーテル血管外留置（80歳代男性）

Ⓐ 胸部単純X線写真（中心静脈カテーテル留置直後）
Ⓑ 単純CT（中心静脈カテーテル留置翌日）

左鎖骨下静脈から盲目的に中心静脈カテーテルが挿入された．

Ⓐ カテーテル先端の位置（→）が腕頭静脈の走行とは異なる．

Ⓑ カテーテルは血管外に位置しており，カテーテル周囲の縦隔内に**液貯留**と**脂肪織混濁所見**がみられる．点滴内容液の縦隔内拡散と血管損傷に伴う血腫が示唆される．両側胸水が貯留している．

症例3　中心静脈カテーテル奇静脈迷入（50歳代女性）

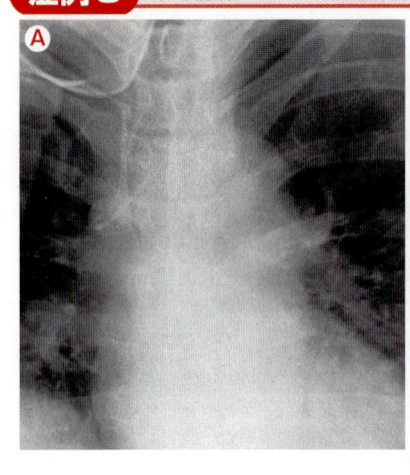

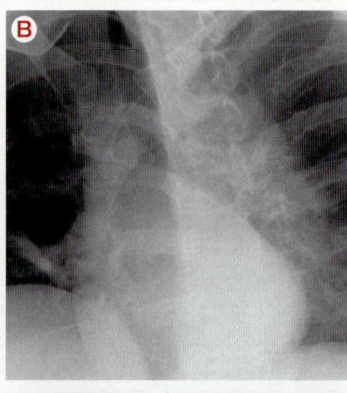

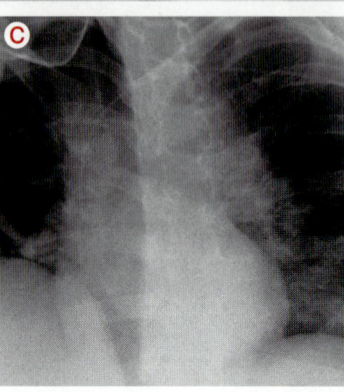

Ⓐ **胸部単純X線写真**
（カテーテル挿入時，正面像）
Ⓑ **胸部単純X線写真**
（カテーテル挿入時，左前斜位像）
Ⓒ **胸部単純X線写真**
（カテーテル位置修正後，正面像）

X線透視装置下で左鎖骨下静脈から中心静脈ポートカテーテルを留置した．

Ⓐ カテーテル先端は上大静脈方向になく，屈曲している．

Ⓑ 左前斜位撮影でカテーテル先端は上大静脈とは離れ，奇静脈に迷入していることが明確にわかる．

Ⓒ X線透視下にカテーテル先端位置を修正し，上大静脈と右房接合部付近に先端を留置した．カテーテル先端の走行は直線状である．

症例4　カテーテル断裂（70歳代女性）

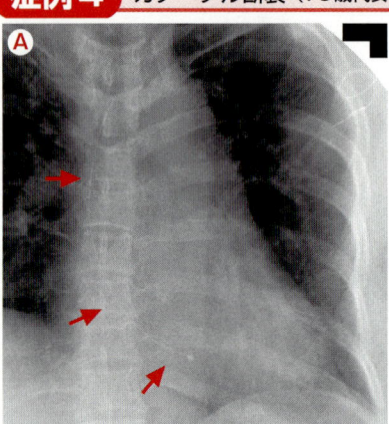

Ⓐ **胸部単純X線写真**　Ⓑ **造影CT**　Ⓒ **3D-CT VR像**　Ⓓ **血管内異物除去術**

中心静脈ポートカテーテル留置後，点滴滴下不良のためシステムチェックが行われた．

Ⓐ 左鎖骨下静脈から留置されていたカテーテルが断裂し，断裂カテーテルが上大静脈から右房に位置している（→）

Ⓑ カテーテル先端が右房に位置している（→）．

Ⓒ 3D-CTでは断裂カテーテルの解剖学的位置把握が容易である．

Ⓓ 血管内異物除去カテーテルを用いて断裂カテーテルを抜去した．

（Ⓒはp.13カラーアトラス⑳を参照）

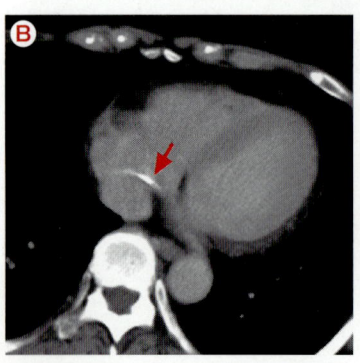

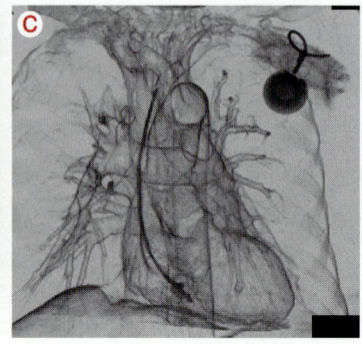

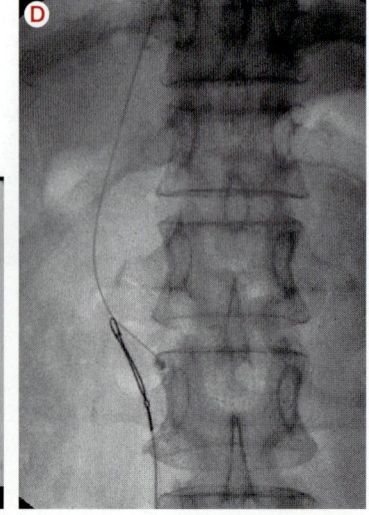

症例5　カテーテル断裂（70歳代男性）

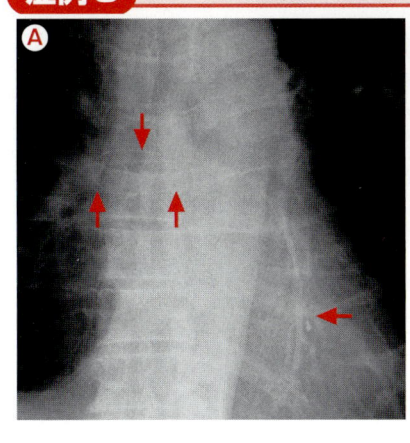

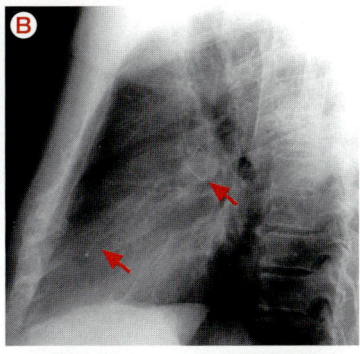

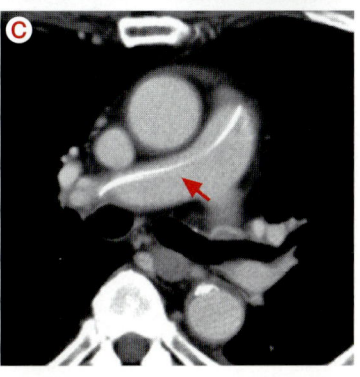

Ⓐ 胸部単純X線写真（正面像拡大）
Ⓑ 胸部単純X線写真（側面像）
Ⓒ 造影CT

中心静脈ポートカテーテル留置3年後，定期的画像検査にてカテーテル断裂が発見された．

Ⓐ Ⓑ 断裂カテーテルが右室から肺動脈にかけてみられる．

Ⓒ 肺動脈内に位置する断裂カテーテル．血管内異物除去カテーテルを用いて断裂カテーテルは無事抜去された．

症例6　胃管の気管支内迷入（70歳代女性）

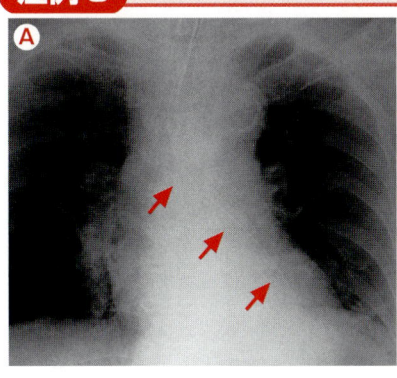

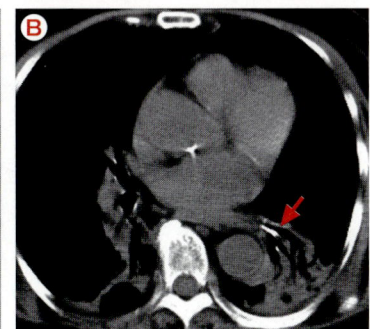

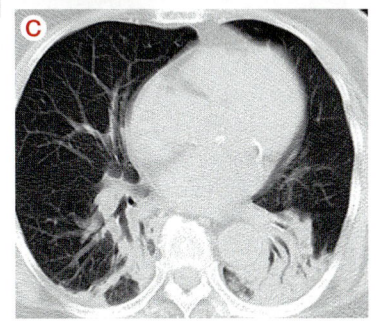

Ⓐ 胸部ポータブルX線写真
Ⓑ 単純CT（縦隔条件）
Ⓒ 単純CT（肺野条件）

盲目的に胃管が挿入された．

Ⓐ 胃管が食道の走行とは異なり，左下葉気管支に沿っている（→）．

Ⓑ Ⓒ 胃管は左下葉気管支に位置し（→），肺炎を生じている．

疾患解説

1．カテーテル位置異常の概要

中心静脈カテーテル留置は日常的に行われる処置である．稀な合併症ではあるが，**血管外留置**や**血管損傷**などを縦隔内で生じ発見が遅れると重篤な転帰をきたし得る．

2．典型的画像所見

留置時に**良好な逆血**と**注入抵抗がない**ことの確認を怠るべきではないが，画像でのカテーテル走行確認と気胸だけでなく縦隔影の変化のチェックはカテーテル走行異常の早期発見と重篤化を避けるために大事なことである．中心静脈ポートなど長期留置患者では定期的に画像でカテーテル走行の変化や損傷の有無を確認することが望ましい．

略語一覧

略語	英語	日本語
A-aDO$_2$	alveolar-arterial oxygen difference	肺胞気-動脈血酸素分圧較差
AAH	atypical adenomatous hyperplasia	異型腺腫様過形成
ABPA	allergic bronchopulmonary aspergillosis	アレルギー性気管支肺アスペルギルス症
ACE	angiotensin converting enzyme	アンジオテンシン変換酵素／アンギオテンシン変換酵素
ACTH	adrenocorticotropic hormone	副腎皮質刺激ホルモン
ADC	apparent diffusion coefficient	見かけ上の拡散係数
AEP	acute eosinophilic pneumonia	急性好酸球性肺炎
AFP	$α$-fetoprotein	$α$-フェトプロテイン
AIP	acute interstitial pneumonia	急性間質性肺炎
ALK	anaplastic lymphoma kinase	
ALL	acute lymphocytic leukemia, acute lymphoblastic leukemia	急性リンパ性白血病
AP window	aortopulmonary window	
ARDS	acute respiratory distress syndrome	急性呼吸促迫症候群
ASD	atrial septal defect	心房中隔欠損症
ATS/ERS/JRS/ALAT	the American Thoracic Society/the European Respiratory Society/the Japanese Respiratory Society/the Latin American Thoracic Association	米国胸部学会／欧州呼吸器学会／日本呼吸器学会／ラテンアメリカ胸部学会
$β$-HCG	$β$-human chorionic gonadotropin	$β$-ヒト絨毛性ゴナドトロピン
BA	bronchial atresia	気管支閉鎖
BAC	mucinous bronchioloalveolar carcinoma	
BAL	bronchoalveolar lavage	気管支肺胞洗浄
BMT	bone marrow transplantation	骨髄移植
BO	bronchiolitis obliterans	閉塞性細気管支炎
BOOP	bronchiolitis obliterans organizing pneumonia	器質化肺炎を伴う閉塞性細気管支炎
BPA	balloon pulmonary angioplasty	バルーン肺動脈形成術
CABG	coronary artery bypass grafting	冠動脈バイパス手術
CCAM	congenital cystic adenomatoid malformation	先天性囊胞状腺腫様奇形
cellular NSIP	cellular non specific interstitial pneumonia	細胞性非特異性間質性肺炎
CEP	chronic eosinophilic pneumonia	慢性好酸球性肺炎
CLD	chronic lung disease	慢性肺疾患
CLE	emphysema, congenital lobar	先天性大葉性気腫
CMV	Cytomegalovirus	サイトメガロウイルス
CNA	chronic necrotizing aspergillosis	慢性壊死性肺アスペルギルス症
COP	cryptogenic organizing pneumonia	特発性器質化肺炎
COPD	chronic obstructive pulmonary disease	慢性閉塞性肺疾患
CPA	cardiopulmonary arrest	心肺停止
CPA	crazy-paving appearance	メロンの皮様所見
CPAM	congenital pulmonary airway malformation	先天性肺気道奇形
CPFE	combined pulmonary emphysema and fibrosis	気腫合併肺線維症／肺気腫合併肺線維症

略語一覧

略語	英語	日本語
CRP	C-reactive protein	C反応性タンパク
CTEPH	chronic thromboembolic pulmonary hypertension	慢性血栓塞栓性肺高血圧症
CV	central vein	中心静脈
DAB	diffuse aspiration bronchiolitis	びまん性誤嚥性細気管支炎
DAD	diffuse alveolar damage	びまん性肺胞障害
DIP	desquamative interstitial pneumonia	剥離性間質性肺炎
DLH	diffuse lymphoid hyperplasia	
DOA	dead on arrival	来院時死亡
DPB	diffuse panbronchiolitis	びまん性汎細気管支炎
DSA	digital subtraction angiography	頸静脈性デジタルサブトラクションアンギオグラフィ
EB virus	Epstein-Barr virus	EBウイルス
EGFR	epidermal growth factor receptor	上皮増殖因子受容体，上皮成長因子受容体
EGPA	eosinophilic granulomatosis with polyangiitis	好酸球性肉芽腫性多発血管炎
EP	eosinophilic pneumonia	好酸球性肺炎
fibrosing NSIP	fibrosing non specific interstitial pneumonia	線維化性非特異性間質性肺炎
GGN	ground-glass nodule	すりガラス結節
GGO	ground-glass opacity	すりガラス病変
GM-CSF	granulocyte macrophage colony stimulating factor	
GPA	granulomatosis with polyangiitis	多発性血管炎性肉芽種症
HFO	high frequency oscillation	高頻度振動換気
HHT	hereditary hemorrhagic telangiectasia	遺伝性出血性毛細血管拡張症
HP	hypersensitivity pneumonia	過敏性肺炎
HPC	hemangiopericytoma	
HPV	hypoxic pulmonary vasoconstriction	低酸素性血管攣縮
i-NSIP	idiopathic non-specific interstitial pneumonia	特発性非特異性間質性肺炎
IGF	insulin like growth factor	インスリン様成長因子
IIP	idiopathic interstitial pneumonia(s)	特発性間質性肺炎
IMV	intermittent mandatory ventilation	間欠的陽圧管理
IPAH	idiopathic pulmonary arterial hypertension	特発性肺動脈性肺高血圧症
IPF	idiopathic pulmonary fibrosis	特発性肺線維症
ISSVA	International Society of Studying Vascular Anomaly	国際血管腫・血管奇形研究会
IVR	interventional radiology	
LAA	low attenuation area	壁のない抜け像
LCH	Langerhans cell histiocytosis	ランゲルハンス細胞組織球症
LGFMS	low grade fibromyxoid sarcoma	
LIP	lymphoid interstitial pneumonia	リンパ球性間質性肺炎
LN	lymph node	リンパ節
MAC	Mycobacterium avium complex	非結核性抗酸菌感染症
MALT	mucosa-associated lymphoid tissue	

略語	英語	日本語
MAS	meconium aspiration syndrome	胎便吸引症候群
MCD	multicentric Castleman's disease	多中心性Castleman病
MDP	mixed dust pneumoconiosis	混合型塵肺症
MEN	multiple endocrine neoplasia	多発性内分泌腫瘍症
MFH	malignant fibrous histiocytoma	悪性線維性組織球腫
MIBG	metaiodobenzylguanidine	
mTOR	mammalian target of rapamycin	ラパマイシン標的タンパク質
MTX	methotrexate	メトトレキサート
NBCA	n-butyl-2-cyanoacrylate	シアノアクリレート系薬剤
nCPAP	nasal continuous positive airway pressure therapy	経鼻的持続陽圧呼吸
NICU	neonatal intensive care unit	新生児集中治療室
NLH	nodular lymphoid hyperplasia	
NSIP	non specific interstitial pneumonia	非特異性間質性肺炎
NTM	nontuberculous mycobacteria	非結核性抗酸菌感染症
OP	organizing pneumonia	器質化肺炎
PAH	pulmonary arterial hypertension	肺動脈性肺高血圧症
PAU	penetrating atherosclerotic ulcer	穿通性粥状硬化性潰瘍
PCH	pulmonary capillary hemangiomatosis	肺毛細血管腫症
PCP	Pneumocystis jirovecii pneumonia	ニューモシスティス肺炎
PDA	patent ductus arteriosus	動脈管開存症
PIE	pulmonary infiltration of eosinophilia syndrome	PIE症候群
PIE	pulmonary interstitial emphysema	間質性肺気腫
PMF	progressive massive fibrosis	進行性塊状線維化巣（大陰影）
PNET	primitive neuroectodermal tumor	原始神経外胚葉性腫瘍
PPB	pleuropulmonary blastoma	胸膜胚芽腫
PTTM	pulmonary tumor thrombotic microangiopathy	
PVOD	pulmonary veno-occlusive disease	肺静脈閉塞性疾患
RA	rheumatoid arthritis	関節リウマチ
RB-ILD	respiratory bronchiolitis interstitial lung disease	呼吸細気管支炎関連間質性肺疾患
RDS	respiratory distress syndrome	呼吸窮迫症候群
RT	radiation therapy	放射線治療
SFT	solitary fibrous tumor	孤立性線維性腫瘍
SRILD	smoking related interstitial pneumonia	喫煙関連間質性肺疾患（狭義）
SUV	standardized uptake value	
TKI	tyrosine kinase inhibitor	チロシンキナーゼ阻害薬
TOF	tetralogy of Fallot	ファロー四徴症
TTN	transient tachypnea of the newborn	新生児一過性多呼吸
TTTS	twin-to-twin transfusion syndrome	双胎間輸血症候群
UIP	usual interstitial pneumonia	通常型間質性肺炎
VSD	ventricular septal defect	心室中隔欠損症

症例索引

※本書で掲載した画像を疾患名から探せます

欧文

A～C

AAH	114
ABPA	107, 108, 178, 216, 217
AEP	35, 181, 182
AIDSに伴うニューモシスティス肺炎	112
AIP	166, 167
angioinvasive aspergillosis	109
ARDS	
術後誤嚥性肺炎に続発した―	48
鎮痛剤大量服用による―	298
ASD	53
アイゼンメンジャー化した―	61
BA	44, 75, 76, 388
Bochdalekヘルニア	
左―	344
Castleman病	139
cavernous hemangioma	352
cellular NSIP	153
CEP	30, 162, 176, 177
chondrosarcoma	354, 355
CLD	379
CLE	388
CNA	108
COP	161, 168, 177, 178
COPD	278
CPAM	384
― Type 1	72
― Type 2	72, 73
CPFE	281
CTEPH	
CTにてモザイク灌流を描出した―	194
CTのモザイク灌流と血流シンチグラフィの対比が可能な―	196
肺梗塞を合併した―	194
CVカテーテル	245
―奇静脈迷入	412
―血管外留置	411
―血栓付着	245
―動脈内留置	244
CVリザーバーカテーテル断裂	245

D～H

DAB	215
DAD	283
DIP	146, 150, 152, 157, 279
DLH	
IgG4症候群に伴う―	173
Sjögren症候群に伴う―	172
多中心性Castleman病に伴う―	173
Down症候群に認めるsubpleural lung cyst	386
DPB	90
EGPA	179
elastofibroma dorsi	347
eosinophilic granulomatous polyangiitis	179
Ewing's sarcoma/PNET	359
Ewing肉腫／未熟神経外胚葉腫瘍	359
fibrolipoma	348
fibrosing NSIP	
―（線維化性非特異性間質性肺炎）	153
―（非特異性間質性肺炎）	146
ganglioneuroma	317
hamartoma	350
Hodgkinリンパ腫（結節硬化型）	310
HP類似型	
―肺癌に対する抗腫瘍剤投与中	284
―メトトレキサート（MTX）肺障害	285

I～N

i-NSIP	148
IgG4症候群に伴うDLH，NLH	173
inflammatory myofibroblastic tumor	143
intercosral nerve schwannoma	319
IPAH	199
IPF	26, 29, 47, 144, 145
―急性増悪	29
―/UIP	154
―/UIP軽症例	149
―/UIPの急性増悪	167
Langerhans細胞組織球症	157, 189, 282, 387
LCH	157, 189, 282, 387
LIP	171, 172
lipoma	346
MAC症	89
―でみられた細葉性陰影	97
―による過敏性肺炎（hot tub lung）	266
MALTリンパ腫	97, 137, 174
MAS	377
mature cystic teratoma	338, 339
MCD	188, 335
MCD	
―に伴うDLH	173, 183
Mendelson症候群	275
metastasizing leiomyoma	133
mTOR阻害薬肺障害	287
MTX関連リンパ増殖性疾患	138
MTX肺障害	
RA患者にみられた―	112
myxoid liposarcoma	356
NLH	
IgG4症候群に伴うDLH, ―	173
Sjögren症候群に伴う―	175
NSIP	
―類似型	286
細胞性―	153
全身性硬化症に伴う―	149
NTM	94

P～T

p-type pneumoconiosis	158
PCP	
AIDSに伴う―	112
PDA	53, 381
pericardial cyst	330
PIE	377
PIE症候群	182
PPB Type II	385
primary pulmonary adenocarcinoma	331, 332
proximal interruption of pulmonary artery	48, 63
Pseudoalveolar sarcoidosis	105
RA	
―患者にみられたメトトレキサート（MTX）肺障害	112
―に伴う通常型間質性肺炎（UIP）	145
―合併間質性肺炎（UIPパターン）	30
RB-ILD	156, 280
RDS	376
RDS類似のTTN	380

Scimitar症候群（右肺静脈還流異常）… 56
sclerosing pneumocytoma …………… 135
SFT ……………………………… 141, 142
　　低血糖発作を契機に発見された— … 142
sillicosis ………………………………… 189
Sjögren症候群
　　—に伴うDLH ……………………… 172
　　—に伴うNLH (pseudolymphoma) … 175
　　—に伴うアミロイドーシス ………… 174
Swyer-James症候群 ……………… 48, 63
sympathetic trunk schwannoma ……… 321
thymoliposarcoma ……………………… 340
TOF ……………………………………… 60
tracheal diverticula …………………… 327
TTN …………………………………… 376
T細胞性リンパ芽球型リンパ腫 ………… 310

U～W

UIP
　　IPF／— ……………………………… 154
　　IPF／— 軽症例 …………………… 149
　　IPF／— の急性増悪 ……………… 167
vagus nerve cystic schwannoma ……… 320
vagus nerve schwannoma ……………… 316
venous malformation …………………… 352
well-differentiated lipomatous liposar-
　　coma ……………………………… 342

和文

あ行

アイゼンメンジャー化した心房中隔欠損症
　　……………………………………… 61
亜急性過敏性肺炎 ……………… 113, 158
悪性胸膜中皮腫 ………………………… 46
悪性リンパ腫 …………………… 105, 187
　　—（縦隔大細胞型B細胞性リンパ腫）
　　……………………………………… 306
アミオダロン肺 ………………………… 288
アミロイドーシス
　　Sjögren症候群に伴う— …………… 174
　　気管支型— …………………… 226, 227
　　結節型肺— …………………… 225, 226
アレルギー性気管支肺アスペルギルス症
　　…………………… 107, 108, 178, 216, 217

胃管の気管支内迷入 ………………… 413
異型カルチノイド ……………………… 136
異型腺腫様過形成 ……………………… 114
胃酸の誤嚥 ……………………………… 275
移植後閉塞性細気管支炎 ………… 42, 62
異所性石灰化症
　　……………… 18, 159, 229, 230, 231, 232
インフルエンザ桿菌による気管支肺炎
　　………………………………… 82, 84
右肺挫傷
　　—，緊張性気胸，肋骨骨折，皮下気腫
　　……………………………………… 249
　　—，右血胸，右肋骨骨折 ………… 248
右肺静脈閉鎖（肺静脈欠損）………… 387
右肺裂傷 ……………………………… 251
　　—，血胸，肋骨，鎖骨，肩甲骨骨折
　　……………………………………… 250
円形肺炎 ……………………………… 392
円形肺炎
　　—（上葉に認めた非典型例）……… 392
円形無気肺 …………………………… 121
横隔膜弛緩症 ………………………… 242
黄色ブドウ球菌による気管支肺炎 … 82, 83

か行

臥位 ……………………………………… 52
海抜1,000フィート以下の搬送で増悪がみ
　　られなかった肺水腫 ………………… 259
海抜1,000フィート搬送後急速に悪化した肺
　　水腫 ………………………………… 259
下咽頭癌からの出血の吸い込み ……… 85
過誤腫 ………………………………… 350
　　気管支内— ………………………… 137
加湿器肺 ……………………………… 264
喀血に対する動脈塞栓術 …………… 409
カテーテル断裂 …………………… 412, 413
蚊取線香による急性肺障害 ………… 296
過敏性肺炎
　　MAC症による— …………………… 266
　　亜急性— …………………… 113, 158
　　鳥飼病，慢性潜行性— …………… 267
　　夏型— ………………………… 265, 266
過敏性肺炎類似型
　　—肺癌に対する抗腫瘍剤投与中 … 284
　　—メトトレキサート（MTX）肺障害 … 285
間質性肺炎
　　—合併肺癌に対する放射線化学療法開始
　　　後の経過 ………………………… 293
　　—に合併の小細胞肺癌 …………… 125

間質性肺気腫 ………………………… 377
間質性肺水腫 ………………………… 382
癌性胸膜炎 …………………………… 364
癌性リンパ管症
　　—（胃癌肺転移）…………………… 183
　　—をきたした肺癌 ………………… 132
関節リウマチ
　　—患者にみられたメトトレキサート（MTX）
　　　肺障害 …………………………… 112
　　—に伴う通常型間質性肺炎（UIP）… 145
　　—合併間質性肺炎（UIPパターン）… 30
乾酪性肺炎＋気道散布性結核 ……… 100
気管・気管支サルコイドーシス ……… 227
気管気管支断裂 ……………………… 256
気管憩室 ……………………………… 327
気管支異物 ……………………………… 77
気管支拡張症 …………………… 211, 212
　　両側嚢状— ………………………… 42
気管支型アミロイドーシス ……… 226, 227
気管支原性囊胞 ………………… 69, 70, 71
気管支喘息重責発作に肺炎の併発 … 216
気管支損傷 …………………………… 256
気管支動脈蔓状血管腫 ………………… 58
気管支内過誤腫（脂肪腫）…………… 137
気管支内平滑筋腫 …………………… 143
気管支粘液栓 ………………………… 193
気管支肺炎
　　インフルエンザ桿菌による— …… 82, 84
　　黄色ブドウ球菌による— ………… 82, 83
　　多発— …………………………… 101
　　多発—＋細気管支炎 …………… 162
　　肺炎球菌による— ………………… 81, 85
　　肺炎球菌による多発肺炎
　　　（大葉性肺炎＋ —）………………… 80
　　モラクセラ・カタラーリスによる
　　　細気管支炎＋ — …………………… 93
気管支・肺動脈に沿って発育する転移 … 132
気管支閉鎖症 …………… 44, 75, 76, 388
気管支壁内扁平上皮癌 ……………… 129
気胸 ……………………………… 247, 378
　　緊張性— …………………………… 40
　　軽度— ……………………………… 243
　　交通外傷による— ………………… 234
　　自然—ドレナージ不良 …………… 233
　　術後—と皮下気腫 ………………… 406
　　遅発性— …………………………… 405
　　転倒による軽度— ………………… 233
　　肺出血と遅発性— ………………… 404

器質化肺炎
　粘液産生腺癌と鑑別診断が
　　困難であった— ………………… 125
気縦隔 ……………………………………… 378
気道異物 …………………………………… 43
気道狭窄をきたした縦隔型肺癌 ……… 129
気道散布性肺結核 ………………………… 88
　—（二次結核）………………… 91, 92
　乾酪性肺炎+— …………………… 100
急性間質性肺炎 ……………………… 166, 167
急性好酸球性肺炎 …………… 35, 181, 182
急性呼吸促迫症候群
　術後誤嚥性肺炎に続発した—
　　（慢性線維化期）……………… 48
　鎮静剤大量服用による— ………… 298
急性肺血栓塞栓症
　CTにて下肢深部静脈血栓を
　　描出できた— ……………………… 192
　CTにて塞栓のみ描出された— … 191
　CTにて肺高血圧症が推測可能な— … 191
　長期経過観察が可能であった
　　肺梗塞合併の— ………………… 192
急性肺障害
　蚊取線香による— ………………… 296
急性リンパ性白血病の化学療法中にみられ
　た血管侵襲性肺アスペルギルス症 … 109
胸腔ドレナージチューブ先端位置異常 … 244
胸腔内巨大腫瘍 …………………………… 40
胸骨骨折 ……………………………… 238, 239
胸腺 MALT リンパ腫 ……………………… 311
胸腺癌（扁平上皮癌）……………… 305, 306
胸腺脂肪腫 ………………………………… 400
胸腺脂肪肉腫 ……………………………… 340
胸腺腫 ……………………………… 308, 370
　—（WHO type A）……………… 302
　—（WHO type B1）……………… 302
　—（WHO type B3）……………… 303
胸腺神経内分泌腫瘍（非定型的カルチ
　ノイド）………………………………… 307
胸腺嚢胞 …………………………………… 323
強皮症合併肺高血圧症 …………………… 55
胸部大動脈損傷，内胸動脈損傷，
　縦隔血腫 ……………………………… 255
胸壁浸潤を伴う扁平上皮癌 ……………… 121
胸膜炎 ……………………………………… 236
胸膜下血腫 ………………………………… 406
胸膜腫瘍
　転移性— …………………………… 374
胸膜中皮腫 ………………… 366, 367, 368, 369

胸膜肺芽腫 Type II ……………………… 385
胸膜播種 …………………………………… 370
胸膜播種
　—をきたした小細胞肺癌 ……… 128
胸膜斑
　石綿肺および— …………………… 25
　両側石灰化— ……………………… 28
胸膜プラーク ……………………… 270, 369
魚骨による食道穿通，膿瘍形成 ……… 254
菌状息肉症 ………………………………… 139
緊張性気胸 ………………………………… 40
緊張性胸水 ………………………………… 40
経過観察により増大が確認された
　粘液産生性腺癌 ……………………… 124
経過ですりガラス主体の結節から
　充実性結節に発育した腺癌 ……… 124
経気道散布を伴った粘液産生性
　腺癌 …………………………………… 124
軽度気胸 …………………………………… 243
珪肺症 ……………………………………… 189
　—4型 …………………………… 19, 37
　—（大陰影と卵殻様リンパ節石灰化）268
　—とアスベスト胸膜プラーク … 271
　—に発生した肺扁平上皮癌 …… 118
結核
　—性膿胸 …………………………… 361
　混合型塵肺に合併した— ……… 269
　細葉性— ……………………………… 96
　細葉性—+乾酪性肺炎 …………… 95
　浸出性— ……………………………… 99
　浸出性—+気道散布性結核 …… 100
　成人初感染— …………………… 103, 104
　粟粒— ………………………………… 17
　陳旧性肺— …………………………… 46
　陳旧性肺—および肺結核後遺症 … 46
　二次肺— ……………………………… 16
　肺—巣の部位に生じた肺腺癌 … 118
　辺縁にスピキュラを伴う— …… 122
血管侵襲性肺アスペルギルス症 … 109, 386
　急性リンパ性白血病の化学療法中に
　　みられた— ……………………… 109
血管内リンパ腫 …………………………… 138
血気胸 …………………………… 248, 250, 251
血胸 ……………………… 247, 248, 249, 250, 251, 255
　刺傷による— ……………………… 234
　蘇生処置が加わった大動脈解離による—
　　…………………………………… 235

　転落外傷による— ………………… 234
血行性多発肺転移 ………………………… 28
結節型肺アミロイドーシス ……… 225, 226
結節内部に気腔を伴う腺癌 ……………… 120
ゲフィチニブによる薬剤性好酸球性肺炎
　………………………………………… 184
肩甲骨骨折 ……………………………… 249, 250
原発性肺高血圧症 ………………………… 54
原発性肺腺癌 ……………………… 331, 332
硬化性肺胞上皮腫 ………………………… 135
交感神経幹発生神経鞘腫 ……………… 321
好酸球性肺炎 ……………………………… 80
　ゲフィチニブによる薬剤性— … 184
　慢性— ………………… 30, 162, 176, 177
好酸球性副鼻腔炎 ………………………… 218
高地肺水腫
　高山病での— ……………………… 261
交通外傷
　—による横隔膜損傷 …………… 240, 241
　—による気胸 ……………………… 234
高度肺気腫 ………………………………… 62
広範な誤嚥性肺炎 ………………………… 274
高分化型脂肪腫様脂肪肉腫 …………… 342
誤嚥性細気管支炎 ………………………… 274
誤嚥性肺炎 ……………………………… 23, 276
　—（咽頭膿瘍術後）……………… 273
　—，膿胸 …………………………… 277
　広範な— …………………………… 274
小型肺腺癌（野口タイプA）…………… 115
呼吸窮迫症候群 …………………………… 376
呼吸細気管支炎関連間質性肺炎
　……………………………………… 156, 280
孤在性線維性腫瘍
　………………… 141, 142, 371, 372, 373, 374
低血糖発作を契機に発見された— … 142
後縦隔腫瘍：神経芽腫 ………………… 398
混合型塵肺 ………………………………… 158
　—に合併した結核症
　　（塵肺結核症）………………… 2690

さ 行

細気管支炎
　移植後閉塞性— …………………… 42, 62
　誤嚥性— …………………………… 274
　多発気管支肺炎+— ……………… 162
　びまん性誤嚥性— ………………… 215
　びまん性汎— ………………… 90, 213, 214

閉塞性— ································ 209	神経内分泌腫瘍（非定型的カルチノイド） ································ 308	先天性肺気道奇形 ············ 384
片側性びまん性誤嚥性— ········ 215	心原性間質性肺水腫 ············ 184	—（Type 1） ··············· 72
モラクセラ・カタラーリスによる— ＋気管支肺炎 ···················· 93	心原性肺水腫 ················ 35, 55	—（Type 2） ············ 72, 73
細菌性膿胸 ····························· 361	—（間質性肺水腫） ········· 204	先天性肺動脈瘤 ·················· 54
最大吸気 ······························· 52	—（肺胞性肺水腫） ········· 203	造影にて無気肺と腫瘍のコントラストが描出された腺癌 ················ 127
最大呼気 ······························· 52	侵襲性肺アスペルギルス症 ······ 109, 386	続発性肺胞蛋白症 ········· 222, 223
細胞性非特異性間質性肺炎 ······· 153	浸出性結核 ························· 99	粟粒型肺転移 ······················ 26
細葉性結核 ··························· 96	—＋気道散布性結核 ············ 100	粟粒結核 ························· 17
—＋乾酪性肺炎 ··················· 95	新生児一過性多呼吸 ············ 376	蘇生処置が加わった大動脈解離による血胸 ···························· 235
鎖骨骨折 ······················· 249, 250	心房中隔欠損症 ··················· 53	
左室刺傷 ··························· 252	アイゼンメンジャー化した— ··· 61	
左肺挫傷，血胸，肋骨・鎖骨・肩甲骨骨折 ··························· 249	心膜憩室	**た行**
左肺裂傷，肺挫傷，肋骨骨折 ····· 250	—：心膜斜洞 ··················· 329	
サルコイドーシス ········ 19, 96, 186, 187, 196, 333	—：心膜上洞（後部） ······ 328	大腸癌の粟粒転移 ··············· 133
—（肺野，皮膚病変） ········· 335	—：心膜上洞（左側部） ······ 328	大動脈損傷 ······················ 255
—（肺野病変） ··················· 333	—：心膜上洞（前部） ······ 329	台所塩素系洗浄剤の飲用（自殺目的） ················ 297
—（肺野，腹部病変） ········· 334	心膜嚢胞 ························· 330	胎便吸引症候群 ·················· 377
—気管・気管支— ··············· 227	スピキュラを伴う腺癌 ············ 119	大葉性肺炎
三尖弁閉鎖不全症 ··················· 60	すりガラス結節の多発例 ········· 123	肺炎桿菌による— ············ 79
自己免疫性肺胞蛋白症 ······· 221, 222	スワンガンツカテーテル留置による合併症 ················ 246	肺炎球菌による— ·········· 78, 79
刺傷による血胸 ··················· 234	成熟奇形腫 ··················· 313, 314	肺炎球菌による多発肺炎（—＋気管支肺炎） ········· 80
自然気胸ドレナージ不良 ········· 233	正常胸腺 ··················· 382, 399	肺胞性肺炎（—）による"bulging fissure sign" caused by alveolar pneumonia ··············· 43
脂肪腫 ······························· 346	精上皮腫 ························· 314	大量胸水を伴ったリンパ腫（リンパ芽球性） ················ 396
気管支内— ······················· 137	成人初感染結核 ··············· 103, 104	タキソールによるびまん性肺胞障害（DAD）パターンの薬剤性肺障害（肺癌例） ··· 168
縦隔Hodgkinリンパ腫 ············ 129	生理的最大呼気 ··················· 47	多中心性Castleman病 ········· 188,335
縦隔気腫 ··························· 235	生理的状態．最大吸気vs最大呼気 ····· 52	—に伴うDLH ············ 173, 183
縦隔血腫 ··························· 255	生理的状態．立位vs臥位 ········ 52	多発気管支肺炎 ··················· 101
縦隔大細胞型B細胞性リンパ腫 ···· 310	石綿肺 ······················· 147, 150, 154, 270	—＋細気管支炎 ··················· 162
縦隔内甲状腺腫 ············ 299, 300	—および胸斑 ··················· 25	多発縦隔リンパ節腫大を伴った小細胞肺癌 ················ 128
充実性腫瘍の周囲に広範なすりガラス域を伴う粘液産生性腺癌 ········ 123	石灰化を伴う転移 ··············· 131	多発肺腺癌および異型腺腫様過形成 ········ 232
銃創 ······························· 253	線維脂肪腫 ······················ 348	遅発性気胸 ······················ 405
術後気管支断端瘻 ··················· 257	腺癌	遅発性先天性横隔膜ヘルニア ····· 389
術後気胸と皮下気腫 ··············· 406	経過ですりガラス主体の結節から充実性結節に発育した— ········ 124	中縦隔気管支嚢胞 ··············· 327
術後誤嚥性肺炎に続発したARDS（慢性線維化期） ················ 48	結節内部に気腔を伴う— ····· 120	中縦隔腫瘍：気管支原性嚢胞 ······ 397
静脈奇形 ··························· 352	原発性肺— ··················· 331, 332	中心静脈カテーテル
海綿状血管腫 ······················ 352	小型肺—（野口タイプA） ····· 115	—奇静脈迷入 ················ 412
小葉中心性肺気腫 ············ 20, 206	多発肺—および異型腺腫様過形成 ········ 232	—血管外留置 ················ 411
食道穿通 ··························· 254	肺結核巣の部位に生じた肺— ····· 118	—血栓付着 ···················· 245
食物による穿通性の食道・大動脈損傷 ··· 252	ブラ壁発生の肺— ············ 116	—動脈内留置 ·················· 244
神経原性肺水腫 ··················· 204	前縦隔高吸収値嚢胞 ········· 325, 326	長期経過観察が可能であった肺梗塞合併の急性肺血栓塞栓症 ········ 192
神経鞘腫 ··················· 301, 318	前縦隔腫瘍：リンパ腫（リンパ芽球性） ········ 396	直腸癌肺（癌性リンパ管症，血行性肺転移），肺門縦隔リンパ節転移 ········ 188
神経節細胞（神経）腫 ············ 317	全身性硬化症に伴う非特異性間質性肺炎 ················ 149	
神経節腫 ··························· 401	先天性横隔膜ヘルニア ············ 241	
神経線維腫 ························· 402	先天性大葉性気腫 ··············· 388	

症例索引

語句索引

陳旧性肺結核 46
　—および肺結核後遺症 46
鎮痛剤大量服用による急性呼吸促迫症候群 298
通常型間質性肺炎
　特発性肺線維症/— 154
　特発性肺線維症/— 軽症例 149
　特発性肺線維症/— の急性増悪 167
低悪性度線維粘液腫状肉腫 358
定型カルチノイド 136
低血糖発作を契機に発見された孤在性線維性腫瘍 142
デスモイド腫瘍（desmoid tumor : aggressive fibromatosis) 360
鉄柵が胸腹部を貫通 253
鉄症（溶接工肺） 272
転移性胸膜腫瘍 374
転移性肺腫瘍 395
　—に対するサイバーナイフ治療後の経過 290
転倒による軽度気胸 233
転落外傷による血胸 234
動脈管開存症 53, 381
動脈塞栓術
　喀血に対する— 409
特発性器質化肺炎 161, 168, 177, 178
　—類似型：漢方薬 283
特発性肺出血 159
特発性肺線維症 26, 29, 47, 144, 145
　—急性増悪 29
　—/通常型間質性肺炎 154
　—/通常型間質性肺炎軽症例 149
　—/通常型間質性肺炎の急性増悪 167
特発性肺動脈拡張症 54
特発性肺動脈性肺高血圧症 199
特発性非特異性間質性肺炎 148
鳥飼病，慢性潜行性過敏性肺炎 267
ドレナージチューブ留置後の瘻孔形成 246

な行

内胸動脈損傷 255
夏型過敏性肺炎 265, 266
軟骨肉腫 354, 355
肉芽腫 227
二次肺結核 16, 91, 92
乳癌照射後器質化肺炎 31
乳癌放射線治療後の器質化肺炎 292

乳頭筋断裂および僧帽弁閉鎖不全に伴う肺水腫 20
ニューモシスティス肺炎 111, 169
　AIDSに伴う— 112
尿毒症肺 36
粘液型脂肪肉腫 356
粘液産生性腺癌 101, 163
　経過観察により増大が確認された— 124
　経気道性散布を伴った— 124
　—と鑑別診断が困難であった器質化肺炎 125
膿胸
　誤嚥性肺炎， — 277
　細菌性— 361
　慢性結核性— 362
　慢性結核性—に合併した悪性腫瘍（扁平上皮癌） 117
慢性出血性— 363
囊胞状成熟奇形腫 338, 339
囊胞性線維症 219, 220

は行

肺アスペルギルス症
　アレルギー性気管支— 107, 108, 178, 216, 217
　急性リンパ性白血病の化学療法中にみられた血管侵襲性— 109
　血管侵襲性— 386
　慢性壊死性— 108
肺炎桿菌による大葉性肺炎 79
肺炎球菌
　—による気管支肺炎 81, 85
　—による大葉性肺炎 78, 79
　—による多発肺炎（大葉性肺炎＋気管支肺炎） 80
肺過誤腫 137
肺癌
　—胸膜転移 47
　—に対する通常分割照射後の経過 289
　—による左上葉無気肺 86
　—右肺下葉無気肺 291
　—を合併した傍隔壁型肺気腫 31
　気道狭窄をきたした縦隔型— 129
　多発縦隔リンパ節腫大を伴った小細胞— 128
肺気腫 41
　—合併肺線維症 281
　—の経過観察中に出現した腺癌 121

肺結核巣の部位に生じた肺腺癌 118
敗血症性塞栓症 25
肺血栓塞栓症 25
肺高血圧症
　強皮症合併— 55
　原発性— 54
　特発性肺動脈性— 199
　慢性血栓塞栓性— 61, 198, 200, 201
肺梗塞 163
　—を合併したCTEPH 194
胚細胞腫瘍（成熟奇形腫） 399
肺挫傷 248, 249, 250, 251
　—，肺裂傷，血気胸，皮下気腫，肋骨骨折 248
　—，右気胸，両側血胸，肋骨骨折 247
　—，肋骨骨折，左血胸 247
肺出血と遅発性気胸 404
肺腫瘍
　転移性— 395
　転移性—に対するサイバーナイフ治療後の経過 290
肺静脈欠損 387
肺静脈閉鎖 387
肺水腫
　—，空気塞栓 260
　—，縦隔気腫（溺死） 260
　海抜1,000フィート以下の搬送で増悪がみられなかった— 259
　海抜1,000フィート搬送後急速に悪化した— 259
　完全回復した— 260, 261
肺底動脈大動脈起始症 57
肺転移
　膵癌からの空洞形成性— 133
　膵癌— 164
肺動静脈瘻 56
　—に対する肺動脈塞栓術 407, 408
肺動脈血栓塞栓症に対する経カテーテル的血栓吸引破砕術 409
肺動脈欠損症 48, 63
肺内層の傍壁在性肺気腫 207
肺内層の傍壁在性肺気腫が主体と推定される症例 207
背部弾性線維腫 347
肺分画症 57
　—（肺葉外分画症） 393
　肺葉外— 68
　肺葉内— 44, 65, 66, 67
肺胞出血 169

肺胞性肺炎（大葉性肺炎）による"bulging fissure sign" caused by alveolar pneumonia ……43
肺胞蛋白症 ……37
肺胞微石症 ……24
肺門縦隔リンパ節転移
　直腸癌肺（癌性リンパ管症，血行性肺転移），— ……188
肺裂傷 ……248, 250, 251
　—，肺挫傷，血気胸 ……250, 251
剥離性間質性肺炎 ……146, 150, 152, 157, 279
パラコート中毒（自殺目的）……295
バルーン肺動脈形成術（BPA）の施行例 ……195
汎小葉性肺気腫 ……207
反応性胸腺過形成 ……304
皮下気腫 ……248, 249, 406
非結核性抗酸菌感染症 ……89
　—：classicないしfibrocavitary type 94
非心原性肺水腫 ……204
非精上皮腫性悪性胚細胞腫瘍（卵黄嚢腫瘍）……315
左Bochdalekヘルニア ……344
左上葉無気肺を伴う粘表皮癌（左上幹入口部発生）……49
非特異性間質性肺炎
　—類似型 ……286
　細胞性— ……153
　全身性硬化症に伴う— ……149
　特発性— ……148
びまん性誤嚥性細気管支炎 ……215
びまん性肺胞障害型薬剤性肺障害：チロシンキナーゼ阻害薬（TKI）……283
びまん性汎細気管支炎 ……90, 213, 214
びまん性粒状結節を示した悪性リンパ腫 ……137
ファロー四徴症 ……60
副鼻腔気管支症候群 ……214
ブラ壁発生の肺腺癌 ……116
ブラ壁発生の肺大細胞癌 ……117
分葉状の転移 ……131
閉塞性細気管支炎 ……209
　—（非結核性抗酸菌症合併）……209
辺縁にスピキュラを伴う結核 ……122
片側性びまん性誤嚥性細気管支炎 ……215
扁平上皮癌
　気管支壁内— ……129
　胸腺癌（—）……305, 306
　胸壁浸潤を伴う— ……121
　珪肺症に発生した— ……118
　慢性結核性膿胸に合併した悪性腫瘍（—）……117
　右上葉無気肺を伴う—（右上幹入口部発生）……49
防水スプレー吸引による非心原性肺水腫（急性肺障害）……296
傍壁在性肺気腫 ……206
　肺内層の— ……207
　肺内層の—が主体と推定される症例 207

ま行

マイコプラズマ肺炎 ……36, 87, 94
　重症— ……88
慢性壊死性肺アスペルギルス症 ……108
慢性結核性膿胸 ……362
　—に合併した悪性腫瘍（扁平上皮癌）117
慢性血栓塞栓性肺高血圧症 ……61, 198, 200, 201
　CTにてモザイク灌流を描出した— ……194
　CTのモザイク灌流と血流シンチグラフィの対比が可能な— ……196
　肺梗塞を合併した— ……194
慢性好酸球性肺炎 ……30, 162, 176, 177
慢性出血性膿胸 ……363
慢性膿胸関連悪性リンパ腫 ……364
慢性肺疾患 ……379
慢性閉塞性肺疾患 ……278
右上葉無気肺を伴う扁平上皮癌（右上幹入口部発生）……49
無気肺
　左上葉—を伴う粘表皮癌（左上幹入口部発生）……49
　右上葉—を伴う扁平上皮癌（右上幹入口部発生）……49
迷走神経発生神経鞘腫 ……316
迷走神経発生嚢胞状神経鞘腫 ……320
メトトレキサート関連リンパ増殖性疾患 138
メトトレキサート肺障害
　RA患者にみられた— ……112
モラクセラ・カタラーリスによる細気管支炎＋気管支肺炎 ……93

や〜わ行

薬剤性肺障害 ……223
葉間胸水 ……394

葉間胸膜から他葉への浸潤がみられた腺癌 ……120
ランゲルハンス細胞組織球症 ……157, 189, 282, 387
立位 ……52
両側石灰化胸膜斑 ……28
両側嚢状気管支拡張症 ……42
リンパ球性間質性肺炎 ……171, 172
瘻孔形成
　ドレナージチューブ留置後の— ……246
漏斗胸術後 ……254
肋間神経発生神経鞘腫 ……319
肋骨骨折 ……237, 238, 247, 248, 249, 250
腕頭動脈損傷 ……257

語句索引

数字

123I ··· 301
123I-MIBGシンチグラフィ ············· 322

欧文

A～C

a bronchial cyst in the middle mediastinum ·· 327
a high attenuation cyst in the anterior mediastinum ······························ 326
α-フェトプロテイン ······················ 315
AAH ··· 114
aberrant artery ························ 44, 57
ABPA ··· 180
abrupt narrowing ················· 198, 202
ACTH ··· 308
acute pulmonary embolism ········ 191
ADC ··· 365
AEP ·· 181
AFP ·· 315
aggressive fibromatosis ·············· 360
AIP ··· 166
air crescent sign ·········· 110, 385, 386
Air trap ·· 265
air trapping ·································· 42
ALK ·· 141
ALL ·· 42
amyloidosis ·································· 225
angel wing sign ············ 378, 382, 383
anterior portion ··························· 329
ARDS ····················· 166, 203, 204, 261
atypical carcinoid ························ 308
atypical lung cancer ···················· 116
β-HCG ··· 315
β-ヒト絨毛性ゴナドトロピン ········ 315
band ···································· 201, 202
barotauma ··································· 259
benign or low grade malignancy ··· 135
Birt-Hogg-Dube症候群 ················· 208
black pleural line ························· 24

BMT ·· 42
BO ·· 42
Bochdalek hernia ························· 344
Bochdalekヘルニア ··············· 341, 344
BOOP ··· 164
BPA ·· 195
bronchial asthma and related disease ··· 216
bronchial atresia ·························· 75
bronchiectasis ······························ 211
bronchiolitis obliterans ··············· 209
bronchogenic cyst ······················· 69
bulging fissure sign ····················· 43
butterfly shadow ······ 35, 36, 203, 205
CABG ··· 246
Castleman病 ······················ 139, 311, 337
cavernous hemangioma ·············· 352
CCAM ·· 74
cellular NSIP ································ 154
CEP ······································· 164, 179
cephalization ······························· 55
chondrosarcoma ················· 354, 355
choriocarcinoma ························· 315
CLD ······································ 379, 390
CLE ······································ 388, 391
CMV ····································· 267, 287
CNA ······································ 108, 110
CO ·· 298
congenital pulmonary airway malformation ···································· 72
COP ································ 164, 170, 180
COPD ··· 207
CPA ·· 224
CPAM ·································· 67, 72, 74
CPFE ·· 281
crazy-paving appearance ············ 37
CT galaxy sign ······················ 98, 190
CT sarcoid galaxy sign ··············· 19
CTEPH ·············· 194, 196, 198, 200, 201
Cushing症候群 ····························· 308
cystic fibrosis ······························· 219

D～G

DAB ·· 215
DAD ·· 166
deep sulcus sign ························· 382
desmoid tumor：aggressive fibromatosis ·· 360
diffuse lymphoid hyperplasia ······ 171
diffuse panbronchiolitis ··············· 213

DIP ······················ 147, 151, 152, 156, 160
DLH ······································ 171, 175
DPB ·· 213
drainage vein ······························· 56
drowning ····································· 261
EBウイルス ·································· 362
eggshell calcification ··················· 19
EGPA ··· 180
elastofibroma dorsi ····················· 347
embryonal cell carcinoma ··········· 315
EP ··· 285
Ewing's sarcoma/PNET ·············· 359
Ewing肉腫／未熟神経外胚葉腫瘍 ······························ 357, 359
expanding or shrinking growth pattern ··· 119
extrapleural sign ························· 373
FDG-PET ····································· 311
feeding artery ······························ 56
fibrocavitary type ························ 90
fibrolipoma ·································· 348
fibromyxoid sarcoma ·················· 357
fibrosing NSIP ····························· 154
fibrosing OP ································ 286
filling defect ································· 25
fNSIPパターン ····························· 267
galaxy sign ·································· 333
ganglioneuroma ·························· 317
GGN ··· 404
Ghon focus ·································· 106
golden S sign ······························· 49
GPA ·· 122

H～M

halo sign ······································ 110
hamartoma ·································· 350
HFO ··· 377
HHT ··· 408
high attenuation cysts in the anterior mediastinum ··························· 325
high risk thymoma ······················ 303
hilar lung cancer ·························· 127
Hodgkin lymphoma ····················· 311
Hodgkinリンパ腫 ················· 310, 311
holly leaf appearance ················· 270
hot tub lung ································· 266
Hot tub症候群 ······························ 265
HP ·································· 264, 284, 285
i-NSIP ·· 148
IIP ·· 267

IMV	377
incomplete border sign	373
intercosral nerve schwannoma	319
intimal irregularities	202
inverted S sign	49
IPAH	199
IPF/UIP	145, 146, 151, 155
ISSVA	402
Kerley's B line	205
LAA	278
large cell neuroendocrine cell carcinoma	308
Larreyヘルニア	341
lateral portion	328
LCH	160, 190
LGFMS	360
LIP	171
lipoma	346
low risk thymoma	303
low-grade fibromyxoid sarcoma: Evans tumor	358
lymphoproliferative disorder	137
MAC	266
malignant fibrous histiocytoma	357
malignant transformation	341
MALTリンパ腫	137, 175, 324
MAS	377, 379
massive hemothorax	236
mature cystic teratoma	338, 339
mature teratoma	315
MCD	185, 190
MDP	268
mediastinal diffuse large B-cell lymphoma	311
MEN	308
Mendelson症候群	277
Mesenchymal tumor	141
metastasis	131
metastasizing leiomyoma	133
metastatic pulmonary calcification	229
MFH	357
Milleri菌	277
minor fissure	47, 383
Morgagniヘルニア	341
mosaic attenuation	42
mTOR阻害薬による肺障害	286
MTX肺障害	113
multicentric Castleman disease	335
multilocular thymic cyst	324
myxoid liposarcoma	356

N〜S

near-drowning	261
NLH	171, 175
nodular lymphoid hyperplasia	171
nodular sclerosis	311
nodular/bronchial type	90
nonseminomatous malignant germ cell tumors	314
NSIP	147, 151
NTM	90, 93
oblique sinus	329
occult pneumothorax	233
OP	283, 285
p-type pneumoconiosis	160
PAH	199
parenchymal band	25
PAU	258
PCH	199
PCP	170
PDA	53, 56, 381, 383
perfusion	42
pericardial cyst	330
pericardial fat pad	345
perilobular (periacinar) pattern	146
peripheral type lung cancer	119, 123
PIE症候群	185
pleural mesothelioma	366
PMF	269
PNET	359
PPB	385
possible IPF/UIP	146
posterior portion	328
pouch defect	200, 202
PTTM	131
precursor T-lymphoblastic lymphoma	311
preinvasive lesions	114
primary pulmonary adenocarcinoma	331, 332
progressive massive fibrosis	269
pseudoalveolar pattern	190
Pseudoalveolar sarcoidosis	106
pseudoplaque	269
pulmonary alveolar proteinosis	221
pulmonary edema	203
pulmonary emphysema	206
pulmonary hypertension	198
pulmonary sequestration	65
PVOD	199
pyothorax	361

RA	111, 145
Ranke complex	106
RB-ILD	156, 280
RDS	376
Rendu-Osler-Weber症候群	407, 408
replacing growth pattern	123
reversed halo sign	164
ring enhancement	190
salt and pepper appearance	322
sarcoidosis	333, 334, 335
schwannoma	318
sclerosing pneumocytoma	135
seminoma	313
SFT	141, 142, 371
Sjögren症候群	311
small cell neuroendocrine cell carcinoma	308
solitary fibrous tumor	371
spinnaker sail sign	382, 383
SRILD	279
Stocker分類	384, 395
subpleural dotlike lesion	25
superior recess	328, 329
sympathetic trunk schwannoma	321

T〜Y

target sign	322
temporal or spatial heterogeneity	145
teratoma	313
thymic cyst	323
thymic sail sign	383
thymoliposarcoma	340
TOF	60
TTN	376, 378
TTTS	379
tumor like lesion	135
tumoral calcinosis	18
typical carcinoid	308
T細胞性リンパ芽球型リンパ腫	310, 311
UIP	147, 170
undifferentiated high grade pleomorphic sarcoma	357
undifferentiated/unclassified sarcoma	357
vagus nerve cystic schwannoma	320
vagus nerve schwannoma	316
vascular redistribution	55
venous malformation	352
VSD	56
web	201, 202

well-differentiated lipomatous liposarcoma ······ 342
whorled appearance ······ 322
WHO分類 ······ 302
yolk sac tumor ······ 315

和文

あ行

亜急性型 ······ 264
亜急性過敏性肺炎 ······ 160
悪性線維性組織球腫 ······ 357
悪性末梢神経鞘腫瘍 ······ 322
悪性リンパ腫 ······ 106, 137, 190, 306, 310, 332
アスベスト曝露 ······ 25, 28
圧外傷 ······ 259
アミオダロン ······ 286
アミロイドーシス ······ 175, 225
アルミ肺 ······ 268
アレルギー性気管支肺アスペルギルス症 ······ 107, 180, 216, 217
異型カルチノイド ······ 136
異型腺腫様過形成 ······ 114, 232
異所性甲状腺腫 ······ 299
異所性石灰化症 ······ 160, 229, 230, 231, 232
異所性副腎皮質刺激ホルモン ······ 308
遺伝性出血性毛細血管拡張症 ······ 407, 408
インジウム肺 ······ 268
右肺挫傷 ······ 248, 249
右肺裂傷 ······ 250, 251
円形肺炎 ······ 79
円形無気肺 ······ 121
塩素ガス ······ 298
横隔膜挙上 ······ 242
横隔膜欠損 ······ 241
横隔膜損傷 ······ 240
横隔膜平低化 ······ 42
横隔膜ヘルニア ······ 341
臥位 ······ 52

か行

開放性結核 ······ 93
海綿状血管腫 ······ 352
化学性肺炎 ······ 277
過誤腫 ······ 349, 350
下肢深部静脈血栓 ······ 192, 409
加湿器肺 ······ 264, 265

褐色脂肪腫 ······ 349
カテーテル合併症 ······ 243
過敏性肺炎 ······ 266
過敏性肺炎（HP）類似型 ······ 285
過膨張 ······ 388, 391
間質性肺炎 ······ 125
間質性肺水腫 ······ 203, 204, 383
乾性咳嗽 ······ 30
癌性胸膜炎 ······ 364
癌性リンパ管症 ······ 132, 185
関節リウマチ ······ 111, 145, 311
感染性肺炎 ······ 292
間葉系腫瘍 ······ 141
乾酪壊死性肺炎 ······ 97
乾酪壊死物質 ······ 93
乾酪性肺炎 ······ 89, 98, 102
気管・気管支型 ······ 226
気管・気管支サルコイドーシス ······ 227
気管気管支断裂 ······ 256
気管支拡張症 ······ 211, 212
気管支型アミロイドーシス ······ 226, 227
気管支原性嚢胞 ······ 69, 70, 71, 325
気管支喘息重責発作 ······ 216
気管支損傷 ······ 256
気管支動脈塞栓術 ······ 410
気管支内過誤腫 ······ 137
気管支内平滑筋腫 ······ 143
気管支粘液栓 ······ 193
気管支嚢胞 ······ 325
気管支肺炎 ······ 78, 81, 276
気管支閉鎖症 ······ 75, 76, 208
気管支壁内扁平上皮癌 ······ 129
気胸 ······ 233, 236, 259, 405
奇形腫 ······ 313, 339
気腔 ······ 120
器質化肺炎 ······ 125
器質化肺炎（COP）様 ······ 291
器質化肺炎（OP）類似型 ······ 285
気腫性ブラ ······ 116
気腫性変化 ······ 20, 391
偽性プラーク ······ 269
喫煙関連特発性間質性肺炎 ······ 152
喫煙者 ······ 31
気道狭窄 ······ 129
気道散布性肺結核 ······ 91
気道散布巣 ······ 16
気道侵襲性肺アスペルギルス症 ······ 107
気道損傷 ······ 255
逆S字サイン ······ 49
急性型 ······ 264

急性間質性肺炎 ······ 166
急性好酸球性肺炎 ······ 37, 181
急性呼吸促迫症候群 ······ 166
急性腎不全 ······ 36
急性肺血栓塞栓症 ······ 191, 192
胸郭骨折 ······ 237
胸郭入口部 ······ 324
胸腔ドレナージ ······ 243
胸腔内巨大腫瘍 ······ 40
胸腔の容積増大 ······ 41
胸骨骨折 ······ 237, 239
胸骨傍ヘルニア ······ 341
胸水 ······ 236
胸腺MALTリンパ腫 ······ 311
胸腺過形成 ······ 339
胸腺癌 ······ 305
胸腺脂肪腫 ······ 339, 341
胸腺脂肪肉腫 ······ 339, 340, 341
胸腺腫 ······ 302, 308, 370
胸腺上皮性腫瘍 ······ 305, 308
胸腺神経内分泌腫瘍 ······ 307
胸腺嚢胞 ······ 323, 324, 325
胸部大動脈損傷 ······ 255
胸壁浸潤 ······ 121
胸膜炎 ······ 236
胸膜下曲線様陰影 ······ 269, 270
胸膜下血腫 ······ 406
胸膜下粒状影 ······ 25
胸膜中皮腫 ······ 40, 366, 367, 368, 369
胸膜播種 ······ 128, 370
胸膜プラーク ······ 367, 369
局所（片側肺，肺葉性，区域性，非区域性など）······ 51
菌球 ······ 409
菌球症 ······ 107
菌状息肉症 ······ 139
緊張性気胸 ······ 236, 249, 382
区域性分布 ······ 78, 81
空気塞栓 ······ 260, 406
空気塞栓症 ······ 259
空気とらえこみ現象 ······ 265
空洞化 ······ 390
空洞形成 ······ 16
空洞形成性肺転移 ······ 133
空洞性病変 ······ 386
経カテーテル的肺動脈血栓塞栓溶解術 ······ 410
経気道性散布 ······ 124
形質細胞型 ······ 337
珪肺 ······ 190
珪肺症 ······ 117, 118, 268

経鼻胃管	243
結核	122
結核症	269
結核性膿胸	361
血管奇形	345
血管脂肪腫	349
血管侵襲性肺アスペルギルス症	107, 386
血管内異物除去カテーテル	412, 413
血管内リンパ腫	138
血気胸	248, 250, 251
血胸	233, 236, 249, 250, 255
結節型	226
結節型肺アミロイドーシス	225, 226
結節硬化型	310, 311
血栓吸引破砕術	410
血痰	48, 49, 63
血流シンチグラフィ	196
減圧症	259
牽引性気管支拡張	283, 298
健診	63
原発性肺腺癌	331, 332
抗GM-CSF抗体	223
硬化性縦隔炎	332
硬化性肺胞上皮腫	135, 135
交感神経幹	321
交感神経幹発生神経鞘腫	321
膠原病	147, 151
膠原病に伴う通常型間質性肺炎	147
好酸球性肺炎	79, 110
好酸球性肺炎（EP）類似型	285
好酸球性副鼻腔炎	218
高山病	261
後縦隔	299, 397
抗腫瘍薬の併用	290
甲状腺癌	26
甲状腺シンチグラフィ	301
甲状腺組織	299
高地肺水腫	261
後天的欠損	242
高分化型脂肪腫様脂肪肉腫	339, 342, 343, 349
誤嚥	23
誤嚥性細気管支炎	276
誤嚥性肺炎	276
コカイン中毒	297
小型肺腺癌	115
呼吸細気管支炎間質性肺疾患	156
孤在性線維性腫瘍	141, 142
骨髄異形成症候群	62
骨髄移植	62
骨髄脂肪腫	345
孤立性線維性腫瘍	322, 371, 372, 373, 374
混合型塵肺	269

さ行

サーファクタント欠乏の原因	377
細気管支炎	83, 93
細菌性気管支肺炎	93
細菌性膿胸	361
細菌性肺炎	102
最大吸気時	52
最大呼気時	52
在宅酸素	41
サイトメガロウイルス（CMV）	288
再発性亜急性型	264
細胞性非特異性間質性肺炎	154
細葉性結核	97, 98
索状影	376
左室刺傷	252
左肺挫傷	249
左肺裂傷	250
サルコイドーシス	190, 196, 311, 332, 333
サルコイドーシス（肺野，皮膚病変）	335
サルコイドーシス（肺野，腹部病変）	334
サルコイド反応	332
自己免疫性肺胞蛋白症	221, 222
脂肪芽細胞腫	339, 349
脂肪腫	137, 339, 341, 346, 349
脂肪肉腫	341, 349
脂肪変性	339, 349
縦隔Hodgkinリンパ腫	129
縦隔型肺癌	129
縦隔気腫	236, 259, 260, 297
縦隔血腫	255
縦隔腫瘤の鑑別疾患	403
縦隔上部	299
縦隔大細胞型B細胞性リンパ腫	306, 310, 311
縦隔内甲状腺腫	299
縦隔胚細胞性腫瘍	314
縦隔リンパ節腫大	306
重喫煙者	41, 62
充実性結節	124
充実性腫瘍	123
重症筋無力症	303
銃創	253, 254
絨毛癌	315
出血の吸い込み	84
術後気管支断端瘻	257

腫瘍	127
腫瘍再発	294
腫瘍類似疾患	135
腫瘤状石灰化	18
小細胞内分泌癌	308
小細胞肺癌	125, 128
小嚢胞	386
小斑状影	377
静脈奇形	339, 349, 352
小葉間裂	383
小葉中心性	20, 91
小葉中心性の粒状陰影	269
小葉中心性肺気腫	206, 207
小葉中心性分岐粒状陰影	83, 89
小葉中心性粒状陰影	270
職業性の有機粉塵吸入	265
食道・大動脈損傷	252
食道穿通	254
食道嚢胞	325, 327
食道裂孔ヘルニア	345
神経芽腫	322
神経芽腫群腫瘍	322
神経原性肺水腫	204, 203
神経鞘腫	301, 316, 318, 319, 320, 321
神経節芽腫	322
神経節細胞（神経）腫	317
神経節細胞腫	322
神経線維腫	322
神経腸管嚢胞	324, 325
神経内分泌腫瘍	308
心原性間質性肺水腫	185
心原性肺水腫	37, 203, 204
心雑音	53
侵襲性肺アスペルギルス症	107, 386
浸潤性結核	98
浸潤性胸腺腫	302
塵肺結核症	269
塵肺症	268
心不全	35
心傍脂肪塊	345
心膜横洞	324
心膜憩室	328, 329
心膜斜洞	324, 329
心膜上洞（後部）	328
心膜上洞（左側部）	328
心膜上洞（前部）	329
心膜嚢胞	330
髄外造血	345
膵癌	133
スキーズ	259

スキューバ	259, 260, 261
スピキュラ	119, 122
すりガラス結節	123
すりガラス主体の結節	124
すりガラス状陰影からなる結節	114
すりガラス状濃度上昇	376, 377, 378, 379, 380, 387
すりガラス状濃度上昇域	385
スワンガンツカテーテル	243
スワンガンツカテーテル留置	246
成熟奇形腫	313, 314, 339
精上皮腫	313, 314
性腺外原発巣	313
生物学的製剤	113
赤芽球癆	303
石綿肺	147, 151, 155, 268
石灰化	131, 301
石灰化胸膜プラーク	271
石工	19
線維化性非特異性間質性肺炎	154
線維脂肪腫	348, 349
線維粘液腫状肉腫	357
腺癌	119, 120, 121, 124, 127
前癌病変	114
潜在性気胸	233
前縦隔	299, 397
前縦隔高吸収値嚢胞	325, 326
前縦隔腫瘍	302
喘息に伴う変化	216
前腸嚢胞	324, 325, 327
穿通性外傷	252
穿通性外傷・銃創	252
先天性横隔膜ヘルニア	242
先天性嚢胞状腺腫様奇形	74
先天性肺気道奇形	67, 72
先天性肺気道奇形（CPAM Type 1）	72
先天性肺気道奇形（CPAM Type 2）	72, 73
前方気胸	381
挿管チューブ	243
総肺静脈還流異常症	383
続発性肺胞蛋白症	222, 223
側方髄膜瘤	324
粟粒転移	133

た行

大陰影	19, 37, 269
大細胞内分泌癌	308
胎児性悪性腫瘍	385
胎児性癌	315
大腸癌	28, 133
大動脈交感神経傍神経節	320
大動脈小体	320
大動脈損傷	255
大葉性肺炎	78, 81
大量胸水	40
大量血胸	236
多中心性Castleman病	185, 190, 332, 335
多発気管支肺炎	165
多発縦隔リンパ節腫大	128
多発肺腺癌	232
多房性胸腺嚢胞	324, 326
多房性嚢胞性腫瘤	315
タングステンとコバルトの合金の吸入	272
チアノーゼ	60
置換性発育	123
中縦隔	397
中縦隔気管支嚢胞	327
中心静脈カテーテル	243
蝶形陰影	35, 36, 205
超硬合金肺	268
チロシンキナーゼ阻害薬	285
通常型間質性肺炎	170
低悪性度線維粘液腫状肉腫	357, 358
低γ-グロブリン血症	303
定型カルチノイド	136
定型的カルチノイド	308
低血糖発作	142
溺死	260, 261
溺水	261
肺動脈血栓塞栓溶解術	410
デスモイド腫瘍	360
鉄肺症	268, 271
転移	131, 132
転移性胸膜腫瘍	374
転移性肺腫瘍	190
透過性亢進	43, 44, 388
透亮像	389
特発性器質化肺炎	79, 164, 170, 180
特発性肺線維症／通常型間質性肺炎	145, 151, 155
特発性肺動脈性肺高血圧症	199
特発性非特異性間質性肺炎	148
鳥飼病	267
トンネル工事	37

な行

内胸動脈損傷	255
内側気胸	381
夏型	265
夏型過敏性肺炎	265, 266
軟骨肉腫	354, 355, 357
肉芽腫	227
二次性結核	91
二次肺結核	17
乳癌の放射線治療後	291
乳房切除術	31
ニューモシスティス肺炎	170, 288
尿毒症肺	37
粘液型脂肪肉腫	356, 357
粘液産生性腺癌	102, 123, 124, 125
粘液産生性腺癌の肺転移	165
粘液栓	110, 388, 391
粘液栓子	216, 217
膿胸	277, 361
膿胸関連悪性腫瘍	362
農夫肺	265
嚢胞陰影	282
嚢胞構造	387
嚢胞状	390
嚢胞状成熟奇形腫	324, 325, 338, 339
嚢胞状リンパ管腫	324, 325
嚢胞性線維症	219, 220
嚢胞性肺病変の鑑別疾患	390
嚢胞性病変	384, 385, 387
膿瘍形成	254
野口タイプA	115

は行

肺アスペルギルス症	409, 410
肺下気胸	381
肺過誤腫	137
肺過膨張症候群	259
肺癌	132
肺気腫	121, 206
肺結核	117
肺結核巣	118
肺高血圧症	191, 198
肺梗塞	192
肺梗塞CTEPH	194
肺コンプライアンスの低下する疾患	51
胚細胞性腫瘍	311
肺挫傷	247, 248, 250, 251
肺実質の容積減少	51
肺実質の容積増大	42
肺出血	406
肺水腫	20, 203, 259, 260, 261
肺線維症	116
肺腺癌	116, 118

肺大細胞癌 …………………………… 117	びまん性粒状結節 ………………… 137	右血胸 …………………………………… 248
肺動脈血栓塞栓溶解術 …………… 410	皮様嚢腫 …………………………… 325	右上中葉間 ………………………………… 47
肺動脈本幹径 …………………………… 46	副甲状腺嚢胞 ……………………… 324	右肋骨骨折 …………………………… 248
肺内層 …………………………………… 207	副鼻腔気管支症候群 ……………… 214	未分化／分類不能肉腫 …………… 357
背部弾性線維腫 …………… 347, 349	不整形の結節 ……………………… 269	未分化高悪性度多形肉腫 ………… 357
肺分画症 ………………………………… 65	不明熱 ……………………………………17	無気肺 ………………………… 51, 84, 127
肺扁平上皮癌 ………………………… 118	ブラ ………………………………… 116	無症状 ……………………………………… 54
肺出血 ………………………… 160, 170	ブラ壁発生 ………………… 116, 117	迷走神経 ……………………… 316, 320
肺胞性肺炎 ……………………… 78, 81	分画肺 ……………………………… 66	迷走神経発生神経鞘腫 …………… 316
肺胞性肺水腫 ………………………… 203	分岐状陰影 ………………………… 269	迷走神経発生嚢胞状神経鞘腫 … 320
肺胞蛋白症 …………………………… 221	分葉状 ……………………………… 131	メトトレキサート（MTX）………… 113
肺胞微石症 …………………………… 230	平滑筋腫 …………………………… 345	メトトレキサート関連リンパ増殖性疾患
肺門型肺癌 …………………………… 127	平均肺動脈圧 ……………………… 61	………………………………………… 138
肺野病変 ……………………………… 333	閉塞性細気管支炎 ………………… 209	メロンの皮様所見 ………………… 224
肺葉外肺分画症 …………………67, 68	閉塞性肺炎 ………………………… 84	網状顆粒状陰影 …………………… 380
肺葉内肺分画症 ………… 65, 66, 67	ベリリウム肺 ……………………… 268	モザイク灌流 ……………… 194, 196
肺リンパ脈管筋腫症 ……………… 208	片側性びまん性誤嚥性細気管支炎 …215	モザイクパターン ……… 209, 210, 265
肺裂傷 ………………… 248, 250, 251	扁平上皮癌 ……… 117, 121, 127, 305	
剥離性間質性肺炎 … 147, 151, 152, 160	放射線治療 …………………………… 31	**や行**
パニック ……………………………… 261	放射線による肺障害 ……………… 289	薬剤性好酸球性肺炎 ……………… 185
パラコート …………………………… 297	放射線肺炎の recall ……………… 290	薬剤性肺炎 ………………………… 170
バルーン肺動脈形成術 … 195, 198, 202	傍腫瘍症候群 ……………………… 303	薬剤性肺障害 ……………… 223, 294
板状胸膜石灰化 ………………………… 46	傍神経節腫 ………………………… 322	有毒ガス …………………………… 298
汎小葉性 ………………………………… 91	蜂巣肺 ………………………… 26, 146	遊離珪酸 …………………………… 268
汎小葉性肺気腫 ……………………… 207	膨張性・収縮性発育 ……………… 119	葉間胸膜 …………………………… 120
皮下気腫 …………………… 248, 249	傍壁在性肺気腫 …………… 206, 207	溶接工肺 …………………… 268, 271
非区域性分布 ………………… 78, 81	ボーキサイト肺 …………………… 268	
非結核性抗酸菌感染症（NTM）…… 93	ほぼ全体が脂肪吸収値からなる腫瘤	**ら・わ行**
非結核性抗酸菌症合併 …………… 209	……………………………………… 342	卵黄嚢腫瘍 ………………………… 315
非心原性肺水腫 …………………… 204		卵殻状石灰化 ……………………… 19
非浸潤性胸腺腫 …………………… 302	**ま行**	卵殻様石灰化 ……………………… 271
非精上皮腫性悪性胚細胞腫瘍 … 313, 315	マイコプラズマ肺炎 ………………… 93	卵殻様リンパ節石灰化 …………… 268
左→右シャント率 …………………… 53	末梢型肺癌 ………………… 119, 123	ランゲルハンス細胞組織球症
左 Bochdalek ヘルニア …………… 344	慢性壊死性肺アスペルギルス症 … 107	……………………… 160, 190, 208
左血胸 ……………………………… 247	慢性過敏性肺炎 …………………… 267	立位 ………………………………… 52
非定型的カルチノイド ……… 307, 308	慢性関節リウマチ ………………… 113	流出静脈 …………………………… 56
非定型肺炎 ………………………… 89	慢性結核性膿胸 …………… 117, 362	流入動脈 …………………………… 56
非特異性間質性肺炎 ……… 147, 154	慢性結節性膿胸 …………………… 116	良性・低悪性度腫瘍 ……………… 135
非特異性間質性肺炎（NSIP）類似型	慢性血栓塞栓性肺高圧血症 …… 194	良性石綿胸水 ……………………… 269
……………………………………… 285	慢性血栓塞栓性肺高血圧症	両側血胸 …………………………… 247
非特異的肺癌 ……………………… 116	……………………… 198, 200, 201	リンパ球性間質性肺炎 …………… 171
ヒトデ型の瘢痕様結節 …………… 282	慢性好酸球性肺炎 ………… 164, 179	リンパ増殖性疾患 ………………… 137
びまん性 …………………………… 17	慢性出血性膿胸 …………… 362, 363	労作時呼吸苦 ………………… 29, 30
びまん性胸膜肥厚 ………………… 269	慢性腎不全 ………………………… 18	労作時呼吸困難 ……………… 54, 61
びまん性誤嚥性細気管支炎 …… 215	慢性潜行型 ………………………… 264	漏斗胸術後 ………………………… 254
びまん性肺胞型 …………………… 226	慢性潜行性過敏性肺炎 …………… 267	肋間神経 ……………………… 318, 319
びまん性肺胞障害 ………………… 166	慢性膿胸関連悪性リンパ腫 ……… 364	肋間神経発生神経鞘腫 …………… 319
びまん性肺胞障害（DAD）型の薬剤性	慢性反復性気道感染 ……………… 219	肋骨・鎖骨・肩甲骨骨折 ……… 249, 250
肺障害 …………………………… 284	三日月状透亮像 …………… 385, 386	肋骨骨折 …… 239, 237, 247, 248, 249, 250
びまん性汎細気管支炎 … 213, 214, 276	右気胸 ……………………………… 247	腕頭動脈損傷 ……………………… 257

[編者プロフィール]

櫛橋　民生（くしはし　たみお）

昭和大学横浜市北部病院放射線科 教授

- 1977年　昭和大学医学部 卒業
- 1981年　昭和大学大学院医学研究科病理系第二薬理学 修了
- 1981年　米国カンサス大学麻薬科リサーチフェロー 留学
- 1982年　昭和大学医学部放射線医学講座 助手
- 1989年　同　　　　　　　　講師
- 1998年　同　　　　　　　　助教授
- 2001年　昭和大学横浜市北部病院放射線科 科長、放射線部部長
- 2002年　同　　　　　　　　教授

圧倒的画像数で診る！
胸部疾患画像アトラス
典型例から応用例まで、2000画像で極める読影力！

2016年5月1日　第1刷発行

編集	櫛橋民生	
発行人	一戸裕子	
発行所	株式会社 羊 土 社	
	〒101-0052	
	東京都千代田区神田小川町2-5-1	
	TEL　03（5282）1211	
	FAX　03（5282）1212	
	E-mail　eigyo@yodosha.co.jp	
	URL　http://www.yodosha.co.jp/	
装幀	関原直子	
印刷所	株式会社 アイワード	

© YODOSHA CO., LTD. 2016
Printed in Japan

ISBN978-4-7581-1184-3

本書に掲載する著作物の複製権、上映権、譲渡権、公衆送信権（送信可能化権を含む）は（株）羊土社が保有します．
本書を無断で複製する行為（コピー、スキャン、デジタルデータ化など）は、著作権法上での限られた例外（「私的使用のための複製」など）を除き禁じられています．研究活動、診療を含み業務上使用する目的で上記の行為を行うことは大学、病院、企業などにおける内部的な利用であっても、私的使用には該当せず、違法です．また私的使用のためであっても、代行業者等の第三者に依頼して上記の行為を行うことは違法となります．

JCOPY ＜（社）出版者著作権管理機構 委託出版物＞
本書の無断複写は著作権法上での例外を除き禁じられています．複写される場合は、そのつど事前に、（社）出版者著作権管理機構（TEL 03-3513-6969、FAX 03-3513-6979、e-mail：info@jcopy.or.jp）の許諾を得てください．

羊土社のオススメ書籍

圧倒的画像数で診る！頭部疾患画像アトラス

典型例から応用例まで、
2000画像で極める読影力！

土屋一洋, 山田 恵, 森 墾／編

疾患ごとに複数の典型例を掲載！バリエーション豊富な典型所見と鑑別所見で, 実践的読影力が身につく！よく出合う95の頭部疾患を, 充実の約2,000画像で解説. 多くの症例を見て読影力を上げたい方におすすめ！

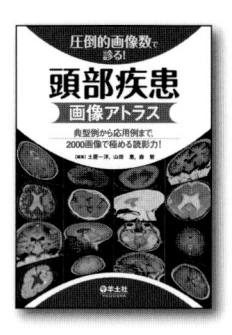

- 定価(本体7,500円＋税)　■ B5判
- 430頁　■ ISBN 978-4-7581-1179-9

圧倒的画像数で診る！腹部疾患画像アトラス

典型例から応用例まで、
2000画像で極める読影力！

後閑武彦／編

よく出合う消化器・泌尿器・生殖器疾患の多様な症例パターンを解説！2000点のバリエーション豊富な画像で疾患のあらゆる所見と鑑別ポイントがわかり, 実践的な読影力が身につく. 日常診療で役立つ1冊！

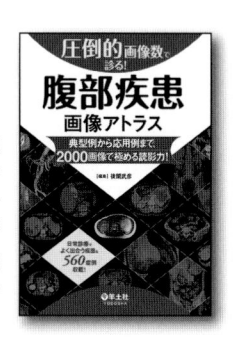

- 定価(本体7,400円＋税)　■ B5判
- 422頁　■ ISBN 978-4-7581-1181-2

画像診断に絶対強くなるワンポイントレッスン

病態を見抜き、サインに気づく読影のコツ

扇 和之／編
堀田昌利, 土井下 怜／著

画像のどこをみるべきかがわかる入門書. カンファレンス形式で, 今まで知らなかった画像の読み方が楽しくわかります. CT, MRIを中心に読影のツボを大公開！グッと差がつく解剖のポイントも必読です！

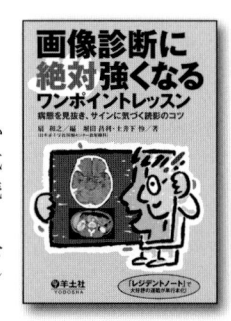

- 定価(本体3,600円＋税)　■ A5判
- 180頁　■ ISBN 978-4-7581-1174-4

画像診断に絶対強くなるワンポイントレッスン2

解剖と病態がわかって、読影のツボが身につく

扇 和之, 堀田昌利／編

解剖と病態がつながり, わかりやすい！わかるから面白くなる！画像診断のツボが自然と身につく入門書, 第2弾！症例を見ながら画像診断の重要ポイントを, カンファレンス形式で紹介していきます.

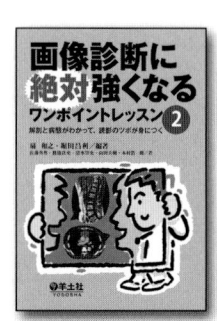

- 定価(本体3,900円＋税)　■ A5判
- 236頁　■ ISBN 978-4-7581-1183-6

発行　羊土社 YODOSHA
〒101-0052　東京都千代田区神田小川町2-5-1　TEL 03(5282)1211　FAX 03(5282)1212
E-mail : eigyo@yodosha.co.jp
URL : http://www.yodosha.co.jp/

ご注文は最寄りの書店, または小社営業部まで

羊土社のオススメ書籍

亀田流 驚くほどよくわかる 呼吸器診療マニュアル

青島正大／編

呼吸器疾患の診断、検査、治療法までを具体的に解説し、後期研修医・一般内科医に最適！熱意あふれる執筆陣が「亀田流の診療のコツ」も教えます！多様なケースに対応できる"呼吸器generalist"になろう！

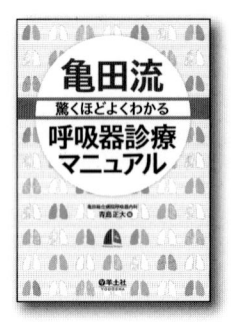

- 定価（本体5,500円＋税）　■ B5判
- 343頁　■ ISBN 978-4-7581-1770-8

病理像＋X線・CTで一目でわかる！ 臨床医が知っておきたい 呼吸器病理の見かたのコツ

河端美則, 清水禎彦, 叶内哲／編

病理を手軽に学び直したい方におすすめ！矢印や丸囲みを多用しているから、特徴的な病理所見がすぐわかる！「CTのすりガラス状陰影は病理組織では何に対応するの？」などの臨床医のギモンにも答えています．

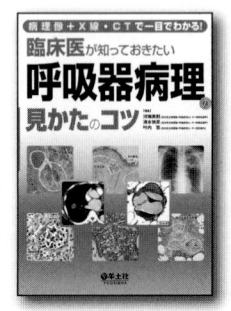

- 定価（本体6,000円＋税）　■ B5判
- 199頁　■ ISBN 978-4-7581-1778-4

もう悩まない！ 喘息・COPD・ACOSの外来診療

名医が教える吸入薬の使い分けと効果的な指導法

田中裕士／編

「呼吸困難を診たらどうするか？」「吸入薬を中止してしまう患者さんへの対応は？」日常診療でのよくある悩みを、ベテラン医がエビデンスと経験をもとに解決します．外来で喘息やCOPDを診る内科医・開業医必携！

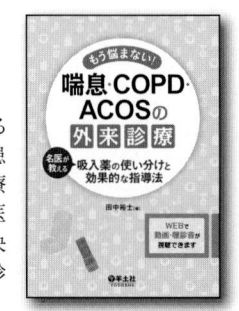

- 定価（本体4,800円＋税）　■ B5判
- 205頁　■ ISBN 978-4-7581-1785-2

Gノート増刊 Vol.3 No.2 総合診療力をググッと上げる！ 感染症診療

実はこんなことに困っていた！現場の悩みから生まれた納得のコツ

濱口杉大／編

感染症にもっと強くなる！「高齢者や入院患者、終末期患者ではどうする？入院できない患者の場合は？特殊感染症だったら？検査所見の活用法は？」など専門医がいない病院・診療所でどう診るか、経験豊富な医師らが解説

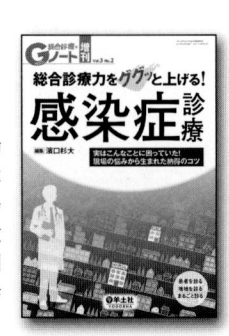

- 定価（本体4,800円＋税）　■ B5判
- 236頁　■ ISBN 978-4-7581-2312-9

発行　羊土社 YODOSHA
〒101-0052　東京都千代田区神田小川町2-5-1　TEL 03(5282)1211　FAX 03(5282)1212
E-mail : eigyo@yodosha.co.jp
URL : http://www.yodosha.co.jp/

ご注文は最寄りの書店、または小社営業部まで